ICD-10-SGB-V
Version 2.0, Stand November 2000

Internationale statistische Klassifikation
der Krankheiten und verwandter
Gesundheitsprobleme

10. Revision

Ausgabe für die Zwecke des SGB-V

Herausgegeben vom
Deutschen Institut für medizinische Dokumentation und Information,
DIMDI,
im Auftrage des
Bundesministeriums für Gesundheit

Band I - Systematisches Verzeichnis

Krankenhausdrucke-Verlag Wanne-Eickel GmbH

Die vorliegende Ausgabe beruht (1) auf der vollständigen amtlichen Fassung der Internationalen statistischen Klassifikation der Krankheiten und verwandter Gesundheitsprobleme, 10. Revision, und (2) auf der australischen ICD-10-AM, First Edition. Die englischsprachige Originalausgabe zu (1) wurde 1992 von der Weltgesundheitsorganisation veröffentlicht als *International Statistical Classification of Diseases and Related Health Problems*, Tenth Revision, Geneva, WHO, Vol. 1, 1992; die englischsprachige Originalausgabe zu (2) wurde 1998 vom australischen National Centre for Classification in Health veröffentlicht als *Volume 1 of The International Statistical Classification of Diseases and Related Health Problems, 10th Revision, Australian Modification (ICD-10-AM). First Edition.*

(c) zu (1): Weltgesundheitsorganisation 1992, zu (2): Commonwealth of Australia 1998

(1) Der Generaldirektor der Weltgesundheitsorganisation hat die Übersetzungsrechte für eine deutschsprachige Ausgabe an das Deutsche Institut für medizinische Dokumentation und Information vergeben, das für die Übersetzung allein verantwortlich ist.
(2) Das Commonwealth of Australia hat die Übersetzungsrechte für eine deutschsprachige Ausgabe an das Deutsche Institut für medizinische Dokumentation und Information vergeben, das für die Übersetzung allein verantwortlich ist.

© DIMDI 2000

Der Druck erfolgt unter Verwendung der maschinenlesbaren Fassung des Deutschen Instituts für medizinische Dokumentation und Information (DIMDI).

ISBN 3-922756-27-1

© Copyright 2000 by Krankenhausdrucke-Verlag Wanne-Eickel GmbH
Printed in Germany

Herausgeber: Krankenhausdrucke-Verlag Wanne-Eickel GmbH
Resser Straße 55
44653 Herne-Wanne
Telefon: 0 23 25 - 92 76-0
Telefax: 0 23 25 - 92 76 76
homepage: http://www.khdv.de
e-mail: krankenhausdrucke@t-online.de

Alle Rechte vorbehalten. Kein Teil des Werkes darf in irgendeiner Form (z.B. durch Fotokopie oder Mikrofilm) ohne schriftliche Genehmigung des Verlages reproduziert oder unter Verwendung elektronischer Systeme verarbeitet, vervielfältigt oder verbreitet werden.

Vorwort

Zum 1. Januar 2003 wird in Deutschland die Krankenhausfinanzierung vollständig auf ein pauschaliertes Entgeltsystem umgestellt. Die Selbstverwaltung hat sich entschieden, dieses System auf der Grundlage der australischen AR-DRGs (Australian Refined Diagnosis Related Groups) zu entwickeln.

Die derzeit gesetzlich vorgeschriebenen medizinischen Klassifikationen müssen nun so erweitert werden, dass sie die Differenzierungen dieses Systems abbilden können. Mit dieser Aufgabe hat das Bundesministerium für Gesundheit das Deutsche Institut für medizinische Dokumentation und Information (DIMDI) betraut.

Die Arbeiten an der ICD-10-SGBV hat das DIMDI durchgeführt. Die Version 2.0 stützt sich dabei in den Kapiteln I – XIX ganz überwiegend auf die ICD-10-AM (Australian Modification) in der Version 1. Das Kapitel XX blieb unverändert; das Kapitel XXI wurde behutsam so erweitert, dass sich die Diagnosegruppen der AR-DRGs abbilden lassen, ohne die Belange des Datenschutzes zu verletzen.

Durch Bekanntmachung im Bundesanzeiger vom 15. November 2000 ist die vorliegende Version 2.0 gemeinfrei geworden.

Allen, die unter erheblichem Zeitdruck durch ihre Arbeit, fachliche Stellungnahme und Kritik zur Revision dieses Schlüssels beigetragen haben, sage ich meinen herzlichen Dank.

Bonn, im November 2000

Bundesministerium für Gesundheit
im Auftrag
Dr. Hermann Schulte-Sasse

Vorwort

Nachdem die Krankenhausdrucke-Verlag Wanne-Eickel GmbH bereits im Januar 1985 als einziger Verlag in der Bundesrepublik die Bundespflegesatzverordnung vom 21. August 1985 in den dreistelligen Diagnosenschlüssel umgesetzt hat, zuletzt geändert in der 6. Auflage 1991, wurde bereits im Jahr 1986 der vierstellige ICD in der 9. Revision veröffentlicht um Zweifelsfragen ausräumen zu können.

Im GSG vom 09. Dezember 1992 wurden nach den §§ 295 und 301 alle an der vertragsärztlichen Versorgung teilnehmenden Ärzte und ärztlich geleiteten Einrichtungen ab dem 01. Januar 1994 verpflichtet, den vierstelligen Diagnosenschlüssel ICD 9. Revision zu verwenden. Band 1 des Alphabetischen Verzeichnis der dreistelligen allgemeinen Systematik und der vierstelligen ausführlichen Systematik, Krankenhausdrucke-Verlag Wanne-Eickel GmbH, Bestell Nr. 021 und Band 2, Systematisches Verzeichnis der dreistelligen allgemeinen Systematik und der vierstelligen ausführlichen Systematik, Krankenhausdrucke-Verlag Wanne-Eickel GmbH, Bestell-Nr. 019.

Als Vorreiter bei der Einführung im Deutschen Gesundheitswesen der Internationalen Klassifikation der Krankheiten, sah sich die Krankenhausdrucke-Verlag Wanne-Eickel GmbH auch in der Pflicht der Veröffentlichung der 10. Revision 1995, diese wurde jedoch kurzfristig vom Bundesministerium für Gesundheit gestoppt, um weitere Möglichkeiten zu suchen diese komplexe Methode der Verschlüsselung zu vereinfachen.

Mit der Bekanntmachung über die Inkraftsetzung eines Schlüssels zur Angabe von Diagnosen gemäß den §§ 295 und 301 des Fünften Buches Sozialgesetzbuch vom 24. Juni 1999, erschienen im Bundesanzeiger Nr. 124 vom 8. Juli 1999, hat das Bundesministerium für Gesundheit die für die Zwecke des SGB-V erarbeitete Fassung ICD-10-SGB-V der Internationalen statistischen Klassifikation der Krankheiten und verwandter Gesundheitsprobleme (ICD-10) mit Wirkung zum 1. Januar 2000 in Kraft gesetzt.
Die ICD-10-SGB-V die Version 1.3 der vom Deutschen Institut für Medizinische Dokumentation und Information (DIMDI) herausgegebenen Fassung. Damit löste die ICD-10-SGB-V für alle Deutschen Krankenhäuser die ICD-9 zum 1. Januar 2000 als amtlichen Diagnosenschlüssel ab.

Durch die Umstellung auf das pauschalierte Entgeltsystem auf der Grundlage der australischen AR-DRG's zum 1. Januar 2003 mußten die derzeit vorgeschriebenen Klassifikationen erweitert werden. **Aus diesem Grund gilt zum 1. Januar 2001 die Version 2.0 der ICD-10-SGB-V, sie wurde am 15. November 2000 im Bundesanzeiger Nr. 214 bekannt gemacht, sie gilt aber nur für den stationären Bereich, nicht aber im vertragsärztlichen Bereich.**

Bei allen beteiligten Personen, dem DIMDI, Köln, und WHO, Genf bedanken wir uns herzlich für die geleistete Mitarbeit.

Wanne-Eickel, im November 2000

Der Herausgeber

Inhalt

Seite

Vorwort

Anleitung zur Verschlüsselung .... I - IV

I	Bestimmte infektiöse und parasitäre Krankheiten	1
II	Neubildungen	51
III	Krankheiten des Blutes und der blutbildenden Organe sowie bestimmte Störungen mit Beteiligung des Immunsystems	101
IV	Endokrine, Ernährungs- und Stoffwechselkrankheiten	115
V	Psychische und Verhaltensstörungen	143
VI	Krankheiten des Nervensystems	191
VII	Krankheiten des Auges und der Augenanhangsgebilde	217
VIII	Krankheiten des Ohres und des Warzenfortsatzes	239
IX	Krankheiten des Kreislaufsystems	249
X	Krankheiten des Atmungssystems	279
XI	Krankheiten des Verdauungssystems	303
XII	Krankheiten der Haut und der Unterhaut	339
XIII	Krankheiten des Muskel-Skelett-Systems und des Bindegewebes	361
XIV	Krankheiten des Urogenitalsystems	403
XV	Schwangerschaft, Geburt und Wochenbett	435
XVI	Bestimmte Zustände, die ihren Ursprung in der Perinatalperiode haben	465
XVII	Angeborene Fehlbildungen, Deformitäten und Chromosomenanomalien	485
XVIII	Symptome und abnorme klinische und Laborbefunde, die anderenorts nicht klassifiziert sind	525
XIX	Verletzungen, Vergiftungen und bestimmte andere Folgen äußerer Ursachen	553
XX	Äußere Ursachen von Morbidität und Mortalität	649
XXI	Faktoren, die den Gesundheitszustand beeinflussen und zur Inanspruchnahme von Einrichtungen des Gesundheitswesens führen	655

Morphologie der Neubildungen 679

Anleitung zur Verschlüsselung

Im folgenden werden kurz die Besonderheiten der vorliegenden Version 2.0 der ICD-10-Ausgabe für die Zwecke des Fünften Buches Sozialgesetzbuch (ICD-10-SGB-V) erläutert. Weiter finden Sie Hinweise zur Verschlüsselung mit der ICD-10.

Typographische Konventionen im vorliegenden Druck der ICD-10-Ausgabe für die Zwecke des SGB V: Schlüsselnummern des Minimalstandards sind grau unterlegt, Schlüsselnummern, die nur zusätzlich zu anderen, nicht optionalen Schlüsselnummern angegeben werden dürfen, sind durch ein angehängtes Ausrufezeichen gekennzeichnet. Diese Konventionen können in anderen Druckwerken und in maschinenlesbaren Fassungen abweichen. Die Kennzeichnung von Schlüsselnummern durch Kreuz und Stern ist unverändert aus der vollständigen amtlichen Ausgabe der ICD-10 übernommen worden.

1. Nach welchen Gesichtspunkten wurde die vorliegende ICD-10-Ausgabe für die Zwecke des SGB V erarbeitet?

Zur Vorbereitung der Einführung der AR-DRGs (Australian Refined Diagnoses Related Groups) im Krankenhaus wurden die Kapitel I bis XIX weitgehend auf der Grundlage der australischen ICD-10-AM erweitert. Einige Teile der Klassifikation bleiben weiterhin für die Zwecke des SGB V verzichtbar. Im einzelnen sind dies der größte Teil des Kapitels XX „Äußere Ursachen von Morbidität und Mortalität" und Schlüsselnummern des Kapitels XXI „Faktoren, die den Gesundheitszustand beeinflussen und zur Inanspruchnahme des Gesundheitswesens führen". In der Ihnen hier vorliegenden *ICD-10-Ausgabe für die Zwecke des SGB V* sind daher aus den Kapiteln XX und XXI nur die Schlüsselnummern aufgenommen, die für die Zwecke des SGB V benötigt werden.

Der *Minimalstandard* der Version 1.3 wurde beibehalten. Er definiert für die Zwecke des § 295 SGB V diejenige Verschlüsselungstiefe, die in der hausärztlichen Versorgung zur Leistungsbegründung ausreicht. Die Schlüsselnummern des Minimalstandards sind im vorliegenden Druck der ICD-10-Ausgabe für die Zwecke des SGB V grau unterlegt (siehe z.B. I44). In anderen Druckwerken und in maschinenlesbaren Fassungen kann dieser Minimalstandard auch anders gekennzeichnet sein. Der Minimalstandard reduziert die Verschlüsselungstiefe der ICD-10-SGB-V auf das zur Erfüllung der gesetzlichen Aufgaben erforderliche Maß, denn bei vielen seltenen Krankheiten ist die spezifische Verschlüsselung mit den jeweils verfügbaren diagnostischen Verfahren nicht möglich oder für die therapeutische Entscheidung unerheblich. In anderen Fällen ist aber wegen der sich ergebenden unterschiedlichen Konsequenzen für die Leistungsabrechnung die differenzierte Verschlüsselung unumgänglich. Wegen der unterschiedlichen diagnostischen Möglichkeiten in der hausärztlichen und fachärztlichen Behandlung bietet sich eine Abstufung der geforderten Verschlüsselungstiefe für beide Gruppen an. In der stationären Versorgung wird der Minimalstandard nicht angewandt - hier sind grundsätzlich die endständigen Schlüsselnummern der ICD-10-SGB-V zu benutzen. Gültige entständige Schlüsselnummern sind z.B. A09 (es gibt keine Viersteller), D50.0 (es gibt keine Fünfsteller) oder C91.00. Schlüsselnummern wie D50.- oder C91.0 dürfen hingegen in der stationären Versorgung nicht verwendet werden.

Die Zuarbeit der ärztlichen Berufsverbände, der GKV und Erfahrungen aus der Pilotphase mit der ICD-10-SGB-V zeigen, daß Zusatzangaben zur Aussagefähigkeit der Diagnose für SGB-V-Zwecke dann erforderlich sind, wenn die Diagnoseangabe nicht eine erfolgte oder geplante Behandlung begründen soll, sondern Leistungen vor Stellung einer gesicherten Diagnose, zum Ausschluß einer Erkrankung oder zur Verhütung eines Rezidivs. Zur Qualifizierung der Diagnose im beschriebenen Sinne dient folgender Diagnosezusatz:

V Verdachtsdiagnose bzw. auszuschließende Diagnose
Z (symptomloser) Zustand nach der betreffenden Diagnose
A ausgeschlossene Diagnose

Die Version 1.3 der ICD-10-SGB-V sah diese Zusatzkennzeichen für den ambulanten und den stationären Bereich vor. Mit der Version 2.0, die sich an den Anforderungen der AR-DRGs orientiert, dürfen diese Zusatzkennzeichen im Krankenhaus nicht mehr benutzt werden. Stattdessen sind die hierfür vorgesehenen Schlüsselnummern im Kap. XXI zu verwenden. Außerdem sei auf die Kodierrichtlinien verwiesen (sie lagen bei Fertigstellung der Version 2.0 noch nicht vor). Zur Feststellung der Leistungspflicht benötigen die Krankenkassen die Qualifizierung der Diagnose hinsichtlich der Seitenlokalisation, z.b. um zu prüfen, ob die Arbeitsunfähigkeit eine bestehende Erkrankung fortsetzt oder auf einer neuen, davon unabhängigen Erkrankung beruht. Zur Kennzeichnung der Lokalisation dient ein Zusatzkennzeichen mit drei Ausprägungen:

R rechts
L links
B beiderseits

Die Zusatzkennzeichen für die Seitenlokalisation können auch mit der Version 2.0 im Krankenhaus weiterhin benutzt werden.

Seitenlokalisation (und ggf. Diagnosezusatz) sollen angegeben werden, wenn sie zur Erfüllung des Zweckes der Datenübermittlung erforderlich sind. Sie sind bewußt so gewählt, daß sie sich leicht einprägen.

Im folgenden finden Sie einige Verschlüsselungsbeispiele. Bitte beachten Sie, daß die Zeichen „.-" Teil der Schlüsselnummern des Minimalstandards sind. Verwenden Sie z.b. die Schlüsselnummer I44.-, so zeigen Sie damit an, daß Sie eine Schlüsselnummer aus dem Minimalstandard verwenden und daß keine der zugehörigen spezifischeren Schlüsselnummern des Minimalstandards (I44.0, I44.1, I44.2, I44.7) zutrifft.

Schnittwunde am linken Unterarm: **S51.- L** (§ 295), **S51.9 L** (§ 301)
Schrumpfniere beiderseits: **N26 B** (§ 295), **N26 B** (§ 301)
Zustand nach Apoplex: **I64 Z** (§ 295), **Z86.7** (§ 301)
Verdacht auf Herzinfarkt: **I21.9 V** (§ 295), **Z03.4** (§ 301)
Ausschluß eines Herzinfarktes: **I21.9 A** (§ 295), **Z03.4** (§ 301)

2. Wer darf den Minimalstandard anwenden?

Der Minimalstandard darf für die Zwecke des § 295 benutzt werden von allen Ärzten in der hausärztlichen Versorgung, im organisierten Notfalldienst und von Ärzten in der fachärztlichen Versorgung, sofern sie Diagnosen außerhalb ihres eigenen Fachgebietes verschlüsseln. Fachärzte innerhalb ihres eigenen Fachgebietes und Krankenhausärzte müssen die komplette ICD-10-Ausgabe für die Zwecke des SGB V verwenden.

Natürlich steht es allen Ärzten frei, spezifischer zu verschlüsseln, als es der Minimalstandard vorgibt. Sicherlich werden dies viele Ärzte tun, sei es, um ihre Leistung so gut wie möglich zu dokumentieren, um Praxisbesonderheiten darzustellen oder um intern die Vorteile einer guten Dokumentation zu nutzen. Außerdem kann dies zweckmäßig sein, wenn der Patient etwa die differenzierte Diagnose eines konsultierten Facharztes oder aus einer stationären Behandlung mitbringt.

Für bestimmte Berufsgruppen kann eine Befreiung von der Verschlüsselungspflicht vereinbart werden, z.B. für Laborärzte, Pathologen, Zytologen und Radiologen.

3. Was ist zu verschlüsseln?

Das Gesetz verlangt die Verschlüsselung von Diagnosen auf *Abrechnungsunterlagen* und *Arbeitsunfähigkeitsbescheinigungen* (Paragraph 295 SGB V) sowie bei der Krankenhausbehandlung (Paragraph 301 SGB V), keinesfalls jedoch die Verschlüsselung auf Überweisungen, Krankenhauseinweisungen, Arztbriefen oder gar in der eigenen Patientendokumentation. Da bei der Verschlüsselung immer Informationen verdichtet werden und Einzelheiten verloren gehen, muß bei solchen Unterlagen stets der Klartext verwendet werden; aus Kollegialität kann natürlich **zusätzlich** zur Klartextangabe die ICD-Schlüsselnummer angegeben werden.

Auf den Abrechnungsunterlagen nach § 295 müssen Sie sich auf die Diagnosen beschränken, derentwegen der Patient im entsprechenden Quartal behandelt wurde und für die Sie Leistungen abrechnen. Dauerdiagnosen und chronische Zustände, die keine Leistungen nach sich gezogen haben, dürfen Sie aus Gründen des Datenschutzes nicht übermitteln: bei einem Patienten mit grippalem Infekt, der vor 10 Jahren auch einen Myokardinfarkt erlitten hatte, dürfen Sie z.B. nicht zusätzlich „Zustand nach Myokardinfarkt" kodieren, wenn Sie nur Leistungen für den grippalen Infekt abrechnen. Bezüglich der Kodierung im Krankenhaus wird auf die Kodierrichtlinien verwiesen.

4. Wie wird verschlüsselt?

Am einfachsten ist die Verschlüsselung mit einem alphabetischen Verzeichnis zur ICD-10. Der Band 3 der vollständigen amtlichen Ausgabe, das „Alphabetische Verzeichnis", enthält etwa 50.000 fertig verschlüsselte Diagnosen und bietet damit einen guten Einstieg in die Verschlüsselung. Schlagen Sie unter der Art der Erkrankung nach, nicht unter der anatomischen Lokalisation. So finden Sie z.B. den Herzinfarkt unter Infarkt (= Art der Erkrankung), nicht unter Herz (= anatomische Lokalisation). Das Alphabetische Verzeichnis führt Sie zur Schlüsselnummer I21.9. Wenn Sie diese Schlüsselnummer anschließend in der ICD-10-Ausgabe für die Zwecke des SGB V aufschlagen, so finden Sie I21 „Akuter Myokardinfarkt" grau unterlegt. Diese Schlüsselnummer gehört daher zum Minimalstandard. Dürfen Sie den Minimalstandard anwenden, so genügt die Angabe der grau unterlegten Schlüsselnummer I21.-. Beachten Sie bitte hierbei die Angabe von „.-": sie stellt klar, daß Sie eine Schlüsselnummer des Minimalstandards verwenden und daß keine der zugehörigen vierstelligen Schlüsselnummern des Minimalstandards zutrifft. Wenn Sie spezifischer verschlüsseln möchten, so steht Ihnen dies natürlich frei. Sie können z.B. auch die Schlüsselnummer I21.0 „Akuter transmuraler Myokardinfarkt der Vorderwand" verwenden. Wenn die Angabe eines Zusatzkennzeichens sinnvoll und möglich ist, so müssen Sie dieses an die Schlüsselnummer anhängen, z.B. I21.- V für „Verdacht auf akuten Myokardinfarkt" oder I21.- A für „Ausschluß eines akuten Myokardinfarktes". Alternativ zum „Alphabetischen Verzeichnis" können Sie auch den ICD-10-Diagnosenthesaurus verwenden. Bitte beachten Sie, daß das „Alphabetische Verzeichnis" und der „ICD-10-Diagnosenthesaurus" zum Zeitpunkt der Fertigstellung der Version 2.0 der ICD-10-SGB-V noch auf der Version 1.3 beruhen. Eine zeitnahe Umstellung auf die Version 2.0 wird angestrebt. Für PC-Anwender werden kommerzielle Verschlüsselungshilfen von recht unterschiedlicher Qualität angeboten.

Zum Minimalstandard gehören auch vierstellige Schlüsselnummern. Diese müssen stets verwendet werden, wenn sie zutreffen. So muß eine „Salmonellenenteritis" mit A02.0 verschlüsselt werden, da diese Schlüsselnummer grau unterlegt ist. Die Angabe A02.- „Sonstige Salmonelleninfektion" ist bei dieser Diagnose unzulässig und ist nur statt der übrigen vierstelligen Schlüsselnummern (A02.1, A02.2, A02.8, A02.9) erlaubt.

5. Welche Besonderheiten sind bei den Kap. XVIII, XX und XXI zu beachten?

Das Kapitel XVIII enthält Symptome und Befunde. Sie dürfen diese Schlüsselnummern nur verwenden, wenn Sie - auch nach entsprechender Diagnostik oder in Verbindung mit einem Zusatzkennzeichen - keine spezifischere Diagnose stellen können; außerdem dürfen Sie diese Schlüsselnummern verwenden, wenn am Quartalsende - z.B. beim Erstkontakt - die Diagnostik noch nicht abgeschlossen ist.

Das Kapitel XX enthält die äußeren Ursachen von Verletzungen und Vergiftungen. Diese Angaben sind nur erlaubt als Zusatz zu einer die Art des Zustandes bezeichnenden Schlüsselnummer aus einem anderen Kapitel der Klassifikation. Für die Anwendungen nach SGB V werden nur wenige Schlüsselnummern dieses Kapitels benötigt, um ursächlich die Leistungspflicht der gesetzlichen Krankenkassen gegen die Leistungspflicht Dritter abzugrenzen.

Das Kapitel XXI darf zur alleinigen Verschlüsselung des Behandlungsanlasses nur verwendet werden, wenn Leistungen abgerechnet werden, die nicht in einer Erkrankung begründet sind. Dies betrifft Leistungen zur Vorsorge (z.B. Impfungen), Leistungen zur Herstellung der Zeugungs- und Empfängnisfähigkeit, der Empfängnisverhütung, von Schwangerschaftsabbruch und Sterilisation. Für die Kodierung im Krankenhaus sei auf die Kodierrichtlinien verwiesen.

6. Was bedeuten die optionalen Schlüsselnummern?

Im vorliegenden Druck der ICD-10-Ausgabe für die Zwecke des SGB V sind einige Schlüsselnummern mit einem Ausrufezeichen gekennzeichnet; andere Druckwerke oder maschinenlesbare Fassungen können eine andere Kennzeichnung verwenden. Solche Schlüsselnummern dürfen nur zusätzlich zu einer nicht derart markierten Schlüsselnummer benutzt werden. Am einfachsten erklärt dies ein Beispiel:

Die Schlüsselnummer S41.81 „Offene Wunde (jeder Teil der Schulter und des Oberarmes) mit Verbindung zu einer Fraktur" ist mit einem Ausrufezeichen gekennzeichnet. Sie dürfen diese Schlüsselnummer nicht allein benutzen; sie können sie jedoch zusätzlich verwenden, um eine Diagnose zu spezifizieren, wenn dies zur Leistungsbegründung erforderlich ist. Sie können z.B. bei „Humerusschaftfraktur" durch die zusätzliche Angabe „Offene Wunde (jeder Teil der Schulter und des Oberarmes) mit Verbindung zu einer Fraktur" deutlich machen, daß Sie höheren Leistungsaufwand hatten: S42.3 S41.81!.

In diesem Zusammenhang sei auch das Kreuz-Stern-System der ICD-10 erwähnt. Die ICD-10 klassifiziert Diagnosen primär nach der Ätiologie. Eine Retinopathie bei Typ-I-Diabetes ist primär als Typ-I-Diabetes zu verschlüsseln, also mit E10.30 „Primär insulinabhängiger Diabetes mellitus mit Augenkomplikationen, nicht als entgleist bezeichnet". Dabei geht die Manifestation der Krankheit als Retinopathie verloren. Das Kreuz-Stern-System erlaubt es nun, mit einer zweiten zusätzlichen Schlüsselnummer diese Manifestation anzugeben: H36.0* „Diabetische Retinopathie". Diese Schlüsselnummer gibt aber nicht den Diabetes-Typ und die Stoffwechsellage wieder. Nur beide Schlüsselnummern zusammen übermitteln die vollständige Information. Stern-Schlüsselnummern dürfen nicht als alleinige Schlüsselnummern verwendet werden, sondern immer nur zusammen mit einer anderen, nicht optionalen Schlüsselnummer; die primäre Schlüsselnummer wird in diesem Fall durch ein angehängtes Kreuz gekennzeichnet. Die diabetische Retinopathie wird nach dem Kreuz-Stern-System mit E10.30+ H36.0* verschlüsselt. Die Angabe E10.30 genügt den gesetzlichen Anforderungen, die alleinige Angabe von H36.0 oder auch H36.0* ist unzulässig. Als Kreuz-Schlüsselnummer kann in der ICD-10 jede nicht optionale Schlüsselnummer verwendet werden, wenn die Kombination medizinisch sinnvoll ist; Sie sind also nicht an die mit einem Kreuz markierten Schlüsselnummern gebunden. Auf den Abrechnungsunterlagen und Arbeitsunfähigkeitsbescheinigungen nach § 295 können Sie außerdem das Kreuz und den Stern weglassen, da diese Eigenschaften für alle Schlüsselnummern eindeutig vorgegeben sind: E10.30 H36.0. Mit der Einführung der AR-DRGs gewinnt die Kreuz-Stern-Verschlüsselung im Krankenhaus an Bedeutung, da ein Behandlungsfall unter Umständen durch die Angabe einer Stern-Schlüsselnummer einer anderen DRG zugeordnet wird.

Kapitel I

Bestimmte infektiöse und parasitäre Krankheiten (A00-B99)

Inkl.: Krankheiten, die allgemein als ansteckend oder übertragbar anerkannt sind

Exkl.: Keimträger oder -ausscheider, einschließlich Verdachtsfällen (Z22.-)
Bestimmte lokalisierte Infektionen - siehe im entsprechenden Kapitel des jeweiligen Körpersystems
Infektiöse und parasitäre Krankheiten, die Schwangerschaft, Geburt und Wochenbett komplizieren [ausgenommen Tetanus und HIV-Krankheit in diesem Zeitabschnitt] (O98.-)
Infektiöse und parasitäre Krankheiten, die spezifisch für die Perinatalperiode sind [ausgenommen Tetanus neonatorum,
Syphilis connata, perinatale Gonokokkeninfektion und perinatale HIV-Krankheit] (P35-P39)
Grippe und sonstige akute Infektionen der Atemwege (J00-J22)

Dieses Kapitel gliedert sich in folgende Gruppen:

A00-A09	Infektiöse Darmkrankheiten
A15-A19	Tuberkulose
A20-A28	Bestimmte bakterielle Zoonosen
A30-A49	Sonstige bakterielle Krankheiten
A50-A64	Infektionen, die vorwiegend durch Geschlechtsverkehr übertragen werden
A65-A69	Sonstige Spirochätenkrankheiten
A70-A74	Sonstige Krankheiten durch Chlamydien
A75-A79	Rickettsiosen
A80-A89	Virusinfektionen des Zentralnervensystems
A90-A99	Durch Arthropoden übertragene Viruskrankheiten und virale hämorrhagische Fieber
B00-B09	Virusinfektionen, die durch Haut- und Schleimhautläsionen gekennzeichnet sind
B15-B19	Virushepatitis
B20-B24	HIV-Krankheit [Humane Immundefizienz-Viruskrankheit]
B25-B34	Sonstige Viruskrankheiten
B35-B49	Mykosen
B50-B64	Protozoenkrankheiten
B65-B83	Helminthosen
B85-B89	Pedikulose [Läusebefall], Akarinose [Milbenbefall] und sonstiger Parasitenbefall der Haut
B90-B94	Folgezustände von infektiösen und parasitären Krankheiten
B95-B97	Bakterien, Viren und sonstige Infektionserreger als Ursache von Krankheiten, die in anderen Kapiteln klassifiziert sind
B99	Sonstige Infektionskrankheiten

Infektiöse Darmkrankheiten (A00-A09)

A00.- Cholera

A00.0 Cholera durch Vibrio cholerae O:1, Biovar cholerae
Klassische Cholera

A00.1 Cholera durch Vibrio cholerae O:1, Biovar eltor
El-Tor-Cholera

A00.9 Cholera, nicht näher bezeichnet

A01.- Typhus abdominalis und Paratyphus

A01.0 Typhus abdominalis
Infektion durch Salmonella typhi
Typhoides Fieber

A01.1 Paratyphus A

A01.2 Paratyphus B

Bestimmte infektiöse und parasitäre Krankheiten   Version 2.0 Stand November 2000

A01.3 **Paratyphus C**

A01.4 **Paratyphus, nicht näher bezeichnet**
Infektion durch Salmonella paratyphi o.n.A.

A02.- Sonstige Salmonelleninfektionen
Inkl.: Infektion oder Lebensmittelvergiftung durch Salmonellen außer durch Salmonella typhi und Salmonella paratyphi

A02.0 **Salmonellenenteritis**
Enteritis infectiosa durch Salmonellen

A02.1 **Salmonellensepsis**

A02.2† **Lokalisierte Salmonelleninfektionen**
Arthritis (M01.3-*)
Meningitis (G01*)
Osteomyelitis (M90.2-*)   durch Salmonellen
Pneumonie (J17.0*)
Tubulointerstitielle Nierenkrankheit (N16.0*)

A02.8 **Sonstige näher bezeichnete Salmonelleninfektionen**

A02.9 **Salmonelleninfektion, nicht näher bezeichnet**

A03.- Shigellose [Bakterielle Ruhr]

A03.0 **Shigellose durch Shigella dysenteriae**
Shigellose durch Shigellen der Gruppe A [Shiga-Kruse-Ruhr]

A03.1 **Shigellose durch Shigella flexneri**
Shigellose durch Shigellen der Gruppe B

A03.2 **Shigellose durch Shigella boydii**
Shigellose durch Shigellen der Gruppe C

A03.3 **Shigellose durch Shigella sonnei**
Shigellose durch Shigellen der Gruppe D

A03.8 **Sonstige Shigellosen**

A03.9 **Shigellose, nicht näher bezeichnet**
Bakterielle Ruhr [Bakterielle Dysenterie] o.n.A.

A04.- Sonstige bakterielle Darminfektionen
Exkl.: Bakteriell bedingte Lebensmittelvergiftungen (A05.-)
Tuberkulöse Enteritis (A18.3)

A04.0 **Darminfektion durch enteropathogene Escherichia coli**

A04.1 **Darminfektion durch enterotoxinbildende Escherichia coli**

A04.2 **Darminfektion durch enteroinvasive Escherichia coli**

A04.3 **Darminfektion durch enterohämorrhagische Escherichia coli**

A04.4 **Sonstige Darminfektionen durch Escherichia coli**
Enteritis durch Escherichia coli o.n.A.

A04.5 **Enteritis durch Campylobacter**

A04.6 **Enteritis durch Yersinia enterocolitica**
Exkl.: Extraintestinale Yersiniose (A28.2)

A04.7 **Enterokolitis durch Clostridium difficile**

A04.8	Sonstige näher bezeichnete bakterielle Darminfektionen

A04.9	Bakterielle Darminfektion, nicht näher bezeichnet
	Bakterielle Enteritis o.n.A.

A05.- Sonstige bakteriell bedingte Lebensmittelvergiftungen

Exkl.: Infektion durch Escherichia coli (A04.0-A04.4)
Infektion oder Lebensmittelvergiftung durch Salmonellen (A02.-)
Listeriose (A32.-)
Toxische Wirkung schädlicher (verdorbener) Lebensmittel (T61-T62)

A05.0	Lebensmittelvergiftung durch Staphylokokken

A05.1	Botulismus
	Klassische Lebensmittelvergiftung durch Clostridium botulinum

A05.2	Lebensmittelvergiftung durch Clostridium perfringens [Clostridium welchii]
	Enteritis necroticans

A05.3	Lebensmittelvergiftung durch Vibrio parahaemolyticus

A05.4	Lebensmittelvergiftung durch Bacillus cereus

A05.8	Sonstige näher bezeichnete bakteriell bedingte Lebensmittelvergiftungen

A05.9	Bakteriell bedingte Lebensmittelvergiftung, nicht näher bezeichnet

A06.- Amöbiasis

Inkl.: Infektion durch Entamoeba histolytica
Exkl.: Sonstige Darmkrankheiten durch Protozoen (A07.-)

A06.0	Akute Amöbenruhr
	Akute Amöbiasis
	Amöbenkolitis o.n.A.

A06.1	Chronische intestinale Amöbiasis

A06.2	Nichtdysenterische Kolitis durch Amöben

A06.3	Amöbom des Darmes
	Amöbom o.n.A.

A06.4	Leberabszeß durch Amöben
	Amöbenhepatitis

A06.5†	Lungenabszeß durch Amöben (J99.8*)
	Abszeß der Lunge (und der Leber) durch Amöben

A06.6†	Hirnabszeß durch Amöben (G07*)
	Abszeß des Gehirns (und der Leber) (und der Lunge) durch Amöben

A06.7	Amöbiasis der Haut

A06.8	Amöbeninfektion an sonstigen Lokalisationen
	Appendizitis | durch Amöben
	Balanitis† (N51.2*)

A06.9	Amöbiasis, nicht näher bezeichnet

A07.- Sonstige Darmkrankheiten durch Protozoen

A07.0	Balantidiose
	Balantidienruhr

Bestimmte infektiöse und parasitäre Krankheiten					Version 2.0 Stand November 2000

A07.1 **Giardiasis [Lambliasis]**

A07.2 **Kryptosporidiose**

A07.3 **Isosporose**
Infektion durch Isospora belli und Isospora hominis
Intestinale Kokzidiose
Isosporiasis

A07.8 **Sonstige näher bezeichnete Darmkrankheiten durch Protozoen**
Intestinale Trichomoniasis
Sarkosporidiose
Sarkozystose

A07.9 **Darmkrankheit durch Protozoen, nicht näher bezeichnet**
Diarrhoe
Dysenterie | durch Protozoen
Kolitis
Flagellatendiarrhoe

A08.- **Virusbedingte und sonstige näher bezeichnete Darminfektionen**
Exkl.: Grippe mit Beteiligung des Gastrointestinaltraktes (J10.8, J11.8)

A08.0 **Enteritis durch Rotaviren**

A08.1 **Akute Gastroenteritis durch Norwalk-Agens [Norwalk-Virus]**

A08.2 **Enteritis durch Adenoviren**

A08.3 **Sonstige Enteritis durch Viren**

A08.4 **Virusbedingte Darminfektion, nicht näher bezeichnet**
Enteritis o.n.A.
Gastroenteritis o.n.A. | durch Viren

A08.5 **Sonstige näher bezeichnete Darminfektionen**

A09 **Diarrhoe und Gastroenteritis, vermutlich infektiösen Ursprungs**
Hinw.: In der Bundesrepublik Deutschland, in Österreich und der Schweiz sowie in anderen Ländern, in denen ein unter A09 aufgeführter Begriff ohne weitere Spezifizierung als nichtinfektiösen Ursprungs angesehen werden kann, sollte dieser unter K52.9 klassifiziert werden.

Darmkatarrh
Diarrhoe [Durchfall]:
• dysenterisch
• epidemisch
• o.n.A.
Enteritis | hämorrhagisch
Gastroenteritis | septisch
Kolitis | o.n.A.
Infektiöse Diarrhoe o.n.A.

Exkl.: Durch Bakterien, Protozoen, Viren und sonstige näher bezeichnete Infektionserreger (A00-A08)
Nichtinfektiöse Diarrhoe (K52.9)
Nichtinfektiöse Diarrhoe beim Neugeborenen (P78.3)

Tuberkulose (A15-A19)

Inkl.: Infektionen durch Mycobacterium tuberculosis und Mycobacterium bovis

Exkl.: Angeborene Tuberkulose (P37.0)
Folgezustände der Tuberkulose (B90.-)
Pneumokoniose in Verbindung mit Tuberkulose (J65)
Silikotuberkulose (J65)

A15.- **Tuberkulose der Atmungsorgane, bakteriologisch oder histologisch gesichert**

A15.0 **Lungentuberkulose, durch mikroskopische Untersuchung des Sputums gesichert, mit oder ohne Nachweis durch Kultur**
Tuberkulös:
- Bronchiektasie
- Fibrose der Lunge   durch mikroskopische Untersuchung des Sputums gesichert, mit oder ohne
- Pneumonie   Nachweis durch Kultur
- Pneumothorax

A15.1 **Lungentuberkulose, nur durch Kultur gesichert**
Unter A15.0 aufgeführte Zustände, nur durch Kultur gesichert

A15.2 **Lungentuberkulose, histologisch gesichert**
Unter A15.0 aufgeführte Zustände, histologisch gesichert

A15.3 **Lungentuberkulose, durch nicht näher bezeichnete Untersuchungsverfahren gesichert**
Unter A15.0 aufgeführte Zustände, die gesichert sind, bei denen jedoch keine Angabe darüber vorliegt, ob sie bakteriologisch oder histologisch gesichert wurden

A15.4 **Tuberkulose der intrathorakalen Lymphknoten, bakteriologisch oder histologisch gesichert**
Lymphknotentuberkulose:
- hilär
- mediastinal   bakteriologisch oder histologisch gesichert
- tracheobronchial

Exkl.: Als primär bezeichnet (A15.7)

A15.5 **Tuberkulose des Larynx, der Trachea und der Bronchien, bakteriologisch oder histologisch gesichert**
Tuberkulose:
- Bronchien
- Glottis
- Larynx   bakteriologisch oder histologisch gesichert
- Trachea

A15.6 **Tuberkulöse Pleuritis, bakteriologisch oder histologisch gesichert**
Tuberkulöses Empyem
Tuberkulose der Pleura   bakteriologisch oder histologisch gesichert

Exkl.: Bei primärer Tuberkulose der Atmungsorgane, bakteriologisch oder histologisch gesichert (A15.7)

A15.7 **Primäre Tuberkulose der Atmungsorgane, bakteriologisch oder histologisch gesichert**

A15.8 **Sonstige Tuberkulose der Atmungsorgane, bakteriologisch oder histologisch gesichert**
Tuberkulose:
- Mediastinum
- Nase
- Nasennebenhöhle [jede]   bakteriologisch oder histologisch gesichert
- Nasopharynx

A15.9 **Nicht näher bezeichnete Tuberkulose der Atmungsorgane, bakteriologisch oder histologisch gesichert**

A16.- **Tuberkulose der Atmungsorgane, weder bakteriologisch noch histologisch gesichert**

A16.0 Lungentuberkulose, bakteriologisch und histologisch nicht gesichert
Tuberkulös:
- Bronchiektasie
- Fibrose der Lunge
- Pneumonie
- Pneumothorax

bakteriologisch und histologisch nicht gesichert

A16.1 Lungentuberkulose, bakteriologische und histologische Untersuchung nicht durchgeführt
Unter A16.0 aufgeführte Zustände, bakteriologische und histologische Untersuchung nicht durchgeführt

A16.2 Lungentuberkulose ohne Angabe einer bakteriologischen oder histologischen Sicherung
Lungentuberkulose
Tuberkulös:
- Bronchiektasie
- Fibrose der Lunge
- Pneumonie
- Pneumothorax

o.n.A. (ohne Angabe einer bakteriologischen oder histologischen Sicherung)

A16.3 Tuberkulose der intrathorakalen Lymphknoten ohne Angabe einer bakteriologischen oder histologischen Sicherung
Lymphknotentuberkulose:
- hilär
- intrathorakal
- mediastinal
- tracheobronchial

o.n.A. (ohne Angabe einer bakteriologischen oder histologischen Sicherung)

Exkl.: Als primär bezeichnet (A16.7)

A16.4 Tuberkulose des Larynx, der Trachea und der Bronchien ohne Angabe einer bakteriologischen oder histologischen Sicherung
Tuberkulose:
- Bronchien
- Glottis
- Larynx
- Trachea

o.n.A. (ohne Angabe einer bakteriologischen oder histologischen Sicherung)

A16.5 Tuberkulöse Pleuritis ohne Angabe einer bakteriologischen oder histologischen Sicherung
Tuberkulös:
- Empyem
- Pleuritis

Tuberkulose der Pleura

o.n.A. (ohne Angabe einer bakteriologischen oder histologischen Sicherung)

Exkl.: Bei primärer Tuberkulose der Atmungsorgane (A16.7)

A16.7 Primäre Tuberkulose der Atmungsorgane ohne Angabe einer bakteriologischen oder histologischen Sicherung
Primäre(r):
- Tuberkulose der Atmungsorgane o.n.A.
- tuberkulöser Komplex

A16.8 Sonstige Tuberkulose der Atmungsorgane ohne Angabe einer bakteriologischen oder histologischen Sicherung
Tuberkulose:
- Mediastinum
- Nase
- Nasennebenhöhle [jede]
- Nasopharynx

o.n.A. (ohne Angabe einer bakteriologischen oder histologischen Sicherung)

A16.9 Nicht näher bezeichnete Tuberkulose der Atmungsorgane ohne Angabe einer bakteriologischen oder histologischen Sicherung
Tuberkulose o.n.A.
Tuberkulose der Atmungsorgane o.n.A.

A17.-† Tuberkulose des Nervensystems

A17.0† **Tuberkulöse Meningitis (G01*)**
Tuberkulöse Leptomeningitis
Tuberkulose der Meningen (zerebral) (spinal)

A17.1† **Meningeales Tuberkulom (G07*)**
Tuberkulom der Meningen

A17.8† **Sonstige Tuberkulose des Nervensystems**
Tuberkulös:
- Hirnabszeß (G07*)
- Meningoenzephalitis (G05.0*)
- Myelitis (G05.0*)
- Polyneuropathie (G63.0*)

Tuberkulom | in | Gehirn (G07*)
Tuberkulose | | Rückenmark (G07*)

A17.9† **Tuberkulose des Nervensystems, nicht näher bezeichnet (G99.8*)**

A18.- Tuberkulose sonstiger Organe

A18.0† **Tuberkulose der Knochen und Gelenke**
Tuberkulös:
- Arthritis (M01.1-*)
- Knochennekrose (M90.0-*)
- Mastoiditis (H75.0*)
- Osteomyelitis (M90.0-*)
- Ostitis (M90.0-*)
- Synovitis (M68.0-*)
- Tenosynovitis (M68.0-*)

Tuberkulose:
- Hüfte (M01.15*)
- Knie (M01.16*)
- Wirbelsäule (M49.0-*)

A18.1† **Tuberkulose des Urogenitalsystems**
Tuberkulose:
- Cervix uteri (N74.0*)
- Harnblase (N33.0*)
- männliche Genitalorgane (N51.-*)
- Niere (N29.1*)
- Ureter (N29.1*)
Tuberkulose im weiblichen Becken (N74.1*)

A18.2 **Tuberkulose peripherer Lymphknoten**
Tuberkulöse Lymphadenitis

Exkl.: Tuberkulöse tracheobronchiale Adenopathie (A15.4, A16.3)
Tuberkulose der Lymphknoten:
- intrathorakal (A15.4, A16.3)
- mesenterial und retroperitoneal (A18.3)

A18.3 **Tuberkulose des Darmes, des Peritoneums und der Mesenteriallymphknoten**
Tuberkulös:
- Aszites
- Enteritis† (K93.0*)
- Peritonitis† (K67.3*)
Tuberkulose:
- Anus und Rektum† (K93.0*)
- Darm (Dickdarm) (Dünndarm)† (K93.0*)
- retroperitoneal (Lymphknoten)

A18.4 Tuberkulose der Haut und des Unterhautgewebes
Lupus:
- exedens
- vulgaris:
  - des Augenlides† (H03.1*)
  - o.n.A.

Skrofuloderm
Tuberculosis cutis indurativa [Erythema induratum, tuberkulös]

Exkl.: Lupus erythematodes (L93.-)
Systemischer Lupus erythematodes (M32.-)

A18.5† Tuberkulose des Auges
Tuberkulöse:
- Chorioretinitis (H32.0*)
- Episkleritis (H19.0*)
- interstitielle Keratitis (H19.2*)
- Iridozyklitis (H22.0*)
- Keratokonjunktivitis (interstitiell) (phlyktänulär) (H19.2*)

Exkl.: Lupus vulgaris des Augenlides (A18.4)

A18.6† Tuberkulose des Ohres
Tuberkulöse Otitis media (H67.0*)

Exkl.: Tuberkulöse Mastoiditis (A18.0†)

A18.7† Tuberkulose der Nebennieren (E35.1*)
Addison-Krankheit, tuberkulös

A18.8† Tuberkulose sonstiger näher bezeichneter Organe
Tuberkulöse zerebrale Arteriitis (I68.1*)
Tuberkulose:
- Endokard (I39.8*)
- Myokard (I41.0*)
- Ösophagus (K23.0*)
- Perikard (I32.0*)
- Schilddrüse (E35.0*)

A19.- Miliartuberkulose
Inkl.: Tuberkulöse Polyserositis
Tuberkulose:
- disseminiert
- generalisiert

A19.0 Akute Miliartuberkulose einer einzelnen näher bezeichneten Lokalisation

A19.1 Akute Miliartuberkulose mehrerer Lokalisationen

A19.2 Akute Miliartuberkulose, nicht näher bezeichnet

A19.8 Sonstige Miliartuberkulose

A19.9 Miliartuberkulose, nicht näher bezeichnet

Bestimmte bakterielle Zoonosen (A20-A28)

A20.- Pest
Inkl.: Infektion durch Yersinia pestis

A20.0 Bubonenpest

A20.1	Hautpest
A20.2	Lungenpest
A20.3	Pestmeningitis
A20.7	Pestsepsis
A20.8	Sonstige Formen der Pest Abortive Pest Asymptomatische Pest Pestis minor
A20.9	Pest, nicht näher bezeichnet

A21.- Tulariämie
Inkl.: Hasenpest
Hirschfliegenfieber
Infektion durch Francisella tularensis

A21.0	Ulzeroglanduläre Tularämie
A21.1	Okuloglanduläre Tularämie
A21.2	Pulmonale Tularämie
A21.3	Gastrointestinale Tularämie Abdominale Tularämie
A21.7	Generalisierte Tularämie
A21.8	Sonstige Formen der Tularämie
A21.9	Tularämie, nicht näher bezeichnet

A22.- Anthrax [Milzbrand]
Inkl.: Infektion durch Bacillus anthracis

A22.0	Hautmilzbrand Milzbrandkarbunkel Pustula maligna
A22.1	Lungenmilzbrand Hadernkrankheit Milzbrand, durch Inhalation erworben
A22.2	Darmmilzbrand
A22.7	Milzbrandsepsis
A22.8	Sonstige Formen des Milzbrandes Milzbrandmeningitis† (G01*)
A22.9	Milzbrand, nicht näher bezeichnet

A23.- Brucellose
Inkl.: Maltafieber
Mittelmeerfieber
Undulierendes Fieber

A23.0	Brucellose durch Brucella melitensis Maltafieber

Bestimmte infektiöse und parasitäre Krankheiten　　　　　　Version 2.0　Stand November 2000

A23.1　**Brucellose durch Brucella abortus**
　　　　Bang-Krankheit
　　　　Morbus Bang

A23.2　**Brucellose durch Brucella suis**
　　　　Schweinebrucellose

A23.3　**Brucellose durch Brucella canis**

A23.8　**Sonstige Brucellose**

A23.9　**Brucellose, nicht näher bezeichnet**

A24.- Rotz [Malleus] und Melioidose [Pseudorotz]

A24.0　**Rotz**
　　　　Infektion durch Pseudomonas mallei
　　　　Malleus

A24.1　**Akute oder fulminante Melioidose**
　　　　Melioidose:
　　　　• Pneumonie
　　　　• Sepsis

A24.2　**Subakute oder chronische Melioidose**

A24.3　**Sonstige Melioidose**

A24.4　**Melioidose, nicht näher bezeichnet**
　　　　Infektion durch Pseudomonas pseudomallei o.n.A.
　　　　Whitmore-Krankheit

A25.- Rattenbißkrankheiten

A25.0　**Spirillen-Rattenbißkrankheit**
　　　　Sodoku

A25.1　**Streptobazillen-Rattenbißkrankheit**
　　　　Erythema arthriticum epidemicum
　　　　Haverhill-Fieber
　　　　Rattenbißfieber durch Streptobazillen

A25.9　**Rattenbißkrankheit, nicht näher bezeichnet**

A26.- Erysipeloid

A26.0　**Haut-Erysipeloid**
　　　　Erythema migrans
　　　　Schweinerotlauf

A26.7　**Erysipelothrix-Sepsis**

A26.8　**Sonstige Formen des Erysipeloids**

A26.9　**Erysipeloid, nicht näher bezeichnet**

A27.- Leptospirose

A27.0　**Leptospirosis icterohaemorrhagica [Weil-Krankheit]**
　　　　Leptospirose durch Leptospira interrogans serovar icterohaemorrhagiae

A27.8　**Sonstige Formen der Leptospirose**

A27.9　**Leptospirose, nicht näher bezeichnet**

Version 2.0 Stand November 2000 Bestimmte infektiöse und parasitäre Krankheiten

A28.- Sonstige bakterielle Zoonosen, anderenorts nicht klassifiziert

A28.0 **Pasteurellose**

A28.1 **Katzenkratzkrankheit**
Katzenkratzfieber

A28.2 **Extraintestinale Yersiniose**
Exkl.: Enteritis durch Yersinia enterocolitica (A04.6)
Pest (A20.-)

A28.8 **Sonstige näher bezeichnete bakterielle Zoonosen, anderenorts nicht klassifiziert**

A28.9 **Bakterielle Zoonose, nicht näher bezeichnet**

Sonstige bakterielle Krankheiten (A30-A49)

A30.- Lepra [Aussatz]
Inkl.: Infektion durch Mycobacterium leprae
Exkl.: Folgezustände der Lepra (B92)

A30.0 **Indeterminierte Lepra**
I-Lepra

A30.1 **Tuberkuloide Lepra**
TT-Lepra

A30.2 **Borderline-tuberkuloide Lepra**
BT-Lepra

A30.3 **Borderline-Lepra**
BB-Lepra

A30.4 **Borderline-lepromatöse Lepra**
BL-Lepra

A30.5 **Lepromatöse Lepra**
LL-Lepra

A30.8 **Sonstige Formen der Lepra**

A30.9 **Lepra, nicht näher bezeichnet**

A31.- Infektion durch sonstige Mykobakterien
Exkl.: Lepra (A30.-)
Tuberkulose (A15-A19)

A31.0 **Infektion der Lunge durch sonstige Mykobakterien**
Infektion durch Mycobacterium:
• avium
• intracellulare [Battey]
• kansasii

A31.1 **Infektion der Haut durch sonstige Mykobakterien**
Infektion durch Mycobacterium:
• marinum [Schwimmbadgranulom]
• ulcerans [Buruli-Ulkus]

A31.8 **Sonstige Infektionen durch Mykobakterien**

A31.9 **Infektion durch Mykobakterien, nicht näher bezeichnet**
Atypische mykobakterielle Infektion o.n.A.
Mykobakteriose o.n.A.

A32.- Listeriose
Inkl.: Nahrungsmittelbedingte Infektion durch Listerien
Exkl.: Neugeborenenlisteriose (disseminiert) (P37.2)

A32.0 **Kutane Listeriose**

A32.1† **Meningitis und Meningoenzephalitis durch Listerien**
Meningitis (G01*)
Meningoenzephalitis (G05.0*) | durch Listerien

A32.7 **Listeriensepsis**

A32.8 **Sonstige Formen der Listeriose**
Endokarditis durch Listerien† (I39.8*)
Okuloglanduläre Listeriose
Zerebrale Arteriitis durch Listerien† (I68.1*)

A32.9 **Listeriose, nicht näher bezeichnet**

A33 Tetanus neonatorum

A34 Tetanus während der Schwangerschaft, der Geburt und des Wochenbettes

A35 Sonstiger Tetanus
Tetanus o.n.A.
Exkl.: Tetanus:
- neonatorum (A33)
- während der Schwangerschaft, der Geburt und des Wochenbettes (A34)

A36.- Diphtherie

A36.0 **Rachendiphtherie**
Angina pseudomembranacea diphtherica
Tonsillendiphtherie

A36.1 **Nasenrachendiphtherie**

A36.2 **Kehlkopfdiphtherie**
Diphtherische Laryngotracheitis

A36.3 **Hautdiphtherie**
Exkl.: Erythrasma (L08.1)

A36.8 **Sonstige Diphtherie**
Diphtherisch:
- Konjunktivitis† (H13.1*)
- Myokarditis† (I41.0*)
- Polyneuritis† (G63.0*)

A36.9 **Diphtherie, nicht näher bezeichnet**

A37.- Keuchhusten

A37.0 **Keuchhusten durch Bordetella pertussis**

A37.1 **Keuchhusten durch Bordetella parapertussis**

A37.8 **Keuchhusten durch sonstige Bordetella-Spezies**

| A37.9 | Keuchhusten, nicht näher bezeichnet |

| A38 | **Scharlach** |

Scarlatina

Exkl.: Streptokokken-Pharyngitis (J02.0)

| A39.- | **Meningokokkeninfektion** |

| A39.0† | **Meningokokkenmeningitis** (G01*) |

| A39.1† | **Waterhouse-Friderichsen-Syndrom (E35.1*)** |

Hämorrhagische Entzündung der Nebenniere durch Meningokokken
Meningokokkensepsis mit Nebennierenblutung

| A39.2 | **Akute Meningokokkensepsis** |

| A39.3 | **Chronische Meningokokkensepsis** |

| A39.4 | **Meningokokkensepsis, nicht näher bezeichnet** |

Meningokokken-Bakteriämie o.n.A.

| A39.5† | **Herzkrankheit durch Meningokokken** |

Endokarditis (I39.8*)
Karditis o.n.A. (I52.0*)   ⎫
Myokarditis (I41.0*)   ⎬ durch Meningokokken
Perikarditis (I32.0*)   ⎭

| A39.8 | **Sonstige Meningokokkeninfektionen** |

Arthritis nach Meningokokkeninfektion† (M03.0-*)
Arthritis† (M01.0-*)
Enzephalitis† (G05.0*)   ⎫ durch Meningokokken
Konjunktivitis† (H13.1*)   ⎬
Retrobulbäre Neuritis† (H48.1*) ⎭

| A39.9 | **Meningokokkeninfektion, nicht näher bezeichnet** |

Krankheit durch Meningokokken o.n.A.

| A40.- | **Streptokokkensepsis** |

Exkl.: Beim Neugeborenen (P36.0-P36.1)
Nach:
• Abort, Extrauteringravidität oder Molenschwangerschaft (O03-O07, O08.0)
• Immunisierung (T88.0)
• Infusion, Transfusion oder Injektion zu therapeutischen Zwecken (T80.2)
• medizinischen Maßnahmen (T81.4)
Puerperal (O85)
Unter der Geburt (O75.3)

| A40.0 | **Sepsis durch Streptokokken, Gruppe A** |

| A40.1 | **Sepsis durch Streptokokken, Gruppe B** |

| A40.2 | **Sepsis durch Streptokokken, Gruppe D** |

| A40.3 | **Sepsis durch Streptococcus pneumoniae** |

Sepsis durch Pneumokokken

| A40.8 | **Sonstige Sepsis durch Streptokokken** |

| A40.9 | **Sepsis durch Streptokokken, nicht näher bezeichnet** |

A41.- Sonstige Sepsis

Exkl.: Bakteriämie o.n.A. (A49.9)
Nach:
- Abort, Extrauteringravidität oder Molenschwangerschaft (O03-O07, O08.0)
- Immunisierung (T88.0)
- Infusion, Transfusion oder Injektion zu therapeutischen Zwecken (T80.2)

Sepsis (durch) (bei):
- aktinomykotisch (A42.7)
- beim Neugeborenen (P36.-)
- Candida (B37.7)
- Erysipelothrix (A26.7)
- extraintestinale Yersiniose (A28.2)
- Gonokokken (A54.8)
- Herpesviren (B00.7)
- Listerien (A32.7)
- Melioidose (A24.1)
- Meningokokken (A39.2-A39.4)
- Milzbrand (A22.7)
- nach medizinischen Maßnahmen (T81.4)
- Pest (A20.7)
- puerperal (O85)
- Streptokokken (A40.-)
- Tularämie (A21.7)

Syndrom des toxischen Schocks (A48.3)
Unter der Geburt (O75.3)

A41.0 Sepsis durch Staphylococcus aureus

A41.1 Sepsis durch sonstige näher bezeichnete Staphylokokken
Sepsis durch koagulasenegative Staphylokokken

A41.2 Sepsis durch nicht näher bezeichnete Staphylokokken

A41.3 Sepsis durch Haemophilus influenzae

A41.4 Sepsis durch Anaerobier
Exkl.: Gasbrand (A48.0)

A41.5 Sepsis durch sonstige gramnegative Erreger
Sepsis durch gramnegative Erreger o.n.A.

A41.51 Escherichia coli [E. coli]
A41.52 Pseudomonas
A41.58 Sonstige gramnegative Erreger

A41.8 Sonstige näher bezeichnete Sepsis

A41.9 Sepsis, nicht näher bezeichnet
Septischer Schock

A42.- Aktinomykose

Exkl.: Aktinomyzetom (B47.1)

A42.0 Aktinomykose der Lunge

A42.1 Abdominale Aktinomykose

A42.2 Zervikofaziale Aktinomykose

A42.7 Aktinomykotische Sepsis

A42.8 Sonstige Formen der Aktinomykose

A42.9 Aktinomykose, nicht näher bezeichnet

A43.- Nokardiose

A43.0 Pulmonale Nokardiose

A43.1 Nokardiose der Haut

A43.8 Sonstige Formen der Nokardiose

A43.9 Nokardiose, nicht näher bezeichnet

A44.- Bartonellose

A44.0 Systemische Bartonellose
Oroya-Fieber

A44.1 Kutane und mukokutane Bartonellose
Verruga peruana [Verruga peruviana]

A44.8 Sonstige Formen der Bartonellose

A44.9 Bartonellose, nicht näher bezeichnet

A46 Erysipel [Wundrose]
Exkl.: Postpartales oder puerperales Erysipel (O86.8)

A48.- Sonstige bakterielle Krankheiten, anderenorts nicht klassifiziert
Exkl.: Aktinomyzetom (B47.1)

A48.0 Gasbrand [Gasödem]
Muskelnekrose
Phlegmone } durch Clostridien

A48.1 Legionellose mit Pneumonie
Legionärskrankheit

A48.2 Legionellose ohne Pneumonie [Pontiac-Fieber]

A48.3 Syndrom des toxischen Schocks
Exkl.: Endotoxinschock o.n.A. (R57.8)
Sepsis o.n.A. (A41.9)

A48.4 Brazilian purpuric fever
Systemische Infektion durch Haemophilus aegyptius

A48.8 Sonstige näher bezeichnete bakterielle Krankheiten

A49.- Bakterielle Infektion nicht näher bezeichneter Lokalisation
Exkl.: Bakterien als Ursache von Krankheiten, die in anderen Kapiteln aufgeführt sind (B95-B96)
Chlamydieninfektion o.n.A. (A74.9)
Meningokokkeninfektion o.n.A. (A39.9)
Rickettsieninfektion o.n.A. (A79.9)
Spirochäteninfektion o.n.A. (A69.9)

A49.0 Staphylokokkeninfektion, nicht näher bezeichnet

A49.1 Streptokokkeninfektion, nicht näher bezeichnet

A49.2 Infektion durch Haemophilus influenzae, nicht näher bezeichnet

A49.3 Mykoplasmeninfektion, nicht näher bezeichnet

A49.8 Sonstige bakterielle Infektionen nicht näher bezeichneter Lokalisation

Bestimmte infektiöse und parasitäre Krankheiten   Version 2.0 Stand November 2000

A49.9   Bakterielle Infektion, nicht näher bezeichnet
Bakteriämie o.n.A.

Infektionen, die vorwiegend durch Geschlechtsverkehr übertragen werden (A50-A64)

Exkl.: HIV-Krankheit (B20-B24)
Reiter-Krankheit (M02.3-)
Unspezifische und nicht durch Gonokokken hervorgerufene Urethritis (N34.1)

A50.- Syphilis connata

A50.0   Floride konnatale Frühsyphilis
Jeder konnatale syphilitische Zustand, als früh oder manifest bezeichnet, bis zu zwei Jahren nach der Geburt.

Konnatale Frühsyphilis:
- kutan
- mukokutan
- viszeral

Konnatale frühsyphilitische:
- Augenbeteiligung
- Laryngitis
- Osteochondropathie
- Pharyngitis
- Pneumonie
- Rhinitis

A50.1   Latente konnatale Frühsyphilis
Konnatale Syphilis ohne klinische Manifestationen, mit positiver Serumreaktion und negativem Liquorbefund, bis zu zwei Jahren nach der Geburt.

A50.2   Konnatale Frühsyphilis, nicht näher bezeichnet
Konnatale Syphilis o.n.A., bis unter zwei Jahre nach der Geburt.

A50.3   Konnatale spätsyphilitische Augenkrankheit
Konnatale spätsyphilitische:
- Augenkrankheit, anderenorts nicht klassifiziert† (H58.0*)
- interstitielle Keratitis† (H19.2*)

Exkl.: Hutchinson-Trias (A50.5)

A50.4   Konnatale spätauftretende Neurosyphilis [Juvenile Neurosyphilis]
Dementia paralytica juvenilis
Juvenile:
- progressive Paralyse
- Tabes dorsalis
- taboparalytische Neurosyphilis

Konnatale spätsyphilitische:
- Enzephalitis† (G05.0*)
- Meningitis† (G01*)
- Polyneuropathie† (G63.0*)

Soll eine damit verbundene psychische Krankheit angegeben werden, ist eine zusätzliche Schlüsselnummer zu benutzen. Im Krankenhaus sollte diese Information immer verschlüsselt werden, wenn sie vorliegt.

Exkl.: Hutchinson-Trias (A50.5)

A50.5 Sonstige Formen der floriden konnatalen Spätsyphilis
Jeder konnatale syphilitische Zustand, als spät oder manifest bezeichnet, zwei Jahre oder später nach der Geburt.

Clutton-Hydrarthrose† (M03.1-*)
Hutchinson-:
- Trias
- Zähne

Konnatale kardiovaskuläre Spätsyphilis† (I98.0*)
Konnatale spätsyphilitische:
- Arthropathie† (M03.1-*)
- Osteochondropathie† (M90.2-*)

Syphilitische Sattelnase

A50.6 Latente konnatale Spätsyphilis
Konnatale Syphilis ohne klinische Manifestationen, mit positiver Serumreaktion und negativem Liquorbefund, zwei Jahre oder später nach der Geburt.

A50.7 Konnatale Spätsyphilis, nicht näher bezeichnet
Konnatale Syphilis o.n.A., zwei Jahre oder später nach der Geburt.

Syphilis connata tarda o.n.A.

A50.9 Syphilis connata, nicht näher bezeichnet

A51.- Frühsyphilis

A51.0 Primärer syphilitischer Genitalaffekt
Syphilitischer Schanker o.n.A.

A51.1 Analer Primäraffekt bei Syphilis

A51.2 Primäraffekt bei Syphilis, sonstige Lokalisationen

A51.3 Sekundäre Syphilis der Haut und der Schleimhäute
Condyloma latum
Syphilitisch:
- Alopezie† (L99.8*)
- Leukoderm† (L99.8*)
- Schleimhautpapeln [Plaques muqueuses]

A51.4 Sonstige sekundäre Syphilis
Sekundäre syphilitische:
- Augenkrankheit, anderenorts nicht klassifiziert† (H58.8*)
- Entzündung im weiblichen Becken† (N74.2*)
- Iridozyklitis† (H22.0*)
- Lymphadenopathie
- Meningitis† (G01*)
- Myositis† (M63.0-*)
- Periostitis† (M90.1-*)

A51.5 Latente Frühsyphilis
Syphilis (erworben) ohne klinische Manifestationen, mit positiver Serumreaktion und negativem Liquorbefund, bis zu zwei Jahren nach Infektion.

A51.9 Frühsyphilis, nicht näher bezeichnet

A52.- Spätsyphilis

Bestimmte infektiöse und parasitäre Krankheiten Version 2.0 Stand November 2000

A52.0† **Kardiovaskuläre Syphilis**
Kardiovaskuläre Syphilis o.n.A. (I98.0*)
Syphilitisch:
- Aortenaneurysma (I79.0*)
- Aorteninsuffizienz (I39.1*)
- Aortitis (I79.1*)
- Endokarditis o.n.A. (I39.8*)
- Myokarditis (I41.0*)
- Perikarditis (I32.0*)
- Pulmonalklappeninsuffizienz (I39.3*)
- Zerebrale Arteriitis (I68.1*)

A52.1 **Floride Neurosyphilis**
Charcot-Arthropathie† (M14.6*)
Spätsyphilitisch:
- Enzephalitis† (G05.0*)
- Meningitis† (G01*)
- Neuritis des N. vestibulocochlearis† (H94.0*)
- Optikusatrophie† (H48.0*)
- Polyneuropathie† (G63.0*)
- Retrobulbäre Neuritis† (H48.1*)
Syphilitisches Parkinson-Syndrom† (G22*)
Tabes dorsalis

A52.2 **Asymptomatische Neurosyphilis**

A52.3 **Neurosyphilis, nicht näher bezeichnet**
Gumma (syphilitisch)
Syphilis (Spät-) | Zentralnervensystem, o.n.A.
Syphilom

A52.7 **Sonstige floride Spätsyphilis**
Glomeruläre Krankheit bei Syphilis† (N08.0*)
Gumma (syphilitisch) | jede Lokalisation, mit Ausnahme der unter A52.0-A52.3 klassifizierten
Syphilis, Spät- oder tertiäre | Lokalisationen
Spätsyphilitisch:
- Augenkrankheit, anderenorts nicht klassifiziert† (H58.8*)
- Bursitis† (M73.1-*)
- Chorioretinitis† (H32.0*)
- Entzündung im weiblichen Becken† (N74.2*)
- Episkleritis† (H19.0*)
- Leukoderm† (L99.8*)
- Peritonitis† (K67.2*)
Syphilis [nicht näher bezeichnetes Stadium]:
- Knochen† (M90.2-*)
- Leber† (K77.0*)
- Lunge† (J99.8*)
- Muskel† (M63.0-*)
- Synovialmembran† (M68.0-*)

A52.8 **Latente Spätsyphilis**
Syphilis (erworben) ohne klinische Manifestationen, mit positiver Serumreaktion und negativem Liquorbefund, zwei Jahre oder später nach Infektion.

A52.9 **Spätsyphilis, nicht näher bezeichnet**

A53.- Sonstige und nicht näher bezeichnete Syphilis

A53.0 **Latente Syphilis, nicht als früh oder spät bezeichnet**
Latente Syphilis o.n.A.
Positive Serumreaktion auf Syphilis

A53.9 Syphilis, nicht näher bezeichnet
Infektion durch Treponema pallidum o.n.A.
Syphilis (erworben) o.n.A.

Exkl.: Syphilis o.n.A. als Todesursache vor Vollendung des zweiten Lebensjahres (A50.2)

A54.- Gonokokkeninfektion

A54.0 Gonokokkeninfektion des unteren Urogenitaltraktes ohne periurethralen Abszeß oder Abszeß der Glandulae urethrales
Urethritis
Vulvovaginitis
Zervizitis | o.n.A. | durch Gonokokken
Zystitis

Exkl.: Mit Abszeß:
- Glandulae urethrales (A54.1)
- periurethral (A54.1)

A54.1 Gonokokkeninfektion des unteren Urogenitaltraktes mit periurethralem Abszeß oder Abszeß der Glandulae urethrales
Abszeß der Bartholin-Drüse durch Gonokokken

A54.2† Pelviperitonitis durch Gonokokken und Gonokokkeninfektionen sonstiger Urogenitalorgane
Entzündung im weiblichen Becken (N74.3*)
Epididymitis (N51.1*)
Orchitis (N51.1*) | durch Gonokokken
Prostatitis (N51.0*)

Exkl.: Gonokokkenperitonitis (A54.8)

A54.3 Gonokokkeninfektion des Auges
Iridozyklitis† (H22.0*)
Konjunktivitis† (H13.1*) | durch Gonokokken
Ophthalmia neonatorum

A54.4† Gonokokkeninfektion des Muskel-Skelett-Systems
Arthritis (M01.3-*)
Bursitis (M73.0-*)
Osteomyelitis (M90.2-*) | durch Gonokokken
Synovitis (M68.0-*)
Tenosynovitis (M68.0-*)

A54.5 Gonokokkenpharyngitis

A54.6 Gonokokkeninfektion des Anus und des Rektums

A54.8 Sonstige Gonokokkeninfektionen
Endokarditis† (I39.8*)
Hautläsionen
Hirnabszeß† (G07*)
Meningitis† (G01*)
Myokarditis† (I41.0*) | durch Gonokokken
Perikarditis† (I32.0*)
Peritonitis† (K67.1*)
Pneumonie† (J17.0*)
Sepsis

Exkl.: Gonokokkenpelviperitonitis (A54.2)

A54.9 Gonokokkeninfektion, nicht näher bezeichnet

A55 Lymphogranuloma inguinale (venereum) durch Chlamydien
Durand-Nicolas-Favre-Krankheit
Esthiomene
Klimatischer oder tropischer Bubo

A56.- Sonstige durch Geschlechtsverkehr übertragene Chlamydienkrankheiten
Inkl.: Durch Geschlechtsverkehr übertragene Krankheiten durch Chlamydia trachomatis

Exkl.: Konjunktivitis beim Neugeborenen (P39.1)
Lymphogranulom (A55)   durch Chlamydien
Pneumonie beim Neugeborenen (P23.1)
Zustände, die unter A74.- klassifiziert sind

A56.0 Chlamydieninfektion des unteren Urogenitaltraktes
Urethritis
Vulvovaginitis
Zervizitis   durch Chlamydien
Zystitis

A56.1† Chlamydieninfektion des Pelviperitoneums und sonstiger Urogenitalorgane
Entzündung im weiblichen Becken (N74.4*)
Epididymitis (N51.1*)   durch Chlamydien
Orchitis (N51.1*)

A56.2 Chlamydieninfektion des Urogenitaltraktes, nicht näher bezeichnet

A56.3 Chlamydieninfektion des Anus und des Rektums

A56.4 Chlamydieninfektion des Pharynx

A56.8 Durch Geschlechtsverkehr übertragene Chlamydieninfektion an sonstigen Lokalisationen

A57 Ulcus molle (venereum)
Weicher Schanker

A58 Granuloma venereum (inguinale)
Donovanosis

A59.- Trichomoniasis
Exkl.: Intestinale Trichomoniasis (A07.8)

A59.0 Trichomoniasis urogenitalis
Leukorrhoe (vaginal)
Prostatitis† (N51.0*)   durch Trichomonas (vaginalis)

A59.8 Sonstige Lokalisationen der Trichomoniasis

A59.9 Trichomoniasis, nicht näher bezeichnet

A60.- Infektionen des Anogenitalbereiches durch Herpesviren [Herpes simplex]

A60.0 Infektion der Genitalorgane und des Urogenitaltraktes durch Herpesviren
Infektion des Genitaltraktes:
- männlich† (N51.-*)
- weiblich† (N77.0-N77.1*)   durch Herpesviren

A60.1 Infektion der Perianalhaut und des Rektums durch Herpesviren

A60.9 Infektion des Anogenitalbereiches durch Herpesviren, nicht näher bezeichnet

A63.- Sonstige vorwiegend durch Geschlechtsverkehr übertragene Krankheiten, anderenorts nicht klassifiziert
Exkl.: Molluscum contagiosum (B08.1)
Papillom der Cervix uteri (D26.0)

A63.0 Anogenitale (venerische) Warzen

A63.8 Sonstige näher bezeichnete, vorwiegend durch Geschlechtsverkehr übertragene Krankheiten

| A64 | **Durch Geschlechtsverkehr übertragene Krankheiten, nicht näher bezeichnet** |

Geschlechtskrankheiten o.n.A.

Sonstige Spirochätenkrankheiten (A65-A69)

Exkl.: Leptospirose (A27.-)
Syphilis (A50-A53)

| A65 | **Nichtvenerische Syphilis** |

Bejel
Endemische Syphilis
Njovera

| A66.- | **Frambösie** |

Inkl.: Framboesia (tropica)
Pian
Yaws

A66.0 Primärläsion bei Frambösie
Frambösie:
• initial oder primär
• initiales Ulkus
Frambösieschanker
Muttereffloreszenz

A66.1 Multiple Papillome und Krabbenframbösie
Frambösiepapillome der Handfläche oder Fußsohle
Frambösiom
Pianom

A66.2 Sonstige Hautläsionen im Frühstadium der Frambösie
Framböside im Frühstadium der Frambösie
Frühe Frambösie (Haut) (makulär) (makulopapulös) (mikropapulös) (papulös)
Hautframbösie, bis zu fünf Jahren nach Infektion

A66.3 Hyperkeratose bei Frambösie
Ghoul hand
Hyperkeratose der Handfläche oder Fußsohle (früh) (spät) durch Frambösie
Worm-eaten soles

A66.4 Gummata und Ulzera bei Frambösie
Gummöses Frambösid
Noduläre (ulzeröse) Frambösie im Spätstadium

A66.5 Gangosa
Rhinopharyngitis mutilans

A66.6 Knochen- und Gelenkveränderungen bei Frambösie
Ganglion
Hydrarthrose
Ostitis
Periostitis (hypertrophisch) } bei Frambösie (früh) (spät)
Gumma, Knochen
Gummöse Ostitis oder Periostitis } bei Frambösie (spät)

A66.7 Sonstige Manifestationen bei Frambösie
Gelenknahe Frambösieknoten
Schleimhautframbösie

A66.8 Latente Frambösie
Frambösie ohne klinische Manifestationen, mit positiver serologischer Reaktion

| Bestimmte infektiöse und parasitäre Krankheiten | Version 2.0 Stand November 2000 |

A66.9 Frambösie, nicht näher bezeichnet

A67.- Pinta [Carate]

A67.0 Primärläsion bei Pinta
Papel (primär) | Pinta [Carate]
Schanker (primär) |

A67.1 Zwischenstadium der Pinta
Erythematöse Plaques
Hyperkeratose
Hyperpigmentierte Veränderungen | Pinta [Carate]
Pintide

A67.2 Spätstadium der Pinta
Hautveränderungen:
- depigmentiert
- narbig | Pinta [Carate]
- Pigmentstörung
Kardiovaskuläre Veränderungen† (I98.1*)

A67.3 Mischformen der Pinta
Depigmentierte und hyperpigmentierte Hautveränderungen gleichzeitig, bei Pinta [Carate]

A67.9 Pinta, nicht näher bezeichnet

A68.- Rückfallfieber
Inkl.: Rekurrensfieber
Exkl.: Lyme-Krankheit (A69.2)

A68.0 Durch Läuse übertragenes Rückfallfieber
Rückfallfieber durch Borrelia recurrentis

A68.1 Durch Zecken übertragenes Rückfallfieber
Rückfallfieber durch jede andere Borrelienart, ausgenommen durch Borrelia recurrentis

A68.9 Rückfallfieber, nicht näher bezeichnet

A69.- Sonstige Spirochäteninfektionen

A69.0 Nekrotisierend-ulzeröse Stomatitis
Cancrum oris
Gangrän durch Fusospirochäten
Noma
Stomatitis gangraenosa

A69.1 Sonstige Fusospirochätosen
Nekrotisierend-ulzerös (akut):
- Gingivitis
- Gingivostomatitis
Pharyngitis durch Fusospirochäten
Plaut-Vincent-:
- Angina
- Gingivitis
Spirochäten-Stomatitis

A69.2 Lyme-Krankheit
Erythema chronicum migrans durch Borrelia burgdorferi

A69.8 Sonstige näher bezeichnete Spirochäteninfektionen

A69.9 Spirochäteninfektion, nicht näher bezeichnet

Sonstige Krankheiten durch Chlamydien (A70-A74)

A70 **Infektionen durch Chlamydia psittaci**
Ornithose
Papageienkrankheit
Psittakose

A71.- **Trachom**
Exkl.: Folgezustände des Trachoms (B94.0)

A71.0 **Initialstadium des Trachoms**
Trachoma dubium

A71.1 **Aktives Stadium des Trachoms**
Conjunctivitis granulosa (trachomatosa)
Trachomatös:
• follikuläre Konjunktivitis
• Pannus

A71.9 **Trachom, nicht näher bezeichnet**

A74.- **Sonstige Krankheiten durch Chlamydien**
Exkl.: Durch Geschlechtsverkehr übertragene Chlamydienkrankheiten (A55-A56)
Konjunktivitis beim Neugeborenen durch Chlamydien (P39.1)
Pneumonie beim Neugeborenen durch Chlamydien (P23.1)
Pneumonie durch Chlamydien (J16.0)

A74.0† **Chlamydienkonjunktivitis (H13.1*)**
Paratrachom

A74.8 **Sonstige Chlamydienkrankheiten**
Chlamydienperitonitis† (K67.0*)

A74.9 **Chlamydieninfektion, nicht näher bezeichnet**
Chlamydiose o.n.A.

Rickettsiosen (A75-A79)

A75.- **Fleckfieber**
Exkl.: Rickettsiose durch Ehrlichia sennetsu (A79.8)

A75.0 **Epidemisches Fleckfieber durch Rickettsia prowazeki**
Epidemisches Läusefleckfieber
Klassisches Fleckfieber

A75.1 **Fleckfieber-Spätrezidiv [Brill-Krankheit]**
Brill-Zinsser-Krankheit

A75.2 **Fleckfieber durch Rickettsia typhi [Rickettsia mooseri]**
Murines Fleckfieber (durch Flöhe übertragen)

A75.3 **Fleckfieber durch Rickettsia tsutsugamushi [Rickettsia orientalis]**
Milbenfleckfieber
Tsutsugamushi-Fieber

A75.9 **Fleckfieber, nicht näher bezeichnet**
Fleckfieber o.n.A.

A84.1 Mitteleuropäische Enzephalitis, durch Zecken übertragen
Zentraleuropäische Frühsommer-Meningoenzephalitis [FSME]

A84.8 Sonstige Virusenzephalitis, durch Zecken übertragen
Louping-ill-Krankheit [Spring- und Drehkrankheit]
Powassan-Enzephalitis

A84.9 Virusenzephalitis, durch Zecken übertragen, nicht näher bezeichnet

A85.- Sonstige Virusenzephalitis, anderenorts nicht klassifiziert

Inkl.: Virusenzephalomyelitis durch näher bezeichnete Viren, anderenorts nicht klassifiziert
Virusmeningoenzephalitis durch näher bezeichnete Viren, anderenorts nicht klassifiziert

Exkl.: Benigne myalgische Enzephalomyelitis (G93.3)
Enzephalitis durch:
• Herpes-Virus [Herpes simplex] (B00.4)
• Masern-Virus (B05.0)
• Mumps-Virus (B26.2)
• Poliomyelitis-Virus (A80.-)
• Varizella-Zoster-Virus (B02.0)
Lymphozytäre Choriomeningitis (A87.2)

A85.0† Enzephalitis durch Enteroviren (G05.1*)
Enzephalomyelitis durch Enteroviren

A85.1† Enzephalitis durch Adenoviren (G05.1*)
Meningoenzephalitis durch Adenoviren

A85.2 Virusenzephalitis, durch Arthropoden übertragen, nicht näher bezeichnet

A85.8 Sonstige näher bezeichnete Virusenzephalitis
Economo-Enzephalitis
Encephalitis lethargica sive epidemica

A86 Virusenzephalitis, nicht näher bezeichnet
Virusenzephalomyelitis o.n.A.
Virusmeningoenzephalitis o.n.A.

A87.- Virusmeningitis
Exkl.: Meningitis durch:
• Herpes-Virus [Herpes simplex] (B00.3)
• Masern-Virus (B05.1)
• Mumps-Virus (B26.1)
• Poliomyelitis-Virus (A80.-)
• Varizella-Zoster-Virus (B02.1)

A87.0† Meningitis durch Enteroviren (G02.0*)
Meningitis durch Coxsackieviren
Meningitis durch ECHO-Viren

A87.1† Meningitis durch Adenoviren (G02.0*)

A87.2 Lymphozytäre Choriomeningitis
Lymphozytäre Meningoenzephalitis

A87.8 Sonstige Virusmeningitis

A87.9 Virusmeningitis, nicht näher bezeichnet

A88.- Sonstige Virusinfektionen des Zentralnervensystems, anderenorts nicht klassifiziert
Exkl.: Virusenzephalitis o.n.A. (A86)
Virusmeningitis o.n.A. (A87.9)

A88.0 Fieber und Exanthem durch Enteroviren [Boston-Exanthem]

Version 2.0 Stand November 2000	Bestimmte infektiöse und parasitäre Krankheiten

A88.1   Epidemischer Schwindel

A88.8   Sonstige näher bezeichnete Virusinfektionen des Zentralnervensystems

A89   **Virusinfektion des Zentralnervensystems, nicht näher bezeichnet**

Durch Arthropoden übertragene Viruskrankheiten und virale hämorrhagische Fieber (A90-A99)

A90   **Dengue-Fieber [Klassische Dengue]**
Exkl.: Hämorrhagisches Dengue-Fieber (A91)

A91   **Hämorrhagisches Dengue-Fieber**

A92.-   **Sonstige durch Moskitos [Stechmücken] übertragene Viruskrankheiten**
Exkl.: Ross-River-Krankheit (B33.1)

A92.0   Chikungunya-Viruskrankheit
(Hämorrhagisches) Chikungunya-Fieber

A92.1   O'Nyong-nyong-Fieber

A92.2   Venezolanisches Pferdefieber
Venezuela-Pferdeenzephalitis
Venezuela-Pferdeenzephalomyelitis

A92.3   West-Nil-Fieber

A92.4   Rifttalfieber
Rift-Valley-Fieber

A92.8   Sonstige näher bezeichnete, durch Moskitos übertragene Viruskrankheiten

A92.9   Durch Moskitos übertragene Viruskrankheit, nicht näher bezeichnet

A93.-   **Sonstige durch Arthropoden übertragene Viruskrankheiten, anderenorts nicht klassifiziert**

A93.0   Oropouche-Viruskrankheit
Oropouche-Fieber

A93.1   Pappataci-Fieber
Phlebotomus-Fieber
Sandfliegenfieber

A93.2   Colorado-Zeckenfieber

A93.8   Sonstige näher bezeichnete, durch Arthropoden übertragene Viruskrankheiten
Piry-Fieber
Stomatitis-vesicularis-Viruskrankheit [Indiana-Fieber]

A94   **Durch Arthropoden übertragene Viruskrankheit, nicht näher bezeichnet**
Arbovirusinfektion o.n.A.
Arboviruskrankheit o.n.A.

A95.-   **Gelbfieber**

Bestimmte infektiöse und parasitäre Krankheiten   Version 2.0 Stand November 2000

A95.0   **Buschgelbfieber**
Dschungelgelbfieber
Silvatisches Gelbfieber

A95.1   **Urbanes Gelbfieber**

A95.9   **Gelbfieber, nicht näher bezeichnet**

A96.-   Hämorrhagisches Fieber durch Arenaviren

A96.0   **Hämorrhagisches Fieber durch Junin-Viren**
Argentinisches hämorrhagisches Fieber

A96.1   **Hämorrhagisches Fieber durch Machupo-Viren**
Bolivianisches hämorrhagisches Fieber

A96.2   **Lassa-Fieber**
Hämorrhagisches Fieber durch Lassa-Viren

A96.8   **Sonstiges hämorrhagisches Fieber durch Arenaviren**

A96.9   **Hämorrhagisches Fieber durch Arenaviren, nicht näher bezeichnet**

A98.-   Sonstige hämorrhagische Viruskrankheiten, anderenorts nicht klassifiziert
Exkl.: Hämorrhagisches Chikungunya-Fieber (A92.0)
Hämorrhagisches Dengue-Fieber (A91)

A98.0   **Hämorrhagisches Krim-Kongo-Fieber**
Zentralasiatisches hämorrhagisches Fieber

A98.1   **Hämorrhagisches Omsk-Fieber**

A98.2   **Kyasanur-Wald-Krankheit**

A98.3   **Marburg-Viruskrankheit**

A98.4   **Ebola-Viruskrankheit**

A98.5   **Hämorrhagisches Fieber mit renalem Syndrom**
Epidemische Nephropathie
Hämorrhagisches Fieber:
• epidemisch
• koreanisch
• russisch
Infektion durch Hantan-Viren

A98.8   **Sonstige näher bezeichnete hämorrhagische Viruskrankheiten**

A99   Nicht näher bezeichnete hämorrhagische Viruskrankheit

Virusinfektionen, die durch Haut- und Schleimhautläsionen gekennzeichnet sind (B00-B09)

B00.-   Infektionen durch Herpesviren [Herpes simplex]
Exkl.: Angeborene Infektion durch Herpesviren (P35.2)
Herpangina (B08.5)
Infektionen des Anogenitalbereiches durch Herpesviren (A60.-)
Mononukleose durch Gamma-Herpesviren (B27.0)

B00.0   **Ekzema herpeticatum Kaposi**
Varizelliforme Eruption Kaposi

B00.1 Dermatitis vesicularis durch Herpesviren
Dermatitis vesicularis:
- Lippe
- Ohr

durch humanes (Alpha-) Herpes-Virus, Typ 2 [HSV-2]

Herpes simplex:
- facialis
- labialis

B00.2 Gingivostomatitis herpetica und Pharyngotonsillitis herpetica
Pharyngitis durch Herpesviren

B00.3† Meningitis durch Herpesviren (G02.0*)

B00.4† Enzephalitis durch Herpesviren (G05.1*)
Enzephalitis und Enzephalomyelitis durch Herpes-simiae-Virus
Meningoenzephalitis durch Herpesviren

B00.5† Augenkrankheit durch Herpesviren
Dermatitis des Augenlides (H03.1*)
Iridozyklitis (H22.0*)
Iritis (H22.0*)
Keratitis (H19.1*)
Keratokonjunktivitis (H19.1*)   durch Herpesviren
Konjunktivitis (H13.1*)
Uveitis anterior (H22.0*)

B00.7 Disseminierte Herpesvirus-Krankheit
Sepsis durch Herpesviren

B00.8 Sonstige Infektionsformen durch Herpesviren
Hepatitis durch Herpesviren† (K77.0*)
Panaritium durch Herpesviren

B00.9 Infektion durch Herpesviren, nicht näher bezeichnet
Infektion durch Herpes-simplex-Virus o.n.A.

B01.- Varizellen [Windpocken]

B01.0† Varizellen-Meningitis (G02.0*)

B01.1† Varizellen-Enzephalitis (G05.1*)
Enzephalitis nach Varizelleninfektion
Varizellen-Enzephalomyelitis

B01.2† Varizellen-Pneumonie (J17.1*)

B01.8 Varizellen mit sonstigen Komplikationen

B01.9 Varizellen ohne Komplikation
Varizellen o.n.A.

B02.- Zoster [Herpes zoster]
Inkl.: Gürtelrose
Herpes zoster

B02.0† Zoster-Enzephalitis (G05.1*)
Zoster-Meningoenzephalitis

B02.1† Zoster-Meningitis (G02.0*)

B02.2† Zoster mit Beteiligung anderer Abschnitte des Nervensystems
Entzündung des Ganglion geniculi (G53.0*)
Polyneuropathie (G63.0*)   nach Zoster
Trigeminusneuralgie (G53.0*)

Bestimmte infektiöse und parasitäre Krankheiten   Version 2.0 Stand November 2000

B16.- Akute Virushepatitis B

B16.0 Akute Virushepatitis B mit Delta-Virus (Begleitinfektion) und mit Coma hepaticum

B16.1 Akute Virushepatitis B mit Delta-Virus (Begleitinfektion) ohne Coma hepaticum

B16.2 Akute Virushepatitis B ohne Delta-Virus mit Coma hepaticum

B16.9 Akute Virushepatitis B ohne Delta-Virus und ohne Coma hepaticum
Hepatitis B (akut) (durch Viren) o.n.A.

B17.- Sonstige akute Virushepatitis

B17.0 Akute Delta-Virus- (Super-) Infektion eines Hepatitis-B- (Virus-) Trägers

B17.1 Akute Virushepatitis C

B17.2 Akute Virushepatitis E

B17.8 Sonstige näher bezeichnete akute Virushepatitis
Hepatitis Non-A, Non-B (akut) (durch Viren), anderenorts nicht klassifiziert

B18.- Chronische Virushepatitis

B18.0 Chronische Virushepatitis B mit Delta-Virus

B18.1 Chronische Virushepatitis B ohne Delta-Virus
Chronische (Virus-) Hepatitis B

B18.2 Chronische Virushepatitis C

B18.8 Sonstige chronische Virushepatitis

B18.9 Chronische Virushepatitis, nicht näher bezeichnet

B19.- Nicht näher bezeichnete Virushepatitis

B19.0 Nicht näher bezeichnete Virushepatitis mit Koma

B19.9 Nicht näher bezeichnete Virushepatitis ohne Koma
Virushepatitis o.n.A.

HIV-Krankheit [Humane Immundefizienz-Viruskrankheit] (B20-B24)

Hinw.: Bei den Kategorien B20-B24 sind eine oder mehrere zusätzliche Schlüsselnummern zu benutzen, um alle Manifestationen der HIV-Krankheit anzugeben. Bezüglich der Reihenfolge sind die Kodierrichtlinien zu beachten.

Inkl.: AIDS-related complex [ARC]
Erworbenes Immundefektsyndrom [AIDS]
Symptomatische HIV-Infektion

Exkl.: Asymptomatische HIV-Infektion (Z21)
Kontakt mit und Exposition gegenüber HIV (Z20.6)
Laborhinweis auf HIV (R75)

B20 Infektiöse und parasitäre Krankheiten infolge HIV-Krankheit [Humane Immundefizienz-Viruskrankheit]
Exkl.: Akutes HIV-Infektionssyndrom (B23.0)

B21 Bösartige Neubildungen infolge HIV-Krankheit [Humane Immundefizienz-Viruskrankheit]

B22 **Sonstige näher bezeichnete Krankheiten infolge HIV-Krankheit [Humane Immundefizienz-Viruskrankheit]**

B23.- **Sonstige Krankheitszustände infolge HIV-Krankheit [Humane Immundefizienz-Viruskrankheit]**

B23.0 Akutes HIV-Infektionssyndrom

B23.8 Sonstige näher bezeichnete Krankheitszustände infolge HIV-Krankheit

B24.- **Nicht näher bezeichnete HIV-Krankheit [Humane Immundefizienz-Viruskrankheit]**
AIDS-related complex [ARC] o.n.A.
Erworbenes Immundefektsyndrom [AIDS] o.n.A.

Sonstige Viruskrankheiten (B25-B34)

B25.- **Zytomegalie**
Exkl.: Angeborene Zytomegalie (P35.1)
Mononukleose durch Zytomegalieviren (B27.1)

B25.0† Pneumonie durch Zytomegalieviren (J17.1*)

B25.1† Hepatitis durch Zytomegalieviren (K77.0*)

B25.2† Pankreatitis durch Zytomegalieviren (K87.1*)

B25.8 Sonstige Zytomegalie

B25.9 Zytomegalie, nicht näher bezeichnet

B26.- **Mumps**
Inkl.: Infektiöse Parotitis
Parotitis epidemica

B26.0† Mumps-Orchitis (N51.1*)

B26.1† Mumps-Meningitis (G02.0*)

B26.2† Mumps-Enzephalitis (G05.1*)

B26.3† Mumps-Pankreatitis (K87.1*)

B26.8 Mumps mit sonstigen Komplikationen
Mumps:
- Arthritis† (M01.5-*)
- Myokarditis† (I41.1*)
- Nephritis† (N08.0*)
- Polyneuropathie† (G63.0*)

B26.9 **Mumps ohne Komplikation**
Mumps o.n.A.
Mumps-Parotitis o.n.A.

B27.- **Infektiöse Mononukleose**
Inkl.: Mononucleosis infectiosa
Monozytenangina
Pfeiffer-Drüsenfieber

B27.0 **Mononukleose durch Gamma-Herpesviren**
Mononukleose durch Epstein-Barr-Viren

B27.1	Mononukleose durch Zytomegalieviren
B27.8	Sonstige infektiöse Mononukleose
B27.9	Infektiöse Mononukleose, nicht näher bezeichnet

B30.- Viruskonjunktivitis

Exkl.: Augenkrankheit (durch) (bei):
- Herpesviren [Herpes simplex] (B00.5)
- Zoster (B02.3)

B30.0† Keratokonjunktivitis durch Adenoviren (H19.2*)
Keratoconjunctivitis epidemica

B30.1† Konjunktivitis durch Adenoviren (H13.1*)
Akute follikuläre Konjunktivitis durch Adenoviren
Schwimmbadkonjunktivitis

B30.2 Pharyngokonjunktivalfieber (durch Viren)

B30.3† Akute epidemische hämorrhagische Konjunktivitis (durch Enteroviren) (H13.1*)
Hämorrhagische Konjunktivitis (akut) (epidemisch)
Konjunktivitis durch:
- Coxsackievirus A 24
- Enterovirus 70

B30.8† Sonstige Konjunktivitis durch Viren (H13.1*)
Newcastle-Keratokonjunktivitis

B30.9 Konjunktivitis durch Viren, nicht näher bezeichnet

B33.- Sonstige Viruskrankheiten, anderenorts nicht klassifiziert

B33.0 Pleurodynia epidemica
Bornholmer Krankheit
Myalgia epidemica

B33.1 Ross-River-Krankheit
Epidemische Polyarthritis und Exanthem
Ross-River-Fieber

B33.2 Karditis durch Viren

B33.3 Infektion durch Retroviren, anderenorts nicht klassifiziert
Infektion durch Retroviren o.n.A.

B33.8 Sonstige näher bezeichnete Viruskrankheiten

B34.- Viruskrankheit nicht näher bezeichneter Lokalisation

Exkl.: Infektion durch Herpes-Virus [Herpes simplex] o.n.A. (B00.9)
Infektion durch Retroviren o.n.A. (B33.3)
Viren als Ursache von Krankheiten, die in anderen Kapiteln klassifiziert sind (B97.-)
Zytomegalie o.n.A. (B25.9)

B34.0 Infektion durch Adenoviren, nicht näher bezeichnet

B34.1 Infektion durch Enteroviren, nicht näher bezeichnet
Infektion durch Coxsackieviren o.n.A.
Infektion durch ECHO-Viren o.n.A.

B34.2 Infektion durch Koronaviren, nicht näher bezeichnet

B34.3 Infektion durch Parvoviren, nicht näher bezeichnet

B34.4 Infektion durch Papovaviren, nicht näher bezeichnet

B34.8 Sonstige Virusinfektionen nicht näher bezeichneter Lokalisation

B34.9 Virusinfektion, nicht näher bezeichnet
Virämie o.n.A.

Mykosen
(B35-B49)

Exkl.: Allergische Alveolitis durch organischen Staub (J67.-)
Mycosis fungoides (C84.0)

B35.- **Dermatophytose [Tinea]**
Inkl.: Favus
Infektionen durch Arten von Epidermophyton, Microsporum und Trichophyton
Tinea jeden Typs, mit Ausnahme der unter B36.- aufgeführten Typen

B35.0 **Tinea barbae und Tinea capitis**
Bartmykose
Kerion
Kopfmykose
Mykotische Sykose

B35.1 **Tinea unguium**
Dermatophytose der Nägel
Mykose der Nägel
Onychia durch Dermatophyten
Onychomykose

B35.2 **Tinea manuum**
Dermatophytose der Hände
Mykose der Hände

B35.3 **Tinea pedis**
Dermatophytose der Füße
Fußpilz
Mykose der Füße

B35.4 **Tinea corporis**
Dermatomykose des Körpers

B35.5 **Tinea imbricata**
Tokelau

B35.6 **Tinea cruris**
Dhobie itch
Indische Wäscherflechte
Jock itch
Mykose der Leistenbeuge

B35.8 **Sonstige Dermatophytosen**
Disseminierte Dermatophytose
Granulomatöse Dermatophytose

B35.9 **Dermatophytose, nicht näher bezeichnet**
Tinea o.n.A.

B36.- **Sonstige oberflächliche Mykosen**

B36.0 **Pityriasis versicolor**
Tinea:
• flava
• versicolor

B36.1	**Tinea nigra** Keratomycosis nigricans palmaris Microsporosis nigra Pityriasis nigra
B36.2	**Piedra alba [weiße Piedra]** Tinea blanca
B36.3	**Piedra nigra [schwarze Piedra]**
B36.8	**Sonstige näher bezeichnete oberflächliche Mykosen**
B36.9	**Oberflächliche Mykose, nicht näher bezeichnet**

B37.- Kandidose

Inkl.: Kandidamykose
Moniliasis

Exkl.: Kandidose beim Neugeborenen (P37.5)

B37.0	**Candida-Stomatitis** Mundsoor
B37.1	**Kandidose der Lunge**
B37.2	**Kandidose der Haut und der Nägel** Onychomykose ⎱ Paronychie ⎰ durch Candida *Exkl.:* Windeldermatitis (L22)
B37.3†	**Kandidose der Vulva und der Vagina** (N77.1*) Vaginalsoor Vulvovaginitis candidomycetica Vulvovaginitis durch Candida
B37.4†	**Kandidose an sonstigen Lokalisationen des Urogenitalsystems** Balanitis (N51.2*) ⎱ Urethritis (N37.0*) ⎰ durch Candida
B37.5†	**Candida-Meningitis (G02.1*)**
B37.6†	**Candida-Endokarditis (I39.8*)**
B37.7	**Candida-Sepsis**
B37.8	**Kandidose an sonstigen Lokalisationen**
B37.81	Candida-Ösophagitis
B37.88	Kandidose an sonstigen Lokalisationen Cheilitis
Enteritis	durch Candida
B37.9	**Kandidose, nicht näher bezeichnet** Soor o.n.A.

B38.- Kokzidioidomykose

B38.0	**Akute Kokzidioidomykose der Lunge**
B38.1	**Chronische Kokzidioidomykose der Lunge**
B38.2	**Kokzidioidomykose der Lunge, nicht näher bezeichnet**
B38.3	**Kokzidioidomykose der Haut**

B38.4†	Kokzidioidomykose der Meningen (G02.1*)
B38.7	Disseminierte Kokzidioidomykose
	Generalisierte Kokzidioidomykose
B38.8	Sonstige Formen der Kokzidioidomykose
B38.9	Kokzidioidomykose, nicht näher bezeichnet

B39.- Histoplasmose

B39.0	Akute Histoplasmose der Lunge durch Histoplasma capsulatum
B39.1	Chronische Histoplasmose der Lunge durch Histoplasma capsulatum
B39.2	Histoplasmose der Lunge durch Histoplasma capsulatum, nicht näher bezeichnet
B39.3	Disseminierte Histoplasmose durch Histoplasma capsulatum
	Generalisierte Histoplasmose durch Histoplasma capsulatum
B39.4	Histoplasmose durch Histoplasma capsulatum, nicht näher bezeichnet
	Amerikanische Histoplasmose
B39.5	Histoplasmose durch Histoplasma duboisii
	Afrikanische Histoplasmose
B39.9	Histoplasmose, nicht näher bezeichnet

B40.- Blastomykose

Exkl.: Südamerikanische Blastomykose (B41.-)
Keloidblastomykose (B48.0)

B40.0	Akute Blastomykose der Lunge
B40.1	Chronische Blastomykose der Lunge
B40.2	Blastomykose der Lunge, nicht näher bezeichnet
B40.3	Blastomykose der Haut
B40.7	Disseminierte Blastomykose
	Generalisierte Blastomykose
B40.8	Sonstige Formen der Blastomykose
B40.9	Blastomykose, nicht näher bezeichnet

B41.- Parakokzidioidomykose

Inkl.: Lutz-Krankheit
Südamerikanische Blastomykose

B41.0	Parakokzidioidomykose der Lunge
B41.7	Disseminierte Parakokzidioidomykose
	Generalisierte Parakokzidioidomykose
B41.8	Sonstige Formen der Parakokzidioidomykose
B41.9	Parakokzidioidomykose, nicht näher bezeichnet

B42.- Sporotrichose

B42.0†	Sporotrichose der Lunge (J99.8*)
B42.1	Lymphokutane Sporotrichose

B42.7	Disseminierte Sporotrichose
	Generalisierte Sporotrichose
B42.8	Sonstige Formen der Sporotrichose
B42.9	Sporotrichose, nicht näher bezeichnet

B43.- Chromomykose und chromomykotischer Abszeß

B43.0	Chromomykose der Haut
	Dermatitis verrucosa
B43.1	Chromomykotischer Abszeß des Gehirns
	Chromomykose des Gehirns
B43.2	Chromomykotische(r) Abszeß und Zyste der Unterhaut
B43.8	Sonstige Formen der Chromomykose
B43.9	Chromomykose, nicht näher bezeichnet

B44.- Aspergillose
Inkl.: Aspergillom

B44.0	Invasive Aspergillose der Lunge
B44.1	Sonstige Aspergillose der Lunge
B44.2	Aspergillose der Tonsillen
B44.7	Disseminierte Aspergillose
	Generalisierte Aspergillose
B44.8	Sonstige Formen der Aspergillose
B44.9	Aspergillose, nicht näher bezeichnet

B45.- Kryptokokkose

B45.0	Kryptokokkose der Lunge
B45.1	Kryptokokkose des Gehirns
	Kryptokokkose der Hirnhäute und des Gehirns
	Meningitis durch Kryptokokkosen† (G02.1*)
B45.2	Kryptokokkose der Haut
B45.3	Kryptokokkose der Knochen
B45.7	Disseminierte Kryptokokkose
	Generalisierte Kryptokokkose
B45.8	Sonstige Formen der Kryptokokkose
B45.9	Kryptokokkose, nicht näher bezeichnet

B46.- Zygomykose

B46.0	Mukormykose der Lunge
B46.1	Rhinozerebrale Mukormykose
B46.2	Mukormykose des Magen-Darmtraktes

B46.3	**Mukormykose der Haut** Mukormykose der Unterhaut
B46.4	**Disseminierte Mukormykose** Generalisierte Mukormykose
B46.5	**Mukormykose, nicht näher bezeichnet**
B46.8	**Sonstige Formen der Zygomykose** Entomophthoramykose
B46.9	**Zygomykose, nicht näher bezeichnet** Phykomykose o.n.A.

B47.- Myzetom

B47.0	**Eumyzetom** Madurafuß, mykotisch Maduramykose
B47.1	**Aktinomyzetom**
B47.9	**Myzetom, nicht näher bezeichnet** Madurafuß o.n.A.

B48.- Sonstige Mykosen, anderenorts nicht klassifiziert

B48.0	**Lobomykose** Keloid-Blastomykose
B48.1	**Rhinosporidiose**
B48.2	**Allescheriose** Infektion durch Pseudallescheria boydii *Exkl.:* Madurafuß (B47.0)
B48.3	**Geotrichose** Stomatitis durch Geotricha
B48.4	**Penizilliose**
B48.7	**Mykosen durch opportunistisch-pathogene Pilze** Mykosen durch Pilze geringer Virulenz, die eine Infektion nur dann hervorrufen können, wenn bestimmte Voraussetzungen gegeben sind, wie z.b. schwere Krankheiten oder die Anwendung immunsuppressiver und anderer Therapeutika sowie Strahlentherapie. Der größte Teil der verursachenden Pilze lebt normalerweise schmarotzend im Erdboden oder in verfaulenden Pflanzen.
B48.8	**Sonstige näher bezeichnete Mykosen** Adiaspiromykose

B49 Nicht näher bezeichnete Mykose
Fungämie o.n.A.

Protozoenkrankheiten (B50-B64)

Exkl.: Amöbiasis (A06.-)
Sonstige Darmkrankheiten durch Protozoen (A07.-)

B50.- Malaria tropica durch Plasmodium falciparum
Inkl.: Mischinfektionen von Plasmodium falciparum mit anderen Plasmodienarten

B50.0	**Malaria tropica mit zerebralen Komplikationen** Zerebrale Malaria o.n.A.
B50.8	**Sonstige schwere Formen oder Komplikationen der Malaria tropica** Schwere Formen oder Komplikationen der Malaria tropica o.n.A.
B50.9	**Malaria tropica, nicht näher bezeichnet**

B51.- Malaria tertiana durch Plasmodium vivax

Inkl.: Mischinfektionen von Plasmodium vivax mit anderen Plasmodienarten, ausgenommen Plasmodium falciparum

Exkl.: Als Mischinfektion mit Plasmodium falciparum (B50.-)

B51.0	**Malaria tertiana mit Milzruptur**
B51.8	**Malaria tertiana mit sonstigen Komplikationen**
B51.9	**Malaria tertiana ohne Komplikation** Malaria tertiana o.n.A.

B52.- Malaria quartana durch Plasmodium malariae

Inkl.: Mischinfektionen von Plasmodium malariae mit anderen Plasmodienarten, ausgenommen Plasmodium falciparum und Plasmodium vivax

Exkl.: Als Mischinfektion mit Plasmodium:
- falciparum (B50.-)
- vivax (B51.-)

B52.0	**Malaria quartana mit Nephropathie**
B52.8	**Malaria quartana mit sonstigen Komplikationen**
B52.9	**Malaria quartana ohne Komplikation** Malaria quartana o.n.A.

B53.- Sonstige parasitologisch bestätigte Malaria

B53.0 **Malaria durch Plasmodium ovale**
Exkl.: Als Mischinfektion mit Plasmodium:
- falciparum (B50.-)
- malariae (B52.-)
- vivax (B51.-)

B53.1 **Malaria durch Affen-Plasmodien**
Exkl.: Als Mischinfektion mit Plasmodium:
- falciparum (B50.-)
- malariae (B52.-)
- ovale (B53.0)
- vivax (B51.-)

B53.8 **Sonstige parasitologisch bestätigte Malaria, anderenorts nicht klassifiziert**
Parasitologisch bestätigte Malaria o.n.A.

B54 Malaria, nicht näher bezeichnet
Klinisch diagnostizierte Malaria ohne parasitologische Bestätigung

B55.- Leishmaniose

B55.0 **Viszerale Leishmaniose**
Hautbefall nach Kala-Azar
Kala-Azar

B55.1 **Kutane Leishmaniose**
Orientbeule

B55.2	**Mukokutane Leishmaniose** Espundia
B55.9	**Leishmaniose, nicht näher bezeichnet**

B56.- Afrikanische Trypanosomiasis
Schlafkrankheit

B56.0	**Trypanosomiasis gambiensis** Infektion durch Trypanosoma brucei gambiense Westafrikanische Schlafkrankheit
B56.1	**Trypanosomiasis rhodesiensis** Infektion durch Trypanosoma brucei rhodesiense Ostafrikanische Schlafkrankheit
B56.9	**Afrikanische Trypanosomiasis, nicht näher bezeichnet** Schlafkrankheit o.n.A. Trypanosomiasis o.n.A., in Orten, in denen afrikanische Trypanosomiasis häufig vorkommt

B57.- Chagas-Krankheit
Inkl.: Amerikanische Trypanosomiasis
Infektion durch Trypanosoma cruzi

B57.0†	**Akute Chagas-Krankheit mit Herzbeteiligung (I41.2*, I98.1*)** Akute Chagas-Krankheit mit: • kardiovaskulärer Beteiligung, anderenorts nicht klassifiziert (I98.1*) • Myokarditis (I41.2*)
B57.1	**Akute Chagas-Krankheit ohne Herzbeteiligung** Akute Chagas-Krankheit o.n.A.
B57.2†	**Chagas-Krankheit (chronisch) mit Herzbeteiligung (I41.2*, I98.1*)** Amerikanische Trypanosomiasis o.n.A. Chagas-Krankheit (chronisch) (mit): • kardiovaskulärer Beteiligung, anderenorts nicht klassifiziert (I98.1*) • Myokarditis (I41.2*) • o.n.A. Trypanosomiasis o.n.A., in Gebieten, in denen Chagas-Krankheit häufig vorkommt
B57.3	**Chagas-Krankheit (chronisch) mit Beteiligung des Verdauungssystems**
B57.4	**Chagas-Krankheit (chronisch) mit Beteiligung des Nervensystems**
B57.5	**Chagas-Krankheit (chronisch) mit Beteiligung sonstiger Organe**

B58.- Toxoplasmose
Inkl.: Infektion durch Toxoplasma gondii
Exkl.: Angeborene Toxoplasmose (P37.1)

B58.0†	**Augenerkrankung durch Toxoplasmen** Chorioretinitis durch Toxoplasmen (H32.0*)
B58.1†	**Hepatitis durch Toxoplasmen (K77.0*)**
B58.2†	**Meningoenzephalitis durch Toxoplasmen (G05.2*)**
B58.3†	**Toxoplasmose der Lunge (J17.3*)**
B58.8	**Toxoplasmosen mit Beteiligung sonstiger Organe** Myokarditis durch Toxoplasmen† (I41.2*) Myositis durch Toxoplasmen† (M63.1-*)
B58.9	**Toxoplasmose, nicht näher bezeichnet**

B59 Pneumozystose
Plasmazelluläre interstitielle Pneumonie
Pneumonie durch Pneumocystis carinii

B60.- Sonstige Protozoenkrankheiten, anderenorts nicht klassifiziert
Exkl.: Intestinale Mikrosporidiose (A07.8)
Isosporose (A07.3)
Kryptosporidiose (A07.2)

B60.0 **Babesiose**
Piroplasmose

B60.1 **Akanthamöbiasis**
Keratokonjunktivitis durch Akanthamöben† (H19.2*)
Konjunktivitis durch Akanthamöben† (H13.1*)

B60.2 **Naegleriainfektion**
Primäre Amöben-Meningoenzephalitis† (G05.2*)

B60.8 **Sonstige näher bezeichnete Protozoenkrankheiten**
Mikrosporidiose

B64 Nicht näher bezeichnete Protozoenkrankheit

Helminthosen
(B65-B83)

B65.- Schistosomiasis [Bilharziose]
Inkl.: Snail fever

B65.0 **Schistosomiasis durch Schistosoma haematobium [Blasenbilharziose]**
Schistosomiasis urogenitalis

B65.1 **Schistosomiasis durch Schistosoma mansoni [Darmbilharziose]**
Schistosomiasis intestinalis

B65.2 **Schistosomiasis durch Schistosoma japonicum**
Asiatische Schistosomiasis

B65.3 **Zerkariendermatitis**
Schistosomendermatitis

B65.8 **Sonstige Formen der Schistosomiasis**
Infektion durch Schistosoma:
• intercalatum
• mattheei
• mekongi

B65.9 **Schistosomiasis, nicht näher bezeichnet**

B66.- Befall durch sonstige Trematoden [Egel]

B66.0 **Opisthorchiasis**
Infektion durch:
• Katzenleberegel
• Opisthorchis (felineus) (viverrini)

B66.1 **Clonorchiasis**
Chinesische Leberegel-Krankheit
Infektion durch Clonorchis sinensis
Orientalische Leberegel-Krankheit

B66.2	Dicrocoeliasis
	Infektion durch Dicrocoelium dendriticum
	Lanzettegel-Infektion

B66.3	Fascioliasis
	Infektion durch Fasciola:
	• gigantica
	• hepatica
	• indica
	Leberegel-Krankheit
	Schafleberegel-Krankheit

B66.4	Paragonimiasis
	Infektion durch Paragonimus-Arten
	Lungenegel-Krankheit
	Pulmonale Distomatose

B66.5	Fasciolopsiasis
	Darmegel-Krankheit
	Infektion durch Fasciolopsis buski
	Intestinale Distomatose

B66.8	Befall durch sonstige näher bezeichnete Trematoden
	Echinostomiasis
	Heterophyiasis
	Metagonimiasis
	Nanophyetiasis
	Watsoniasis

B66.9	Trematodenbefall, nicht näher bezeichnet

B67.- **Echinokokkose**
Inkl.: Hydatidose

B67.0	Echinococcus-granulosus-Infektion [zystische Echinokokkose] der Leber
B67.1	Echinococcus-granulosus-Infektion [zystische Echinokokkose] der Lunge
B67.2	Echinococcus-granulosus-Infektion [zystische Echinokokkose] der Knochen
B67.3	Echinococcus-granulosus-Infektion [zystische Echinokokkose] an mehreren und sonstigen Lokalisationen
B67.4	Echinococcus-granulosus-Infektion [zystische Echinokokkose], nicht näher bezeichnet
B67.5	Echinococcus-multilocularis-Infektion [alveoläre Echinokokkose] der Leber
B67.6	Echinococcus-multilocularis-Infektion [alveoläre Echinokokkose] an mehreren und sonstigen Lokalisationen
B67.7	Echinococcus-multilocularis-Infektion [alveoläre Echinokokkose], nicht näher bezeichnet
B67.8	Nicht näher bezeichnete Echinokokkose der Leber
B67.9	Sonstige und nicht näher bezeichnete Echinokokkose
	Echinokokkose o.n.A.

B68.- **Taeniasis**
Exkl.: Zystizerkose (B69.-)

B68.0	**Befall durch Taenia solium**
	Schweinebandwurm (Infektion)

Bestimmte infektiöse und parasitäre Krankheiten	Version 2.0 Stand November 2000

B68.1 Befall durch Taenia saginata
Infektion durch Bandwurm Taenia saginata (adult)
Rinderbandwurm (Infektion)

B68.9 Taeniasis, nicht näher bezeichnet

B69.- Zystizerkose
Inkl.: Infektion durch Larven des Schweinebandwurmes

B69.0 Zystizerkose des Zentralnervensystems

B69.1 Zystizerkose der Augen

B69.8 Zystizerkose an sonstigen Lokalisationen

B69.9 Zystizerkose, nicht näher bezeichnet

B70.- Diphyllobothriose und Sparganose

B70.0 Diphyllobothriose
Fischbandwurm (Infektion)
Infektion durch adulte Form von Diphyllobothrium (latum) (pacificum)
Exkl.: Befall durch Larven von Diphyllobothrium (B70.1)

B70.1 Sparganose
Befall durch Diphyllobothrium-Larven
Infektion durch:
- Sparganum (mansoni) (proliferum)
- Spirometra-Larven

Spirometrosis

B71.- Befall durch sonstige Zestoden

B71.0 Hymenolepiasis
Rattenbandwurm (Infektion)
Zwergbandwurm (Infektion)

B71.1 Dipylidiose
Dipylidiasis
Hundebandwurm (Infektion)

B71.8 Sonstige näher bezeichnete Zestodeninfektionen
Coenurosis

B71.9 Zestodeninfektion, nicht näher bezeichnet
Bandwurm (Infektion) o.n.A.

B72 Drakunkulose
Infektion durch Dracunculus medinensis
Medinawurm-Infektion

B73 Onchozerkose
Flußblindheit
Onchocerca-volvulus-Infektion
Onchozerkiasis

B74.- Filariose
Exkl.: Onchozerkose (B73)
Tropische (pulmonale) Eosinophilie o.n.A. (J82)

B74.0 Filariose durch Wuchereria bancrofti
Elephantiasis durch Wuchereria bancrofti
Lymphatische Filariose

B74.1	Filariose durch Brugia malayi
B74.2	Filariose durch Brugia timori
B74.3	Loiasis Afrikanische Augenwurmkrankheit Kalabarschwellung Loa-loa-Filariose
B74.4	Mansonelliasis Infektion durch Mansonella: • ozzardi • perstans [Dipetalonema perstans] • streptocerca
B74.8	Sonstige Filariose Dirofilariose
B74.9	Filariose, nicht näher bezeichnet

B75 Trichinellose
Infektion durch Trichinella-Arten
Trichinose

B76.- Hakenwurm-Krankheit
Inkl.: Unzinariasis

B76.0	Ankylostomiasis Infektion durch Ancylostoma-Arten
B76.1	Nekatoriasis Infektion durch Necator americanus
B76.8	Sonstige Hakenwurm-Krankheiten
B76.9	Hakenwurm-Krankheit, nicht näher bezeichnet Larva migrans cutanea o.n.A.

B77.- Askaridose
Inkl.: Askariasis
Askaridiasis
Spulwurm-Infektion

B77.0	Askaridose mit intestinalen Komplikationen
B77.8	Askaridose mit sonstigen Komplikationen
B77.9	Askaridose, nicht näher bezeichnet

B78.- Strongyloidiasis
Exkl.: Trichostrongyliasis (B81.2)

B78.0	Strongyloidiasis des Darmes
B78.1	Strongyloidiasis der Haut
B78.7	Disseminierte Strongyloidiasis
B78.9	Strongyloidiasis, nicht näher bezeichnet

B79 Trichuriasis
Peitschenwurm (Krankheit) (Infektion)
Trichocephaliasis

B80 Enterobiasis
Fadenwurm-Infektion
Madenwurm-Infektion
Oxyuriasis

B81.- Sonstige intestinale Helminthosen, anderenorts nicht klassifiziert
Exkl.: Angiostrongyliasis durch Parastrongylus cantonensis (B83.2)

B81.0 **Anisakiasis**
Infektion durch Anisakis-Larven

B81.1 **Intestinale Kapillariasis**
Infektion durch Capillaria philippinensis
Kapillariasis o.n.A.
Exkl.: Kapillariasis der Leber (B83.8)

B81.2 **Trichostrongyliasis**

B81.3 **Intestinale Angiostrongyliasis**
Angiostrongyliasis durch Parastrongylus costaricensis

B81.4 **Mischformen intestinaler Helminthosen**
Helminthose-Mischformen o.n.A.
Infektion durch mehr als eine der unter B65.0-B81.3 und B81.8 klassifizierbaren intestinalen Helminthenarten

B81.8 **Sonstige näher bezeichnete intestinale Helminthosen**
Infektion durch:
• Oesophagostomum-Arten [Oesophagostomiasis]
• Ternidens deminutus [Ternidensiasis]

B82.- Nicht näher bezeichneter intestinaler Parasitismus

B82.0 **Intestinale Helminthose, nicht näher bezeichnet**

B82.9 **Intestinaler Parasitismus, nicht näher bezeichnet**

B83.- Sonstige Helminthosen
Exkl.: Kapillariasis:
• intestinal (B81.1)
• o.n.A. (B81.1)

B83.0 **Larva migrans visceralis**
Toxokariasis

B83.1 **Gnathostomiasis**

B83.2 **Angiostrongyliasis durch Parastrongylus cantonensis**
Eosinophile Meningoenzephalitis† (G05.2*)
Exkl.: Intestinale Angiostrongyliasis (B81.3)

B83.3 **Syngamiasis**
Syngamosis

B83.4 **Hirudiniasis interna**
Exkl.: Hirudiniasis externa (B88.3)

B83.8 **Sonstige näher bezeichnete Helminthosen**
Akanthozephaliasis
Gongylonemiasis
Kapillariasis der Leber
Metastrongyliasis
Thelaziasis

B83.9	Helminthose, nicht näher bezeichnet
	Würmer o.n.A.
	Exkl.: Intestinale Helminthose o.n.A. (B82.0)

Pedikulose [Läusebefall], Akarinose [Milbenbefall] und sonstiger Parasitenbefall der Haut (B85-B89)

B85.- Pedikulose [Läusebefall] und Phthiriasis [Filzläusebefall]

B85.0	Pedikulose durch Pediculus humanus capitis
	Kopflausbefall
B85.1	Pedikulose durch Pediculus humanus corporis
	Kleiderlausbefall
B85.2	Pedikulose, nicht näher bezeichnet
B85.3	Phthiriasis [Filzläusebefall]
	Befall durch:
	• Filzläuse
	• Phthirus pubis
B85.4	Mischformen von Pedikulose und Phthiriasis
	Befall durch mehr als eine der unter B85.0-B85.3 klassifizierbaren Arten

B86 Skabies
Krätze

B87.- Myiasis
Inkl.: Befall durch Fliegenlarven

B87.0	Dermatomyiasis
	Hautmadenfraß
B87.1	Wundmyiasis
	Hautmyiasis, traumatisch
B87.2	Ophthalmomyiasis
B87.3	Nasopharyngeale Myiasis
	Laryngeale Myiasis
B87.4	Otomyiasis
B87.8	Myiasis an sonstigen Lokalisationen
	Enteromyiasis
	Urogenitalmyiasis
B87.9	Myiasis, nicht näher bezeichnet

B88.- Sonstiger Parasitenbefall der Haut

B88.0	**Sonstige Akarinose [Milbenbefall]** Dermatitis durch: • Demodex-Arten • Dermanyssus gallinae • Liponyssoides sanguineus Milben-Dermatitis Trombikulose *Exkl.:* Skabies (B86)
B88.1	**Tungiasis [Sandflohbefall]**
B88.2	**Sonstiger Befall durch Arthropoden** Skarabiasis
B88.3	**Hirudiniasis externa** Blutegelbefall o.n.A. *Exkl.:* Hirudiniasis interna (B83.4)
B88.8	**Sonstiger näher bezeichneter Parasitenbefall der Haut** Fischparasitenbefall durch Vandellia cirrhosa Linguatulose Porozephalose
B88.9	**Parasitenbefall der Haut, nicht näher bezeichnet** Befall o.n.A. durch Milben Hautparasiten o.n.A.

B89 Nicht näher bezeichnete parasitäre Krankheit

Folgezustände von infektiösen und parasitären Krankheiten (B90-B94)

Hinw.: Diese Kategorien sind zu benutzen, um bei Krankheitszuständen unter A00-B89 anzuzeigen, daß sie anderenorts klassifizierte Folgezustände verursacht haben. Zu den „Folgen" zählen Krankheitszustände, die als Folgen bezeichnet sind. Weiterhin zählen dazu auch Spätfolgen von Krankheiten, wenn diese in den vorstehenden Kategorien klassifizierbar sind, und wenn feststeht, daß diese Krankheit selbst nicht mehr besteht. Für den Gebrauch dieser Kategorien sollten die Kodierrichtlinien herangezogen werden.

B90.- Folgezustände der Tuberkulose

B90.0	Folgezustände einer Tuberkulose des Zentralnervensystems
B90.1	Folgezustände einer Tuberkulose des Urogenitalsystems
B90.2	Folgezustände einer Tuberkulose der Knochen und der Gelenke
B90.8	Folgezustände einer Tuberkulose sonstiger Organe
B90.9	Folgezustände einer Tuberkulose der Atmungsorgane und einer nicht näher bezeichneten Tuberkulose Folgezustände einer Tuberkulose o.n.A.

B91 Folgezustände der Poliomyelitis

B92 Folgezustände der Lepra

B94.- Folgezustände sonstiger und nicht näher bezeichneter infektiöser und parasitärer Krankheiten

B94.0 Folgezustände des Trachoms

B94.1	Folgezustände der Virusenzephalitis
B94.2	Folgezustände der Virushepatitis
B94.8	Folgezustände sonstiger näher bezeichneter infektiöser und parasitärer Krankheiten
B94.9	Folgezustände nicht näher bezeichneter infektiöser oder parasitärer Krankheit

Bakterien, Viren und sonstige Infektionserreger als Ursache von Krankheiten, die in anderen Kapiteln klassifiziert sind (B95-B97)

Hinw.: Diese Kategorien sollten niemals zur primären Verschlüsselung benutzt werden. Sie dienen als ergänzende oder zusätzliche Schlüsselnummern zur Angabe des Infektionserregers bei anderenorts klassifizierten Krankheiten.

B95.-!	Streptokokken und Staphylokokken als Ursache von Krankheiten, die in anderen Kapiteln klassifiziert sind
B95.0!	Streptokokken, Gruppe A, als Ursache von Krankheiten, die in anderen Kapiteln klassifiziert sind
B95.1!	Streptokokken, Gruppe B, als Ursache von Krankheiten, die in anderen Kapiteln klassifiziert sind
B95.2!	Streptokokken, Gruppe D, als Ursache von Krankheiten, die in anderen Kapiteln klassifiziert sind
B95.3!	Streptococcus pneumoniae als Ursache von Krankheiten, die in anderen Kapiteln klassifiziert sind
B95.4!	Sonstige Streptokokken als Ursache von Krankheiten, die in anderen Kapiteln klassifiziert sind
B95.41!	Streptokokken, Gruppe C, als Ursache von Krankheiten, die in anderen Kapiteln klassifiziert sind
B95.42!	Streptokokken, Gruppe G, als Ursache von Krankheiten, die in anderen Kapiteln klassifiziert sind
B95.48!	Sonstige näher bezeichnete Streptokokken als Ursache von Krankheiten, die in anderen Kapiteln klassifiziert sind
B95.5!	Nicht näher bezeichnete Streptokokken als Ursache von Krankheiten, die in anderen Kapiteln klassifiziert sind
B95.6!	Staphylococcus aureus als Ursache von Krankheiten, die in anderen Kapiteln klassifiziert sind
B95.7!	Sonstige Staphylokokken als Ursache von Krankheiten, die in anderen Kapiteln klassifiziert sind
B95.8!	Nicht näher bezeichnete Staphylokokken als Ursache von Krankheiten, die in anderen Kapiteln klassifiziert sind
B96.-!	Sonstige Bakterien als Ursache von Krankheiten, die in anderen Kapiteln klassifiziert sind
B96.0!	Mycoplasma pneumoniae [M. pneumoniae] als Ursache von Krankheiten, die in anderen Kapiteln klassifiziert sind
	Pleuropneumonia-like-organism [PPLO]
B96.1!	Klebsiella pneumoniae [K. pneumoniae] als Ursache von Krankheiten, die in anderen Kapiteln klassifiziert sind
B96.2!	Escherichia coli [E. coli] als Ursache von Krankheiten, die in anderen Kapiteln klassifiziert sind
B96.3!	Haemophilus influenzae [H. influenzae] als Ursache von Krankheiten, die in anderen Kapiteln klassifiziert sind

B96.4!	Proteus (mirabilis) (morganii) als Ursache von Krankheiten, die in anderen Kapiteln klassifiziert sind
B96.5!	Pseudomonas (aeruginosa) (mallei) (pseudomallei) als Ursache von Krankheiten, die in anderen Kapiteln klassifiziert sind
B96.6!	Bacillus fragilis [B. fragilis] als Ursache von Krankheiten, die in anderen Kapiteln klassifiziert sind
B96.7!	Clostridium perfringens [C. perfringens] als Ursache von Krankheiten, die in anderen Kapiteln klassifiziert sind
B96.8!	Sonstige näher bezeichnete Bakterien als Ursache von Krankheiten, die in anderen Kapiteln klassifiziert sind
B96.81!	Helicobacter pylori [H. pylori] als Ursache von Krankheiten, die in anderen Kapiteln klassifiziert sind
B96.88!	Sonstige näher bezeichnete Bakterien als Ursache von Krankheiten, die in anderen Kapiteln klassifiziert sind

B97.-!	**Viren als Ursache von Krankheiten, die in anderen Kapiteln klassifiziert sind**
B97.0!	Adenoviren als Ursache von Krankheiten, die in anderen Kapiteln klassifiziert sind
B97.1!	Enteroviren als Ursache von Krankheiten, die in anderen Kapiteln klassifiziert sind Coxsackieviren ECHO-Viren
B97.2!	Koronaviren als Ursache von Krankheiten, die in anderen Kapiteln klassifiziert sind
B97.3!	Retroviren als Ursache von Krankheiten, die in anderen Kapiteln klassifiziert sind Lentiviren Onkoviren
B97.4!	Respiratory-Syncytial-Viren [RS-Viren] als Ursache von Krankheiten, die in anderen Kapiteln klassifiziert sind
B97.5!	Reoviren als Ursache von Krankheiten, die in anderen Kapiteln klassifiziert sind
B97.6!	Parvoviren als Ursache von Krankheiten, die in anderen Kapiteln klassifiziert sind
B97.7!	Papillomaviren als Ursache von Krankheiten, die in anderen Kapiteln klassifiziert sind
B97.8!	Sonstige Viren als Ursache von Krankheiten, die in anderen Kapiteln klassifiziert sind

Sonstige Infektionskrankheiten (B99)

B99 **Sonstige und nicht näher bezeichnete Infektionskrankheiten**

Kapitel II

Neubildungen
(C00-D48)

Dieses Kapitel gliedert sich in folgende Gruppen:

C00-C75	Bösartige Neubildungen an genau bezeichneten Lokalisationen, als primär festgestellt oder vermutet, ausgenommen lymphatisches, blutbildendes und verwandtes Gewebe
C00-C14	Lippe, Mundhöhle und Pharynx
C15-C26	Verdauungsorgane
C30-C39	Atmungsorgane und sonstige intrathorakale Organe
C40-C41	Knochen und Gelenkknorpel
C43-C44	Haut
C45-C49	Mesotheliales Gewebe und Weichteilgewebe
C50	Brustdrüse [Mamma]
C51-C58	Weibliche Genitalorgane
C60-C63	Männliche Genitalorgane
C64-C68	Harnorgane
C69-C72	Auge, Gehirn und sonstige Teile des Zentralnervensystems
C73-C75	Schilddrüse und sonstige endokrine Drüsen
C76-C80	Bösartige Neubildungen ungenau bezeichneter, sekundärer und nicht näher bezeichneter Lokalisationen
C81-C96	Bösartige Neubildungen des lymphatischen, blutbildenden und verwandten Gewebes, als primär festgestellt oder vermutet
C97	Bösartige Neubildungen als Primärtumoren an mehreren Lokalisationen
D00-D09	In-situ-Neubildungen
D10-D36	Gutartige Neubildungen
D37-D48	Neubildungen unsicheren oder unbekannten Verhaltens [siehe Hinweis am Anfang der Krankheitsgruppe D37-D48]

Hinweise:

1. Primäre, ungenau bezeichnete, sekundäre und nicht näher bezeichnete Lokalisationen bösartiger Neubildungen

Die Kategorien C76-C80 umfassen bösartige Neubildungen, bei denen keine eindeutige Angabe über deren Ursprungsort vorliegt, oder Neubildungen ohne Angabe des Ursprungsortes, die als „disseminiert", „ausgebreitet" oder „ausgedehnt" bezeichnet sind. In diesen Fällen wird der Ursprungsort als unbekannt angesehen.

2. Funktionelle Aktivität

In diesem Kapitel sind sämtliche Neubildungen klassifiziert, ungeachtet dessen, ob sie funktionell aktiv sind oder nicht. Mit einer zusätzlichen Schlüsselnummer aus Kapitel IV kann eine mit einer Neubildung zusammenhängende funktionelle Aktivität angegeben werden. So erhält z.B. ein katecholaminbildendes bösartiges Phäochromozytom der Nebenniere die Schlüsselnummer C74 und die zusätzliche Schlüsselnummer E27.5; ein basophiles Adenom der Hypophyse mit Cushing-Syndrom erhält die Schlüsselnummer D35.2 und die zusätzliche Schlüsselnummer E24.0.

3. Morphologie

Die bösartigen Neubildungen lassen sich in mehrere morphologische (histologische) Hauptgruppen unterteilen: Karzinome, einschließlich Plattenepithel- und Adenokarzinomen, Sarkome, andere Weichteiltumoren, einschließlich Mesotheliomen, Lymphome (Hodgkin- und Non-Hodgkin-), Leukämien, sonstige näher bezeichnete und lokalisationsspezifische Arten sowie nicht näher bezeichnete Krebsarten. Krebs ist ein Oberbegriff für alle genannten Gruppen, der allerdings selten für die bösartigen Neubildungen des lymphatischen, blutbildenden und verwandten Gewebes benutzt wird. Die Bezeichnung „Karzinom" wird manchmal unkorrekterweise als Synonym für „Krebs" verwendet.

Im vorliegenden Kapitel II erfolgt die Klassifizierung der Neubildungen innerhalb großer Gruppen nach dem (biologischen bzw. biotischen) Verhalten, innerhalb dieser Gruppen hauptsächlich nach der Lokalisation. In einigen Ausnahmefällen wird die Morphologie in der Kategorien- und Subkategorien-Überschrift angegeben.

Für jene Benutzer, die den histologischen Typ von Neubildungen erfassen wollen, wird auf eine separate Morphologie-Klassifikation verwiesen, die in dem vorliegenden Band enthalten ist (siehe Morphologie der Neubildungen). Diese Morphologieschlüsselnummern wurden aus der 2. Ausgabe der Internationalen Klassifikation der Krankheiten für die Onkologie (ICD-O) abgeleitet, die eine zweiachsige Klassifikation darstellt mit je einem eigenständigen Kodiersystem für die Topographie und für die Morphologie. Die Morphologieschlüsselnummern sind sechsstellig, die ersten vier Stellen kennzeichnen den histologischen Typ, die fünfte Stelle gibt das Verhalten (Malignitätsgrad) an (bösartig primär, bösartig sekundär (metastatisch), in situ, gutartig, ungewiß, ob bösartig oder gutartig), und die sechste Stelle ist ein Schlüssel für die Einstufung des Differenzierungsgrades von soliden Tumoren, der auch als spezieller Schlüssel für Lymphome und Leukämien benutzt wird.

4. Verwendung von Subkategorien in Kapitel II

Es soll auf die spezielle Verwendung der Subkategorie .8 in diesem Kapitel hingewiesen werden [siehe Hinweis 5.]. Wo Subkategorien für „sonstige" erforderlich waren, wurden diese generell mit Subkategorie .7 bezeichnet.

5. Bösartige Neubildungen mit Überlappung der Lokalisationsgrenzen und Verwendung der Subkategorie .8 (mehrere Teilbereiche überlappend)

In den Kategorien C00-C75 sind primäre bösartige Neubildungen nach ihrem Ursprungsort klassifiziert. Viele dreistellige Kategorien sind außerdem nach aufgeführten Teilbereichen oder Subkategorien des betreffenden Organs unterteilt. Eine Neubildung, die zwei oder mehr aneinandergrenzende Teilbereiche innerhalb einer dreistelligen Kategorie überlappt und deren Ursprungsort nicht bestimmt werden kann, sollte entsprechend der Subkategorie .8 („mehrere Teilbereiche überlappend") klassifiziert werden, vorausgesetzt, daß die Kombination nicht speziell an anderer Stelle aufgeführt ist. Karzinom der Speiseröhre und des Magens wird beispielsweise mit C16.0 (Kardia) klassifiziert, während Karzinom der Spitze und der Ventralfläche der Zunge mit C02.8 verschlüsselt werden sollte. Andererseits sollte Karzinom der Zungenspitze mit Ausdehnung auf die Ventralfläche mit C02.1 verschlüsselt werden, da der Ursprungsort, die Zungenspitze, bekannt ist. „Überlappend" bedeutet, daß die beteiligten Teilbereiche aneinandergrenzen. Obwohl numerisch aufeinanderfolgende Subkategorien häufig auch anatomisch aneinandergrenzen, ist dies jedoch nicht immer der Fall (z.B. Harnblase C67.-), so daß der Kodierer bei der Festlegung der topographischen Beziehungen möglicherweise auf anatomische Lehrbücher zurückgreifen muß.

Manchmal liegt eine Überlappung über die Grenzen der dreistelligen Kategorien innerhalb bestimmter Systeme vor; um dem Rechnung zu tragen, sind die folgenden Subkategorien vorgesehen:

- C02.8 Zunge, mehrere Teilbereiche überlappend
- C08.8 Große Speicheldrüsen, mehrere Teilbereiche überlappend
- C14.8 Lippe, Mundhöhle und Pharynx, mehrere Teilbereiche überlappend
- C21.8 Rektum, Anus und Canalis analis, mehrere Teilbereiche überlappend
- C24.8 Gallenwege, mehrere Teilbereiche überlappend
- C26.8 Verdauungssystem, mehrere Teilbereiche überlappend
- C39.8 Atmungsorgane und intrathorakale Organe, mehrere Teilbereiche überlappend
- C41.8 Knochen und Gelenkknorpel, mehrere Teilbereiche überlappend
- C49.8 Bindegewebe und Weichteilgewebe, mehrere Teilbereiche überlappend
- C57.8 Weibliche Genitalorgane, mehrere Teilbereiche überlappend
- C63.8 Männliche Genitalorgane, mehrere Teilbereiche überlappend
- C68.8 Harnorgane, mehrere Teilbereiche überlappend
- C72.8 Zentralnervensystem, mehrere Teilbereiche überlappend

Ein entsprechendes Beispiel ist Karzinom des Magens und des Dünndarmes, das die Schlüsselnummer C26.8 (Verdauungssystem, mehrere Teilbereiche überlappend) erhalten sollte.

6. Bösartige Neubildungen ektopen Gewebes

Bösartige Neubildungen ektopen Gewebes sind entsprechend der aufgeführten Lokalisation zu verschlüsseln, z.B. werden bösartige Neubildungen ektopen Pankreasgewebes entsprechend Kategorie C25.9, Pankreas, nicht näher bezeichnet, verschlüsselt.

7. Benutzung des Alphabetischen Verzeichnisses bei der Verschlüsselung von Neubildungen

Zusätzlich zur Lokalisation müssen bei der Verschlüsselung von Neubildungen auch die Morphologie und das Verhalten berücksichtigt werden. Bei der Klassifizierung von Neubildungen muß zunächst immer der Eintrag im Alphabetischen Verzeichnis nachgeschlagen werden, um die morphologische Bezeichnung zu erhalten.

In der Einleitung zu Band 3 (Alphabetisches Verzeichnis) werden allgemeine Hinweise zum richtigen Gebrauch des Alphabetischen Verzeichnisses gegeben. Die genaueren Anleitungen und Beispiele zu Neubildungen sollten berücksichtigt werden, um die Kategorien und Subkategorien des Kapitels II richtig zu benutzen.

8. Benutzung der 2. Ausgabe der Internationalen Klassifikation der Krankheiten für die Onkologie (ICD-O)

Für bestimmte morphologische Typen bietet das Kapitel II eine recht begrenzte oder überhaupt keine topographische Klassifikation. Der Topographie-Schlüssel der ICD-O verwendet für alle Neubildungen im wesentlichen die gleichen drei- und vierstelligen Kategorien wie das Kapitel II für bösartige Neubildungen (C00-C77, C80); dadurch wird eine genauere Verschlüsselung der Lokalisation anderer Neubildungen (bösartige sekundäre (metastatische), gutartige, in situ und ungewisse oder unbekannte) möglich.

Wer sowohl die Lokalisation als auch die Morphologie von Tumoren angeben will, z.B. Krebsregister, onkologische Krankenhäuser, Pathologie-Abteilungen und andere Einrichtungen, die sich mit Krebs befassen, dem wird daher empfohlen, die ICD-O zu benutzen.

Bösartige Neubildungen (C00-C97)

Bösartige Neubildungen der Lippe, der Mundhöhle und des Pharynx (C00-C14)

C00.- **Bösartige Neubildung der Lippe**
Exkl.: Lippenhaut (C43.0, C44.0)

C00.0   **Äußere Oberlippe**
Oberlippe:
- Lippenrot
- Lippenrotgrenze
- o.n.A.

C00.1   **Äußere Unterlippe**
Unterlippe:
- Lippenrot
- Lippenrotgrenze
- o.n.A.

C00.2   **Äußere Lippe, nicht näher bezeichnet**
Lippenrotgrenze o.n.A.

C00.3   **Oberlippe, Innenseite**
Oberlippe:
- Frenulum
- Mundhöhlenseite
- Schleimhaut
- Wangenseite

C00.4   **Unterlippe, Innenseite**
Unterlippe:
- Frenulum
- Mundhöhlenseite
- Schleimhaut
- Wangenseite

C00.5   **Lippe, nicht näher bezeichnet, Innenseite**
Lippe, ohne Angabe, ob Oberlippe oder Unterlippe:
- Frenulum
- Mundhöhlenseite
- Schleimhaut
- Wangenseite

C00.6   **Lippenkommissur**
Mundwinkel

C00.8   **Lippe, mehrere Teilbereiche überlappend**
[Siehe Hinweis 5 am Anfang dieses Kapitels]

C00.9   **Lippe, nicht näher bezeichnet**

C01 **Bösartige Neubildung des Zungengrundes**
Dorsalfläche der Zungenbasis
Fixierter Zungenteil o.n.A.
Hinteres Drittel der Zunge

C02.- **Bösartige Neubildung sonstiger und nicht näher bezeichneter Teile der Zunge**

C02.0	**Zungenrücken** Vordere zwei Drittel der Zunge, Dorsalfläche *Exkl.:* Dorsalfläche der Zungenbasis (C01)
C02.1	**Zungenrand** Zungenspitze
C02.2	**Zungenunterfläche** Frenulum linguae Vordere zwei Drittel der Zunge, Ventralfläche
C02.3	**Vordere zwei Drittel der Zunge, Bereich nicht näher bezeichnet** Beweglicher Zungenteil o.n.A. Mittleres Drittel der Zunge o.n.A.
C02.4	**Zungentonsille** *Exkl.:* Tonsille o.n.A. (C09.9)
C02.8	**Zunge, mehrere Teilbereiche überlappend** [Siehe Hinweis 5 am Anfang dieses Kapitels] Bösartige Neubildung der Zunge, deren Ursprungsort nicht unter den Kategorien C01-C02.4 klassifiziert werden kann
C02.9	**Zunge, nicht näher bezeichnet**

C03.- Bösartige Neubildung des Zahnfleisches

Inkl.: Alveolar- (Kamm-) Mukosa
Gingiva

Exkl.: Bösartige odontogene Neubildungen (C41.02-C41.1)

C03.0	**Oberkieferzahnfleisch**
C03.1	**Unterkieferzahnfleisch**
C03.9	**Zahnfleisch, nicht näher bezeichnet**

C04.- Bösartige Neubildung des Mundbodens

C04.0	**Vorderer Teil des Mundbodens** Von vorn bis zum Prämolar-Eckzahn-Übergang
C04.1	**Seitlicher Teil des Mundbodens**
C04.8	**Mundboden, mehrere Teilbereiche überlappend** [Siehe Hinweis 5 am Anfang dieses Kapitels]
C04.9	**Mundboden, nicht näher bezeichnet**

C05.- Bösartige Neubildung des Gaumens

C05.0	**Harter Gaumen**
C05.1	**Weicher Gaumen** *Exkl.:* Nasopharyngeale Fläche des weichen Gaumens (C11.3)
C05.2	**Uvula**
C05.8	**Gaumen, mehrere Teilbereiche überlappend** [Siehe Hinweis 5 am Anfang dieses Kapitels]
C05.9	**Gaumen, nicht näher bezeichnet**

C06.- Bösartige Neubildung sonstiger und nicht näher bezeichneter Teile des Mundes

Version 2.0 Stand November 2000   Neubildungen

C06.0   **Wangenschleimhaut**
Mundschleimhaut o.n.A.
Wange, innere

C06.1   **Vestibulum oris**
Lippenumschlagsfalte (oben) (unten)
Wangenumschlagsfalte (oben) (unten)

C06.2   **Retromolarregion**

C06.8   **Sonstige und nicht näher bezeichnete Teile des Mundes, mehrere Teilbereiche überlappend**
[Siehe Hinweis 5 am Anfang dieses Kapitels]

C06.9   **Mund, nicht näher bezeichnet**
Kleine Speicheldrüse, nicht näher bezeichnete Lokalisation
Mundhöhle o.n.A.

C07   **Bösartige Neubildung der Parotis**

C08.-   **Bösartige Neubildung sonstiger und nicht näher bezeichneter großer Speicheldrüsen**
Exkl.: Bösartige Neubildung der kleinen Speicheldrüsen, die entsprechend ihrer anatomischen Lokalisation klassifiziert werden
Bösartige Neubildung der kleinen Speicheldrüsen o.n.A. (C06.9)
Parotis (C07)

C08.0   **Glandula submandibularis**
Glandula submaxillaris

C08.1   **Glandula sublingualis**

C08.8   **Große Speicheldrüsen, mehrere Teilbereiche überlappend**
[Siehe Hinweis 5 am Anfang dieses Kapitels]
Bösartige Neubildung der großen Speicheldrüsen, deren Ursprungsort nicht unter den Kategorien C07-C08.1 klassifiziert werden kann

C08.9   **Große Speicheldrüse, nicht näher bezeichnet**
Speicheldrüse (große) o.n.A.

C09.-   **Bösartige Neubildung der Tonsille**
Exkl.: Rachentonsille (C11.1)
Zungentonsille (C02.4)

C09.0   **Fossa tonsillaris**

C09.1   **Gaumenbogen (vorderer) (hinterer)**

C09.8   **Tonsille, mehrere Teilbereiche überlappend**
[Siehe Hinweis 5 am Anfang dieses Kapitels]

C09.9   **Tonsille, nicht näher bezeichnet**
Tonsille:
• Gaumen-
• Schlund-
• o.n.A.

C10.-   **Bösartige Neubildung des Oropharynx**
Exkl.: Tonsille (C09.-)

C10.0   **Vallecula epiglottica**

C10.1	**Vorderfläche der Epiglottis** Epiglottis, freier Rand [Margo] Plica(e) glosso-epiglottica(e) ***Exkl.:*** Epiglottis (suprahyoidaler Anteil) o.n.A. (C32.1)
C10.2	**Seitenwand des Oropharynx**
C10.3	**Hinterwand des Oropharynx**
C10.4	**Kiemengang** Branchiogene Zyste [Lokalisation der Neubildung]
C10.8	**Oropharynx, mehrere Teilbereiche überlappend** [Siehe Hinweis 5 am Anfang dieses Kapitels] Übergangsregion des Oropharynx
C10.9	**Oropharynx, nicht näher bezeichnet**

C11.- Bösartige Neubildung des Nasopharynx

C11.0	**Obere Wand des Nasopharynx** Dach des Nasopharynx
C11.1	**Hinterwand des Nasopharynx** Adenoide Rachentonsille
C11.2	**Seitenwand des Nasopharynx** Pharyngeales Tubenostium Recessus pharyngeus Rosenmüller-Grube
C11.3	**Vorderwand des Nasopharynx** Boden des Nasopharynx Hinterrand des Nasenseptums und der Choanen Nasopharyngeale (anteriore) (posteriore) Fläche des weichen Gaumens
C11.8	**Nasopharynx, mehrere Teilbereiche überlappend** [Siehe Hinweis 5 am Anfang dieses Kapitels]
C11.9	**Nasopharynx, nicht näher bezeichnet** Wand des Nasopharynx o.n.A.

C12 Bösartige Neubildung des Recessus piriformis
Fossa piriformis

C13.- Bösartige Neubildung des Hypopharynx
Exkl.: Recessus piriformis (C12)

C13.0	**Regio postcricoidea**
C13.1	**Aryepiglottische Falte, hypopharyngeale Seite** Aryepiglottische Falte: • Randzone • o.n.A. ***Exkl.:*** Aryepiglottische Falte, laryngeale Seite (C32.1)
C13.2	**Hinterwand des Hypopharynx**
C13.8	**Hypopharynx, mehrere Teilbereiche überlappend** [Siehe Hinweis 5 am Anfang dieses Kapitels]

C13.9	**Hypopharynx, nicht näher bezeichnet**
	Wand des Hypopharynx o.n.A.

C14.- Bösartige Neubildung sonstiger und ungenau bezeichneter Lokalisationen der Lippe, der Mundhöhle und des Pharynx

Exkl.: Mundhöhle o.n.A. (C06.9)

C14.0	Pharynx, nicht näher bezeichnet
C14.2	Lymphatischer Rachenring [Waldeyer]
C14.8	Lippe, Mundhöhle und Pharynx, mehrere Teilbereiche überlappend

[Siehe Hinweis 5 am Anfang dieses Kapitels]

Bösartige Neubildung der Lippe, der Mundhöhle und des Pharynx, deren Ursprungsort nicht unter den Kategorien C00-C14.2 klassifiziert werden kann

Bösartige Neubildungen der Verdauungsorgane (C15-C26)

C15.- Bösartige Neubildung des Ösophagus

Hinw.: Zwei Subklassifikationen stehen zur Auswahl:

.0-.2 nach der anatomischen Bezeichnung

.3-.5 nach dem Drittel

Es wird absichtlich von dem Grundsatz abgewichen, daß die Kategorien einander ausschließen sollten, da beide Einteilungen verwendet werden, die daraus resultierenden anatomischen Unterteilungen jedoch nicht übereinstimmen.

C15.0	Zervikaler Ösophagus
C15.1	Thorakaler Ösophagus
C15.2	Abdominaler Ösophagus
C15.3	Ösophagus, oberes Drittel
C15.4	Ösophagus, mittleres Drittel
C15.5	Ösophagus, unteres Drittel
C15.8	Ösophagus, mehrere Teilbereiche überlappend

[Siehe Hinweis 5 am Anfang dieses Kapitels]

C15.9	Ösophagus, nicht näher bezeichnet

C16.- Bösartige Neubildung des Magens

C16.0	**Kardia**
	Ösophagogastrischer Übergang
	Ösophagus und Magen
	Ostium cardiacum
	Speiseröhren-Magen-Übergang
C16.1	**Fundus ventriculi**
C16.2	**Corpus ventriculi**
C16.3	**Antrum pyloricum**
	Magenvorhof

Neubildungen   Version 2.0 Stand November 2000

C16.4	**Pylorus** Canalis pyloricus Präpylorus
C16.5	**Kleine Kurvatur des Magens, nicht näher bezeichnet** Kleine Kurvatur des Magens, nicht unter C16.1-C16.4 klassifizierbar
C16.6	**Große Kurvatur des Magens, nicht näher bezeichnet** Große Kurvatur des Magens, nicht unter C16.0-C16.4 klassifizierbar
C16.8	**Magen, mehrere Teilbereiche überlappend** [Siehe Hinweis 5 am Anfang dieses Kapitels]
C16.9	**Magen, nicht näher bezeichnet** Magenkrebs o.n.A.

C17.- Bösartige Neubildung des Dünndarmes

C17.0	**Duodenum**
C17.1	**Jejunum**
C17.2	**Ileum** *Exkl.:* Ileozäkalklappe [Bauhin] (C18.0)
C17.3	**Meckel-Divertikel**
C17.8	**Dünndarm, mehrere Teilbereiche überlappend** [Siehe Hinweis 5 am Anfang dieses Kapitels]
C17.9	**Dünndarm, nicht näher bezeichnet**

C18.- Bösartige Neubildung des Dickdarmes

C18.0	**Zäkum** Ileozäkalklappe [Bauhin]
C18.1	**Appendix vermiformis**
C18.2	**Colon ascendens**
C18.3	**Flexura coli dextra [hepatica]**
C18.4	**Colon transversum**
C18.5	**Flexura coli sinistra [lienalis]**
C18.6	**Colon descendens**
C18.7	**Colon sigmoideum** Sigma (Flexur) *Exkl.:* Rektosigmoid, Übergang (C19)
C18.8	**Kolon, mehrere Teilbereiche überlappend** [Siehe Hinweis 5 am Anfang dieses Kapitels]
C18.9	**Kolon, nicht näher bezeichnet** Dickdarm o.n.A.

C19 Bösartige Neubildung am Rektosigmoid, Übergang
Kolon mit Rektum
Übergang vom Rektum zum Colon sigmoideum

C20 Bösartige Neubildung des Rektums
Ampulla recti

C21.- Bösartige Neubildung des Anus und des Analkanals

C21.0 Anus, nicht näher bezeichnet
Exkl.: Anus:
- Haut (C43.5, C44.5)
- Rand (-Gebiet) (C43.5, C44.5)
Perianalhaut (C43.5, C44.5)

C21.1 Analkanal
Sphincter ani

C21.2 Kloakenregion

C21.8 Rektum, Anus und Analkanal, mehrere Teilbereiche überlappend
[Siehe Hinweis 5 am Anfang dieses Kapitels]
Anorektaler Übergang
Anorektum
Bösartige Neubildung des Rektums, des Anus und des Analkanals, deren Ursprungsort nicht unter den Kategorien C20-C21.2 klassifiziert werden kann

C22.- Bösartige Neubildung der Leber und der intrahepatischen Gallengänge
Exkl.: Gallenwege o.n.A. (C24.9)
Sekundäre bösartige Neubildung der Leber (C78.7)

C22.0 Leberzellkarzinom
Carcinoma hepatocellulare

C22.1 Intrahepatisches Gallengangskarzinom
Cholangiokarzinom

C22.2 Hepatoblastom

C22.3 Angiosarkom der Leber
Kupffer-Zell-Sarkom

C22.4 Sonstige Sarkome der Leber

C22.7 Sonstige näher bezeichnete Karzinome der Leber

C22.9 Leber, nicht näher bezeichnet

C23 Bösartige Neubildung der Gallenblase

C24.- Bösartige Neubildung sonstiger und nicht näher bezeichneter Teile der Gallenwege
Exkl.: Intrahepatischer Gallengang (C22.1)

C24.0 Extrahepatischer Gallengang
Ductus:
- choledochus
- cysticus
- hepaticus
- hepaticus communis
Gallengang o.n.A.

C24.1 Ampulla hepatopancreatica [Ampulla Vateri]

Neubildungen Version 2.0 Stand November 2000

C24.8 **Gallenwege, mehrere Teilbereiche überlappend**
[Siehe Hinweis 5 am Anfang dieses Kapitels]
Bösartige Neubildung der Gallenwege, deren Ursprungsort nicht unter den Kategorien C22.0-C24.1 klassifiziert werden kann
Bösartige Neubildung mit Beteiligung sowohl der intra- als auch der extrahepatischen Gallengänge

C24.9 **Gallenwege, nicht näher bezeichnet**

C25.- Bösartige Neubildung des Pankreas

C25.0 Pankreaskopf

C25.1 Pankreaskörper

C25.2 Pankreasschwanz

C25.3 Ductus pancreaticus

C25.4 **Endokriner Drüsenanteil des Pankreas**
Langerhans-Inseln

C25.7 **Sonstige Teile des Pankreas**
Pankreashals

C25.8 **Pankreas, mehrere Teilbereiche überlappend**
[Siehe Hinweis 5 am Anfang dieses Kapitels]

C25.9 **Pankreas, nicht näher bezeichnet**

C26.- Bösartige Neubildung sonstiger und ungenau bezeichneter Verdauungsorgane
Exkl.: Peritoneum und Retroperitoneum (C48.-)

C26.0 **Intestinaltrakt, Teil nicht näher bezeichnet**
Darm o.n.A.

C26.1 **Milz**
Exkl.: Hodgkin-Krankheit [Lymphogranulomatose] (C81.-)
Non-Hodgkin-Lymphom (C82-C85)

C26.8 **Verdauungssystem, mehrere Teilbereiche überlappend**
[Siehe Hinweis 5 am Anfang dieses Kapitels]
Bösartige Neubildung der Verdauungsorgane, deren Ursprungsort nicht unter den Kategorien C15-C26.1 klassifiziert werden kann
Exkl.: Speiseröhren-Magen-Übergang (C16.0)

C26.9 **Ungenau bezeichnete Lokalisationen des Verdauungssystems**
Gastrointestinaltrakt o.n.A.
Verdauungskanal oder -trakt o.n.A.

Bösartige Neubildungen der Atmungsorgane und sonstiger intrathorakaler Organe (C30-C39)
Inkl.: Mittelohr
Exkl.: Mesotheliom (C45.-)

C30.- Bösartige Neubildung der Nasenhöhle und des Mittelohres

C30.0	**Nasenhöhle**

Conchae nasales
Naseninnenraum
Nasenknorpel
Nasenseptum
Vestibulum nasi

Exkl.: Bulbus olfactorius (C72.2)
Haut der Nase (C43.3, C44.3)
Hinterrand des Nasenseptums und der Choanen (C11.3)
Nase o.n.A. (C76.0)
Nasenbein (C41.02)

C30.1	**Mittelohr**

Cellulae mastoideae
Innenohr
Tuba auditiva [Eustachio]

Exkl.: Gehörgang (äußerer) (C43.2, C44.2)
Haut des (äußeren) Ohres (C43.2, C44.2)
Knöcherner Gehörgang (Meatus) (C41.01)
Ohrknorpel (C49.0)

C31.- Bösartige Neubildung der Nasennebenhöhlen

C31.0 Sinus maxillaris [Kieferhöhle]
Antrum maxillare [Highmore-Höhle]

C31.1 Sinus ethmoidalis [Siebbeinzellen]

C31.2 Sinus frontalis [Stirnhöhle]

C31.3 Sinus sphenoidalis [Keilbeinhöhle]

C31.8 Nasennebenhöhlen, mehrere Teilbereiche überlappend
[Siehe Hinweis 5 am Anfang dieses Kapitels]

C31.9 Nasennebenhöhle, nicht näher bezeichnet

C32.- Bösartige Neubildung des Larynx

C32.0 Glottis
Lig. vocale [echtes Stimmband] o.n.A.
Ventriculus laryngis

C32.1 Supraglottis
Aryepiglottische Falte, laryngeale Seite
Epiglottis (suprahyoidaler Anteil) o.n.A.
Hintere (laryngeale) Fläche der Epiglottis
Plica vestibularis
Taschenband [falsches Stimmband]
Vestibulum laryngis

Exkl.: Aryepiglottische Falte:
- hypopharyngeale Seite (C13.1)
- Randzone (C13.1)
- o.n.A. (C13.1)
Vorderfläche der Epiglottis (C10.1)

C32.2 Subglottis

C32.3 Larynxknorpel

C32.8 Larynx, mehrere Teilbereiche überlappend
[Siehe Hinweis 5 am Anfang dieses Kapitels]

C32.9 Larynx, nicht näher bezeichnet

C33 Bösartige Neubildung der Trachea

C34.- Bösartige Neubildung der Bronchien und der Lunge

C34.0 Hauptbronchus
Carina tracheae
Hilus (Lunge)

C34.1 Oberlappen (-Bronchus)

C34.2 Mittellappen (-Bronchus)

C34.3 Unterlappen (-Bronchus)

C34.8 Bronchus und Lunge, mehrere Teilbereiche überlappend
[Siehe Hinweis 5 am Anfang dieses Kapitels]

C34.9 Bronchus oder Lunge, nicht näher bezeichnet

C37 Bösartige Neubildung des Thymus

C38.- Bösartige Neubildung des Herzens, des Mediastinums und der Pleura
Exkl.: Mesotheliom (C45.-)

C38.0 Herz
Perikard
Exkl.: Große Gefäße (C49.3)

C38.1 Vorderes Mediastinum

C38.2 Hinteres Mediastinum

C38.3 Mediastinum, Teil nicht näher bezeichnet

C38.4 Pleura

C38.8 Herz, Mediastinum und Pleura, mehrere Teilbereiche überlappend
[Siehe Hinweis 5 am Anfang dieses Kapitels]

C39.- Bösartige Neubildung sonstiger und ungenau bezeichneter Lokalisationen des Atmungssystems und sonstiger intrathorakaler Organe
Exkl.: Intrathorakal o.n.A. (C76.1)
Thorakal o.n.A. (C76.1)

C39.0 Obere Atemwege, Teil nicht näher bezeichnet

C39.8 Atmungsorgane und sonstige intrathorakale Organe, mehrere Teilbereiche überlappend
[Siehe Hinweis 5 am Anfang dieses Kapitels]

Bösartige Neubildung der Atmungsorgane und sonstiger intrathorakaler Organe, deren Ursprungsort nicht unter den Kategorien C30-C39.0 klassifiziert werden kann

C39.9 Ungenau bezeichnete Lokalisationen des Atmungssystems
Respirationstrakt o.n.A.

Bösartige Neubildungen des Knochens und des Gelenkknorpels (C40-C41)

Exkl.: Knochenmark o.n.A. (C96.7)
Synovialmembran (C49.-)

C40.- Bösartige Neubildung des Knochens und des Gelenkknorpels der Extremitäten

C40.0 Skapula und lange Knochen der oberen Extremität

C40.1 Kurze Knochen der oberen Extremität

C40.2 Lange Knochen der unteren Extremität

C40.3 Kurze Knochen der unteren Extremität

C40.8 Knochen und Gelenkknorpel der Extremitäten, mehrere Teilbereiche überlappend
[Siehe Hinweis 5 am Anfang dieses Kapitels]

C40.9 Knochen und Gelenkknorpel einer Extremität, nicht näher bezeichnet

C41.- Bösartige Neubildung des Knochens und des Gelenkknorpels sonstiger und nicht näher bezeichneter Lokalisationen

Exkl.: Knochen der Extremitäten (C40.-)
Knorpel:
- Extremitäten (C40.-)
- Larynx (C32.3)
- Nase (C30.0)
- Ohr (C49.0)

C41.0 Knochen des Hirn- und Gesichtsschädels
Knochen der Augenhöhle
Oberkiefer

Exkl.: Karzinom jeden Typs, außer intraossären oder odontogenen Ursprungs:
- Oberkieferzahnfleisch (C03.0)
- Sinus maxillaris (C31.0)
Unterkieferknochen (C41.1)

C41.01 Kraniofazial
Knochen der Augenhöhle
Os:
- ethmoidale
- frontale
- occipitale
- parietale
- sphenoidale
- temporale

C41.02 Maxillofazial
Gesichtsknochen o.n.A.
Maxilla
Nasenmuschel
Oberkiefer
Os:
- nasale
- zygomaticum
Vomer

C41.1 Unterkieferknochen
Mandibula

Exkl.: Karzinom jeden Typs, außer intraossären oder odontogenen Ursprungs:
- Unterkieferzahnfleisch (C03.1)
- Zahnfleisch o.n.A. (C03.9)
Oberkieferknochen (C41.02)

C41.2 Wirbelsäule
Exkl.: Kreuzbein und Steißbein (C41.4)

C41.3 Rippen, Sternum und Klavikula

C41.4	**Beckenknochen**
	Kreuzbein
	Steißbein
C41.8	**Knochen und Gelenkknorpel, mehrere Teilbereiche überlappend**
	[Siehe Hinweis 5 am Anfang dieses Kapitels]
	Bösartige Neubildung des Knochens und des Gelenkknorpels, deren Ursprungsort nicht unter den Kategorien C40-C41.4 klassifiziert werden kann
C41.9	Knochen und Gelenkknorpel, nicht näher bezeichnet

Melanom und sonstige bösartige Neubildungen der Haut (C43-C44)

C43.-	**Bösartiges Melanom der Haut**
	Inkl.: Morphologieschlüsselnummern M872-M879 mit Malignitätsgrad /3
	Exkl.: Bösartiges Melanom der Haut der Genitalorgane (C51-C52, C60.-, C63.-)
C43.0	**Bösartiges Melanom der Lippe**
	Exkl.: Lippenrotgrenze (C00.0-C00.2)
C43.1	**Bösartiges Melanom des Augenlides, einschließlich Kanthus**
C43.2	**Bösartiges Melanom des Ohres und des äußeren Gehörganges**
C43.3	**Bösartiges Melanom sonstiger und nicht näher bezeichneter Teile des Gesichtes**
C43.4	**Bösartiges Melanom der behaarten Kopfhaut und des Halses**
C43.5	**Bösartiges Melanom des Rumpfes**
	Anus:
	• Haut
	• Rand (-Gebiet)
	Haut der Brustdrüse
	Perianalhaut
	Exkl.: Anus o.n.A. (C21.0)
C43.6	**Bösartiges Melanom der oberen Extremität, einschließlich Schulter**
C43.7	**Bösartiges Melanom der unteren Extremität, einschließlich Hüfte**
C43.8	Bösartiges Melanom der Haut, mehrere Teilbereiche überlappend
	[Siehe Hinweis 5 am Anfang dieses Kapitels]
C43.9	Bösartiges Melanom der Haut, nicht näher bezeichnet
	Melanom (bösartig) o.n.A.
C44.-	**Sonstige bösartige Neubildungen der Haut**
	Inkl.: Bösartige Neubildung:
	• Schweißdrüsen
	• Talgdrüsen
	Exkl.: Bösartiges Melanom der Haut (C43.-)
	Haut der Genitalorgane (C51-C52, C60.-, C63.-)
	Kaposi-Sarkom (C46.-)
C44.0	**Lippenhaut**
	Basalzellenkarzinom der Lippe
	Exkl.: Bösartige Neubildung der Lippe (C00.-)

| C44.1 | Haut des Augenlides, einschließlich Kanthus |

Exkl.: Bindegewebe des Augenlides (C49.0)

| C44.2 | Haut des Ohres und des äußeren Gehörganges |

Exkl.: Bindegewebe des Ohres (C49.0)

| C44.3 | Haut sonstiger und nicht näher bezeichneter Teile des Gesichtes |

| C44.4 | Behaarte Kopfhaut und Haut des Halses |

| C44.5 | Haut des Rumpfes |

Anus:
- Haut
- Rand (-Gebiet)

Haut der Brustdrüse
Perianalhaut

Exkl.: Anus o.n.A. (C21.0)

| C44.6 | Haut der oberen Extremität, einschließlich Schulter |

| C44.7 | Haut der unteren Extremität, einschließlich Hüfte |

C44.8   Haut, mehrere Teilbereiche überlappend
[Siehe Hinweis 5 am Anfang dieses Kapitels]

C44.9   Bösartige Neubildung der Haut, nicht näher bezeichnet

Bösartige Neubildungen des mesothelialen Gewebes und des Weichteilgewebes (C45-C49)

C45.-   **Mesotheliom**
Inkl.: Morphologieschlüsselnummer M905 mit Malignitätsgrad /3

C45.0   **Mesotheliom der Pleura**
Exkl.: Sonstige bösartige Neubildungen der Pleura (C38.4)

C45.1   **Mesotheliom des Peritoneums**
Mesenterium
Mesokolon
Omentum
Peritoneum (parietale) (viscerale)

Exkl.: Sonstige bösartige Neubildungen des Peritoneums (C48.-)

C45.2   **Mesotheliom des Perikards**
Exkl.: Sonstige bösartige Neubildungen des Perikards (C38.0)

C45.7   **Mesotheliom sonstiger Lokalisationen**

C45.9   **Mesotheliom, nicht näher bezeichnet**

C46.-   **Kaposi-Sarkom [Sarcoma idiopathicum multiplex haemorrhagicum]**
Inkl.: Morphologieschlüsselnummer M9140 mit Malignitätsgrad /3

C46.0   Kaposi-Sarkom der Haut

C46.1   Kaposi-Sarkom des Weichteilgewebes

C46.2   Kaposi-Sarkom des Gaumens

C46.3   Kaposi-Sarkom der Lymphknoten

C46.7   Kaposi-Sarkom sonstiger Lokalisationen

C46.8   Kaposi-Sarkom mehrerer Organe

C46.9   Kaposi-Sarkom, nicht näher bezeichnet

C47.- Bösartige Neubildung der peripheren Nerven und des autonomen Nervensystems
Inkl.: Sympathische und parasympathische Nerven und Ganglien
Exkl.: Hirnnerven (C72.2-C72.5)

C47.0   **Periphere Nerven des Kopfes, des Gesichtes und des Halses**
Exkl.: Periphere Nerven der Orbita (C69.6)

C47.1   **Periphere Nerven der oberen Extremität, einschließlich Schulter**

C47.2   **Periphere Nerven der unteren Extremität, einschließlich Hüfte**

C47.3   **Periphere Nerven des Thorax**

C47.4   **Periphere Nerven des Abdomens**

C47.5   **Periphere Nerven des Beckens**

C47.6   **Periphere Nerven des Rumpfes, nicht näher bezeichnet**

C47.8   **Periphere Nerven und autonomes Nervensystem, mehrere Teilbereiche überlappend**
[Siehe Hinweis 5 am Anfang dieses Kapitels]

C47.9   **Periphere Nerven und autonomes Nervensystem, nicht näher bezeichnet**

C48.- Bösartige Neubildung des Retroperitoneums und des Peritoneums
Exkl.: Kaposi-Sarkom (C46.1)
       Mesotheliom (C45.-)

C48.0   **Retroperitoneum**

C48.1   **Näher bezeichnete Teile des Peritoneums**
Mesenterium
Mesokolon
Omentum
Peritoneum:
• parietale
• viscerale

C48.2   **Peritoneum, nicht näher bezeichnet**

C48.8   **Retroperitoneum und Peritoneum, mehrere Teilbereiche überlappend**
[Siehe Hinweis 5 am Anfang dieses Kapitels]

C49.- Bösartige Neubildung sonstigen Bindegewebes und anderer Weichteilgewebe

Inkl.: Blutgefäß
Bursa
Faszie
Fett
Knorpel
Ligamentum, ausgenommen Bänder des Uterus
Lymphgefäß
Muskel
Sehnen (-Scheide)
Synovialmembran

Exkl.: Bindegewebe der Brustdrüse (C50.-)
Kaposi-Sarkom (C46.-)
Knorpel:
- Gelenk (C40-C41)
- Larynx (C32.3)
- Nase (C30.0)
Mesotheliom (C45.-)
Periphere Nerven und autonomes Nervensystem (C47.-)
Peritoneum (C48.-)
Retroperitoneum (C48.0)

C49.0 Bindegewebe und andere Weichteilgewebe des Kopfes, des Gesichtes und des Halses
Bindegewebe:
- Augenlid
- Ohr

Exkl.: Bindegewebe der Orbita (C69.6)

C49.1 Bindegewebe und andere Weichteilgewebe der oberen Extremität, einschließlich Schulter

C49.2 Bindegewebe und andere Weichteilgewebe der unteren Extremität, einschließlich Hüfte

C49.3 Bindegewebe und andere Weichteilgewebe des Thorax
Axilla
Große Gefäße
Zwerchfell

Exkl.: Brustdrüse (C50.-)
Herz (C38.0)
Mediastinum (C38.1-C38.3)
Thymus (C37)

C49.4 Bindegewebe und andere Weichteilgewebe des Abdomens
Bauchwand
Hypochondrium

C49.5 Bindegewebe und andere Weichteilgewebe des Beckens
Damm
Gesäß
Leistengegend

C49.6 Bindegewebe und andere Weichteilgewebe des Rumpfes, nicht näher bezeichnet
Rücken o.n.A.

C49.8 Bindegewebe und andere Weichteilgewebe, mehrere Teilbereiche überlappend
[Siehe Hinweis 5 am Anfang dieses Kapitels]

Bösartige Neubildung des Bindegewebes und anderer Weichteilgewebe, deren Ursprungsort nicht unter den Kategorien C47-C49.6 klassifiziert werden kann

C49.9 Bindegewebe und andere Weichteilgewebe, nicht näher bezeichnet

Bösartige Neubildungen der Brustdrüse [Mamma] (C50)

C50.- **Bösartige Neubildung der Brustdrüse [Mamma]**
Inkl.: Bindegewebe der Brustdrüse
Exkl.: Haut der Brustdrüse (C43.5, C44.5)

C50.0	Brustwarze und Warzenhof
C50.1	Zentraler Drüsenkörper der Brustdrüse
C50.2	Oberer innerer Quadrant der Brustdrüse
C50.3	Unterer innerer Quadrant der Brustdrüse
C50.4	Oberer äußerer Quadrant der Brustdrüse
C50.5	Unterer äußerer Quadrant der Brustdrüse
C50.6	Recessus axillaris der Brustdrüse
C50.8	Brustdrüse, mehrere Teilbereiche überlappend [Siehe Hinweis 5 am Anfang dieses Kapitels]
C50.9	Brustdrüse, nicht näher bezeichnet

Bösartige Neubildungen der weiblichen Genitalorgane (C51-C58)

Inkl.: Haut der weiblichen Genitalorgane

C51.- **Bösartige Neubildung der Vulva**

C51.0	Labium majus Bartholin-Drüse [Glandula vestibularis major]
C51.1	Labium minus
C51.2	Klitoris
C51.8	Vulva, mehrere Teilbereiche überlappend [Siehe Hinweis 5 am Anfang dieses Kapitels]
C51.9	Vulva, nicht näher bezeichnet Äußere weibliche Genitalorgane o.n.A. Pudendum femininum

C52 **Bösartige Neubildung der Vagina**

C53.- **Bösartige Neubildung der Cervix uteri**

C53.0	Endozervix
C53.1	Ektozervix
C53.8	Cervix uteri, mehrere Teilbereiche überlappend [Siehe Hinweis 5 am Anfang dieses Kapitels]
C53.9	Cervix uteri, nicht näher bezeichnet

C54.- **Bösartige Neubildung des Corpus uteri**

C54.0	**Isthmus uteri** Unteres Uterinsegment
C54.1	**Endometrium**
C54.2	**Myometrium**
C54.3	**Fundus uteri**
C54.8	**Corpus uteri, mehrere Teilbereiche überlappend** [Siehe Hinweis 5 am Anfang dieses Kapitels]
C54.9	**Corpus uteri, nicht näher bezeichnet**

C55 Bösartige Neubildung des Uterus, Teil nicht näher bezeichnet

C56 Bösartige Neubildung des Ovars

C57.- Bösartige Neubildung sonstiger und nicht näher bezeichneter weiblicher Genitalorgane

C57.0	**Tuba uterina [Falloppio]** Eileiter Ovidukt
C57.1	**Lig. latum uteri**
C57.2	**Lig. teres uteri** Lig. rotundum
C57.3	**Parametrium** Uterusband o.n.A.
C57.4	**Uterine Adnexe, nicht näher bezeichnet**
C57.7	**Sonstige näher bezeichnete weibliche Genitalorgane** Wolff-Körper oder Wolff-Gang
C57.8	**Weibliche Genitalorgane, mehrere Teilbereiche überlappend** [Siehe Hinweis 5 am Anfang dieses Kapitels] Bösartige Neubildungen der weiblichen Genitalorgane, deren Ursprungsort nicht unter den Kategorien C51-C57.7, C58 klassifiziert werden kann Tuboovarial Uteroovarial
C57.9	**Weibliches Genitalorgan, nicht näher bezeichnet** Weiblicher Urogenitaltrakt o.n.A.

C58 Bösartige Neubildung der Plazenta

Chorionepitheliom o.n.A.
Chorionkarzinom o.n.A.

Exkl.: Blasenmole:
- bösartig (D39.2)
- invasiv (D39.2)
- o.n.A. (O01.9)
Chorioadenoma (destruens) (D39.2)

Bösartige Neubildungen der männlichen Genitalorgane (C60-C63)

Inkl.: Haut der männlichen Genitalorgane

C60.- Bösartige Neubildung des Penis

C60.0 **Praeputium penis**
Vorhaut

C60.1 **Glans penis**

C60.2 **Penisschaft**
Corpus cavernosum

C60.8 **Penis, mehrere Teilbereiche überlappend**
[Siehe Hinweis 5 am Anfang dieses Kapitels]

C60.9 **Penis, nicht näher bezeichnet**
Penishaut o.n.A.

C61 Bösartige Neubildung der Prostata

C62.- Bösartige Neubildung des Hodens

C62.0 **Dystoper Hoden**
Ektopischer Hoden [Lokalisation der Neubildung]
Retinierter Hoden [Lokalisation der Neubildung]

C62.1 **Deszendierter Hoden**
Skrotaler Hoden

C62.9 **Hoden, nicht näher bezeichnet**

C63.- Bösartige Neubildung sonstiger und nicht näher bezeichneter männlicher Genitalorgane

C63.0 **Nebenhoden [Epididymis]**

C63.1 **Samenstrang**

C63.2 **Skrotum**
Skrotalhaut

C63.7 **Sonstige näher bezeichnete männliche Genitalorgane**
Bläschendrüse [Samenbläschen]
Tunica vaginalis testis

C63.8 **Männliche Genitalorgane, mehrere Teilbereiche überlappend**
[Siehe Hinweis 5 am Anfang dieses Kapitels]
Bösartige Neubildungen der männlichen Genitalorgane, deren Ursprungsort nicht unter den Kategorien C60-C63.7 klassifiziert werden kann

C63.9 **Männliches Genitalorgan, nicht näher bezeichnet**
Männlicher Urogenitaltrakt o.n.A.

Bösartige Neubildungen der Harnorgane (C64-C68)

C64 Bösartige Neubildung der Niere, ausgenommen Nierenbecken

Exkl.: Nierenbecken (C65)
Nierenbeckenkelche (C65)

C65 Bösartige Neubildung des Nierenbeckens
Nierenbeckenkelche
Nierenbecken-Ureter-Übergang

C66 Bösartige Neubildung des Ureters
Exkl.: Ostium ureteris (C67.6)

C67.- Bösartige Neubildung der Harnblase

C67.0 Trigonum vesicae

C67.1 Apex vesicae

C67.2 Laterale Harnblasenwand

C67.3 Vordere Harnblasenwand

C67.4 Hintere Harnblasenwand

C67.5 Harnblasenhals
Ostium urethrae internum

C67.6 Ostium ureteris

C67.7 Urachus

C67.8 Harnblase, mehrere Teilbereiche überlappend
[Siehe Hinweis 5 am Anfang dieses Kapitels]

C67.9 Harnblase, nicht näher bezeichnet

C68.- Bösartige Neubildung sonstiger und nicht näher bezeichneter Harnorgane
Exkl.: Urogenitaltrakt o.n.A.:
- männlich (C63.9)
- weiblich (C57.9)

C68.0 Urethra
Exkl.: Ostium urethrae internum (C67.5)

C68.1 Paraurethrale Drüse

C68.8 Harnorgane, mehrere Teilbereiche überlappend
[Siehe Hinweis 5 am Anfang dieses Kapitels]
Bösartige Neubildungen der Harnorgane, deren Ursprungsort nicht unter den Kategorien C64-C68.1 klassifiziert werden kann

C68.9 Harnorgan, nicht näher bezeichnet
Harnsystem o.n.A.

Bösartige Neubildungen des Auges, des Gehirns und sonstiger Teile des Zentralnervensystems (C69-C72)

C69.- Bösartige Neubildung des Auges und der Augenanhangsgebilde
Exkl.: Augenlid (-Haut) (C43.1, C44.1)
Bindegewebe des Augenlides (C49.0)
N. opticus (C72.3)

C69.0 Konjunktiva

C69.1 Kornea

C69.2	**Retina**
C69.3	Chorioidea
C69.4	Ziliarkörper Augapfel
C69.5	Tränendrüse und Tränenwege Ductus nasolacrimalis Tränensack
C69.6	Orbita Bindegewebe der Orbita Extraokulärer Muskel Periphere Nerven der Orbita Retrobulbäres Gewebe Retrookuläres Gewebe *Exkl.:* Knochen der Augenhöhle (C41.01)
C69.8	Auge und Augenanhangsgebilde, mehrere Teilbereiche überlappend [Siehe Hinweis 5 am Anfang dieses Kapitels]
C69.9	Auge, nicht näher bezeichnet

C70.- Bösartige Neubildung der Meningen

C70.0	Hirnhäute
C70.1	Rückenmarkhäute
C70.9	Meningen, nicht näher bezeichnet

C71.- Bösartige Neubildung des Gehirns

Exkl.: Hirnnerven (C72.2-C72.5)
      Retrobulbäres Gewebe (C69.6)

C71.0	Zerebrum, ausgenommen Hirnlappen und Ventrikel Corpus callosum Supratentoriell o.n.A.
C71.1	Frontallappen
C71.2	Temporallappen
C71.3	Parietallappen
C71.4	Okzipitallappen
C71.5	Hirnventrikel *Exkl.:* IV. Ventrikel (C71.7)
C71.6	Zerebellum
C71.7	Hirnstamm Infratentoriell o.n.A. IV. Ventrikel
C71.8	Gehirn, mehrere Teilbereiche überlappend [Siehe Hinweis 5 am Anfang dieses Kapitels]
C71.9	Gehirn, nicht näher bezeichnet

C72.- Bösartige Neubildung des Rückenmarkes, der Hirnnerven und anderer Teile des Zentralnervensystems

Exkl.: Meningen (C70.-)
Periphere Nerven und autonomes Nervensystem (C47.-)

C72.0 Rückenmark

C72.1 Cauda equina

C72.2 Nn. olfactorii [I. Hirnnerv]
Bulbus olfactorius

C72.3 N. opticus [II. Hirnnerv]

C72.4 N. vestibulocochlearis [VIII. Hirnnerv]

C72.5 Sonstige und nicht näher bezeichnete Hirnnerven
Hirnnerven o.n.A.

C72.8 Gehirn und andere Teile des Zentralnervensystems, mehrere Teilbereiche überlappend
[Siehe Hinweis 5 am Anfang dieses Kapitels]

Bösartige Neubildung des Gehirns und anderer Teile des Zentralnervensystems, deren Ursprungsort nicht unter den Kategorien C70-C72.5 klassifiziert werden kann

C72.9 Zentralnervensystem, nicht näher bezeichnet
Nervensystem o.n.A.

Bösartige Neubildungen der Schilddrüse und sonstiger endokriner Drüsen (C73-C75)

C73 Bösartige Neubildung der Schilddrüse

C74.- Bösartige Neubildung der Nebenniere

C74.0 Nebennierenrinde

C74.1 Nebennierenmark

C74.9 Nebenniere, nicht näher bezeichnet

C75.- Bösartige Neubildung sonstiger endokriner Drüsen und verwandter Strukturen

Exkl.: Endokriner Drüsenanteil des Pankreas (C25.4)
Hoden (C62.-)
Nebenniere (C74.-)
Ovar (C56)
Schilddrüse (C73)
Thymus (C37)

C75.0 Nebenschilddrüse

C75.1 Hypophyse

C75.2 Ductus craniopharyngealis

C75.3 Epiphyse [Glandula pinealis] [Zirbeldrüse]

C75.4 Glomus caroticum

C75.5 Glomus aorticum und sonstige Paraganglien

Neubildungen Version 2.0 Stand November 2000

C75.8　Beteiligung mehrerer endokriner Drüsen, nicht näher bezeichnet
Hinw.: Sind bei Mehrfachbeteiligung die Lokalisationen bekannt, sollten sie einzeln verschlüsselt werden.

C75.9　Endokrine Drüse, nicht näher bezeichnet

Bösartige Neubildungen ungenau bezeichneter, sekundärer und nicht näher bezeichneter Lokalisationen (C76-C80)

C76.- Bösartige Neubildung sonstiger und ungenau bezeichneter Lokalisationen
Exkl.: Bösartige Neubildung:
- Lokalisation nicht näher bezeichnet (C80)
- lymphatisches, blutbildendes und verwandtes Gewebe (C81-C96)
- Urogenitaltrakt o.n.A.:
  - männlich (C63.9)
  - weiblich (C57.9)

C76.0　Kopf, Gesicht und Hals
Nase o.n.A.
Wange o.n.A.

C76.1　Thorax
Axilla o.n.A.
Intrathorakal o.n.A.
Thorakal o.n.A.

C76.2　Abdomen

C76.3　Becken
Leistengegend o.n.A.
Lokalisationen innerhalb des Beckens, mehrere Teilbereiche überlappend, wie z.B.:
- rektovaginal (Septum)
- rektovesikal (Septum)

C76.4　Obere Extremität

C76.5　Untere Extremität

C76.7　Sonstige ungenau bezeichnete Lokalisationen

C76.8　Sonstige und ungenau bezeichnete Lokalisationen, mehrere Teilbereiche überlappend
[Siehe Hinweis 5 am Anfang dieses Kapitels]

C77.- Sekundäre und nicht näher bezeichnete bösartige Neubildung der Lymphknoten
Exkl.: Bösartige Neubildung der Lymphknoten, als primär bezeichnet (C81-C87, C96.-)

C77.0　Lymphknoten des Kopfes, des Gesichtes und des Halses
Supraklavikuläre Lymphknoten

C77.1　Intrathorakale Lymphknoten

C77.2　Intraabdominale Lymphknoten

C77.3　Axilläre Lymphknoten und Lymphknoten der oberen Extremität
Pektorale Lymphknoten

C77.4　Inguinale Lymphknoten und Lymphknoten der unteren Extremität

C77.5　Intrapelvine Lymphknoten

C77.8　Lymphknoten mehrerer Regionen

C77.9	Lymphknoten, nicht näher bezeichnet

C78.- Sekundäre bösartige Neubildung der Atmungs- und Verdauungsorgane

C78.0	Sekundäre bösartige Neubildung der Lunge
C78.1	Sekundäre bösartige Neubildung des Mediastinums
C78.2	Sekundäre bösartige Neubildung der Pleura
C78.3	Sekundäre bösartige Neubildung sonstiger und nicht näher bezeichneter Atmungsorgane
C78.4	Sekundäre bösartige Neubildung des Dünndarmes
C78.5	Sekundäre bösartige Neubildung des Dickdarmes und des Rektums
C78.6	Sekundäre bösartige Neubildung des Retroperitoneums und des Peritoneums Aszites durch bösartige Neubildung o.n.A.
C78.7	Sekundäre bösartige Neubildung der Leber
C78.8	Sekundäre bösartige Neubildung sonstiger und nicht näher bezeichneter Verdauungsorgane

C79.- Sekundäre bösartige Neubildung an sonstigen Lokalisationen

C79.0	Sekundäre bösartige Neubildung der Niere und des Nierenbeckens
C79.1	Sekundäre bösartige Neubildung der Harnblase sowie sonstiger und nicht näher bezeichneter Harnorgane
C79.2	Sekundäre bösartige Neubildung der Haut
C79.3	Sekundäre bösartige Neubildung des Gehirns und der Hirnhäute
C79.4	Sekundäre bösartige Neubildung sonstiger und nicht näher bezeichneter Teile des Nervensystems
C79.5	Sekundäre bösartige Neubildung des Knochens und des Knochenmarkes
C79.6	Sekundäre bösartige Neubildung des Ovars
C79.7	Sekundäre bösartige Neubildung der Nebenniere
C79.8	Sekundäre bösartige Neubildung sonstiger näher bezeichneter Lokalisationen
C79.81	Sekundäre bösartige Neubildung der Brustdrüse *Exkl.:* Haut der Brustdrüse (C79.2)
C79.82	Sekundäre bösartige Neubildung der Genitalorgane
C79.88	Sekundäre bösartige Neubildung sonstiger näher bezeichneter Lokalisationen

C80 Bösartige Neubildung ohne Angabe der Lokalisation

Generalisierter:
- Krebs
- maligner Tumor

Karzinom
Karzinose   nicht näher bezeichneter Lokalisation (primär) (sekundär)
Krebs
Maligner Tumor
Multipler Krebs
Kachexie durch bösartige Neubildung
Primäre Lokalisation unbekannt

Bösartige Neubildungen des lymphatischen, blutbildenden und verwandten Gewebes (C81-C96)

Hinw.: Bei der Auswahl der Bezeichnungen für Non-Hodgkin-Lymphome in den Kategorien C82-C85 hat man versucht, gebräuchliche Klassifikationen auf einen gemeinsamen Nenner zu bringen. Die in jenen Klassifikationen benutzten Begriffe erscheinen im Alphabetischen Verzeichnis, nicht jedoch in der Systematik. Eine genaue Übereinstimmung mit den Begriffen der Systematik ist nicht in allen Fällen möglich.

Inkl.: Morphologieschlüsselnummern M959-M994 mit Malignitätsgrad /3

Exkl.: Sekundäre und nicht näher bezeichnete bösartige Neubildung der Lymphknoten (C77.-)

C81.- Hodgkin-Krankheit [Lymphogranulomatose]
Inkl.: Morphologieschlüsselnummern M965-M966 mit Malignitätsgrad /3

- **C81.0 Lymphozytenreiche Form**
  Lymphozytär-histiozytäre Prädominanz
- **C81.1 Nodulär-sklerosierende Form**
- **C81.2 Gemischtzellige Form**
- **C81.3 Lymphozytenarme Form**
- **C81.7** Sonstige Typen der Hodgkin-Krankheit
- **C81.9** Hodgkin-Krankheit, nicht näher bezeichnet

C82.- Follikuläres [noduläres] Non-Hodgkin-Lymphom
Inkl.: Follikuläres Non-Hodgkin-Lymphom mit oder ohne diffuse Bezirke
Morphologieschlüsselnummer M969 mit Malignitätsgrad /3

- **C82.0 Kleinzellig, gekerbt, follikulär**
- **C82.1 Gemischt klein- und großzellig, gekerbt, follikulär**
- **C82.2 Großzellig, follikulär**
- **C82.7** Sonstige Typen des follikulären Non-Hodgkin-Lymphoms
- **C82.9** Follikuläres Non-Hodgkin-Lymphom, nicht näher bezeichnet
  Noduläres Non-Hodgkin-Lymphom o.n.A.

C83.- Diffuses Non-Hodgkin-Lymphom
Inkl.: Morphologieschlüsselnummern M9593, M9595, M967-M968 mit Malignitätsgrad /3

- **C83.0 Kleinzellig (diffus)**
- **C83.1 Kleinzellig, gekerbt (diffus)**
- **C83.2** Gemischt klein- und großzellig (diffus)
- **C83.3 Großzellig (diffus)**
  Retikulumzellsarkom
- **C83.4 Immunoblastisch (diffus)**
- **C83.5 Lymphoblastisch (diffus)**
- **C83.6 Undifferenziert (diffus)**
- **C83.7** Burkitt-Tumor
- **C83.8** Sonstige Typen des diffusen Non-Hodgkin-Lymphoms
- **C83.9** Diffuses Non-Hodgkin-Lymphom, nicht näher bezeichnet

C84.- Periphere und kutane T-Zell-Lymphome
Inkl.: Morphologieschlüsselnummer M970 mit Malignitätsgrad /3

C84.0 Mycosis fungoides

C84.1 Sézary-Syndrom

C84.2 T-Zonen-Lymphom

C84.3 Lymphoepitheloides Lymphom
Lennert-Lymphom

C84.4 T-Zell-Lymphom, peripher

C84.5 Sonstige und nicht näher bezeichnete T-Zell-Lymphome
Hinw.: Wenn bei einem näher bezeichneten Lymphom die Abstammung oder die Beteiligung von T-Zellen angegeben ist, ist die genauere Bezeichnung zu verschlüsseln.

C85.- Sonstige und nicht näher bezeichnete Typen des Non-Hodgkin-Lymphoms
Inkl.: Morphologieschlüsselnummern M9590-M9592, M9594, M971 mit Malignitätsgrad /3

C85.0 Lymphosarkom

C85.1 B-Zell-Lymphom, nicht näher bezeichnet
Hinw.: Wenn bei einem näher bezeichneten Lymphom die Abstammung oder die Beteiligung von B-Zellen angegeben ist, ist die genauere Bezeichnung zu verschlüsseln.

C85.7 Sonstige näher bezeichnete Typen des Non-Hodgkin-Lymphoms
Bösartige:
- Retikuloendotheliose
- Retikulose

Mikrogliom

C85.9 Non-Hodgkin-Lymphom, Typ nicht näher bezeichnet
Bösartiges Lymphom o.n.A.
Lymphom o.n.A.
Non-Hodgkin-Lymphom o.n.A.

C88.- Bösartige immunproliferative Krankheiten
Inkl.: Morphologieschlüsselnummer M976 mit Malignitätsgrad /3
Die folgenden fünften Stellen sind bei der Kategorie C88 zu benutzen:

0   Ohne Angabe einer Remission

1   In Remission

C88.0 Makroglobulinämie Waldenström

C88.1 Alpha-Schwerkettenkrankheit

C88.2 Gamma-Schwerkettenkrankheit
Franklin-Krankheit

C88.3 Immunproliferative Dünndarmkrankheit
Mukoassoziiertes Lymphom

C88.7 Sonstige bösartige immunproliferative Krankheiten

C88.9 Bösartige immunproliferative Krankheit, nicht näher bezeichnet
Immunproliferative Krankheit o.n.A.

C90.- Plasmozytom und bösartige Plasmazellen-Neubildungen

Inkl.: Morphologieschlüsselnummern M973, M9830 mit Malignitätsgrad /3
Die folgenden fünften Stellen sind bei der Kategorie C90 zu benutzen:

0   Ohne Angabe einer Remission

1   In Remission

C90.0   Plasmozytom [Multiples Myelom]
Kahler-Krankheit
Myelomatose
Plasmozytom o.n.A.
Exkl.: Solitäres Myelom (C90.2)

C90.1   Plasmazellenleukämie

C90.2   Plasmozytom, extramedullär
Bösartiger Plasmazellentumor o.n.A.
Solitäres Myelom

C91.- Lymphatische Leukämie

Inkl.: Morphologieschlüsselnummern M982, M9940-M9941 mit Malignitätsgrad /3
Die folgenden fünften Stellen sind bei der Kategorie C91 zu benutzen:

0   Ohne Angabe einer Remission

1   In Remission

C91.0   Akute lymphoblastische Leukämie
Exkl.: Akute Exazerbation einer chronischen lymphatischen Leukämie (C91.1)

C91.1   Chronische lymphatische Leukämie

C91.2   Subakute lymphatische Leukämie

C91.3   Prolymphozytäre Leukämie

C91.4   Haarzellenleukämie
Leukämische Retikuloendotheliose

C91.5   T-Zellen-Leukämie beim Erwachsenen

C91.7   Sonstige lymphatische Leukämie

C91.9   Lymphatische Leukämie, nicht näher bezeichnet

C92.- Myeloische Leukämie

Inkl.: Leukämie:
• granulozytär
• myelogen
Morphologieschlüsselnummern M986-M988, M9930 mit Malignitätsgrad /3
Die folgenden fünften Stellen sind bei der Kategorie C92 zu benutzen:

0   Ohne Angabe einer Remission

1   In Remission

C92.0   Akute myeloische Leukämie
Exkl.: Akute Exazerbation einer chronischen myeloischen Leukämie (C92.1)

C92.1   Chronische myeloische Leukämie

C92.2   Subakute myeloische Leukämie

C92.3	Myelosarkom
	Chlorom
	Granulozytäres Sarkom

C92.4	Akute promyelozytäre Leukämie
C92.5	Akute myelomonozytäre Leukämie
C92.7	Sonstige myeloische Leukämie
C92.9	Myeloische Leukämie, nicht näher bezeichnet

C93.- Monozytenleukämie

Inkl.: Monozytoide Leukämie
Morphologieschlüsselnummer M989 mit Malignitätsgrad /3
Die folgenden fünften Stellen sind bei der Kategorie C93 zu benutzen:

0   Ohne Angabe einer Remission

1   In Remission

C93.0	Akute Monozytenleukämie
	Exkl.: Akute Exazerbation einer chronischen Monozytenleukämie (C93.1)

C93.1	Chronische Monozytenleukämie
C93.2	Subakute Monozytenleukämie
C93.7	Sonstige Monozytenleukämie
C93.9	Monozytenleukämie, nicht näher bezeichnet

C94.- Sonstige Leukämien näher bezeichneten Zelltyps

Inkl.: Morphologieschlüsselnummern M984, M9850, M9900, M9910, M9931-M9932 mit Malignitätsgrad /3
Exkl.: Leukämische Retikuloendotheliose (C91.4)
Plasmazellenleukämie (C90.1)
Die folgenden fünften Stellen sind bei der Kategorie C94 zu benutzen:

0   Ohne Angabe einer Remission

1   In Remission

C94.0	Akute Erythrämie und Erythroleukämie
	Akute erythrämische Myelose
	Di-Guglielmo-Krankheit

C94.1	Chronische Erythrämie
	Heilmeyer-Schöner-Krankheit

C94.2	Akute Megakaryoblastenleukämie
	Leukämie:
	• megakaryoblastisch (akut)
	• megakaryozytär (akut)

C94.3	Mastzellenleukämie
C94.4	Akute Panmyelose
C94.5	Akute Myelofibrose
C94.7	Sonstige näher bezeichnete Leukämien
	Lymphosarkomzellen-Leukämie

C95.- Leukämie nicht näher bezeichneten Zelltyps

Inkl.: Morphologieschlüsselnummer M980 mit Malignitätsgrad /3
Die folgenden fünften Stellen sind bei der Kategorie C95 zu benutzen:

0   Ohne Angabe einer Remission

1   In Remission

C95.0   **Akute Leukämie nicht näher bezeichneten Zelltyps**
Blastzellenleukämie
Stammzellenleukämie

Exkl.: Akute Exazerbation einer nicht näher bezeichneten chronischen Leukämie (C95.1)

C95.1   **Chronische Leukämie nicht näher bezeichneten Zelltyps**

C95.2   Subakute Leukämie nicht näher bezeichneten Zelltyps

C95.7   Sonstige Leukämie nicht näher bezeichneten Zelltyps

C95.9   Leukämie, nicht näher bezeichnet

C96.- Sonstige und nicht näher bezeichnete bösartige Neubildungen des lymphatischen, blutbildenden und verwandten Gewebes

Inkl.: Morphologieschlüsselnummern M972, M974 mit Malignitätsgrad /3

C96.0   **Abt-Letterer-Siwe-Krankheit**
Letterer-Siwe-Krankheit
Retikuloendotheliose
Retikulose ohne Lipoidspeicherung

C96.1   **Bösartige Histiozytose**
Medullär histiozytäre Retikulose

C96.2   **Bösartiger Mastzelltumor**
Bösartige(s):
• Mastozytom
• Mastozytose
Mastzellsarkom

Exkl.: (Angeborene) Mastozytose (der Haut) (Q82.2)
Mastzellenleukämie (C94.3)

C96.3   **Echtes histiozytäres Lymphom**

C96.7   Sonstige näher bezeichnete bösartige Neubildungen des lymphatischen, blutbildenden und verwandten Gewebes

C96.9   Bösartige Neubildung des lymphatischen, blutbildenden und verwandten Gewebes, nicht näher bezeichnet

Bösartige Neubildungen als Primärtumoren an mehreren Lokalisationen (C97)

C97 Bösartige Neubildungen als Primärtumoren an mehreren Lokalisationen

In-situ-Neubildungen
(D00-D09)

Hinw.: Von vielen In-situ-Neubildungen wird angenommen, daß sie auf einer kontinuierlichen Skala der morphologischen Veränderung liegen, die von der Dysplasie bis hin zum invasiven Wachstum reicht. So gelten z.b. für zervikale intraepitheliale Neoplasie (CIN) drei Grade, von denen Grad III sowohl die hochgradige Dysplasie als auch das Carcinoma in situ umfaßt. Diese Einteilung wird auch für andere Organe verwendet, z.b. für Vulva und Vagina. Dem nachstehenden Abschnitt sind Beschreibungen des Grades III der intraepithelialen Neoplasie mit oder ohne Angabe einer hochgradigen Dysplasie zugeordnet; die Grade I und II sind als Dysplasien des betreffenden Organsystems klassifiziert und sollten mit einer Schlüsselnummer aus dem Kapitel des jeweiligen Körpersystems kodiert werden.

Inkl.: Bowen-Krankheit
Erythroplasie
Morphologieschlüsselnummern mit Malignitätsgrad /2
Erythroplasie Queyrat

D00.- **Carcinoma in situ der Mundhöhle, des Ösophagus und des Magens**
Exkl.: Melanoma in situ (D03.-)

D00.0 **Lippe, Mundhöhle und Pharynx**
Aryepiglottische Falte:
- hypopharyngeale Seite
- Randzone
- o.n.A.
Lippenrotgrenze

Exkl.: Aryepiglottische Falte, laryngeale Seite (D02.0)
Epiglottis:
- suprahyoidaler Anteil (D02.0)
- o.n.A. (D02.0)
Lippenhaut (D03.0, D04.0)

D00.1 **Ösophagus**

D00.2 **Magen**

D01.- **Carcinoma in situ sonstiger und nicht näher bezeichneter Verdauungsorgane**
Exkl.: Melanoma in situ (D03.-)

D01.0 Kolon
Exkl.: Rektosigmoid, Übergang (D01.1)

D01.1 **Rektosigmoid, Übergang**

D01.2 **Rektum**

D01.3 **Analkanal und Anus**
Exkl.: Anus:
- Haut (D03.5, D04.5)
- Rand (-Gebiet) (D03.5, D04.5)
Perianalhaut (D03.5, D04.5)

D01.4 Sonstige und nicht näher bezeichnete Teile des Darmes
Exkl.: Ampulla hepatopancreatica [Ampulla Vateri] (D01.5)

D01.5 Leber, Gallenblase und Gallengänge
Ampulla hepatopancreatica [Ampulla Vateri]

D01.7 Sonstige näher bezeichnete Verdauungsorgane
Pankreas

D01.9 Verdauungsorgan, nicht näher bezeichnet

Neubildungen Version 2.0 Stand November 2000

D02.- Carcinoma in situ des Mittelohres und des Atmungssystems
Exkl.: Melanoma in situ (D03.-)

D02.0 **Larynx**
Aryepiglottische Falte, laryngeale Seite
Epiglottis (suprahyoidaler Anteil)

Exkl.: Aryepiglottische Falte:
- hypopharyngeale Seite (D00.0)
- Randzone (D00.0)
- o.n.A. (D00.0)

D02.1 **Trachea**

D02.2 **Bronchus und Lunge**

D02.3 **Sonstige Teile des Atmungssystems**
Mittelohr
Nasenhöhlen
Nebenhöhlen

Exkl.: Nase:
- Haut (D03.3, D04.3)
- o.n.A. (D09.7)
Ohr (äußeres) (Haut) (D03.2, D04.2)

D02.4 **Atmungssystem, nicht näher bezeichnet**

D03.- Melanoma in situ
Inkl.: Morphologieschlüsselnummern M872-M879 mit Malignitätsgrad /2

D03.0 **Melanoma in situ der Lippe**

D03.1 **Melanoma in situ des Augenlides, einschließlich Kanthus**

D03.2 **Melanoma in situ des Ohres und des äußeren Gehörganges**

D03.3 **Melanoma in situ sonstiger und nicht näher bezeichneter Teile des Gesichtes**

D03.4 **Melanoma in situ der behaarten Kopfhaut und des Halses**

D03.5 **Melanoma in situ des Rumpfes**
Anus:
- Haut
- Rand (-Gebiet) .
Brustdrüsen (Haut) (Weichteilgewebe)
Perianalhaut

D03.6 **Melanoma in situ der oberen Extremität, einschließlich Schulter**

D03.7 **Melanoma in situ der unteren Extremität, einschließlich Hüfte**

D03.8 **Melanoma in situ an sonstigen Lokalisationen**

D03.9 **Melanoma in situ, nicht näher bezeichnet**

D04.- Carcinoma in situ der Haut
Exkl.: Melanoma in situ (D03.-)
Erythroplasie Queyrat (Penis) o.n.A. (D07.4)

D04.0 **Lippenhaut**
Exkl.: Lippenrotgrenze (D00.0)

D04.1 **Haut des Augenlides, einschließlich Kanthus**

D04.2 **Haut des Ohres und des äußeren Gehörganges**

Version 2.0 Stand November 2000 — Neubildungen

D04.3	**Haut sonstiger und nicht näher bezeichneter Teile des Gesichtes**
D04.4	**Behaarte Kopfhaut und Haut des Halses**
D04.5	**Haut des Rumpfes**

Anus:
- Haut
- Rand (-Gebiet)

Haut der Brustdrüse
Perianalhaut

Exkl.: Anus o.n.A. (D01.3)
Haut der Genitalorgane (D07.-)

D04.6	**Haut der oberen Extremität, einschließlich Schulter**
D04.7	**Haut der unteren Extremität, einschließlich Hüfte**
D04.8	Haut an sonstigen Lokalisationen
D04.9	Haut, nicht näher bezeichnet

D05.- Carcinoma in situ der Brustdrüse [Mamma]

Exkl.: Carcinoma in situ der Brustdrüsenhaut (D04.5)
Melanoma in situ der Brustdrüse (Haut) (D03.5)

D05.0	Lobuläres Carcinoma in situ der Brustdrüse
D05.1	Carcinoma in situ der Milchgänge
D05.7	Sonstiges Carcinoma in situ der Brustdrüse
D05.9	Carcinoma in situ der Brustdrüse, nicht näher bezeichnet

D06.- Carcinoma in situ der Cervix uteri

Inkl.: Zervikale intraepitheliale Neoplasie [CIN] III. Grades, mit oder ohne Angabe einer hochgradigen Dysplasie

Exkl.: Hochgradige Dysplasie der Cervix uteri o.n.A. (N87.2)
Melanoma in situ der Cervix uteri (D03.5)

D06.0	Endozervix
D06.1	Ektozervix
D06.7	Sonstige Teile der Cervix uteri
D06.9	Cervix uteri, nicht näher bezeichnet

D07.- Carcinoma in situ sonstiger und nicht näher bezeichneter Genitalorgane

Exkl.: Melanoma in situ (D03.5)

D07.0   Endometrium

D07.1   **Vulva**
Intraepitheliale Neoplasie der Vulva [VIN] III. Grades, mit oder ohne Angabe einer hochgradigen Dysplasie

Exkl.: Hochgradige Dysplasie der Vulva o.n.A. (N90.2)

D07.2   **Vagina**
Intraepitheliale Neoplasie der Vagina [VAIN] III. Grades, mit oder ohne Angabe einer hochgradigen Dysplasie

Exkl.: Hochgradige Dysplasie der Vagina o.n.A. (N89.2)

D07.3   Sonstige und nicht näher bezeichnete weibliche Genitalorgane

D07.4   **Penis**
Erythroplasie Queyrat o.n.A.

Neubildungen   Version 2.0 Stand November 2000

D07.5 Prostata

D07.6 Sonstige und nicht näher bezeichnete männliche Genitalorgane

D09.- **Carcinoma in situ sonstiger und nicht näher bezeichneter Lokalisationen**
Exkl.: Melanoma in situ (D03.-)

D09.0 Harnblase

D09.1 Sonstige und nicht näher bezeichnete Harnorgane

D09.2 Auge
Exkl.: Augenlidhaut (D04.1)

D09.3 Schilddrüse und sonstige endokrine Drüsen
Exkl.: Endokriner Drüsenanteil des Pankreas (D01.7)
Hoden (D07.6)
Ovar (D07.3)

D09.7 Carcinoma in situ sonstiger näher bezeichneter Lokalisationen

D09.9 Carcinoma in situ, nicht näher bezeichnet

Gutartige Neubildungen (D10-D36)

Inkl.: Morphologieschlüsselnummern mit Malignitätsgrad /0

D10.- **Gutartige Neubildung des Mundes und des Pharynx**

D10.0 Lippe
Lippe (Frenulum labii) (Innenseite) (Schleimhaut) (Lippenrotgrenze)
Exkl.: Lippenhaut (D22.0, D23.0)

D10.1 Zunge
Zungentonsille

D10.2 Mundboden

D10.3 Sonstige und nicht näher bezeichnete Teile des Mundes
Kleine Speicheldrüse o.n.A.
Exkl.: Gutartige odontogene Neubildungen (D16.42-D16.5)
Lippenschleimhaut (D10.0)
Nasopharyngeale Oberfläche des weichen Gaumens (D10.6)

D10.4 Tonsille
Tonsille (Schlund-) (Gaumen-)
Exkl.: Fossa tonsillaris (D10.5)
Gaumenbögen (D10.5)
Rachentonsille (D10.6)
Zungentonsille (D10.1)

D10.5 Sonstige Teile des Oropharynx
Epiglottis, Vorderfläche
Fossa tonsillaris
Gaumenbögen
Vallecula
Exkl.: Epiglottis:
• suprahyoidaler Anteil (D14.1)
• o.n.A. (D14.1)

D10.6	**Nasopharynx** Hinterrand des Nasenseptums und der Choanen Rachentonsille
D10.7	**Hypopharynx**
D10.9	**Pharynx, nicht näher bezeichnet**

D11.- Gutartige Neubildung der großen Speicheldrüsen
Exkl.: Gutartige Neubildungen der kleinen Speicheldrüsen, die entsprechend ihrer anatomischen Lokalisation klassifiziert werden
Gutartige Neubildungen der kleinen Speicheldrüsen o.n.A. (D10.3)

D11.0	Parotis
D11.7	**Sonstige große Speicheldrüsen** Glandula: • sublingualis • submandibularis
D11.9	**Große Speicheldrüse, nicht näher bezeichnet**

D12.- Gutartige Neubildung des Kolons, des Rektums, des Analkanals und des Anus

D12.0	**Zäkum** Ileozäkalklappe [Bauhin]
D12.1	**Appendix vermiformis**
D12.2	**Colon ascendens**
D12.3	**Colon transversum** Flexura coli dextra [hepatica] Flexura coli sinistra [lienalis]
D12.4	**Colon descendens**
D12.5	**Colon sigmoideum**
D12.6	Kolon, nicht näher bezeichnet Adenomatose des Kolons Dickdarm o.n.A. Polyposis coli (hereditär)
D12.7	Rektosigmoid, Übergang
D12.8	Rektum
D12.9	Analkanal und Anus *Exkl.:* Anus: • Haut (D22.5, D23.5) • Rand (-Gebiet) (D22.5, D23.5) Perianalhaut (D22.5, D23.5)

D13.- Gutartige Neubildung sonstiger und ungenau bezeichneter Teile des Verdauungssystems

D13.0	Ösophagus
D13.1	Magen
D13.2	Duodenum
D13.3	Sonstige und nicht näher bezeichnete Teile des Dünndarmes

Neubildungen   Version 2.0 Stand November 2000

D13.4 **Leber**
Intrahepatische Gallengänge

D13.5 **Extrahepatische Gallengänge**

D13.6 **Pankreas**
Exkl.: Endokriner Drüsenanteil des Pankreas (D13.7)

D13.7 **Endokriner Drüsenanteil des Pankreas**
Inselzelltumor
Insulinom

D13.9 **Ungenau bezeichnete Lokalisationen innerhalb des Verdauungssystems**
Darm o.n.A.
Milz
Verdauungssystem o.n.A.

D14.- Gutartige Neubildung des Mittelohres und des Atmungssystems

D14.0 **Mittelohr, Nasenhöhle und Nasennebenhöhlen**
Nasenknorpel

Exkl.: Bulbus olfactorius (D33.3)
Gehörgang (äußerer) (D22.2, D23.2)
Hinterrand des Nasenseptums und der Choanen (D10.6)
Knochen:
• Nase (D16.42)
• Ohr (D16.41)
Nase:
• Haut (D22.3, D23.3)
• o.n.A. (D36.7)
Ohr (äußeres) (Haut) (D22.2, D23.2)
Ohrknorpel (D21.0)
Polyp:
• Nase (Nasenhöhle) (J33.-)
• Nasennebenhöhlen (J33.8)
• Ohr (Mittelohr) (H74.4)

D14.1 **Larynx**
Epiglottis (suprahyoidaler Anteil)

Exkl.: Epiglottis, Vorderfläche (D10.5)
Stimmlippen- und Larynxpolyp (J38.1)

D14.2 **Trachea**

D14.3 **Bronchus und Lunge**

D14.4 **Atmungssystem, nicht näher bezeichnet**

D15.- Gutartige Neubildung sonstiger und nicht näher bezeichneter intrathorakaler Organe

Exkl.: Mesotheliales Gewebe (D19.-)

D15.0 **Thymus**

D15.1 **Herz**
Exkl.: Große Gefäße (D21.3)

D15.2 **Mediastinum**

D15.7 **Sonstige näher bezeichnete intrathorakale Organe**

D15.9 **Intrathorakales Organ, nicht näher bezeichnet**

D16.- Gutartige Neubildung des Knochens und des Gelenkknorpels
Exkl.: Bindegewebe:
- Augenlid (D21.0)
- Larynx (D14.1)
- Nase (D14.0)
- Ohr (D21.0)
Synovialmembran (D21.-)

D16.0 Skapula und lange Knochen der oberen Extremität

D16.1 Kurze Knochen der oberen Extremität

D16.2 Lange Knochen der unteren Extremität

D16.3 Kurze Knochen der unteren Extremität

D16.4 Knochen des Hirn- und Gesichtsschädels
Exkl.: Unterkieferknochen (D16.5)

D16.41 Kraniofazial
Knochen der Augenhöhle
Os:
- ethmoidale
- frontale
- occipitale
- parietale
- sphenoidale
- temporale

D16.42 Maxillofazial
Gesichtsknochen o.n.A.
Maxilla
Nasenmuschel
Oberkiefer
Os:
- nasale
- zygomaticum
Vomer

D16.5 Unterkieferknochen
Mandibula

D16.6 Wirbelsäule
Exkl.: Kreuzbein und Steißbein (D16.8)

D16.7 Rippen, Sternum und Klavikula

D16.8 Knöchernes Becken
Hüftbeine
Kreuzbein
Steißbein

D16.9 Knochen und Gelenkknorpel, nicht näher bezeichnet

D17.- Gutartige Neubildung des Fettgewebes
Inkl.: Morphologieschlüsselnummern M885-M888 mit Malignitätsgrad /0

D17.0 Gutartige Neubildung des Fettgewebes der Haut und der Unterhaut des Kopfes, des Gesichtes und des Halses

D17.1 Gutartige Neubildung des Fettgewebes der Haut und der Unterhaut des Rumpfes

D17.2 Gutartige Neubildung des Fettgewebes der Haut und der Unterhaut der Extremitäten

D17.3 Gutartige Neubildung des Fettgewebes der Haut und der Unterhaut an sonstigen und nicht näher bezeichneten Lokalisationen

D17.4	Gutartige Neubildung des Fettgewebes der intrathorakalen Organe
D17.5	Gutartige Neubildung des Fettgewebes der intraabdominalen Organe *Exkl.:* Peritoneum und Retroperitoneum (D17.7)
D17.6	Gutartige Neubildung des Fettgewebes des Samenstrangs
D17.7	Gutartige Neubildung des Fettgewebes an sonstigen Lokalisationen Peritoneum Retroperitoneum
D17.9	Gutartige Neubildung des Fettgewebes, nicht näher bezeichnet Lipom o.n.A.

D18.- Hämangiom und Lymphangiom
Inkl.: Morphologieschlüsselnummern M912-M917 mit Malignitätsgrad /0

Exkl.: Blauer Nävus oder Pigmentnävus (D22.-)

D18.0　Hämangiom
Angiom o.n.A.
Die folgenden fünften Stellen sind bei der Subkategorie D18.0 zu benutzen:

0　Nicht näher bezeichnete Lokalisation

1　Haut und Unterhaut

2　Intrakraniell

3　Hepatobiliäres System und Pankreas

4　Verdauungssystem

5　Ohr, Nase, Mund und Rachen

8　Sonstige Lokalisationen

D18.1　Lymphangiom, jede Lokalisation

D19.- Gutartige Neubildung des mesothelialen Gewebes
Inkl.: Morphologieschlüsselnummer M905 mit Malignitätsgrad /0

D19.0	Mesotheliales Gewebe der Pleura
D19.1	Mesotheliales Gewebe des Peritoneums
D19.7	Mesotheliales Gewebe an sonstigen Lokalisationen
D19.9	Mesotheliales Gewebe, nicht näher bezeichnet Gutartiges Mesotheliom o.n.A.

D20.- Gutartige Neubildung des Weichteilgewebes des Retroperitoneums und des Peritoneums
Exkl.: Gutartige Neubildung des Fettgewebes des Peritoneums und des Retroperitoneums (D17.7)
Mesotheliales Gewebe (D19.-)

D20.0	Retroperitoneum
D20.1	Peritoneum

D21.- Sonstige gutartige Neubildungen des Bindegewebes und anderer Weichteilgewebe

Inkl.: Blutgefäß
Bursa
Faszie
Fett
Knorpel
Ligamentum, ausgenommen Bänder des Uterus
Lymphgefäß
Muskel
Sehne
Sehnenscheide
Synovialmembran

Exkl.: Bindegewebe der Brustdrüse (D24)
Hämangiom (D18.0-)
Knorpel:
- Gelenk (D16.-)
- Larynx (D14.1)
- Nase (D14.0)
Lymphangiom (D18.1)
Neubildung des Fettgewebes (D17.-)
Periphere Nerven und autonomes Nervensystem (D36.1)
Peritoneum (D20.1)
Retroperitoneum (D20.0)
Uterus:
- Ligamentum, jedes (D28.2)
- Leiomyom (D25.-)

D21.0 Bindegewebe und andere Weichteilgewebe des Kopfes, des Gesichtes und des Halses
Bindegewebe:
- Augenlid
- Ohr

Exkl.: Bindegewebe der Orbita (D31.6)

D21.1 Bindegewebe und andere Weichteilgewebe der oberen Extremität, einschließlich Schulter

D21.2 Bindegewebe und andere Weichteilgewebe der unteren Extremität, einschließlich Hüfte

D21.3 Bindegewebe und andere Weichteilgewebe des Thorax
Axilla
Große Gefäße
Zwerchfell

Exkl.: Herz (D15.1)
Mediastinum (D15.2)
Thymus (D15.0)

D21.4 Bindegewebe und andere Weichteilgewebe des Abdomens

D21.5 Bindegewebe und andere Weichteilgewebe des Beckens
Exkl.: Uterus:
- Ligamentum, jedes (D28.2)
- Leiomyom (D25.-)

D21.6 Bindegewebe und andere Weichteilgewebe des Rumpfes, nicht näher bezeichnet
Rücken o.n.A.

D21.9 Bindegewebe und andere Weichteilgewebe, nicht näher bezeichnet

Neubildungen   Version 2.0 Stand November 2000

D22.- Melanozytennävus
Inkl.: Morphologieschlüsselnummern M872-M879 mit Malignitätsgrad /0
Naevus pilosus
Nävus:
- blauer
- Nävuszell-
- Pigment-
- o.n.A.

D22.0 Melanozytennävus der Lippe

D22.1 Melanozytennävus des Augenlides, einschließlich Kanthus

D22.2 Melanozytennävus des Ohres und des äußeren Gehörganges

D22.3 Melanozytennävus sonstiger und nicht näher bezeichneter Teile des Gesichtes

D22.4 Melanozytennävus der behaarten Kopfhaut und des Halses

D22.5 Melanozytennävus des Rumpfes
Anus:
- Haut
- Rand (-Gebiet)
Haut der Brustdrüse
Perianalhaut

D22.6 Melanozytennävus der oberen Extremität, einschließlich Schulter

D22.7 Melanozytennävus der unteren Extremität, einschließlich Hüfte

D22.9 Melanozytennävus, nicht näher bezeichnet

D23.- Sonstige gutartige Neubildungen der Haut
Inkl.: Gutartige Neubildung:
- Haarfollikel
- Schweißdrüsen
- Talgdrüsen

Exkl.: Gutartige Neubildung des Fettgewebes (D17.0-D17.3)
Melanozytennävus (D22.-)

D23.0 Lippenhaut
Exkl.: Lippenrotgrenze (D10.0)

D23.1 Haut des Augenlides, einschließlich Kanthus

D23.2 Haut des Ohres und des äußeren Gehörganges

D23.3 Haut sonstiger und nicht näher bezeichneter Teile des Gesichtes

D23.4 Behaarte Kopfhaut und Haut des Halses

D23.5 Haut des Rumpfes
Anus:
- Haut
- Rand (-Gebiet)
Haut der Brustdrüse
Perianalhaut

Exkl.: Anus o.n.A. (D12.9)
Haut der Genitalorgane (D28-D29)

D23.6 Haut der oberen Extremität, einschließlich Schulter

D23.7 Haut der unteren Extremität, einschließlich Hüfte

Version 2.0 Stand November 2000 Neubildungen

D23.9 Haut, nicht näher bezeichnet

D24 Gutartige Neubildung der Brustdrüse [Mamma]
Brustdrüse:
- Bindegewebe
- Weichteile

Exkl.: Gutartige Mammadysplasie [Brustdrüsendysplasie] (N60.-)
Haut der Brustdrüse (D22.5, D23.5)

D25.- Leiomyom des Uterus
Inkl.: Fibromyom des Uterus
Gutartige Neubildungen des Uterus mit Morphologieschlüsselnummer M889 und Malignitätsgrad /0

D25.0 Submuköses Leiomyom des Uterus

D25.1 Intramurales Leiomyom des Uterus

D25.2 Subseröses Leiomyom des Uterus

D25.9 Leiomyom des Uterus, nicht näher bezeichnet

D26.- Sonstige gutartige Neubildungen des Uterus

D26.0 Cervix uteri

D26.1 Corpus uteri

D26.7 Sonstige Teile des Uterus

D26.9 Uterus, nicht näher bezeichnet

D27 Gutartige Neubildung des Ovars

D28.- Gutartige Neubildung sonstiger und nicht näher bezeichneter weiblicher Genitalorgane
Inkl.: Adenomatöser Polyp
Haut der weiblichen Genitalorgane

D28.0 Vulva

D28.1 Vagina

D28.2 Tubae uterinae und Ligamenta
Lig. (latum) (teres) uteri
Tuba uterina [Falloppio]

D28.7 Sonstige näher bezeichnete weibliche Genitalorgane

D28.9 Weibliches Genitalorgan, nicht näher bezeichnet

D29.- Gutartige Neubildung der männlichen Genitalorgane
Inkl.: Haut der männlichen Genitalorgane

D29.0 Penis

D29.1 Prostata
Exkl.: Hyperplasie der Prostata (adenomatös) (N40)
Prostata:
- Adenom (N40)
- Hypertrophie (N40)
- Vergrößerung (N40)

D29.2 Hoden

Neubildungen   Version 2.0 Stand November 2000

D29.3   Nebenhoden

D29.4   Skrotum
Skrotalhaut

D29.7   Sonstige männliche Genitalorgane
Bläschendrüse [Samenbläschen]
Samenstrang
Tunica vaginalis testis

D29.9   Männliches Genitalorgan, nicht näher bezeichnet

D30.- Gutartige Neubildung der Harnorgane

D30.0   Niere
Exkl.: Nierenbecken (D30.1)
        Nierenbeckenkelche (D30.1)

D30.1   Nierenbecken

D30.2   Ureter
Exkl.: Ostium ureteris (D30.3)

D30.3   Harnblase
Ostium ureteris
Ostium urethrae internum

D30.4   Urethra
Exkl.: Ostium urethrae internum (D30.3)

D30.7   Sonstige Harnorgane
Paraurethrale Drüsen

D30.9   Harnorgan, nicht näher bezeichnet
Harnsystem o.n.A.

D31.- Gutartige Neubildung des Auges und der Augenanhangsgebilde
Exkl.: Bindegewebe des Augenlides (D21.0)
        Haut des Augenlides (D22.1, D23.1)
        N. opticus (D33.3)

D31.0   Konjunktiva

D31.1   Kornea

D31.2   Retina

D31.3   Chorioidea

D31.4   Ziliarkörper
Augapfel

D31.5   Tränendrüse und Tränenwege
Ductus nasolacrimalis
Tränensack

D31.6   Orbita, nicht näher bezeichnet
Bindegewebe der Orbita
Extraokuläre Muskeln
Periphere Nerven der Orbita
Retrobulbäres Gewebe
Retrookuläres Gewebe

Exkl.: Knochen der Augenhöhle (D16.41)

D31.9   Auge, nicht näher bezeichnet

D32.- Gutartige Neubildung der Meningen

D32.0 Hirnhäute

D32.1 Rückenmarkhäute

D32.9 Meningen, nicht näher bezeichnet
Meningeom o.n.A.

D33.- Gutartige Neubildung des Gehirns und anderer Teile des Zentralnervensystems

Exkl.: Angiom (D18.0-)
Meningen (D32.-)
Periphere Nerven und autonomes Nervensystem (D36.1)
Retrookuläres Gewebe (D31.6)

D33.0 Gehirn, supratentoriell
Zerebrum
Lobus:
- frontalis
- occipitalis
- parietalis
- temporalis

Ventrikel

Exkl.: IV. Ventrikel (D33.1)

D33.1 Gehirn, infratentoriell
Hirnstamm
Zerebellum
IV. Ventrikel

D33.2 Gehirn, nicht näher bezeichnet

D33.3 Hirnnerven
Bulbus olfactorius

D33.4 Rückenmark

D33.7 Sonstige näher bezeichnete Teile des Zentralnervensystems

D33.9 Zentralnervensystem, nicht näher bezeichnet
Nervensystem (ZNS) o.n.A.

D34 Gutartige Neubildung der Schilddrüse

D35.- Gutartige Neubildung sonstiger und nicht näher bezeichneter endokriner Drüsen

Exkl.: Endokriner Drüsenanteil des Pankreas (D13.7)
Hoden (D29.2)
Ovar (D27)
Thymus (D15.0)

D35.0 Nebenniere

D35.1 Nebenschilddrüse

D35.2 Hypophyse

D35.3 Ductus craniopharyngealis

D35.4 Epiphyse [Glandula pinealis] [Zirbeldrüse]

D35.5 Glomus caroticum

D35.6 Glomus aorticum und sonstige Paraganglien

Neubildungen   Version 2.0 Stand November 2000

D35.7   Sonstige näher bezeichnete endokrine Drüsen

D35.8   Beteiligung mehrerer endokriner Drüsen

D35.9   Endokrine Drüse, nicht näher bezeichnet

D36.-   Gutartige Neubildung an sonstigen und nicht näher bezeichneten Lokalisationen

D36.0   Lymphknoten

D36.1   Periphere Nerven und autonomes Nervensystem
         Exkl.: Periphere Nerven der Orbita (D31.6)

D36.7   Sonstige näher bezeichnete Lokalisationen
         Nase o.n.A.

D36.9   Gutartige Neubildung an nicht näher bezeichneter Lokalisation

Neubildungen unsicheren oder unbekannten Verhaltens (D37-D48)

Hinw.: In den Kategorien D37-D48 sind Neubildungen mit unsicherem oder unbekanntem Verhalten nach ihrem Ursprungsort klassifiziert, d.h. es bestehen Zweifel daran, ob die Neubildung bösartig oder gutartig ist. Solchen Neubildungen ist in der Klassifikation der Morphologie der Neubildungen der Malignitätsgrad /1 zugeordnet.

D37.-   Neubildung unsicheren oder unbekannten Verhaltens der Mundhöhle und der Verdauungsorgane

D37.0   Lippe, Mundhöhle und Pharynx
         Aryepiglottische Falte:
         • hypopharyngeale Seite
         • Randzone
         • o.n.A.
         Große und kleine Speicheldrüsen
         Lippenrotgrenze

         Exkl.: Aryepiglottische Falte, laryngeale Seite (D38.0)
                 Epiglottis:
                 • suprahyoidaler Anteil (D38.0)
                 • o.n.A. (D38.0)
                 Lippenhaut (D48.5)

D37.1   Magen

D37.2   Dünndarm

D37.3   Appendix vermiformis

D37.4   Kolon

D37.5   Rektum
         Rektosigmoid, Übergang

D37.6   Leber, Gallenblase und Gallengänge
         Ampulla hepatopancreatica [Ampulla Vateri]

Version 2.0 Stand November 2000　　　　　　　　　　　　　　　　　　　Neubildungen

D37.7 **Sonstige Verdauungsorgane**
Anus o.n.A.
Canalis analis
Darm o.n.A.
Ösophagus
Pankreas
Sphincter ani

Exkl.: Anus:
- Haut (D48.5)
- Rand (-Gebiet) (D48.5)
Perianalhaut (D48.5)

D37.9 **Verdauungsorgan, nicht näher bezeichnet**

D38.- **Neubildung unsicheren oder unbekannten Verhaltens des Mittelohres, der Atmungsorgane und der intrathorakalen Organe**
Exkl.: Herz (D48.7)

D38.0 **Larynx**
Aryepiglottische Falte, laryngeale Seite
Epiglottis (suprahyoidaler Anteil)

Exkl.: Aryepiglottische Falte:
- hypopharyngeale Seite (D37.0)
- Randzone (D37.0)
- o.n.A. (D37.0)

D38.1 **Trachea, Bronchus und Lunge**

D38.2 **Pleura**

D38.3 **Mediastinum**

D38.4 **Thymus**

D38.5 **Sonstige Atmungsorgane**
Mittelohr
Nasenhöhlen
Nasenknorpel
Nasennebenhöhlen

Exkl.: Nase:
- Haut (D48.5)
- o.n.A. (D48.7)
Ohr (äußeres) (Haut) (D48.5)

D38.6 **Atmungsorgan, nicht näher bezeichnet**

D39.- **Neubildung unsicheren oder unbekannten Verhaltens der weiblichen Genitalorgane**

D39.0 **Uterus**

D39.1 **Ovar**

D39.2 **Plazenta**
Blasenmole:
- bösartig
- invasiv
Chorioadenoma destruens

Exkl.: Blasenmole o.n.A. (O01.9)

D39.7 **Sonstige weibliche Genitalorgane**
Haut der weiblichen Genitalorgane

Neubildungen Version 2.0 Stand November 2000

D39.9 Weibliches Genitalorgan, nicht näher bezeichnet

D40.- Neubildung unsicheren oder unbekannten Verhaltens der männlichen Genitalorgane

D40.0 Prostata

D40.1 Hoden

D40.7 Sonstige männliche Genitalorgane
Haut der männlichen Genitalorgane

D40.9 Männliches Genitalorgan, nicht näher bezeichnet

D41.- Neubildung unsicheren oder unbekannten Verhaltens der Harnorgane

D41.0 Niere
Exkl.: Nierenbecken (D41.1)

D41.1 Nierenbecken

D41.2 Ureter

D41.3 Urethra

D41.4 Harnblase

D41.7 Sonstige Harnorgane

D41.9 Harnorgan, nicht näher bezeichnet

D42.- Neubildung unsicheren oder unbekannten Verhaltens der Meningen

D42.0 Hirnhäute

D42.1 Rückenmarkhäute

D42.9 Meningen, nicht näher bezeichnet

D43.- Neubildung unsicheren oder unbekannten Verhaltens des Gehirns und des Zentralnervensystems
Exkl.: Periphere Nerven und autonomes Nervensystem (D48.2)

D43.0 Gehirn, supratentoriell
Zerebrum
Lobus:
- frontalis
- occipitalis
- parietalis
- temporalis
Ventrikel
Exkl.: IV. Ventrikel (D43.1)

D43.1 Gehirn, infratentoriell
Hirnstamm
Zerebellum
IV. Ventrikel

D43.2 Gehirn, nicht näher bezeichnet

D43.3 Hirnnerven

D43.4 Rückenmark

D43.7 Sonstige Teile des Zentralnervensystems

D43.9	Zentralnervensystem, nicht näher bezeichnet Nervensystem (ZNS) o.n.A.
D44.-	**Neubildung unsicheren oder unbekannten Verhaltens der endokrinen Drüsen** *Exkl.:* Endokriner Drüsenanteil des Pankreas (D37.7) Hoden (D40.1) Ovar (D39.1) Thymus (D38.4)
D44.0	Schilddrüse
D44.1	Nebenniere
D44.2	Nebenschilddrüse
D44.3	Hypophyse
D44.4	Ductus craniopharyngealis
D44.5	Epiphyse [Glandula pinealis] [Zirbeldrüse]
D44.6	Glomus caroticum
D44.7	Glomus aorticum und sonstige Paraganglien
D44.8	Beteiligung mehrerer endokriner Drüsen Multiple endokrine Adenomatose
D44.9	Endokrine Drüse, nicht näher bezeichnet
D45	**Polycythaemia vera** Morphologieschlüsselnummer M9950 mit Malignitätsgrad /1
D46.-	**Myelodysplastische Syndrome** *Inkl.:* Morphologieschlüsselnummer M998 mit Malignitätsgrad /1
D46.0	Refraktäre Anämie ohne Ringsideroblasten, so bezeichnet
D46.1	Refraktäre Anämie mit Ringsideroblasten
D46.2	Refraktäre Anämie mit Blastenüberschuß
D46.3	Refraktäre Anämie mit Blastenüberschuß in Transformation
D46.4	Refraktäre Anämie, nicht näher bezeichnet
D46.7	Sonstige myelodysplastische Syndrome
D46.9	Myelodysplastisches Syndrom, nicht näher bezeichnet Myelodysplasie o.n.A. Präleukämie (-Syndrom) o.n.A.
D47.-	**Sonstige Neubildungen unsicheren oder unbekannten Verhaltens des lymphatischen, blutbildenden und verwandten Gewebes** *Inkl.:* Morphologieschlüsselnummern M974, M976, M996-M997 mit Malignitätsgrad /1
D47.0	Histiozyten- und Mastzelltumor unsicheren oder unbekannten Verhaltens Mastozytom o.n.A. Mastzelltumor o.n.A. *Exkl.:* (Angeborene) Mastozytose (der Haut) (Q82.2)

D47.1 **Chronische myeloproliferative Krankheit**
Myelofibrose (mit myeloider Metaplasie)
Myeloproliferative Krankheit, nicht näher bezeichnet
Myelosklerose (megakaryozytär) mit myeloider Metaplasie

D47.2 **Monoklonale Gammopathie**

D47.3 **Essentielle (hämorrhagische) Thrombozythämie**
Idiopathische hämorrhagische Thrombozythämie

D47.7 **Sonstige näher bezeichnete Neubildungen unsicheren oder unbekannten Verhaltens des lymphatischen, blutbildenden und verwandten Gewebes**

D47.9 **Neubildung unsicheren oder unbekannten Verhaltens des lymphatischen, blutbildenden und verwandten Gewebes, nicht näher bezeichnet**
Lymphoproliferative Krankheit o.n.A.

D48.- Neubildung unsicheren oder unbekannten Verhaltens an sonstigen und nicht näher bezeichneten Lokalisationen
Exkl.: Neurofibromatose (nicht bösartig) (Q85.0)

D48.0 **Knochen und Gelenkknorpel**
Exkl.: Bindegewebe des Augenlides (D48.1)
Knorpel:
- Larynx (D38.0)
- Nase (D38.5)
- Ohr (D48.1)
Synovialmembran (D48.1)

D48.1 **Bindegewebe und andere Weichteilgewebe**
Bindegewebe:
- Augenlid
- Ohr

Exkl.: Bindegewebe der Brustdrüse (D48.6)
Knorpel:
- Gelenk (D48.0)
- Larynx (D38.0)
- Nase (D38.5)

D48.2 **Periphere Nerven und autonomes Nervensystem**
Exkl.: Periphere Nerven der Orbita (D48.7)

D48.3 **Retroperitoneum**

D48.4 **Peritoneum**

D48.5 **Haut**
Anus:
- Haut
- Rand (-Gebiet)
Haut der Brustdrüse
Perianalhaut

Exkl.: Anus o.n.A. (D37.7)
Haut der Genitalorgane (D39.7, D40.7)
Lippenrotgrenze (D37.0)

D48.6 **Brustdrüse [Mamma]**
Bindegewebe der Brustdrüse
Cystosarcoma phylloides

Exkl.: Haut der Brustdrüse (D48.5)

D48.7 **Sonstige näher bezeichnete Lokalisationen**
Auge
Herz
Periphere Nerven der Orbita

Exkl.: Augenlidhaut (D48.5)
Bindegewebe (D48.1)

D48.9 **Neubildung unsicheren oder unbekannten Verhaltens, nicht näher bezeichnet**
Neoplasma o.n.A.
Neubildung o.n.A.
Tumor o.n.A.

Kapitel III

Krankheiten des Blutes und der blutbildenden Organe sowie bestimmte Störungen mit Beteiligung des Immunsystems (D50-D89)

Exkl.: Angeborene Fehlbildungen, Deformitäten und Chromosomenanomalien (Q00-Q99)
Autoimmunkrankheit (systemisch) o.n.A. (M35.9)
Bestimmte Zustände, die ihren Ursprung in der Perinatalperiode haben (P00-P96)
Endokrine, Ernährungs- und Stoffwechselkrankheiten (E00-E90)
HIV-Krankheit (B20-B24)
Komplikationen der Schwangerschaft, der Geburt und des Wochenbettes (O00-O99)
Neubildungen (C00-D48)
Symptome und abnorme klinische und Laborbefunde, anderenorts nicht klassifiziert (R00-R99)
Verletzungen, Vergiftungen und bestimmte andere Folgen äußerer Ursachen (S00-T98)

Dieses Kapitel gliedert sich in folgende Gruppen:

D50-D53 Alimentäre Anämien
D55-D59 Hämolytische Anämien
D60-D64 Aplastische und sonstige Anämien
D65-D69 Koagulopathien, Purpura und sonstige hämorrhagische Diathesen
D70-D77 Sonstige Krankheiten des Blutes und der blutbildenden Organe
D80-D89 Bestimmte Störungen mit Beteiligung des Immunsystems

Dieses Kapitel enthält die folgenden Sternschlüsselnummern:

D63* Anämie bei chronischen, anderenorts klassifizierten Krankheiten
D77* Sonstige Krankheiten des Blutes und der blutbildenden Organe bei anderenorts klassifizierten Krankheiten

Alimentäre Anämien (D50-D53)

D50.- Eisenmangelanämie
Inkl.: Anämie:
• hypochrom
• sideropenisch

D50.0 **Eisenmangelanämie nach Blutverlust (chronisch)**
Posthämorrhagische Anämie (chronisch)

Exkl.: Akute Blutungsanämie (D62)
Angeborene Anämie durch fetalen Blutverlust (P61.3)

D50.1 **Sideropenische Dysphagie**
Kelly-Paterson-Syndrom
Plummer-Vinson-Syndrom

D50.8 **Sonstige Eisenmangelanämien**

D50.9 **Eisenmangelanämie, nicht näher bezeichnet**

D51.- Vitamin-B_{12}-Mangelanämie
Exkl.: Vitamin-B_{12}-Mangel (E53.8)

D51.0 **Vitamin-B_{12}-Mangelanämie durch Mangel an Intrinsic-Faktor**
Anämie:
• Addison-
• Biermer-
• perniziös (angeboren)
Angeborener Mangel an Intrinsic-Faktor

| D51.1 | Vitamin-B_{12}-Mangelanämie durch selektive Vitamin-B_{12}-Malabsorption mit Proteinurie
Imerslund-Gräsbeck-Syndrom
Megaloblastäre hereditäre Anämie |

| D51.2 | Transcobalamin-II-Mangel (-Anämie) |

| D51.3 | Sonstige alimentäre Vitamin-B_{12}-Mangelanämie
Vitamin-B_{12}-Mangelanämie strikter Vegetarier |

| D51.8 | Sonstige Vitamin-B_{12}-Mangelanämien |

| D51.9 | Vitamin-B_{12}-Mangelanämie, nicht näher bezeichnet |

D52.- Folsäure-Mangelanämie

| D52.0 | Alimentäre Folsäure-Mangelanämie
Alimentäre megaloblastäre Anämie |

| D52.1 | Arzneimittelinduzierte Folsäure-Mangelanämie
Soll die Substanz angegeben werden, ist eine zusätzliche Schlüsselnummer (Kapitel XX) zu benutzen. |

| D52.8 | Sonstige Folsäure-Mangelanämien |

| D52.9 | Folsäure-Mangelanämie, nicht näher bezeichnet
Folsäure-Mangelanämie o.n.A. |

D53.- Sonstige alimentäre Anämien

Inkl.: Megaloblastäre Anämie, resistent gegenüber Vitamin-B_{12}- oder Folsäure-Therapie

| D53.0 | Eiweißmangelanämie
Aminosäuremangelanämie
Anämie bei Orotazidurie

Exkl.: Lesch-Nyhan-Syndrom (E79.1) |

| D53.1 | Sonstige megaloblastäre Anämien, anderenorts nicht klassifiziert
Megaloblastäre Anämie o.n.A.

Exkl.: Di-Guglielmo-Krankheit (C94.0) |

| D53.2 | Skorbutanämie
Exkl.: Skorbut (E54) |

| D53.8 | Sonstige näher bezeichnete alimentäre Anämien
Anämie in Verbindung mit Mangel an:
• Kupfer
• Molybdän
• Zink

Exkl.: Alimentäre Mangelzustände ohne Angabe einer Anämie, z.B.:
• Kupfermangel (E61.0)
• Molybdänmangel (E61.5)
• Zinkmangel (E60) |

| D53.9 | Alimentäre Anämie, nicht näher bezeichnet
Einfache chronische Anämie

Exkl.: Anämie o.n.A. (D64.9) |

Hämolytische Anämien
(D55-D59)

D55.- Anämie durch Enzymdefekte
Exkl.: Arzneimittelinduzierte Enzymmangelanämie (D59.2)

D55.0 **Anämie durch Glukose-6-Phosphat-Dehydrogenase[G6PD]-Mangel**
Favismus
G6PD-Mangelanämie

D55.1 **Anämie durch sonstige Störungen des Glutathionstoffwechsels**
Anämie (durch):
- Enzymmangel mit Bezug zum Hexosemonophosphat[HMP]-Shunt, ausgenommen G6PD-Mangel
- hämolytisch, nichtsphärozytär (hereditär), Typ I

D55.2 **Anämie durch Störungen glykolytischer Enzyme**
Anämie (durch):
- hämolytisch, nichtsphärozytär (hereditär), Typ II
- Hexokinase-Mangel
- Pyruvatkinase[PK]-Mangel
- Triosephosphat-Isomerase-Mangel

D55.3 **Anämie durch Störungen des Nukleotidstoffwechsels**

D55.8 **Sonstige Anämien durch Enzymdefekte**

D55.9 **Anämie durch Enzymdefekte, nicht näher bezeichnet**

D56.- Thalassämie

D56.0 **Alpha-Thalassämie**
Exkl.: Hydrops fetalis durch hämolytische Krankheit (P56.-)

D56.1 **Beta-Thalassämie**
Cooley-Anämie
Schwere Beta-Thalassämie
Sichelzell(en)-Beta-Thalassämie
Thalassaemia:
- intermedia
- major

D56.2 **Delta-Beta-Thalassämie**

D56.3 **Thalassämie-Erbanlage**

D56.4 **Hereditäre Persistenz fetalen Hämoglobins [HPFH]**

D56.8 **Sonstige Thalassämien**

D56.9 **Thalassämie, nicht näher bezeichnet**
Mittelmeeranämie (mit sonstiger Hämoglobinopathie)
Thalassämie/Thalassaemia (minor) (gemischt) (mit sonstiger Hämoglobinopathie)

D57.- Sichelzellenkrankheiten
Exkl.: Sonstige Hämoglobinopathien (D58.-)

D57.0 **Sichelzellenanämie mit Krisen**
Hb-SS-Krankheit mit Krisen

Krankheiten des Blutes und der blutbildenden Organe Version 2.0 Stand November 2000

D57.1 **Sichelzellenanämie ohne Krisen**
Sichelzellen:
- Anämie
- Krankheit | o.n.A.
- Störung

D57.2 **Doppelt heterozygote Sichelzellenkrankheiten**
Krankheit:
- Hb-SC
- Hb-SD
- Hb-SE

D57.3 **Sichelzellen-Erbanlage**
Hb-S-Erbanlage
Heterozygotes Hämoglobin S

D57.8 **Sonstige Sichelzellenkrankheiten**

D58.- Sonstige hereditäre hämolytische Anämien

D58.0 **Hereditäre Sphärozytose**
Angeborener (sphärozytärer) hämolytischer Ikterus
Hämolytischer (familiärer) Ikterus
Minkowski-Chauffard-Gänsslen-Syndrom

D58.1 **Hereditäre Elliptozytose**
Elliptozytose (angeboren)
Ovalozytose (angeboren) (hereditär)

D58.2 **Sonstige Hämoglobinopathien**
Anomales Hämoglobin o.n.A.
Hämoglobinopathie o.n.A.
Hämolytische Anämie durch instabile Hämoglobine
Krankheit:
- Hb-C
- Hb-D
- Hb-E
Kongenitale Heinz-Körper-Anämie

Exkl.: Familiäre Polyglobulie [Polyzythämie] (D75.0)
Hb-M-Krankheit (D74.0)
Hereditäre Persistenz fetalen Hämoglobins [HPFH] (D56.4)
Höhenpolyglobulie (D75.1)
Methämoglobinämie (D74.-)

D58.8 **Sonstige näher bezeichnete hereditäre hämolytische Anämien**
Stomatozytose

D58.9 **Hereditäre hämolytische Anämie, nicht näher bezeichnet**

D59.- Erworbene hämolytische Anämien

D59.0 **Arzneimittelinduzierte autoimmunhämolytische Anämie**
Soll die Substanz angegeben werden, ist eine zusätzliche Schlüsselnummer (Kapitel XX) zu benutzen.

D59.1 Sonstige autoimmunhämolytische Anämien
Autoimmunhämolytische Krankheit (Kälteautoantikörper-Typ) (Wärmeautoantikörper-Typ)
Chronische Kälteagglutininkrankheit
Hämolytische Anämie:
• Kälteautoantikörper-Typ (sekundär) (symptomatisch)
• Wärmeautoantikörper-Typ (sekundär) (symptomatisch)
Kälteagglutinin-:
• Hämoglobinurie
• Krankheit

Exkl.: Evans-Syndrom (D69.3)
Hämolytische Krankheit beim Feten und Neugeborenen (P55.-)
Paroxysmale Kältehämoglobinurie (D59.6)

D59.2 Arzneimittelinduzierte nicht-autoimmunhämolytische Anämie
Arzneimittelinduzierte Enzymmangelanämie

Soll die Substanz angegeben werden, ist eine zusätzliche Schlüsselnummer (Kapitel XX) zu benutzen.

D59.3 Hämolytisch-urämisches Syndrom

D59.4 Sonstige nicht-autoimmunhämolytische Anämien
Hämolytische Anämie:
• mechanisch
• mikroangiopathisch
• toxisch

Soll die äußere Ursache angegeben werden, ist eine zusätzliche Schlüsselnummmer (Kapitel) XX zu benutzen.

D59.5 Paroxysmale nächtliche Hämoglobinurie [Marchiafava-Micheli]
Exkl.: Hämoglobinurie o.n.A. (R82.3)

D59.6 Hämoglobinurie durch Hämolyse infolge sonstiger äußerer Ursachen
Hämoglobinurie:
• Belastungs-
• Marsch-
• paroxysmale Kälte-

Soll die äußere Ursache angegeben werden, ist eine zusätzliche Schlüsselnummer (Kapitel XX) zu benutzen.

Exkl.: Hämoglobinurie o.n.A. (R82.3)

D59.8 Sonstige erworbene hämolytische Anämien

D59.9 Erworbene hämolytische Anämie, nicht näher bezeichnet
Idiopathische hämolytische Anämie, chronisch

Aplastische und sonstige Anämien (D60-D64)

D60.- Erworbene isolierte aplastische Anämie [Erythroblastopenie] [pure red cell aplasia]
Inkl.: Isolierte aplastische Anämie (erworben) (beim Erwachsenen) (bei Thymom)

D60.0 Chronische erworbene isolierte aplastische Anämie

D60.1 Transitorische erworbene isolierte aplastische Anämie

D60.8 Sonstige erworbene isolierte aplastische Anämien

D60.9 Erworbene isolierte aplastische Anämie, nicht näher bezeichnet

D61.- Sonstige aplastische Anämien
Exkl.: Agranulozytose (D70)

D61.0 Angeborene aplastische Anämie
Blackfan-Diamond-Anämie
Familiäre hypoplastische Anämie
Fanconi-Anämie
Isolierte aplastische Anämie:
- angeboren
- im Kindesalter
- primär

Panzytopenie mit Fehlbildungen

D61.1 Arzneimittelinduzierte aplastische Anämie
Soll die Substanz angegeben werden, ist eine zusätzliche Schlüsselnummer (Kapitel XX) zu benutzen.

D61.2 Aplastische Anämie infolge sonstiger äußerer Ursachen
Soll die äußere Ursache angegeben werden, ist eine zusätzliche Schlüsselnummer (Kapitel XX) zu benutzen.

D61.3 Idiopathische aplastische Anämie

D61.8 Sonstige näher bezeichnete aplastische Anämien

D61.9 Aplastische Anämie, nicht näher bezeichnet
Hypoplastische Anämie o.n.A.
Knochenmarkinsuffizienz
Panmyelopathie
Panmyelophthise

D62 Akute Blutungsanämie
Exkl.: Angeborene Anämie durch fetalen Blutverlust (P61.3)

D63.-* Anämie bei chronischen, anderenorts klassifizierten Krankheiten

D63.0* Anämie bei Neubildungen (C00-D48†)

D63.8* Anämie bei sonstigen chronischen, anderenorts klassifizierten Krankheiten

D64.- Sonstige Anämien
Exkl.: Refraktäre Anämie:
- mit Blastenüberschuß (D46.2)
- mit Blastenüberschuß in Transformation (D46.3)
- mit Ringsideroblasten (D46.1)
- ohne Ringsideroblasten (D46.0)
- o.n.A. (D46.4)

D64.0 Hereditäre sideroachrestische [sideroblastische] Anämie
X-chromosomal-gebundene hypochrome sideroachrestische Anämie

D64.1 Sekundäre sideroachrestische [sideroblastische] Anämie (krankheitsbedingt)
Soll die Krankheit angegeben werden, ist eine zusätzliche Schlüsselnummer zu benutzen. Im Krankenhaus sollte diese Information immer verschlüsselt werden, wenn sie vorliegt.

D64.2 Sekundäre sideroachrestische [sideroblastische] Anämie durch Arzneimittel oder Toxine
Soll die äußere Ursache angegeben werden, ist eine zusätzliche Schlüsselnummer (Kapitel XX) zu benutzen.

D64.3 Sonstige sideroachrestische [sideroblastische] Anämien
Sideroachrestische Anämie:
- pyridoxinsensibel, anderenorts nicht klassifiziert
- o.n.A.

D64.4 Kongenitale dyserythropoetische Anämie
Dyshäm(at)opoetische Anämie (angeboren)

Exkl.: Blackfan-Diamond-Anämie (D61.0)
Di-Guglielmo-Krankheit (C94.0)

D64.8 Sonstige näher bezeichnete Anämien
Infantile Pseudoleukämie
Leukoerythroblastische Anämie

D64.9 Anämie, nicht näher bezeichnet

Koagulopathien, Purpura und sonstige hämorrhagische Diathesen (D65-D69)

D65 Disseminierte intravasale Gerinnung [Defibrinationssyndrom]
Afibrinogenämie, erworben
Diffuse oder disseminierte intravasale Gerinnung [DIC]
Fibrinolyseblutung, erworben
Purpura:
- fibrinolytisch
- fulminans

Verbrauchskoagulopathie

Exkl.: Als Komplikation bei(m):
- Abort, Extrauteringravidität oder Molenschwangerschaft (O00-O07, O08.1)
- Neugeborenen (P60)
- Schwangerschaft, Geburt oder Wochenbett (O45.0, O46.0, O67.0, O72.3)

D66 Hereditärer Faktor-VIII-Mangel
Faktor-VIII-Mangel (mit Funktionsstörung)
Hämophilie:
- A
- klassisch
- o.n.A.

Exkl.: Faktor-VIII-Mangel mit Störung der Gefäßendothelfunktion (D68.0)

D67 Hereditärer Faktor-IX-Mangel
Christmas disease
Hämophilie B
Mangel:
- Faktor IX (mit Funktionsstörung)
- Plasma-Thromboplastin-Komponente [PTC]

D68.- Sonstige Koagulopathien
Exkl.: Als Komplikation bei(m):
- Abort, Extrauteringravidität oder Molenschwangerschaft (O00-O07, O08.1)
- Schwangerschaft, Geburt oder Wochenbett (O45.0, O46.0, O67.0, O72.3)

D68.0 Willebrand-Jürgens-Syndrom
Angiohämophilie
Faktor-VIII-Mangel mit Störung der Gefäßendothelfunktion
Vaskuläre Hämophilie

Exkl.: Faktor-VIII-Mangel:
- mit Funktionsstörung (D66)
- o.n.A. (D66)

Kapillarbrüchigkeit (hereditär) (D69.8)

D68.1 Hereditärer Faktor-XI-Mangel
Hämophilie C
Plasma-Thromboplastin-Antecedent[PTA]-Mangel

Krankheiten des Blutes und der blutbildenden Organe Version 2.0 Stand November 2000

D68.2 Hereditärer Mangel an sonstigen Gerinnungsfaktoren
Angeborene Afibrinogenämie
Dysfibrinogenämie (angeboren)
Hypoprokonvertinämie
Mangel an Faktor:
- I [Fibrinogen]
- II [Prothrombin]
- V [Proakzelerin] [Plasma-Ac-Globulin] [Labiler Faktor]
- VII [Prokonvertin] [Stabiler Faktor]
- X [Stuart-Prower-Faktor]
- XII [Hageman-Faktor]
- XIII [Fibrinstabilisierender Faktor]

Owren-Krankheit

D68.3 Hämorrhagische Diathese durch zirkulierende Antikoagulanzien
Blutung bei Dauertherapie mit Antikoagulanzien
Hyperheparinämie
Vermehrung von:
- Antithrombin
- Anti-VIIIa
- Anti-IXa
- Anti-Xa
- Anti-XIa

Soll das verabreichte Antikoagulans angegeben werden, ist eine zusätzliche Schlüsselnummer (Kapitel XX) zu benutzen.

Exkl.: Dauertherapie mit Antikoagulanzien ohne Blutung (Z92.1)

D68.4 Erworbener Mangel an Gerinnungsfaktoren
Gerinnungsfaktormangel durch:
- Leberkrankheit
- Vitamin-K-Mangel

Exkl.: Vitamin-K-Mangel beim Neugeborenen (P53)

D68.8 Sonstige näher bezeichnete Koagulopathien
Vorhandensein von Inhibitor des systemischen Lupus erythematodes [SLE]

D68.9 Koagulopathie, nicht näher bezeichnet

D69.- Purpura und sonstige hämorrhagische Diathesen
Exkl.: Benigne Purpura hyper(gamma)globulinaemica (D89.0)
Essentielle (hämorrhagische) Thrombozythämie (D47.3)
Kryoglobulinämische Purpura (D89.1)
Purpura fulminans (D65)
Thrombotisch-thrombozytopenische Purpura (M31.1)

D69.0 Purpura anaphylactoides
Allergische Vaskulitis
Purpura:
- allergica
- nichtthrombozytopenisch:
  - hämorrhagisch
  - idiopathisch
- Schoenlein-Henoch
- vaskulär

D69.1 Qualitative Thrombozytendefekte
Bernard-Soulier-Syndrom [Riesenthrombozyten-Syndrom]
Glanzmann- (Naegeli-) Syndrom
Grey-platelet-Syndrom [Syndrom der grauen Thrombozyten]
Thrombasthenie (hämorrhagisch) (hereditär)
Thrombozytopathie

Exkl.: Willebrand-Jürgens-Syndrom (D68.0)

D69.2 **Sonstige nichtthrombozytopenische Purpura**
Purpura:
• senilis
• simplex
• o.n.A.

D69.3 **Idiopathische thrombozytopenische Purpura**
Evans-Syndrom
Werlhof-Krankheit

D69.4 **Sonstige primäre Thrombozytopenie**
Exkl.: Thrombozytopenie mit Radiusaplasie (Q87.2)
Transitorische Thrombozytopenie beim Neugeborenen (P61.0)
Wiskott-Aldrich-Syndrom (D82.0)

D69.5 **Sekundäre Thrombozytopenie**
Soll die äußere Ursache angegeben werden, ist eine zusätzliche Schlüsselnummer (Kapitel XX) zu benutzen.

D69.6 **Thrombozytopenie, nicht näher bezeichnet**

D69.8 **Sonstige näher bezeichnete hämorrhagische Diathesen**
Kapillarbrüchigkeit (hereditär)
Vaskuläre Pseudohämophilie

D69.9 **Hämorrhagische Diathese, nicht näher bezeichnet**

Sonstige Krankheiten des Blutes und der blutbildenden Organe (D70-D77)

D70 **Agranulozytose**
Agranulocytosis infantilis hereditaria
Angina agranulocytotica
Kostmann-Syndrom
Neutropenie:
• angeboren
• arzneimittelinduziert
• periodisch
• splenogen (primär)
• toxisch
• zyklisch
• o.n.A.
Neutropenische Splenomegalie

Soll bei Arzneimittelinduktion die Substanz angegeben werden, ist eine zusätzliche Schlüsselnummer (Kapitel XX) zu benutzen.

Exkl.: Transitorische Neutropenie beim Neugeborenen (P61.5)

D71 **Funktionelle Störungen der neutrophilen Granulozyten**
Angeborene Dysphagozytose
Chronische Granulomatose (im Kindesalter)
Defekt des Membranrezeptorenkomplexes [CR3]
Progressive septische Granulomatose

D72.- **Sonstige Krankheiten der Leukozyten**
Exkl.: Basophilie (D75.8)
Myelodysplastische Syndrome (D46.-)
Neutropenie (D70)
Präleukämie (-Syndrom) (D46.9)
Störungen des Immunsystems (D80-D89)

Krankheiten des Blutes und der blutbildenden Organe   Version 2.0 Stand November 2000

D72.0 **Genetisch bedingte Leukozytenanomalien**
Anomalie (Granulation) (Granulozyten) oder Syndrom:
- Alder-
- May-Hegglin-
- Pelger-Huët-

Hereditär:
- Leukomelanopathie
- leukozytär:
  - Hypersegmentation
  - Hyposegmentation

Exkl.: Chediak- (Steinbrinck-) Higashi-Syndrom (E70.3)

D72.1 **Eosinophilie**
Eosinophilie:
- allergisch
- hereditär

D72.8 **Sonstige näher bezeichnete Krankheiten der Leukozyten**
Leukämoide Reaktion:
- lymphozytär
- monozytär
- myelozytär

Leukozytose
Lympho(zyto)penie
Lymphozytose (symptomatisch)
Monozytose (symptomatisch)
Plasmozytose

D72.9 **Krankheit der Leukozyten, nicht näher bezeichnet**

D73.- Krankheiten der Milz

D73.0 **Hyposplenismus**
Asplenie nach Splenektomie
Atrophie der Milz

Exkl.: Asplenie (angeboren) (Q89.0)

D73.1 **Hypersplenismus**
Exkl.: Splenomegalie:
- angeboren (Q89.0)
- o.n.A. (R16.1)

D73.2 **Chronisch-kongestive Splenomegalie**

D73.3 **Abszeß der Milz**

D73.4 **Zyste der Milz**

D73.5 **Infarzierung der Milz**
Milzruptur, nichttraumatisch
Milztorsion

Exkl.: Traumatische Milzruptur (S36.04)

D73.8 **Sonstige Krankheiten der Milz**
Fibrose der Milz o.n.A.
Perisplenitis
Splenitis o.n.A.

D73.9 **Krankheit der Milz, nicht näher bezeichnet**

D74.- Methämoglobinämie

D74.0 **Angeborene Methämoglobinämie**
Angeborener NADH-Methämoglobinreduktase-Mangel
Hämoglobin-M[Hb-M]-Krankheit
Methämoglobinämie, hereditär

D74.8 **Sonstige Methämoglobinämien**
Erworbene Methämoglobinämie (mit Sulfhämoglobinämie)
Toxische Methämoglobinämie

Soll die äußere Ursache angegeben werden, ist eine zusätzliche Schlüsselnummer (Kapitel XX) zu benutzen.

D74.9 **Methämoglobinämie, nicht näher bezeichnet**

D75.- Sonstige Krankheiten des Blutes und der blutbildenden Organe
Exkl.: Hypergammaglobulinämie o.n.A. (D89.2)
Lymphadenitis:
- akut (L04.-)
- chronisch (I88.1)
- mesenterial (akut) (chronisch) (I88.0)
- o.n.A. (I88.9)
Vergrößerte Lymphknoten (R59.-)

D75.0 **Familiäre Erythrozytose**
Polyglobulie [Polyzythämie]:
- familiär
- gutartig

Exkl.: Hereditäre Ovalozytose (D58.1)

D75.1 **Sekundäre Polyglobulie [Polyzythämie]**
Polyglobulie:
- durch:
  - Aufenthalt in großer Höhe
  - Erythropoetin
  - Hämokonzentration
  - Streß
- emotionell
- erworben
- hypoxämisch
- relativ
- renal

Exkl.: Polycythaemia vera (D45)
Polyglobulie beim Neugeborenen (P61.1)

D75.2 **Essentielle Thrombozytose**
Exkl.: Essentielle (hämorrhagische) Thrombozythämie (D47.3)

D75.8 **Sonstige näher bezeichnete Krankheiten des Blutes und der blutbildenden Organe**
Basophilie

D75.9 **Krankheit des Blutes und der blutbildenden Organe, nicht näher bezeichnet**

D76.- Bestimmte Krankheiten mit Beteiligung des lymphoretikulären Gewebes und des retikulohistiozytären Systems
Exkl.: Abt-Letterer-Siwe-Krankheit (C96.0)
Bösartige Histiozytose (C96.1)
Retikuloendotheliose oder Retikulose:
- bösartig (C85.7)
- histiozytär medullär (C96.1)
- leukämisch (C91.4)
- lipomelanotisch (I89.8)
- ohne Lipidspeicherung (C96.0)

Krankheiten des Blutes und der blutbildenden Organe   Version 2.0 Stand November 2000

D76.0 **Langerhans-Zell-Histiozytose, anderenorts nicht klassifiziert**
Eosinophiles Granulom
Hand-Schüller-Christian-Krankheit
Histiocytosis X (chronisch)

D76.1 **Hämophagozytäre Lymphohistiozytose**
Familiäre hämophagozytäre Retikulose
Histiozytosen mononukleärer Phagozyten, ausgenommen der Langerhans-Zellen o.n.A.

D76.2 **Hämophagozytäres Syndrom bei Infektionen**
Soll der Infektionserreger oder die Infektionskrankheit angegeben werden, ist eine zusätzliche Schlüsselnummer zu benutzen. Im Krankenhaus sollte diese Information immer verschlüsselt werden, wenn sie vorliegt.

D76.3 **Sonstige Histiozytose-Syndrome**
Retikulohistiozytom (Riesenzellen)
Sinushistiozytose mit massiver Lymphadenopathie
Xanthogranulom

D77* **Sonstige Krankheiten des Blutes und der blutbildenden Organe bei anderenorts klassifizierten Krankheiten**
Fibrose der Milz bei Schistosomiasis [Bilharziose] (B65.-†)

Bestimmte Störungen mit Beteiligung des Immunsystems (D80-D89)

Inkl.: Defekte im Komplementsystem
Immundefekte, ausgenommen HIV-Krankheit [Humane Immundefizienz-Viruskrankheit]
Sarkoidose

Exkl.: Autoimmunkrankheit (systemisch) o.n.A. (M35.9)
Funktionelle Störungen der neutrophilen Granulozyten (D71)
HIV-Krankheit (B20-B24)

D80.- **Immundefekt mit vorherrschendem Antikörpermangel**

D80.0 **Hereditäre Hypogammaglobulinämie**
Autosomal-rezessive Agammaglobulinämie (Schweizer Typ)
X-chromosomal-gebundene Agammaglobulinämie [Bruton] (mit Wachstumshormonmangel)

D80.1 **Nichtfamiliäre Hypogammaglobulinämie**
Agammaglobulinämie mit Immunglobulin-positiven B-Lymphozyten
Common-variable-Agammaglobulinämie [CVAgamma]
Hypogammaglobulinämie o.n.A.

D80.2 **Selektiver Immunglobulin-A-Mangel [IgA-Mangel]**

D80.3 **Selektiver Mangel an Immunglobulin-G-Subklassen [IgG-Subklassen]**

D80.4 **Selektiver Immunglobulin-M-Mangel [IgM-Mangel]**

D80.5 **Immundefekt bei erhöhtem Immunglobulin M [IgM]**

D80.6 **Antikörpermangel bei Normo- oder Hypergammaglobulinämie**

D80.7 **Transitorische Hypogammaglobulinämie im Kindesalter**

D80.8 **Sonstige Immundefekte mit vorherrschendem Antikörpermangel**
Kappa-Leichtketten-Defekt

D80.9 **Immundefekt mit vorherrschendem Antikörpermangel, nicht näher bezeichnet**

D81.- Kombinierte Immundefekte
Exkl.: Autosomal-rezessive Agammaglobulinämie (Schweizer Typ) (D80.0)

D81.0 Schwerer kombinierter Immundefekt [SCID] mit retikulärer Dysgenesie

D81.1 Schwerer kombinierter Immundefekt [SCID] mit niedriger T- und B-Zellen-Zahl

D81.2 Schwerer kombinierter Immundefekt [SCID] mit niedriger oder normaler B-Zellen-Zahl

D81.3 Adenosindesaminase[ADA]-Mangel

D81.4 Nezelof-Syndrom

D81.5 Purinnukleosid-Phosphorylase[PNP]-Mangel

D81.6 Haupthistokompatibilitäts-Komplex-Klasse-I-Defekt [MHC-Klasse-I-Defekt]
Bare-lymphocyte-Syndrom

D81.7 Haupthistokompatibilitäts-Komplex-Klasse-II-Defekt [MHC-Klasse-II-Defekt]

D81.8 Sonstige kombinierte Immundefekte
Biotinabhängiger Carboxylase-Mangel

D81.9 Kombinierter Immundefekt, nicht näher bezeichnet
Schwerer kombinierter Immundefekt [SCID] o.n.A.

D82.- Immundefekt in Verbindung mit anderen schweren Defekten
Exkl.: Ataxia teleangiectatica [Louis-Bar-Syndrom] (G11.3)

D82.0 Wiskott-Aldrich-Syndrom
Immundefekt mit Thrombozytopenie und Ekzem

D82.1 Di-George-Syndrom
Syndrom des vierten Kiemenbogens
Thymus:
• Alymphoplasie
• Aplasie oder Hypoplasie mit Immundefekt

D82.2 Immundefekt mit disproportioniertem Minderwuchs

D82.3 Immundefekt mit hereditär defekter Reaktion auf Epstein-Barr-Virus
X-chromosomal-gebundene lymphoproliferative Krankheit

D82.4 Hyperimmunglobulin-E[IgE]-Syndrom

D82.8 Immundefekte in Verbindung mit anderen näher bezeichneten schweren Defekten

D82.9 Immundefekt in Verbindung mit schwerem Defekt, nicht näher bezeichnet

D83.- Variabler Immundefekt [common variable immunodeficiency]

D83.0 Variabler Immundefekt mit überwiegenden Abweichungen der B-Zellen-Zahl und -Funktion

D83.1 Variabler Immundefekt mit überwiegenden immunregulatorischen T-Zell-Störungen

D83.2 Variabler Immundefekt mit Autoantikörpern gegen B- oder T-Zellen

D83.8 Sonstige variable Immundefekte

D83.9 Variabler Immundefekt, nicht näher bezeichnet

D84.- Sonstige Immundefekte

D84.0 Lymphozytenfunktion-Antigen-1[LFA-1]-Defekt

D84.1	**Defekte im Komplementsystem** C1-Esterase-Inhibitor[C1-INH]-Mangel
D84.8	**Sonstige näher bezeichnete Immundefekte**
D84.9	**Immundefekt, nicht näher bezeichnet**

D86.- Sarkoidose

D86.0	Sarkoidose der Lunge
D86.1	Sarkoidose der Lymphknoten
D86.2	Sarkoidose der Lunge mit Sarkoidose der Lymphknoten
D86.3	Sarkoidose der Haut
D86.8	Sarkoidose an sonstigen und kombinierten Lokalisationen Iridozyklitis bei Sarkoidose† (H22.1*) Febris uveoparotidea [Heerfordt-Syndrom] Multiple Hirnnervenlähmung bei Sarkoidose† (G53.2*) Sarkoid: • Arthropathie† (M14.8*) • Myokarditis† (I41.8*) • Myositis† (M63.3-*)
D86.9	Sarkoidose, nicht näher bezeichnet

D89.- Sonstige Störungen mit Beteiligung des Immunsystems, anderenorts nicht klassifiziert

Exkl.: Hyperglobulinämie o.n.A. (R77.1)
Monoklonale Gammopathie (D47.2)
Versagen und Abstoßung eines Transplantates (T86.-)

D89.0	**Polyklonale Hypergammaglobulinämie** Benigne Purpura hyper(gamma)globulinaemica [Waldenström] Polyklonale Gammopathie o.n.A.
D89.1	**Kryoglobulinämie** Kryoglobulinämie: • essentiell • gemischt • idiopathisch • primär • sekundär Kryoglobulinämische: • Purpura • Vaskulitis
D89.2	**Hypergammaglobulinämie, nicht näher bezeichnet**
D89.8	**Sonstige näher bezeichnete Störungen mit Beteiligung des Immunsystems, anderenorts nicht klassifiziert**
D89.9	**Störung mit Beteiligung des Immunsystems, nicht näher bezeichnet** Immunkrankheit o.n.A.

Kapitel IV

Endokrine, Ernährungs- und Stoffwechselkrankheiten (E00-E90)

Hinw.: Alle Neubildungen, ob funktionell aktiv oder nicht, sind in Kapitel II klassifiziert. Zutreffende Schlüsselnummern dieses Krankheitskapitels (d.h. E05.8, E07.0, E16-E31, E34.-) können zusätzlich benutzt werden zur Angabe der funktionellen Aktivität einer Neubildung, eines ektopen endokrinen Gewebes sowie der Über- oder Unterfunktion endokriner Drüsen durch Neubildungen oder sonstige anderenorts klassifizierte Zustände.

Exkl.: Komplikationen der Schwangerschaft, der Geburt und des Wochenbettes (O00-O99)
Symptome und abnorme klinische und Laborbefunde, die anderenorts nicht klassifiziert sind (R00-R99)
Transitorische endokrine und Stoffwechselstörungen, die für den Feten und das Neugeborene spezifisch sind (P70-P74)

Dieses Kapitel gliedert sich in folgende Gruppen:

E00-E07	Krankheiten der Schilddrüse
E10-E14	Diabetes mellitus
E15-E16	Sonstige Störungen der Blutglukose-Regulation und der inneren Sekretion des Pankreas
E20-E35	Krankheiten sonstiger endokriner Drüsen
E40-E46	Mangelernährung
E50-E64	Sonstige alimentäre Mangelzustände
E65-E68	Adipositas und sonstige Überernährung
E70-E90	Stoffwechselstörungen

Dieses Kapitel enthält die folgenden Sternschlüsselnummern:

E35*	Störungen der endokrinen Drüsen bei anderenorts klassifizierten Krankheiten
E90*	Ernährungs- und Stoffwechselstörungen bei anderenorts klassifizierten Krankheiten

Krankheiten der Schilddrüse (E00-E07)

E00.- Angeborenes Jodmangelsyndrom

Inkl.: Endemische Krankheitszustände durch direkten umweltbedingten Jodmangel oder infolge mütterlichen Jodmangels. Einige dieser Krankheitszustände gehen aktuell nicht mehr mit einer Hypothyreose einher, sind jedoch Folge unzureichender Schilddrüsenhormonsekretion des Feten in der Entwicklungsphase. Umweltbedingte strumigene Substanzen können beteiligt sein.

Soll eine damit verbundene geistige Retardierung angegeben werden, ist eine zusätzliche Schlüsselnummer (F70-F79) zu benutzen. Im Krankenhaus sollte diese Information immer verschlüsselt werden, wenn sie vorliegt.

Exkl.: Subklinische Jodmangel-Hypothyreose (E02)

E00.0 Angeborenes Jodmangelsyndrom, neurologischer Typ
Endemischer Kretinismus, neurologischer Typ

E00.1 Angeborenes Jodmangelsyndrom, myxödematöser Typ
Endemischer Kretinismus:
- hypothyreot
- myxödematöser Typ

E00.2 Angeborenes Jodmangelsyndrom, gemischter Typ
Endemischer Kretinismus, gemischter Typ

E00.9 Angeborenes Jodmangelsyndrom, nicht näher bezeichnet
Angeborene Jodmangel-Hypothyreose o.n.A.
Endemischer Kretinismus o.n.A.

E01.- Jodmangelbedingte Schilddrüsenkrankheiten und verwandte Zustände

Exkl.: Angeborenes Jodmangelsyndrom (E00.-)
Subklinische Jodmangel-Hypothyreose (E02)

E01.0 Jodmangelbedingte diffuse Struma (endemisch)

| E01.1 | **Jodmangelbedingte mehrknotige Struma (endemisch)**
Jodmangelbedingte knotige Struma |
|---|---|
| E01.2 | **Jodmangelbedingte Struma (endemisch), nicht näher bezeichnet**
Endemische Struma o.n.A. |
| E01.8 | **Sonstige jodmangelbedingte Schilddrüsenkrankheiten und verwandte Zustände**
Erworbene Jodmangel-Hypothyreose o.n.A. |

E02 Subklinische Jodmangel-Hypothyreose

E03.- Sonstige Hypothyreose

Exkl.: Hypothyreose nach medizinischen Maßnahmen (E89.0)
Jodmangelbedingte Hypothyreose (E00-E02)

| E03.0 | **Angeborene Hypothyreose mit diffuser Struma**
Struma congenita (nichttoxisch):
• parenchymatös
• o.n.A.

Exkl.: Transitorische Struma congenita mit normaler Funktion (P72.0) |
|---|---|
| E03.1 | **Angeborene Hypothyreose ohne Struma**
Angeboren:
• Atrophie der Schilddrüse
• Hypothyreose o.n.A.
Aplasie der Schilddrüse (mit Myxödem) |
| E03.2 | **Hypothyreose durch Arzneimittel oder andere exogene Substanzen**
Soll die äußere Ursache angegeben werden, ist eine zusätzliche Schlüsselnummer (Kapitel XX) zu benutzen. |
| E03.3 | **Postinfektiöse Hypothyreose** |
| E03.4 | **Atrophie der Schilddrüse (erworben)**
Exkl.: Angeborene Atrophie der Schilddrüse (E03.1) |
| E03.5 | **Myxödemkoma** |
| E03.8 | **Sonstige näher bezeichnete Hypothyreose** |
| E03.9 | **Hypothyreose, nicht näher bezeichnet**
Myxödem o.n.A. |

E04.- Sonstige nichttoxische Struma

Exkl.: Jodmangelbedingte Struma (E00-E02)
Struma congenita:
• diffus (E03.0)
• parenchymatös (E03.0)
• o.n.A. (E03.0)

| E04.0 | **Nichttoxische diffuse Struma**
Struma, nichttoxisch:
• diffusa (colloides)
• simplex |
|---|---|
| E04.1 | **Nichttoxischer solitärer Schilddrüsenknoten**
Nichttoxische einknotige Struma
Schilddrüsenknoten (zystisch) o.n.A.
Struma nodosa colloides (cystica) |
| E04.2 | **Nichttoxische mehrknotige Struma**
Mehrknotige (zystische) Struma o.n.A.
Zystische Struma o.n.A. |
| E04.8 | **Sonstige näher bezeichnete nichttoxische Struma** |

Endokrine, Ernährungs- und Stoffwechselkrankheiten

E04.9 **Nichttoxische Struma, nicht näher bezeichnet**
Struma nodosa (nichttoxisch) o.n.A.
Struma o.n.A.

E05.- Hyperthyreose [Thyreotoxikose]
Exkl.: Chronische Thyreoiditis mit transitorischer Hyperthyreose (E06.2)
Hyperthyreose beim Neugeborenen (P72.1)

E05.0 **Hyperthyreose mit diffuser Struma**
Basedow-Krankheit [Morbus Basedow]
Toxische diffuse Struma
Toxische Struma o.n.A.

E05.1 **Hyperthyreose mit toxischem solitärem Schilddrüsenknoten**
Hyperthyreose mit toxischer einknotiger Struma

E05.2 **Hyperthyreose mit toxischer mehrknotiger Struma**
Toxische Struma nodosa o.n.A.

E05.3 **Hyperthyreose durch ektopisches Schilddrüsengewebe**

E05.4 **Hyperthyreosis factitia**

E05.5 **Thyreotoxische Krise**

E05.8 **Sonstige Hyperthyreose**
Überproduktion von Thyreotropin

Soll die äußere Ursache angegeben werden, ist eine zusätzliche Schlüsselnummer (Kapitel XX) zu benutzen.

E05.9 **Hyperthyreose, nicht näher bezeichnet**
Hyperthyreose o.n.A.
Thyreotoxische Herzkrankheit† (I43.8*)

E06.- Thyreoiditis
Exkl.: Postpartale Thyreoiditis (O90.5)

E06.0 **Akute Thyreoiditis**
Abszeß der Schilddrüse
Thyreoiditis:
- eitrig
- pyogen

Soll der Infektionserreger angegeben werden, ist eine zusätzliche Schlüsselnummer (B95-B97) zu benutzen. Im Krankenhaus sollte diese Information immer verschlüsselt werden, wenn sie vorliegt.

E06.1 **Subakute Thyreoiditis**
Thyreoiditis:
- de-Quervain-
- granulomatös
- nichteitrig
- Riesenzell-

Exkl.: Autoimmunthyreoiditis (E06.3)

E06.2 **Chronische Thyreoiditis mit transitorischer Hyperthyreose**
Exkl.: Autoimmunthyreoiditis (E06.3)

E06.3 **Autoimmunthyreoiditis**
Hashimoto-Thyreoiditis
Hashitoxikose (transitorisch)
Lymphozytäre Thyreoiditis
Struma lymphomatosa [Hashimoto]

E06.4 **Arzneimittelinduzierte Thyreoiditis**
Soll die Substanz angegeben werden, ist eine zusätzliche Schlüsselnummer (Kapitel XX) zu benutzen.

E06.5 **Sonstige chronische Thyreoiditis**
Thyreoiditis:
- chronisch:
  - fibrös
  - o.n.A.
- eisenhart
- Riedel-Struma

E06.9 **Thyreoiditis, nicht näher bezeichnet**

E07.- Sonstige Krankheiten der Schilddrüse

E07.0 **Hypersekretion von Kalzitonin**
C-Zellenhyperplasie der Schilddrüse
Hypersekretion von Thyreokalzitonin

E07.1 **Dyshormogene Struma**
Familiäre dyshormogene Struma
Pendred-Syndrom

Exkl.: Transitorische Struma congenita mit normaler Funktion (P72.0)

E07.8 **Sonstige näher bezeichnete Krankheiten der Schilddrüse**
Abnormität des Thyreoglobulin
Euthyroid-Sick-Syndrom
Schilddrüse:
- Blutung
- Infarzierung

E07.9 **Krankheit der Schilddrüse, nicht näher bezeichnet**

Version 2.0 Stand November 2000   Endokrine, Ernährungs- und Stoffwechselkrankheiten

Diabetes mellitus
(E10-E14)

Soll bei Arzneimittelinduktion die Substanz angegeben werden, ist eine zusätzliche Schlüsselnummer (Kapitel XX) zu benutzen.

Die folgenden vierten Stellen sind bei den Kategorien E10-E14 zu benutzen:

.0 **Mit Koma**
Diabetisches Koma:
- hyperosmolar
- hypoglykämisch
- mit oder ohne Ketoazidose
Hyperglykämisches Koma o.n.A.

.1 **Mit Ketoazidose**
Diabetisch:
- Azidose
- Ketoazidose
} ohne Angabe eines Komas

.2† **Mit Nierenkomplikationen**
Diabetische Nephropathie (N08.3*)
Intrakapilläre Glomerulonephrose (N08.3*)
Kimmelstiel-Wilson-Syndrom (N08.3*)

.3† **Mit Augenkomplikationen**
Diabetisch:
- Katarakt (H28.0*)
- Retinopathie (H36.0*)

.4† **Mit neurologischen Komplikationen**
Diabetisch:
- Amyotrophie (G73.0*)
- autonome Neuropathie (G99.0*)
- autonome Polyneuropathie (G99.0*)
- Mononeuropathie (G59.0*)
- Polyneuropathie (G63.2*)

.5 **Mit peripheren vaskulären Komplikationen**
Diabetisch:
- Gangrän
- periphere Angiopathie† (I79.2*)
- Ulkus

.6 **Mit sonstigen näher bezeichneten Komplikationen**
Diabetische Arthropathie† (M14.2*)
Neuropathische diabetische Arthropathie† (M14.6*)

.7 **Mit multiplen Komplikationen**

.8 **Mit nicht näher bezeichneten Komplikationen**

.9 **Ohne Komplikationen**

Die folgenden fünften Stellen sind bei den Kategorien E10-E14 zu benutzen:

0   Nicht als engleist bezeichnet

1   Als engleist bezeichnet

E10.- Primär insulinabhängiger Diabetes mellitus [Typ-I-Diabetes]
[Hinweise zu den Subkategorien siehe am Anfang dieser Krankheitsgruppe]

Inkl.: Diabetes mellitus:
- juveniler Typ
- labil [brittle]
- mit Ketoseneigung

Exkl.: Diabetes mellitus:
- beim Neugeborenen (P70.2)
- in Verbindung mit Fehl- oder Mangelernährung [Malnutrition] (E12.-)
- während der Schwangerschaft, der Geburt oder des Wochenbettes (O24.-)
Gestörte Glukosetoleranz (R73.0)
Glukosurie:
- renal (E74.8)
- o.n.A. (R81)
Postoperative Hypoinsulinämie (E89.1)

E10.0 Mit Koma

E10.1 Mit Ketoazidose

E10.2† Mit Nierenkomplikationen

E10.3† Mit Augenkomplikationen

E10.4† Mit neurologischen Komplikationen

E10.5 Mit peripheren vaskulären Komplikationen

E10.6 Mit sonstigen näher bezeichneten Komplikationen

E10.7 Mit multiplen Komplikationen

E10.8 Mit nicht näher bezeichneten Komplikationen

E10.9 Ohne Komplikationen

E11.- Nicht primär insulinabhängiger Diabetes mellitus [Typ-II-Diabetes]
[Hinweise zu den Subkategorien siehe am Anfang dieser Krankheitsgruppe]

Inkl.: Diabetes (mellitus) (ohne Adipositas) (mit Adipositas):
- Alters-
- Erwachsenentyp
- ohne Ketoseneigung
- stabil
Nicht primär insulinabhängiger Diabetes beim Jugendlichen
Typ-II-Diabetes unter Insulinbehandlung

Exkl.: Diabetes mellitus:
- beim Neugeborenen (P70.2)
- in Verbindung mit Fehl- oder Mangelernährung [Malnutrition] (E12.-)
- während der Schwangerschaft, der Geburt oder des Wochenbettes (O24.-)
Gestörte Glukosetoleranz (R73.0)
Glukosurie:
- renal (E74.8)
- o.n.A. (R81)
Postoperative Hypoinsulinämie (E89.1)

E11.0 Mit Koma

E11.1 Mit Ketoazidose

E11.2† Mit Nierenkomplikationen

E11.3† Mit Augenkomplikationen

E11.4†	**Mit neurologischen Komplikationen**
E11.5	**Mit peripheren vaskulären Komplikationen**
E11.6	Mit sonstigen näher bezeichneten Komplikationen
E11.7	**Mit multiplen Komplikationen**
E11.8	Mit nicht näher bezeichneten Komplikationen
E11.9	**Ohne Komplikationen**

E12.- Diabetes mellitus in Verbindung mit Fehl- oder Mangelernährung [Malnutrition]

[Hinweise zu den Subkategorien siehe am Anfang dieser Krankheitsgruppe]

Inkl.: Diabetes mellitus in Verbindung mit Fehl- oder Mangelernährung [Malnutrition]:
- insulinabhängig
- nicht insulinabhängig

Exkl.: Diabetes mellitus:
- beim Neugeborenen (P70.2)
- während der Schwangerschaft, der Geburt oder des Wochenbettes (O24.-)
Gestörte Glukosetoleranz (R73.0)
Glukosurie:
- renal (E74.8)
- o.n.A. (R81)
Postoperative Hypoinsulinämie (E89.1)

E12.0	Mit Koma
E12.1	Mit Ketoazidose
E12.2†	Mit Nierenkomplikationen
E12.3†	Mit Augenkomplikationen
E12.4†	Mit neurologischen Komplikationen
E12.5	Mit peripheren vaskulären Komplikationen
E12.6	Mit sonstigen näher bezeichneten Komplikationen
E12.7	Mit multiplen Komplikationen
E12.8	Mit nicht näher bezeichneten Komplikationen
E12.9	Ohne Komplikationen

E13.- Sonstiger näher bezeichneter Diabetes mellitus

[Hinweise zu den Subkategorien siehe am Anfang dieser Krankheitsgruppe]

Exkl.: Diabetes mellitus:
- beim Neugeborenen (P70.2)
- in Verbindung mit Fehl- oder Mangelernährung [Malnutrition] (E12.-)
- primär insulinabhängig [Typ-I-Diabetes] (E10.-)
- nicht primär insulinabhängig [Typ-II-Diabetes] (E11.-)
- während der Schwangerschaft, der Geburt oder des Wochenbettes (O24.-)
Gestörte Glukosetoleranz (R73.0)
Glukosurie:
- renal (E74.8)
- o.n.A. (R81)
Postoperative Hypoinsulinämie (E89.1)

E13.0	Mit Koma
E13.1	Mit Ketoazidose

E13.2†	Mit Nierenkomplikationen
E13.3†	Mit Augenkomplikationen
E13.4†	Mit neurologischen Komplikationen
E13.5	Mit peripheren vaskulären Komplikationen
E13.6	Mit sonstigen näher bezeichneten Komplikationen
E13.7	Mit multiplen Komplikationen
E13.8	Mit nicht näher bezeichneten Komplikationen
E13.9	Ohne Komplikationen

E14.- Nicht näher bezeichneter Diabetes mellitus

[Hinweise zu den Subkategorien siehe am Anfang dieser Krankheitsgruppe]

Inkl.: Diabetes mellitus o.n.A.

Exkl.: Diabetes mellitus:
- beim Neugeborenen (P70.2)
- in Verbindung mit Fehl- oder Mangelernährung [Malnutrition] (E12.-)
- primär insulinabhängig [Typ-I-Diabetes] (E10.-)
- nicht primär insulinabhängig [Typ-II-Diabetes] (E11.-)
- während der Schwangerschaft, der Geburt oder des Wochenbettes (O24.-)

Gestörte Glukosetoleranz (R73.0)
Glukosurie:
- renal (E74.8)
- o.n.A. (R81)

Postoperative Hypoinsulinämie (E89.1)

E14.0	Mit Koma
E14.1	Mit Ketoazidose
E14.2†	Mit Nierenkomplikationen
E14.3†	Mit Augenkomplikationen
E14.4†	Mit neurologischen Komplikationen
E14.5	Mit peripheren vaskulären Komplikationen
E14.6	Mit sonstigen näher bezeichneten Komplikationen
E14.7	Mit multiplen Komplikationen
E14.8	Mit nicht näher bezeichneten Komplikationen
E14.9	Ohne Komplikationen

Sonstige Störungen der Blutglukose-Regulation und der inneren Sekretion des Pankreas
(E15-E16)

E15 Hypoglykämisches Koma, nichtdiabetisch

Arzneimittelinduziertes Insulinkoma beim Nichtdiabetiker
Hyperinsulinismus mit hypoglykämischem Koma
Hypoglykämisches Koma o.n.A.

Soll bei Arzneimittelinduktion die Substanz angegeben werden, ist eine zusätzliche Schlüsselnummer (Kapitel XX) zu benutzen.

E16.- Sonstige Störungen der inneren Sekretion des Pankreas

E16.0 **Arzneimittelinduzierte Hypoglykämie ohne Koma**
Soll die Substanz angegeben werden, ist eine zusätzliche Schlüsselnummer (Kapitel XX) zu benutzen.

E16.1 **Sonstige Hypoglykämie**
Enzephalopathie durch hypoglykämisches Koma
Funktionelle Hypoglykämie, ohne Anstieg des Insulinspiegels
Hyperinsulinismus:
• funktionell
• o.n.A.
Hyperplasie der Betazellen der Langerhans-Inseln o.n.A.

E16.2 Hypoglykämie, nicht näher bezeichnet

E16.3 **Erhöhte Glukagonsekretion**
Hyperplasie des endokrinen Drüsenanteils des Pankreas mit Glukagonüberproduktion

E16.4 **Abnorme Gastrinsekretion**
Hypergastrinämie
Zollinger-Ellison-Syndrom

E16.8 **Sonstige näher bezeichnete Störungen der inneren Sekretion des Pankreas**
Erhöhte Sekretion von:
• pankreatischem Polypeptid
• Somatostatin   aus dem endokrinen Drüsenanteil
• Somatotropin-Releasing-Hormon [SRH] [GHRH]   des Pankreas
• vasoaktivem gastrointestinalem Polypeptid

E16.9 **Störung der inneren Sekretion des Pankreas, nicht näher bezeichnet**
Hyperplasie des endokrinen Drüsenanteils des Pankreas o.n.A.
Inselzellhyperplasie o.n.A.

Krankheiten sonstiger endokriner Drüsen (E20-E35)

Exkl.: Galaktorrhoe (N64.3)
Gynäkomastie (N62)

E20.- Hypoparathyreoidismus
Exkl.: Di-George-Syndrom (D82.1)
Hypoparathyreoidismus nach medizinischen Maßnahmen (E89.2)
Tetanie o.n.A. (R29.0)
Transitorischer Hypoparathyreoidismus beim Neugeborenen (P71.4)

E20.0 **Idiopathischer Hypoparathyreoidismus**

E20.1 **Pseudohypoparathyreoidismus**

E20.8 **Sonstiger Hypoparathyreoidismus**

E20.9 **Hypoparathyreoidismus, nicht näher bezeichnet**
Parathyreogene Tetanie

E21.- Hyperparathyreoidismus und sonstige Krankheiten der Nebenschilddrüse
Exkl.: Osteomalazie:
• im Erwachsenenalter (M83.-)
• im Kindes- und Jugendalter (E55.0)

E21.0 **Primärer Hyperparathyreoidismus**
Hyperplasie der Nebenschilddrüse
Osteodystrophia fibrosa cystica generalisata [von-Recklinghausen-Krankheit des Knochens]

E21.1 Sekundärer Hyperparathyreoidismus, anderenorts nicht klassifiziert
Exkl.: Sekundärer Hyperparathyreoidismus renalen Ursprungs (N25.8)

E21.2 Sonstiger Hyperparathyreoidismus
Exkl.: Familiäre hypokalziurische Hyperkalziämie (E83.5)

E21.3 Hyperparathyreoidismus, nicht näher bezeichnet

E21.4 Sonstige näher bezeichnete Krankheiten der Nebenschilddrüse

E21.5 Krankheit der Nebenschilddrüse, nicht näher bezeichnet

E22.- Überfunktion der Hypophyse
Exkl.: Cushing-Syndrom (E24.-)
Nelson-Tumor (E24.1)
Überproduktion von:
- ACTH der Adenohypophyse (E24.0)
- ACTH, nicht in Verbindung mit Cushing-Krankheit (E27.0)
- Thyreotropin (E05.8)

E22.0 Akromegalie und hypophysärer Riesenwuchs
Arthropathie in Verbindung mit Akromegalie† (M14.5*)
Überproduktion von Somatotropin [Wachstumshormon]

Exkl.: Erhöhte Sekretion von Somatotropin-Releasing-Hormon aus dem endokrinen Drüsenanteil des Pankreas (E16.8)
Konstitutionell:
- Hochwuchs (E34.4)
- Riesenwuchs (E34.4)

E22.1 Hyperprolaktinämie
Soll bei Arzneimittelinduktion die Substanz angegeben werden, ist eine zusätzliche Schlüsselnummer (Kapitel XX) zu benutzen.

E22.2 Syndrom der inadäquaten Sekretion von Adiuretin

E22.8 Sonstige Überfunktion der Hypophyse
Zentral ausgelöste Pubertas praecox

E22.9 Überfunktion der Hypophyse, nicht näher bezeichnet

E23.- Unterfunktion und andere Störungen der Hypophyse
Inkl.: Aufgeführte Zustände, unabhängig davon, ob die Störung in der Hypophyse oder im Hypothalamus liegt.

Exkl.: Hypopituitarismus nach medizinischen Maßnahmen (E89.3)

E23.0 Hypopituitarismus
Fertiler Eunuchoidismus
Hypogonadotroper Hypogonadismus
Hypophysäre Kachexie
Hypophysärer Minderwuchs
Hypophyseninsuffizienz o.n.A.
Hypophysennekrose (postpartal)
Idiopathischer Mangel an Somatotropin [Wachstumshormon]
Isolierter Mangel an:
- Gonadotropin
- Hypophysenhormon
- Somatotropin

Kallmann-Syndrom
Lorain-Minderwuchs
Panhypopituitarismus
Simmonds-Sheehan-Syndrom

E23.1 Arzneimittelinduzierter Hypopituitarismus
Soll die Substanz angegeben werden, ist eine zusätzliche Schlüsselnummer (Kapitel) XX zu benutzen.

E23.2	**Diabetes insipidus**
	Exkl.: Renaler Diabetes insipidus (N25.1)

E23.3	**Hypothalamische Dysfunktion, anderenorts nicht klassifiziert**
	Exkl.: Prader-Willi-Syndrom (Q87.1)
	Silver-Russell-Syndrom (Q87.1)

E23.6	**Sonstige Störungen der Hypophyse**
	Abszeß der Hypophyse
	Dystrophia adiposogenitalis

E23.7   **Störung der Hypophyse, nicht näher bezeichnet**

E24.- Cushing-Syndrom

E24.0	**Hypophysäres Cushing-Syndrom**
	Hypophysärer Hyperadrenokortizismus
	Morbus Cushing
	Überproduktion von ACTH der Adenohypophyse

E24.1   **Nelson-Tumor**

E24.2	**Arzneimittelinduziertes Cushing-Syndrom**
	Soll die Substanz angegeben werden, ist eine zusätzliche Schlüsselnummer (Kapitel XX) zu benutzen.

E24.3	**Ektopisches ACTH-Syndrom**
	Cushing-Syndrom als Folge von ektopischem ACTH-bildendem Tumor

E24.4   **Alkoholinduziertes Pseudo-Cushing-Syndrom**

E24.8   **Sonstiges Cushing-Syndrom**

E24.9   **Cushing-Syndrom, nicht näher bezeichnet**

E25.- Adrenogenitale Störungen

Inkl.: Adrenaler Pseudohermaphroditismus femininus
Adrenogenitale Syndrome mit Virilisierung oder Feminisierung, erworben oder durch Nebennierenrindenhyperplasie mit Hormonsynthesestörung infolge angeborenen Enzymmangels
Heterosexuelle Pseudopubertas praecox feminina
Isosexuelle Pseudopubertas praecox masculina
Macrogenitosomia praecox beim männlichen Geschlecht
Sexuelle Frühreife bei Nebennierenrindenhyperplasie beim männlichen Geschlecht
Virilisierung (bei der Frau)

E25.0	**Angeborene adrenogenitale Störungen in Verbindung mit Enzymmangel**
	Angeborene Nebennierenrindenhyperplasie
	Angeborenes adrenogenitales Salzverlustsyndrom
	21-Hydroxylase-Mangel

E25.8	**Sonstige adrenogenitale Störungen**
	Idiopathische adrenogenitale Störung
	Soll bei Arzneimittelinduktion die Substanz angegeben werden, ist eine zusätzliche Schlüsselnummer (Kapitel XX) zu benutzen.

E25.9	**Adrenogenitale Störung, nicht näher bezeichnet**
	Adrenogenitales Syndrom o.n.A.

E26.- Hyperaldosteronismus

E26.0	**Primärer Hyperaldosteronismus**
	Conn-Syndrom
	Primärer Aldosteronismus durch Nebennierenrindenhyperplasie (beidseitig)

E26.1   **Sekundärer Hyperaldosteronismus**

E26.8　Sonstiger Hyperaldosteronismus
Bartter-Syndrom

E26.9　Hyperaldosteronismus, nicht näher bezeichnet

E27.-　Sonstige Krankheiten der Nebenniere

E27.0　Sonstige Nebennierenrindenüberfunktion
Überproduktion von ACTH, nicht in Verbindung mit Cushing-Krankheit
Vorzeitige Adrenarche

Exkl.: Cushing-Syndrom (E24.-)

E27.1　Primäre Nebennierenrindeninsuffizienz
Addison-Krankheit
Autoimmunadrenalitis

Exkl.: Amyloidose (E85.-)
　　　　Tuberkulöse Addison-Krankheit (A18.7)
　　　　Waterhouse-Friderichsen-Syndrom (A39.1)

E27.2　Addison-Krise
Akute Nebennierenrindeninsuffizienz
Nebennierenrinden-Krise

E27.3　Arzneimittelinduzierte Nebennierenrindeninsuffizienz
Soll die Substanz angegeben werden, ist eine zusätzliche Schlüsselnummer (Kapitel XX) zu benutzen.

E27.4　Sonstige und nicht näher bezeichnete Nebennierenrindeninsuffizienz
Hypoaldosteronismus
Nebennieren:
• Blutung
• Infarzierung
Nebennierenrindeninsuffizienz o.n.A.

Exkl.: Adrenoleukodystrophie [Addison-Schilder-Syndrom] (E71.3)
　　　　Waterhouse-Friderichsen-Syndrom (A39.1)

E27.5　Nebennierenmarküberfunktion
Hypersekretion von Katecholaminen
Nebennierenmarkhyperplasie

E27.8　Sonstige näher bezeichnete Krankheiten der Nebenniere
Abnormität des kortisolbindenden Globulins [Transcortin]

E27.9　Krankheit der Nebenniere, nicht näher bezeichnet

E28.-　Ovarielle Dysfunktion

Exkl.: Isolierter Gonadotropinmangel (E23.0)
　　　　Ovarialinsuffizienz nach medizinischen Maßnahmen (E89.4)

E28.0　Östrogenüberschuß
Soll bei Arzneimittelinduktion die Substanz angegeben werden, ist eine zusätzliche Schlüsselnummer (Kapitel XX) zu benutzen.

E28.1　Androgenüberschuß
Hypersekretion ovarieller Androgene

Soll bei Arzneimittelinduktion die Substanz angegeben werden, ist eine zusätzliche Schlüsselnummer (Kapitel XX) zu benutzen.

E28.2　Syndrom polyzystischer Ovarien
Stein-Leventhal-Syndrom
Syndrom sklerozystischer Ovarien

E28.3	**Primäre Ovarialinsuffizienz**
	Östrogenverminderung
	Syndrom resistenter Ovarien
	Vorzeitige Menopause o.n.A.
	Exkl.: Menopause und Klimakterium bei der Frau (N95.1)
	Reine Gonadendysgenesie (Q99.1)
	Turner-Syndrom (Q96.-)
E28.8	**Sonstige ovarielle Dysfunktion**
	Ovarielle Überfunktion o.n.A.
E28.9	**Ovarielle Dysfunktion, nicht näher bezeichnet**

E29.- Testikuläre Dysfunktion

Exkl.: Androgenresistenz-Syndrom (E34.5)
Azoospermie oder Oligozoospermie o.n.A. (N46)
Isolierter Gonadotropinmangel (E23.0)
Klinefelter-Syndrom (Q98.0-Q98.2, Q98.4)
Testikuläre Feminisierung (Syndrom) (E34.5)
Testikuläre Unterfunktion nach medizinischen Maßnahmen (E89.5)

E29.0 **Testikuläre Überfunktion**
Hypersekretion von testikulären Hormonen

E29.1 **Testikuläre Unterfunktion**
Biosynthesestörung des testikulären Androgens o.n.A.
Testikulärer Hypogonadismus o.n.A.
5-a-Reduktase-Mangel (mit Pseudohermaphroditismus masculinus)

Soll bei Arzneimittelinduktion die Substanz angegeben werden, ist eine zusätzliche Schlüsselnummer (Kapitel XX) zu benutzen.

E29.8 **Sonstige testikuläre Dysfunktion**

E29.9 **Testikuläre Dysfunktion, nicht näher bezeichnet**

E30.- Pubertätsstörungen, anderenorts nicht klassifiziert

E30.0 **Verzögerte Pubertät [Pubertas tarda]**
Konstitutionelle Verzögerung der Pubertät
Verzögerte sexuelle Entwicklung

E30.1 **Vorzeitige Pubertät [Pubertas praecox]**
Vorzeitige Menarche

Exkl.: Angeborene Nebennierenrindenhyperplasie (E25.0)
Heterosexuelle Pseudopubertas praecox feminina (E25.-)
Isosexuelle Pseudopubertas praecox masculina (E25.-)
McCune-Albright-Syndrom (Q78.1)
Zentral ausgelöste Pubertas praecox (E22.8)

E30.8 **Sonstige Pubertätsstörungen**
Vorzeitige Thelarche

E30.9 **Pubertätsstörung, nicht näher bezeichnet**

E31.- Polyglanduläre Dysfunktion

Exkl.: Ataxia teleangiectatica [Louis-Bar-Syndrom] (G11.3)
Dystrophia myotonica [Curschmann-Batten-Steinert-Syndrom] (G71.1)
Pseudohypoparathyreoidismus (E20.1)

E31.0 **Autoimmune polyglanduläre Insuffizienz**
Schmidt-Syndrom

Endokrine, Ernährungs- und Stoffwechselkrankheiten   Version 2.0 Stand November 2000

E31.1 **Polyglanduläre Überfunktion**
Exkl.: Multiple endokrine Adenomatose (D44.8)

E31.8 **Sonstige polyglanduläre Dysfunktion**

E31.9 **Polyglanduläre Dysfunktion, nicht näher bezeichnet**

E32.- Krankheiten des Thymus
Exkl.: Aplasie oder Hypoplasie mit Immundefekt (D82.1)
Myasthenia gravis (G70.0)

E32.0 **Persistierende Thymushyperplasie**
Thymushypertrophie

E32.1 **Abszeß des Thymus**

E32.8 **Sonstige Krankheiten des Thymus**

E32.9 **Krankheit des Thymus, nicht näher bezeichnet**

E34.- Sonstige endokrine Störungen
Exkl.: Pseudohypoparathyreoidismus (E20.1)

E34.0 **Karzinoid-Syndrom**
Hinw.: Kann als zusätzliche Schlüsselnummer angegeben werden, um die mit einem Karzinoid zusammenhängende funktionelle Aktivität auszuweisen.

E34.1 **Sonstige Hypersekretion intestinaler Hormone**

E34.2 **Ektopische Hormonsekretion, anderenorts nicht klassifiziert**

E34.3 **Minderwuchs, anderenorts nicht klassifiziert**
Minderwuchs:
• konstitutionell
• Laron-Typ
• psychosozial
• o.n.A.

Exkl.: Disproportionierter Minderwuchs bei Immundefekt (D82.2)
Minderwuchs:
• achondroplastisch (Q77.4)
• alimentär (E45)
• bei spezifischen Dysmorphie-Syndromen - Verschlüsselung des Syndroms - siehe Alphabetisches Verzeichnis
• hypochondroplastisch (Q77.4)
• hypophysär (E23.0)
• renal (N25.0)
Progerie (E34.8)
Silver-Russell-Syndrom (Q87.1)

E34.4 **Konstitutioneller Hochwuchs**
Konstitutioneller Riesenwuchs

E34.5 **Androgenresistenz-Syndrom**
Periphere Hormonrezeptorstörung
Pseudohermaphroditismus masculinus mit Androgenresistenz
Reifenstein-Syndrom
Testikuläre Feminisierung (Syndrom)

E34.8 **Sonstige näher bezeichnete endokrine Störungen**
Dysfunktion des Corpus pineale [Epiphyse]
Progerie

E34.9 **Endokrine Störung, nicht näher bezeichnet**
Endokrine Störung o.n.A.
Hormonelle Störung o.n.A.

E35.-* Störungen der endokrinen Drüsen bei anderenorts klassifizierten Krankheiten

E35.0* Krankheiten der Schilddrüse bei anderenorts klassifizierten Krankheiten
Tuberkulose der Schilddrüse (A18.8†)

E35.1* Krankheiten der Nebennieren bei anderenorts klassifizierten Krankheiten
Tuberkulöse Addison-Krankheit (A18.7†)
Waterhouse-Friderichsen-Syndrom (durch Meningokokken) (A39.1†)

E35.8* Krankheiten sonstiger endokriner Drüsen bei anderenorts klassifizierten Krankheiten

Mangelernährung
(E40-E46)

Hinw.: Der Grad der Unterernährung wird gewöhnlich mittels des Gewichtes ermittelt und in Standardabweichungen vom Mittelwert der entsprechenden Bezugspopulation dargestellt. Liegen eine oder mehrere vorausgegangene Messungen vor, so ist eine fehlende Gewichtszunahme bei Kindern bzw. eine Gewichtsabnahme bei Kindern oder Erwachsenen in der Regel ein Anzeichen für eine Mangelernährung.

Liegt nur eine Messung vor, so stützt sich die Diagnose auf Annahmen und ist ohne weitere klinische Befunde oder Laborergebnisse nicht endgültig. In jenen außergewöhnlichen Fällen, bei denen kein Gewichtswert vorliegt, sollte man sich auf klinische Befunde verlassen. Bei Gewichtswerten unterhalb des Mittelwertes der Bezugspopulation besteht mit hoher Wahrscheinlichkeit dann eine erhebliche Unterernährung, wenn der Meßwert 3 oder mehr Standardabweichungen unter dem Mittelwert der Bezugspopulation liegt; mit hoher Wahrscheinlichkeit eine mäßige Unterernährung, wenn der Meßwert zwischen 2 und weniger als 3 Standardabweichungen unter diesem Mittelwert liegt, und mit hoher Wahrscheinlichkeit eine leichte Unterernährung, wenn der Meßwert zwischen 1 und weniger als 2 Standardabweichungen unter diesem Mittelwert liegt.

Exkl.: Alimentäre Anämien (D50-D53)
Folgen der Energie- und Eiweißmangelernährung (E64.0)
Hungertod (T73.0)
Intestinale Malabsorption (K90.-)
Kachexie infolge HIV-Krankheit [Slim disease] (B22.2)

E40 Kwashiorkor
Erhebliche Mangelernährung mit alimentärem Ödem und Pigmentstörung der Haut und der Haare.

Exkl.: Kwashiorkor-Marasmus (E42)

E41 Alimentärer Marasmus
Erhebliche Mangelernährung mit Marasmus

Exkl.: Kwashiorkor-Marasmus (E42)

E42 Kwashiorkor-Marasmus
Erhebliche Energie- und Eiweißmangelernährung [wie unter E43 aufgeführt]:
• intermediäre Form
• mit Anzeichen von Kwashiorkor und Marasmus gleichzeitig

E43 Nicht näher bezeichnete erhebliche Energie- und Eiweißmangelernährung
Erheblicher Gewichtsverlust [Unterernährung] [Kachexie] bei Kindern oder Erwachsenen oder fehlende Gewichtszunahme bei Kindern, die zu einem Gewichtswert führen, der mindestens 3 Standardabweichungen unter dem Mittelwert der Bezugspopulation liegt (oder eine ähnliche Abweichung in anderen statistischen Verteilungen). Wenn nur eine Gewichtsmessung vorliegt, besteht mit hoher Wahrscheinlichkeit eine erhebliche Unterernährung, wenn der Gewichtswert 3 oder mehr Standardabweichungen unter dem Mittelwert der Bezugspopulation liegt.

Hungerödem

E44.- Energie- und Eiweißmangelernährung mäßigen und leichten Grades

E44.0 Mäßige Energie- und Eiweißmangelernährung
Gewichtsverlust bei Kindern oder Erwachsenen oder fehlende Gewichtszunahme bei Kindern, die zu einem Gewichtswert führen, der 2 oder mehr, aber weniger als 3 Standardabweichungen unter dem Mittelwert der Bezugspopulation liegt (oder einer ähnlichen Abweichung in anderen statistischen Verteilungen). Wenn nur eine Gewichtsmessung vorliegt, besteht mit hoher Wahrscheinlichkeit eine mäßige Energie- und Eiweißmangelernährung, wenn der Gewichtswert 2 oder mehr, aber weniger als 3 Standardabweichungen unter dem Mittelwert der Bezugspopulation liegt.

E44.1 Leichte Energie- und Eiweißmangelernährung
Gewichtsverlust bei Kindern oder Erwachsenen oder fehlende Gewichtszunahme bei Kindern, die zu einem Gewichtswert führen, der 1 oder mehr, aber weniger als 2 Standardabweichungen unter dem Mittelwert der Bezugspopulation liegt (oder einer ähnlichen Abweichung in anderen statistischen Verteilungen). Wenn nur eine Gewichtsmessung vorliegt, besteht mit hoher Wahrscheinlichkeit eine leichte Energie- und Eiweißmangelernährung, wenn der Gewichtswert 1 oder mehr, aber weniger als 2 Standardabweichungen unter dem Mittelwert der Bezugspopulation liegt.

E45 Entwicklungsverzögerung durch Energie- und Eiweißmangelernährung
Alimentär:
- Entwicklungshemmung
- Minderwuchs

Körperliche Retardation durch Mangelernährung

E46 Nicht näher bezeichnete Energie- und Eiweißmangelernährung
Mangelernährung o.n.A.
Störung der Protein-Energie-Balance o.n.A.

Sonstige alimentäre Mangelzustände (E50-E64)

Exkl.: Alimentäre Anämien (D50-D53)

E50.- Vitamin-A-Mangel
Exkl.: Folgen des Vitamin-A-Mangels (E64.1)

E50.0 Vitamin-A-Mangel mit Xerosis conjunctivae

E50.1 Vitamin-A-Mangel mit Bitot-Flecken und Xerosis conjunctivae
Bitot-Flecke beim Kleinkind

E50.2 Vitamin-A-Mangel mit Hornhautxerose

E50.3 Vitamin-A-Mangel mit Hornhautulzeration und Hornhautxerose

E50.4 Vitamin-A-Mangel mit Keratomalazie

E50.5 Vitamin-A-Mangel mit Nachtblindheit

E50.6 Vitamin-A-Mangel mit xerophthalmischen Narben der Hornhaut

E50.7 Sonstige Manifestationen des Vitamin-A-Mangels am Auge
Xerophthalmie o.n.A.

E50.8 Sonstige Manifestationen des Vitamin-A-Mangels
Keratosis follicularis | durch Vitamin-A-Mangel† (L86*)
Xerodermie

E50.9 Vitamin-A-Mangel, nicht näher bezeichnet
Hypovitaminose A o.n.A.

E51.- Thiaminmangel [Vitamin-B_1-Mangel]
Exkl.: Folgen des Thiaminmangels (E64.8)

E51.1 Beriberi
Beriberi:
- feuchte Form† (I98.8*)
- trockene Form

E51.2 Wernicke-Enzephalopathie

E51.8 Sonstige Manifestationen des Thiaminmangels

E51.9 Thiaminmangel, nicht näher bezeichnet

E52 Niazinmangel [Pellagra]
Mangel:
- Niazin (Tryptophan)
- Nikotinsäureamid
Pellagra (alkoholbedingt)

Exkl.: Folgen des Niazinmangels (E64.8)

E53.- Mangel an sonstigen Vitaminen des Vitamin-B-Komplexes
Exkl.: Folgen des Vitamin-B-Mangels (E64.8)
Vitamin-B_{12}-Mangelanämie (D51.-)

E53.0 **Riboflavinmangel**
Ariboflavinose

E53.1 **Pyridoxinmangel**
Vitamin-B_6-Mangel

Exkl.: Pyridoxinsensible sideroachrestische [sideroblastische] Anämie (D64.3)

E53.8 **Mangel an sonstigen näher bezeichneten Vitaminen des Vitamin-B-Komplexes**
Mangel:
- Biotin
- Cobalamin
- Folat
- Folsäure
- Pantothensäure
- Vitamin B_{12}
- Zyanocobalamin

E53.9 **Vitamin-B-Mangel, nicht näher bezeichnet**

E54 Askorbinsäuremangel
Vitamin-C-Mangel
Skorbut

Exkl.: Folgen des Vitamin-C-Mangels (E64.2)
Skorbutanämie (D53.2)

E55.- Vitamin-D-Mangel
Exkl.: Folgen der Rachitis (E64.3)
Osteomalazie im Erwachsenenalter (M83.-)
Osteoporose (M80-M81)

E55.0 **Floride Rachitis**
Osteomalazie:
- im Jugendalter
- im Kindesalter

Exkl.: Rachitis (bei):
- Crohn-Krankheit (K50.-)
- inaktiv (E64.3)
- renal (N25.0)
- Vitamin-D-resistent (E83.3)
- Zöliakie (K90.0)

E55.9 **Vitamin-D-Mangel, nicht näher bezeichnet**
Avitaminose D

E56.- Sonstige Vitaminmangelzustände
Exkl.: Folgen sonstiger Vitaminmangelzustände (E64.8)

E56.0 **Vitamin-E-Mangel**

E56.1	Vitamin-K-Mangel
	Exkl.: Gerinnungsfaktormangel durch Vitamin-K-Mangel (D68.4)
	Vitamin-K-Mangel beim Neugeborenen (P53)

E56.8	Mangel an sonstigen Vitaminen
E56.9	Vitaminmangel, nicht näher bezeichnet

E58 Alimentärer Kalziummangel
Exkl.: Folgen des Kalziummangels (E64.8)
Störungen des Kalziumstoffwechsels (E83.5)

E59 Alimentärer Selenmangel
Keshan-Krankheit

Exkl.: Folgen des Selenmangels (E64.8)

E60 Alimentärer Zinkmangel

E61.- Mangel an sonstigen Spurenelementen
Soll bei Arzneimittelinduktion die Substanz angegeben werden, ist eine zusätzliche Schlüsselnummer (Kapitel XX) zu benutzen.

Exkl.: Folgen von Mangelernährung und sonstigen alimentären Mangelzuständen (E64.-)
Jodmangel in Verbindung mit Krankheiten der Schilddrüse (E00-E02)
Störungen des Mineralstoffwechsels (E83.-)

E61.0	Kupfermangel
E61.1	Eisenmangel
	Exkl.: Eisenmangelanämie (D50.-)
E61.2	Magnesiummangel
E61.3	Manganmangel
E61.4	Chrommangel
E61.5	Molybdänmangel
E61.6	Vanadiummangel
E61.7	Mangel an mehreren Spurenelementen
E61.8	Mangel an sonstigen näher bezeichneten Spurenelementen
E61.9	Spurenelementmangel, nicht näher bezeichnet

E63.- Sonstige alimentäre Mangelzustände
Exkl.: Dehydratation (E86)
Ernährungsprobleme beim Neugeborenen (P92.-)
Folgen von Mangelernährung und sonstigen alimentären Mangelzuständen (E64.-)
Gedeihstörung (R62.8)

E63.0	Mangel an essentiellen Fettsäuren [EFA]
E63.1	Alimentärer Mangelzustand infolge unausgewogener Zusammensetzung der Nahrung
E63.8	Sonstige näher bezeichnete alimentäre Mangelzustände
E63.9	Alimentärer Mangelzustand, nicht näher bezeichnet
	Alimentäre Kardiomyopathie o.n.A.† (I43.2*)

E64.- Folgen von Mangelernährung oder sonstigen alimentären Mangelzuständen

E64.0	**Folgen der Energie- und Eiweißmangelernährung**
	Exkl.: Entwicklungsverzögerung durch Energie- und Eiweißmangelernährung (E45)
E64.1	**Folgen des Vitamin-A-Mangels**
E64.2	**Folgen des Vitamin-C-Mangels**
E64.3	**Folgen der Rachitis**
E64.8	Folgen sonstiger alimentärer Mangelzustände
E64.9	Folgen eines nicht näher bezeichneten alimentären Mangelzustandes

Adipositas und sonstige Überernährung (E65-E68)

E65 **Lokalisierte Adipositas**
Fettpolster

E66.- **Adipositas**
Exkl.: Dystrophia adiposogenitalis (E23.6)
Lipomatose o.n.A. (E88.2)
Lipomatosis dolorosa [Dercum-Krankheit] (E88.2)
Prader-Willi-Syndrom (Q87.1)

E66.0	**Adipositas durch übermäßige Kalorienzufuhr**
E66.1	**Arzneimittelinduzierte Adipositas**
	Soll die Substanz angegeben werden, ist eine zusätzliche Schlüsselnummer (Kapitel XX) zu benutzen.
E66.2	**Übermäßige Adipositas mit alveolärer Hypoventilation**
	Pickwick-Syndrom
E66.8	Sonstige Adipositas
	Krankhafte Adipositas
E66.9	Adipositas, nicht näher bezeichnet
	Einfache Adipositas o.n.A.

E67.- **Sonstige Überernährung**
Exkl.: Folgen der Überernährung (E68)
Überernährung o.n.A. (R63.2)

E67.0	Hypervitaminose A
E67.1	Hyperkarotinämie
E67.2	Megavitamin-B_6-Syndrom
	Hypervitaminose B_6
E67.3	Hypervitaminose D
E67.8	Sonstige näher bezeichnete Überernährung

E68 **Folgen der Überernährung**

Stoffwechselstörungen (E70-E90)

Exkl.: Androgenresistenz-Syndrom (E34.5)
Angeborene Nebennierenrindenhyperplasie (E25.0)
Ehlers-Danlos-Syndrom (Q79.6)
Hämolytische Anämien als Folge von Enzymdefekten (D55.-)
Marfan-Syndrom (Q87.4)
5-a-Reduktase-Mangel (E29.1)

E70.- Störungen des Stoffwechsels aromatischer Aminosäuren

E70.0 Klassische Phenylketonurie

E70.1 Sonstige Hyperphenylalaninämien

E70.2 Störungen des Tyrosinstoffwechsels
Alkaptonurie
Hypertyrosinämie
Ochronose
Tyrosinämie
Tyrosinose

E70.3 Albinismus
Albinismus:
- okulär
- okulokutan

Chediak- (Steinbrinck-) Higashi-Syndrom
Cross-McKusick-Breen-Syndrom
Hermansky-Pudlak-Syndrom

E70.8 Sonstige Störungen des Stoffwechsels aromatischer Aminosäuren
Störungen:
- Histidinstoffwechsel
- Tryptophanstoffwechsel

E70.9 Störung des Stoffwechsels aromatischer Aminosäuren, nicht näher bezeichnet

E71.- Störungen des Stoffwechsels verzweigter Aminosäuren und des Fettsäurestoffwechsels

E71.0 Ahornsirup- (Harn-) Krankheit

E71.1 Sonstige Störungen des Stoffwechsels verzweigter Aminosäuren
Hyperleuzin-Isoleuzinämie
Hypervalinämie
Isovalerianazidämie
Methylmalonazidämie
Propionazidämie

E71.2 Störung des Stoffwechsels verzweigter Aminosäuren, nicht näher bezeichnet

E71.3 Störungen des Fettsäurestoffwechsels
Adrenoleukodystrophie [Addison-Schilder-Syndrom]
Mangel an Muskel-Carnitin-Palmitoyltransferase

Exkl.: Refsum-Krankheit (G60.1)
Schilder-Krankheit (G37.0)
Zellweger-Syndrom (Q87.8)

Version 2.0 Stand November 2000   Endokrine, Ernährungs- und Stoffwechselkrankheiten

E72.- Sonstige Störungen des Aminosäurestoffwechsels

Exkl.: Abnorme Befunde ohne manifeste Krankheit (R70-R89)
Gicht (M10.-)
Störungen:
- Fettsäurestoffwechsel (E71.3)
- Purin- und Pyrimidinstoffwechsel (E79.-)
- Stoffwechsel aromatischer Aminosäuren (E70.-)
- Stoffwechsel verzweigter Aminosäuren (E71.0-E71.2)

E72.0 Störungen des Aminosäuretransportes
De-Toni-Debré-Fanconi-Komplex
Hartnup-Krankheit
Lowe-Syndrom
Zystinose
Zystinurie

Exkl.: Störungen des Tryptophanstoffwechsels (E70.8)

E72.1 Störungen des Stoffwechsels schwefelhaltiger Aminosäuren
Homozystinurie
Methioninämie
Sulfitoxidasemangel
Zystathioninurie

Exkl.: Transcobalamin-II-Mangel (-Anämie) (D51.2)

E72.2 Störungen des Harnstoffzyklus
Argininämie
Argininbernsteinsäure-Krankheit
Hyperammonämie
Zitrullinämie

Exkl.: Störungen des Ornithinstoffwechsels (E72.4)

E72.3 Störungen des Lysin- und Hydroxylysinstoffwechsels
Glutaminazidurie
Hydroxylysinämie
Hyperlysinämie

E72.4 Störungen des Ornithinstoffwechsels
Ornithinämie (Typ I, II)

E72.5 Störungen des Glyzinstoffwechsels
Hyperhydroxyprolinämie
Hyperprolinämie (Typ I, II)
Nichtketotische Hyperglyzinämie
Sarkosinämie

E72.8 Sonstige näher bezeichnete Störungen des Aminosäurestoffwechsels
Störungen:
- ß-Aminosäurestoffwechsel
- ?-Glutamylzyklus

E72.9 Störung des Aminosäurestoffwechsels, nicht näher bezeichnet

E73.- Laktoseintoleranz

E73.0 Angeborener Laktasemangel

E73.1 Sekundärer Laktasemangel

E73.8 Sonstige Laktoseintoleranz

E73.9 Laktoseintoleranz, nicht näher bezeichnet

Endokrine, Ernährungs- und Stoffwechselkrankheiten　　　　　Version 2.0 Stand November 2000

E74.- Sonstige Störungen des Kohlenhydratstoffwechsels
Exkl.: Diabetes mellitus (E10-E14)
Erhöhte Glukagonsekretion (E16.3)
Hypoglykämie o.n.A. (E16.2)
Mukopolysaccharidose (E76.0-E76.3)

E74.0　Glykogenspeicherkrankheit [Glykogenose]
Andersen-Krankheit
Cardiomegalia glycogenica
Cori-Krankheit
Forbes-Krankheit
Hers-Krankheit
Leberphosphorylasemangel
McArdle-Krankheit
Phosphofruktokinase-Mangel
Pompe-Krankheit
Von-Gierke-Krankheit

E74.1　Störungen des Fruktosestoffwechsels
Essentielle Fruktosurie
Fruktose-1,6-diphosphatase-Mangel
Hereditäre Fruktoseintoleranz

E74.2　Störungen des Galaktosestoffwechsels
Galaktokinasemangel
Galaktosämie

E74.3　Sonstige Störungen der intestinalen Kohlenhydratabsorption
Glukose-Galaktose-Malabsorption
Saccharasemangel

Exkl.: Laktoseintoleranz (E73.-)

E74.4　Störungen des Pyruvatstoffwechsels und der Glukoneogenese
Mangel an:
- Phosphoenolpyruvat-Carboxykinase
- Pyruvatcarboxylase
- Pyruvatdehydrogenase

Exkl.: Bei Anämie (D55.-)

E74.8　Sonstige näher bezeichnete Störungen des Kohlenhydratstoffwechsels
Essentielle Pentosurie
Oxalose
Oxalurie
Renale Glukosurie

E74.9　Störung des Kohlenhydratstoffwechsels, nicht näher bezeichnet

E75.- Störungen des Sphingolipidstoffwechsels und sonstige Störungen der Lipidspeicherung
Exkl.: Mukolipidose, Typ I-III (E77.0-E77.1)
Refsum-Krankheit (G60.1)

E75.0　GM_2-Gangliosidose
Sandhoff-Krankheit
Tay-Sachs-Krankheit
GM_2-Gangliosidose:
- adulte Form
- juvenile Form
- o.n.A.

E75.1 Sonstige Gangliosidosen
Gangliosidose:
- GM_1-
- GM_3-
- o.n.A.

Mukolipidose IV

E75.2 Sonstige Sphingolipidosen
Fabry- (Anderson-) Krankheit
Farber-Krankheit
Gaucher-Krankheit
Krabbe-Krankheit
Metachromatische Leukodystrophie
Niemann-Pick-Krankheit
Sulfatasemangel

Exkl.: Adrenoleukodystrophie [Addison-Schilder-Syndrom] (E71.3)

E75.3 Sphingolipidose, nicht näher bezeichnet

E75.4 Neuronale Zeroidlipofuszinose
Batten-Kufs-Syndrom
Bielschowsky-Dollinger-Syndrom
Spielmeyer-Vogt-Krankheit

E75.5 Sonstige Störungen der Lipidspeicherung
Wolman-Krankheit
Zerebrotendinöse Xanthomatose [van-Bogaert-Scherer-Epstein-Syndrom]

E75.6 Störung der Lipidspeicherung, nicht näher bezeichnet

E76.- Störungen des Glykosaminoglykan-Stoffwechsels

E76.0 Mukopolysaccharidose, Typ I
Hurler-Scheie-Variante
Pfaundler-Hurler-Krankheit
Scheie-Krankheit

E76.1 Mukopolysaccharidose, Typ II
Hunter-Krankheit

E76.2 Sonstige Mukopolysaccharidosen
ß-Glukuronidase-Mangel
Maroteaux-Lamy-Krankheit (leicht) (schwer)
Morquio-Krankheit (Sonderformen) (klassisch)
Mukopolysaccharidose, Typen III, IV, VI, VII
Sanfilippo-Krankheit (Typ B) (Typ C) (Typ D)

E76.3 Mukopolysaccharidose, nicht näher bezeichnet

E76.8 Sonstige Störungen des Glykosaminoglykan-Stoffwechsels

E76.9 Störung des Glykosaminoglykan-Stoffwechsels, nicht näher bezeichnet

E77.- Störungen des Glykoproteinstoffwechsels

E77.0 Defekte der posttranslationalen Modifikation lysosomaler Enzyme
Mukolipidose II [I-Zell-Krankheit]
Mukolipidose III [Pseudo-Hurler-Polydystrophie]

E77.1 Defekte beim Glykoproteinabbau
Aspartylglukosaminurie
Fukosidose
Mannosidose
Sialidose [Mukolipidose I]

E77.8 Sonstige Störungen des Glykoproteinstoffwechsels

E77.9 Störung des Glykoproteinstoffwechsels, nicht näher bezeichnet

E78.- Störungen des Lipoproteinstoffwechsels und sonstige Lipidämien
Exkl.: Sphingolipidose (E75.0-E75.3)

E78.0 Reine Hypercholesterinämie
Familiäre Hypercholesterinämie
Hyperbetalipoproteinämie
Hyperlipidämie, Gruppe A
Hyperlipoproteinämie Typ IIa nach Fredrickson
Hyperlipoproteinämie vom Low-density-lipoprotein-Typ [LDL]

E78.1 Reine Hypertriglyzeridämie
Endogene Hypertriglyzeridämie
Hyperlipidämie, Gruppe B
Hyperlipoproteinämie Typ IV nach Fredrickson
Hyperlipoproteinämie vom Very-low-density-lipoprotein-Typ [VLDL]
Hyperpräbetalipoproteinämie

E78.2 Gemischte Hyperlipidämie
Hyperbetalipoproteinämie mit Präbetalipoproteinämie
Hypercholesterinämie mit endogener Hypertriglyzeridämie
Hyperlipidämie, Gruppe C
Hyperlipoproteinämie Typ IIb oder III nach Fredrickson
Lipoproteinämie mit breiter Beta-Bande [Floating-Betalipoproteinämie]
Tubo-eruptives Xanthom
Xanthoma tuberosum

Exkl.: Zerebrotendinöse Xanthomatose [van-Bogaert-Scherer-Epstein-Syndrom] (E75.5)

E78.3 Hyperchylomikronämie
Gemischte Hypertriglyzeridämie
Hyperlipidämie, Gruppe D
Hyperlipoproteinämie Typ I oder V nach Fredrickson

E78.4 Sonstige Hyperlipidämien
Familiäre kombinierte Hyperlipidämie

E78.5 Hyperlipidämie, nicht näher bezeichnet

E78.6 Lipoproteinmangel
A-Beta-Lipoproteinämie
High-density-Lipoproteinmangel
Hypoalphalipoproteinämie
Hypobetalipoproteinämie (familiär)
Lezithin-Cholesterin-Azyltransferase-Mangel
Tangier-Krankheit

E78.8 Sonstige Störungen des Lipoproteinstoffwechsels

E78.9 Störung des Lipoproteinstoffwechsels, nicht näher bezeichnet

E79.- Störungen des Purin- und Pyrimidinstoffwechsels

Exkl.: Anämie bei Orotazidurie (D53.0)
Gicht (M10.-)
Kombinierte Immundefekte (D81.-)
Nierenstein (N20.0)
Xeroderma pigmentosum (Q82.1)

E79.0 Hyperurikämie ohne Zeichen von entzündlicher Arthritis oder tophischer Gicht
Asymptomatische Hyperurikämie

E79.1 Lesch-Nyhan-Syndrom

E79.8 Sonstige Störungen des Purin- und Pyrimidinstoffwechsels
Hereditäre Xanthinurie

E79.9 Störung des Purin- und Pyrimidinstoffwechsels, nicht näher bezeichnet

E80.- Störungen des Porphyrin- und Bilirubinstoffwechsels

Inkl.: Defekte von Katalase und Peroxidase

E80.0 Hereditäre erythropoetische Porphyrie
Angeborene erythropoetische Porphyrie
Erythropoetische Protoporphyrie

E80.1 Porphyria cutanea tarda

E80.2 Sonstige Porphyrie
Hereditäre Koproporphyrie
Porphyrie:
• akut intermittierend (hepatisch)
• o.n.A.

Soll die äußere Ursache angegeben werden, ist eine zusätzliche Schlüsselnummer (Kapitel XX) zu benutzen.

E80.3 Defekte von Katalase und Peroxidase
Akatalasämie [Takahara-Syndrom] [Akatalasie]

E80.4 Gilbert-Meulengracht-Syndrom

E80.5 Crigler-Najjar-Syndrom

E80.6 Sonstige Störungen des Bilirubinstoffwechsels
Dubin-Johnson-Syndrom
Rotor-Syndrom

E80.7 Störung des Bilirubinstoffwechsels, nicht näher bezeichnet

E83.- Störungen des Mineralstoffwechsels

Exkl.: Alimentärer Mineralmangel (E58-E61)
Krankheiten der Nebenschilddrüse (E20-E21)
Vitamin-D-Mangel (E55.-)

E83.0 Störungen des Kupferstoffwechsels
Menkes-Syndrom (kinky hair) (steely hair)
Wilson-Krankheit

E83.1 Störungen des Eisenstoffwechsels
Hämochromatose

Exkl.: Anämie:
• Eisenmangel- (D50.-)
• sideroachrestisch [sideroblastisch] (D64.0-D64.3)

E83.2 Störungen des Zinkstoffwechsels
Acrodermatitis enteropathica

E83.3	**Störungen des Phosphorstoffwechsels** Familiäre Hypophosphatämie Hypophosphatasie Mangel an saurer Phosphatase Vitamin-D-resistente: • Osteomalazie • Rachitis *Exkl.:* Osteomalazie beim Erwachsenen (M83.-) Osteoporose (M80-M81)
E83.4	**Störungen des Magnesiumstoffwechsels** Hypermagnesiämie Hypomagnesiämie
E83.5	**Störungen des Kalziumstoffwechsels** Familiäre hypokalziurische Hyperkalziämie Idiopathische Hyperkalziurie *Exkl.:* Chondrokalzinose (M11.1-M11.2) Hyperparathyreoidismus (E21.0-E21.3)
E83.8	**Sonstige Störungen des Mineralstoffwechsels**
E83.9	**Störung des Mineralstoffwechsels, nicht näher bezeichnet**

E84.- Zystische Fibrose
Inkl.: Mukoviszidose

E84.0	**Zystische Fibrose mit Lungenmanifestationen**
E84.1	**Zystische Fibrose mit Darmmanifestationen** Mekoniumileus† (P75*)
E84.8	**Zystische Fibrose mit sonstigen Manifestationen** Zystische Fibrose mit kombinierten Manifestationen
E84.9	**Zystische Fibrose, nicht näher bezeichnet**

E85.- Amyloidose
Exkl.: Alzheimer-Krankheit (G30.-)

E85.0	**Nichtneuropathische heredofamiliäre Amyloidose** Familiäres Mittelmeerfieber Hereditäre amyloide Nephropathie
E85.1	**Neuropathische heredofamiliäre Amyloidose** Amyloide Polyneuropathie (Portugiesischer Typ)
E85.2	**Heredofamiliäre Amyloidose, nicht näher bezeichnet**
E85.3	**Sekundäre systemische Amyloidose** Amyloidose in Verbindung mit Hämodialyse
E85.4	**Organbegrenzte Amyloidose** Lokalisierte Amyloidose
E85.8	**Sonstige Amyloidose**
E85.9	**Amyloidose, nicht näher bezeichnet**

E86 Volumenmangel
Dehydratation
Depletion des Plasmavolumens oder der extrazellulären Flüssigkeit
Hypovolämie

Exkl.: Dehydratation beim Neugeborenen (P74.1)
Hypovolämischer Schock:
- postoperativ (T81.1)
- traumatisch (T79.4)
- o.n.A. (R57.1)

E87.- Sonstige Störungen des Wasser- und Elektrolythaushaltes sowie des Säure-Basen-Gleichgewichts

E87.0 Hyperosmolalität und Hypernatriämie
Natriumüberschuß
Vermehrtes Vorhandensein von Natrium

E87.1 Hypoosmolalität und Hyponatriämie
Natriummangel

Exkl.: Syndrom der inadäquaten Sekretion von Adiuretin (E22.2)

E87.2 Azidose
Azidose:
- Laktat-
- metabolisch
- respiratorisch
- o.n.A.

Exkl.: Diabetische Azidose (E10-E14, vierte Stelle .1)

E87.3 Alkalose
Alkalose:
- metabolisch
- respiratorisch
- o.n.A.

E87.4 Gemischte Störung des Säure-Basen-Gleichgewichts

E87.5 Hyperkaliämie
Kaliumüberschuß
Vermehrtes Vorhandensein von Kalium

E87.6 Hypokaliämie
Kaliummangel

E87.7 Flüssigkeitsüberschuß
Exkl.: Ödem (R60.-)

E87.8 Sonstige Störungen des Wasser- und Elektrolythaushaltes, anderenorts nicht klassifiziert
Hyperchlorämie
Hypochlorämie
Störung des Elektrolythaushaltes o.n.A.

E88.- Sonstige Stoffwechselstörungen
Soll bei Arzneimittelinduktion die Substanz angegeben werden, ist eine zusätzliche Schlüsselnummer (Kapitel XX) zu benutzen.

Exkl.: Histiocytosis X (chronisch) (D76.0)

E88.0 Störungen des Plasmaprotein-Stoffwechsels, anderenorts nicht klassifiziert
a-1-Antitrypsinmangel
Bisalbuminämie

Exkl.: Makroglobulinämie Waldenström (C88.0)
Monoklonale Gammopathie (D47.2)
Polyklonale Hypergammaglobulinämie (D89.0)
Störungen des Lipoproteinstoffwechsels (E78.-)

E88.1 Lipodystrophie, anderenorts nicht klassifiziert
Lipodystrophie o.n.A.

Exkl.: Whipple-Krankheit (K90.8)

E88.2 Lipomatose, anderenorts nicht klassifiziert
Lipomatose o.n.A.
Lipomatosis dolorosa [Dercum-Krankheit]

E88.8 Sonstige näher bezeichnete Stoffwechselstörungen
Benigne symmetrische Lipomatose [Launois-Bensaude-Adenolipomatose]
Trimethylaminurie

E88.9 Stoffwechselstörung, nicht näher bezeichnet

E89.- Endokrine und Stoffwechselstörungen nach medizinischen Maßnahmen, anderenorts nicht klassifiziert

E89.0 Hypothyreose nach medizinischen Maßnahmen
Hypothyreose nach Bestrahlung
Postoperative Hypothyreose

E89.1 Hypoinsulinämie nach medizinischen Maßnahmen
Hyperglykämie nach Pankreatektomie
Postoperative Hypoinsulinämie

E89.2 Hypoparathyreoidismus nach medizinischen Maßnahmen
Parathyreoprive Tetanie

E89.3 Hypopituitarismus nach medizinischen Maßnahmen
Hypopituitarismus nach Strahlentherapie

E89.4 Ovarialinsuffizienz nach medizinischen Maßnahmen

E89.5 Testikuläre Unterfunktion nach medizinischen Maßnahmen

E89.6 Nebennierenrinden- (Nebennierenmark-) Unterfunktion nach medizinischen Maßnahmen

E89.8 Sonstige endokrine oder Stoffwechselstörungen nach medizinischen Maßnahmen

E89.9 Endokrine oder Stoffwechselstörung nach medizinischen Maßnahmen, nicht näher bezeichnet

E90* Ernährungs- und Stoffwechselstörungen bei anderenorts klassifizierten Krankheiten

Kapitel V

Psychische und Verhaltensstörungen (F00-F99)

Inkl.: Störungen der psychischen Entwicklung.

Exkl.: Symptome und abnorme klinische und Laborbefunde, die anderenorts nicht klassifiziert sind (R00-R99)

Dieses Kapitel gliedert sich in folgende Gruppen:

F00-F09	Organische, einschließlich symptomatischer psychischer Störungen
F10-F19	Psychische und Verhaltensstörungen durch psychotrope Substanzen
F20-F29	Schizophrenie, schizotype und wahnhafte Störungen
F30-F39	Affektive Störungen
F40-F48	Neurotische, Belastungs- und somatoforme Störungen
F50-F59	Verhaltensauffälligkeiten mit körperlichen Störungen und Faktoren
F60-F69	Persönlichkeits- und Verhaltensstörungen
F70-F79	Intelligenzminderung
F80-F89	Entwicklungsstörungen
F90-F98	Verhaltens- und emotionale Störungen mit Beginn in der Kindheit und Jugend
F99	Nicht näher bezeichnete psychische Störungen

Dieses Kapitel enthält die folgenden Sternschlüsselnummern:

F00*	Demenz bei Alzheimer-Krankheit
F02*	Demenz bei anderenorts klassifizierten Krankheiten

Organische, einschließlich symptomatischer psychischer Störungen (F00-F09)

Dieser Abschnitt umfaßt eine Reihe psychischer Krankheiten mit nachweisbarer Ätiologie in einer zerebralen Krankheit, einer Hirnverletzung oder einer anderen Schädigung, die zu einer Hirnfunktionsstörung führt. Die Funktionsstörung kann primär sein, wie bei Krankheiten, Verletzungen oder Störungen, die das Gehirn direkt oder in besonderem Maße betreffen; oder sekundär wie bei systemischen Krankheiten oder Störungen, die das Gehirn als eines von vielen anderen Organen oder Körpersystemen betreffen.

Demenz (F00-F03) ist ein Syndrom als Folge einer meist chronischen oder fortschreitenden Krankheit des Gehirns mit Störung vieler höherer kortikaler Funktionen, einschließlich Gedächtnis, Denken, Orientierung, Auffassung, Rechnen, Lernfähigkeit, Sprache und Urteilsvermögen. Das Bewußtsein ist nicht getrübt. Die kognitiven Beeinträchtigungen werden gewöhnlich von Veränderungen der emotionalen Kontrolle, des Sozialverhaltens oder der Motivation begleitet, gelegentlich treten diese auch eher auf. Dieses Syndrom kommt bei Alzheimer-Krankheit, bei zerebrovaskulären Störungen und bei anderen Zustandsbildern vor, die primär oder sekundär das Gehirn betreffen.

Soll eine zugrundeliegende Krankheit angegeben werden, ist eine zusätzliche Schlüsselnummer zu benutzen. Im Krankenhaus sollte diese Information immer verschlüsselt werden, wenn sie vorliegt.

F00.-* **Demenz bei Alzheimer-Krankheit (G30.-†)**
Die Alzheimer-Krankheit ist eine primär degenerative zerebrale Krankheit mit unbekannter Ätiologie und charakteristischen neuropathologischen und neurochemischen Merkmalen. Sie beginnt meist schleichend und entwickelt sich langsam aber stetig über einen Zeitraum von mehreren Jahren.

F00.0* **Demenz bei Alzheimer-Krankheit, mit frühem Beginn (Typ 2) (G30.0†)**
Demenz bei Alzheimer-Krankheit mit Beginn vor dem 65. Lebensjahr. Der Verlauf weist eine vergleichsweise rasche Verschlechterung auf, es bestehen deutliche und vielfältige Störungen der höheren kortikalen Funktionen.

Alzheimer-Krankheit, Typ 2
Präsenile Demenz vom Alzheimer-Typ
Primär degenerative Demenz vom Alzheimer-Typ, präseniler Beginn

F00.1* **Demenz bei Alzheimer-Krankheit, mit spätem Beginn (Typ 1) (G30.1†)**
Demenz bei Alzheimer-Krankheit mit Beginn nach dem 65. Lebensjahr, meist in den späten 70er Jahren oder danach, mit langsamer Progredienz und mit Gedächtnisstörungen als Hauptmerkmal.

Alzheimer-Krankheit, Typ 1
Primär degenerative Demenz vom Alzheimer-Typ, seniler Beginn
Senile Demenz vom Alzheimer-Typ (SDAT)

Psychische und Verhaltensstörungen   Version 2.0 Stand November 2000

F00.2* **Demenz bei Alzheimer-Krankheit, atypische oder gemischte Form (G30.8†)**
Atypische Demenz vom Alzheimer-Typ

F00.9* **Demenz bei Alzheimer-Krankheit, nicht näher bezeichnet (G30.9†)**

F01.- **Vaskuläre Demenz**
Die vaskuläre Demenz ist das Ergebnis einer Infarzierung des Gehirns als Folge einer vaskulären Krankheit, einschließlich der zerebrovaskulären Hypertonie. Die Infarkte sind meist klein, kumulieren aber in ihrer Wirkung. Der Beginn liegt gewöhnlich im späteren Lebensalter.

Inkl.: Arteriosklerotische Demenz

F01.0 **Vaskuläre Demenz mit akutem Beginn**
Diese entwickelt sich meist sehr schnell nach einer Reihe von Schlaganfällen als Folge von zerebrovaskulärer Thrombose, Embolie oder Blutung. In seltenen Fällen kann eine einzige massive Infarzierung die Ursache sein.

F01.1 **Multiinfarkt-Demenz**
Sie beginnt allmählich, nach mehreren vorübergehenden ischämischen Episoden (TIA), die eine Anhäufung von Infarkten im Hirngewebe verursachen.

Vorwiegend kortikale Demenz

F01.2 **Subkortikale vaskuläre Demenz**
Hierzu zählen Fälle mit Hypertonie in der Anamnese und ischämischen Herden im Marklager der Hemisphären. Im Gegensatz zur Demenz bei Alzheimer-Krankheit, an die das klinische Bild erinnert, ist die Hirnrinde gewöhnlich intakt.

F01.3 **Gemischte kortikale und subkortikale vaskuläre Demenz**

F01.8 **Sonstige vaskuläre Demenz**

F01.9 **Vaskuläre Demenz, nicht näher bezeichnet**

F02.-* **Demenz bei anderenorts klassifizierten Krankheiten**
Formen der Demenz, bei denen eine andere Ursache als die Alzheimer-Krankheit oder eine zerebrovaskuläre Krankheit vorliegt oder vermutet wird. Sie kann in jedem Lebensalter auftreten, selten jedoch im höheren Alter.

F02.0* **Demenz bei Pick-Krankheit (G31.0†)**
Eine progrediente Demenz mit Beginn im mittleren Lebensalter, charakterisiert durch frühe, langsam fortschreitende Persönlichkeitsänderung und Verlust sozialer Fähigkeiten. Die Krankheit ist gefolgt von Beeinträchtigungen von Intellekt, Gedächtnis und Sprachfunktionen mit Apathie, Euphorie und gelegentlich auch extrapyramidalen Phänomenen.

F02.1* **Demenz bei Creutzfeldt-Jakob-Krankheit (A81.0†)**
Eine progrediente Demenz mit vielfältigen neurologischen Symptomen als Folge spezifischer neuropathologischer Veränderungen, die vermutlich durch ein übertragbares Agens verursacht werden. Beginn gewöhnlich im mittleren oder höheren Lebensalter, Auftreten jedoch in jedem Erwachsenenalter möglich. Der Verlauf ist subakut und führt innerhalb von ein bis zwei Jahren zum Tode.

F02.2* **Demenz bei Chorea Huntington (G10†)**
Eine Demenz, die im Rahmen einer ausgeprägten Hirndegeneration auftritt. Die Störung ist autosomal dominant erblich. Die Symptomatik beginnt typischerweise im dritten und vierten Lebensjahrzehnt. Bei langsamer Progredienz führt die Krankheit meist innerhalb von 10 - 15 Jahren zum Tode.

Demenz bei Huntington-Krankheit

F02.3* **Demenz bei primärem Parkinson-Syndrom (G20†)**
Eine Demenz, die sich im Verlauf einer Parkinson-Krankheit entwickelt. Bisher konnten allerdings noch keine charakteristischen klinischen Merkmale beschrieben werden.

Demenz bei:
- Paralysis agitans
- Parkinsonismus oder Parkinson-Krankheit

F02.4* **Demenz bei HIV-Krankheit [Humane Immundefizienz-Viruskrankheit] (B22.0†)**
Eine Demenz, die sich im Verlauf einer HIV-Krankheit entwickelt, ohne gleichzeitige andere Krankheit oder Störung, die das klinische Bild erklären könnte.

F02.8* **Demenz bei anderenorts klassifizierten Krankheitsbildern**
Demenz bei:
- Epilepsie (G40.-†)
- hepatolentikulärer Degeneration [M. Wilson] (E83.0†)
- Hyperkalziämie (E83.5†)
- Hypothyreose, erworben (E01†, E03.-†)
- Intoxikationen (T36-T65†)
- Multipler Sklerose (G35†)
- Neurosyphilis (A52.1†)
- Niazin-Mangel [Pellagra] (E52†)
- Panarteriitis nodosa (M30.0†)
- systemischem Lupus erythematodes (M32.-†)
- Trypanosomiasis (B56.-†, B57.-†)
- Vitamin-B_{12}-Mangel (E53.8†)
- zerebraler Lipidstoffwechselstörung (E75.-†)

F03 **Nicht näher bezeichnete Demenz**
Präsenil:
- Demenz o.n.A.
- Psychose o.n.A.
Primäre degenerative Demenz o.n.A.
Senil:
- Demenz:
  - depressiver oder paranoider Typus
  - o.n.A.
- Psychose o.n.A.

Exkl.: Senile Demenz mit Delir oder akutem Verwirrtheitszustand (F05.1)
Senilität o.n.A. (R54)

F04 **Organisches amnestisches Syndrom, nicht durch Alkohol oder andere psychotrope Substanzen bedingt**
Ein Syndrom mit deutlichen Beeinträchtigungen des Kurz- und Langzeitgedächtnisses, bei erhaltenem Immediatgedächtnis. Es finden sich eine eingeschränkte Fähigkeit, neues Material zu erlernen und zeitliche Desorientierung. Konfabulation kann ein deutliches Merkmal sein, aber Wahrnehmung und andere kognitive Funktionen, einschließlich Intelligenz, sind gewöhnlich intakt. Die Prognose ist abhängig vom Verlauf der zugrundeliegenden Läsion.

Korsakow-Psychose oder -Syndrom, nicht alkoholbedingt

Exkl.: Amnesie:
- anterograd (R41.1)
- dissoziativ (F44.0)
- retrograd (R41.2)
- o.n.A. (R41.3)
Korsakow-Syndrom:
- alkoholbedingt oder nicht näher bezeichnet (F10.6)
- durch andere psychotrope Substanzen bedingt (F11-F19, vierte Stelle .6)

F05.- **Delir, nicht durch Alkohol oder andere psychotrope Substanzen bedingt**
Ein ätiologisch unspezifisches hirnorganisches Syndrom, das charakterisiert ist durch gleichzeitig bestehende Störungen des Bewußtseins und der Aufmerksamkeit, der Wahrnehmung, des Denkens, des Gedächtnisses, der Psychomotorik, der Emotionalität und des Schlaf-Wach-Rhythmus. Die Dauer ist sehr unterschiedlich und der Schweregrad reicht von leicht bis zu sehr schwer.

Inkl.: Akut oder subakut:
- exogener Reaktionstyp
- hirnorganisches Syndrom
- psychoorganisches Syndrom
- Psychose bei Infektionskrankheit
- Verwirrtheitszustand (nicht alkoholbedingt)

Exkl.: Delirium tremens, alkoholbedingt oder nicht näher bezeichnet (F10.4)

F05.0 **Delir ohne Demenz**

F05.1 Delir bei Demenz
Diese Kodierung soll für Krankheitsbilder verwendet werden, die die oben erwähnten Kriterien erfüllen, sich aber im Verlauf einer Demenz entwickeln (F00-F03).

F05.8 Sonstige Formen des Delirs
Delir mit gemischter Ätiologie

F05.9 Delir, nicht näher bezeichnet

F06.- Andere psychische Störungen aufgrund einer Schädigung oder Funktionsstörung des Gehirns oder einer körperlichen Krankheit
Diese Kategorie umfaßt verschiedene Krankheitsbilder, die ursächlich mit einer Hirnfunktionsstörung in Zusammenhang stehen als Folge von primär zerebralen Krankheiten, systemischen Krankheiten, die sekundär das Gehirn betreffen, exogenen toxischen Substanzen oder Hormonen, endokrinen Störungen oder anderen körperlichen Krankheiten.

Exkl.: In Verbindung mit Demenz, wie unter F00-F03 beschrieben
Psychische Störung mit Delir (F05.-)
Störungen durch Alkohol oder andere psychotrope Substanzen (F10-F19)

F06.0 Organische Halluzinose
Eine Störung mit ständigen oder immer wieder auftretenden, meist optischen oder akustischen Halluzinationen bei klarer Bewußtseinslage. Sie können vom Patienten als Halluzinationen erkannt werden. Die Halluzinationen können wahnhaft verarbeitet werden, Wahn dominiert aber nicht das klinische Bild. Die Krankheitseinsicht kann erhalten bleiben.

Organisch bedingtes halluzinatorisches Zustandsbild (nicht alkoholbedingt)

Exkl.: Alkoholhalluzinose (F10.5)
Schizophrenie (F20.-)

F06.1 Organische katatone Störung
Eine Störung mit verminderter (Stupor) oder gesteigerter (Erregung) psychomotorischer Aktivität in Verbindung mit katatonen Symptomen. Das Erscheinungsbild kann zwischen den beiden Extremen der psychomotorischen Störung wechseln.

Exkl.: Katatone Schizophrenie (F20.2)
Stupor:
- dissoziativ (F44.2)
- o.n.A. (R40.1)

F06.2 Organische wahnhafte [schizophreniforme] Störung
Eine Störung, bei der anhaltende oder immer wieder auftretende Wahnideen das klinische Bild bestimmen. Die Wahnideen können von Halluzinationen begleitet werden. Einige Merkmale, die auf Schizophrenie hinweisen, wie bizarre Halluzinationen oder Denkstörungen, können vorliegen.

Paranoide und paranoid-halluzinatorische organisch bedingte Zustandsbilder
Schizophreniforme Psychose bei Epilepsie

Exkl.: Akute vorübergehende psychotische Störungen (F23.-)
Anhaltende wahnhafte Störungen (F22.-)
Durch psychotrope Substanzen induzierte psychotische Störungen (F11-F19, vierte Stelle .5)
Schizophrenie (F20.-)

F06.3 Organische affektive Störungen
Störungen, die durch eine Veränderung der Stimmung oder des Affektes charakterisiert sind, meist zusammen mit einer Veränderung der gesamten Aktivitätslage. Depressive, hypomanische, manische oder bipolare Zustandsbilder (F30-F38) sind möglich, entstehen jedoch als Folge einer organischen Störung.

Exkl.: Nichtorganische oder nicht näher bezeichnete affektive Störungen (F30-F39)

F06.4 Organische Angststörung
Eine Störung, charakterisiert durch die wesentlichen deskriptiven Merkmale einer generalisierten Angststörung (F41.1), einer Panikstörung (F41.0) oder einer Kombination von beiden, jedoch als Folge einer organischen Störung.

Exkl.: Nichtorganisch bedingte oder nicht näher bezeichnete Angststörungen (F41.-)

F06.5 Organische dissoziative Störung
Eine Störung, charakterisiert durch den teilweisen oder völligen Verlust der normalen Integration von Erinnerungen an die Vergangenheit, des Identitätsbewußtseins und der unmittelbaren Wahrnehmungen sowie der Kontrolle von Körperbewegungen (F44.-), jedoch als Folge einer organischen Störung.

Exkl.: Nichtorganisch bedingte oder nicht näher bezeichnete dissoziative Störungen [Konversionsstörungen] (F44.-)

F06.6 Organische emotional labile [asthenische] Störung
Eine Störung, charakterisiert durch Affektdurchlässigkeit oder -labilität, Ermüdbarkeit sowie eine Vielzahl körperlicher Mißempfindungen (z.b. Schwindel) und Schmerzen, jedoch als Folge einer organischen Störung.

Exkl.: Nichtorganisch bedingte oder nicht näher bezeichnete somatoforme Störungen (F45.-)

F06.7 Leichte kognitive Störung
Eine Störung, die charakterisiert ist durch Gedächtnisstörungen, Lernschwierigkeiten und die verminderte Fähigkeit, sich längere Zeit auf eine Aufgabe zu konzentrieren. Oft besteht ein Gefühl geistiger Ermüdung bei dem Versuch, Aufgaben zu lösen. Objektiv erfolgreiches Lernen wird subjektiv als schwierig empfunden. Keines dieser Symptome ist so schwerwiegend, daß die Diagnose einer Demenz (F00-F03) oder eines Delirs (F05.-) gestellt werden kann. Die Diagnose sollte nur in Verbindung mit einer körperlichen Krankheit gestellt und bei Vorliegen einer anderen psychischen oder Verhaltensstörung aus dem Abschnitt F10-F99 nicht verwandt werden. Diese Störung kann vor, während oder nach einer Vielzahl von zerebralen oder systemischen Infektionen oder anderen körperlichen Krankheiten auftreten. Der direkte Nachweis einer zerebralen Beteiligung ist aber nicht notwendig. Die Störung wird vom postenzephalitischen (F07.1) und vom postkontusionellen Syndrom (F07.2) durch ihre andere Ätiologie, die wenig variablen, insgesamt leichteren Symptome und die zumeist kürzere Dauer unterschieden.

F06.8 Sonstige näher bezeichnete organische psychische Störungen aufgrund einer Schädigung oder Funktionsstörung des Gehirns oder einer körperlichen Krankheit
Epileptische Psychose o.n.A.

F06.9 Nicht näher bezeichnete organische psychische Störung aufgrund einer Schädigung oder Funktionsstörung des Gehirns oder einer körperlichen Krankheit
Hirnorganisches Syndrom o.n.A.
Organische psychische Störung o.n.A.

F07.- Persönlichkeits- und Verhaltensstörung aufgrund einer Krankheit, Schädigung oder Funktionsstörung des Gehirns
Eine Veränderung der Persönlichkeit oder des Verhaltens kann Rest- oder Begleiterscheinung einer Krankheit, Schädigung oder Funktionsstörung des Gehirns sein.

F07.0 Organische Persönlichkeitsstörung
Diese Störung ist charakterisiert durch eine auffällige Veränderung des gewohnten prämorbiden Verhaltensmusters und betrifft die Äußerung von Affekten, Bedürfnissen und Impulsen. Eine Beeinträchtigung der kognitiven Fähigkeiten, des Denkvermögens und ein verändertes Sexualverhalten können ebenfalls Teil des klinischen Bildes sein.

Frontalhirnsyndrom
Leukotomiesyndrom
Lobotomiesyndrom
Organisch:
• Pseudopsychopathie
• pseudoretardierte Persönlichkeit
Persönlichkeitsstörung bei limbischer Epilepsie

Exkl.: Andauernde Persönlichkeitsänderung nach:
• Extrembelastung (F62.0)
• psychiatrischer Krankheit (F62.1)
Organisches Psychosyndrom nach Schädelhirntrauma (F07.2)
Persönlichkeitsstörungen (F60-F61)
Postenzephalitisches Syndrom (F07.1)

F07.1 Postenzephalitisches Syndrom
Anhaltende unspezifische und uneinheitliche Verhaltensänderung nach einer viralen oder bakteriellen Enzephalitis. Das Syndrom ist reversibel; dies stellt den Hauptunterschied zu den organisch bedingten Persönlichkeitsstörungen dar.

Exkl.: Organische Persönlichkeitsstörung (F07.0)

F07.2 Organisches Psychosyndrom nach Schädelhirntrauma
Das Syndrom folgt einem Schädeltrauma, das meist schwer genug ist, um zur Bewußtlosigkeit zu führen. Es besteht aus einer Reihe verschiedenartiger Symptome, wie Kopfschmerzen, Schwindel, Erschöpfung, Reizbarkeit, Schwierigkeiten bei Konzentration und Gedächtnis, verminderten geistigen Leistungen, Gedächtnisstörungen, Schlafstörungen und verminderter Belastungsfähigkeit für Streß, emotionale Reize oder Alkohol.

Postkontusionelles Syndrom (Enzephalopathie)
Posttraumatisches (organisches) Psychosyndrom, nicht psychotisch

F07.8 Sonstige organische Persönlichkeits- und Verhaltensstörungen aufgrund einer Krankheit, Schädigung oder Funktionsstörung des Gehirns
Rechts-hemisphärische organische affektive Störung

F07.9 Nicht näher bezeichnete organische Persönlichkeits- und Verhaltensstörung aufgrund einer Krankheit, Schädigung oder Funktionsstörung des Gehirns
Organisches Psychosyndrom

F09 Nicht näher bezeichnete organische oder symptomatische psychische Störung
Psychose:
- organische o.n.A.
- symptomatische o.n.A.

Exkl.: Nicht näher bezeichnete Psychose (F29)

Psychische und Verhaltensstörungen durch psychotrope Substanzen (F10-F19)

Dieser Abschnitt enthält eine Vielzahl von Störungen unterschiedlichen Schweregrades und mit verschiedenen klinischen Erscheinungsbildern; die Gemeinsamkeit besteht im Gebrauch einer oder mehrerer psychotroper Substanzen (mit oder ohne ärztliche Verordnung). Die verursachenden Substanzen werden durch die dritte Stelle, die klinischen Erscheinungsbilder durch die vierte Stelle kodiert; diese können je nach Bedarf allen psychotropen Substanzen zugeordnet werden. Es muß aber berücksichtigt werden, daß nicht alle Kodierungen der vierten Stelle für alle Substanzen sinnvoll anzuwenden sind.

Die Identifikation der psychotropen Stoffe soll auf der Grundlage möglichst vieler Informationsquellen erfolgen, wie die eigenen Angaben des Patienten, die Analyse von Blutproben oder von anderen Körperflüssigkeiten, charakteristische körperliche oder psychische Symptome, klinische Merkmale und Verhalten sowie andere Befunde, wie die im Besitz des Patienten befindlichen Substanzen oder fremdanamnestische Angaben. Viele Betroffene nehmen mehrere Substanzarten zu sich. Die Hauptdiagnose soll möglichst nach der Substanz oder Substanzklasse verschlüsselt werden, die das gegenwärtige klinische Syndrom verursacht oder im wesentlichen dazu beigetragen hat. Zusatzdiagnosen sollen kodiert werden, wenn andere Substanzen oder Substanzklassen aufgenommen wurden und Intoxikationen (vierte Stelle .0), schädlichen Gebrauch (vierte Stelle .1), Abhängigkeit (vierte Stelle .2) und andere Störungen (vierte Stelle .3-.9) verursacht haben.

Nur wenn die Substanzaufnahme chaotisch und wahllos verläuft, oder wenn Bestandteile verschiedener Substanzen untrennbar vermischt sind, soll die Diagnose „Störung durch multiplen Substanzgebrauch (F19.-)" gestellt werden.

Exkl.: Schädlicher Gebrauch von nichtabhängigkeitserzeugenden Substanzen (F55)

Die folgenden vierten Stellen sind bei den Kategorien F10-F19 zu benutzen:

.0 Akute Intoxikation [akuter Rausch]
Ein Zustandsbild nach Aufnahme einer psychotropen Substanz mit Störungen von Bewußtseinslage, kognitiven Fähigkeiten, Wahrnehmung, Affekt und Verhalten oder anderer psychophysiologischer Funktionen und Reaktionen. Die Störungen stehen in einem direkten Zusammenhang mit den akuten pharmakologischen Wirkungen der Substanz und nehmen bis zur vollständigen Wiederherstellung mit der Zeit ab, ausgenommen in den Fällen, bei denen Gewebeschäden oder andere Komplikationen aufgetreten sind. Komplikationen können ein Trauma, Aspiration von Erbrochenem, Delir, Koma, Krampfanfälle und andere medizinische Folgen sein. Die Art dieser Komplikationen hängt von den pharmakologischen Eigenschaften der Substanz und der Aufnahmeart ab.

Akuter Rausch bei Alkoholabhängigkeit
Pathologischer Rausch
Rausch o.n.A.
Trance und Besessenheitszustände bei Intoxikation mit psychotropen Substanzen
„Horrortrip" (Angstreise) bei halluzinogenen Substanzen

.1 Schädlicher Gebrauch
Konsum psychotroper Substanzen, der zu Gesundheitsschädigung führt. Diese kann als körperliche Störung auftreten, etwa in Form einer Hepatitis nach Selbstinjektion der Substanz oder als psychische Störung z.B. als depressive Episode durch massiven Alkoholkonsum.

Mißbrauch psychotroper Substanzen

.2 Abhängigkeitssyndrom
Eine Gruppe von Verhaltens-, kognitiven und körperlichen Phänomenen, die sich nach wiederholtem Substanzgebrauch entwickeln. Typischerweise besteht ein starker Wunsch, die Substanz einzunehmen, Schwierigkeiten, den Konsum zu kontrollieren, und anhaltender Substanzgebrauch trotz schädlicher Folgen. Dem Substanzgebrauch wird Vorrang vor anderen Aktivitäten und Verpflichtungen gegeben. Es entwickelt sich eine Toleranzerhöhung und manchmal ein körperliches Entzugssyndrom.

Das Abhängigkeitssyndrom kann sich auf einen einzelnen Stoff beziehen (z.B. Tabak, Alkohol oder Diazepam), auf eine Substanzgruppe (z.B. opiatähnliche Substanzen), oder auch auf ein weites Spektrum pharmakologisch unterschiedlicher Substanzen.

Chronischer Alkoholismus
Dipsomanie
Nicht näher bezeichnete Drogensucht

.3 Entzugssyndrom
Es handelt sich um eine Gruppe von Symptomen unterschiedlicher Zusammensetzung und Schwere nach absolutem oder relativem Entzug einer psychotropen Substanz, die anhaltend konsumiert worden ist. Beginn und Verlauf des Entzugssyndroms sind zeitlich begrenzt und abhängig von der Substanzart und der Dosis, die unmittelbar vor der Beendigung oder Reduktion des Konsums verwendet worden ist. Das Entzugssyndrom kann durch symptomatische Krampfanfälle kompliziert werden.

.4 Entzugssyndrom mit Delir
Ein Zustandsbild, bei dem das Entzugssyndrom (siehe vierte Stelle .3) durch ein Delir, (siehe Kriterien für F05.-) kompliziert wird. Symptomatische Krampfanfälle können ebenfalls auftreten. Wenn organische Faktoren eine beträchtliche Rolle in der Ätiologie spielen, sollte das Zustandsbild unter F05.8 klassifiziert werden.

Delirium tremens (alkoholbedingt)

.5 Psychotische Störung

Eine Gruppe psychotischer Phänomene, die während oder nach dem Substanzgebrauch auftreten, aber nicht durch eine akute Intoxikation erklärt werden können und auch nicht Teil eines Entzugssyndroms sind. Die Störung ist durch Halluzinationen (typischerweise akustische, oft aber auf mehr als einem Sinnesgebiet), Wahrnehmungsstörungen, Wahnideen (häufig paranoide Gedanken oder Verfolgungsideen), psychomotorische Störungen (Erregung oder Stupor) sowie abnorme Affekte gekennzeichnet, die von intensiver Angst bis zur Ekstase reichen können. Das Sensorium ist üblicherweise klar, jedoch kann das Bewußtsein bis zu einem gewissen Grad eingeschränkt sein, wobei jedoch keine ausgeprägte Verwirrtheit auftritt.

Alkoholhalluzinose
Alkoholische Paranoia
Alkoholischer Eifersuchtswahn
Alkoholpsychose o.n.A.

Exkl.: Durch Alkohol oder psychoaktive Substanzen bedingter Restzustand und verzögert auftretende psychotische Störung (F10-F19, vierte Stelle .7)

.6 **Amnestisches Syndrom**
Ein Syndrom, das mit einer ausgeprägten andauernden Beeinträchtigung des Kurz- und Langzeitgedächtnisses einhergeht. Das Immediatgedächtnis ist gewöhnlich erhalten, und das Kurzzeitgedächtnis ist mehr gestört als das Langzeitgedächtnis. Die Störungen des Zeitgefühls und des Zeitgitters sind meist deutlich, ebenso wie die Lernschwierigkeiten. Konfabulationen können ausgeprägt sein, sind jedoch nicht in jedem Fall vorhanden. Andere kognitive Funktionen sind meist relativ gut erhalten, die amnestischen Störungen sind im Verhältnis zu anderen Beeinträchtigungen besonders ausgeprägt.

Alkohol- oder substanzbedingte amnestische Störung
Durch Alkohol oder andere psychotrope Substanzen bedingte Korsakowpsychose
Nicht näher bezeichnetes Korsakow-Syndrom

Exkl.: Nicht alkoholbedingte(s) Korsakow-Psychose oder -Syndrom (F04)

.7 **Restzustand und verzögert auftretende psychotische Störung**
Eine Störung, bei der alkohol- oder substanzbedingte Veränderungen der kognitiven Fähigkeiten, des Affektes, der Persönlichkeit oder des Verhaltens über einen Zeitraum hinaus bestehen, in dem noch eine direkte Substanzwirkung angenommen werden kann.

Der Beginn dieser Störung sollte in unmittelbarem Zusammenhang mit dem Gebrauch der psychotropen Substanz stehen. Beginnt das Zustandsbild nach dem Substanzgebrauch, ist ein sicherer und genauer Nachweis notwendig, daß das Zustand auf Effekte der psychotropen Substanz zurückzuführen ist. Nachhallphänomene (Flashbacks) unterscheiden sich von einem psychotischen Zustandsbild durch ihr episodisches Auftreten, durch ihre meist kurze Dauer und das Wiederholen kürzlich erlebter alkohol- oder substanzbedingter Erlebnisse.

Alkoholdemenz o.n.A.
Chronisches hirnorganisches Syndrom bei Alkoholismus
Demenz und andere leichtere Formen anhaltender Beeinträchtigung der kognitiven Fähigkeiten
Nachhallzustände (Flashbacks)
Posthalluzinogene Wahrnehmungsstörung
Residuale affektive Störung
Residuale Störung der Persönlichkeit und des Verhaltens
Verzögert auftretende psychotische Störung durch psychotrope Substanzen bedingt

Exkl.: Alkohol- oder substanzbedingt:
 • Korsakow-Syndrom (F10-F19, vierte Stelle .6)
 • psychotischer Zustand (F10-F19, vierte Stelle .5)

.8 **Sonstige psychische und Verhaltensstörungen**

.9 **Nicht näher bezeichnete psychische und Verhaltensstörung**

F10.- Psychische und Verhaltensstörungen durch Alkohol
[Hinweise zu den Subkategorien siehe am Anfang dieser Krankheitsgruppe]

F10.0 Akute Intoxikation [akuter Rausch]
F10.1 Schädlicher Gebrauch
F10.2 Abhängigkeitssyndrom
F10.3 Entzugssyndrom
F10.4 Entzugssyndrom mit Delir
F10.5 Psychotische Störung
F10.6 Amnestisches Syndrom
F10.7 Restzustand und verzögert auftretende psychotische Störung

F10.8	Sonstige psychische und Verhaltensstörungen
F10.9	Nicht näher bezeichnete psychische und Verhaltensstörung

F11.- Psychische und Verhaltensstörungen durch Opioide
[Hinweise zu den Subkategorien siehe am Anfang dieser Krankheitsgruppe]

F11.0	Akute Intoxikation [akuter Rausch]
F11.1	Schädlicher Gebrauch
F11.2	Abhängigkeitssyndrom
F11.3	Entzugssyndrom
F11.4	Entzugssyndrom mit Delir
F11.5	Psychotische Störung
F11.6	Amnestisches Syndrom
F11.7	Restzustand und verzögert auftretende psychotische Störung
F11.8	Sonstige psychische und Verhaltensstörungen
F11.9	Nicht näher bezeichnete psychische und Verhaltensstörung

F12.- Psychische und Verhaltensstörungen durch Cannabinoide
[Hinweise zu den Subkategorien siehe am Anfang dieser Krankheitsgruppe]

F12.0	Akute Intoxikation [akuter Rausch]
F12.1	Schädlicher Gebrauch
F12.2	Abhängigkeitssyndrom
F12.3	Entzugssyndrom
F12.4	Entzugssyndrom mit Delir
F12.5	Psychotische Störung
F12.6	Amnestisches Syndrom
F12.7	Restzustand und verzögert auftretende psychotische Störung
F12.8	Sonstige psychische und Verhaltensstörungen
F12.9	Nicht näher bezeichnete psychische und Verhaltensstörung

F13.- Psychische und Verhaltensstörungen durch Sedativa oder Hypnotika
[Hinweise zu den Subkategorien siehe am Anfang dieser Krankheitsgruppe]

F13.0	Akute Intoxikation [akuter Rausch]
F13.1	Schädlicher Gebrauch
F13.2	Abhängigkeitssyndrom
F13.3	Entzugssyndrom
F13.4	Entzugssyndrom mit Delir
F13.5	Psychotische Störung
F13.6	Amnestisches Syndrom

F13.7	Restzustand und verzögert auftretende psychotische Störung
F13.8	Sonstige psychische und Verhaltensstörungen
F13.9	Nicht näher bezeichnete psychische und Verhaltensstörung

F14.- Psychische und Verhaltensstörungen durch Kokain
[Hinweise zu den Subkategorien siehe am Anfang dieser Krankheitsgruppe]

F14.0	Akute Intoxikation [akuter Rausch]
F14.1	Schädlicher Gebrauch
F14.2	Abhängigkeitssyndrom
F14.3	Entzugssyndrom
F14.4	Entzugssyndrom mit Delir
F14.5	Psychotische Störung
F14.6	Amnestisches Syndrom
F14.7	Restzustand und verzögert auftretende psychotische Störung
F14.8	Sonstige psychische und Verhaltensstörungen
F14.9	Nicht näher bezeichnete psychische und Verhaltensstörung

F15.- Psychische und Verhaltensstörungen durch andere Stimulanzien, einschließlich Koffein
[Hinweise zu den Subkategorien siehe am Anfang dieser Krankheitsgruppe]

F15.0	Akute Intoxikation [akuter Rausch]
F15.1	Schädlicher Gebrauch
F15.2	Abhängigkeitssyndrom
F15.3	Entzugssyndrom
F15.4	Entzugssyndrom mit Delir
F15.5	Psychotische Störung
F15.6	Amnestisches Syndrom
F15.7	Restzustand und verzögert auftretende psychotische Störung
F15.8	Sonstige psychische und Verhaltensstörungen
F15.9	Nicht näher bezeichnete psychische und Verhaltensstörung

F16.- Psychische und Verhaltensstörungen durch Halluzinogene
[Hinweise zu den Subkategorien siehe am Anfang dieser Krankheitsgruppe]

F16.0	Akute Intoxikation [akuter Rausch]
F16.1	Schädlicher Gebrauch
F16.2	Abhängigkeitssyndrom
F16.3	Entzugssyndrom
F16.4	Entzugssyndrom mit Delir

F16.5	Psychotische Störung
F16.6	Amnestisches Syndrom
F16.7	Restzustand und verzögert auftretende psychotische Störung
F16.8	Sonstige psychische und Verhaltensstörungen
F16.9	Nicht näher bezeichnete psychische und Verhaltensstörung

F17.- Psychische und Verhaltensstörungen durch Tabak
[Hinweise zu den Subkategorien siehe am Anfang dieser Krankheitsgruppe]

F17.0	Akute Intoxikation [akuter Rausch]
F17.1	Schädlicher Gebrauch
F17.2	Abhängigkeitssyndrom
F17.3	Entzugssyndrom
F17.4	Entzugssyndrom mit Delir
F17.5	Psychotische Störung
F17.6	Amnestisches Syndrom
F17.7	Restzustand und verzögert auftretende psychotische Störung
F17.8	Sonstige psychische und Verhaltensstörungen
F17.9	Nicht näher bezeichnete psychische und Verhaltensstörung

F18.- Psychische und Verhaltensstörungen durch flüchtige Lösungsmittel
[Hinweise zu den Subkategorien siehe am Anfang dieser Krankheitsgruppe]

F18.0	Akute Intoxikation [akuter Rausch]
F18.1	Schädlicher Gebrauch
F18.2	Abhängigkeitssyndrom
F18.3	Entzugssyndrom
F18.4	Entzugssyndrom mit Delir
F18.5	Psychotische Störung
F18.6	Amnestisches Syndrom
F18.7	Restzustand und verzögert auftretende psychotische Störung
F18.8	Sonstige psychische und Verhaltensstörungen
F18.9	Nicht näher bezeichnete psychische und Verhaltensstörung

F19.- Psychische und Verhaltensstörungen durch multiplen Substanzgebrauch und Konsum anderer psychotroper Substanzen
[Hinweise zu den Subkategorien siehe am Anfang dieser Krankheitsgruppe]
Diese Kategorie ist beim Konsum von zwei oder mehr psychotropen Substanzen zu verwenden, wenn nicht entschieden werden kann, welche Substanz die Störung ausgelöst hat. Diese Kategorie ist außerdem zu verwenden, wenn nur eine oder keine der konsumierten Substanzen nicht sicher zu identifizieren oder unbekannt sind, da viele Konsumenten oft selbst nicht genau wissen, was sie einnehmen.

Inkl.: Mißbrauch von Substanzen o.n.A.

F19.0	Akute Intoxikation [akuter Rausch]

F19.1	Schädlicher Gebrauch
F19.2	Abhängigkeitssyndrom
F19.3	Entzugssyndrom
F19.4	Entzugssyndrom mit Delir
F19.5	Psychotische Störung
F19.6	Amnestisches Syndrom
F19.7	Restzustand und verzögert auftretende psychotische Störung
F19.8	Sonstige psychische und Verhaltensstörungen
F19.9	Nicht näher bezeichnete psychische und Verhaltensstörung

Schizophrenie, schizotype und wahnhafte Störungen (F20-F29)

In diesem Abschnitt finden sich die Schizophrenie als das wichtigste Krankheitsbild dieser Gruppe, die schizotype Störung, die anhaltenden wahnhaften Störungen und eine größere Gruppe akuter vorübergehender psychotischer Störungen. Schizoaffektive Störungen werden trotz ihrer umstrittenen Natur weiterhin hier aufgeführt.

F20.- Schizophrenie

Die schizophrenen Störungen sind im allgemeinen durch grundlegende und charakteristische Störungen von Denken und Wahrnehmung sowie inadäquate oder verflachte Affekte gekennzeichnet. Die Bewußtseinsklarheit und intellektuellen Fähigkeiten sind in der Regel nicht beeinträchtigt, obwohl sich im Laufe der Zeit gewisse kognitive Defizite entwickeln können. Die wichtigsten psychopathologischen Phänomene sind Gedankenlautwerden, Gedankeneingebung oder Gedankenentzug, Gedankenausbreitung, Wahnwahrnehmung, Kontrollwahn, Beeinflussungswahn oder das Gefühl des Gemachten, Stimmen, die in der dritten Person den Patienten kommentieren oder über ihn sprechen, Denkstörungen und Negativsymptome.

Der Verlauf der schizophrenen Störungen kann entweder kontinuierlich episodisch mit zunehmenden oder stabilen Defiziten sein, oder es können eine oder mehrere Episoden mit vollständiger oder unvollständiger Remission auftreten.

Die Diagnose Schizophrenie soll bei ausgeprägten depressiven oder manischen Symptomen nicht gestellt werden, es sei denn, schizophrene Symptome wären der affektiven Störung vorausgegangen. Ebensowenig ist eine Schizophrenie bei eindeutiger Gehirnerkrankung, während einer Intoxikation oder während eines Entzugssyndroms zu diagnostizieren. Ähnliche Störungen bei Epilepsie oder anderen Hirnerkrankungen sollen unter F06.2 kodiert werden, die durch psychotrope Substanzen bedingten psychotischen Störungen unter F10-F19, vierte Stelle .5.

Exkl.: Schizophrene Reaktion (F23.2)
Schizophrenie:
• akut (undifferenziert) (F23.2)
• zyklisch (F25.2)
Schizotype Störung (F21)

F20.0 Paranoide Schizophrenie

Die paranoide Schizophrenie ist durch beständige, häufig paranoide Wahnvorstellungen gekennzeichnet, meist begleitet von akustischen Halluzinationen und Wahrnehmungsstörungen. Störungen der Stimmung, des Antriebs und der Sprache, katatone Symptome fehlen entweder oder sind wenig auffallend.

Paraphrene Schizophrenie

Exkl.: Paranoia (F22.0)
Paranoider Involutionszustand (F22.8)

F20.1 Hebephrene Schizophrenie

Eine Form der Schizophrenie, bei der die affektiven Veränderungen im Vordergrund stehen, Wahnvorstellungen und Halluzinationen flüchtig und bruchstückhaft auftreten, das Verhalten verantwortungslos und unvorhersehbar ist und Manierismen häufig sind. Die Stimmung ist flach und unangemessen. Das Denken ist desorganisiert, die Sprache zerfahren. Der Kranke neigt dazu, sich sozial zu isolieren. Wegen der schnellen Entwicklung der Minussymptomatik, besonders von Affektverflachung und Antriebsverlust, ist die Prognose zumeist schlecht. Eine Hebephrenie soll in aller Regel nur bei Jugendlichen oder jungen Erwachsenen diagnostiziert werden.

Desintegrative Schizophrenie
Hebephrenie

F20.2 Katatone Schizophrenie

Die katatone Schizophrenie ist gekennzeichnet von den im Vordergrund stehenden psychomotorischen Störungen, die zwischen Extremen wie Erregung und Stupor sowie Befehlsautomatismus und Negativismus alternieren können. Zwangshaltungen und -stellungen können lange Zeit beibehalten werden. Episodenhafte schwere Erregungszustände können ein Charakteristikum dieses Krankheitsbildes sein. Die katatonen Phänomene können mit einem traumähnlichen (oneiroiden) Zustand mit lebhaften szenischen Halluzinationen verbunden sein.

Katatoner Stupor
Schizophren:
- Flexibilitas cerea
- Katalepsie
- Katatonie

F20.3 Undifferenzierte Schizophrenie

Diese Kategorie soll für psychotische Zustandsbilder verwendet werden, welche die allgemeinen diagnostischen Kriterien der Schizophrenie (F20) erfüllen, ohne einer der Unterformen von F20.0-F20.2 zu entsprechen, oder die Merkmale von mehr als einer aufweisen, ohne daß bestimmte diagnostische Charakteristika eindeutig überwiegen.

Atypische Schizophrenie

Exkl.: Akute schizophreniforme psychotische Störung (F23.2)
Chronische undifferenzierte Schizophrenie (F20.5)
Postschizophrene Depression (F20.4)

F20.4 Postschizophrene Depression

Eine unter Umständen länger anhaltende depressive Episode, die im Anschluß an eine schizophrene Krankheit auftritt. Einige „positive" oder „negative" schizophrene Symptome müssen noch vorhanden sein, beherrschen aber das klinische Bild nicht mehr. Diese depressiven Zustände sind mit einem erhöhten Suizidrisiko verbunden.

Wenn der Patient keine schizophrenen Symptome mehr aufweist, sollte eine depressive Episode diagnostiziert werden (F32.-). Wenn floride schizophrene Symptome noch im Vordergrund stehen, sollte die entsprechende schizophrene Unterform (F20.0-F20.3) diagnostiziert werden.

F20.5 Schizophrenes Residuum

Ein chronisches Stadium in der Entwicklung einer schizophrenen Krankheit, bei welchem eine eindeutige Verschlechterung von einem frühen zu einem späteren Stadium vorliegt und das durch langandauernde, jedoch nicht unbedingt irreversible „negative" Symptome charakterisiert ist. Hierzu gehören psychomotorische Verlangsamung, verminderte Aktivität, Affektverflachung, Passivität und Initiativemangel, qualitative und quantitative Sprachverarmung, geringe nonverbale Kommunikation durch Gesichtsausdruck, Blickkontakt, Modulation der Stimme und Körperhaltung, Vernachlässigung der Körperpflege und nachlassende soziale Leistungsfähigkeit.

Chronische undifferenzierte Schizophrenie
Restzustand
Schizophrener Residualzustand

F20.6 Schizophrenia simplex

Eine Störung mit schleichender Progredienz von merkwürdigem Verhalten, mit einer Einschränkung, gesellschaftliche Anforderungen zu erfüllen und mit Verschlechterung der allgemeinen Leistungsfähigkeit. Die charakteristische Negativsymptomatik des schizophrenen Residuums (Affektverflachung und Antriebsminderung) entwickelt sich ohne vorhergehende produktive psychotische Symptome.

F20.8 Sonstige Schizophrenie

Schizophreniform:
- Psychose o.n.A.
- Störung o.n.A.

Zönästhetische (zönästhopathische) Schizophrenie

Exkl.: Kurze schizophreniforme Störungen (F23.2)

F20.9 Schizophrenie, nicht näher bezeichnet

F21 Schizotype Störung

Eine Störung mit exzentrischem Verhalten und Anomalien des Denkens und der Stimmung, die schizophren wirken, obwohl nie eindeutige und charakteristische schizophrene Symptome aufgetreten sind. Es kommen vor: ein kalter Affekt, Anhedonie und seltsames und exzentrisches Verhalten, Tendenz zu sozialem Rückzug, paranoische oder bizarre Ideen, die aber nicht bis zu eigentlichen Wahnvorstellungen gehen, zwanghaftes Grübeln, Denk- und Wahrnehmungsstörungen, gelegentlich vorübergehende, quasipsychotische Episoden mit intensiven Illusionen, akustischen oder anderen Halluzinationen und wahnähnlichen Ideen, meist ohne äußere Veranlassung. Es läßt sich kein klarer Beginn feststellen; Entwicklung und Verlauf entsprechen gewöhnlich einer Persönlichkeitsstörung.

Latente schizophrene Reaktion
Schizophrenie:
- Borderline
- latent
- präpsychotisch
- prodromal
- pseudoneurotisch
- pseudopsychopathisch
Schizotype Persönlichkeitsstörung

Exkl.: Asperger-Syndrom (F84.5)
Schizoide Persönlichkeitsstörung (F60.1)

F22.- Anhaltende wahnhafte Störungen

Diese Gruppe enthält eine Reihe von Störungen, bei denen ein langandauernder Wahn das einzige oder das am meisten ins Auge fallende klinische Charakteristikum darstellt, und die nicht als organisch, schizophren oder affektiv klassifiziert werden können. Wahnhafte Störungen, die nur wenige Monate angedauert haben, sollten wenigstens vorläufig unter F23.- kodiert werden.

F22.0 Wahnhafte Störung

Eine Störung charakterisiert durch die Entwicklung eines einzelnen Wahns oder mehrerer aufeinander bezogener Wahninhalte, die im allgemeinen lange, manchmal lebenslang, andauern. Der Inhalt des Wahns oder des Wahnsystems ist sehr unterschiedlich. Eindeutige und anhaltende akustische Halluzinationen (Stimmen), schizophrene Symptome wie Kontrollwahn oder Affektverflachung und eine eindeutige Gehirnerkrankung sind nicht mit der Diagnose vereinbar. Gelegentliche oder vorübergehende akustische Halluzinationen schließen besonders bei älteren Patienten die Diagnose jedoch nicht aus, solange diese Symptome nicht typisch schizophren erscheinen und nur einen kleinen Teil des klinischen Bildes ausmachen.

Paranoia
Paranoid:
- Psychose
- Zustand
Sensitiver Beziehungswahn
Späte Paraphrenie

Exkl.: Paranoid:
- Persönlichkeitsstörung (F60.0)
- psychogene Psychose (F23.3)
- Reaktion (F23.3)
- Schizophrenie (F20.0)

F22.8 Sonstige anhaltende wahnhafte Störungen

Hierbei handelt es sich um Störungen, bei denen ein Wahn oder Wahnsysteme von anhaltenden Stimmen oder von schizophrenen Symptomen begleitet werden, die aber nicht die Diagnose Schizophrenie (F20.-) erfüllen.

Paranoides Zustandsbild im Involutionsalter
Querulantenwahn (Paranoia querulans)
Wahnhafte Dysmorphophobie

F22.9 Anhaltende wahnhafte Störung, nicht näher bezeichnet

F23.- Akute vorübergehende psychotische Störungen

Eine heterogene Gruppe von Störungen, die durch den akuten Beginn der psychotischen Symptome, wie Wahnvorstellungen, Halluzinationen und andere Wahrnehmungsstörungen, und durch eine schwere Störung des normalen Verhaltens charakterisiert sind. Der akute Beginn wird als Crescendo-Entwicklung eines eindeutig abnormen klinischen Bildes innerhalb von 2 Wochen oder weniger definiert. Bei diesen Störungen gibt es keine Hinweise für eine organische Verursachung. Ratlosigkeit und Verwirrtheit kommen häufig vor, die zeitliche, örtliche und personale Desorientiertheit ist jedoch nicht andauernd oder schwer genug, um die Kriterien für ein organisch verursachtes Delir (F05.-) zu erfüllen. Eine vollständige Besserung erfolgt in der Regel innerhalb weniger Monate, oft bereits nach wenigen Wochen oder nur Tagen. Wenn die Störung weiterbesteht, wird eine Änderung der Kodierung notwendig. Die Störung kann im Zusammenhang mit einer akuten Belastung stehen, definiert als belastendes Ereignis ein oder zwei Wochen vor Beginn der Störung.

F23.0 Akute polymorphe psychotische Störung ohne Symptome einer Schizophrenie
Eine akute psychotische Störung, bei der Halluzinationen, Wahnphänomene und Wahrnehmungsstörungen vorhanden, aber sehr unterschiedlich ausgeprägt sind und von Tag zu Tag oder sogar von Stunde zu Stunde wechseln. Häufig findet sich auch emotionales Aufgewühltsein mit intensiven vorübergehenden Glücksgefühlen und Ekstase oder Angst und Reizbarkeit. Die Vielgestaltigkeit und Unbeständigkeit sind für das gesamte klinische Bild charakteristisch; die psychotischen Merkmale erfüllen nicht die Kriterien für Schizophrenie (F20.-). Diese Störungen beginnen abrupt, entwickeln sich rasch innerhalb weniger Tage und zeigen häufig eine schnelle und anhaltende Rückbildung der Symptome ohne Rückfall. Wenn die Symptome andauern, sollte die Diagnose in anhaltende wahnhafte Störung (F22.-) geändert werden.

Bouffée délirante ohne Symptome einer Schizophrenie oder nicht näher bezeichnet
Zykloide Psychose ohne Symptome einer Schizophrenie oder nicht näher bezeichnet

F23.1 Akute polymorphe psychotische Störung mit Symptomen einer Schizophrenie
Eine akute psychotische Störung mit vielgestaltigem und unbeständigem klinischem Bild, wie unter F23.0 beschrieben; trotz dieser Unbeständigkeit sind in der überwiegenden Zeit auch einige für die Schizophrenie typische Symptome vorhanden. Wenn die schizophrenen Symptome andauern, ist die Diagnose in Schizophrenie (F20.-) zu ändern.

Bouffée délirante mit Symptomen einer Schizophrenie
Zykloide Psychose mit Symptomen einer Schizophrenie

F23.2 Akute schizophreniforme psychotische Störung
Eine akute psychotische Störung, bei der die psychotischen Symptome vergleichsweise stabil sind und die Kriterien für Schizophrenie (F20.-) erfüllen, aber weniger als einen Monat bestanden haben. Die polymorphen, unbeständigen Merkmale, die unter F23.0 beschrieben wurden, fehlen. Wenn die schizophrenen Symptome andauern, ist die Diagnose in Schizophrenie (F20.-) zu ändern.

Akute (undifferenzierte) Schizophrenie
Kurze schizophreniforme:
- Psychose
- Störung

Oneirophrenie
Schizophrene Reaktion

Exkl.: Organische wahnhafte [schizophreniforme] Störung (F06.2)
Schizophreniforme Störung o.n.A. (F20.8)

F23.3 Sonstige akute vorwiegend wahnhafte psychotische Störungen
Es handelt sich um eine akute psychotische Störung, bei der verhältnismäßig stabile Wahnphänomene oder Halluzinationen die hauptsächlichen klinischen Merkmale darstellen, aber nicht die Kriterien für eine Schizophrenie erfüllen (F20.-). Wenn die Wahnphänomene andauern, ist die Diagnose in anhaltende wahnhafte Störung (F22.-) zu ändern.

Paranoide Reaktion
Psychogene paranoide Psychose

F23.8 Sonstige akute vorübergehende psychotische Störungen
Hier sollen alle anderen nicht näher bezeichneten akuten psychotischen Störungen, ohne Anhalt für eine organische Ursache, klassifiziert werden und die nicht die Kriterien für F23.0-F23.3 erfüllen.

F23.9 Akute vorübergehende psychotische Störung, nicht näher bezeichnet
Kurze reaktive Psychose o.n.A.
Reaktive Psychose

F24 Induzierte wahnhafte Störung
Es handelt sich um eine wahnhafte Störung, die von zwei Personen mit einer engen emotionalen Bindung geteilt wird. Nur eine von beiden leidet unter einer echten psychotischen Störung; die Wahnvorstellungen bei der anderen Person sind induziert und werden bei der Trennung des Paares meist aufgegeben.

Folie à deux
Induziert:
- paranoide Störung
- psychotische Störung

F25.- Schizoaffektive Störungen
Episodische Störungen, bei denen sowohl affektive als auch schizophrene Symptome auftreten, aber die weder die Kriterien für Schizophrenie noch für eine depressive oder manische Episode erfüllen. Andere Zustandsbilder, bei denen affektive Symptome eine vorher bestehende Schizophrenie überlagern, oder bei denen sie mit anderen anhaltenden Wahnkrankheiten gemeinsam auftreten oder alternieren, sind unter F20-F29 zu kodieren. Parathyme psychotische Symptome bei affektiven Störungen rechtfertigen die Diagnose einer schizoaffektiven Störung nicht.

F25.0 Schizoaffektive Störung, gegenwärtig manisch
Eine Störung, bei der sowohl schizophrene als auch manische Symptome vorliegen und deshalb weder die Diagnose einer Schizophrenie noch einer manischen Episode gerechtfertigt ist. Diese Kategorie ist sowohl für einzelne Episoden als auch für rezidivierende Störungen zu verwenden, bei denen die Mehrzahl der Episoden schizomanisch ist.

Schizoaffektive Psychose, manischer Typ
Schizophreniforme Psychose, manischer Typ

F25.1 Schizoaffektive Störung, gegenwärtig depressiv
Eine Störung, bei der sowohl schizophrene als auch depressive Symptome vorliegen und deshalb weder die Diagnose einer Schizophrenie noch einer depressiven Episode gerechtfertigt ist. Diese Kategorie ist sowohl für einzelne Episoden als auch für rezidivierende Störungen zu verwenden, bei denen die Mehrzahl der Episoden schizodepressiv ist.

Schizoaffektive Psychose, depressiver Typ
Schizophreniforme Psychose, depressiver Typ

F25.2 Gemischte schizoaffektive Störung
Gemischte schizophrene und affektive Psychose
Zyklische Schizophrenie

F25.8 Sonstige schizoaffektive Störungen

F25.9 Schizoaffektive Störung, nicht näher bezeichnet
Schizoaffektive Psychose o.n.A.

F28 Sonstige nichtorganische psychotische Störungen
Hier sind wahnhafte oder halluzinatorische Störungen zu kodieren, die nicht die Kriterien für Schizophrenie (F20.-), für anhaltende wahnhafte Störungen (F22.-), für akute vorübergehende psychotische Störungen (F23.-), für psychotische Formen der manischen Episode (F30.2) oder für eine schwere depressive Episode (F32.3) erfüllen.

Chronisch halluzinatorische Psychose

F29 Nicht näher bezeichnete nichtorganische Psychose
Psychose o.n.A.

Exkl.: Organische oder symptomatische Psychose o.n.A. (F09)
Psychische Störung o.n.A. (F99)

Affektive Störungen (F30-F39)

Diese Gruppe enthält Störungen deren Hauptsymptome in einer Veränderung der Stimmung oder der Affektivität entweder zur Depression - mit oder ohne begleitender Angst - oder zur gehobenen Stimmung bestehen. Dieser Stimmungswechsel wird meist von einer Veränderung des allgemeinen Aktivitätsniveaus begleitet. Die meisten anderen Symptome beruhen hierauf oder sind im Zusammenhang mit dem Stimmungs- und Aktivitätswechsel leicht zu verstehen. Die meisten dieser Störungen neigen zu Rückfällen. Der Beginn der einzelnen Episoden ist oft mit belastenden Ereignissen oder Situationen in Zusammenhang zu bringen.

F30.- Manische Episode
Alle Untergruppen dieser Kategorie dürfen nur für eine einzelne Episode verwendet werden. Hypomanische oder manische Episoden bei Betroffenen, die früher eine oder mehrere affektive (depressive, hypomanische, manische oder gemischte) Episoden hatten, sind unter bipolarer affektiver Störung (F31.-) zu klassifizieren.

Inkl.: Bipolare Störung, einzelne manische Episode

F30.0 Hypomanie
Eine Störung, charakterisiert durch eine anhaltende, leicht gehobene Stimmung, gesteigerten Antrieb und Aktivität und in der Regel auch ein auffallendes Gefühl von Wohlbefinden und körperlicher und seelischer Leistungsfähigkeit. Gesteigerte Geselligkeit, Gesprächigkeit, übermäßige Vertraulichkeit, gesteigerte Libido und vermindertes Schlafbedürfnis sind häufig vorhanden, aber nicht in dem Ausmaß, daß sie zu einem Abbruch der Berufstätigkeit oder zu sozialer Ablehnung führen. Reizbarkeit, Selbstüberschätzung und flegelhaftes Verhalten können an die Stelle der häufigen euphorischen Geselligkeit treten. Die Störungen der Stimmung und des Verhaltens werden nicht von Halluzinationen oder Wahn begleitet.

F30.1 Manie ohne psychotische Symptome
Die Stimmung ist situationsinadäquat gehoben und kann zwischen sorgloser Heiterkeit und fast unkontrollierbarer Erregung schwanken. Die gehobene Stimmung ist mit vermehrtem Antrieb verbunden, dies führt zu Überaktivität, Rededrang und vermindertem Schlafbedürfnis. Die Aufmerksamkeit kann nicht mehr aufrechterhalten werden, es kommt oft zu starker Ablenkbarkeit. Die Selbsteinschätzung ist mit Größenideen oder übertriebenem Optimismus häufig weit überhöht. Der Verlust normaler sozialer Hemmungen kann zu einem leichtsinnigen, rücksichtslosen oder in Bezug auf die Umstände unpassenden und persönlichkeitsfremden Verhalten führen.

F30.2 Manie mit psychotischen Symptomen

Zusätzlich zu dem unter F30.1 beschriebenen klinischen Bild treten Wahn (zumeist Größenwahn) oder Halluzinationen (zumeist Stimmen, die unmittelbar zum Betroffenen sprechen) auf. Die Erregung, die ausgeprägte körperliche Aktivität und die Ideenflucht können so extrem sein, daß der Betroffene für eine normale Kommunikation unzugänglich wird.

Manie mit parathymen psychotischen Symptomen
Manie mit synthymen psychotischen Symptomen
Manischer Stupor

F30.8 Sonstige manische Episoden

F30.9 Manische Episode, nicht näher bezeichnet
Manie o.n.A.

F31.- Bipolare affektive Störung

Hierbei handelt es sich um eine Störung, die durch wenigstens zwei Episoden charakterisiert ist, in denen Stimmung und Aktivitätsniveau des Betroffenen deutlich gestört sind. Diese Störung besteht einmal in gehobener Stimmung, vermehrtem Antrieb und Aktivität (Hypomanie oder Manie), dann wieder in einer Stimmungssenkung und vermindertem Antrieb und Aktivität (Depression). Wiederholte hypomanische oder manische Episoden sind ebenfalls als bipolar zu klassifizieren.

Inkl.: Manisch-depressiv:
- Krankheit
- Psychose
- Reaktion

Exkl.: Bipolare affektive Störung, einzelne manische Episode (F30.-)
Zyklothymia (F34.0)

F31.0 Bipolare affektive Störung, gegenwärtig hypomanische Episode
Der betroffene Patient ist gegenwärtig hypomanisch (siehe F30.0) und hatte wenigstens eine weitere affektive Episode (hypomanisch, manisch, depressiv oder gemischt) in der Anamnese.

F31.1 Bipolare affektive Störung, gegenwärtig manische Episode ohne psychotische Symptome
Der betroffene Patient ist gegenwärtig manisch, ohne psychotische Symptome (siehe F30.1) und hatte wenigstens eine weitere affektive Episode (hypomanisch, manisch, depressiv oder gemischt) in der Anamnese.

F31.2 Bipolare affektive Störung, gegenwärtig manische Episode mit psychotischen Symptomen
Der betroffene Patient ist gegenwärtig manisch, mit psychotischen Symptomen (F30.2) und hatte wenigstens eine weitere affektive Episode (hypomanisch, manisch, depressiv oder gemischt) in der Anamnese.

F31.3 Bipolare affektive Störung, gegenwärtig leichte oder mittelgradige depressive Episode
Der betroffene Patient ist gegenwärtig depressiv, wie bei einer leichten oder mittelgradigen depressiven Episode (siehe F32.0 oder F32.1) und hatte wenigstens eine eindeutig diagnostizierte hypomanische, manische oder gemischte Episode in der Anamnese.

F31.4 Bipolare affektive Störung, gegenwärtig schwere depressive Episode ohne psychotische Symptome
Der betroffene Patient ist gegenwärtig depressiv, wie bei einer schweren depressiven Episode ohne psychotische Symptome (siehe F32.2) und hatte wenigstens eine eindeutig diagnostizierte hypomanische, manische oder gemischte Episode in der Anamnese.

F31.5 Bipolare affektive Psychose, gegenwärtig schwere depressive Episode mit psychotischen Symptomen
Der betroffene Patient ist gegenwärtig depressiv, wie bei einer schweren depressiven Episode mit psychotischen Symptomen (siehe F32.3) und hatte wenigstens eine eindeutig diagnostizierte hypomanische, manische oder gemischte Episode in der Anamnese.

F31.6 Bipolare affektive Psychose, gegenwärtig gemischte Episode
Der betroffene Patient hatte wenigstens eine eindeutig diagnostizierte hypomanische, manische, depressive oder gemischte affektive Episode in der Anamnese und zeigt gegenwärtig entweder eine Kombination oder einen raschen Wechsel von manischen und depressiven Symptomen.

Exkl.: Einzelne gemischte affektive Episode (F38.0)

F31.7 Bipolare affektive Psychose, gegenwärtig remittiert
Der betroffene Patient hatte wenigstens eine eindeutig diagnostizierte hypomanische, manische oder gemischte affektive Episode und wenigstens eine weitere affektive Episode (hypomanisch, manisch, depressiv oder gemischt) in der Anamnese; in den letzten Monaten und gegenwärtig besteht keine deutliche Störung der Stimmung. Auch Remissionen während einer prophylaktischen Behandlung sollen hier kodiert werden.

F31.8 Sonstige bipolare affektive Störungen
Bipolar-II-Störung
Rezidivierende manische Episoden o.n.A.

F31.9 Bipolare affektive Störung, nicht näher bezeichnet

F32.- Depressive Episode

Bei den typischen leichten (F32.0), mittelgradigen (F32.1) oder schweren (F32.2 und F32.3) Episoden, leidet der betroffene Patient unter einer gedrückten Stimmung und einer Verminderung von Antrieb und Aktivität. Die Fähigkeit zu Freude, das Interesse und die Konzentration sind vermindert. Ausgeprägte Müdigkeit kann nach jeder kleinsten Anstrengung auftreten. Der Schlaf ist meist gestört, der Appetit vermindert. Selbstwertgefühl und Selbstvertrauen sind fast immer beeinträchtigt. Sogar bei der leichten Form kommen Schuldgefühle oder Gedanken über eigene Wertlosigkeit vor. Die gedrückte Stimmung verändert sich von Tag zu Tag wenig, reagiert nicht auf Lebensumstände und kann von sogenannten „somatischen" Symptomen begleitet werden, wie Interessenverlust oder Verlust der Freude, Frühwachen, Morgentief, deutliche psychomotorische Hemmung, Agitiertheit, Appetitverlust, Gewichtsverlust und Libidoverlust. Abhängig von Anzahl und Schwere der Symptome ist eine depressive Episode als leicht, mittelgradig oder schwer zu bezeichnen.

Inkl.: Einzelne Episoden von:
- depressiver Reaktion
- psychogener Depression
- reaktiver Depression (F32.0, F32.1, F32.2)

Exkl.: Anpassungsstörungen (F43.2)
depressive Episode in Verbindung mit Störungen des Sozialverhaltens (F91.-, F92.0)
rezidivierende depressive Störung (F33.-)

F32.0 Leichte depressive Episode
Gewöhnlich sind mindestens zwei oder drei der oben angegebenen Symptome vorhanden. Der betroffene Patient ist im allgemeinen davon beeinträchtigt, aber oft in der Lage, die meisten Aktivitäten fortzusetzen.

F32.1 Mittelgradige depressive Episode
Gewöhnlich sind vier oder mehr der oben angegebenen Symptome vorhanden, und der betroffene Patient hat meist große Schwierigkeiten, alltägliche Aktivitäten fortzusetzen.

F32.2 Schwere depressive Episode ohne psychotische Symptome
Eine depressive Episode mit mehreren oben angegebenen, quälenden Symptomen. Typischerweise bestehen ein Verlust des Selbstwertgefühls und Gefühle von Wertlosigkeit und Schuld. Suizidgedanken und -handlungen sind häufig, und meist liegen einige somatische Symptome vor.

Einzelne Episode einer agitierten Depression
Einzelne Episode einer majoren Depression [major depression] ohne psychotische Symptome
Einzelne Episode einer vitalen Depression ohne psychotische Symptome

F32.3 Schwere depressive Episode mit psychotischen Symptomen
Eine schwere depressive Episode, wie unter F32.2 beschrieben, bei der aber Halluzinationen, Wahnideen, psychomotorische Hemmung oder ein Stupor so schwer ausgeprägt sind, daß alltägliche soziale Aktivitäten unmöglich sind und Lebensgefahr durch Suizid und mangelhafte Flüssigkeits- und Nahrungsaufnahme bestehen kann. Halluzinationen und Wahn können, müssen aber nicht, synthym sein.

Einzelne Episoden:
- majore Depression [major depression] mit psychotischen Symptomen
- psychogene depressive Psychose
- psychotische Depression
- reaktive depressive Psychose

F32.8 Sonstige depressive Episoden
Atypische Depression
Einzelne Episoden der „larvierten" Depression o.n.A.

F32.9 Depressive Episode, nicht näher bezeichnet
Depression o.n.A.
Depressive Störung o.n.A.

F33.- Rezidivierende depressive Störung

Hierbei handelt es sich um eine Störung, die durch wiederholte depressive Episoden (F32.-) charakterisiert ist. In der Anamnese finden sich dabei keine unabhängigen Episoden mit gehobener Stimmung und vermehrtem Antrieb (Manie). Kurze Episoden von leicht gehobener Stimmung und Überaktivität (Hypomanie) können allerdings unmittelbar nach einer depressiven Episode, manchmal durch eine antidepressive Behandlung mitbedingt, aufgetreten sein. Die schwereren Formen der rezidivierenden depressiven Störung (F33.2 und .3) haben viel mit den früheren Konzepten der manisch-depressiven Krankheit, der Melancholie, der vitalen Depression und der endogenen Depression gemeinsam. Die erste Episode kann in jedem Alter zwischen Kindheit und Senium auftreten, der Beginn kann akut oder schleichend sein, die Dauer reicht von wenigen Wochen bis zu vielen Monaten. Das Risiko, daß ein Patient mit rezidivierender depressiver Störung eine manische Episode entwickelt, wird niemals vollständig aufgehoben, gleichgültig, wie viele depressive Episoden aufgetreten sind. Bei Auftreten einer manischen Episode ist die Diagnose in bipolare affektive Störung zu ändern (F31.-).

Inkl.: Rezidivierende Episoden (F33.0 oder F33.1):
- depressive Reaktion
- psychogene Depression
- reaktive Depression
Saisonale depressive Störung

Exkl.: Rezidivierende kurze depressive Episoden (F38.1)

F33.0 Rezidivierende depressive Störung, gegenwärtig leichte Episode
Eine Störung, die durch wiederholte depressive Episoden gekennzeichnet ist, wobei die gegenwärtige Episode leicht ist (siehe F32.0), ohne Manie in der Anamnese.

F33.1 Rezidivierende depressive Störung, gegenwärtig mittelgradige Episode
Eine Störung, die durch wiederholte depressive Episoden gekennzeichnet ist, wobei die gegenwärtige Episode mittelgradig ist (siehe F32.1), ohne Manie in der Anamnese.

F33.2 Rezidivierende depressive Störung, gegenwärtig schwere Episode ohne psychotische Symptome
Eine Störung, die durch wiederholte depressive Episoden gekennzeichnet ist, wobei die gegenwärtige Episode schwer ist, ohne psychotische Symptome (siehe F32.2) und ohne Manie in der Anamnese.

Endogene Depression ohne psychotische Symptome
Manisch-depressive Psychose, depressive Form, ohne psychotische Symptome
Rezidivierende majore Depression [major depression], ohne psychotische Symptome
Rezidivierende vitale Depression, ohne psychotische Symptome

F33.3 Rezidivierende depressive Störung, gegenwärtig schwere Episode mit psychotischen Symptomen
Eine Störung, die durch wiederholte depressive Episoden gekennzeichnet ist; die gegenwärtige Episode ist schwer, mit psychotischen Symptomen (siehe F32.3), ohne vorhergehende manische Episoden.

Endogene Depression mit psychotischen Symptomen
Manisch-depressive Psychose, depressive Form, mit psychotischen Symptomen
Rezidivierende schwere Episoden:
- majore Depression [major depression] mit psychotischen Symptomen
- psychogene depressive Psychose
- psychotische Depression
- reaktive depressive Psychose

F33.4 Rezidivierende depressive Störung, gegenwärtig remittiert
Die Kriterien für eine der oben beschriebenen Störungen F33.0-F33.3 sind in der Anamnese erfüllt, aber in den letzten Monaten bestehen keine depressiven Symptome.

F33.8 Sonstige rezidivierende depressive Störungen

F33.9 Rezidivierende depressive Störung, nicht näher bezeichnet
Monopolare Depression o.n.A.

F34.- Anhaltende affektive Störungen
Hierbei handelt es sich um anhaltende und meist fluktuierende Stimmungsstörungen, bei denen die Mehrzahl der einzelnen Episoden nicht ausreichend schwer genug sind, um als hypomanische oder auch nur leichte depressive Episoden gelten zu können. Da sie jahrelang, manchmal den größeren Teil des Erwachsenenlebens, andauern, ziehen sie beträchtliches subjektives Leiden und Beeinträchtigungen nach sich. Gelegentlich können rezidivierende oder einzelne manische oder depressive Episoden eine anhaltende affektive Störung überlagern.

F34.0 Zyklothymia
Hierbei handelt es sich um eine andauernde Instabilität der Stimmung mit zahlreichen Perioden von Depression und leicht gehobener Stimmung (Hypomanie), von denen aber keine ausreichend schwer und anhaltend genug ist, um die Kriterien für eine bipolare affektive Störung (F31.-) oder rezidivierende depressive Störung (F33.-) zu erfüllen. Diese Störung kommt häufig bei Verwandten von Patienten mit bipolarer affektiver Störung vor. Einige Patienten mit Zyklothymia entwickeln schließlich selbst eine bipolare affektive Störung.

Affektive Persönlichkeit(sstörung)
Zykloide Persönlichkeit
Zyklothyme Persönlichkeit

F34.1 Dysthymia
Hierbei handelt es sich um eine chronische, wenigstens mehrere Jahre andauernde depressive Verstimmung, die weder schwer noch hinsichtlich einzelner Episoden anhaltend genug ist, um die Kriterien einer schweren, mittelgradigen oder leichten rezidivierenden depressiven Störung (F33.-) zu erfüllen.

Anhaltende ängstliche Depression
Depressiv:
- Neurose
- Persönlichkeit(sstörung)
Neurotische Depression

Exkl.: Ängstliche Depression (leicht, aber nicht anhaltend) (F41.2)

F34.8 Sonstige anhaltende affektive Störungen

F34.9 Anhaltende affektive Störung, nicht näher bezeichnet

F38.- Andere affektive Störungen

Hierbei handelt es sich um eine Restkategorie für Stimmungsstörungen, die die Kriterien der oben genannten Kategorien F30-F34 in Bezug auf Ausprägung und Dauer nicht erfüllen.

F38.0 Andere einzelne affektive Störungen
Gemischte affektive Episode

F38.1 Andere rezidivierende affektive Störungen
Rezidivierende kurze depressive Episoden

F38.8 Sonstige näher bezeichnete affektive Störungen

F39 Nicht näher bezeichnete affektive Störung
Affektive Psychose o.n.A.

Neurotische, Belastungs- und somatoforme Störungen (F40-F48)

Exkl.: In Verbindung mit einer Störung des Sozialverhaltens (F91.-, F92.8)

F40.- Phobische Störungen

Eine Gruppe von Störungen, bei der Angst ausschließlich oder überwiegend durch eindeutig definierte, eigentlich ungefährliche Situationen hervorgerufen wird. In der Folge werden diese Situationen typischerweise vermieden oder mit Furcht ertragen. Die Befürchtungen des Patienten können sich auf Einzelsymptome wie Herzklopfen oder Schwächegefühl beziehen, häufig gemeinsam mit sekundären Ängsten vor dem Sterben, Kontrollverlust oder dem Gefühl, wahnsinnig zu werden. Allein die Vorstellung, daß die phobische Situation eintreten könnte, erzeugt meist schon Erwartungsangst. Phobische Angst tritt häufig gleichzeitig mit Depression auf. Ob zwei Diagnosen, phobische Störung und depressive Episode, erforderlich sind, richtet sich nach dem zeitlichen Verlauf beider Zustandsbilder und nach therapeutischen Erwägungen zum Zeitpunkt der Konsultation.

F40.0 Agoraphobie
Eine relativ gut definierte Gruppe von Phobien, mit Befürchtungen, das Haus zu verlassen, Geschäfte zu betreten, in Menschenmengen und auf öffentlichen Plätzen zu sein, alleine mit Bahn, Bus oder Flugzeug zu reisen. Eine Panikstörung kommt als häufiges Merkmal bei gegenwärtigen oder zurückliegenden Episoden vor. Depressive und zwanghafte Symptome sowie soziale Phobien sind als zusätzliche Merkmale gleichfalls häufig vorhanden. Die Vermeidung der phobischen Situation steht oft im Vordergrund, und einige Agoraphobiker erleben nur wenig Angst, da sie die phobischen Situationen meiden können.

F40.00 Ohne Angabe einer Panikstörung
F40.01 Mit Panikstörung

F40.1 Soziale Phobien
Furcht vor prüfender Betrachtung durch andere Menschen, die zu Vermeidung sozialer Situationen führt. Umfassendere soziale Phobien sind in der Regel mit niedrigem Selbstwertgefühl und Furcht vor Kritik verbunden. Sie können sich in Beschwerden wie Erröten, Händezittern, Übelkeit oder Drang zum Wasserlassen äußern. Dabei meint die betreffende Person manchmal, daß eine dieser sekundären Manifestationen der Angst das primäre Problem darstellt. Die Symptome können sich bis zu Panikattacken steigern.

Anthropophobie
Soziale Neurose

F40.2 Spezifische (isolierte) Phobien
Phobien, die auf eng umschriebene Situationen wie Nähe von bestimmten Tieren, Höhen, Donner, Dunkelheit, Fliegen, geschlossene Räume, Urinieren oder Defäkieren auf öffentlichen Toiletten, Genuß bestimmter Speisen, Zahnarztbesuch oder auf den Anblick von Blut oder Verletzungen beschränkt sind. Obwohl die auslösende Situation streng begrenzt ist, kann sie Panikzustände wie bei Agoraphobie oder sozialer Phobie hervorrufen.

Akrophobie
Einfache Phobie
Klaustrophobie
Tierphobien

Exkl.: Dysmorphophobie (nicht wahnhaft) (F45.2)
Nosophobie (F45.2)

F40.8 Sonstige phobische Störungen

F40.9 Phobische Störung, nicht näher bezeichnet
Phobie o.n.A.
Phobischer Zustand o.n.A.

F41.- Andere Angststörungen

Bei diesen Störungen stellen Manifestationen der Angst die Hauptsymptome dar, ohne auf eine bestimmte Umgebungssituation bezogen zu sein. Depressive und Zwangssymptome, sogar einige Elemente phobischer Angst können vorhanden sein, vorausgesetzt, sie sind eindeutig sekundär oder weniger ausgeprägt.

F41.0 Panikstörung [episodisch paroxysmale Angst]

Das wesentliche Kennzeichen sind wiederkehrende schwere Angstattacken (Panik), die sich nicht auf eine spezifische Situation oder besondere Umstände beschränken und deshalb auch nicht vorhersehbar sind. Wie bei anderen Angsterkrankungen zählen zu den wesentlichen Symptomen plötzlich auftretendes Herzklopfen, Brustschmerz, Erstickungsgefühle, Schwindel und Entfremdungsgefühle (Depersonalisation oder Derealisation). Oft entsteht sekundär auch die Furcht zu sterben, vor Kontrollverlust oder die Angst, wahnsinnig zu werden. Die Panikstörung soll nicht als Hauptdiagnose verwendet werden, wenn der Betroffene bei Beginn der Panikattacken an einer depressiven Störung leidet. Unter diesen Umständen sind die Panikattacken wahrscheinlich sekundäre Folge der Depression.

Panikattacke
Panikzustand

Exkl.: Panikstörung mit Agoraphobie (F40.01)

F41.1 Generalisierte Angststörung

Die Angst ist generalisiert und anhaltend. Sie ist nicht auf bestimmte Umgebungsbedingungen beschränkt, oder auch nur besonders betont in solchen Situationen, sie ist vielmehr „frei flottierend". Die wesentlichen Symptome sind variabel, Beschwerden wie ständige Nervosität, Zittern, Muskelspannung, Schwitzen, Benommenheit, Herzklopfen, Schwindelgefühle oder Oberbauchbeschwerden gehören zu diesem Bild. Häufig wird die Befürchtung geäußert, der Patient selbst oder ein Angehöriger könnten demnächst erkranken oder einen Unfall haben.

Angstneurose
Angstreaktion
Angstzustand

Exkl.: Neurasthenie (F48.0)

F41.2 Angst und depressive Störung, gemischt

Diese Kategorie soll bei gleichzeitigem Bestehen von Angst und Depression Verwendung finden, jedoch nur, wenn keine der beiden Störungen eindeutig vorherrscht und keine für sich genommen eine eigenständige Diagnose rechtfertigt. Treten ängstliche und depressive Symptome in so starker Ausprägung auf, daß sie einzelne Diagnosen rechtfertigen, sollen beide Diagnosen gestellt und auf diese Kategorie verzichtet werden.

Ängstliche Depression (leicht oder nicht anhaltend)

F41.3 Andere gemischte Angststörungen

Angstsymptome gemischt mit Merkmalen anderer Störungen in F42-F48. Kein Symptom ist allein schwer genug um die Diagnose einer anderen Störung zu stellen.

F41.8 Sonstige spezifische Angststörungen
Angsthysterie

F41.9 Angststörung, nicht näher bezeichnet
Angst o.n.A.

F42.- Zwangsstörung

Wesentliche Kennzeichen sind wiederkehrende Zwangsgedanken und Zwangshandlungen. Zwangsgedanken sind Ideen, Vorstellungen oder Impulse, die den Patienten immer wieder stereotyp beschäftigen. Sie sind fast immer quälend, der Patient versucht häufig erfolglos, Widerstand zu leisten. Die Gedanken werden als zur eigenen Person gehörig erlebt, selbst wenn sie als unwillkürlich und häufig abstoßend empfunden werden. Zwangshandlungen oder -rituale sind Stereotypien, die ständig wiederholt werden. Sie werden weder als angenehm empfunden, noch dienen sie dazu, an sich nützliche Aufgaben zu erfüllen. Der Patient erlebt sie oft als Vorbeugung gegen ein objektiv unwahrscheinliches Ereignis, das ihm Schaden bringen oder bei dem er selbst Unheil anrichten könnte. Im allgemeinen wird dieses Verhalten als sinnlos und ineffektiv erlebt, es wird immer wieder versucht, dagegen anzugehen. Angst ist meist ständig vorhanden. Werden Zwangshandlungen unterdrückt, verstärkt sich die Angst deutlich.

Inkl.: Anankastische Neurose
Zwangsneurose

Exkl.: Zwangspersönlichkeit(sstörung) (F60.5)

F42.0 Vorwiegend Zwangsgedanken oder Grübelzwang

Diese können die Form von zwanghaften Ideen, bildhaften Vorstellungen oder Zwangsimpulsen annehmen, die fast immer für die betreffende Person quälend sind. Manchmal sind diese Ideen eine endlose Überlegung unwägbarer Alternativen, häufig verbunden mit der Unfähigkeit, einfache, aber notwendige Entscheidungen des täglichen Lebens zu treffen. Die Beziehung zwischen Grübelzwängen und Depression ist besonders eng. Eine Zwangsstörung ist nur dann zu diagnostizieren, wenn der Grübelzwang nicht während einer depressiven Episode auftritt und anhält.

F42.1 Vorwiegend Zwangshandlungen [Zwangsrituale]

Die meisten Zwangshandlungen beziehen sich auf Reinlichkeit (besonders Händewaschen), wiederholte Kontrollen, die garantieren, daß sich eine möglicherweise gefährliche Situation nicht entwickeln kann oder übertriebene Ordnung und Sauberkeit. Diesem Verhalten liegt die Furcht vor einer Gefahr zugrunde, die den Patienten bedroht oder von ihm ausgeht; das Ritual ist ein wirkungsloser oder symbolischer Versuch, diese Gefahr abzuwenden.

F42.2 Zwangsgedanken und -handlungen, gemischt

Psychische und Verhaltensstörungen Version 2.0 Stand November 2000

F42.8 Sonstige Zwangsstörungen

F42.9 Zwangsstörung, nicht näher bezeichnet

F43.- Reaktionen auf schwere Belastungen und Anpassungsstörungen

Die Störungen dieses Abschnittes unterscheiden sich von den übrigen nicht nur aufgrund der Symptomatologie und des Verlaufs, sondern auch durch die Angabe von ein oder zwei ursächlichen Faktoren: ein außergewöhnlich belastendes Lebensereignis, das eine akute Belastungsreaktion hervorruft, oder eine besondere Veränderung im Leben, die zu einer anhaltend unangenehmen Situation geführt hat und eine Anpassungsstörung hervorruft. Obwohl weniger schwere psychosoziale Belastungen („life events") den Beginn und das Erscheinungsbild auch zahlreicher anderer Störungen dieses Kapitels auslösen und beeinflussen können, ist ihre ätiologische Bedeutung doch nicht immer ganz klar. In jedem Fall hängt sie zusammen mit der individuellen, häufig idiosynkratischen Vulnerabilität, das heißt, die Lebensereignisse sind weder notwendig noch ausreichend, um das Auftreten der Störung und ihre Art zu erklären. Im Gegensatz dazu entstehen die hier aufgeführten Störungen immer als direkte Folge der akuten schweren Belastung oder des belastenden Traumas. Das belastende Ereignis oder die andauernden, unangenehmen Umstände sind primäre und ausschlaggebende Kausalfaktoren, und die Störung wäre ohne ihre Einwirkung nicht entstanden. Die Störungen dieses Abschnittes können insofern als Anpassungsstörungen bei schwerer oder kontinuierlicher Belastung angesehen werden, als sie erfolgreiche Bewältigungsstrategien behindern und aus diesem Grunde zu Problemen der sozialen Funktionsfähigkeit führen.

F43.0 Akute Belastungsreaktion

Eine vorübergehende Störung, die sich bei einem psychisch nicht manifest gestörten Menschen als Reaktion auf eine außergewöhnliche physische oder psychische Belastung entwickelt, und die im allgemeinen innerhalb von Stunden oder Tagen abklingt. Die individuelle Vulnerabilität und die zur Verfügung stehenden Bewältigungsmechanismen (Coping-Strategien) spielen bei Auftreten und Schweregrad der akuten Belastungsreaktionen eine Rolle. Die Symptomatik zeigt typischerweise ein gemischtes und wechselndes Bild, beginnend mit einer Art von „Betäubung", mit einer gewissen Bewußtseinseinengung und eingeschränkten Aufmerksamkeit, einer Unfähigkeit, Reize zu verarbeiten und Desorientiertheit. Diesem Zustand kann ein weiteres Sichzurückziehen aus der Umweltsituation folgen (bis hin zu dissoziativem Stupor, siehe F44.2) oder aber ein Unruhezustand und Überaktivität (wie Fluchtreaktion oder Fugue). Vegetative Zeichen panischer Angst wie Tachykardie, Schwitzen und Erröten treten zumeist auf. Die Symptome erscheinen im allgemeinen innerhalb von Minuten nach dem belastenden Ereignis und gehen innerhalb von zwei oder drei Tagen, oft innerhalb von Stunden zurück. Teilweise oder vollständige Amnesie (siehe F44.0) bezüglich dieser Episode kann vorkommen. Wenn die Symptome andauern, sollte eine Änderung der Diagnose in Erwägung gezogen werden.

Akut:
- Belastungsreaktion
- Krisenreaktion

Kriegsneurose
Krisenzustand
Psychischer Schock

F43.1 Posttraumatische Belastungsstörung

Diese entsteht als verzögerte oder protrahierte Reaktion auf ein belastendes Ereignis oder eine Situation kürzerer oder längerer Dauer, mit außergewöhnlicher Bedrohung oder katastrophenartigem Ausmaß, die bei fast jedem eine tiefe Verzweiflung hervorrufen würde. Prädisponierende Faktoren wie bestimmte, z.B. zwanghafte oder asthenische Persönlichkeitszüge oder neurotische Krankheiten in der Vorgeschichte können die Schwelle für die Entwicklung dieses Syndroms senken und seinen Verlauf erschweren, aber die letztgenannten Faktoren sind weder notwendig noch ausreichend, um das Auftreten der Störung zu erklären. Typische Merkmale sind das wiederholte Erleben des Traumas in sich aufdrängenden Erinnerungen (Nachhallerinnerungen, Flashbacks), Träumen oder Alpträumen, die vor dem Hintergrund eines andauernden Gefühls von Betäubtsein und emotionaler Stumpfheit auftreten. Ferner finden sich Gleichgültigkeit gegenüber anderen Menschen, Teilnahmslosigkeit der Umgebung gegenüber, Freudlosigkeit sowie Vermeidung von Aktivitäten und Situationen, die Erinnerungen an das Trauma wachrufen könnten. Meist tritt ein Zustand von vegetativer Übererregtheit mit Vigilanzsteigerung, einer übermäßigen Schreckhaftigkeit und Schlafstörung auf. Angst und Depression sind häufig mit den genannten Symptomen und Merkmalen assoziiert und Suizidgedanken sind nicht selten. Der Beginn folgt dem Trauma mit einer Latenz, die wenige Wochen bis Monate dauern kann. Der Verlauf ist wechselhaft, in der Mehrzahl der Fälle kann jedoch eine Heilung erwartet werden. In wenigen Fällen nimmt die Störung über viele Jahre einen chronischen Verlauf und geht dann in eine andauernde Persönlichkeitsänderung (F62.0) über.

Traumatische Neurose

F43.2 Anpassungsstörungen

Hierbei handelt es sich um Zustände von subjektiver Bedrängnis und emotionaler Beeinträchtigung, die im allgemeinen soziale Funktionen und Leistungen behindern und während des Anpassungsprozesses nach einer entscheidenden Lebensveränderung oder nach belastenden Lebensereignissen auftreten. Die Belastung kann das soziale Netz des Betroffenen beschädigt haben (wie bei einem Trauerfall oder Trennungserlebnissen) oder das weitere Umfeld sozialer Unterstützung oder soziale Werte (wie bei Emigration oder nach Flucht). Sie kann auch in einem größeren Entwicklungsschritt oder einer Krise bestehen (wie Schulbesuch, Elternschaft, Mißerfolg, Erreichen eines ersehnten Zieles und Ruhestand). Die individuelle Prädisposition oder Vulnerabilität spielt bei dem möglichen Auftreten und bei der Form der Anpassungsstörung eine bedeutsame Rolle; es ist aber dennoch davon auszugehen, daß das Krankheitsbild ohne die Belastung nicht entstanden wäre. Die Anzeichen sind unterschiedlich und umfassen depressive Stimmung, Angst oder Sorge (oder eine Mischung von diesen). Außerdem kann ein Gefühl bestehen, mit den alltäglichen Gegebenheiten nicht zurechtzukommen, diese nicht vorausplanen oder fortsetzen zu können. Störungen des Sozialverhaltens können insbesondere bei Jugendlichen ein zusätzliches Symptom sein.

Hervorstechendes Merkmal kann eine kurze oder längere depressive Reaktion oder eine Störung anderer Gefühle und des Sozialverhaltens sein.

Hospitalismus bei Kindern
Kulturschock
Trauerreaktion

Exkl.: Trennungsangst in der Kindheit (F93.0)

F43.8 Sonstige Reaktionen auf schwere Belastung

F43.9 Reaktion auf schwere Belastung, nicht näher bezeichnet

F44.- Dissoziative Störungen [Konversionsstörungen]

Das allgemeine Kennzeichen der dissoziativen oder Konversionsstörungen besteht in teilweisem oder völligem Verlust der normalen Integration der Erinnerung an die Vergangenheit, des Identitätsbewußtseins, der Wahrnehmung unmittelbarer Empfindungen sowie der Kontrolle von Körperbewegungen. Alle dissoziativen Störungen neigen nach einigen Wochen oder Monaten zur Remission, besonders wenn der Beginn mit einem traumatisierenden Lebensereignis verbunden ist. Eher chronische Störungen, besonders Lähmungen und Gefühlsstörungen, entwickeln sich, wenn der Beginn mit unlösbaren Problemen oder interpersonalen Schwierigkeiten verbunden ist. Diese Störungen wurden früher als verschiedene Formen der „Konversionsneurose oder Hysterie" klassifiziert. Sie werden als ursächlich psychogen angesehen, in enger zeitlicher Verbindung mit traumatisierenden Ereignissen, unlösbaren oder unerträglichen Konflikten oder gestörten Beziehungen. Die Symptome verkörpern häufig das Konzept der betroffenen Person, wie sich eine körperliche Krankheit manifestieren müßte. Körperliche Untersuchung und Befragungen geben keinen Hinweis auf eine bekannte somatische oder neurologische Krankheit. Zusätzlich ist der Funktionsverlust offensichtlich Ausdruck emotionaler Konflikte oder Bedürfnisse. Die Symptome können sich in enger Beziehung zu psychischer Belastung entwickeln und erscheinen oft plötzlich. Nur Störungen der körperlichen Funktionen, die normalerweise unter willentlicher Kontrolle stehen, und Verlust der sinnlichen Wahrnehmung sind hier eingeschlossen. Störungen mit Schmerz und anderen komplexen körperlichen Empfindungen, die durch das vegetative Nervensystem vermittelt werden, sind unter Somatisierungsstörungen (F45.0) zu klassifizieren. Die Möglichkeit eines späteren Auftretens ernsthafter körperlicher oder psychiatrischer Störungen muß immer mitbedacht werden.

Hysterie
Hysterische Psychose
Konversionhysterie
Konversionsreaktion

Exkl.: Simulation [bewußte Simulation] (Z76.6)

F44.0 Dissoziative Amnesie

Das wichtigste Kennzeichen ist der Verlust der Erinnerung für meist wichtige aktuelle Ereignisse, die nicht durch eine organische psychische Störung bedingt ist und für den eine übliche Vergeßlichkeit oder Ermüdung als Erklärung nicht ausreicht. Die Amnesie bezieht sich meist auf traumatische Ereignisse wie Unfälle oder unerwartete Trauerfälle und ist in der Regel unvollständig und selektiv. Eine vollständige und generalisierte Amnesie ist selten, dann gewöhnlich Symptom einer Fugue (F44.1) und auch als solche zu klassifizieren. Die Diagnose sollte nicht bei hirnorganischen Störungen, Intoxikationen oder extremer Erschöpfung gestellt werden.

Exkl.: Alkohol- oder sonstige substanzbedingte amnestische Störung (F10-F19, vierte Stelle .6)
Amnesie:
- anterograd (R41.1)
- retrograd (R41.2)
- o.n.A. (R41.3)

Nicht alkoholbedingtes organisches amnestisches Syndrom (F04)
Postiktale Amnesie bei Epilepsie (G40.-)

F44.1 Dissoziative Fugue

Eine dissoziative Fugue ist eine zielgerichtete Ortsveränderung, die über die gewöhnliche Alltagsmobilität hinausgeht. Darüber hinaus zeigt sie alle Kennzeichen einer dissoziativen Amnesie (F44.0). Obwohl für die Zeit der Fugue eine Amnesie besteht, kann das Verhalten des Patienten während dieser Zeit auf unabhängige Beobachter vollständig normal wirken.

Exkl.: Postiktale Fugue bei Epilepsie (G40.-)

F44.2 Dissoziativer Stupor

Dissoziativer Stupor wird aufgrund einer beträchtlichen Verringerung oder des Fehlens von willkürlichen Bewegungen und normalen Reaktionen auf äußere Reize wie Licht, Geräusche oder Berührung diagnostiziert. Dabei lassen Befragung und Untersuchung keinen Anhalt für eine körperliche Ursache erkennen. Zusätzliche Hinweise auf die psychogene Verursachung geben kurz vorhergegangene belastende Ereignisse oder Probleme.

Exkl.: Organische katatone Störung (F06.1)
Stupor:
- depressiv (F31-F33)
- kataton (F20.2)
- manisch (F30.2)
- o.n.A. (R40.1)

F44.3 Trance- und Besessenheitszustände

Bei diesen Störungen tritt ein zeitweiliger Verlust der persönlichen Identität und der vollständigen Wahrnehmung der Umgebung auf. Hier sind nur Trancezustände zu klassifizieren, die unfreiwillig oder ungewollt sind, und die außerhalb von religiösen oder kulturell akzeptierten Situationen auftreten.

Exkl.: Zustandsbilder bei:
- Intoxikation mit psychotropen Substanzen (F10-F19, vierte Stelle .0)
- organischem Psychosyndrom nach Schädelhirntrauma (F07.2)
- organischer Persönlichkeitsstörung (F07.0)
- Schizophrenie (F20.-)
- vorübergehenden akuten psychotischen Störungen (F23.-)

F44.4 Dissoziative Bewegungsstörungen
Die häufigsten Formen zeigen den vollständigen oder teilweisen Verlust der Bewegungsfähigkeit eines oder mehrerer Körperglieder. Sie haben große Ähnlichkeit mit fast jeder Form von Ataxie, Apraxie, Akinesie, Aphonie, Dysarthrie, Dyskinesie, Anfällen oder Lähmungen.

Psychogen:
- Aphonie
- Dysphonie

F44.5 Dissoziative Krampfanfälle
Dissoziative Krampfanfälle können epileptischen Anfällen bezüglich ihrer Bewegungen sehr stark ähneln. Zungenbiß, Verletzungen beim Sturz oder Urininkontinenz sind jedoch selten. Ein Bewußtseinsverlust fehlt oder es findet sich statt dessen ein stupor- oder tranceähnlicher Zustand.

F44.6 Dissoziative Sensibilitäts- und Empfindungsstörungen
Die Grenzen anästhetischer Hautareale entsprechen oft eher den Vorstellungen des Patienten über Körperfunktionen als medizinischen Tatsachen. Es kann auch unterschiedliche Ausfälle der sensorischen Modalitäten geben, die nicht Folge einer neurologischen Läsion sein können. Sensorische Ausfälle können von Klagen über Parästhesien begleitet sein. Vollständige Seh- oder Hörverluste bei dissoziativen Störungen sind selten.

Psychogene Schwerhörigkeit oder Taubheit

F44.7 Dissoziative Störungen [Konversionsstörungen], gemischt
Kombinationen der unter F44.0-F44.6 beschriebenen Störungen.

F44.8 Sonstige dissoziative Störungen [Konversionsstörungen]
F44.80 Ganser-Syndrom
F44.81 Multiple Persönlichkeit(sstörung)
F44.82 Transitorische dissoziative Störungen [Konversionsstörungen] in Kindheit und Jugend
F44.88 Sonstige dissoziative Störungen [Konversionsstörungen]

Psychogen:
- Dämmerzustand
- Verwirrtheit

F44.9 Dissoziative Störung [Konversionsstörung], nicht näher bezeichnet

F45.- Somatoforme Störungen
Das Charakteristikum ist die wiederholte Darbietung körperlicher Symptome in Verbindung mit hartnäckigen Forderungen nach medizinischen Untersuchungen trotz wiederholter negativer Ergebnisse und Versicherung der Ärzte, daß die Symptome nicht körperlich begründbar sind. Wenn somatische Störungen vorhanden sind, erklären sie nicht die Art und das Ausmaß der Symptome, das Leiden und die innerliche Beteiligung des Patienten.

Exkl.: Ausreißen der Haare (F98.4)
Daumenlutschen (F98.8)
Dissoziative Störungen (F44.-)
Lallen (F80.0)
Lispeln (F80.8)
Nägelkauen (F98.8)
Psychologische oder Verhaltensfaktoren bei anderenorts klassifizierten Störungen und Krankheiten (F54)
Sexuelle Funktionsstörungen, nicht verursacht durch eine organische Störung oder Krankheit (F52.-)
Ticstörungen (im Kindes- und Jugendalter) (F95.-)
Tourette-Syndrom (F95.2)
Trichotillomanie (F63.3)

F45.0 Somatisierungsstörung
Charakteristisch sind multiple, wiederholt auftretende und häufig wechselnde körperliche Symptome, die wenigstens zwei Jahre bestehen. Die meisten Patienten haben eine lange und komplizierte Patienten-Karriere hinter sich, sowohl in der Primärversorgung als auch in spezialisierten medizinischen Einrichtungen, wo viele negative Untersuchungen und ergebnislose explorative Operationen durchgeführt sein können. Die Symptome können sich auf jeden Körperteil oder jedes System des Körpers beziehen. Der Verlauf der Störung ist chronisch und fluktuierend und häufig mit einer langdauernden Störung des sozialen, interpersonalen und familiären Verhaltens verbunden. Eine kurzdauernde (weniger als zwei Jahre) und weniger auffallende Symptomatik wird besser unter F45.1 klassifiziert (undifferenzierte Somatisierungsstörung).

Briquet-Syndrom
Multiple psychosomatische Störung

Exkl.: Simulation [bewußte Simulation] (Z76.6)

F45.1 Undifferenzierte Somatisierungsstörung
Wenn die körperlichen Beschwerden zahlreich, unterschiedlich und hartnäckig sind, aber das vollständige und typische klinische Bild einer Somatisierungsstörung nicht erfüllt ist, ist die Diagnose undifferenzierte Somatisierungsstörung zu erwägen.

Undifferenzierte psychosomatische Störung

F45.2 Hypochondrische Störung
Vorherrschendes Kennzeichen ist eine beharrliche Beschäftigung mit der Möglichkeit, an einer oder mehreren schweren und fortschreitenden körperlichen Krankheiten zu leiden. Die Patienten manifestieren anhaltende körperliche Beschwerden oder anhaltende Beschäftigung mit ihren körperlichen Phänomenen. Normale oder allgemeine Körperwahrnehmungen und Symptome werden von dem betreffenden Patienten oft als abnorm und belastend interpretiert und die Aufmerksamkeit meist auf nur ein oder zwei Organe oder Organsysteme des Körpers fokussiert. Depression und Angst finden sich häufig und können dann zusätzliche Diagnosen rechtfertigen.

Dysmorphophobie (nicht wahnhaft)
Hypochondrie
Hypochondrische Neurose
Körperdysmorphophobe Störung
Nosophobie

Exkl.: Auf die körperlichen Funktionen oder die Körperform fixierte Wahnphänomene (F22.-)
Wahnhafte Dysmorphophobie (F22.8)

F45.3 Somatoforme autonome Funktionsstörung
Die Symptome werden vom Patienten so geschildert, als beruhten sie auf der körperlichen Krankheit eines Systems oder eines Organs, das weitgehend oder vollständig vegetativ innerviert und kontrolliert wird, so etwa des kardiovaskulären, des gastrointestinalen, des respiratorischen oder des urogenitalen Systems. Es finden sich meist zwei Symptomgruppen, die beide nicht auf eine körperliche Krankheit des betreffenden Organs oder Systems hinweisen. Die erste Gruppe umfaßt Beschwerden, die auf objektivierbaren Symptomen der vegetativen Stimulation beruhen wie etwa Herzklopfen, Schwitzen, Erröten, Zittern. Sie sind Ausdruck der Furcht vor und Beeinträchtigung durch eine(r) somatische(n) Störung. Die zweite Gruppe beinhaltet subjektive Beschwerden unspezifischer und wechselnder Natur, wie flüchtige Schmerzen, Brennen, Schwere, Enge und Gefühle, aufgebläht oder auseinandergezogen zu werden, die vom Patienten einem spezifischen Organ oder System zugeordnet werden.

Da-Costa-Syndrom
Herzneurose
Magenneurose
Neurozirkulatorische Asthenie
Psychogene Formen:
- Aerophagie
- Colon irritabile
- Diarrhoe
- Dyspepsie
- Dysurie
- erhöhte Miktionshäufigkeit
- Flatulenz
- Husten
- Hyperventilation
- Pylorospasmen
- Singultus

Exkl.: Psychische und Verhaltenseinflüsse bei anderenorts klassifizierten Störungen oder Krankheiten (F54)

F45.30	Nicht näher bezeichnetes Organ oder System
F45.31	Herz und Kreislaufsystem
F45.32	Oberes Verdauungssystem
F45.33	Unterer Verdauungssystem
F45.34	Atmungssystem
F45.35	Urogenitalsystem
F45.38	Sonstige Organe und Systeme
F45.39	Mehrere Organe und Systeme

F45.4 Anhaltende somatoforme Schmerzstörung

Die vorherrschende Beschwerde ist ein andauernder, schwerer und quälender Schmerz, der durch einen physiologischen Prozeß oder eine körperliche Störung nicht vollständig erklärt werden kann. Er tritt in Verbindung mit emotionalen Konflikten oder psychosozialen Belastungen auf, die schwerwiegend genug sein sollten, um als entscheidende ursächliche Faktoren gelten zu können. Die Folge ist meist eine beträchtlich gesteigerte persönliche oder medizinische Hilfe und Unterstützung. Schmerzzustände mit vermutlich psychogenem Ursprung, die im Verlauf depressiver Störungen oder einer Schizophrenie auftreten, sollten hier nicht berücksichtigt werden.

Psychalgie
Psychogen:
- Kopfschmerz
- Rückenschmerz

Somatoforme Schmerzstörung

Exkl.: Rückenschmerzen o.n.A. (M54.9-)
Schmerz:
- akut (R52.0)
- chronisch (R52.2)
- therapieresistent (R52.1)
- o.n.A. (R52.9)

Spannungskopfschmerz (G44.2)

F45.8 Sonstige somatoforme Störungen

Hier sollten alle anderen Störungen der Wahrnehmung, der Körperfunktion und des Krankheitsverhaltens klassifiziert werden, die nicht durch das vegetative Nervensystem vermittelt werden, die auf spezifische Teile oder Systeme des Körpers begrenzt sind und mit belastenden Ereignissen oder Problemen eng in Verbindung stehen.

Psychogen:
- Dysmenorrhoe
- Dysphagie, einschließlich „Globus hystericus"
- Pruritus
- Tortikollis
- Zähneknirschen

F45.9 Somatoforme Störung, nicht näher bezeichnet

Psychosomatische Störung o.n.A.

F48.- Andere neurotische Störungen

F48.0 Neurasthenie

Im Erscheinungsbild zeigen sich beträchtliche kulturelle Unterschiede. Zwei Hauptformen überschneiden sich beträchtlich. Bei einer Form ist das Hauptcharakteristikum die Klage über vermehrte Müdigkeit nach geistigen Anstrengungen, häufig verbunden mit abnehmender Arbeitsleistung oder Effektivität bei der Bewältigung täglicher Aufgaben. Die geistige Ermüdbarkeit wird typischerweise als unangenehmes Eindringen ablenkender Assoziationen oder Erinnerungen beschrieben, als Konzentrationsschwäche und allgemein ineffektives Denken. Bei der anderen Form liegt das Schwergewicht auf Gefühlen körperlicher Schwäche und Erschöpfung nach nur geringer Anstrengung, begleitet von muskulären und anderen Schmerzen und der Unfähigkeit, sich zu entspannen. Bei beiden Formen finden sich eine ganze Reihe von anderen unangenehmen körperlichen Empfindungen wie Schwindelgefühl, Spannungskopfschmerz und allgemeine Unsicherheit. Sorge über abnehmendes geistiges und körperliches Wohlbefinden, Reizbarkeit, Freudlosigkeit, Depression und Angst sind häufig. Der Schlaf ist oft in der ersten und mittleren Phase gestört, es kann aber auch Hypersomnie im Vordergrund stehen.

Ermüdungssyndrom

Soll eine vorausgegangene Krankheit angegeben werden, ist eine zusätzliche Schlüsselnummer zu benutzen. Im Krankenhaus sollte diese Information immer verschlüsselt werden, wenn sie vorliegt.

Exkl.: Asthenie o.n.A. (R53)
Benigne myalgische Enzephalomyelitis [postvirales Ermüdungssyndrom] (G93.3)
Burn-out-Syndrom (Z76.8)
Psychasthenie (F48.8)
Unwohlsein und Ermüdung (R53)

F48.1 Depersonalisations- und Derealisationssyndrom

Eine seltene Störung, bei der ein Patient spontan beklagt, das seine geistige Aktivität, sein Körper oder die Umgebung sich in ihrer Qualität verändert haben, und unwirklich, wie in weiter Ferne oder automatisiert erlebt werden. Neben vielen anderen Phänomenen und Symptomen klagen die Patienten am häufigsten über den Verlust von Emotionen, über Entfremdung und Loslösung vom eigenen Denken, vom Körper oder von der umgebenden realen Welt. Trotz der dramatischen Form dieser Erfahrungen ist sich der betreffende Patient der Unwirklichkeit dieser Veränderung bewußt. Das Sensorium ist normal, die Möglichkeiten des emotionalen Ausdrucks intakt. Depersonalisations- und Derealisationsphänomene können im Rahmen einer schizophrenen, depressiven, phobischen oder Zwangsstörung auftreten. In solchen Fällen sollte die Diagnose der im Vordergrund stehenden Störung gestellt werden.

F48.8 Sonstige neurotische Störungen
Beschäftigungsneurose, einschließlich Schreibkrämpfen
Dhat-Syndrom
Psychasthenie
Psychasthenische Neurose
Psychogene Synkope

F48.9 Neurotische Störung, nicht näher bezeichnet
Neurose o.n.A.

Verhaltensauffälligkeiten mit körperlichen Störungen und Faktoren (F50-F59)

F50.- Eßstörungen
Exkl.: Anorexia o.a.A. (R63.0)
Fütterschwierigkeiten und Betreuungsfehler (R63.3)
Fütterstörung im Kleinkind- und Kindesalter (F98.2)
Polyphagie (R63.2)

F50.0 Anorexia nervosa
Die Anorexia ist durch einen absichtlich selbst herbeigeführten oder aufrechterhaltenen Gewichtsverlust charakterisiert. Am häufigsten ist die Störung bei heranwachsenden Mädchen und jungen Frauen; heranwachsende Jungen und junge Männer, Kinder vor der Pubertät und Frauen bis zur Menopause können ebenfalls betroffen sein. Die Krankheit ist mit einer spezifischen Psychopathologie verbunden, wobei die Angst vor einem dicken Körper und einer schlaffen Körperform als eine tiefverwurzelte überwertige Idee besteht und die Betroffenen eine sehr niedrige Gewichtsschwelle für sich selbst festlegen. Es liegt meist Unterernährung unterschiedlichen Schweregrades vor, die sekundär zu endokrinen und metabolischen Veränderungen und zu körperlichen Funktionsstörungen führt. Zu den Symptomen gehören eingeschränkte Nahrungsauswahl, übertriebene körperliche Aktivitäten, selbstinduziertes Erbrechen und Abführen und der Gebrauch von Appetitzüglern und Diuretika.

Exkl.: Appetitverlust (R63.0)
Psychogener Appetitverlust (F50.8)

F50.1 Atypische Anorexia nervosa
Es handelt sich um Störungen, die einige Kriterien der Anorexia nervosa erfüllen, das gesamte klinische Bild rechtfertigt die Diagnose jedoch nicht. Zum Beispiel können die Schlüsselsymptome wie deutliche Angst vor dem zu Dicksein oder die Amenorrhoe fehlen, trotz eines erheblichen Gewichtsverlustes und gewichtsreduzierendem Verhalten. Die Diagnose ist bei einer bekannten körperlichen Krankheit mit Gewichtsverlust nicht zu stellen.

F50.2 Bulimia nervosa
Ein Syndrom, das durch wiederholte Anfälle von Heißhunger und eine übertriebene Beschäftigung mit der Kontrolle des Körpergewichts charakterisiert ist. Dies führt zu einem Verhaltensmuster von Eßanfällen und Erbrechen oder Gebrauch von Abführmitteln. Viele psychische Merkmale dieser Störung ähneln denen der Anorexia nervosa, so die übertriebene Sorge um Körperform und Gewicht. Wiederholtes Erbrechen kann zu Elektrolytstörungen und körperlichen Komplikationen führen. Häufig läßt sich in der Anamnese eine frühere Episode einer Anorexia nervosa mit einem Intervall von einigen Monaten bis zu mehreren Jahren nachweisen.

Bulimie o.n.A.
Hyperorexia nervosa

F50.3 Atypische Bulimia nervosa
Es handelt sich um Störungen, die einige Kriterien der Bulimia nervosa erfüllen, das gesamte klinische Bild rechtfertigt die Diagnose jedoch nicht. Zum Beispiel können wiederholte Eßanfälle und übermäßiger Gebrauch von Abführmitteln auftreten ohne signifikante Gewichtsveränderungen, oder es fehlt die typische übertriebene Sorge um Körperform und Gewicht.

F50.4 Eßattacken bei anderen psychischen Störungen
Übermäßiges Essen als Reaktion auf belastende Ereignisse, wie etwa Trauerfälle, Unfälle und Geburt.

Psychogene Eßattacken

Exkl.: Übergewicht (E66.-)

F50.5 Erbrechen bei anderen psychischen Störungen
Wiederholtes Erbrechen bei dissoziativen Störungen (F44.-) und Hypochondrie (F45.2) und Erbrechen, das nicht unter anderen Zustandsbildern außerhalb des Kapitels V klassifiziert werden kann. Diese Subkategorie kann zusätzlich zu O21.- (exzessives Erbrechen in der Schwangerschaft) verwendet werden, wenn hauptsächlich emotionale Faktoren wiederholte Übelkeit und Erbrechen verursachen.

Psychogenes Erbrechen

Exkl.: Erbrechen o.n.A. (R11)
Übelkeit (R11)

F50.8 Sonstige Eßstörungen
Pica bei Erwachsenen
Psychogener Appetitverlust

Exkl.: Pica im Kindesalter (F98.3)

F50.9 Eßstörung, nicht näher bezeichnet

F51.- Nichtorganische Schlafstörungen

In vielen Fällen ist eine Schlafstörung Symptom einer anderen psychischen oder körperlichen Krankheit. Ob eine Schlafstörung bei einem bestimmten Patienten ein eigenständiges Krankheitsbild oder einfach Merkmal einer anderen Krankheit (klassifiziert anderenorts in Kapitel V oder in anderen Kapiteln) ist, sollte auf der Basis des klinischen Erscheinungsbildes, des Verlaufs sowie aufgrund therapeutischer Erwägungen und Prioritäten zum Zeitpunkt der Konsultation entschieden werden. Wenn die Schlafstörung eine der Hauptbeschwerden darstellt und als eigenständiges Zustandsbild aufgefaßt wird, dann soll diese Kodierung gemeinsam mit dazugehörenden Diagnosen verwendet werden, welche die Psychopathologie und Pathophysiologie des gegebenen Falles beschreiben. Diese Kategorie umfaßt nur Schlafstörungen, bei denen emotionale Ursachen als primärer Faktor aufgefaßt werden, und die nicht durch anderenorts klassifizierte körperliche Störungen verursacht werden.

Exkl.: Schlafstörungen (organisch) (G47.-)

F51.0 Nichtorganische Insomnie
Insomnie ist ein Zustandsbild mit einer ungenügenden Dauer und Qualität des Schlafes, das über einen beträchtlichen Zeitraum besteht und Einschlafstörungen, Durchschlafstörungen und frühmorgendliches Erwachen einschließt. Insomnie ist ein häufiges Symptom vieler psychischer und somatischer Störungen und soll daher nur zusätzlich klassifiziert werden, wenn sie das klinische Bild beherrscht.

Exkl.: Insomnie (organisch) (G47.0)

F51.1 Nichtorganische Hypersomnie
Hypersomnie ist definiert entweder als Zustand exzessiver Schläfrigkeit während des Tages und Schlafattacken (die nicht durch eine inadäquate Schlafdauer erklärbar sind) oder durch verlängerte Übergangszeiten bis zum Wachzustand nach dem Aufwachen. Bei Fehlen einer organischen Ursache für die Hypersomnie ist dieses Zustandsbild gewöhnlich mit anderen psychischen Störungen verbunden.

Exkl.: Hypersomnie (organisch) (G47.1)
Narkolepsie (G47.4)

F51.2 Nichtorganische Störung des Schlaf-Wach-Rhythmus
Eine Störung des Schlaf-Wach-Rhythmus ist definiert als Mangel an Synchronizität zwischen dem individuellen Schlaf-Wach-Rhythmus und dem erwünschten Schlaf-Wach-Rhythmus der Umgebung. Dies führt zu Klagen über Schlaflosigkeit und Hypersomnie.

Psychogene Umkehr:
- Schlafrhythmus
- Tag-Nacht-Rhythmus
- 24-Stunden-Rhythmus

Exkl.: Störungen des Schlaf-Wach-Rhythmus (organisch) (G47.2)

F51.3 Schlafwandeln [Somnambulismus]
Schlafwandeln oder Somnambulismus ist ein Zustand veränderter Bewußtseinslage, in dem Phänomene von Schlaf und Wachsein kombiniert sind. Während einer schlafwandlerischen Episode verläßt die betreffende Person das Bett, häufig während des ersten Drittels des Nachtschlafes, geht umher, zeigt ein herabgesetztes Bewußtsein, verminderte Reaktivität und Geschicklichkeit. Nach dem Erwachen besteht meist keine Erinnerung an das Schlafwandeln mehr.

F51.4 Pavor nocturnus
Nächtliche Episoden äußerster Furcht und Panik mit heftigem Schreien, Bewegungen und starker autonomer Erregung. Die betroffene Person setzt sich oder steht mit einem Panikschrei auf, gewöhnlich während des ersten Drittels des Nachtschlafes. Häufig stürzt sie zur Tür wie um zu entfliehen, meist aber ohne den Raum zu verlassen. Nach dem Erwachen fehlt die Erinnerung an das Geschehen oder ist auf ein oder zwei bruchstückhafte bildhafte Vorstellungen begrenzt.

F51.5 Alpträume [Angstträume]
Traumerleben voller Angst oder Furcht, mit sehr detaillierter Erinnerung an den Trauminhalt. Dieses Traumerleben ist sehr lebhaft, Themen sind die Bedrohung des Lebens, der Sicherheit oder der Selbstachtung. Oft besteht eine Wiederholung gleicher oder ähnlicher erschreckender Alptraumthemen. Während einer typischen Episode besteht eine autonome Stimulation, aber kein wahrnehmbares Schreien oder Körperbewegungen. Nach dem Aufwachen wird der Patient rasch lebhaft und orientiert.

Angsttraumstörung

F51.8 Sonstige nichtorganische Schlafstörungen

F51.9 Nichtorganische Schlafstörung, nicht näher bezeichnet
Emotional bedingte Schlafstörung o.n.A.

F52.- Sexuelle Funktionsstörungen, nicht verursacht durch eine organische Störung oder Krankheit

Sexuelle Funktionsstörungen verhindern die von der betroffenen Person gewünschte sexuelle Beziehung. Die sexuellen Reaktionen sind psychosomatische Prozesse, d.h. bei der Entstehung von sexuellen Funktionsstörungen sind gewöhnlich sowohl psychologische als auch somatische Prozesse beteiligt.

Exkl.: Dhat-Syndrom (F48.8)

F52.0 Mangel oder Verlust von sexuellem Verlangen
Der Verlust des sexuellen Verlangens ist das Grundproblem und beruht nicht auf anderen sexuellen Störungen wie Erektionsstörungen oder Dyspareunie.

Frigidität
Sexuelle Hypoaktivität

F52.1 Sexuelle Aversion und mangelnde sexuelle Befriedigung
Entweder ist der Bereich sexueller Partnerbeziehungen mit so großer Furcht oder Angst verbunden, daß sexuelle Aktivitäten vermieden werden (sexuelle Aversion) oder sexuelle Reaktionen verlaufen normal und ein Orgasmus wird erlebt, aber ohne die entsprechende Lust daran (Mangel an sexueller Befriedigung).

Anhedonie (sexuelle)

F52.2 Versagen genitaler Reaktionen
Das Hauptproblem ist bei Männern die Erektionsstörung (Schwierigkeit, eine für einen befriedigenden Geschlechtsverkehr notwendige Erektion zu erlangen oder aufrecht zu erhalten). Bei Frauen ist das Hauptproblem mangelnde oder fehlende vaginale Lubrikation.

Erektionsstörung (beim Mann)
Psychogene Impotenz
Störung der sexuellen Erregung bei der Frau

Exkl.: Impotenz organischen Ursprungs (N48.4)

F52.3 Orgasmusstörung
Der Orgasmus tritt nicht oder nur stark verzögert ein.

Gehemmter Orgasmus (weiblich) (männlich)
Psychogene Anorgasmie

F52.4 Ejaculatio praecox
Unfähigkeit, die Ejakulation ausreichend zu kontrollieren, damit der Geschlechtsverkehr für beide Partner befriedigend ist.

F52.5 Nichtorganischer Vaginismus
Spasmus der die Vagina umgebenden Beckenbodenmuskulatur, wodurch der Introitus vaginae verschlossen wird. Die Immission des Penis ist unmöglich oder schmerzhaft.

Psychogener Vaginismus

Exkl.: Vaginismus (organisch) (N94.2)

F52.6 Nichtorganische Dyspareunie
Eine Dyspareunie (Schmerzen während des Sexualverkehrs) tritt sowohl bei Frauen als auch bei Männern auf. Sie kann häufig einem lokalen krankhaften Geschehen zugeordnet werden und sollte dann unter der entsprechenden Störung klassifiziert werden. Diese Kategorie sollte nur dann verwendet werden, wenn keine andere primäre nichtorganische Sexualstörung vorliegt (z.B. Vaginismus oder mangelnde/fehlende vaginale Lubrikation).

Psychogene Dyspareunie

Exkl.: Dyspareunie (organisch) (N94.1)

F52.7 Gesteigertes sexuelles Verlangen
Nymphomanie
Satyriasis

F52.8 Sonstige sexuelle Funktionsstörungen, nicht verursacht durch eine organische Störung oder Krankheit

F52.9 Nicht näher bezeichnete sexuelle Funktionsstörung, nicht verursacht durch eine organische Störung oder Krankheit

Psychische und Verhaltensstörungen	Version 2.0 Stand November 2000

F53.- Psychische oder Verhaltensstörungen im Wochenbett, anderenorts nicht klassifiziert

Hier sind nur psychische Störungen im Zusammenhang mit dem Wochenbett zu klassifizieren (Beginn innerhalb von sechs Wochen nach der Geburt), die nicht die Kriterien für anderenorts im Kapitel V (F) klassifizierte Störungen erfüllen. Hier wird verschlüsselt, entweder weil nur ungenügende Informationen verfügbar sind, oder weil man annimmt, daß spezielle zusätzliche klinische Aspekte vorliegen, die ihre Klassifikation an anderer Stelle unangemessen erscheinen lassen.

F53.0 **Leichte psychische und Verhaltensstörungen im Wochenbett, anderenorts nicht klassifiziert**
Depression:
- postnatal o.n.A.
- postpartal o.n.A.

F53.1 **Schwere psychische und Verhaltensstörungen im Wochenbett, anderenorts nicht klassifiziert**
Puerperalpsychose o.n.A.

F53.8 **Sonstige psychische und Verhaltensstörungen im Wochenbett, anderenorts nicht klassifiziert**

F53.9 **Psychische Störung im Wochenbett, nicht näher bezeichnet**

F54 Psychologische Faktoren oder Verhaltensfaktoren bei anderenorts klassifizierten Krankheiten

Diese Kategorie sollte verwendet werden, um psychische Faktoren und Verhaltenseinflüsse zu erfassen, die eine wesentliche Rolle in der Ätiologie körperlicher Krankheiten spielen, die in anderen Kapiteln der ICD-10 klassifiziert werden. Die sich hierbei ergebenden psychischen Störungen sind meist leicht, oft langanhaltend (wie Sorgen, emotionale Konflikte, ängstliche Erwartung) und rechtfertigen nicht die Zuordnung zu einer der anderen Kategorien des Kapitels V.

Psychische Faktoren, die körperliche Störungen bewirken
Beispiele für den Gebrauch dieser Kategorie sind:
- Asthma F54 und J45.-
- Colitis ulcerosa F54 und K51.-
- Dermatitis F54 und L23-L25
- Magenulkus F54 und K25.-
- Mukomembranöse Kolitis F54 und K58.-
- Urtikaria F54 und L50.-

Soll eine assoziierte körperliche Krankheit angegeben werden, ist eine zusätzliche Schlüsselnummer zu benutzen. Im Krankenhaus sollte diese Information immer verschlüsselt werden, wenn sie vorliegt.

Exkl.: Spannungskopfschmerz (G44.2)

F55.- Schädlicher Gebrauch von nichtabhängigkeitserzeugenden Substanzen

Eine große Zahl von Arzneimitteln und Naturheilmitteln können mißbraucht werden. Die wichtigsten Gruppen sind: 1. Psychotrope Substanzen, die keine Abhängigkeit hervorrufen, z.B. Antidepressiva, 2. Laxanzien, 3. Analgetika, die ohne ärztliche Verordnung erworben werden können, z.B. Aspirin und Paracetamol. Der anhaltende Gebrauch dieser Substanzen ist oft mit unnötigen Kontakten mit medizinischen und anderen Hilfseinrichtungen verbunden und manchmal von schädlichen körperlichen Auswirkungen der Substanzen begleitet.

Der Versuch, dem Gebrauch der Substanz entgegenzusteuern oder ihn zu verbieten, stößt oft auf Widerstand. Bei Laxanzien und Analgetika führt der Mißbrauch trotz Warnungen vor (oder sogar trotz der Entwicklung derselben) zu körperlichen Schäden, wie Nierenfunktions- oder Elektrolytstörungen. Obwohl die betreffende Person ein starkes Verlangen nach der Substanz hat, entwickeln sich keine Abhängigkeit bzw. Entzugssymptome wie bei den unter F10-F19 klassifizierten psychotropen Substanzen.

Laxanziengewöhnung
Mißbrauch von:
- Antazida
- Pflanzen oder Naturheilmitteln
- Steroiden oder Hormonen
- Vitaminen

Exkl.: Mißbrauch abhängigkeitserzeugender psychotroper Substanzen (F10-F19)

F55.0 **Antidepressiva**
F55.1 **Laxanzien**
F55.2 **Analgetika**
F55.3 **Antazida**
F55.4 **Vitamine**
F55.5 **Steroide und Hormone**
F55.6 **Pflanzen oder Naturheilmittel**
F55.8 **Sonstige Substanzen**

F55.9 Nicht näher bezeichnete Substanz

F59 Nicht näher bezeichnete Verhaltensauffälligkeiten bei körperlichen Störungen und Faktoren
Psychogene körperliche Funktionsstörung o.n.A.

Persönlichkeits- und Verhaltensstörungen (F60-F69)

Dieser Abschnitt enthält eine Reihe von klinisch wichtigen, meist länger anhaltenden Zustandsbildern und Verhaltensmustern. Sie sind Ausdruck des charakteristischen, individuellen Lebensstils, des Verhältnisses zur eigenen Person und zu anderen Menschen. Einige dieser Zustandsbilder und Verhaltensmuster entstehen als Folge konstitutioneller Faktoren und sozialer Erfahrungen schon früh im Verlauf der individuellen Entwicklung, während andere erst später im Leben erworben werden. Die spezifischen Persönlichkeitsstörungen (F60.-), die kombinierten und anderen Persönlichkeitsstörungen (F61) und die Persönlichkeitsänderungen (F62.-) sind tief verwurzelte, anhaltende Verhaltensmuster, die sich in starren Reaktionen auf unterschiedliche persönliche und soziale Lebenslagen zeigen. Sie verkörpern gegenüber der Mehrheit der betreffenden Bevölkerung deutliche Abweichungen im Wahrnehmen, Denken, Fühlen und in den Beziehungen zu anderen. Solche Verhaltensmuster sind meistens stabil und beziehen sich auf vielfältige Bereiche des Verhaltens und der psychologischen Funktionen. Häufig gehen sie mit einem unterschiedlichen Ausmaß persönlichen Leidens und gestörter sozialer Funktionsfähigkeit einher.

F60.- Spezifische Persönlichkeitsstörungen
Es handelt sich um schwere Störungen der Persönlichkeit und des Verhaltens der betroffenen Person, die nicht direkt auf eine Hirnschädigung oder -krankheit oder auf eine andere psychiatrische Störung zurückzuführen sind. Sie erfassen verschiedene Persönlichkeitsbereiche und gehen beinahe immer mit persönlichen und sozialen Beeinträchtigungen einher. Persönlichkeitsstörungen treten meist in der Kindheit oder in der Adoleszenz in Erscheinung und bestehen während des Erwachsenenalters weiter.

F60.0 Paranoide Persönlichkeitsstörung
Diese Persönlichkeitsstörung ist durch übertriebene Empfindlichkeit gegenüber Zurückweisung, Nachtragen von Kränkungen, durch Mißtrauen, sowie eine Neigung, Erlebtes zu verdrehen gekennzeichnet, indem neutrale oder freundliche Handlungen anderer als feindlich oder verächtlich mißdeutet werden, wiederkehrende unberechtigte Verdächtigungen hinsichtlich der sexuellen Treue des Ehegatten oder Sexualpartners, schließlich durch streitsüchtiges und beharrliches Bestehen auf eigenen Rechten. Diese Personen können zu überhöhtem Selbstwertgefühl und häufiger, übertriebener Selbstbezogenheit neigen.

Persönlichkeit(sstörung):
- expansiv-paranoid
- fanatisch
- paranoid
- querulatorisch
- sensitiv paranoid

Exkl.: Paranoia (F22.0)
Paranoia querulans (F22.8)
Paranoid:
- Psychose (F22.0)
- Schizophrenie (F20.0)
- Zustand (F22.0)

F60.1 Schizoide Persönlichkeitsstörung
Eine Persönlichkeitsstörung, die durch einen Rückzug von affektiven, sozialen und anderen Kontakten mit übermäßiger Vorliebe für Phantasie, einzelgängerisches Verhalten und in sich gekehrte Zurückhaltung gekennzeichnet ist. Es besteht nur ein begrenztes Vermögen, Gefühle auszudrücken und Freude zu erleben.

Exkl.: Asperger-Syndrom (F84.5)
Schizoide Störung des Kindesalters (F84.5)
Schizophrenie (F20.-)
Schizotype Störung (F21)
Wahnhafte Störung (F22.0)

F60.2 Dissoziale Persönlichkeitsstörung

Eine Persönlichkeitsstörung, die durch eine Mißachtung sozialer Verpflichtungen und herzloses Unbeteiligtsein an Gefühlen für andere gekennzeichnet ist. Zwischen dem Verhalten und den herrschenden sozialen Normen besteht eine erhebliche Diskrepanz. Das Verhalten erscheint durch nachteilige Erlebnisse, einschließlich Bestrafung, nicht änderungsfähig. Es besteht eine geringe Frustrationstoleranz und eine niedrige Schwelle für aggressives, auch gewalttätiges Verhalten, eine Neigung, andere zu beschuldigen oder vordergründige Rationalisierungen für das Verhalten anzubieten, durch das der betreffende Patient in einen Konflikt mit der Gesellschaft geraten ist.

Persönlichkeit(sstörung):
- amoralisch
- antisozial
- asozial
- psychopathisch
- soziopathisch

Exkl.: Emotional instabile Persönlichkeit(sstörung) (F60.3)
Störungen des Sozialverhaltens (F91.-)

F60.3 Emotional instabile Persönlichkeitsstörung

Eine Persönlichkeitsstörung mit deutlicher Tendenz, Impulse ohne Berücksichtigung von Konsequenzen auszuagieren, verbunden mit unvorhersehbarer und launenhafter Stimmung. Es besteht eine Neigung zu emotionalen Ausbrüchen und eine Unfähigkeit, impulshaftes Verhalten zu kontrollieren. Ferner besteht eine Tendenz zu streitsüchtigem Verhalten und zu Konflikten mit anderen, insbesondere wenn impulsive Handlungen durchkreuzt oder behindert werden. Zwei Erscheinungsformen können unterschieden werden: Ein impulsiver Typus, vorwiegend gekennzeichnet durch emotionale Instabilität und mangelnde Impulskontrolle; und ein Borderline- Typus, zusätzlich gekennzeichnet durch Störungen des Selbstbildes, der Ziele und der inneren Präferenzen, durch ein chronisches Gefühl von Leere, durch intensive, aber unbeständige Beziehungen und eine Neigung zu selbstdestruktivem Verhalten mit parasuizidalen Handlungen und Suizidversuchen.

Exkl.: Dissoziale Persönlichkeitsstörung (F60.2)

F60.30 Impulsiver Typ
Persönlichkeit(sstörung):
- aggressiv
- reizbar (explosiv)

F60.31 Borderline-Typ

F60.4 Histrionische Persönlichkeitsstörung

Eine Persönlichkeitsstörung, die durch oberflächliche und labile Affektivität, Dramatisierung, einen theatralischen, übertriebenen Ausdruck von Gefühlen, durch Suggestibilität, Egozentrik, Genußsucht, Mangel an Rücksichtnahme, erhöhte Kränkbarkeit und ein dauerndes Verlangen nach Anerkennung, äußeren Reizen und Aufmerksamkeit gekennzeichnet ist.

Persönlichkeit(sstörung):
- hysterisch
- infantil

F60.5 Anankastische [zwanghafte] Persönlichkeitsstörung

Eine Persönlichkeitsstörung, die durch Gefühle von Zweifel, Perfektionismus, übertriebener Gewissenhaftigkeit, ständigen Kontrollen, Halsstarrigkeit, Vorsicht und Starrheit gekennzeichnet ist. Es können beharrliche und unerwünschte Gedanken oder Impulse auftreten, die nicht die Schwere einer Zwangsstörung erreichen.

Zwanghafte Persönlichkeit(sstörung)
Zwangspersönlichkeit(sstörung)

Exkl.: Zwangsstörung (F42.-)

F60.6 Ängstliche (vermeidende) Persönlichkeitsstörung

Eine Persönlichkeitsstörung, die durch Gefühle von Anspannung und Besorgtheit, Unsicherheit und Minderwertigkeit gekennzeichnet ist. Es besteht eine andauernde Sehnsucht nach Zuneigung und Akzeptiertwerden, eine Überempfindlichkeit gegenüber Zurückweisung und Kritik mit eingeschränkter Beziehungsfähigkeit. Die betreffende Person neigt zur Überbetonung potentieller Gefahren oder Risiken alltäglicher Situationen bis zur Vermeidung bestimmter Aktivitäten.

F60.7 Abhängige (asthenische) Persönlichkeitsstörung

Personen mit dieser Persönlichkeitsstörung verlassen sich bei kleineren oder größeren Lebensentscheidungen passiv auf andere Menschen. Die Störung ist ferner durch große Trennungsangst, Gefühle von Hilflosigkeit und Inkompetenz, durch eine Neigung, sich den Wünschen älterer und anderer unterzuordnen sowie durch ein Versagen gegenüber den Anforderungen des täglichen Lebens gekennzeichnet. Die Kraftlosigkeit kann sich im intellektuellen emotionalen Bereich zeigen; bei Schwierigkeiten besteht die Tendenz, die Verantwortung anderen zuzuschieben.

Persönlichkeit(sstörung):
- asthenisch
- inadäquat
- passiv
- selbstschädigend

F60.8 Sonstige spezifische Persönlichkeitsstörungen
Persönlichkeit(sstörung):
- exzentrisch
- haltlos
- narzißtisch
- passiv-aggressiv
- psychoneurotisch
- unreif

F60.9 Persönlichkeitsstörung, nicht näher bezeichnet
Charakterneurose o.n.A.
Pathologische Persönlichkeit o.n.A.

F61 Kombinierte und andere Persönlichkeitsstörungen
Diese Kategorie ist vorgesehen für Persönlichkeitsstörungen, die häufig zu Beeinträchtigungen führen, aber nicht die spezifischen Symptombilder der in F60.- beschriebenen Störungen aufweisen. Daher sind sie häufig schwieriger als die Störungen in F60 zu diagnostizieren.

Beispiele:
- Kombinierte Persönlichkeitsstörungen mit Merkmalen aus verschiedenen der unter F60.- aufgeführten Störungen, jedoch ohne ein vorherrschendes Symptombild, das eine genauere Diagnose ermöglichen würde.
- Störende Persönlichkeitsänderungen, die nicht in F60.- oder F62.2 einzuordnen sind, und Zweitdiagnosen zu bestehenden Affekt- oder Angststörung sind.

Exkl.: Akzentuierte Persönlichkeitszüge (Z76.8)

F62.- Andauernde Persönlichkeitsänderungen, nicht Folge einer Schädigung oder Krankheit des Gehirns
Persönlichkeits- und Verhaltensstörungen ohne vorbestehende Persönlichkeitsstörung nach extremer oder übermäßiger, anhaltender Belastung oder schweren psychiatrischen Krankheiten. Diese Diagnosen sollten nur dann gestellt werden, wenn Hinweise auf eine eindeutige und andauernde Veränderung in der Wahrnehmung sowie im Verhalten und Denken bezüglich der Umwelt und der eigenen Person vorliegen. Die Persönlichkeitsänderung sollte deutlich ausgeprägt sein und mit einem unflexiblen und fehlangepaßten Verhalten verbunden sein, das vor der pathogenen Erfahrung nicht bestanden hat. Die Änderung sollte nicht Ausdruck einer anderen psychischen Störung oder Residualsymptom einer vorangegangenen psychischen Störung sein.

Exkl.: Persönlichkeits- und Verhaltensstörung aufgrund einer Krankheit, Schädigung oder Funktionsstörung des Gehirns (F07.-)

F62.0 Andauernde Persönlichkeitsänderung nach Extrembelastung
Eine andauernde, wenigstens über zwei Jahre bestehende Persönlichkeitsänderung kann einer Belastung katastrophalen Ausmaßes folgen. Die Belastung muß extrem sein, daß die Vulnerabilität der betreffenden Person als Erklärung für die tiefgreifende Auswirkung auf die Persönlichkeit nicht in Erwägung gezogen werden muß. Die Störung ist durch eine feindliche oder mißtrauische Haltung gegenüber der Welt, durch sozialen Rückzug, Gefühle der Leere oder Hoffnungslosigkeit, ein chronisches Gefühl der Anspannung wie bei ständigem Bedrohtsein und Entfremdungsgefühl, gekennzeichnet. Eine posttraumatische Belastungsstörung (F43.1) kann dieser Form der Persönlichkeitsänderung vorausgegangen sein.

Persönlichkeitsänderungen nach:
- andauerndem Ausgesetztsein lebensbedrohlicher Situationen, etwa als Opfer von Terrorismus
- andauernder Gefangenschaft mit unmittelbarer Todesgefahr
- Folter
- Katastrophen
- Konzentrationslagererfahrungen

Exkl.: Posttraumatische Belastungsstörung (F43.1)

F62.1 Andauernde Persönlichkeitsänderung nach psychischer Krankheit
Eine auf der traumatischen Erfahrung einer schweren psychiatrischen Krankheit beruhende, wenigstens über zwei Jahre bestehende Persönlichkeitsänderung. Die Änderung kann nicht durch eine vorbestehende Persönlichkeitsstörung erklärt werden und sollte vom Residualzustand einer Schizophrenie und anderen Zustandsbildern unvollständiger Rückbildung einer vorausgegangenen psychischen Störung unterschieden werden. Die Störung ist gekennzeichnet durch eine hochgradige Abhängigkeit sowie Anspruchs- und Erwartungshaltung gegenüber anderen, eine Überzeugung, durch die Krankheit verändert oder stigmatisiert zu sein. Dies führt zu einer Unfähigkeit, enge und vertrauensvolle persönliche Beziehungen aufzunehmen und beizubehalten, sowie zu sozialer Isolation. Ferner finden sich Passivität, verminderte Interessen und Vernachlässigung von Freizeitbeschäftigungen, ständige Beschwerden über das Kranksein, oft verbunden mit hypochondrischem Klagen und kränkelndem Verhalten, dysphorische oder labile Stimmung, die nicht auf dem Vorliegen einer gegenwärtigen psychischen Störung oder einer vorausgegangenen psychischen Störung mit affektiven Residualsymptomen beruht. Schließlich bestehen seit längerer Zeit Probleme in der sozialen und beruflichen Funktionsfähigkeit.

F62.8 Sonstige andauernde Persönlichkeitsänderungen
Persönlichkeitsänderung bei chronischem Schmerzsyndrom

F62.9 Andauernde Persönlichkeitsänderung, nicht näher bezeichnet

F63.- Abnorme Gewohnheiten und Störungen der Impulskontrolle

In dieser Kategorie sind verschiedene nicht an anderer Stelle klassifizierbare Verhaltensstörungen zusammengefaßt. Sie sind durch wiederholte Handlungen ohne vernünftige Motivation gekennzeichnet, die nicht kontrolliert werden können und die meist die Interessen des betroffenen Patienten oder anderer Menschen schädigen. Der betroffene Patient berichtet von impulshaftem Verhalten. Die Ursachen dieser Störungen sind unklar, sie sind wegen deskriptiver Ähnlichkeiten hier gemeinsam aufgeführt, nicht weil sie andere wichtige Merkmale teilen.

Exkl.: Abnorme Gewohnheiten und Störungen der Impulskontrolle, die das sexuelle Verhalten betreffen (F65.-)
Gewohnheitsmäßiger exzessiver Gebrauch von Alkohol oder psychotropen Substanzen (F10-F19)

F63.0 Pathologisches Spielen

Die Störung besteht in häufigem und wiederholtem episodenhaften Glücksspiel, das die Lebensführung des betroffenen Patienten beherrscht und zum Verfall der sozialen, beruflichen, materiellen und familiären Werte und Verpflichtungen führt.

Zwanghaftes Spielen

Exkl.: Exzessives Spielen manischer Patienten (F30.-)
Spielen bei dissozialer Persönlichkeitsstörung (F60.2)
Spielen und Wetten o.n.A. (Z72.8)

F63.1 Pathologische Brandstiftung [Pyromanie]

Die Störung ist durch häufige tatsächliche oder versuchte Brandstiftung an Gebäuden oder anderem Eigentum ohne verständliches Motiv und durch eine anhaltende Beschäftigung der betroffenen Person mit Feuer und Brand charakterisiert. Das Verhalten ist häufig mit wachsender innerer Spannung vor der Handlung und starker Erregung sofort nach ihrer Ausführung verbunden.

Exkl.: Brandstiftung:
- als Grund zur Beobachtung wegen des Verdachtes einer psychischen Störung (Z03.2)
- bei Intoxikation mit Alkohol oder psychotropen Substanzen (F10-F19, vierte Stelle .0)
- bei organischen psychischen Störungen (F00-F09)
- bei Schizophrenie (F20.-)
- bei Störungen des Sozialverhaltens (F91.-)
- durch Erwachsene mit dissozialer Persönlichkeitsstörung (F60.2)

F63.2 Pathologisches Stehlen [Kleptomanie]

Die Störung charakterisiert wiederholtes Versagen Impulsen zu widerstehen, Dinge zu stehlen, die nicht dem persönlichen Gebrauch oder der Bereicherung dienen. Statt dessen werden die Gegenstände weggeworfen, weggegeben oder gehortet. Dieses Verhalten ist meist mit wachsender innerer Spannung vor der Handlung und einem Gefühl von Befriedigung während und sofort nach der Tat verbunden.

Exkl.: Ladendiebstahl als Grund zur Beobachtung wegen des Verdachtes einer psychischen Störung (Z03.2)
Organische psychische Störungen (F00-F09)
Stehlen bei depressiver Störung (F31-F33)

F63.3 Trichotillomanie

Bei dieser Störung kommt es nach immer wieder mißlungenem Versuch, sich gegen Impulse zum Ausreißen der Haare zu wehren, zu einem beachtlichen Haarverlust. Das Ausreißen der Haare ist häufig mit oder ohne wachsender Spannung verbunden und einem anschließenden Gefühl von Erleichterung und Befriedigung. Diese Diagnose soll nicht gestellt werden, wenn zuvor eine Hautentzündung bestand oder wenn das Ausreißen der Haare eine Reaktion auf ein Wahnphänomen oder eine Halluzination ist.

Exkl.: Stereotype Bewegungsstörung mit Haarezupfen (F98.4)

F63.8 Sonstige abnorme Gewohnheiten und Störungen der Impulskontrolle

In diese Kategorie fallen andere Arten sich dauernd wiederholenden unangepaßten Verhaltens, die nicht Folge eines erkennbaren psychiatrischen Syndroms sind und bei denen der betroffene Patient den Impulsen, das pathologische Verhalten auszuführen, nicht widerstehen kann. Nach einer vorausgehenden Periode mit Anspannung folgt während des Handlungsablaufs ein Gefühl der Erleichterung.

Störung mit intermittierend auftretender Reizbarkeit

F63.9 Abnorme Gewohnheit und Störung der Impulskontrolle, nicht näher bezeichnet

F64.- Störungen der Geschlechtsidentität

F64.0 Transsexualismus

Der Wunsch, als Angehöriger des anderen Geschlechtes zu leben und anerkannt zu werden. Dieser geht meist mit Unbehagen oder dem Gefühl der Nichtzugehörigkeit zum eigenen anatomischen Geschlecht einher. Es besteht der Wunsch nach chirurgischer und hormoneller Behandlung, um den eigenen Körper dem bevorzugten Geschlecht soweit wie möglich anzugleichen.

Psychische und Verhaltensstörungen

F64.1 Transvestitismus unter Beibehaltung beider Geschlechtsrollen
Tragen gegengeschlechtlicher Kleidung, um die zeitweilige Erfahrung der Zugehörigkeit zum anderen Geschlecht zu erleben. Der Wunsch nach dauerhafter Geschlechtsumwandlung oder chirurgischer Korrektur besteht nicht; der Kleiderwechsel ist nicht von sexueller Erregung begleitet.

Störung der Geschlechtsidentität in der Adoleszenz oder im Erwachsenenalter, nicht transsexueller Typus

Exkl.: Fetischistischer Transvestitismus (F65.1)

F64.2 Störung der Geschlechtsidentität des Kindesalters
Diese Störung zeigt sich während der frühen Kindheit, immer lange vor der Pubertät. Sie ist durch ein anhaltendes und starkes Unbehagen über das zugefallene Geschlecht gekennzeichnet, zusammen mit dem Wunsch oder der ständigen Beteuerung, zum anderen Geschlecht zu gehören. Es besteht eine andauernde Beschäftigung mit der Kleidung oder den Aktivitäten des anderen Geschlechtes und eine Ablehnung des eigenen Geschlechtes. Die Diagnose erfordert eine tiefgreifende Störung der normalen Geschlechtsidentität; eine bloße Knabenhaftigkeit bei Mädchen und ein mädchenhaftes Verhalten bei Jungen sind nicht ausreichend. Geschlechtsidentitätsstörungen bei Personen, welche die Pubertät erreicht haben oder gerade erreichen, sind nicht hier, sondern unter F66.- zu klassifizieren.

Exkl.: Ichdystone Sexualorientierung (F66.1)
Sexuelle Reifungskrise (F66.0)

F64.8 Sonstige Störungen der Geschlechtsidentität

F64.9 Störung der Geschlechtsidentität, nicht näher bezeichnet
Störung der Geschlechtsrolle o.n.A.

F65.- Störungen der Sexualpräferenz
Inkl.: Paraphilie

F65.0 Fetischismus
Gebrauch toter Objekte als Stimuli für die sexuelle Erregung und Befriedigung. Viele Fetische stellen eine Erweiterung des menschlichen Körpers dar, z.B. Kleidungsstücke oder Schuhwerk. Andere gebräuchliche Beispiele sind Gegenstände aus Gummi, Plastik oder Leder. Die Fetischobjekte haben individuell wechselnde Bedeutung. In einigen Fällen dienen sie lediglich der Verstärkung der auf üblichem Wege erreichten sexuellen Erregung (z.B. wenn der Partner ein bestimmtes Kleidungsstück tragen soll).

F65.1 Fetischistischer Transvestitismus
Zur Erreichung sexueller Erregung wird Kleidung des anderen Geschlechts getragen; damit wird der Anschein erweckt, daß es sich um eine Person des anderen Geschlechts handelt. Fetischistischer Transvestitismus unterscheidet sich vom transsexuellem Transvestitismus durch die deutliche Kopplung an sexuelle Erregung und das starke Verlangen, die Kleidung nach dem eingetretenen Orgasmus und dem Nachlassen der sexuellen Erregung abzulegen. Er kann als eine frühere Phase in der Entwicklung eines Transsexualismus auftreten.

Transvestitischer Fetischismus

F65.2 Exhibitionismus
Die wiederkehrende oder anhaltende Neigung, die eigenen Genitalien vor meist gegengeschlechtlichen Fremden in der Öffentlichkeit zu entblößen, ohne zu einem näheren Kontakt aufzufordern oder diesen zu wünschen. Meist wird das Zeigen von sexueller Erregung begleitet und im allgemeinen kommt es zu nachfolgender Masturbation.

F65.3 Voyeurismus
Wiederkehrender oder anhaltender Drang, anderen Menschen bei sexuellen Aktivitäten oder intimen Tätigkeiten, z.B. Entkleiden, zuzusehen ohne Wissen der beobachteten Person. Zumeist führt dies beim Beobachtenden zu sexueller Erregung und Masturbation.

F65.4 Pädophilie
Sexuelle Präferenz für Kinder, Jungen oder Mädchen oder Kinder beiderlei Geschlechts, die sich meist in der Vorpubertät oder in einem frühen Stadium der Pubertät befinden.

F65.5 Sadomasochismus
Es werden sexuelle Aktivitäten mit Zufügung von Schmerzen, Erniedrigung oder Fesseln bevorzugt. Wenn die betroffene Person diese Art der Stimulation erleidet, handelt es sich um Masochismus; wenn sie sie jemand anderem zufügt, um Sadismus. Oft empfindet die betroffene Person sowohl bei masochistischen als auch sadistischen Aktivitäten sexuelle Erregung.

Masochismus
Sadismus

F65.6 Multiple Störungen der Sexualpräferenz
In manchen Fällen bestehen bei einer Person mehrere abnorme sexuelle Präferenzen, ohne daß eine im Vordergrund steht. Die häufigste Kombination ist Fetischismus, Transvestitismus und Sadomasochismus.

F65.8 Sonstige Störungen der Sexualpräferenz

Hier sind eine Vielzahl anderer sexueller Präferenzen und Aktivitäten zu klassifizieren wie obszöne Telefonanrufe, Pressen des eigenen Körpers an andere Menschen zur sexuellen Stimulation in Menschenansammlungen, sexuelle Handlungen an Tieren, Strangulieren und Nutzung der Anoxie zur Steigerung der sexuellen Erregung.

Frotteurismus
Nekrophilie

F65.9 Störung der Sexualpräferenz, nicht näher bezeichnet
Sexuelle Deviation o.n.A.

F66.- Psychische und Verhaltensstörungen in Verbindung mit der sexuellen Entwicklung und Orientierung

Hinw.: Die Richtung der sexuellen Orientierung selbst ist nicht als Störung anzusehen.

F66.0 Sexuelle Reifungskrise
Die betroffene Person leidet unter einer Unsicherheit hinsichtlich ihrer Geschlechtsidentität oder sexuellen Orientierung, mit Ängsten oder Depressionen. Meist kommt dies bei Heranwachsenden vor, die sich hinsichtlich ihrer homo-, hetero- oder bisexuellen Orientierung nicht sicher sind; oder bei Menschen, die nach einer Zeit scheinbar stabiler sexueller Orientierung, oftmals in einer lange dauernden Beziehung, die Erfahrung machen, daß sich ihre sexuelle Orientierung ändert.

F66.1 Ichdystone Sexualorientierung
Die Geschlechtsidentität oder sexuelle Ausrichtung (heterosexuell, homosexuell, bisexuell oder präpubertär) ist eindeutig, aber die betroffene Person hat den Wunsch, daß diese wegen begleitender psychischer oder Verhaltensstörungen anders wäre und unterzieht sich möglicherweise einer Behandlung, um diese zu ändern.

F66.2 Sexuelle Beziehungsstörung
Die Geschlechtsidentität oder sexuelle Orientierung (heterosexuell, homosexuell oder bisexuell) bereitet bei der Aufnahme oder Aufrechterhaltung einer Beziehung mit einem Sexualpartner Probleme.

F66.8 Sonstige psychische und Verhaltensstörungen in Verbindung mit der sexuellen Entwicklung und Orientierung

F66.9 Psychische und Verhaltensstörung in Verbindung mit der sexuellen Entwicklung und Orientierung, nicht näher bezeichnet

F68.- Andere Persönlichkeits- und Verhaltensstörungen

F68.0 Entwicklung körperlicher Symptome aus psychischen Gründen
Körperliche Symptome, vereinbar mit und ursprünglich verursacht durch eine belegbare körperliche Störung, Krankheit oder Behinderung werden wegen des psychischen Zustandes der betroffenen Person aggraviert oder halten länger an. Der betroffene Patient ist meist durch die Schmerzen oder die Behinderung beeinträchtigt; sie wird beherrscht von mitunter berechtigten Sorgen über längerdauernde oder zunehmende Behinderung oder Schmerzen.

Rentenneurose

F68.1 Artifizielle Störung [absichtliches Erzeugen oder Vortäuschen von körperlichen oder psychischen Symptomen oder Behinderungen]
Der betroffene Patient täuscht Symptome wiederholt ohne einleuchtenden Grund vor und kann sich sogar, um Symptome oder klinische Zeichen hervorzurufen, absichtlich selbst beschädigen. Die Motivation ist unklar, vermutlich besteht das Ziel, die Krankenrolle einzunehmen. Die Störung ist oft mit deutlichen Persönlichkeits- und Beziehungsstörungen kombiniert.

Durch Institutionen wandernder Patient [peregrinating patient]
Hospital-hopper-Syndrom
Münchhausen-Syndrom

Exkl.: Dermatitis factitia (L98.1)
Vortäuschung von Krankheit (mit offensichtlicher Motivation) (Z76.6)

F68.8 Sonstige näher bezeichnete Persönlichkeits- und Verhaltensstörungen
Charakterstörung o.n.A.
Störung zwischenmenschlicher Beziehung o.n.A.

F69 Nicht näher bezeichnete Persönlichkeits- und Verhaltensstörung

Intelligenzminderung
(F70-F79)

Ein Zustand von verzögerter oder unvollständiger Entwicklung der geistigen Fähigkeiten; besonders beeinträchtigt sind Fertigkeiten, die sich in der Entwicklungsperiode manifestieren und die zum Intelligenzniveau beitragen, wie Kognition, Sprache, motorische und soziale Fähigkeiten. Eine Intelligenzminderung kann allein oder zusammen mit jeder anderen psychischen oder körperlichen Störung auftreten.

Der Schweregrad einer Intelligenzminderung wird übereinstimmungsgemäß anhand standardisierter Intelligenztests festgestellt. Diese können durch Skalen zur Einschätzung der sozialen Anpassung in der jeweiligen Umgebung erweitert werden. Diese Meßmethoden erlauben eine ziemlich genaue Beurteilung der Intelligenzminderung. Die Diagnose hängt aber auch von der Beurteilung der allgemeinen intellektuellen Funktionsfähigkeit durch einen erfahrenen Diagnostiker ab.

Intellektuelle Fähigkeiten und soziale Anpassung können sich verändern. Sie können sich, wenn auch nur in geringem Maße, durch Übung und Rehabilitation verbessern. Die Diagnose sollte sich immer auf das gegenwärtige Funktionsniveau beziehen.

Die folgenden vierten Stellen sind bei den Kategorien F70-F79 zu benutzen, wenn das Ausmaß der Verhaltensstörung angegeben werden soll:

.0 Keine oder geringfügige Verhaltensstörung

.1 Deutliche Verhaltensstörung, die Beobachtung oder Behandlung erfordert

.8 Sonstige Verhaltensstörung

.9 Ohne Angabe einer Verhaltensstörung

Sollten begleitende Zustandsbilder, wie Autismus, andere Entwicklungsstörungen, Epilepsie, Störungen des Sozialverhaltens oder schwere körperliche Behinderung angegeben werden, sind zusätzliche Schlüsselnummern zu benutzen. Im Krankenhaus sollte diese Information immer verschlüsselt werden, wenn sie vorliegt.

F70.- Leichte Intelligenzminderung
IQ-Bereich von 50-69 (bei Erwachsenen Intelligenzalter von 9 bis unter 12 Jahren). Lernschwierigkeiten in der Schule. Viele Erwachsene können arbeiten, gute soziale Beziehungen unterhalten und ihren Beitrag zur Gesellschaft leisten.

Inkl.: Debilität
Leichte geistige Behinderung

F70.0 **Keine oder geringfügige Verhaltensstörung**

F70.1 **Deutliche Verhaltensstörung, die Beobachtung oder Behandlung erfordert**

F70.8 **Sonstige Verhaltensstörung**

F70.9 **Ohne Angabe einer Verhaltensstörung**

F71.- Mittelgradige Intelligenzminderung
IQ-Bereich von 35-49 (bei Erwachsenen Intelligenzalter von 6 bis unter 9 Jahren). Deutliche Entwicklungsverzögerung in der Kindheit. Die meisten können aber ein gewisses Maß an Unabhängigkeit erreichen und eine ausreichende Kommunikationsfähigkeit und Ausbildung erwerben. Erwachsene brauchen in unterschiedlichem Ausmaß Unterstützung im täglichen Leben und bei der Arbeit.

Inkl.: Mittelgradige geistige Behinderung

F71.0 **Keine oder geringfügige Verhaltensstörung**

F71.1 **Deutliche Verhaltensstörung, die Beobachtung oder Behandlung erfordert**

F71.8 **Sonstige Verhaltensstörung**

F71.9 **Ohne Angabe einer Verhaltensstörung**

F72.- Schwere Intelligenzminderung
IQ-Bereich von 20-34 (bei Erwachsenen Intelligenzalter von 3 bis unter 6 Jahren). Andauernde Unterstützung ist notwendig.

Inkl.: Schwere geistige Behinderung

F72.0 **Keine oder geringfügige Verhaltensstörung**

F72.1	**Deutliche Verhaltensstörung, die Beobachtung oder Behandlung erfordert**
F72.8	Sonstige Verhaltensstörung
F72.9	Ohne Angabe einer Verhaltensstörung

F73.- Schwerste Intelligenzminderung

IQ unter 20 (bei Erwachsenen Intelligenzalter unter 3 Jahren). Die eigene Versorgung, Kontinenz, Kommunikation und Beweglichkeit sind hochgradig beeinträchtigt.

Inkl.: Schwerste geistige Behinderung

F73.0	Keine oder geringfügige Verhaltensstörung
F73.1	**Deutliche Verhaltensstörung, die Beobachtung oder Behandlung erfordert**
F73.8	Sonstige Verhaltensstörung
F73.9	Ohne Angabe einer Verhaltensstörung

F78.- Andere Intelligenzminderung

Diese Kategorie soll nur verwendet werden, wenn die Beurteilung der Intelligenzminderung mit Hilfe der üblichen Verfahren wegen begleitender sensorischer oder körperlicher Beeinträchtigungen besonders schwierig oder unmöglich ist, wie bei Blinden, Taubstummen, schwer verhaltensgestörten oder körperlich behinderten Personen.

F78.0	Keine oder geringfügige Verhaltensstörung
F78.1	Deutliche Verhaltensstörung, die Beobachtung oder Behandlung erfordert
F78.8	Sonstige Verhaltensstörung
F78.9	Ohne Angabe einer Verhaltensstörung

F79.- Nicht näher bezeichnete Intelligenzminderung

Die Informationen sind nicht ausreichend, die Intelligenzminderung in eine der oben genannten Kategorien einzuordnen.

Inkl.: Geistig:
- Behinderung o.n.A.
- Defizite o.n.A.

F79.0	Keine oder geringfügige Verhaltensstörung
F79.1	**Deutliche Verhaltensstörung, die Beobachtung oder Behandlung erfordert**
F79.8	Sonstige Verhaltensstörung
F79.9	Ohne Angabe einer Verhaltensstörung

Entwicklungsstörungen (F80-F89)

Die in diesem Abschnitt zusammengefaßten Störungen haben folgende Gemeinsamkeiten:

a) Beginn ausnahmslos im Kleinkindalter oder in der Kindheit;
b) eine Entwicklungseinschränkung oder -verzögerung von Funktionen, die eng mit der biologischen Reifung des Zentralnervensystems verknüpft sind;
c) stetiger Verlauf ohne Remissionen und Rezidive.

In den meisten Fällen sind unter anderem die Sprache, die visuellräumlichen Fertigkeiten und die Bewegungskoordination betroffen. In der Regel bestand die Verzögerung oder Schwäche vom frühestmöglichen Erkennungszeitpunkt an. Mit dem Älterwerden der Kinder vermindern sich die Störungen zunehmend, wenn auch geringere Defizite oft im Erwachsenenalter zurückbleiben.

F80.- Umschriebene Entwicklungsstörungen des Sprechens und der Sprache

Es handelt sich um Störungen, bei denen die normalen Muster des Spracherwerbs von frühen Entwicklungsstadien an beeinträchtigt sind. Die Störungen können nicht direkt neurologischen Störungen oder Veränderungen des Sprachablaufs, sensorischen Beeinträchtigungen, Intelligenzminderung oder Umweltfaktoren zugeordnet werden. Umschriebene Entwicklungsstörungen des Sprechens und der Sprache ziehen oft sekundäre Folgen nach sich, wie Schwierigkeiten beim Lesen und Rechtschreiben, Störungen im Bereich der zwischenmenschlichen Beziehungen, im emotionalen und Verhaltensbereich.

F80.0 Artikulationsstörung
Eine umschriebene Entwicklungsstörung, bei der die Artikulation des Kindes unterhalb des seinem Intelligenzalter angemessenen Niveaus liegt, seine sprachlichen Fähigkeiten jedoch im Normbereich liegen.

Dyslalie
Entwicklungsbedingte Artikulationsstörung
Funktionelle Artikulationsstörung
Lallen
Phonologische Entwicklungsstörung

Exkl.: Artikulationsschwäche (bei):
- Aphasie o.n.A. (R47.0)
- Apraxie (R48.2)
- mit einer Entwicklungsstörung der Sprache:
  - expressiv (F80.1)
  - rezeptiv (F80.2)
- Hörverlust (H90-H91)
- Intelligenzminderung (F70-F79)

F80.1 Expressive Sprachstörung
Eine umschriebene Entwicklungsstörung, bei der die Fähigkeit des Kindes, die expressiv gesprochene Sprache zu gebrauchen, deutlich unterhalb des seinem Intelligenzalter angemessenen Niveaus liegt, das Sprachverständnis liegt jedoch im Normbereich. Störungen der Artikulation können vorkommen.

Entwicklungsbedingte Dysphasie oder Aphasie, expressiver Typ

Exkl.: Dysphasie und Aphasie o.n.A. (R47.0)
Elektiver Mutismus (F94.0)
Entwicklungsbedingte Dysphasie oder Aphasie, rezeptiver Typ (F80.2)
Erworbene Aphasie mit Epilepsie [Landau-Kleffner-Syndrom] (F80.3)
Intelligenzminderung (F70-F79)
Tiefgreifende Entwicklungsstörungen (F84.-)

F80.2 Rezeptive Sprachstörung
Eine umschriebene Entwicklungsstörung, bei der das Sprachverständnis des Kindes unterhalb des seinem Intelligenzalter angemessenen Niveaus liegt. In praktisch allen Fällen ist auch die expressive Sprache deutlich beeinflußt, Störungen in der Wort-Laut-Produktion sind häufig.

Angeborene fehlende akustische Wahrnehmung
Entwicklungsbedingt:
- Dysphasie oder Aphasie, rezeptiver Typ
- Wernicke-Aphasie
Worttaubheit

Exkl.: Autismus (F84.0-F84.1)
Dysphasie und Aphasie:
- expressiver Typ (F80.1)
- o.n.A. (R47.0)
Elektiver Mutismus (F94.0)
Erworbene Aphasie mit Epilepsie [Landau-Kleffner-Syndrom] (F80.3)
Intelligenzminderung (F70-F79)
Sprachentwicklungsverzögerung infolge von Schwerhörigkeit oder Taubheit (H90-H91)

F80.3 Erworbene Aphasie mit Epilepsie [Landau-Kleffner-Syndrom]

Eine Störung, bei der ein Kind, welches vorher normale Fortschritte in der Sprachentwicklung gemacht hatte, sowohl rezeptive als auch expressive Sprachfertigkeiten verliert, die allgemeine Intelligenz aber erhalten bleibt. Der Beginn der Störung wird von paroxysmalen Auffälligkeiten im EEG begleitet und in der Mehrzahl der Fälle auch von epileptischen Anfällen. Typischerweise liegt der Beginn im Alter von 3-7 Jahren mit einem Verlust der Sprachfertigkeiten innerhalb von Tagen oder Wochen. Der zeitliche Zusammenhang zwischen dem Beginn der Krampfanfälle und dem Verlust der Sprache ist variabel, wobei das eine oder das andere um ein paar Monate bis zu zwei Jahren vorausgehen kann. Als möglicher Grund für diese Störung ist ein entzündlicher enzephalitischer Prozeß zu vermuten. Etwa zwei Drittel der Patienten behalten einen mehr oder weniger rezeptiven Sprachdefekt.

Exkl.: Aphasie bei anderen desintegrativen Störungen des Kindesalters (F84.2-F84.3)
Aphasie bei Autismus (F84.0-F84.1)
Aphasie o.n.A. (R47.0)

F80.8 Sonstige Entwicklungsstörungen des Sprechens oder der Sprache
Lispeln

F80.9 Entwicklungsstörung des Sprechens oder der Sprache, nicht näher bezeichnet
Sprachstörung o.n.A.

F81.- Umschriebene Entwicklungsstörungen schulischer Fertigkeiten

Es handelt sich um Störungen, bei denen die normalen Muster des Fertigkeitserwerbs von frühen Entwicklungstadien an gestört sind. Dies ist nicht einfach Folge eines Mangels an Gelegenheit zu lernen; es ist auch nicht allein als Folge einer Intelligenzminderung oder irgendeiner erworbenen Hirnschädigung oder -krankheit aufzufassen.

F81.0 Lese- und Rechtschreibstörung

Das Hauptmerkmal ist eine umschriebene und bedeutsame Beeinträchtigung in der Entwicklung der Lesefertigkeiten, die nicht allein durch das Entwicklungsalter, Visusprobleme oder unangemessene Beschulung erklärbar ist. Das Leseverständnis, die Fähigkeit, gelesene Worte wiederzuerkennen, vorzulesen und Fertigkeiten, für welche Lesefähigkeit nötig ist, können sämtlich betroffen sein. Bei umschriebenen Lesestörungen sind Rechtschreibstörungen häufig und persistieren oft bis in die Adoleszenz, auch wenn einige Fortschritte im Lesen gemacht werden. Umschriebene Entwicklungsstörungen des Lesens gehen Entwicklungsstörungen des Sprechens oder der Sprache voraus. Während der Schulzeit sind begleitende Störungen im emotionalen und Verhaltensbereich häufig.

Entwicklungsdyslexie
Umschriebene Lesestörung
„Leserückstand"

Exkl.: Alexie o.n.A. (R48.0)
Dyslexie o.n.A. (R48.0)
Leseverzögerung infolge emotionaler Störung (F93.-)

F81.1 Isolierte Rechtschreibstörung

Es handelt sich um eine Störung, deren Hauptmerkmal in einer umschriebenen und bedeutsamen Beeinträchtigung der Entwicklung von Rechtschreibfertigkeiten besteht, ohne Vorgeschichte einer Lesestörung. Sie ist nicht allein durch ein zu niedriges Intelligenzalter, durch Visusprobleme oder unangemessene Beschulung erklärbar. Die Fähigkeiten, mündlich zu buchstabieren und Wörter korrekt zu schreiben, sind beide betroffen.

Umschriebene Verzögerung der Rechtschreibfähigkeit (ohne Lesestörung)

Exkl.: Agraphie o.n.A. (R48.8)
Rechtschreibschwierigkeiten:
• durch inadäquaten Unterricht (Z65.-)
• mit Lesestörung (F81.0)

F81.2 Rechenstörung

Diese Störung besteht in einer umschriebenen Beeinträchtigung von Rechenfertigkeiten, die nicht allein durch eine allgemeine Intelligenzminderung oder eine unangemessene Beschulung erklärbar ist. Das Defizit betrifft vor allem die Beherrschung grundlegender Rechenfertigkeiten, wie Addition, Subtraktion, Multiplikation und Division, weniger die höheren mathematischen Fertigkeiten, die für Algebra, Trigonometrie, Geometrie oder Differential- und Integralrechnung benötigt werden.

Entwicklungsbedingtes Gerstmann-Syndrom
Entwicklungsstörung des Rechnens
Entwicklungs-Akalkulie

Exkl.: Akalkulie o.n.A. (R48.8)
Kombinierte Störung schulischer Fertigkeiten (F81.3)
Rechenschwierigkeiten, hauptsächlich durch inadäquaten Unterricht (Z65.-)

F81.3 Kombinierte Störungen schulischer Fertigkeiten
Dies ist eine schlecht definierte Restkategorie für Störungen mit deutlicher Beeinträchtigung der Rechen-, der Lese- und der Rechtschreibfähigkeiten. Die Störung ist jedoch nicht allein durch eine allgemeine Intelligenzminderung oder eine unangemessene Beschulung erklärbar. Sie soll für Störungen verwendet werden, die die Kriterien für F81.2 und F81.0 oder F81.1 erfüllen.

Exkl.: Isolierte Rechtschreibstörung (F81.1)
Lese- und Rechtschreibstörung (F81.0)
Rechenstörung (F81.2)

F81.8 Sonstige Entwicklungsstörungen schulischer Fertigkeiten
Entwicklungsbedingte expressive Schreibstörung

F81.9 Entwicklungsstörung schulischer Fertigkeiten, nicht näher bezeichnet
Lernbehinderung o.n.A.
Lernstörung o.n.A.
Störung des Wissenserwerbs o.n.A.

F82 Umschriebene Entwicklungsstörung der motorischen Funktionen
Hauptmerkmal ist eine schwerwiegende Entwicklungsbeeinträchtigung der motorischen Koordination, die nicht allein durch eine Intelligenzminderung oder eine spezifische angeborene oder erworbene neurologische Störung erklärbar ist. In den meisten Fällen zeigt eine sorgfältige klinische Untersuchung dennoch deutliche entwicklungsneurologische Unreifezeichen wie choreoforme Bewegungen freigehaltener Glieder oder Spiegelbewegungen und andere begleitende motorische Merkmale, ebenso wie Zeichen einer mangelhaften fein- oder grobmotorischen Koordination.

Entwicklungsbedingte Koordinationsstörung
Entwicklungsdyspraxie
Syndrom des ungeschickten Kindes

Exkl.: Koordinationsstörungen infolge einer Intelligenzminderung (F70-F79)
Koordinationsverlust (R27.-)
Störungen des Ganges und der Mobilität (R26.-)

F83 Kombinierte umschriebene Entwicklungsstörungen
Dies ist eine Restkategorie für Störungen, bei denen eine gewisse Mischung von umschriebenen Entwicklungsstörungen des Sprechens und der Sprache, schulischer Fertigkeiten und motorischer Funktionen vorliegt, von denen jedoch keine so dominiert, daß sie eine Hauptdiagnose rechtfertigt. Diese Mischkategorie soll nur dann verwendet werden, wenn weitgehende Überschneidungen mit allen diesen umschriebenen Entwicklungsstörungen vorliegen. Meist sind die Störungen mit einem gewissen Grad an allgemeiner Beeinträchtigung kognitiver Funktionen verbunden. Sie ist also dann zu verwenden, wenn Funktionsstörungen vorliegen, welche die Kriterien von zwei oder mehr Kategorien von F80.-, F81.- und F82 erfüllen.

F84.- Tiefgreifende Entwicklungsstörungen
Diese Gruppe von Störungen ist gekennzeichnet durch qualitative Abweichungen in den wechselseitigen sozialen Interaktionen und Kommunikationsmustern und durch ein eingeschränktes, stereotypes, sich wiederholendes Repertoire von Interessen und Aktivitäten. Diese qualitativen Auffälligkeiten sind in allen Situationen ein grundlegendes Funktionsmerkmal des betroffenen Kindes.

Sollen alle begleitenden somatischen Zustandsbilder und Intelligenzminderung angegeben werden, sind zusätzliche Schlüsselnummern zu benutzen. Im Krankenhaus sollte diese Information immer verschlüsselt werden, wenn sie vorliegt.

F84.0 Frühkindlicher Autismus
Diese Form der tiefgreifenden Entwicklungsstörung ist durch eine abnorme oder beeinträchtigte Entwicklung definiert, die sich vor dem dritten Lebensjahr manifestiert. Sie ist außerdem gekennzeichnet durch ein charakteristisches Muster abnormer Funktionen in den folgenden psychopathologischen Bereichen: in der sozialen Interaktion, der Kommunikation und im eingeschränkten stereotyp repetitiven Verhalten. Neben diesen spezifischen diagnostischen Merkmalen zeigt sich häufig eine Vielzahl unspezifischer Probleme, wie Phobien, Schlaf- und Eßstörungen, Wutausbrüche und (autodestruktive) Aggression.

Autistische Störung
Frühkindliche Psychose
Infantiler Autismus
Kanner-Syndrom

Exkl.: Autistische Psychopathie (F84.5)

F84.1 Atypischer Autismus

Diese Form der tiefgreifenden Entwicklungsstörung unterscheidet sich vom frühkindlichen Autismus entweder durch das Alter bei Krankheitsbeginn oder dadurch, daß die diagnostischen Kriterien nicht in allen genannten Bereichen erfüllt werden. Diese Subkategorie sollte immer dann verwendet werden, wenn die abnorme oder beeinträchtigte Entwicklung erst nach dem dritten Lebensjahr manifest wird und wenn nicht in allen für die Diagnose Autismus geforderten psychopathologischen Bereichen (nämlich wechselseitige soziale Interaktionen, Kommunikation und eingeschränktes, stereotyp repetitives Verhalten) Auffälligkeiten nachweisbar sind, auch wenn charakteristische Abweichungen auf anderen Gebieten vorliegen. Atypischer Autismus tritt sehr häufig bei schwer retardierten bzw. unter einer schweren rezeptiven Störung der Sprachentwicklung leidenden Patienten auf.

Atypische kindliche Psychose
Intelligenzminderung mit autistischen Zügen

Soll eine Intelligenzminderung angegeben werden, ist eine zusätzliche Schlüsselnummer (F70-F79) zu benutzen. Im Krankenhaus sollte diese Information immer verschlüsselt werden, wenn sie vorliegt.

F84.2 Rett-Syndrom

Dieses Zustandsbild wurde bisher nur bei Mädchen beschrieben; nach einer scheinbar normalen frühen Entwicklung erfolgt ein teilweiser oder vollständiger Verlust der Sprache, der lokomotorischen Fähigkeiten und der Gebrauchsfähigkeiten der Hände gemeinsam mit einer Verlangsamung des Kopfwachstums. Der Beginn dieser Störung liegt zwischen dem 7. und 24. Lebensmonat. Der Verlust zielgerichteter Handbewegungen, Stereotypien in Form von Drehbewegungen der Hände und Hyperventilation sind charakteristisch. Sozial- und Spielentwicklung sind gehemmt, das soziale Interesse bleibt jedoch erhalten. Im 4. Lebensjahr beginnt sich eine Rumpfataxie und Apraxie zu entwickeln, choreo-athetoide Bewegungen folgen häufig. Es resultiert fast immer eine schwere Intelligenzminderung.

F84.3 Andere desintegrative Störung des Kindesalters

Diese Form einer tiefgreifenden Entwicklungsstörung ist - anders als das Rett-Syndrom - durch eine Periode einer zweifellos normalen Entwicklung vor dem Beginn der Krankheit definiert. Es folgt ein Verlust vorher erworbener Fertigkeiten verschiedener Entwicklungsbereiche innerhalb weniger Monate. Typischerweise wird die Störung von einem allgemeinen Interessenverlust an der Umwelt, von stereotypen, sich wiederholenden motorischen Manierismen und einer autismusähnlichen Störung sozialer Interaktionen und der Kommunikation begleitet. In einigen Fällen kann die Störung einer begleitenden Enzephalopathie zugeschrieben werden, die Diagnose ist jedoch anhand der Verhaltensmerkmale zu stellen.

Dementia infantilis
Desintegrative Psychose
Heller-Syndrom
Symbiotische Psychose

Soll eine begleitende neurologische Krankheit angegeben werden, ist eine zusätzliche Schlüsselnummer zu benutzen. Im Krankenhaus sollte diese Information immer verschlüsselt werden, wenn sie vorliegt.

Exkl.: Rett-Syndrom (F84.2)

F84.4 Überaktive Störung mit Intelligenzminderung und Bewegungsstereotypien

Dies ist eine schlecht definierte Störung von unsicherer nosologischer Validität. Diese Kategorie wurde für eine Gruppe von Kindern mit schwerer Intelligenzminderung (IQ unter 34) eingeführt, mit erheblicher Hyperaktivität, Aufmerksamkeitsstörungen und stereotypen Verhaltensweisen. Sie haben meist keinen Nutzen von Stimulanzien (anders als Kinder mit einem IQ im Normbereich) und können auf eine Verabreichung von Stimulanzien eine schwere dysphorische Reaktion - manchmal mit psychomotorischer Entwicklungsverzögerung - zeigen. In der Adoleszenz kann sich die Hyperaktivität in eine verminderte Aktivität wandeln, ein Muster, das bei hyperkinetischen Kindern mit normaler Intelligenz nicht üblich ist. Das Syndrom wird häufig von einer Vielzahl von umschriebenen oder globalen Entwicklungsverzögerungen begleitet. Es ist nicht bekannt, in welchem Umfang das Verhaltensmuster dem niedrigen IQ oder einer organischen Hirnschädigung zuzuschreiben ist.

F84.5 Asperger-Syndrom

Diese Störung von unsicherer nosologischer Validität ist durch dieselbe Form qualitativer Abweichungen der wechselseitigen sozialen Interaktionen, wie für den Autismus typisch, charakterisiert, zusammen mit einem eingeschränkten, stereotypen, sich wiederholenden Repertoire von Interessen und Aktivitäten. Die Störung unterscheidet sich vom Autismus in erster Linie durch fehlende allgemeine Entwicklungsverzögerung bzw. den fehlenden Entwicklungsrückstand der Sprache und der kognitiven Entwicklung. Die Störung geht häufig mit einer auffallenden Ungeschicklichkeit einher. Die Abweichungen tendieren stark dazu, bis in die Adoleszenz und das Erwachsenenalter zu persistieren. Gelegentlich treten psychotische Episoden im frühen Erwachsenenleben auf.

Autistische Psychopathie
Schizoide Störung des Kindesalters

F84.8 Sonstige tiefgreifende Entwicklungsstörungen

F84.9 Tiefgreifende Entwicklungsstörung, nicht näher bezeichnet

F88 Andere Entwicklungsstörungen

Entwicklungsbedingte Agnosie

F89 Nicht näher bezeichnete Entwicklungsstörung
Entwicklungsstörung o.n.A.

Verhaltens- und emotionale Störungen mit Beginn in der Kindheit und Jugend (F90-F98)

F90.- Hyperkinetische Störungen
Diese Gruppe von Störungen ist charakterisiert durch einen frühen Beginn, meist in den ersten fünf Lebensjahren, einen Mangel an Ausdauer bei Beschäftigungen, die kognitiven Einsatz verlangen, und eine Tendenz, von einer Tätigkeit zu einer anderen zu wechseln, ohne etwas zu Ende zu bringen; hinzu kommt eine desorganisierte, mangelhaft regulierte und überschießende Aktivität. Verschiedene andere Auffälligkeiten können zusätzlich vorliegen. Hyperkinetische Kinder sind oft achtlos und impulsiv, neigen zu Unfällen und werden oft bestraft, weil sie eher aus Unachtsamkeit als vorsätzlich Regeln verletzen. Ihre Beziehung zu Erwachsenen ist oft von einer Distanzstörung und einem Mangel an normaler Vorsicht und Zurückhaltung geprägt. Bei anderen Kindern sind sie unbeliebt und können isoliert sein. Beeinträchtigung kognitiver Funktionen ist häufig, spezifische Verzögerungen der motorischen und sprachlichen Entwicklung kommen überproportional oft vor. Sekundäre Komplikationen sind dissoziales Verhalten und niedriges Selbstwertgefühl.

Exkl.: Affektive Störungen (F30-F39)
Angststörungen (F41.-, F93.0)
Schizophrenie (F20.-)
Tiefgreifende Entwicklungsstörungen (F84.-)

F90.0 Einfache Aktivitäts- und Aufmerksamkeitsstörung
Aufmerksamkeitsdefizit bei:
- hyperaktivem Syndrom
- Hyperaktivitätsstörung
- Störung mit Hyperaktivität

Exkl.: Hyperkinetische Störung des Sozialverhaltens (F90.1)

F90.1 Hyperkinetische Störung des Sozialverhaltens
Hyperkinetische Störung verbunden mit Störung des Sozialverhaltens

F90.8 Sonstige hyperkinetische Störungen

F90.9 Hyperkinetische Störung, nicht näher bezeichnet
Hyperkinetische Reaktion der Kindheit oder des Jugendalters o.n.A.
Hyperkinetisches Syndrom o.n.A.

F91.- Störungen des Sozialverhaltens
Störungen des Sozialverhaltens sind durch ein sich wiederholendes und anhaltendes Muster dissozialen, aggressiven und aufsässigen Verhaltens charakterisiert. Dieses Verhalten übersteigt mit seinen gröberen Verletzungen die altersentsprechenden sozialen Erwartungen. Es ist also schwerwiegender als gewöhnlicher kindischer Unfug oder jugendliche Aufmüpfigkeit. Das anhaltende Verhaltensmuster muß mindestens sechs Monate oder länger bestanden haben. Störungen des Sozialverhaltens können auch bei anderen psychiatrischen Krankheiten auftreten, in diesen Fällen ist die zugrundeliegende Diagnose zu verwenden.

Beispiele für Verhaltensweisen, welche diese Diagnose begründen, umfassen ein extremes Maß an Streiten oder Tyrannisieren, Grausamkeit gegenüber anderen Personen oder Tieren, erhebliche Destruktivität gegenüber Eigentum, Feuerlegen, Stehlen, häufiges Lügen, Schulschwänzen oder Weglaufen von zu Hause, ungewöhnlich häufige und schwere Wutausbrüche und Ungehorsam. Jedes dieser Beispiele ist bei erheblicher Ausprägung ausreichend für die Diagnose, nicht aber nur isolierte dissoziale Handlungen.

Exkl.: Affektive Störungen (F30-F39)
Kombination mit emotionalen Störungen (F92.-)
Kombination mit hyperkinetischen Störungen (F90.1)
Schizophrenie (F20.-)
Tiefgreifende Entwicklungsstörungen (F84.-)

F91.0 Auf den familiären Rahmen beschränkte Störung des Sozialverhaltens
Diese Verhaltensstörung umfaßt dissoziales oder aggressives Verhalten (und nicht nur oppositionelles, aufsässiges oder trotziges Verhalten), das vollständig oder fast völlig auf den häuslichen Rahmen oder auf Interaktionen mit Mitgliedern der Kernfamilie oder der unmittelbaren Lebensgemeinschaft beschränkt ist. Für die Störung müssen die allgemeinen Kriterien für F91.- erfüllt sein. Schwer gestörte Eltern-Kind-Beziehungen sind für die Diagnose allein nicht ausreichend.

F91.1 Störung des Sozialverhaltens bei fehlenden sozialen Bindungen
Diese Störung ist charakterisiert durch die Kombination von andauerndem dissozialen oder aggressiven Verhalten, das die allgemeinen Kriterien für F91.- erfüllt und nicht nur oppositionelles, aufsässiges und trotziges Verhalten umfaßt, mit deutlichen und tiefgreifenden Abweichungen der Beziehungen des Betroffenen zu anderen Kindern.

Nichtsozialisierte aggressive Störung
Störung des Sozialverhaltens, nur aggressiver Typ

F91.2 Störung des Sozialverhaltens bei vorhandenen sozialen Bindungen
Dieses Störung beinhaltet andauerndes dissoziales oder aggressives Verhalten, das die allgemeinen Kriterien für F91.- erfüllt und nicht nur oppositionelles, aufsässiges und trotziges Verhalten umfaßt, und bei Kindern auftritt, die allgemein gut in ihrer Altersgruppe eingebunden sind.

Gemeinsames Stehlen
Gruppendelinquenz
Schulschwänzen
Störung des Sozialverhaltens in der Gruppe
Vergehen im Rahmen einer Bandenmitgliedschaft

F91.3 Störung des Sozialverhaltens mit oppositionellem, aufsässigem Verhalten
Diese Verhaltensstörung tritt gewöhnlich bei jüngeren Kindern auf und ist in erster Linie durch deutlich aufsässiges, ungehorsames Verhalten charakterisiert, ohne delinquente Handlungen oder schwere Formen aggressiven oder dissozialen Verhaltens. Für diese Störung müssen die allgemeinen Kriterien für F91.- erfüllt sein: deutlich übermütiges oder ungezogenes Verhalten allein reicht für die Diagnosenstellung nicht aus. Vorsicht beim Stellen dieser Diagnose ist vor allem bei älteren Kindern geboten, bei denen klinisch bedeutsame Störungen des Sozialverhaltens meist mit dissozialem oder aggressivem Verhalten einhergehen, das über Aufsässigkeit, Ungehorsam oder Trotz hinausgeht.

F91.8 Sonstige Störungen des Sozialverhaltens

F91.9 Störung des Sozialverhaltens, nicht näher bezeichnet
Kindheit:
- Störung des Sozialverhaltens o.n.A.
- Verhaltensstörung o.n.A.

F92.- Kombinierte Störung des Sozialverhaltens und der Emotionen
Diese Gruppe von Störungen ist durch die Kombination von anhaltendem aggressiven, dissozialen oder aufsässigen Verhalten charakterisiert mit offensichtlichen und eindeutigen Symptomen von Depression, Angst oder anderen emotionalen Störungen. Sowohl die Kriterien für Störungen des Sozialverhaltens im Kindesalter (F91.-) als auch für emotionale Störungen des Kindesalters (F93.-) bzw. für eine erwachsenentypische neurotische Störung (F40-F49) oder eine affektive Störung (F30-F39) müssen erfüllt sein.

F92.0 Störung des Sozialverhaltens mit depressiver Störung
Diese Kategorie verlangt die Kombination einer Störung des Sozialverhaltens (F91.-) mit andauernder und deutlich depressiver Verstimmung (F32.-), die sich in auffälligem Leiden, Interessenverlust, mangelndem Vergnügen an alltäglichen Aktivitäten, Schulderleben und Hoffnungslosigkeit zeigt. Schlafstörungen und Appetitlosigkeit können gleichfalls vorhanden sein.

Störung des Sozialverhaltens (F91.-) mit depressiver Störung (F32.-)

F92.8 Sonstige kombinierte Störung des Sozialverhaltens und der Emotionen
Diese Kategorie verlangt die Kombination einer Störung des Sozialverhaltens (F91.-) mit andauernden und deutlichen emotionalen Symptomen wie Angst, Zwangsgedanken oder Zwangshandlungen, Depersonalisation oder Derealisation, Phobien oder Hypochondrie.

Störungen des Sozialverhaltens (F91.-) mit:
- emotionaler Störung (F93.-)
- neurotischer Störung (F40-F49)

F92.9 Kombinierte Störung des Sozialverhaltens und der Emotionen, nicht näher bezeichnet

F93.- Emotionale Störungen des Kindesalters
Diese stellen in erster Linie Verstärkungen normaler Entwicklungstrends dar und weniger eigenständige, qualitativ abnorme Phänomene. Die Entwicklungsbezogenheit ist das diagnostische Schlüsselmerkmal für die Unterscheidung der emotionalen Störungen mit Beginn in der Kindheit (F93.-) von den neurotischen Störungen (F40-F48).

Exkl.: Wenn mit einer Störung des Sozialverhaltens verbunden (F92.-)

F93.0 Emotionale Störung mit Trennungsangst des Kindesalters

Eine Störung mit Trennungsangst soll nur dann diagnostiziert werden, wenn die Furcht vor Trennung den Kern der Angst darstellt und wenn eine solche Angst erstmals während der frühen Kindheit auftrat. Sie unterscheidet sich von normaler Trennungsangst durch eine unübliche Ausprägung, eine abnorme Dauer über die typische Altersstufe hinaus und durch deutliche Probleme in sozialen Funktionen.

Exkl.: Affektive Störungen (F30-F39)
Neurotische Störungen (F40-F48)
Phobische Störung des Kindesalters (F93.1)
Störung mit sozialer Überempfindlichkeit des Kindesalters (F93.2)

F93.1 Phobische Störung des Kindesalters

Es handelt sich um Befürchtungen in der Kindheit, die eine deutliche Spezifität für die entsprechenden Entwicklungsphasen aufweisen und in einem gewissen Ausmaß bei der Mehrzahl der Kinder auftreten, hier aber in einer besonderen Ausprägung. Andere in der Kindheit auftretende Befürchtungen, die nicht normaler Bestandteil der psychosozialen Entwicklung sind, wie z.B. die Agoraphobie sind unter der entsprechenden Kategorie in Abschnitt F40-F48 zu klassifizieren.

Exkl.: Generalisierte Angststörung (F41.1)

F93.2 Störung mit sozialer Ängstlichkeit des Kindesalters

Bei dieser Störung besteht ein Mißtrauen gegenüber Fremden und soziale Besorgnis oder Angst, in neuen, fremden oder sozial bedrohlichen Situationen. Diese Kategorie sollte nur verwendet werden, wenn solche Ängste in der frühen Kindheit auftreten und sie ungewöhnlich stark ausgeprägt sind und zu deutlichen Problemen in der sozialen Funktionsfähigkeit führen.

Vermeidende Störung in der Kindheit und Jugend

F93.3 Emotionale Störung mit Geschwisterrivalität

Die Mehrzahl junger Kinder zeigt gewöhnlich ein gewisses Ausmaß emotionaler Störungen nach der Geburt eines unmittelbar nachfolgenden jüngeren Geschwisters. Eine emotionale Störung mit Geschwisterrivalität soll nur dann diagnostiziert werden, wenn sowohl das Ausmaß als auch die Dauer der Störung übermäßig ausgeprägt sind und mit Störungen der sozialen Interaktionen einhergehen.

Geschwistereifersucht

F93.8 Sonstige emotionale Störungen des Kindesalters
Identitätsstörung
Störung mit Überängstlichkeit

Exkl.: Störung der Geschlechtsidentität des Kindesalters (F64.2)

F93.9 Emotionale Störung des Kindesalters, nicht näher bezeichnet

F94.- Störungen sozialer Funktionen mit Beginn in der Kindheit und Jugend

Es handelt sich um eine etwas heterogene Gruppe von Störungen, mit Abweichungen in der sozialen Funktionsfähigkeit und Beginn in der Entwicklungszeit. Anders als die tiefgreifenden Entwicklungsstörungen sind sie jedoch nicht primär durch eine offensichtliche konstitutionelle soziale Beeinträchtigung oder Defizite in allen Bereichen sozialer Funktionen charakterisiert. In vielen Fällen spielen schwerwiegende Milieuschäden oder Deprivationen eine vermutlich entscheidende Rolle in der Ätiologie.

F94.0 Elektiver Mutismus

Dieser ist durch eine deutliche, emotional bedingte Selektivität des Sprechens charakterisiert, so daß das Kind in einigen Situationen spricht, in anderen definierbaren Situationen jedoch nicht. Diese Störung ist üblicherweise mit besonderen Persönlichkeitsmerkmalen wie Sozialangst, Rückzug, Empfindsamkeit oder Widerstand verbunden.

Selektiver Mutismus

Exkl.: Passagerer Mutismus als Teil einer Störung mit Trennungsangst bei jungen Kindern (F93.0)
Schizophrenie (F20.-)
Tiefgreifende Entwicklungsstörungen (F84.-)
Umschriebene Entwicklungsstörungen des Sprechens und der Sprache (F80.-)

F94.1 Reaktive Bindungsstörung des Kindesalters

Diese tritt in den ersten fünf Lebensjahren auf und ist durch anhaltende Auffälligkeiten im sozialen Beziehungsmuster des Kindes charakterisiert. Diese sind von einer emotionalen Störung begleitet und reagieren auf Wechsel in den Milieuverhältnissen. Die Symptome bestehen aus Furchtsamkeit und Übervorsichtigkeit, eingeschränkten sozialen Interaktionen mit Gleichaltrigen, gegen sich selbst oder andere gerichteten Aggressionen, Unglücklichsein und in einigen Fällen Wachstumsverzögerung. Das Syndrom tritt wahrscheinlich als direkte Folge schwerer elterlicher Vernachlässigung, Mißbrauch oder schwerer Mißhandlung auf.

Soll eine begleitende Gedeih- oder Wachstumsstörung angegeben werden, ist eine zusätzliche Schlüsselnummer zu benutzen. Im Krankenhaus sollte diese Information immer verschlüsselt werden, wenn sie vorliegt.

Exkl.: Asperger-Syndrom (F84.5)
Bindungsstörung des Kindesalters mit Enthemmung (F94.2)
Mißbrauch von Personen (T74.-)
Normvariation im Muster der selektiven Bindung
Psychosoziale Probleme infolge von sexueller oder körperlicher Mißhandlung im Kindesalter (Z61.4-Z61.6)

F94.2 Bindungsstörung des Kindesalters mit Enthemmung
Ein spezifisches abnormes soziales Funktionsmuster, das während der ersten fünf Lebensjahre auftritt mit einer Tendenz, trotz deutlicher Änderungen in den Milieubedingungen zu persistieren. Dieses kann z.b. in diffusem, nichtselektivem Bindungsverhalten bestehen, in aufmerksamkeitssuchendem und wahllos freundlichem Verhalten und kaum modulierten Interaktionen mit Gleichaltrigen; je nach Umständen kommen auch emotionale und Verhaltensstörungen vor.

Gefühlsarme Psychopathie
Hospitalismus

Exkl.: Asperger-Syndrom (F84.5)
Hyperkinetische Störungen (F90.-)
Leichter Hospitalismus bei Kindern (F43.2)
Reaktive Bindungsstörung des Kindesalters (F94.1)

F94.8 Sonstige Störungen sozialer Funktionen mit Beginn in der Kindheit

F94.9 Störung sozialer Funktionen mit Beginn in der Kindheit, nicht näher bezeichnet

F95.- Ticstörungen
Syndrome, bei denen das vorwiegende Symptom ein Tic ist. Ein Tic ist eine unwillkürliche, rasche, wiederholte, nichtrhythmische Bewegung meist umschriebener Muskelgruppen oder eine Lautproduktion, die plötzlich einsetzt und keinem erkennbaren Zweck dient. Normalerweise werden Tics als nicht willkürlich beeinflußbar erlebt, sie können jedoch meist für unterschiedlich lange Zeiträume unterdrückt werden. Belastungen können sie verstärken, während des Schlafens verschwinden sie. Häufige einfache motorische Tics sind Blinzeln, Kopfwerfen, Schulterzucken und Grimassieren. Häufige einfache vokale Tics sind z.B. Räuspern, Bellen, Schnüffeln und Zischen. Komplexe Tics sind Sich-selbst-schlagen sowie Springen und Hüpfen. Komplexe vokale Tics sind die Wiederholung bestimmter Wörter und manchmal der Gebrauch sozial unangebrachter, oft obszöner Wörter (Koprolalie) und die Wiederholung eigener Laute oder Wörter (Palilalie).

F95.0 Vorübergehende Ticstörung
Sie erfüllt die allgemeinen Kriterien für eine Ticstörung, jedoch halten die Tics nicht länger als 12 Monate an. Die Tics sind häufig Blinzeln, Grimassieren oder Kopfschütteln.

F95.1 Chronische motorische oder vokale Ticstörung
Sie erfüllt die allgemeinen Kriterien für eine Ticstörung, wobei motorische oder vokale Tics, jedoch nicht beide zugleich, einzeln, meist jedoch multipel, auftreten und länger als ein Jahr andauern.

F95.2 Kombinierte vokale und multiple motorische Tics [Tourette-Syndrom]
Eine Form der Ticstörung, bei der gegenwärtig oder in der Vergangenheit multiple motorische Tics und ein oder mehrere vokale Tics vorgekommen sind, die aber nicht notwendigerweise gleichzeitig auftreten müssen. Die Störung verschlechtert sich meist während der Adoleszenz und neigt dazu, bis in das Erwachsenenalter anzuhalten. Die vokalen Tics sind häufig multipel mit explosiven repetitiven Vokalisationen, Räuspern und Grunzen und Gebrauch von obszönen Wörtern oder Phrasen. Manchmal besteht eine begleitende gestische Echopraxie, die ebenfalls obszöner Natur sein kann (Kopropraxie).

F95.8 Sonstige Ticstörungen

F95.9 Ticstörung, nicht näher bezeichnet
Tic o.n.A.

F98.- Andere Verhaltens- und emotionale Störungen mit Beginn in der Kindheit und Jugend
Dieser heterogenen Gruppe von Störungen ist der Beginn in der Kindheit gemeinsam, sonst unterscheiden sie sich jedoch in vieler Hinsicht. Einige der Störungen repräsentieren gut definierte Syndrome, andere sind jedoch nicht mehr als Symptomkomplexe, die hier aber wegen ihrer Häufigkeit und ihrer sozialen Folgen und weil sie anderen Syndromen nicht zugeordnet werden können, aufgeführt werden.

Exkl.: Emotional bedingte Schlafstörungen (F51.-)
Geschlechtsidentitätsstörung des Kindesalters (F64.2)
Kleine-Levin-Syndrom (G47.8)
Perioden von Atemanhalten (R06.8)
Zwangsstörung (F42.-)

F98.0 Nichtorganische Enuresis
Diese Störung ist charakterisiert durch unwillkürlichen Harnabgang am Tag und in der Nacht, untypisch für das Entwicklungsalter. Sie ist nicht Folge einer mangelnden Blasenkontrolle aufgrund einer neurologischen Krankheit, epileptischer Anfälle oder einer strukturellen Anomalie der ableitenden Harnwege. Die Enuresis kann von Geburt an bestehen oder nach einer Periode bereits erworbener Blasenkontrolle aufgetreten sein. Die Enuresis kann von einer schweren emotionalen oder Verhaltensstörung begleitet werden.

Funktionelle Enuresis
Nichtorganische primäre oder sekundäre Enuresis
Nichtorganische Harninkontinenz
Psychogene Enuresis

Exkl.: Enuresis o.n.A. (R32)

F98.1 Nichtorganische Enkopresis

Wiederholtes willkürliches oder unwillkürliches Absetzen von Faeces normaler oder fast normaler Konsistenz an Stellen, die im soziokulturellen Umfeld des Betroffenen nicht dafür vorgesehen sind. Die Störung kann eine abnorme Verlängerung der normalen infantilen Inkontinenz darstellen oder einen Kontinenzverlust nach bereits vorhandener Darmkontrolle, oder es kann sich um ein absichtliches Absetzen von Stuhl an dafür nicht vorgesehenen Stellen trotz normaler physiologischer Darmkontrolle handeln. Das Zustandsbild kann als monosymptomatische Störung auftreten oder als Teil einer umfassenderen Störung, besonders einer emotionalen Störung (F93.-) oder einer Störung des Sozialverhaltens (F91.-).

Funktionelle Enkopresis
Nichtorganische Stuhlinkontinenz
Psychogene Enkopresis

Soll die Ursache einer eventuell gleichzeitig bestehenden Obstipation angegeben werden, ist eine zusätzliche Schlüsselnummer zu benutzen. Im Krankenhaus sollte diese Information immer verschlüsselt werden, wenn sie vorliegt.

Exkl.: Enkopresis o.n.A. (R15)

F98.2 Fütterstörung im frühen Kindesalter

Eine Fütterstörung mit unterschiedlicher Symptomatik, die gewöhnlich für das Kleinkindalter und frühe Kindesalter spezifisch ist. Im allgemeinen umfaßt sie die Nahrungsverweigerung extrem wählerisches Eßverhalten bei angemessenem Nahrungsangebot und einer einigermaßen kompetenten Betreuungsperson in Abwesenheit einer organischen Krankheit. Begleitend kann Rumination - d.h. wiederholtes Heraufwürgen von Nahrung ohne Übelkeit oder eine gastrointestinale Krankheit - vorhanden sein.

Rumination im Kleinkindalter

Exkl.: Anorexia nervosa und andere Eßstörungen (F50.-)
Fütterprobleme bei Neugeborenen (P92.-)
Fütterschwierigkeiten und Betreuungsfehler (R63.3)
Pica im Kleinkind- oder Kindesalter (F98.3)

F98.3 Pica im Kindesalter

Anhaltender Verzehr nicht eßbarer Substanzen wie Erde, Farbschnipsel usw.. Sie kann als eines von vielen Symptomen einer umfassenderen psychischen Störung wie Autismus auftreten oder sie kann als relativ isolierte psychopathologische Auffälligkeit vorkommen; nur das letztere wird hier kodiert. Das Phänomen ist bei intelligenzgeminderten Kindern am häufigsten. Wenn eine solche Intelligenzminderung vorliegt, ist als Hauptdiagnose eine Kodierung unter F70-F79 zu verwenden.

F98.4 Stereotype Bewegungsstörungen

Willkürliche, wiederholte, stereotype, nicht funktionale und oft rhythmische Bewegungen, die nicht Teil einer anderen psychischen oder neurologischen Krankheit sind. Wenn solche Bewegungen als Symptome einer anderen Störung vorkommen, soll nur die übergreifende Störung kodiert werden. Nichtselbstbeschädigende Bewegungen sind z.B.: Körperschaukeln, Kopfschaukeln, Haarezupfen, Haaredrehen, Fingerschnipsgewohnheiten und Händeklatschen. Stereotype Selbstbeschädigungen sind z.B.: Wiederholtes Kopfanschlagen, Ins-Gesicht-schlagen, In-die-Augen-bohren und Beißen in Hände, Lippen oder andere Körperpartien. Alle stereotypen Bewegungsstörungen treten am häufigsten in Verbindung mit Intelligenzminderung auf; wenn dies der Fall ist, sind beide Störungen zu kodieren.

Wenn das Bohren in den Augen bei einem Kind mit visueller Behinderung auftritt, soll beides kodiert werden: das Bohren in den Augen mit F98.4 und die Sehstörung mit der Kodierung der entsprechenden somatischen Störung.

Stereotypie/abnorme Gewohnheit

Exkl.: Abnorme unwillkürliche Bewegungen (R25.-)
Bewegungsstörungen organischer Ursache (G20-G25)
Daumenlutschen (F98.8)
Nägelbeißen (F98.8)
Nasebohren (F98.8)
Stereotypien als Teil einer umfassenderen psychischen Störung (F00-F95)
Ticstörungen (F95.-)
Trichotillomanie (F63.3)

F98.5 Stottern [Stammeln]

Hierbei ist das Sprechen durch häufige Wiederholung oder Dehnung von Lauten, Silben oder Wörtern, oder durch häufiges Zögern und Innehalten, das den rhythmischen Sprechfluß unterbricht, gekennzeichnet. Es soll als Störung nur klassifiziert werden, wenn die Sprechflüssigkeit deutlich beeinträchtigt ist.

Exkl.: Poltern (F98.6)
Ticstörungen (F95.-)

F98.6 Poltern

Eine hohe Sprechgeschwindigkeit mit Störung der Sprechflüssigkeit, jedoch ohne Wiederholungen oder Zögern, von einem Schweregrad, der zu einer beeinträchtigten Sprechverständlichkeit führt. Das Sprechen ist unregelmäßig und unrhythmisch, mit schnellen, ruckartigen Anläufen, die gewöhnlich zu einem fehlerhaften Satzmuster führen.

Exkl.: Stottern (F98.5)
Ticstörungen (F95.-)

F98.8 **Sonstige näher bezeichnete Verhaltens- und emotionale Störungen mit Beginn in der Kindheit und Jugend**
Aufmerksamkeitsstörung ohne Hyperaktivität
Daumenlutschen
Exzessive Masturbation
Nägelkauen
Nasebohren

F98.9 **Nicht näher bezeichnete Verhaltens- oder emotionale Störungen mit Beginn in der Kindheit und Jugend**

Nicht näher bezeichnete psychische Störungen (F99)

F99 **Psychische Störung ohne nähere Angabe**
Psychische Krankheit o.n.A.
Exkl.: Organische psychische Störung o.n.A. (F06.9)

Kapitel VI

Krankheiten des Nervensystems (G00-G99)

Exkl.: Angeborene Fehlbildungen, Deformitäten und Chromosomenanomalien (Q00-Q99)
Bestimmte infektiöse und parasitäre Krankheiten (A00-B99)
Bestimmte Zustände, die ihren Ursprung in der Perinatalperiode haben (P00-P96)
Endokrine, Ernährungs- und Stoffwechselkrankheiten (E00-E90)
Komplikationen der Schwangerschaft, der Geburt und des Wochenbettes (O00-O99)
Neubildungen (C00-D48)
Symptome und abnorme klinische und Laborbefunde, die anderenorts nicht klassifiziert sind (R00-R99)
Verletzungen, Vergiftungen und bestimmte andere Folgen äußerer Ursachen (S00-T98)

Dieses Kapitel gliedert sich in folgende Gruppen:

G00-G09	Entzündliche Krankheiten des Zentralnervensystems
G10-G13	Systematrophien, die vorwiegend das Zentralnervensystem betreffen
G20-G26	Extrapyramidale Krankheiten und Bewegungsstörungen
G30-G32	Sonstige degenerative Krankheiten des Nervensystems
G35-G37	Demyelinisierende Krankheiten des Zentralnervensystems
G40-G47	Episodische und paroxysmale Krankheiten des Nervensystems
G50-G59	Krankheiten von Nerven, Nervenwurzeln und Nervenplexus
G60-G64	Polyneuropathien und sonstige Krankheiten des peripheren Nervensystems
G70-G73	Krankheiten im Bereich der neuromuskulären Synapse und des Muskels
G80-G83	Zerebrale Lähmung und sonstige Lähmungssyndrome
G90-G99	Sonstige Krankheiten des Nervensystems

Dieses Kapitel enthält die folgenden Sternschlüsselnummern:

G01*	Meningitis bei anderenorts klassifizierten bakteriellen Krankheiten
G02*	Meningitis bei sonstigen anderenorts klassifizierten infektiösen und parasitären Krankheiten
G05*	Enzephalitis, Myelitis und Enzephalomyelitis bei anderenorts klassifizierten Krankheiten
G07*	Intrakranielle und intraspinale Abszesse und Granulome bei anderenorts klassifizierten Krankheiten
G13*	Systematrophien, vorwiegend das Zentralnervensystem betreffend, bei anderenorts klassifizierten Krankheiten
G22*	Parkinson-Syndrom bei anderenorts klassifizierten Krankheiten
G26*	Extrapyramidale Krankheiten und Bewegungsstörungen bei anderenorts klassifizierten Krankheiten
G32*	Sonstige degenerative Krankheiten des Nervensystems bei anderenorts klassifizierten Krankheiten
G46*	Zerebrale Gefäßsyndrome bei zerebrovaskulären Krankheiten
G53*	Krankheiten der Hirnnerven bei anderenorts klassifizierten Krankheiten
G55*	Kompression von Nervenwurzeln und Nervenplexus bei anderenorts klassifizierten Krankheiten
G59*	Mononeuropathie bei anderenorts klassifizierten Krankheiten
G63*	Polyneuropathie bei anderenorts klassifizierten Krankheiten
G73*	Krankheiten im Bereich der neuromuskulären Synapse und des Muskels bei anderenorts klassifizierten Krankheiten
G94*	Sonstige Krankheiten des Gehirns bei anderenorts klassifizierten Krankheiten
G99*	Sonstige Krankheiten des Nervensystems bei anderenorts klassifizierten Krankheiten

Entzündliche Krankheiten des Zentralnervensystems (G00-G09)

G00.- Bakterielle Meningitis, anderenorts nicht klassifiziert

Inkl.: Arachnoiditis
Leptomeningitis   bakteriell
Meningitis
Pachymeningitis

Exkl.: Bakterielle:
- Meningoenzephalitis (G04.2)
- Meningomyelitis (G04.2)

G00.0 Meningitis durch Haemophilus influenzae

G00.1	Pneumokokkenmeningitis
G00.2	Streptokokkenmeningitis
G00.3	Staphylokokkenmeningitis
G00.8	**Sonstige bakterielle Meningitis** Meningitis durch: • Escherichia coli • Klebsiella • Klebsiella pneumoniae [Friedländer]
G00.9	**Bakterielle Meningitis, nicht näher bezeichnet** Meningitis: • eitrig o.n.A. • purulent o.n.A. • pyogen o.n.A.

G01* **Meningitis bei anderenorts klassifizierten bakteriellen Krankheiten**
Meningitis (bei) (durch):
• Anthrax [Milzbrand] (A22.8†)
• Gonokokken (A54.8†)
• Leptospirose (A27.-†)
• Listerien (A32.1†)
• Lyme-Krankheit (A69.2†)
• Meningokokken (A39.0†)
• Neurosyphilis (A52.1†)
• Salmonelleninfektion (A02.2†)
• Syphilis:
  • konnatal (A50.4†)
  • sekundär (A51.4†)
• tuberkulös (A17.0†)
• Typhus abdominalis (A01.0†)

Exkl.: Meningoenzephalitis und Meningomyelitis bei anderenorts klassifizierten bakteriellen Krankheiten (G05.0*)

G02.-* **Meningitis bei sonstigen anderenorts klassifizierten infektiösen und parasitären Krankheiten**
Exkl.: Meningoenzephalitis und Meningomyelitis bei sonstigen anderenorts klassifizierten infektiösen und parasitären Krankheiten (G05.1-G05.2*)

G02.0* **Meningitis bei anderenorts klassifizierten Viruskrankheiten**
Meningitis (bei) (durch):
• Adenoviren (A87.1†)
• Enteroviren (A87.0†)
• Herpesviren [Herpes simplex] (B00.3†)
• infektiöser Mononukleose (B27.-†)
• Masern (B05.1†)
• Mumps (B26.1†)
• Röteln (B06.0†)
• Varizellen [Windpocken] (B01.0†)
• Zoster (B02.1†)

G02.1* **Meningitis bei anderenorts klassifizierten Mykosen**
Meningitis bei:
• Kandidose (B37.5†)
• Kokzidioidomykose (B38.4†)
• Kryptokokkose (B45.1†)

G02.8* **Meningitis bei sonstigen näher bezeichneten anderenorts klassifizierten infektiösen und parasitären Krankheiten**
Meningitis durch:
- afrikanische Trypanosomiasis (B56.-†)
- Chagas-Krankheit (chronisch) (B57.4†)

G03.- Meningitis durch sonstige und nicht näher bezeichnete Ursachen

Inkl.: Arachnoiditis
Leptomeningitis | durch sonstige und nicht näher
Meningitis | bezeichnete Ursachen
Pachymeningitis

Exkl.: Meningoenzephalitis (G04.-)
Meningomyelitis (G04.-)

G03.0 **Nichteitrige Meningitis**
Abakterielle Meningitis

G03.1 **Chronische Meningitis**

G03.2 **Benigne rezidivierende Meningitis [Mollaret-Meningitis]**

G03.8 **Meningitis durch sonstige näher bezeichnete Ursachen**

G03.9 **Meningitis, nicht näher bezeichnet**
Arachnoiditis (spinal) o.n.A.

G04.- Enzephalitis, Myelitis und Enzephalomyelitis

Inkl.: Akute aszendierende Myelitis
Meningoenzephalitis
Meningomyelitis

Exkl.: Benigne myalgische Enzephalomyelitis (G93.3)
Enzephalopathie:
- alkoholisch (G31.2)
- toxisch (G92)
- o.n.A. (G93.4)
Multiple Sklerose [Encephalomyelitis disseminata] (G35)
Myelitis transversa acuta (G37.3)
Subakute nekrotisierende Myelitis [Foix-Alajouanine-Syndrom] (G37.4)

G04.0 **Akute disseminierte Enzephalitis**
Enzephalitis | nach Impfung
Enzephalomyelitis |

Soll der Impfstoff angegeben werden, ist eine zusätzliche Schlüsselnummer (Kapitel XX) zu benutzen.

G04.1 **Tropische spastische Paraplegie**

G04.2 **Bakterielle Meningoenzephalitis und Meningomyelitis, anderenorts nicht klassifiziert**

G04.8 **Sonstige Enzephalitis, Myelitis und Enzephalomyelitis**
Postinfektiöse Enzephalitis und Enzephalomyelitis o.n.A.

G04.9 **Enzephalitis, Myelitis und Enzephalomyelitis, nicht näher bezeichnet**
Ventrikulitis (zerebral) o.n.A.

G05.-* Enzephalitis, Myelitis und Enzephalomyelitis bei anderenorts klassifizierten Krankheiten

Inkl.: Meningoenzephalitis und Meningomyelitis bei anderenorts klassifizierten Krankheiten

G05.0* **Enzephalitis, Myelitis und Enzephalomyelitis bei anderenorts klassifizierten bakteriellen Krankheiten**
Enzephalitis, Myelitis oder Enzephalomyelitis (bei) (durch):
- Listerien (A32.1†)
- Meningokokken (A39.8†)
- Syphilis:
  - konnatal (A50.4†)
  - Spät- (A52.1†)
- tuberkulös (A17.8†)

G05.1* **Enzephalitis, Myelitis und Enzephalomyelitis bei anderenorts klassifizierten Viruskrankheiten**
Enzephalitis, Myelitis oder Enzephalomyelitis (bei) (durch):
- Adenoviren (A85.1†)
- Enteroviren (A85.0†)
- Grippe (J10.8†, J11.8†)
- Herpesviren [Herpes simplex] (B00.4†)
- Masern (B05.0†)
- Mumps (B26.2†)
- Röteln (B06.0†)
- Varizellen (B01.1†)
- Zoster (B02.0†)
- Zytomegalieviren (B25.8†)

G05.2* **Enzephalitis, Myelitis und Enzephalomyelitis bei sonstigen anderenorts klassifizierten infektiösen und parasitären Krankheiten**
Enzephalitis, Myelitis oder Enzephalomyelitis bei:
- afrikanischer Trypanosomiasis (B56.-†)
- Chagas-Krankheit (chronisch) (B57.4†)
- Naegleriainfektion (B60.2†)
- Toxoplasmose (B58.2†)
Eosinophile Meningoenzephalitis (B83.2†)

G05.8* **Enzephalitis, Myelitis und Enzephalomyelitis bei sonstigen anderenorts klassifizierten Krankheiten**
Enzephalopathie bei systemischem Lupus erythematodes (M32.1†)

G06.- Intrakranielle und intraspinale Abszesse und Granulome
Soll der Infektionserreger angegeben werden, ist eine zusätzliche Schlüsselnummer (B95-B97) zu benutzen. Im Krankenhaus sollte diese Information immer verschlüsselt werden, wenn sie vorliegt.

G06.0 **Intrakranieller Abszeß und intrakranielles Granulom**
Abszeß (embolisch):
- Gehirn [jeder Teil]
- otogen
- zerebellar
- zerebral
Intrakranieller Abszeß oder intrakranielles Granulom:
- epidural
- extradural
- subdural

G06.1 **Intraspinaler Abszeß und intraspinales Granulom**
Abszeß (embolisch) des Rückenmarkes [jeder Teil]
Intraspinaler Abszeß oder intraspinales Granulom:
- epidural
- extradural
- subdural

G06.2 **Extraduraler und subduraler Abszeß, nicht näher bezeichnet**

G07* Intrakranielle und intraspinale Abszesse und Granulome bei anderenorts klassifizierten Krankheiten
Hirnabszeß (durch):
- Amöben (A06.6†)
- Gonokokken (A54.8†)
- tuberkulös (A17.8†)
- Hirngranulom bei Schistosomiasis (B65.-†)

Tuberkulom:
- Gehirn (A17.8†)
- Meningen (A17.1†)

G08 Intrakranielle und intraspinale Phlebitis und Thrombophlebitis
Septische:
- Embolie
- Endophlebitis
- Phlebitis   intrakranielle oder intraspinale venöse Sinus und Venen
- Thrombophlebitis
- Thrombose

Exkl.: Intrakranielle Phlebitis und Thrombophlebitis:
- als Komplikation von:
  - Abort, Extrauteringravidität oder Molenschwangerschaft (O00-O07, O08.7)
  - Schwangerschaft, Geburt oder Wochenbett (O22.5, O87.3)
- nichtpyogen (I67.6)

Nichteitrige intraspinale Phlebitis und Thrombophlebitis (G95.1)

G09 Folgen entzündlicher Krankheiten des Zentralnervensystems
Hinw.: Soll bei einer anderenorts klassifizierten Störung angegeben werden, daß sie Folge eines primär unter G00-G08 (mit Ausnahme der Stern-Kategorien) klassifizierbaren Zustandes ist, so ist (statt einer Schlüsselnummer aus G00-G08) die vorliegende Kategorie zu verwenden. Zu den „Folgen" zählen Krankheitszustände, die als Folgen oder Spätfolgen bezeichnet sind oder die ein Jahr oder länger seit Beginn des verursachenden Leidens bestehen. Für den Gebrauch dieser Kategorie sollten die betreffenden Regeln und Richtlinien zur Verschlüsselung der Morbidität und Mortalität in Band 2 (Regelwerk) herangezogen werden.

Systematrophien, die vorwiegend das Zentralnervensystem betreffen (G10-G13)

G10 Chorea Huntington
Chorea chronica progressiva hereditaria
Huntington-Krankheit

G11.- Hereditäre Ataxie
Exkl.: Hereditäre und idiopathische Neuropathie (G60.-)
Infantile Zerebralparese (G80.-)
Stoffwechselstörungen (E70-E90)

G11.0 Angeborene nichtprogressive Ataxie

G11.1 Früh beginnende zerebellare Ataxie
Hinw.: Beginn gewöhnlich vor dem 20. Lebensjahr

Friedreich-Ataxie (autosomal-rezessiv)
Früh beginnende zerebellare Ataxie [EOCA] mit:
- erhaltenen Sehnenreflexen [retained tendon reflexes]
- essentiellem Tremor
- Myoklonie [Dyssynergia cerebellaris myoclonica (Hunt)]
X-chromosomal-rezessive spinozerebellare Ataxie

G11.2 Spät beginnende zerebellare Ataxie
Hinw.: Beginn gewöhnlich nach dem 20. Lebensjahr

G11.3 Zerebellare Ataxie mit defektem DNA-Reparatursystem
Ataxia teleangiectatica [Louis-Bar-Syndrom]
Exkl.: Cockayne-Syndrom (Q87.1)
Xeroderma pigmentosum (Q82.1)

G11.4 Hereditäre spastische Paraplegie

G11.8 Sonstige hereditäre Ataxien

G11.9 Hereditäre Ataxie, nicht näher bezeichnet
Hereditäre(s) zerebellare(s):
- Ataxie o.n.A.
- Degeneration
- Krankheit
- Syndrom

G12.- Spinale Muskelatrophie und verwandte Syndrome

G12.0 Infantile spinale Muskelatrophie, Typ I [Typ Werdnig-Hoffmann]

G12.1 Sonstige vererbte spinale Muskelatrophie
Progressive Bulbärparalyse im Kindesalter [Fazio-Londe-Syndrom]
Spinale Muskelatrophie:
- distale Form
- Erwachsenenform
- juvenile Form, Typ III [Typ Kugelberg-Welander]
- Kindheitsform, Typ II
- skapuloperonäale Form

G12.2 Motoneuron-Krankheit
Familiäre Motoneuron-Krankheit
Lateralsklerose:
- myatrophisch [amyotrophisch]
- primär
Progressive:
- Bulbärparalyse
- spinale Muskelatrophie

G12.8 Sonstige spinale Muskelatrophien und verwandte Syndrome

G12.9 Spinale Muskelatrophie, nicht näher bezeichnet

G13.-* Systematrophien, vorwiegend das Zentralnervensystem betreffend, bei anderenorts klassifizierten Krankheiten

G13.0* Paraneoplastische Neuromyopathie und Neuropathie
Karzinomatöse Neuromyopathie (C00-C97†)
Sensorische paraneoplastische Neuropathie, Typ Denny-Brown (C00-D48†)

G13.1* Sonstige Systematrophien, vorwiegend das Zentralnervensystem betreffend, bei Neubildungen
Paraneoplastische limbische Enzephalopathie (C00-D48†)

G13.2* Systematrophie, vorwiegend das Zentralnervensystem betreffend, bei Myxödem (E00.1†, E03.-†)

G13.8* Systematrophien, vorwiegend das Zentralnervensystem betreffend, bei sonstigen anderenorts klassifizierten Krankheiten

Extrapyramidale Krankheiten und Bewegungsstörungen (G20-G26)

G20 **Primäres Parkinson-Syndrom**
Hemiparkinson
Paralysis agitans
Parkinsonismus oder Parkinson-Krankheit:
• idiopathisch
• primär
• o.n.A.

G21.- **Sekundäres Parkinson-Syndrom**
Sekundärer Parkinsonismus

G21.0 **Malignes Neuroleptika-Syndrom**
Soll die Substanz angegeben werden, ist eine zusätzliche Schlüsselnummer (Kapitel XX) zu benutzen.

G21.1 **Sonstiges arzneimittelinduziertes Parkinson-Syndrom**
Soll die Substanz angegeben werden, ist eine zusätzliche Schlüsselnummer (Kapitel XX) zu benutzen.

G21.2 **Parkinson-Syndrom durch sonstige exogene Agenzien**
Soll das exogene Agens angegeben werden, ist eine zusätzliche Schlüsselnummer (Kapitel XX) zu benutzen.

G21.3 **Postenzephalitisches Parkinson-Syndrom**

G21.8 **Sonstiges sekundäres Parkinson-Syndrom**

G21.9 **Sekundäres Parkinson-Syndrom, nicht näher bezeichnet**

G22* **Parkinson-Syndrom bei anderenorts klassifizierten Krankheiten**
Parkinson-Syndrom bei Syphilis (A52.1†)

G23.- **Sonstige degenerative Krankheiten der Basalganglien**
Exkl.: Multisystem-Atrophie (G90.3)

G23.0 **Hallervorden-Spatz-Syndrom**
Pigmentdegeneration des Pallidums

G23.1 **Progressive supranukleäre Ophthalmoplegie [Steele-Richardson-Olszewski-Syndrom]**

G23.2 **Striatonigrale Degeneration**

G23.8 **Sonstige näher bezeichnete degenerative Krankheiten der Basalganglien**
Kalzifikation der Basalganglien

G23.9 **Degenerative Krankheit der Basalganglien, nicht näher bezeichnet**

G24.- **Dystonie**
Inkl.: Dyskinesie
Exkl.: Athetotische Zerebralparese (G80.3)

G24.0 **Arzneimittelinduzierte Dystonie**
Dyskinesia tarda
Soll die Substanz angegeben werden, ist eine zusätzliche Schlüsselnummer (Kapitel XX) zu benutzen.

G24.1 **Idiopathische familiäre Dystonie**
Idiopathische Dystonie o.n.A.

G24.2 **Idiopathische nichtfamiliäre Dystonie**

G24.3 **Torticollis spasticus**
Exkl.: Torticollis o.n.A. (M43.6)

G24.4	**Idiopathische orofaziale Dystonie** Orofaziale Dyskinesie
G24.5	**Blepharospasmus**
G24.8	**Sonstige Dystonie**
G24.9	**Dystonie, nicht näher bezeichnet** Dyskinesie o.n.A.

G25.- Sonstige extrapyramidale Krankheiten und Bewegungsstörungen

G25.0	**Essentieller Tremor** Familiärer Tremor *Exkl.:* Tremor o.n.A. (R25.1)
G25.1	**Arzneimittelinduzierter Tremor** Soll die Substanz angegeben werden, ist eine zusätzliche Schlüsselnummer (Kapitel XX) zu benutzen.
G25.2	**Sonstige näher bezeichnete Tremorformen** Intentionstremor
G25.3	**Myoklonus** Arzneimittelinduzierter Myoklonus Soll die Substanz angegeben werden, ist eine zusätzliche Schlüsselnummer (Kapitel XX) zu benutzen. *Exkl.:* Faziale Myokymie (G51.4) Myoklonusepilepsie (G40.-)
G25.4	**Arzneimittelinduzierte Chorea** Soll die Substanz angegeben werden, ist eine zusätzliche Schlüsselnummer (Kapitel XX) zu benutzen.
G25.5	**Sonstige Chorea** Chorea o.n.A. *Exkl.:* Chorea Huntington (G10) Chorea minor [Chorea Sydenham] (I02.-) Chorea o.n.A. mit Herzbeteiligung (I02.0) Rheumatische Chorea (I02.-)
G25.6	**Arzneimittelinduzierte Tics und sonstige Tics organischen Ursprungs** Soll die Substanz angegeben werden, ist eine zusätzliche Schlüsselnummer (Kapitel XX) zu benutzen. *Exkl.:* Gilles-de-la-Tourette-Syndrom (F95.2) Tic o.n.A. (F95.9)
G25.8	**Sonstige näher bezeichnete extrapyramidale Krankheiten und Bewegungsstörungen** Stiff-man-Syndrom [Muskelstarre-Syndrom] Syndrom der unruhigen Beine [Restless legs]
G25.9	**Extrapyramidale Krankheit oder Bewegungsstörung, nicht näher bezeichnet**

G26* Extrapyramidale Krankheiten und Bewegungsstörungen bei anderenorts klassifizierten Krankheiten

Sonstige degenerative Krankheiten des Nervensystems (G30-G32)

G30.- **Alzheimer-Krankheit**
Inkl.: Senile und präsenile Formen

Exkl.: Senile:
- Degeneration des Gehirns, anderenorts nicht klassifiziert (G31.1)
- Demenz o.n.A. (F03)
  Senilität o.n.A. (R54)

G30.0 **Alzheimer-Krankheit mit frühem Beginn**
Hinw.: Beginn gewöhnlich vor dem 65. Lebensjahr

G30.1 **Alzheimer-Krankheit mit spätem Beginn**
Hinw.: Beginn gewöhnlich nach dem 65. Lebensjahr

G30.8 Sonstige Alzheimer-Krankheit

G30.9 Alzheimer-Krankheit, nicht näher bezeichnet

G31.- **Sonstige degenerative Krankheiten des Nervensystems, anderenorts nicht klassifiziert**
Exkl.: Reye-Syndrom (G93.7)

G31.0 **Umschriebene Hirnatrophie**
Pick-Krankheit
Progressive isolierte Aphasie

G31.1 **Senile Degeneration des Gehirns, anderenorts nicht klassifiziert**
Exkl.: Alzheimer-Krankheit (G30.-)
Senilität o.n.A. (R54)

G31.2 **Degeneration des Nervensystems durch Alkohol**
Alkoholbedingte:
- Enzephalopathie
- zerebellare Ataxie
- zerebellare Degeneration
- zerebrale Degeneration
Dysfunktion des autonomen Nervensystems durch Alkohol

G31.8 **Sonstige näher bezeichnete degenerative Krankheiten des Nervensystems**

G31.81 Mitochondriale Zytopathie
MELAS-Syndrom [Myopathy, Encephalopathy, Lactic Acidosis, Stroke-like episodes] [Myopathie, Enzephalopathie, Laktatazidose, iktus-ähnliche zerebrale Anfälle]
MERRF-Syndrom [Myoclonus Epilepsy with Ragged-Red Fibres]
Mitochondriale Myoenzephalopathie

Benutze zusätzliche Schlüsselnummer für die Manifestation:

- Generalisierte nicht-konvulsive Epilepsie (G40.3)
- Sonstige Myopathien (G72.8)
- Ophthalmoplegia progressiva externa (H49.4)
- Schlaganfall (I60-I64)

G31.88 Sonstige näher bezeichnete degenerative Krankheiten des Nervensystems
Poliodystrophia cerebri progressiva [Alpers-Krankheit]
Subakute nekrotisierende Enzephalomyelopathie [Leigh-Syndrom]

G31.9 **Degenerative Krankheit des Nervensystems, nicht näher bezeichnet**

G32.- **Sonstige degenerative Krankheiten des Nervensystems bei anderenorts klassifizierten Krankheiten**

G32.0* Subakute kombinierte Degeneration des Rückenmarks bei anderenorts klassifizierten Krankheiten
Subakute kombinierte Degeneration des Rückenmarks bei Vitamin-B_{12}-Mangel (E53.8†)

G32.8* Sonstige näher bezeichnete degenerative Krankheiten des Nervensystems bei anderenorts klassifizierten Krankheiten

Demyelinisierende Krankheiten des Zentralnervensystems (G35-G37)

G35 **Multiple Sklerose [Encephalomyelitis disseminata]**
Multiple Sklerose:
- disseminiert
- generalisiert
- Hirnstamm
- Rückenmark
- o.n.A.

G36.- **Sonstige akute disseminierte Demyelinisation**
Exkl.: Postinfektiöse Enzephalitis und Enzephalomyelitis o.n.A. (G04.8)

G36.0 Neuromyelitis optica [Devic-Krankheit]
Demyelinisation bei Neuritis optica
Exkl.: Neuritis optica o.n.A. (H46)

G36.1 Akute und subakute hämorrhagische Leukoenzephalitis [Hurst]

G36.8 Sonstige näher bezeichnete akute disseminierte Demyelinisation

G36.9 Akute disseminierte Demyelinisation, nicht näher bezeichnet

G37.- **Sonstige demyelinisierende Krankheiten des Zentralnervensystems**

G37.0 Diffuse Hirnsklerose
Encephalitis periaxialis
Schilder-Krankheit
Exkl.: Adrenoleukodystrophie [Addison-Schilder-Syndrom] (E71.3)

G37.1 Zentrale Demyelinisation des Corpus callosum

G37.2 Zentrale pontine Myelinolyse

G37.3 Myelitis transversa acuta bei demyelinisierender Krankheit des Zentralnervensystems
Myelitis transversa acuta o.n.A.
Exkl.: Multiple Sklerose [Encephalomyelitis disseminata] (G35)
Neuromyelitis optica [Devic-Krankheit] (G36.0)

G37.4 Subakute nekrotisierende Myelitis [Foix-Alajouanine-Syndrom]

G37.5 Konzentrische Sklerose [Baló-Krankheit]

G37.8 Sonstige näher bezeichnete demyelinisierende Krankheiten des Zentralnervensystems

G37.9 Demyelinisierende Krankheit des Zentralnervensystems, nicht näher bezeichnet

Episodische und paroxysmale Krankheiten des Nervensystems (G40-G47)

G40.- **Epilepsie**
Exkl.: Anfall o.n.A. (R56.8)
Krampfanfall o.n.A. (R56.8)
Landau-Kleffner-Syndrom (F80.3)
Status epilepticus (G41.-)
Todd-Paralyse (G83.8)

G40.0 **Lokalisationsbezogene (fokale) (partielle) idiopathische Epilepsie und epileptische Syndrome mit fokal beginnenden Anfällen**
Epilepsie im Kindesalter mit okzipitalen Paroxysmen im EEG
Gutartige Epilepsie im Kindesalter mit zentrotemporalen Spikes im EEG

G40.1 **Lokalisationsbezogene (fokale) (partielle) symptomatische Epilepsie und epileptische Syndrome mit einfachen fokalen Anfällen**
Anfälle ohne Störung des Bewußtseins
Einfache fokale Anfälle mit Entwicklung zu sekundär generalisierten Anfällen

G40.2 **Lokalisationsbezogene (fokale) (partielle) symptomatische Epilepsie und epileptische Syndrome mit komplexen fokalen Anfällen**
Anfälle mit Störungen des Bewußtseins, meist mit Automatismen
Komplexe fokale Anfälle mit Entwicklung zu sekundär generalisierten Anfällen

G40.3 **Generalisierte idiopathische Epilepsie und epileptische Syndrome**
Absencen-Epilepsie des Kindesalters [Pyknolepsie]
Grand-mal-Aufwachepilepsie
Gutartige:
• myoklonische Epilepsie des Kleinkindalters
• Neugeborenenkrämpfe (familiär)
Juvenile:
• Absencen-Epilepsie
• myoklonische Epilepsie [Impulsiv-Petit-mal]
Unspezifische epileptische Anfälle:
• atonisch
• klonisch
• myoklonisch
• tonisch
• tonisch-klonisch

G40.4 **Sonstige generalisierte Epilepsie und epileptische Syndrome**
Blitz-Nick-Salaam-Krämpfe
Epilepsie mit:
• myoklonisch-astatischen Anfällen
• myoklonischen Absencen
Frühe myoklonische Enzephalopathie (symptomatisch)
Lennox-Syndrom
West-Syndrom

G40.5 **Spezielle epileptische Syndrome**
Epilepsia partialis continua [Kojewnikow-Syndrom]
Epileptische Anfälle im Zusammenhang mit:
• Alkohol
• Arzneimittel oder Drogen
• hormonellen Veränderungen
• Schlafentzug
• Streß

Soll bei Arzneimittelinduktion die Substanz angegeben werden, ist eine zusätzliche Schlüsselnummer (Kapitel XX) zu benutzen.

G40.6 **Grand-mal-Anfälle, nicht näher bezeichnet (mit oder ohne Petit mal)**

| Krankheiten des Nervensystems | Version 2.0 Stand November 2000 |

G40.7 **Petit-mal-Anfälle, nicht näher bezeichnet, ohne Grand-mal-Anfälle**

G40.8 **Sonstige Epilepsien**
Epilepsien und epileptische Syndrome, unbestimmt, ob fokal oder generalisiert

G40.9 **Epilepsie, nicht näher bezeichnet**
Epileptische:
- Anfälle o.n.A.
- Konvulsionen o.n.A.

G41.- Status epilepticus

G41.0 **Grand-mal-Status**
Status mit tonisch-klonischen Anfällen
Exkl.: Epilepsia partialis continua [Kojewnikow-Syndrom] (G40.5)

G41.1 **Petit-mal-Status**
Absencenstatus

G41.2 **Status epilepticus mit komplexfokalen Anfällen**

G41.8 **Sonstiger Status epilepticus**

G41.9 **Status epilepticus, nicht näher bezeichnet**

G43.- Migräne

Soll bei Arzneimittelinduktion die Substanz angegeben werden, ist eine zusätzliche Schlüsselnummer (Kapitel XX) zu benutzen.
Exkl.: Kopfschmerz o.n.A. (R51)

G43.0 **Migräne ohne Aura [Gewöhnliche Migräne]**

G43.1 **Migräne mit Aura [Klassische Migräne]**
Migräne:
- Äquivalente
- Aura ohne Kopfschmerz
- basilär
- familiär-hemiplegisch
- mit:
  - akut einsetzender Aura
  - prolongierter Aura
  - typischer Aura

G43.2 **Status migraenosus**

G43.3 **Komplizierte Migräne**

G43.8 **Sonstige Migräne**
Ophthalmoplegische Migräne
Retinale Migräne

G43.9 **Migräne, nicht näher bezeichnet**

G44.- Sonstige Kopfschmerzsyndrome

Exkl.: Atypischer Gesichtsschmerz (G50.1)
Kopfschmerz o.n.A. (R51)
Trigeminusneuralgie (G50.0)

G44.0	**Cluster-Kopfschmerz**
	Chronische paroxysmale Hemikranie
	Cluster-Kopfschmerz:
	• Bing-Horton-Syndrom
	• chronisch
	• episodisch

G44.1	**Vasomotorischer Kopfschmerz, anderenorts nicht klassifiziert**
	Vasomotorischer Kopfschmerz o.n.A.

G44.2	**Spannungskopfschmerz**
	Chronischer Spannungskopfschmerz
	Episodischer Spannungskopfschmerz
	Spannungskopfschmerz o.n.A.

G44.3	**Chronischer posttraumatischer Kopfschmerz**

G44.4	**Arzneimittelinduzierter Kopfschmerz, anderenorts nicht klassifiziert**
	Soll die Substanz angegeben werden, ist eine zusätzliche Schlüsselnummer (Kapitel XX) zu benutzen.

G44.8	Sonstige näher bezeichnete Kopfschmerzsyndrome

G45.- Zerebrale transitorische ischämische Attacken und verwandte Syndrome
Exkl.: Zerebrale Ischämie beim Neugeborenen (P91.0)

G45.0	Arteria-vertebralis-Syndrom mit Basilaris-Symptomatik
G45.1	Arteria-carotis-interna-Syndrom (halbseitig)
G45.2	Multiple und bilaterale Syndrome der extrazerebralen hirnversorgenden Arterien
G45.3	Amaurosis fugax
G45.4	Transiente globale Amnesie [amnestische Episode]
	Exkl.: Amnesie o.n.A. (R41.3)
G45.8	Sonstige zerebrale transitorische ischämische Attacken und verwandte Syndrome
G45.9	Zerebrale transitorische ischämische Attacke, nicht näher bezeichnet
	Drohender zerebrovaskulärer Insult
	Spasmus der Hirnarterien
	Zerebrale transitorische Ischämie o.n.A.

G46.- Zerebrale Gefäßsyndrome bei zerebrovaskulären Krankheiten (I60-I67†)

G46.0*	Arteria-cerebri-media-Syndrom (I66.0†)
G46.1*	Arteria-cerebri-anterior-Syndrom (I66.1†)
G46.2*	Arteria-cerebri-posterior-Syndrom (I66.2†)
G46.3*	Hirnstammsyndrom (I60-I67†)
	Benedikt-Syndrom
	Claude-Syndrom
	Foville-Syndrom
	Millard-Gubler-Syndrom
	Wallenberg-Syndrom
	Weber-Syndrom
G46.4*	Kleinhirnsyndrom (I60-I67†)
G46.5*	Rein motorisches lakunäres Syndrom (I60-I67†)
G46.6*	Rein sensorisches lakunäres Syndrom (I60-I67†)

Krankheiten des Nervensystems   Version 2.0 Stand November 2000

G46.7*   Sonstige lakunäre Syndrome (I60-I67†)

G46.8*   Sonstige Syndrome der Hirngefäße bei zerebrovaskulären Krankheiten (I60-I67†)

G47.- Schlafstörungen

Exkl.: Alpträume (F51.5)
       Nichtorganische Schlafstörungen (F51.-)
       Pavor nocturnus (F51.4)
       Schlafwandeln (F51.3)

G47.0   **Ein- und Durchschlafstörungen**
Hyposomnie
Insomnie

G47.1   **Krankhaft gesteigertes Schlafbedürfnis**
Hypersomnie

G47.2   **Störungen des Schlaf-Wach-Rhythmus**
Syndrom der verzögerten Schlafphasen
Unregelmäßiger Schlaf-Wach-Rhythmus

G47.3   **Schlafapnoe**
Schlafapnoe:
• obstruktiv
• zentral

Exkl.: Pickwick-Syndrom (E66.2)
       Schlafapnoe beim Neugeborenen (P28.3)

G47.4   Narkolepsie und Kataplexie

G47.8   Sonstige Schlafstörungen
Kleine-Levin-Syndrom

G47.9   Schlafstörung, nicht näher bezeichnet

Krankheiten von Nerven, Nervenwurzeln und Nervenplexus (G50-G59)

Exkl.: Akute Verletzung von Nerven, Nervenwurzeln und Nervenplexus - siehe Nervenverletzung nach Lokalisation
       Neuralgie
Neuritis   o.n.A. (M79.2-)
       Periphere Neuritis während der Schwangerschaft (O26.83)
       Radikulitis o.n.A. (M54.1-)

G50.- Krankheiten des N. trigeminus [V. Hirnnerv]

G50.0   **Trigeminusneuralgie**
Syndrom des paroxysmalen Gesichtsschmerzes
Tic douloureux

G50.1   Atypischer Gesichtsschmerz

G50.8   Sonstige Krankheiten des N. trigeminus

G50.9   Krankheit des N. trigeminus, nicht näher bezeichnet

G51.- Krankheiten des N. facialis [VII. Hirnnerv]

G51.0   **Fazialisparese**
Bell-Lähmung

G51.1	Entzündung des Ganglion geniculi
	Exkl.: Entzündung des Ganglion geniculi nach Zoster (B02.2)

G51.2	Melkersson-Rosenthal-Syndrom
G51.3	Spasmus (hemi)facialis
G51.4	Faziale Myokymie
G51.8	Sonstige Krankheiten des N. facialis
G51.9	Krankheit des N. facialis, nicht näher bezeichnet

G52.- Krankheiten sonstiger Hirnnerven

Exkl.: Krankheit:
- N. opticus [II. Hirnnerv] (H46, H47.0)
- N. vestibulocochlearis [VIII. Hirnnerv] (H93.3)
- Strabismus paralyticus durch Nervenlähmung (H49.0-H49.2)

G52.0	Krankheiten der Nn. olfactorii [I. Hirnnerv]
G52.1	Krankheiten des N. glossopharyngeus [IX. Hirnnerv]
	Neuralgie des N. glossopharyngeus
G52.2	Krankheiten des N. vagus [X. Hirnnerv]
G52.3	Krankheiten des N. hypoglossus [XII. Hirnnerv]
G52.7	Krankheiten mehrerer Hirnnerven
	Polyneuritis cranialis
G52.8	Krankheiten sonstiger näher bezeichneter Hirnnerven
G52.9	Krankheit eines Hirnnerven, nicht näher bezeichnet

G53.-* Krankheiten der Hirnnerven bei anderenorts klassifizierten Krankheiten

G53.0*	Neuralgie nach Zoster (B02.2†)
	Entzündung des Ganglion geniculi nach Zoster
	Trigeminusneuralgie nach Zoster
G53.1*	Multiple Hirnnervenlähmungen bei anderenorts klassifizierten infektiösen und parasitären Krankheiten (A00-B99†)
G53.2*	Multiple Hirnnervenlähmungen bei Sarkoidose (D86.8†)
G53.3*	Multiple Hirnnervenlähmungen bei Neubildungen (C00-D48†)
G53.8*	Sonstige Krankheiten der Hirnnerven bei sonstigen anderenorts klassifizierten Krankheiten

G54.- Krankheiten von Nervenwurzeln und Nervenplexus

Exkl.: Akute Verletzung von Nervenwurzeln und Nervenplexus - siehe Nervenverletzung nach Lokalisation
Bandscheibenschäden (M50-M51)
Neuralgie oder Neuritis o.n.A. (M79.2-)
Neuritis oder Radikulitis:
- brachial o.n.A. (M54.1-)
- lumbal o.n.A. (M54.1-)
- lumbosakral o.n.A. (M54.1-)
- thorakal o.n.A. (M54.1-)

Radikulitis o.n.A. (M54.1-)
Radikulopathie o.n.A. (M54.1-)
Spondylose (M47.-)

G54.0	**Läsionen des Plexus brachialis**
	Thoracic-outlet-Syndrom [Schultergürtel-Kompressionssyndrom]
G54.1	**Läsionen des Plexus lumbosacralis**
G54.2	**Läsionen der Zervikalwurzeln, anderenorts nicht klassifiziert**
G54.3	**Läsionen der Thorakalwurzeln, anderenorts nicht klassifiziert**
G54.4	**Läsionen der Lumbosakralwurzeln, anderenorts nicht klassifiziert**
G54.5	**Neuralgische Amyotrophie**
	Parsonage-Turner-Syndrom
	Schultergürtel-Syndrom
G54.6	**Phantomschmerz**
G54.7	**Phantomglied ohne Schmerzen**
	Phantomglied o.n.A.
G54.8	**Sonstige Krankheiten von Nervenwurzeln und Nervenplexus**
G54.9	**Krankheit von Nervenwurzeln und Nervenplexus, nicht näher bezeichnet**

G55.-* Kompression von Nervenwurzeln und Nervenplexus bei anderenorts klassifizierten Krankheiten

G55.0*	Kompression von Nervenwurzeln und Nervenplexus bei Neubildungen (C00-D48†)
G55.1*	Kompression von Nervenwurzeln und Nervenplexus bei Bandscheibenschäden (M50-M51†)
G55.2*	Kompression von Nervenwurzeln und Nervenplexus bei Spondylose (M47.-†)
G55.3*	Kompression von Nervenwurzeln und Nervenplexus bei sonstigen Krankheiten der Wirbelsäule und des Rückens (M45-M46†, M48.-†, M53-M54†)
G55.8*	Kompression von Nervenwurzeln und Nervenplexus bei sonstigen anderenorts klassifizierten Krankheiten

G56.- Mononeuropathien der oberen Extremität

Exkl.: Akute Verletzung von Nerven - siehe Nervenverletzung nach Lokalisation

G56.0	**Karpaltunnel-Syndrom**
G56.1	**Sonstige Läsionen des N. medianus**
G56.2	**Läsion des N. ulnaris**
	Spätlähmung des N. ulnaris
G56.3	**Läsion des N. radialis**
G56.4	**Kausalgie**
G56.8	**Sonstige Mononeuropathien der oberen Extremität**
	Interdigitales (Pseudo-) Neurom der Hände
G56.9	**Mononeuropathie der oberen Extremität, nicht näher bezeichnet**

G57.- Mononeuropathien der unteren Extremität

Exkl.: Akute Verletzung von Nerven - siehe Nervenverletzung nach Lokalisation

G57.0	**Läsion des N. ischiadicus**
	Exkl.: Ischialgie:
	• durch Bandscheibenschaden (M51.1)
	• o.n.A. (M54.3)

G57.1	Meralgia paraesthetica
	Inguinaltunnel-Syndrom

G57.2	Läsion des N. femoralis

G57.3	Läsion des N. fibularis (peronaeus) communis
	Lähmung des N. peronaeus

G57.4	Läsion des N. tibialis

G57.5	Tarsaltunnel-Syndrom

G57.6	Läsion des N. plantaris
	Morton-Neuralgie [Metatarsalgie]

G57.8	Sonstige Mononeuropathien der unteren Extremität
	Interdigitales (Pseudo-) Neurom der Füße

G57.9	Mononeuropathie der unteren Extremität, nicht näher bezeichnet

G58.- Sonstige Mononeuropathien

G58.0	Interkostalneuropathie

G58.7	Mononeuritis multiplex

G58.8	Sonstige näher bezeichnete Mononeuropathien

G58.9	Mononeuropathie, nicht näher bezeichnet

G59.-* Mononeuropathie bei anderenorts klassifizierten Krankheiten

G59.0*	Diabetische Mononeuropathie (E10-E14†, vierte Stelle .4)

G59.8*	Sonstige Mononeuropathien bei anderenorts klassifizierten Krankheiten

Polyneuropathien und sonstige Krankheiten des peripheren Nervensystems (G60-G64)

Exkl.: Neuralgie o.n.A. (M79.2-)
Neuritis o.n.A. (M79.2-)
Periphere Neuritis während der Schwangerschaft (O26.83)
Radikulitis o.n.A. (M54.1-)

G60.- Hereditäre und idiopathische Neuropathie

G60.0	Hereditäre sensomotorische Neuropathie
	Charcot-Marie-Tooth-Hoffmann-Syndrom
	Déjerine-Sottas-Krankheit
	Hereditäre sensomotorische Neuropathie, Typ I-IV
	Hypertrophische Neuropathie des Kleinkindalters
	Peronäale Muskelatrophie (axonaler Typ) (hypertrophische Form)
	Roussy-Lévy-Syndrom

G60.1	Refsum-Krankheit

G60.2	Neuropathie in Verbindung mit hereditärer Ataxie

G60.3	Idiopathische progressive Neuropathie

G60.8 Sonstige hereditäre und idiopathische Neuropathien
Morvan-Krankheit
Nélaton-Syndrom
Sensible Neuropathie:
• dominant vererbt
• rezessiv vererbt

G60.9 Hereditäre und idiopathische Neuropathie, nicht näher bezeichnet

G61.- Polyneuritis

G61.0 Guillain-Barré-Syndrom
Akute (post-) infektiöse Polyneuritis

G61.1 Serumpolyneuropathie
Soll die äußere Ursache angegeben werden, ist eine zusätzliche Schlüsselnummer (Kapitel XX) zu benutzen.

G61.8 Sonstige Polyneuritiden

G61.9 Polyneuritis, nicht näher bezeichnet

G62.- Sonstige Polyneuropathien

G62.0 Arzneimittelinduzierte Polyneuropathie
Soll die Substanz angegeben werden, ist eine zusätzliche Schlüsselnummer (Kapitel XX) zu benutzen.

G62.1 Alkohol-Polyneuropathie

G62.2 Polyneuropathie durch sonstige toxische Agenzien
Soll das toxische Agens angegeben werden, ist eine zusätzliche Schlüsselnummer (Kapitel XX) zu benutzen.

G62.8 Sonstige näher bezeichnete Polyneuropathien
Strahleninduzierte Polyneuropathie

Soll die äußere Ursache angegeben werden, ist eine zusätzliche Schlüsselnummer (Kapitel XX) zu benutzen.

G62.9 Polyneuropathie, nicht näher bezeichnet
Neuropathie o.n.A.

G63.-* Polyneuropathie bei anderenorts klassifizierten Krankheiten

G63.0* Polyneuropathie bei anderenorts klassifizierten infektiösen und parasitären Krankheiten
Polyneuropathie (bei):
• Diphtherie (A36.8†)
• infektiöser Mononukleose (B27.-†)
• Lepra (A30.-†)
• Lyme-Krankheit (A69.2†)
• Mumps (B26.8†)
• nach Zoster (B02.2†)
• Spätsyphilis (A52.1†)
• Spätsyphilis, konnatal (A50.4†)
• tuberkulös (A17.8†)

G63.1* Polyneuropathie bei Neubildungen (C00-D48†)

G63.2* Diabetische Polyneuropathie (E10-E14†, vierte Stelle .4)

G63.3* Polyneuropathie bei sonstigen endokrinen und Stoffwechselkrankheiten (E00-E07†, E15-E16†, E20-E34†, E70-E89†)

G63.4* Polyneuropathie bei alimentären Mangelzuständen (E40-E64†)

G63.5* Polyneuropathie bei Systemkrankheiten des Bindegewebes (M30-M35†)

| G63.6* | Polyneuropathie bei sonstigen Krankheiten des Muskel-Skelett-Systems (M00-M25†, M40-M96†) |

| G63.8* | Polyneuropathie bei sonstigen anderenorts klassifizierten Krankheiten
Urämische Neuropathie (N18.8†) |

| G64 | **Sonstige Krankheiten des peripheren Nervensystems** |

Krankheit des peripheren Nervensystems o.n.A.

Krankheiten im Bereich der neuromuskulären Synapse und des Muskels (G70-G73)

| G70.- | **Myasthenia gravis und sonstige neuromuskuläre Krankheiten** |

Exkl.: Botulismus (A05.1)
Transitorische Myasthenia gravis beim Neugeborenen (P94.0)

G70.0 **Myasthenia gravis**
Soll bei Arzneimittelinduktion die Substanz angegeben werden, ist eine zusätzliche Schlüsselnummer (Kapitel XX) zu benutzen.

G70.1 **Toxische neuromuskuläre Krankheiten**
Soll das toxische Agens angegeben werden, ist eine zusätzliche Schlüsselnummer (Kapitel XX) zu benutzen.

G70.2 **Angeborene oder entwicklungsbedingte Myasthenie**

G70.8 **Sonstige näher bezeichnete neuromuskuläre Krankheiten**

G70.9 **Neuromuskuläre Krankheit, nicht näher bezeichnet**

| G71.- | **Primäre Myopathien** |

Exkl.: Arthrogryposis multiplex congenita (Q74.3)
Myositis (M60.-)
Stoffwechselstörungen (E70-E90)

G71.0 **Muskeldystrophie**
Muskeldystrophie:
• autosomal-rezessiv, Beginn in der frühen Kindheit, Duchenne- oder Becker-ähnlich
• Becken- oder Schultergürtelform
• benigne [Typ Becker]
• benigne skapuloperonäal, mit Frühkontrakturen [Typ Emery-Dreifuss]
• distal
• fazio-skapulo-humerale Form
• maligne [Typ Duchenne]
• okulär
• okulopharyngeal
• skapuloperonäal

Exkl.: Angeborene Muskeldystrophie:
• mit spezifischen morphologischen Anomalien der Muskelfasern (G71.2)
• o.n.A. (G71.2)

G71.1 Myotone Syndrome
Dystrophia myotonica [Curschmann-Batten-Steinert-Syndrom]
Myotonia congenita:
- dominant [Thomsen-Syndrom]
- rezessive Form [Becker]
- o.n.A.

Myotonie:
- arzneimittelinduziert
- chondrodystrophisch
- symptomatisch

Neuromyotonie [Isaacs-Mertens-Syndrom]
Paramyotonia congenita [Eulenberg-Krankheit]
Pseudomyotonie

Soll bei Arzneimittelinduktion die Substanz angegeben werden, ist eine zusätzliche Schlüsselnummer (Kapitel XX) zu benutzen.

G71.2 Angeborene Myopathien
Angeborene Muskeldystrophie:
- mit spezifischen morphologischen Anomalien der Muskelfasern [Strukturmyopathien]
- o.n.A.

Fasertypendisproportion
Minicore-Krankheit
Multicore-Krankheit
Myopathie:
- myotubulär (zentronukleär)
- Nemalin(e)-

Zentralfibrillenmyopathie [Central-Core-Krankheit]

G71.3 Mitochondriale Myopathie, anderenorts nicht klassifiziert

G71.8 Sonstige primäre Myopathien

G71.9 Primäre Myopathie, nicht näher bezeichnet
Hereditäre Myopathie o.n.A.

G72.- Sonstige Myopathien
Exkl.: Arthrogryposis multiplex congenita (Q74.3)
Dermatomyositis-Polymyositis (M33.-)
Ischämischer Muskelinfarkt (M62.2-)
Myositis (M60.-)
Polymyositis (M33.2)

G72.0 Arzneimittelinduzierte Myopathie
Soll die Substanz angegeben werden, ist eine zusätzliche Schlüsselnummer (Kapitel XX) zu benutzen.

G72.1 Alkoholmyopathie

G72.2 Myopathie durch sonstige toxische Agenzien
Soll das toxische Agens angegeben werden, ist eine zusätzliche Schlüsselnummer (Kapitel XX) zu benutzen.

G72.3 Periodische Lähmung
Periodische Lähmung (familiär):
- hyperkaliämisch
- hypokaliämisch
- myotonisch
- normokaliämisch

G72.4 Myositis, anderenorts nicht klassifiziert

G72.8 Sonstige näher bezeichnete Myopathien

G72.9 Myopathie, nicht näher bezeichnet

G73.-* Krankheiten im Bereich der neuromuskulären Synapse und des Muskels bei anderenorts klassifizierten Krankheiten

G73.0* **Myastheniesyndrome bei endokrinen Krankheiten**
Myastheniesyndrome bei:
- diabetischer Amyotrophie (E10-E14†, vierte Stelle .4)
- Hyperthyreose [Thyreotoxikose] (E05.-†)

G73.1* **Eaton-Lambert-Syndrom (C80†)**

G73.2* **Sonstige Myastheniesyndrome bei Neubildungen (C00-D48†)**

G73.3* **Myastheniesyndrome bei sonstigen anderenorts klassifizierten Krankheiten**

G73.4* **Myopathie bei anderenorts klassifizierten infektiösen und parasitären Krankheiten**

G73.5* **Myopathie bei endokrinen Krankheiten**
Myopathie bei:
- Hyperparathyreoidismus (E21.0-E21.3†)
- Hypoparathyreoidismus (E20.-†)
Thyreotoxische Myopathie (E05.-†)

G73.6* **Myopathie bei Stoffwechselkrankheiten**
Myopathie bei:
- Glykogenspeicherkrankheit (E74.0†)
- Lipidspeicherkrankheiten (E75.-†)

G73.7* **Myopathie bei sonstigen anderenorts klassifizierten Krankheiten**
Myopathie bei:
- chronischer Polyarthritis (M05-M06†)
- Sicca-Syndrom [Sjögren-Syndrom] (M35.0†)
- Sklerodermie (M34.8†)
- systemischem Lupus erythematodes (M32.1†)

Zerebrale Lähmung und sonstige Lähmungssyndrome (G80-G83)

G80.- Infantile Zerebralparese
Inkl.: Little-Krankheit

Exkl.: Hereditäre spastische Paraplegie (G11.4)

G80.0 **Spastische Zerebralparese**
Angeborene spastische Lähmung (zerebral)

G80.1 **Spastische Diplegie**

G80.2 **Infantile Hemiplegie**

G80.3 **Dyskinetische Zerebralparese**
Athetotische Zerebralparese

G80.4 **Ataktische Zerebralparese**

G80.8 **Sonstige infantile Zerebralparese**
Mischsyndrome der Zerebralparese

G80.9 **Infantile Zerebralparese, nicht näher bezeichnet**
Zerebralparese o.n.A.

G81.- Hemiplegie

Hinw.: Diese Kategorie ist nur dann zur primären Verschlüsselung zu benutzen,
- wenn eine Hemiplegie (komplett) (inkomplett) nicht näher bezeichnet ist oder
- wenn sie alt ist oder länger besteht und die Ursache nicht näher bezeichnet ist.

Diese Kategorie dient auch zur multiplen Verschlüsselung, um diese durch eine beliebige Ursache hervorgerufenen Arten der Hemiplegie zu kennzeichnen.

Exkl.: Angeborene und infantile Zerebralparese (G80.-)

G81.0 Schlaffe Hemiplegie

G81.1 Spastische Hemiplegie

G81.9 Hemiplegie, nicht näher bezeichnet

G82.- Paraplegie und Tetraplegie

Hinw.: Diese Kategorie soll nur benutzt werden,
- wenn die aufgeführten Krankheitszustände nicht näher bezeichnet sind oder
- wenn sie alt sind oder länger bestehen und die Ursache nicht näher bezeichnet ist.

Diese Kategorie dient auch zur multiplen Verschlüsselung, um diese durch eine beliebige Ursache hervorgerufenen Krankheitszustände zu kennzeichnen.

Inkl.: Paraplegie
Quadriplegie | chronisch
Tetraplegie

Exkl.: Angeborene und infantile Zerebralparese (G80.-)
Die folgenden fünften Stellen dienen bei der Kategorie G82 zur Angabe des funktionalen Höhe einer Rückenmarksverletzung:

0 Nicht näher bezeichnet

1 Zervikal, komplett zervikothorakal

2 Zervikal, inkomplett zervikothorakal

3 Thorakal, komplett thorakolumbal

4 Thorakal, inkomplett thorakolumbal

5 Lumbal, komplett lumbosakral

6 Lumbal, inkomplett lumbosakral

G82.0 Schlaffe Paraplegie

G82.1 Spastische Paraplegie

G82.2 Paraplegie, nicht näher bezeichnet
Lähmung beider unterer Extremitäten o.n.A.
Paraplegie (untere) o.n.A.

G82.3 Schlaffe Tetraplegie

G82.4 Spastische Tetraplegie

G82.5 Tetraplegie, nicht näher bezeichnet
Quadriplegie o.n.A.

G83.- Sonstige Lähmungssyndrome

Hinw.: Diese Kategorie ist nur dann zur primären Verschlüsselung zu benutzen,
- wenn die aufgeführten Krankheitszustände nicht näher bezeichnet sind oder
- wenn sie alt sind oder länger bestehen und die Ursache nicht näher bezeichnet ist.

Diese Kategorie dient auch zur multiplen Verschlüsselung, um diese durch eine beliebige Ursache hervorgerufenen Krankheitszustände zu kennzeichnen.

Inkl.: Lähmung (komplett) (inkomplett), ausgenommen wie unter G80-G82 aufgeführt

G83.0 **Diplegie der oberen Extremitäten**
Diplegie (obere)
Lähmung beider oberen Extremitäten

G83.1 **Monoplegie einer unteren Extremität**
Lähmung eines Beines

G83.2 **Monoplegie einer oberen Extremität**
Lähmung eines Armes

G83.3 Monoplegie, nicht näher bezeichnet

G83.4 **Cauda- (equina-) Syndrom**
Neurogene Blasenentleerungsstörung bei Cauda- (equina-) Syndrom
Exkl.: Rückenmarkblase o.n.A. (G95.8)

G83.8 Sonstige näher bezeichnete Lähmungssyndrome
Todd-Paralyse (postiktal)

G83.9 Lähmungssyndrom, nicht näher bezeichnet

Sonstige Krankheiten des Nervensystems (G90-G99)

G90.- Krankheiten des autonomen Nervensystems

Exkl.: Dysfunktion des autonomen Nervensystems durch Alkohol (G31.2)

G90.0 **Idiopathische periphere autonome Neuropathie**
Karotissinus-Syndrom (Synkope)

G90.1 **Familiäre Dysautonomie [Riley-Day-Syndrom]**

G90.2 **Horner-Syndrom**
Horner-Bernard-Syndrom
Horner-Trias

G90.3 **Multisystem-Atrophie**
Shy-Drager-Syndrom [Neurogene orthostatische Hypotonie mit Multisystem-Atrophie]
Exkl.: Orthostatische Hypotonie o.n.A. (I95.1)

G90.8 Sonstige Krankheiten des autonomen Nervensystems

G90.9 Krankheit des autonomen Nervensystems, nicht näher bezeichnet

G91.- Hydrozephalus

Inkl.: Erworbener Hydrozephalus

Exkl.: Angeborener Hydrozephalus (Q03.-)
Hydrozephalus durch angeborene Toxoplasmose (P37.1)

G91.0 **Hydrocephalus communicans**

Krankheiten des Nervensystems Version 2.0 Stand November 2000

G91.1 Hydrocephalus occlusus

G91.2 Hydrozephalus ohne Hirndrucksteigerung

G91.3 Posttraumatischer Hydrozephalus, nicht näher bezeichnet

G91.8 Sonstiger Hydrozephalus

G91.9 Hydrozephalus, nicht näher bezeichnet

G92 Toxische Enzephalopathie
Soll das toxische Agens angegeben werden, ist eine zusätzliche Schlüsselnummer (Kapitel XX) zu benutzen.

G93.- Sonstige Krankheiten des Gehirns

G93.0 Hirnzysten
Porenzephalische Zyste
Arachnoidalzyste
Exkl.: Angeborene Gehirnzysten (Q04.6)
Erworbene periventrikuläre Zysten beim Neugeborenen (P91.1)

G93.1 Anoxische Hirnschädigung, anderenorts nicht klassifiziert
Exkl.: Als Komplikation von:
• Abort, Extrauteringravidität oder Molenschwangerschaft (O00-O07, O08.8)
• chirurgischen Eingriffen und medizinischer Behandlung (T80-T88)
• Schwangerschaft, Wehentätigkeit oder Wochenbett (O29.2, O74.3, O89.2)
Asphyxie beim Neugeborenen (P21.9)

G93.2 Gutartige intrakranielle Drucksteigerung
Exkl.: Hypertensive Enzephalopathie (I67.4)

G93.3 Postvirales Ermüdungssyndrom
Benigne myalgische Enzephalomyelitis

G93.4 Enzephalopathie, nicht näher bezeichnet
Exkl.: Enzephalopathie:
• alkoholbedingt (G31.2)
• toxisch (G92)

G93.5 Compressio cerebri
Herniation
Kompression   Hirn (-stamm)
Exkl.: Compressio cerebri, traumatisch (diffus) (S06.28)
Compressio cerebri, traumatisch, umschrieben (S06.38)

G93.6 Hirnödem
Exkl.: Hirnödem:
• durch Geburtsverletzung (P11.0)
• traumatisch (S06.1)

G93.7 Reye-Syndrom
Soll die äußere Ursache angegeben werden, ist eine zusätzliche Schlüsselnummer (Kapitel XX) zu benutzen.

G93.8 Sonstige näher bezeichnete Krankheiten des Gehirns
Enzephalopathie nach Strahlenexposition
Soll die äußere Ursache angegeben werden, ist eine zusätzliche Schlüsselnummer (Kapitel XX) zu benutzen.

G93.9 Krankheit des Gehirns, nicht näher bezeichnet

G94.-* Sonstige Krankheiten des Gehirns bei anderenorts klassifizierten Krankheiten

G94.0* Hydrozephalus bei anderenorts klassifizierten infektiösen und parasitären Krankheiten (A00-B99†)

G94.1*	Hydrozephalus bei Neubildungen (C00-D48†)
G94.2*	Hydrozephalus bei sonstigen anderenorts klassifizierten Krankheiten
G94.8*	Sonstige näher bezeichnete Krankheiten des Gehirns bei anderenorts klassifizierten Krankheiten

G95.- Sonstige Krankheiten des Rückenmarkes

Exkl.: Myelitis (G04.-)

G95.0 **Syringomyelie und Syringobulbie**

G95.1 **Vaskuläre Myelopathien**
Akuter Rückenmarkinfarkt (embolisch) (nichtembolisch)
Arterielle Thrombose des Rückenmarkes
Hämatomyelie
Nichteitrige intraspinale Phlebitis und Thrombophlebitis
Rückenmarködem
Subakute nekrotisierende Myelopathie

Exkl.: Intraspinale Phlebitis und Thrombophlebitis, ausgenommen nichteitrig (G08)

G95.2 **Rückenmarkkompression, nicht näher bezeichnet**

G95.8 **Sonstige näher bezeichnete Krankheiten des Rückenmarkes**
Myelopathie durch:
• Arzneimittel
• Strahlenwirkung
Rückenmarkblase o.n.A.

Soll das exogene Agens angegeben werden, ist eine zusätzliche Schlüsselnummer (Kapitel XX) zu benutzen.

Exkl.: Neurogene Blase:
• bei Cauda- (equina-) Syndrom (G83.4)
• o.n.A. (N31.9)
Neuromuskuläre Dysfunktion der Harnblase ohne Angabe einer Rückenmarkläsion (N31.-)

G95.9 **Krankheit des Rückenmarkes, nicht näher bezeichnet**
Myelopathie o.n.A.

G96.- Sonstige Krankheiten des Zentralnervensystems

G96.0 **Austritt von Liquor cerebrospinalis**
Liquorrhoe

Exkl.: Nach Lumbalpunktion (G97.0)

G96.1 **Krankheiten der Meningen, anderenorts nicht klassifiziert**
Meningeale Adhäsionen (zerebral) (spinal)

G96.8 **Sonstige näher bezeichnete Krankheiten des Zentralnervensystems**

G96.9 **Krankheit des Zentralnervensystems, nicht näher bezeichnet**

G97.- Krankheiten des Nervensystems nach medizinischen Maßnahmen, anderenorts nicht klassifiziert

G97.0 **Austritt von Liquor cerebrospinalis nach Lumbalpunktion**

G97.1 **Sonstige Reaktion auf Spinal- und Lumbalpunktion**

G97.2 **Intrakranielle Druckminderung nach ventrikulärem Shunt**

G97.8 **Sonstige Krankheiten des Nervensystems nach medizinischen Maßnahmen**

G97.9 **Krankheit des Nervensystems nach medizinischer Maßnahme, nicht näher bezeichnet**

G98 Sonstige Krankheiten des Nervensystems, anderenorts nicht klassifiziert
Krankheit des Nervensystems o.n.A.

G99.-* Sonstige Krankheiten des Nervensystems bei anderenorts klassifizierten Krankheiten

G99.0* Autonome Neuropathie bei endokrinen und Stoffwechselkrankheiten
Amyloide autonome Neuropathie (E85.-†)
Diabetische autonome Neuropathie (E10-E14†, vierte Stelle .4)

G99.1* Sonstige Krankheiten des autonomen Nervensystems bei sonstigen anderenorts klassifizierten Krankheiten

G99.2* Myelopathie bei anderenorts klassifizierten Krankheiten
Arteria-spinalis-anterior- und Arteria-vertebralis-Kompressionssyndrom (M47.0-†)
Myelopathie bei:
• Bandscheibenschäden (M50.0†, M51.0†)
• Neubildungen (C00-D48†)
• Spondylose (M47.-†)

G99.8* Sonstige näher bezeichnete Krankheiten des Nervensystems bei anderenorts klassifizierten Krankheiten

Kapitel VII

Krankheiten des Auges und der Augenanhangsgebilde (H00-H59)

Exkl.: Bestimmte Zustände, die ihren Ursprung in der Perinatalperiode haben (P00-P96)
Bestimmte infektiöse und parasitäre Krankheiten (A00-B99)
Komplikationen der Schwangerschaft, der Geburt und des Wochenbettes (O00-O99)
Angeborene Fehlbildungen, Deformitäten und Chromosomenanomalien (Q00-Q99)
Endokrine, Ernährungs- und Stoffwechselkrankheiten (E00-E90)
Verletzungen, Vergiftungen und bestimmte andere Folgen äußerer Ursachen (S00-T98)
Neubildungen (C00-D48)
Symptome und abnorme klinische und Laborbefunde, die anderenorts nicht klassifiziert sind (R00-R99)

Dieses Kapitel gliedert sich in folgende Gruppen:

H00-H06	Affektionen des Augenlides, des Tränenapparates und der Orbita
H10-H13	Affektionen der Konjunktiva
H15-H22	Affektionen der Sklera, der Hornhaut, der Iris und des Ziliarkörpers
H25-H28	Affektionen der Linse
H30-H36	Affektionen der Aderhaut und der Netzhaut
H40-H42	Glaukom
H43-H45	Affektionen des Glaskörpers und des Augapfels
H46-H48	Affektionen des N. opticus und der Sehbahn
H49-H52	Affektionen der Augenmuskeln, Störungen der Blickbewegungen sowie Akkommodationsstörungen und Refraktionsfehler
H53-H54	Sehstörungen und Blindheit
H55-H59	Sonstige Affektionen des Auges und der Augenanhangsgebilde

Dieses Kapitel enthält die folgenden Sternschlüsselnummern:

H03*	Affektionen des Augenlides bei anderenorts klassifizierten Krankheiten
H06*	Affektionen des Tränenapparates und der Orbita bei anderenorts klassifizierten Krankheiten
H13*	Affektionen der Konjunktiva bei anderenorts klassifizierten Krankheiten
H19*	Affektionen der Sklera und der Hornhaut bei anderenorts klassifizierten Krankheiten
H22*	Affektionen der Iris und des Ziliarkörpers bei anderenorts klassifizierten Krankheiten
H28*	Katarakt und sonstige Affektionen der Linse bei anderenorts klassifizierten Krankheiten
H32*	Chorioretinale Affektionen bei anderenorts klassifizierten Krankheiten
H36*	Affektionen der Netzhaut bei anderenorts klassifizierten Krankheiten
H42*	Glaukom bei anderenorts klassifizierten Krankheiten
H45*	Affektionen des Glaskörpers und des Augapfels bei anderenorts klassifizierten Krankheiten
H48*	Affektionen des N. opticus und der Sehbahn bei anderenorts klassifizierten Krankheiten
H58*	Sonstige Affektionen des Auges und der Augenanhangsgebilde bei anderenorts klassifizierten Krankheiten

Affektionen des Augenlides, des Tränenapparates und der Orbita (H00-H06)

H00.- Hordeolum und Chalazion

H00.0 Hordeolum und sonstige tiefe Entzündung des Augenlides
Abszeß
Furunkel
Gerstenkorn   Augenlid

H00.1 Chalazion
Hagelkorn

H01.- Sonstige Entzündung des Augenlides

H01.0 Blepharitis
Exkl.: Blepharokonjunktivitis (H10.5)

H01.1 Nichtinfektiöse Dermatosen des Augenlides
Dermatitis:
- allergisch
- ekzematös
- Kontakt-

Erythematodes chronicus discoides
Xeroderma

	Augenlid

H01.8 Sonstige näher bezeichnete Entzündungen des Augenlides

H01.9 Entzündung des Augenlides, nicht näher bezeichnet

H02.- Sonstige Affektionen des Augenlides
Exkl.: Angeborene Fehlbildungen des Augenlides (Q10.0-Q10.3)

H02.0 Entropium und Trichiasis des Augenlides

H02.1 Ektropium des Augenlides

H02.2 Lagophthalmus

H02.3 Blepharochalasis

H02.4 Ptosis des Augenlides

H02.5 Sonstige Affektionen mit Auswirkung auf die Augenlidfunktion
Ankyloblepharon
Blepharophimose
Lidretraktion

Exkl.: Blepharospasmus (G24.5)
Tic (psychogen) (F95.-)
Tic, organisch (G25.6)

H02.6 Xanthelasma palpebrarum

H02.7 Sonstige degenerative Affektionen des Augenlides und der Umgebung des Auges
Chloasma
Madarosis | Augenlid
Vitiligo

H02.8 Sonstige näher bezeichnete Affektionen des Augenlides
Hypertrichose des Augenlides
Verbliebener Fremdkörper im Augenlid

H02.9 Affektion des Augenlides, nicht näher bezeichnet

H03.-* Affektionen des Augenlides bei anderenorts klassifizierten Krankheiten

H03.0* Parasitenbefall des Augenlides bei anderenorts klassifizierten Krankheiten
Dermatitis des Augenlides durch Demodex-Arten (B88.0†)
Parasitenbefall des Augenlides bei:
- Leishmaniose (B55.-†)
- Loiasis (B74.3†)
- Onchozerkose (B73†)
- Phthiriasis (B85.3†)

H03.1* Beteiligung des Augenlides bei sonstigen anderenorts klassifizierten Infektionskrankheiten
Beteiligung des Augenlides bei:
- Frambösie (A66.-†)
- Infektion durch Herpesviren [Herpes simplex] (B00.5†)
- Lepra (A30.-†)
- Molluscum contagiosum (B08.1†)
- Tuberkulose (A18.4†)
- Zoster (B02.3†)

H03.8*	**Beteiligung des Augenlides bei sonstigen anderenorts klassifizierten Krankheiten**
	Beteiligung des Augenlides bei Impetigo (L01.0†)

H04.- Affektionen des Tränenapparates
Exkl.: Angeborene Fehlbildungen des Tränenapparates (Q10.4-Q10.6)

H04.0 Dakryoadenitis
Chronische Vergrößerung der Tränendrüse

H04.1 Sonstige Affektionen der Tränendrüse
Dakryops
Tränendrüsenatrophie
Trockenes Auge
Zyste

H04.2 Epiphora

H04.3 Akute und nicht näher bezeichnete Entzündung der Tränenwege
Dakryozystitis (phlegmonös)
Kanalikulitis   akut, subakut oder nicht näher bezeichnet
Peridakryozystitis

Exkl.: Dakryozystitis beim Neugeborenen (P39.1)

H04.4 Chronische Entzündung der Tränenwege
Dakryozystitis
Kanalikulitis   chronisch
Mukozele des Tränenapparates

H04.5 Stenose und Insuffizienz der Tränenwege
Dakryolith
Eversio puncti lacrimalis
Stenose:
• Canaliculus lacrimalis
• Ductus nasolacrimalis
• Tränensack

H04.6 Sonstige Veränderungen an den Tränenwegen
Fistel

H04.8 Sonstige Affektionen des Tränenapparates

H04.9 Affektion des Tränenapparates, nicht näher bezeichnet

H05.- Affektionen der Orbita
Exkl.: Angeborene Fehlbildung der Orbita (Q10.7)

H05.0 Akute Entzündung der Orbita
Abszeß
Osteomyelitis
Periostitis   Orbita
Tenonitis
Zellgewebsentzündung

H05.1 Chronische entzündliche Affektionen der Orbita
Granulom der Orbita

H05.2 Exophthalmus
Blutung
Ödem   Orbita
Lageveränderung des Augapfels (lateral) o.n.A.

H05.3 Deformation der Orbita
Atrophie
Exostose   Orbita

H05.4	Enophthalmus
H05.5	Verbliebener (alter) Fremdkörper nach perforierender Verletzung der Orbita Retrobulbärer Fremdkörper
H05.8	Sonstige Affektionen der Orbita Zyste der Orbita
H05.9	Affektion der Orbita, nicht näher bezeichnet

H06.-* Affektionen des Tränenapparates und der Orbita bei anderenorts klassifizierten Krankheiten

H06.0*	Affektionen des Tränenapparates bei anderenorts klassifizierten Krankheiten
H06.1*	Parasitenbefall der Orbita bei anderenorts klassifizierten Krankheiten Echinokokkenbefall der Orbita (B67.-†) Myiasis der Orbita (B87.2†)
H06.2*	Exophthalmus bei Funktionsstörung der Schilddrüse (E05.-†)
H06.3*	Sonstige Affektionen der Orbita bei anderenorts klassifizierten Krankheiten

Affektionen der Konjunktiva (H10-H13)

H10.- **Konjunktivitis**
Exkl.: Keratokonjunktivitis (H16.2)

H10.0	**Mukopurulente Konjunktivitis**
H10.1	**Akute allergische Konjunktivitis**
H10.2	Sonstige akute Konjunktivitis
H10.3	Akute Konjunktivitis, nicht näher bezeichnet *Exkl.:* Ophthalmia neonatorum o.n.A. (P39.1)
H10.4	**Chronische Konjunktivitis**
H10.5	**Blepharokonjunktivitis**
H10.8	Sonstige Konjunktivitis
H10.9	Konjunktivitis, nicht näher bezeichnet

H11.- **Sonstige Affektionen der Konjunktiva**
Exkl.: Keratokonjunktivitis (H16.2)

H11.0	Pterygium *Exkl.:* Pseudopterygium (H11.8)
H11.1	Konjunktivadegeneration und -einlagerungen Konjunktivale: • Argyrose [Argyrie] • Konkremente • Pigmentierung Xerosis conjunctivae o.n.A.
H11.2	Narben der Konjunktiva Symblepharon

H11.3	**Blutung der Konjunktiva**
	Hyposphagma
	Subkonjunktivale Blutung

H11.4 Sonstige Gefäßkrankheiten und Zysten der Konjunktiva
Konjunktivale(s):
- Aneurysma
- Hyperämie
- Ödem

H11.8 Sonstige näher bezeichnete Affektionen der Konjunktiva
Pseudopterygium

H11.9 Affektion der Konjunktiva, nicht näher bezeichnet

H13.-* Affektionen der Konjunktiva bei anderenorts klassifizierten Krankheiten

H13.0* Filarienbefall der Konjunktiva (B74.-†)

H13.1* Konjunktivitis bei anderenorts klassifizierten infektiösen und parasitären Krankheiten
Konjunktivitis (durch):
- Adenoviren, follikulär (akut) (B30.1†)
- Akanthamöben (B60.1†)
- bei Zoster (B02.3†)
- Chlamydien (A74.0†)
- diphtherisch (A36.8†)
- Gonokokken (A54.3†)
- hämorrhagisch (akut) (epidemisch) (B30.3†)
- Herpesviren [Herpes simplex] (B00.5†)
- Meningokokken (A39.8†)
- Newcastle- (B30.8†)

H13.2* Konjunktivitis bei sonstigen anderenorts klassifizierten Krankheiten

H13.3* Okuläres Pemphigoid (L12.-†)

H13.8* Sonstige Affektionen der Konjunktiva bei anderenorts klassifizierten Krankheiten

Affektionen der Sklera, der Hornhaut, der Iris und des Ziliarkörpers (H15-H22)

H15.- **Affektionen der Sklera**

H15.0 Skleritis

H15.1 Episkleritis

H15.8 Sonstige Affektionen der Sklera
Äquatoriales Staphylom
Ektasie der Sklera
Exkl.: Degenerative Myopie (H44.2)

H15.9 Affektion der Sklera, nicht näher bezeichnet

H16.- **Keratitis**

H16.0 Ulcus corneae
Ulkus:
- marginal
- mit Hypopyon
- perforiert
- ringförmig
- zentral
- o.n.A.

Ulcus corneae rodens [Mooren]

H16.1 Sonstige oberflächliche Keratitis ohne Konjunktivitis
Keratitis:
- areolaris
- filiformis
- nummularis
- punctata superficialis
- stellata
- Streifen-

Photokeratitis
Schneeblindheit

H16.2 Keratokonjunktivitis
Keratoconjunctivitis:
- neuroparalytica
- phlyctaenulosa

Keratokonjunktivitis:
- durch Exposition
- o.n.A.

Oberflächliche Keratitis mit Konjunktivitis
Ophthalmia nodosa

H16.3 Interstitielle und tiefe Keratitis

H16.4 Neovaskularisation der Hornhaut
Gefäßobliterationen
Pannus

H16.8 Sonstige Formen der Keratitis

H16.9 Keratitis, nicht näher bezeichnet

H17.- Hornhautnarben und -trübungen

H17.0 Leukoma adhaerens

H17.1 Sonstige zentrale Hornhauttrübung

H17.8 Sonstige Hornhautnarben und -trübungen

H17.9 Hornhautnarbe und -trübung, nicht näher bezeichnet

H18.- Sonstige Affektionen der Hornhaut

H18.0 Hornhautpigmentierungen und -einlagerungen
Hämatokornea
Kayser-Fleischer-Ring
Krukenberg-Spindel
Stähli-Linie

Soll bei Arzneimittelinduktion die Substanz angegeben werden, ist eine zusätzliche Schlüsselnummer (Kapitel XX) zu benutzen.

H18.1 Keratopathia bullosa

H18.2 Sonstiges Hornhautödem

H18.3	Veränderungen an den Hornhautmembranen

Falte
Ruptur } Descemet-Membran

H18.4	Hornhautdegeneration

Arcus senilis
Bandförmige Keratopathie
Exkl.: Ulcus corneae rodens [Mooren] (H16.0)

H18.5	Hereditäre Hornhautdystrophien

Hornhautdystrophie:
- epithelial
- fleckförmig
- Fuchs-
- gittrig
- granulär

H18.6	Keratokonus

H18.7	Sonstige Hornhautdeformitäten

Descemetozele
Hornhaut:
- Ektasie
- Staphylom

Exkl.: Angeborene Fehlbildungen der Hornhaut (Q13.3-Q13.4)

H18.8	Sonstige näher bezeichnete Affektionen der Hornhaut

Anästhesie
Hypästhesie } Hornhaut
Rezidivierende Hornhauterosionen

H18.9	Affektion der Hornhaut, nicht näher bezeichnet

H19.-* Affektionen der Sklera und der Hornhaut bei anderenorts klassifizierten Krankheiten

H19.0*	Skleritis und Episkleritis bei anderenorts klassifizierten Krankheiten

Skleritis bei Zoster (B02.3†)
Syphilitische Episkleritis (A52.7†)
Tuberkulöse Episkleritis (A18.5†)

H19.1*	Keratitis und Keratokonjunktivitis durch Herpesviren (B00.5†)

Keratitis dendritica und disciformis

H19.2*	Keratitis und Keratokonjunktivitis bei sonstigen anderenorts klassifizierten infektiösen und parasitären Krankheiten

Keratitis und Keratokonjunktivitis (interstitiell) bei:
- Akanthamöbiasis (B60.1†)
- Masern (B05.8†)
- Syphilis (A50.3†)
- Tuberkulose (A18.5†)
- Zoster (B02.3†)

Keratoconjunctivitis epidemica (B30.0†)

H19.3*	Keratitis und Keratokonjunktivitis bei sonstigen anderenorts klassifizierten Krankheiten

Keratoconjunctivitis sicca (M35.0†)

H19.8*	Sonstige Affektionen der Sklera und der Hornhaut bei anderenorts klassifizierten Krankheiten

Keratokonus bei Down-Syndrom (Q90.-†)

H20.- Iridozyklitis

Krankheiten des Auges   Version 2.0 Stand November 2000

H20.0 **Akute und subakute Iridozyklitis**
Iritis
Uveitis anterior | akut, rezidivierend oder subakut
Zyklitis

H20.1 **Chronische Iridozyklitis**

H20.2 **Phakogene Iridozyklitis**

H20.8 **Sonstige Iridozyklitis**

H20.9 **Iridozyklitis, nicht näher bezeichnet**

H21.- **Sonstige Affektionen der Iris und des Ziliarkörpers**
Exkl.: Sympathische Uveitis (H44.1)

H21.0 **Hyphäma**
Exkl.: Hyphäma, traumatisch (S05.1)

H21.1 **Sonstige Gefäßkrankheiten der Iris und des Ziliarkörpers**
Neovaskularisation der Iris oder des Ziliarkörpers
Rubeosis iridis

H21.2 **Degeneration der Iris und des Ziliarkörpers**
Degeneration:
• Iris (Pigment)
• Pupillensaum
Durchleuchtbarkeit der Iris
Iridoschisis
Irisatrophie (essentiell) (progressiv)
Miotische Pupillenzyste

H21.3 **Zyste der Iris, des Ziliarkörpers und der Vorderkammer**
Zyste der Iris, des Ziliarkörpers oder der Vorderkammer:
• exsudativ
• Implantations-
• parasitär
• o.n.A.
Exkl.: Miotische Pupillenzyste (H21.2)

H21.4 **Pupillarmembranen**
Iris bombé
Occlusio pupillae
Seclusio pupillae

H21.5 **Sonstige Adhäsionen und Abriß der Iris und des Ziliarkörpers**
Goniosynechien
Iridodialyse
Kammerwinkeldeformität
Synechien (Iris):
• hintere
• vordere
• o.n.A.
Exkl.: Ektopia pupillae [Korektopie] (Q13.2)

H21.8 **Sonstige näher bezeichnete Affektionen der Iris und des Ziliarkörpers**

H21.9 **Affektion der Iris und des Ziliarkörpers, nicht näher bezeichnet**

H22.-* **Affektionen der Iris und des Ziliarkörpers bei anderenorts klassifizierten Krankheiten**

H22.0*	Iridozyklitis bei anderenorts klassifizierten infektiösen und parasitären Krankheiten

Iridozyklitis bei:
- Gonokokkeninfektion (A54.3†)
- Infektion durch Herpesviren [Herpes simplex] (B00.5†)
- Syphilis (sekundär) (A51.4†)
- Tuberkulose (A18.5†)
- Zoster (B02.3†)

H22.1*	Iridozyklitis bei sonstigen anderenorts klassifizierten Krankheiten

Iridozyklitis bei:
- Sarkoidose (D86.8†)
- Spondylitis ankylopoetica [Spondylitis ankylosans] (M45.0-†)

H22.8*	Sonstige Affektionen der Iris und des Ziliarkörpers bei anderenorts klassifizierten Krankheiten

Affektionen der Linse (H25-H28)

H25.- Cataracta senilis
Exkl.: Kapsuläres Glaukom mit Pseudoexfoliation der Linsen (H40.1)

H25.0 Cataracta senilis incipiens
Cataracta senilis:
- coronaria
- corticalis
- punctata

Senile subkapsuläre Katarakt (anterior) (posterior)
Wasserspalten-Speichen-Katarakt

H25.1 Cataracta nuclearis senilis
Cataracta brunescens
Linsenkernsklerose

H25.2 Cataracta senilis, Morgagni-Typ
Cataracta senilis hypermatura

H25.8 Sonstige senile Kataraktformen
Kombinierte Formen der senilen Katarakt

H25.9 Senile Katarakt, nicht näher bezeichnet

H26.- Sonstige Kataraktformen
Exkl.: Cataracta congenita (Q12.0)

H26.0 Infantile, juvenile und präsenile Katarakt

H26.1 Cataracta traumatica
Soll die äußere Ursache angegeben werden, ist eine zusätzliche Schlüsselnummer (Kapitel XX) zu benutzen.

H26.2 Cataracta complicata
Glaukomflecken (subkapsulär)
Katarakt bei chronischer Iridozyklitis
Katarakt infolge anderer Augenkrankheiten

H26.3 Arzneimittelinduzierte Katarakt
Soll die Substanz angegeben werden, ist eine zusätzliche Schlüsselnummer (Kapitel XX) zu benutzen.

H26.4 Cataracta secundaria
Nachstar
Ringstar nach Soemmering

H26.8 Sonstige näher bezeichnete Kataraktformen

| Krankheiten des Auges | Version 2.0 Stand November 2000 |

H26.9 Katarakt, nicht näher bezeichnet

H27.- Sonstige Affektionen der Linse
Exkl.: Angeborene Linsenfehlbildungen (Q12.-)
Mechanische Komplikationen durch eine intraokulare Linse (T85.2)
Pseudophakie (Z96.1)

H27.0 Aphakie

H27.1 Luxation der Linse

H27.8 Sonstige näher bezeichnete Affektionen der Linse

H27.9 Affektion der Linse, nicht näher bezeichnet

H28.-* Katarakt und sonstige Affektionen der Linse bei anderenorts klassifizierten Krankheiten

H28.0* Diabetische Katarakt (E10-E14+, vierte Stelle .3)

H28.1* Katarakt bei sonstigen endokrinen, Ernährungs- und Stoffwechselkrankheiten
Katarakt bei Hypoparathyreoidismus (E20.-†)
Katarakt durch Mangelernährung und Dehydration (E40-E46†)

H28.2* Katarakt bei sonstigen anderenorts klassifizierten Krankheiten
Cataracta myotonica (G71.1†)

H28.8* Sonstige Affektionen der Linse bei anderenorts klassifizierten Krankheiten

Affektionen der Aderhaut und der Netzhaut (H30-H36)

H30.- Chorioretinitis

H30.0 Fokale Chorioretinitis
Herdförmige:
• Chorioiditis
• Chorioretinitis
• Retinitis
• Retinochorioiditis

H30.1 Disseminierte Chorioretinitis
Disseminierte:
• Chorioiditis
• Chorioretinitis
• Retinitis
• Retinochorioiditis

Exkl.: Exsudative Retinopathie (H35.0)

H30.2 Cyclitis posterior
Entzündung der Pars plana corporis ciliaris

H30.8 Sonstige Chorioretinitiden
Vogt-Koyanagi-Harada-Syndrom

H30.9 Chorioretinitis, nicht näher bezeichnet
Chorioiditis
Chorioretinitis   o.n.A.
Retinitis
Retinochorioiditis

H31.- Sonstige Affektionen der Aderhaut

H31.0 **Chorioretinale Narben**
Narben der Macula lutea, hinterer Pol (nach Entzündung) (posttraumatisch)
Retinopathia solaris

H31.1 **Degenerative Veränderung der Aderhaut**
Atrophie | Aderhaut
Sklerose |
Exkl.: Gefäßähnliche Streifen [Angioid streaks] (H35.3)

H31.2 **Hereditäre Dystrophie der Aderhaut**
Atrophia gyrata der Aderhaut
Chorioideremie
Dystrophie der Aderhaut (zentral areolär) (generalisiert) (peripapillär)
Exkl.: Ornithinämie (E72.4)

H31.3 **Blutung und Ruptur der Aderhaut**
Aderhautblutung:
• expulsiv
• o.n.A.

H31.4 **Ablatio chorioideae**

H31.8 **Sonstige näher bezeichnete Affektionen der Aderhaut**

H31.9 **Affektion der Aderhaut, nicht näher bezeichnet**

H32.-* Chorioretinale Affektionen bei anderenorts klassifizierten Krankheiten

H32.0* **Chorioretinitis bei anderenorts klassifizierten infektiösen und parasitären Krankheiten**
Chorioretinitis bei:
• Spätsyphilis (A52.7†)
• Toxoplasmose (B58.0†)
• Tuberkulose (A18.5†)

H32.8* **Sonstige chorioretinale Affektionen bei anderenorts klassifizierten Krankheiten**

H33.- Netzhautablösung und Netzhautriß
Exkl.: Abhebung des retinalen Pigmentepithels (H35.7)

H33.0 **Netzhautablösung mit Netzhautriß**
Rhegmatogene Ablatio retinae

H33.1 **Retinoschisis und Zysten der Netzhaut**
Parasitäre Zyste der Netzhaut o.n.A.
Pseudozyste der Netzhaut
Zyste der Ora serrata
Exkl.: Angeborene Retinoschisis (Q14.1)
Mikrozystoide Degeneration der Netzhaut (H35.4)

H33.2 **Seröse Netzhautablösung**
Netzhautablösung:
• ohne Netzhautriß
• o.n.A.
Exkl.: Chorioretinopathia centralis serosa (H35.7)

H33.3	**Netzhautriß ohne Netzhautablösung** Hufeisenriß Netzhautfragment ⎱ Netzhaut, ohne Ablösung Rundloch ⎰ Netzhautriß o.n.A. *Exkl.:* Chorioretinale Narben nach chirurgischem Eingriff wegen Ablösung (H59.8) Periphere Netzhautdegeneration ohne Riß (H35.4)
H33.4	**Traktionsablösung der Netzhaut** Proliferative Vitreoretinopathie mit Netzhautablösung
H33.5	**Sonstige Netzhautablösungen**

H34.- Netzhautgefäßverschluß

Exkl.: Amaurosis fugax (G45.3)

H34.0	**Transitorischer arterieller retinaler Gefäßverschluß**
H34.1	**Verschluß der A. centralis retinae**
H34.2	**Sonstiger Verschluß retinaler Arterien** Arterieller retinaler Gefäßverschluß: • Arterienast • partiell Hollenhorst-Plaques Retinale Mikroembolie
H34.8	**Sonstiger Netzhautgefäßverschluß** Venöser retinaler Gefäßverschluß: • Anfangsstadium • partiell • Venenast • zentral
H34.9	**Netzhautgefäßverschluß, nicht näher bezeichnet**

H35.- Sonstige Affektionen der Netzhaut

H35.0	**Retinopathien des Augenhintergrundes und Veränderungen der Netzhautgefäße** Retinale: • Gefäßeinscheidung • Mikroaneurysmen • Neovaskularisation • Perivaskulitis • Varizen • Vaskulitis Retinopathie: • Augenhintergrund o.n.A. • Coats- • exsudativ • hypertensiv • o.n.A. Veränderungen im Erscheinungsbild der Netzhautgefäße
H35.1	**Retinopathia praematurorum** Retrolentale Fibroplasie
H35.2	**Sonstige proliferative Retinopathie** Proliferative Vitreoretinopathie *Exkl.:* Proliferative Vitreoretinopathie mit Netzhautablösung (H33.4)

H35.3 **Degeneration der Makula und des hinteren Poles**
Drusen (degenerativ)
Fältelung
Gefäßähnliche Streifen [Angioid streaks] } Makula
Loch
Zyste
Kuhnt-Junius-Degeneration
Senile Makuladegeneration (atrophisch) (exsudativ)
Toxische Makulaerkrankung

Soll bei Arzneimittelinduktion die Substanz angegeben werden, ist eine zusätzliche Schlüsselnummer (Kapitel XX) zu benutzen.

H35.4 **Periphere Netzhautdegeneration**
Degeneration der Netzhaut:
- gittrig
- mikrozystoid
- palisadenartig
- pflastersteinförmig
- retikulär
- o.n.A.

Exkl.: mit Netzhautriß (H33.3)

H35.5 **Hereditäre Netzhautdystrophie**
Dystrophia retinae (albipunctata) (pigmentiert) (vitelliform)
Dystrophie:
- tapetoretinal
- vitreoretinal
Retinitis pigmentosa
Stargardt-Krankheit

H35.6 **Netzhautblutung**

H35.7 **Abhebung von Netzhautschichten**
Abhebung des retinalen Pigmentepithels
Chorioretinopathia centralis serosa

H35.8 **Sonstige näher bezeichnete Affektionen der Netzhaut**

H35.9 **Affektion der Netzhaut, nicht näher bezeichnet**

H36.-* **Affektionen der Netzhaut bei anderenorts klassifizierten Krankheiten**

H36.0* **Retinopathia diabetica (E10-E14+, vierte Stelle .3)**

H36.8* **Sonstige Affektionen der Netzhaut bei anderenorts klassifizierten Krankheiten**
Atherosklerotische Retinopathie (I70.8†)
Netzhautdystrophie bei Lipidspeicherkrankheiten (E75.-†)
Proliferative Sichelzellenretinopathie (D57.-†)

Glaukom
(H40-H42)

H40.- **Glaukom**
Exkl.: Absolutes Glaukom (H44.5)
Angeborenes Glaukom (Q15.0)
Traumatisches Glaukom durch Geburtsverletzung (P15.3)

H40.0 **Glaukomverdacht**
Okuläre Hypertension

H40.1	**Primäres Weitwinkelglaukom**
	Glaucoma chronicum simplex
	Glaukom (primär) (Restzustand):
	• kapsulär, mit Pseudoexfoliation der Linse
	• mäßig erhöhter Augeninnendruck
	• Pigment-

H40.2	**Primäres Engwinkelglaukom**
	Engwinkelglaukom (primär) (Restzustand):
	• akut
	• chronisch
	• intermittierend
	• protrahiert
	Primäres Winkelblockglaukom

H40.3	**Glaukom (sekundär) nach Verletzung des Auges**
	Soll die Ursache angegeben werden, ist eine zusätzliche Schlüsselnummer zu benutzen. Im Krankenhaus sollte diese Information immer verschlüsselt werden, wenn sie vorliegt.

H40.4	**Glaukom (sekundär) nach Entzündung des Auges**
	Soll die Ursache angegeben werden, ist eine zusätzliche Schlüsselnummer zu benutzen. Im Krankenhaus sollte diese Information immer verschlüsselt werden, wenn sie vorliegt.

H40.5	**Glaukom (sekundär) nach sonstigen Affektionen des Auges**
	Soll die Ursache angegeben werden, ist eine zusätzliche Schlüsselnummer zu benutzen. Im Krankenhaus sollte diese Information immer verschlüsselt werden, wenn sie vorliegt.

H40.6	**Glaukom (sekundär) nach Arzneimittelverabreichung**
	Soll die Substanz angegeben werden, ist eine zusätzliche Schlüsselnummer (Kapitel XX) zu benutzen.

H40.8	**Sonstiges Glaukom**

H40.9	**Glaukom, nicht näher bezeichnet**

H42.-*	**Glaukom bei anderenorts klassifizierten Krankheiten**

H42.0*	**Glaukom bei endokrinen, Ernährungs- und Stoffwechselkrankheiten**
	Glaukom bei:
	• Amyloidose (E85.-†)
	• Lowe-Syndrom (E72.0†)

H42.8*	**Glaukom bei sonstigen anderenorts klassifizierten Krankheiten**
	Glaukom bei Onchozerkose (B73†)

Affektionen des Glaskörpers und des Augapfels (H43-H45)

H43.-	**Affektionen des Glaskörpers**

H43.0	**Glaskörperprolaps**
	Exkl.: Glaskörperkomplikation nach Kataraktextraktion (H59.0)

H43.1	**Glaskörperblutung**

H43.2	**Kristalline Ablagerungen im Glaskörper**

H43.3	**Sonstige Glaskörpertrübungen**
	Glaskörpermembranen und Glaskörperstränge

H43.8 Sonstige Affektionen des Glaskörpers
Glaskörper-:
- Abhebung
- Degeneration

Exkl.: Proliferative Vitreoretinopathie mit Netzhautablösung (H33.4)

H43.9 Affektion des Glaskörpers, nicht näher bezeichnet

H44.- Affektionen des Augapfels
Inkl.: Krankheiten, die mehrere Strukturen des Auges betreffen

H44.0 Purulente Endophthalmitis
Glaskörperabszeß
Panophthalmie

H44.1 Sonstige Endophthalmitis
Parasitäre Endophthalmitis o.n.A.
Sympathische Uveitis

H44.2 Degenerative Myopie
Maligne Myopie

H44.3 Sonstige degenerative Affektionen des Augapfels
Chalkosis
Siderose des Auges

H44.4 Hypotonia bulbi

H44.5 Degenerationszustände des Augapfels
Absolutes Glaukom
Atrophie des Augapfels
Phthisis bulbi

H44.6 Verbliebener (alter) magnetischer intraokularer Fremdkörper
Verbliebener (alter) magnetischer Fremdkörper (in):
- Bulbushinterwand
- Glaskörper
- Iris
- Linse
- Vorderkammer
- Ziliarkörper

H44.7 Verbliebener (alter) amagnetischer intraokularer Fremdkörper
Verbliebener (alter) amagnetischer Fremdkörper (in):
- Bulbushinterwand
- Glaskörper
- Iris
- Linse
- Vorderkammer
- Ziliarkörper

H44.8 Sonstige Affektionen des Augapfels
Hämophthalmus
Luxatio bulbi

H44.9 Affektion des Augapfels, nicht näher bezeichnet

H45.-* Affektionen des Glaskörpers und des Augapfels bei anderenorts klassifizierten Krankheiten

H45.0* Glaskörperblutung bei anderenorts klassifizierten Krankheiten

H45.1* **Endophthalmitis bei anderenorts klassifizierten Krankheiten**
Endophthalmitis bei:
- Onchozerkose (B73†)
- Toxokariasis (B83.0†)
- Zystizerkose (B69.1†)

H45.8* **Sonstige Affektionen des Glaskörpers und des Augapfels bei anderenorts klassifizierten Krankheiten**

Affektionen des N. opticus und der Sehbahn (H46-H48)

H46 Neuritis optica
Neuropapillitis optica
Neuropathie des N. opticus, ausgenommen ischämisch
Retrobulbäre Neuritis o.n.A.
Exkl.: Ischämische Neuropathie des N. opticus (H47.0)
Neuromyelitis optica [Devic-Krankheit] (G36.0)

H47.- Sonstige Affektionen des N. opticus [II. Hirnnerv] und der Sehbahn

H47.0 **Affektionen des N. opticus, anderenorts nicht klassifiziert**
Blutung in die Sehnervenscheide
Ischämische Neuropathie des N. opticus
Kompression des N. opticus

H47.1 **Stauungspapille, nicht näher bezeichnet**

H47.2 **Optikusatrophie**
Temporale Abblassung der Papille

H47.3 **Sonstige Affektionen der Papille**
Drusen der Papille
Pseudostauungspapille

H47.4 **Affektionen des Chiasma opticum**

H47.5 **Affektionen sonstiger Teile der Sehbahn**
Krankheiten des Tractus opticus, des Corpus geniculatum und der Sehstrahlung

H47.6 **Affektionen der Sehrinde**

H47.7 **Affektion der Sehbahn, nicht näher bezeichnet**

H48.-* Affektionen des N. opticus [II. Hirnnerv] und der Sehbahn bei anderenorts klassifizierten Krankheiten

H48.0* **Optikusatrophie bei anderenorts klassifizierten Krankheiten**
Optikusatrophie bei Spätsyphilis (A52.1†)

H48.1* **Retrobulbäre Neuritis bei anderenorts klassifizierten Krankheiten**
Retrobulbäre Neuritis bei:
- Meningokokkeninfektion (A39.8†)
- multipler Sklerose (G35†)
- Spätsyphilis (A52.1†)

H48.8* **Sonstige Affektionen des N. opticus und der Sehbahn bei anderenorts klassifizierten Krankheiten**

Affektionen der Augenmuskeln, Störungen der Blickbewegungen sowie Akkommodationsstörungen und Refraktionsfehler (H49-H52)

Exkl.: Nystagmus und sonstige abnorme Augenbewegungen (H55)

H49.- Strabismus paralyticus

Exkl.: Ophthalmoplegia:
- interna (H52.5)
- internuclearis (H51.2)
- progressiva supranuclearis (G23.1)

H49.0 Lähmung des N. oculomotorius [III. Hirnnerv]

H49.1 Lähmung des N. trochlearis [IV. Hirnnerv]

H49.2 Lähmung des N. abducens [VI. Hirnnerv]

H49.3 Ophthalmoplegia totalis externa

H49.4 Ophthalmoplegia progressiva externa

H49.8 Sonstiger Strabismus paralyticus
Kearns-Sayre-Syndrom
Ophthalmoplegia externa o.n.A.

H49.9 Strabismus paralyticus, nicht näher bezeichnet

H50.- Sonstiger Strabismus

H50.0 Strabismus concomitans convergens
Esotropie (alternierend) (unilateral), ausgenommen intermittierend

H50.1 Strabismus concomitans divergens
Exotropie (alternierend) (unilateral), ausgenommen intermittierend

H50.2 Strabismus verticalis
Hypertropie
Hypotropie

H50.3 Intermittierender Strabismus concomitans
Intermittierend:
- Strabismus convergens
- Strabismus divergens
(alternierend) (unilateral)

H50.4 Sonstiger und nicht näher bezeichneter Strabismus concomitans
Mikrostrabismus
Strabismus concomitans o.n.A.
Zyklotropie

H50.5 Heterophorie
Esophorie
Exophorie
Latentes Schielen

H50.6 Mechanisch bedingter Strabismus
Brown-Syndrom
Strabismus durch Adhäsionen
Strabismus durch traumatische Ursache

H50.8 Sonstiger näher bezeichneter Strabismus
Stilling-Türk-Duane-Syndrom

H50.9 Strabismus, nicht näher bezeichnet

H51.- Sonstige Störungen der Blickbewegungen

H51.0	Konjugierte Blicklähmung
H51.1	Konvergenzschwäche und Konvergenzexzeß
H51.2	Internukleäre Ophthalmoplegie
H51.8	Sonstige näher bezeichnete Störungen der Blickbewegungen
H51.9	Störung der Blickbewegungen, nicht näher bezeichnet

Akkommodationsstörungen und Refraktionsfehler

H52.0	Hypermetropie
H52.1	Myopie *Exkl.:* Degenerative Myopie (H44.2)
H52.2	Astigmatismus
H52.3	Anisometropie und Aniseikonie
H52.4	Presbyopie
H52.5	Akkommodationsstörungen Akkommodationsparese Akkommodationsspasmus Ophthalmoplegia interna (totalis)
H52.6	Sonstige Refraktionsfehler
H52.7	Refraktionsfehler, nicht näher bezeichnet

Sehstörungen und Blindheit (H53-H54)

H53.- Sehstörungen

H53.0 **Amblyopia ex anopsia**
Amblyopie (durch):
- Anisometropie
- Deprivation
- Strabismus

H53.1 **Subjektive Sehstörungen**
Asthenopie
Farbringe um Lichtquellen
Flimmerskotom
Metamorphopsie
Photophobie
Plötzlicher Sehverlust
Tagblindheit
Exkl.: Optische Halluzinationen (R44.1)

H53.2 **Diplopie**
Doppeltsehen

H53.3	**Sonstige Störungen des binokularen Sehens**

Anomale Netzhautkorrespondenz
Fusion mit herabgesetztem Stereosehen
Simultansehen ohne Fusion
Suppression des binokularen Sehens

H53.4	**Gesichtsfelddefekte**

Hemianopsie (heteronym) (homonym)
Konzentrische Einengung des Gesichtsfeldes
Quadrantenanopsie
Skotom:
- Bjerrum-
- bogenförmig
- ringförmig
- zentral

Vergrößerter blinder Fleck

H53.5	**Farbsinnstörungen**

Achromatopsie
Deuteranomalie
Deuteranopie
Erworbene Farbsinnstörung
Farbenblindheit
Protanomalie
Protanopie
Tritanomalie
Tritanopie

Exkl.: Tagblindheit (H53.1)

H53.6	**Nachtblindheit**

Exkl.: Durch Vitamin-A-Mangel (E50.5)

H53.8	Sonstige Sehstörungen

H53.9	Sehstörung, nicht näher bezeichnet

H54.- Blindheit und Sehschwäche

Hinw.: Stufen der Sehbeeinträchtigung siehe Tabelle am Ende der Gruppe (H53-H54)

Exkl.: Amaurosis fugax (G45.3)

H54.0	**Blindheit beider Augen**

Stufen 3, 4 und 5 der Sehbeeinträchtigung beider Augen.

H54.1	**Blindheit eines Auges, Sehschwäche des anderen Auges**

Stufen 3, 4 und 5 der Sehbeeinträchtigung eines Auges, Stufen 1 oder 2 der Sehbeeinträchtigung des anderen Auges.

H54.2	**Sehschwäche beider Augen**

Stufen 1 oder 2 der Sehbeeinträchtigung beider Augen.

H54.3	**Nicht näher bestimmter Visusverlust beider Augen**

Stufe 9 der Sehbeeinträchtigung beider Augen.

H54.4	**Blindheit eines Auges**

Stufen 3, 4 und 5 der Sehbeeinträchtigung eines Auges [normaler Visus des anderen Auges].

H54.5	**Sehschwäche eines Auges**

Stufen 1 oder 2 der Sehbeeinträchtigung eines Auges [normaler Visus des anderen Auges].

H54.6	Nicht näher bestimmter Visusverlust eines Auges

Stufe 9 der Sehbeeinträchtigung eines Auges [normaler Visus des anderen Auges].

H54.7 Nicht näher bezeichneter Visusverlust
Stufe 9 der Sehbeeinträchtigung o.n.A.

Hinw.: Die nachstehende Tabelle enthält eine Klassifikation des Schweregrades der Sehbeeinträchtigung, wie sie von der WHO-Studiengruppe zur Verhütung der Blindheit auf ihrer Tagung vom 6.-10. November 1972 in Genf empfohlen wurde.
[Fußnote: WHO Technical Report Series No. 518, 1973]

Der Begriff „Sehschwäche" in der Kategorie H54 schließt die Stufen 1 und 2 der folgenden Tabelle ein, der Begriff „Blindheit" die Stufen 3, 4 und 5 und die Bezeichnung „Nicht näher bestimmter Visusverlust" die Stufe 9.

Wenn die Größe des Gesichtsfeldes mitberücksichtigt wird, sollten Patienten, deren Gesichtsfeld bei zentraler Fixation nicht größer als 10 Grad, aber größer als 5 Grad ist, in die Stufe 3 eingeordnet werden; Patienten, deren Gesichtsfeld bei zentraler Fixation nicht größer als 5 Grad ist, sollten in die Stufe 4 eingeordnet werden, auch wenn die zentrale Sehschärfe nicht herabgesetzt ist.

Stufen der Seh-beeinträchtigung	Sehschärfe mit bestmöglicher Korrektur	
	Maximum weniger als:	**Minimum bei oder höher als:**
1	6/18 3/10 (0,3) 20/70	6/60 1/10 (0,1) 20/200
2	6/60 1/10 (0,1) 20/200	3/60 1/20 (0,05) 20/400
3	3/60 1/20 (0,05) 20/400	1/60 (Fingerzählen bei 1m) 1/50 (0,02) 5/300 (20/1200)
4	1/60 (Fingerzählen bei 1 m) 1/50 (0,02) 5/300	Lichtwahrnehmung
5	keine Lichtwahrnehmung	
9	unbestimmt oder nicht näher bezeichnet	

Sonstige Affektionen des Auges und der Augenanhangsgebilde (H55-H59)

H55 Nystagmus und sonstige abnorme Augenbewegungen
Nystagmus:
- angeboren
- dissoziiert
- durch Deprivation
- latent
- o.n.A.

H57.- Sonstige Affektionen des Auges und der Augenanhangsgebilde

H57.0 Pupillenfunktionsstörungen

H57.1	**Augenschmerzen**
H57.8	Sonstige näher bezeichnete Affektionen des Auges und der Augenanhangsgebilde
H57.9	Affektion des Auges und der Augenanhangsgebilde, nicht näher bezeichnet

H58.-* **Sonstige Affektionen des Auges und der Augenanhangsgebilde bei anderenorts klassifizierten Krankheiten**

H58.0* Anomalien der Pupillenreaktion bei anderenorts klassifizierten Krankheiten
Argyll-Robertson-Phänomen oder reflektorische Pupillenstarre, syphilitisch (A52.1†)

H58.1* Sehstörungen bei anderenorts klassifizierten Krankheiten

H58.8* Sonstige näher bezeichnete Affektionen der Augen und der Augenanhangsgebilde bei anderenorts klassifizierten Krankheiten
Syphilitische Okulopathie, anderenorts nicht klassifiziert, bei:
• Frühsyphilis (sekundär) (A51.4†)
• konnataler Frühsyphilis (A50.0†)
• konnataler Spätsyphilis (A50.3†)
• Spätsyphilis (A52.7†)

H59.- Affektionen des Auges und der Augenanhangsgebilde nach medizinischen Maßnahmen, anderenorts nicht klassifiziert
Exkl.: Mechanische Komplikation durch:
• intraokulare Linse (T85.2)
• sonstige Augenprothesen, -implantate und -transplantate (T85.3)
Pseudophakie (Z96.1)

H59.0 Glaskörperkomplikation nach Kataraktextraktion

H59.8 Sonstige Affektionen des Auges und der Augenanhangsgebilde nach medizinischen Maßnahmen
Chorioretinale Narben nach chirurgischem Eingriff wegen Ablösung

H59.9 Affektion des Auges und der Augenanhangsgebilde nach medizinischen Maßnahmen, nicht näher bezeichnet

Kapitel VIII

Krankheiten des Ohres und des Warzenfortsatzes (H60-H95)

Exkl.: Angeborene Fehlbildungen, Deformitäten und Chromosomenanomalien (Q00-Q99)
Bestimmte infektiöse und parasitäre Krankheiten (A00-B99)
Bestimmte Zustände, die ihren Ursprung in der Perinatalperiode haben (P00-P96)
Endokrine, Ernährungs- und Stoffwechselkrankheiten (E00-E90)
Komplikationen der Schwangerschaft, der Geburt und des Wochenbettes (O00-O99)
Neubildungen (C00-D48)
Symptome und abnorme klinische und Laborbefunde, die anderenorts nicht klassifiziert sind (R00-R99)
Verletzungen, Vergiftungen und bestimmte andere Folgen äußerer Ursachen (S00-T98)

Dieses Kapitel gliedert sich in folgende Gruppen:

H60-H62	Krankheiten des äußeren Ohres
H65-H75	Krankheiten des Mittelohres und des Warzenfortsatzes
H80-H83	Krankheiten des Innenohres
H90-H95	Sonstige Krankheiten des Ohres

Dieses Kapitel enthält die folgenden Sternschlüsselnummern:

H62*	Krankheiten des äußeren Ohres bei anderenorts klassifizierten Krankheiten
H67*	Otitis media bei anderenorts klassifizierten Krankheiten
H75*	Sonstige Krankheiten des Mittelohres und des Warzenfortsatzes bei anderenorts klassifizierten Krankheiten
H82*	Schwindelsyndrome bei anderenorts klassifizierten Krankheiten
H94*	Sonstige Krankheiten des Ohres bei anderenorts klassifizierten Krankheiten

Krankheiten des äußeren Ohres (H60-H62)

H60.- Otitis externa

H60.0 **Abszeß des äußeren Ohres**
Abszeß
Furunkel | Ohrmuschel oder äußerer Gehörgang
Karbunkel

H60.1 **Phlegmone des äußeren Ohres**
Phlegmone:
• äußerer Gehörgang
• Ohrmuschel

H60.2 **Otitis externa maligna**

H60.3 **Sonstige infektiöse Otitis externa**
Badeotitis
Otitis externa:
• diffusa
• haemorrhagica

H60.4 **Cholesteatom im äußeren Ohr**
Keratitis obturans des äußeren Ohres (Gehörgang)

H60.5 **Akute Otitis externa, nichtinfektiös**
Akute Otitis externa:
• durch chemische Substanzen
• durch Strahlung
• ekzematös
• reaktiv
• o.n.A.
Kontaktotitis

H60.8	Sonstige Otitis externa
	Chronische Otitis externa o.n.A.

H60.9	Otitis externa, nicht näher bezeichnet

H61.- Sonstige Krankheiten des äußeren Ohres

H61.0	Perichondritis des äußeren Ohres
	Chondrodermatitis nodularis chronica helicis
	Perichondritis:
	• auricularis
	• Ohrmuschel

H61.1	Nichtinfektiöse Krankheiten der Ohrmuschel
	Erworbene Deformität:
	• Aurikula
	• Ohrmuschel
	Exkl.: Blumenkohlohr (M95.1)

H61.2	**Zeruminalpfropf**
	Impaktiertes Zerumen

H61.3	Erworbene Stenose des äußeren Gehörganges
	Verengung des äußeren Gehörganges

H61.8	Sonstige näher bezeichnete Krankheiten des äußeren Ohres
	Exostose im äußeren Gehörgang

H61.9	Krankheit des äußeren Ohres, nicht näher bezeichnet

H62.-* Krankheiten des äußeren Ohres bei anderenorts klassifizierten Krankheiten

H62.0*	Otitis externa bei anderenorts klassifizierten bakteriellen Krankheiten
	Otitis externa bei Erysipel (A46†)

H62.1*	Otitis externa bei anderenorts klassifizierten Viruskrankheiten
	Otitis externa bei:
	• Infektion durch Herpesviren [Herpes simplex] (B00.1†)
	• Zoster (B02.8†)

H62.2*	Otitis externa bei anderenorts klassifizierten Mykosen
	Otitis externa bei:
	• Aspergillose (B44.8†)
	• Kandidose (B37.2†)
	Otomykose o.n.A. (B36.9†)

H62.3*	Otitis externa bei sonstigen anderenorts klassifizierten infektiösen und parasitären Krankheiten

H62.4*	Otitis externa bei sonstigen anderenorts klassifizierten Krankheiten
	Otitis externa bei Impetigo (L01.-†)

H62.8*	Sonstige Krankheiten des äußeren Ohres bei anderenorts klassifizierten Krankheiten

Krankheiten des Mittelohres und des Warzenfortsatzes (H65-H75)

H65.- Nichteitrige Otitis media

Inkl.: Mit Myringitis

H65.0	**Akute seröse Otitis media**
	Akute und subakute sezernierende Otitis media

H65.1	**Sonstige akute nichteitrige Otitis media** Otitis media, akut und subakut: • allergisch (mukös) (blutig) (serös) • blutig • mukös • nichteitrig o.n.A. • seromukös *Exkl.:* Barotrauma des Ohres (T70.0) Otitis media (akut) o.n.A. (H66.9)
H65.2	**Chronische seröse Otitis media** Chronischer Tubenmittelohrkatarrh
H65.3	**Chronische muköse Otitis media** Leimohr [Glue ear] Otitis media, chronisch: • schleimig • sezernierend • transsudativ *Exkl.:* Adhäsivprozeß nach Otitis media (H74.1)
H65.4	**Sonstige chronische nichteitrige Otitis media** Otitis media, chronisch: • allergisch • exsudativ • mit Erguß (nichteitrig) • nichteitrig o.n.A. • seromukös
H65.9	**Nichteitrige Otitis media, nicht näher bezeichnet** Otitis media: • allergisch • exsudativ • katarrhalisch • mit Erguß (nichteitrig) • mukös • serös • seromukös • sezernierend • transsudativ
H66.-	**Eitrige und nicht näher bezeichnete Otitis media** *Inkl.:* Mit Myringitis
H66.0	**Akute eitrige Otitis media**
H66.1	**Chronische mesotympanale eitrige Otitis media** Benigne chronische eitrige Otitis media Chronische Tubenmittelohrkrankheit
H66.2	**Chronische epitympanale Otitis media** Chronische Krankheit des Epitympanums
H66.3	**Sonstige chronische eitrige Otitis media** Chronische eitrige Otitis media o.n.A.
H66.4	**Eitrige Otitis media, nicht näher bezeichnet** Purulente Otitis media o.n.A.

H66.9 Otitis media, nicht näher bezeichnet
Otitis media:
- akut o.n.A.
- chronisch o.n.A.
- o.n.A.

H67.-* Otitis media bei anderenorts klassifizierten Krankheiten

H67.0* Otitis media bei anderenorts klassifizierten bakteriellen Krankheiten
Otitis media bei:
- Scharlach (A38†)
- Tuberkulose (A18.6†)

H67.1* Otitis media bei anderenorts klassifizierten Viruskrankheiten
Otitis media bei:
- Grippe (J10-J11†)
- Masern (B05.3†)

H67.8* Otitis media bei sonstigen anderenorts klassifizierten Krankheiten

H68.- Entzündung und Verschluß der Tuba auditiva

H68.0 Entzündung der Tuba auditiva

H68.1 Verschluß der Tuba auditiva
Kompression
Stenose | Tuba auditiva
Striktur

H69.- Sonstige Krankheiten der Tuba auditiva

H69.0 Erweiterte Tuba auditiva
Klaffende Tube

H69.8 Sonstige näher bezeichnete Krankheiten der Tuba auditiva

H69.9 Krankheit der Tuba auditiva, nicht näher bezeichnet

H70.- Mastoiditis und verwandte Zustände

H70.0 **Akute Mastoiditis**
Abszeß
Empyem | Warzenfortsatz

H70.1 **Chronische Mastoiditis**
Fistel
Karies | Warzenfortsatz

H70.2 Petrositis
Entzündung des Felsenbeines (akut) (chronisch)

H70.8 Sonstige Mastoiditis und verwandte Zustände

H70.9 Mastoiditis, nicht näher bezeichnet

H71 Cholesteatom des Mittelohres
Cholesteatom im Cavum tympani

Exkl.: Cholesteatom im äußeren Ohr (H60.4)
Rezidivierendes Cholesteatom in der Mastoidhöhle nach Mastoidektomie (H95.0)

H72.- Trommelfellperforation

Inkl.: Trommelfellperforation:
- nach Entzündung
- persistierend-posttraumatisch

Exkl.: Traumatische Trommelfellruptur (S09.2)

H72.0 **Zentrale Perforation des Trommelfells**

H72.1 **Trommelfellperforation am Recessus epitympanicus**
Perforation der Pars flaccida

H72.2 **Sonstige randständige Trommelfellperforationen**

H72.8 **Sonstige Trommelfellperforationen**
Perforation:
- mehrfach | Trommelfell
- total |

H72.9 **Trommelfellperforation, nicht näher bezeichnet**

H73.- Sonstige Krankheiten des Trommelfells

H73.0 **Akute Myringitis**
Akute Tympanitis
Bullöse Myringitis

Exkl.: Mit Otitis media (H65-H66)

H73.1 **Chronische Myringitis**
Chronische Tympanitis

Exkl.: Mit Otitis media (H65-H66)

H73.8 **Sonstige näher bezeichnete Krankheiten des Trommelfells**

H73.9 **Krankheit des Trommelfells, nicht näher bezeichnet**

H74.- Sonstige Krankheiten des Mittelohres und des Warzenfortsatzes

H74.0 **Tympanosklerose**

H74.1 **Otitis media adhaesiva**
Adhäsivprozeß nach Otitis media

Exkl.: Leimohr (H65.3)

H74.2 **Kontinuitätsunterbrechung oder Dislokation der Gehörknöchelchenkette**

H74.3 **Sonstige erworbene Anomalien der Gehörknöchelchen**
Ankylose | Gehörknöchelchen
Partieller Verlust |

H74.4 **Polyp im Mittelohr**

H74.8 **Sonstige näher bezeichnete Krankheiten des Mittelohres und des Warzenfortsatzes**

H74.9 **Krankheit des Mittelohres und des Warzenfortsatzes, nicht näher bezeichnet**

H75.-* Sonstige Krankheiten des Mittelohres und des Warzenfortsatzes bei anderenorts klassifizierten Krankheiten

H75.0* **Mastoiditis bei anderenorts klassifizierten infektiösen und parasitären Krankheiten**
Tuberkulöse Mastoiditis (A18.0†)

H75.8* Sonstige näher bezeichnete Krankheiten des Mittelohres und des Warzenfortsatzes bei anderenorts klassifizierten Krankheiten

Krankheiten des Innenohres (H80-H83)

H80.- Otosklerose
Inkl.: Otospongiose

H80.0 Otosklerose mit Beteiligung der Fenestra vestibuli, nichtobliterierend

H80.1 Otosklerose mit Beteiligung der Fenestra vestibuli, obliterierend

H80.2 Otosclerosis cochleae
Innenohrotosklerose
Otosklerose mit Beteiligung:
• der Fenestra cochleae
• des knöchernen Labyrinths

H80.8 Sonstige Otosklerose

H80.9 Otosklerose, nicht näher bezeichnet

H81.- Störungen der Vestibularfunktion
Exkl.: Schwindel:
• epidemisch (A88.1)
• o.n.A. (R42)

H81.0 Ménière-Krankheit
Labyrinthhydrops
Ménière-Syndrom oder -Schwindel

H81.1 Benigner paroxysmaler Schwindel

H81.2 Neuropathia vestibularis

H81.3 Sonstiger peripherer Schwindel
Lermoyez-Syndrom
Schwindel:
• Ohr-
• otogen
• peripher o.n.A.

H81.4 Schwindel zentralen Ursprungs
Zentraler Lagenystagmus

H81.8 Sonstige Störungen der Vestibularfunktion

H81.9 Störung der Vestibularfunktion, nicht näher bezeichnet
Schwindelsyndrom o.n.A.

H82* Schwindelsyndrome bei anderenorts klassifizierten Krankheiten

H83.- Sonstige Krankheiten des Innenohres

H83.0 Labyrinthitis

H83.1 Labyrinthfistel

H83.2	Funktionsstörung des Labyrinths
	Funktionsverlust
	Übererregbarkeit | Labyrinth
	Unterfunktion

H83.3   **Lärmschädigungen des Innenohres**
Akustisches Trauma
Lärmschwerhörigkeit

H83.8   Sonstige näher bezeichnete Krankheiten des Innenohres

H83.9   Krankheit des Innenohres, nicht näher bezeichnet

Sonstige Krankheiten des Ohres (H90-H95)

H90.-   **Hörverlust durch Schalleitungs- oder Schallempfindungsstörung**
Inkl.: Schwerhörigkeit oder Taubheit, angeboren

Exkl.: Hörsturz (idiopathisch) (H91.2)
Hörverlust:
- lärminduziert (H83.3)
- ototoxisch (H91.0)
- o.n.A. (H91.9)
Schwerhörigkeit oder Taubheit o.n.A. (H91.9)
Taubstummheit, anderenorts nicht klassifiziert (H91.3)

H90.0   **Beidseitiger Hörverlust durch Schalleitungsstörung**

H90.1   **Einseitiger Hörverlust durch Schalleitungsstörung bei nicht eingeschränktem Hörvermögen der anderen Seite**

H90.2   Hörverlust durch Schalleitungstörung, nicht näher bezeichnet
Schalleitungsschwerhörigkeit o.n.A.

H90.3   **Beidseitiger Hörverlust durch Schallempfindungsstörung**
Beidseitige Schallempfindungsschwerhörigkeit

H90.4   **Einseitiger Hörverlust durch Schallempfindungsstörung bei nicht eingeschränktem Hörvermögen der anderen Seite**
Einseitige Schallempfindungsschwerhörigkeit

H90.5   Hörverlust durch Schallempfindungsstörung, nicht näher bezeichnet
Angeborene Schwerhörigkeit oder Taubheit o.n.A.
Hörverlust:
- neural
- perzeptiv
- sensorineural   \| o.n.A.
- sensorisch
- zentral
Schallempfindungsschwerhörigkeit o.n.A.

H90.6   Kombinierter beidseitiger Hörverlust durch Schalleitungs- und Schallempfindungsstörung

H90.7   Kombinierter einseitiger Hörverlust durch Schalleitungs- und Schallempfindungsstörung bei nicht eingeschränktem Hörvermögen der anderen Seite

H90.8   Kombinierter Hörverlust durch Schalleitungs- und Schallempfindungsstörung, nicht näher bezeichnet

H91.- Sonstiger Hörverlust

Exkl.: Abnorme Hörempfindung (H93.2)
Hörverlust, verschlüsselt unter H90.-
Lärmschwerhörigkeit (H83.3)
Psychogene Schwerhörigkeit oder Taubheit (F44.6)
Transitorische ischämische Schwerhörigkeit oder Taubheit (H93.0)
Zeruminalpfropf (H61.2)

H91.0 Ototoxischer Hörverlust
Soll die toxische Substanz angegeben werden, ist eine zusätzliche Schlüsselnummer (Kapitel XX) zu benutzen.

H91.1 Presbyakusis
Altersschwerhörigkeit

H91.2 Idiopathischer Hörsturz
Akuter Hörverlust o.n.A.

H91.3 Taubstummheit, anderenorts nicht klassifiziert

H91.8 Sonstiger näher bezeichneter Hörverlust

H91.9 Hörverlust, nicht näher bezeichnet
Schwerhörigkeit oder Taubheit:
- hohe Frequenzen betroffen
- niedrige Frequenzen betroffen
- o.n.A.

H92.- Otalgie und Ohrenfluß

H92.0 Otalgie

H92.1 Otorrhoe
Exkl.: Austritt von Liquor cerebrospinalis aus dem Ohr (G96.0)

H92.2 Blutung aus dem äußeren Gehörgang
Exkl.: Traumatische Blutung aus dem äußeren Gehörgang - Verschlüsselung nach Art der Verletzung

H93.- Sonstige Krankheiten des Ohres, anderenorts nicht klassifiziert

H93.0 Degenerative und vaskuläre Krankheiten des Ohres
Transitorische ischämische Schwerhörigkeit oder Taubheit

Exkl.: Presbyakusis (H91.1)

H93.1 Tinnitus aurium

H93.2 Sonstige abnorme Hörempfindungen
Diplakusis
Hyperakusis
Recruitment [Lautheitsausgleich]
Zeitweilige Hörschwellenverschiebung

Exkl.: Akustische Halluzinationen (R44.0)

H93.3 Krankheiten des N. vestibulocochlearis [VIII. Hirnnerv]

H93.8 Sonstige näher bezeichnete Krankheiten des Ohres

H93.9 Krankheit des Ohres, nicht näher bezeichnet

H94.-* Sonstige Krankheiten des Ohres bei anderenorts klassifizierten Krankheiten

H94.0* Entzündung des N. vestibulocochlearis [VIII. Hirnnerv] bei anderenorts klassifizierten infektiösen und parasitären Krankheiten
Entzündung des N. vestibulocochlearis bei Syphilis (A52.1†)

H94.8*	Sonstige näher bezeichnete Krankheiten des Ohres bei anderenorts klassifizierten Krankheiten
H95.-	**Krankheiten des Ohres und des Warzenfortsatzes nach medizinischen Maßnahmen, anderenorts nicht klassifiziert**
H95.0	Rezidivierendes Cholesteatom in der Mastoidhöhle nach Mastoidektomie

H95.1 Sonstige Krankheiten nach Mastoidektomie
Chronische Entzündung
Granulationen | Mastoidhöhle
Schleimhautzyste

H95.8 Sonstige Krankheiten des Ohres und des Warzenfortsatzes nach medizinischen Maßnahmen

H95.9 Krankheit des Ohres und des Warzenfortsatzes nach medizinischen Maßnahmen, nicht näher bezeichnet

Kapitel IX

Krankheiten des Kreislaufsystems
(I00-I99)

Exkl.: Angeborene Fehlbildungen, Deformitäten und Chromosomenanomalien (Q00-Q99)
Bestimmte infektiöse und parasitäre Krankheiten (A00-B99)
Bestimmte Zustände, die ihren Ursprung in der Perinatalperiode haben (P00-P96)
Endokrine, Ernährungs- und Stoffwechselkrankheiten (E00-E90)
Komplikationen der Schwangerschaft, der Geburt und des Wochenbettes (O00-O99)
Neubildungen (C00-D48)
Symptome und abnorme klinische und Laborbefunde, die anderenorts nicht klassifiziert sind (R00-R99)
Systemkrankheiten des Bindegewebes (M30-M36)
Verletzungen, Vergiftungen und bestimmte andere Folgen äußerer Ursachen (S00-T98)
Zerebrale transitorische ischämische Attacken und verwandte Syndrome (G45.-)

Dieses Kapitel gliedert sich in folgende Gruppen:

I00-I02	Akutes rheumatisches Fieber
I05-I09	Chronische rheumatische Herzkrankheiten
I10-I15	Hypertonie [Hochdruckkrankheit]
I20-I25	Ischämische Herzkrankheiten
I26-I28	Pulmonale Herzkrankheit und Krankheiten des Lungenkreislaufes
I30-I52	Sonstige Formen der Herzkrankheit
I60-I69	Zerebrovaskuläre Krankheiten
I70-I79	Krankheiten der Arterien, Arteriolen und Kapillaren
I80-I89	Krankheiten der Venen, der Lymphgefäße und der Lymphknoten, anderenorts nicht klassifiziert
I95-I99	Sonstige und nicht näher bezeichnete Krankheiten des Kreislaufsystems

Dieses Kapitel enthält die folgenden Sternschlüsselnummern:

I32*	Perikarditis bei anderenorts klassifizierten Krankheiten
I39*	Endokarditis und Herzklappenkrankheiten bei anderenorts klassifizierten Krankheiten
I41*	Myokarditis bei anderenorts klassifizierten Krankheiten
I43*	Kardiomyopathie bei anderenorts klassifizierten Krankheiten
I52*	Sonstige Herzkrankheiten bei anderenorts klassifizierten Krankheiten
I68*	Zerebrovaskuläre Krankheiten bei anderenorts klassifizierten Krankheiten
I79*	Krankheiten der Arterien, Arteriolen und Kapillaren bei anderenorts klassifizierten Krankheiten
I98*	Sonstige Störungen des Kreislaufsystems bei anderenorts klassifizierten Krankheiten

Akutes rheumatisches Fieber
(I00-I02)

I00 Rheumatisches Fieber ohne Angabe einer Herzbeteiligung
Akute oder subakute Arthritis bei rheumatischem Fieber

I01.- Rheumatisches Fieber mit Herzbeteiligung
Exkl.: Chronische Krankheiten rheumatischen Ursprungs (I05-I09), es sei denn, es liegt gleichzeitig rheumatisches Fieber vor, oder es gibt Hinweise dafür, daß der rheumatische Prozeß rezidiviert oder aktiv ist.

I01.0 Akute rheumatische Perikarditis
Jeder Zustand unter I00 mit Perikarditis
Rheumatische Perikarditis (akut)

Exkl.: Nicht als rheumatisch bezeichnet (I30.-)

I01.1 Akute rheumatische Endokarditis
Akute rheumatische Valvulitis
Jeder Zustand unter I00 mit Endokarditis oder Valvulitis

I01.2 Akute rheumatische Myokarditis
Jeder Zustand unter I00 mit Myokarditis

I01.8 **Sonstige akute rheumatische Herzkrankheit**
Akute rheumatische Pankarditis
Jeder Zustand unter I00 mit sonstigen oder mehreren Arten der Herzbeteiligung

I01.9 **Akute rheumatische Herzkrankheit, nicht näher bezeichnet**
Jeder Zustand unter I00 mit nicht näher bezeichneter Art der Herzbeteiligung
Rheumatische:
- Herzkrankheit, aktiv oder akut
- Karditis, akut

I02.- Rheumatische Chorea
Inkl.: Chorea minor [Chorea Sydenham]

Exkl.: Chorea:
- progressiva hereditaria [Chorea Huntington] (G10)
- o.n.A. (G25.5)

I02.0 **Rheumatische Chorea mit Herzbeteiligung**
Chorea o.n.A. mit Herzbeteiligung
Rheumatische Chorea mit Herzbeteiligung jeder Art, klassifizierbar unter I01.-

I02.9 **Rheumatische Chorea ohne Herzbeteiligung**
Rheumatische Chorea o.n.A.

Chronische rheumatische Herzkrankheiten (I05-I09)

I05.- Rheumatische Mitralklappenkrankheiten
Inkl.: Zustände, die unter I05.0 und I05.2-I05.9 klassifizierbar sind, unabhängig davon, ob als rheumatisch bezeichnet oder nicht

Exkl.: Als nichtrheumatisch bezeichnet (I34.-)

I05.0 **Mitralklappenstenose**
Mitralklappenobstruktion (rheumatisch)

I05.1 **Rheumatische Mitralklappeninsuffizienz**

I05.2 **Mitralklappenstenose mit Insuffizienz**
Mitralstenose mit Insuffizienz oder Regurgitation

I05.8 **Sonstige Mitralklappenkrankheiten**
Mitralklappenfehler
Mitralvitium

I05.9 **Mitralklappenkrankheit, nicht näher bezeichnet**
Mitralklappenkrankheit (chronisch) o.n.A.

I06.- Rheumatische Aortenklappenkrankheiten
Exkl.: Nicht als rheumatisch bezeichnet (I35.-)

I06.0 **Rheumatische Aortenklappenstenose**
Rheumatische Aortenklappenobstruktion

I06.1 **Rheumatische Aortenklappeninsuffizienz**

I06.2 **Rheumatische Aortenklappenstenose mit Insuffizienz**
Rheumatische Aortenstenose mit Insuffizienz oder Regurgitation

I06.8 **Sonstige rheumatische Aortenklappenkrankheiten**

I06.9 **Rheumatische Aortenklappenkrankheit, nicht näher bezeichnet**
Rheumatische Aortenklappenkrankheit o.n.A.

I07.- Rheumatische Trikuspidalklappenkrankheiten
Inkl.: Unabhängig davon, ob als rheumatisch bezeichnet oder nicht

Exkl.: Als nichtrheumatisch bezeichnet (I36.-)

I07.0 **Trikuspidalklappenstenose**
Trikuspidalklappenstenose (rheumatisch)

I07.1 **Trikuspidalklappeninsuffizienz**
Trikuspidalklappeninsuffizienz (rheumatisch)

I07.2 **Trikuspidalklappenstenose mit Insuffizienz**

I07.8 **Sonstige Trikuspidalklappenkrankheiten**

I07.9 **Trikuspidalklappenkrankheit, nicht näher bezeichnet**
Trikuspidalklappenkrankheit o.n.A.

I08.- Krankheiten mehrerer Herzklappen
Inkl.: Unabhängig davon, ob als rheumatisch bezeichnet oder nicht

Exkl.: Endokarditis, Herzklappe nicht näher bezeichnet (I38)
Rheumatische Krankheiten des Endokards, Herzklappe nicht näher bezeichnet (I09.1)

I08.0 **Krankheiten der Mitral- und Aortenklappe, kombiniert**
Beteiligung von Mitral- und Aortenklappe, unabhängig davon, ob als rheumatisch bezeichnet oder nicht

I08.1 **Krankheiten der Mitral- und Trikuspidalklappe, kombiniert**

I08.2 **Krankheiten der Aorten- und Trikuspidalklappe, kombiniert**

I08.3 **Krankheiten der Mitral-, Aorten- und Trikuspidalklappe, kombiniert**

I08.8 **Sonstige Krankheiten mehrerer Herzklappen**

I08.9 **Krankheit mehrerer Herzklappen, nicht näher bezeichnet**

I09.- Sonstige rheumatische Herzkrankheiten

I09.0 **Rheumatische Myokarditis**
Exkl.: Myokarditis, nicht als rheumatisch bezeichnet (I51.4)

I09.1 **Rheumatische Krankheiten des Endokards, Herzklappe nicht näher bezeichnet**
Rheumatische:
- Endokarditis (chronisch)
- Valvulitis (chronisch)

Exkl.: Endokarditis, Herzklappe nicht näher bezeichnet (I38)

I09.2 **Chronische rheumatische Perikarditis**
Chronische rheumatische:
- Mediastinoperikarditis
- Myoperikarditis
Perikardverwachsung, rheumatisch

Exkl.: Nicht als rheumatisch bezeichnet (I31.-)

I09.8 **Sonstige näher bezeichnete rheumatische Herzkrankheiten**
Rheumatische Krankheit der Pulmonalklappe

I09.9 **Rheumatische Herzkrankheit, nicht näher bezeichnet**
Herzversagen, rheumatisch
Rheumatische Karditis

Exkl.: Karditis bei seropositiver chronischer Polyarthritis (M05.3-)

Hypertonie [Hochdruckkrankheit] (I10-I15)

Exkl.: Als Komplikation bei Schwangerschaft, Geburt oder Wochenbett (O10-O11, O13-O16)
Hypertonie beim Neugeborenen (P29.2)
Mit Beteiligung der Koronargefäße (I20-I25)
Pulmonale Hypertonie (I27.0)

I10 Essentielle (primäre) Hypertonie
Bluthochdruck
Hypertonie (arteriell) (benigne) (essentiell) (maligne) (primär) (systemisch)

Exkl.: Mit Beteiligung von Gefäßen des:
- Auges (H35.0)
- Gehirns (I60-I69)

I11.- Hypertensive Herzkrankheit
Inkl.: Jeder Zustand unter I50.-, I51.4-I51.9 durch Hypertonie

I11.0 Hypertensive Herzkrankheit mit (kongestiver) Herzinsuffizienz
Hypertensives Herzversagen

I11.9 Hypertensive Herzkrankheit ohne (kongestive) Herzinsuffizienz
Hypertensive Herzkrankheit o.n.A.

I12.- Hypertensive Nierenkrankheit
Inkl.: Arteriosklerose der Niere
Arteriosklerotische Nephritis (chronisch) (interstitiell)
Hypertensive Nephropathie
Jeder Zustand unter N18.-, N19.- oder N26 mit jedem Zustand unter I10
Nephrosklerose [Nephro-Angiosklerose]

Exkl.: Sekundäre Hypertonie (I15.-)

I12.0 Hypertensive Nierenkrankheit mit Niereninsuffizienz
Hypertensives Nierenversagen

I12.9 Hypertensive Nierenkrankheit ohne Niereninsuffizienz
Hypertensive Nierenkrankheit o.n.A.

I13.- Hypertensive Herz- und Nierenkrankheit
Inkl.: Jeder Zustand unter I11.- mit jedem Zustand unter I12.-
Herz-Kreislauf-Nieren-Krankheit
Herz-Nieren-Krankheit

I13.0 Hypertensive Herz- und Nierenkrankheit mit (kongestiver) Herzinsuffizienz

I13.1 Hypertensive Herz- und Nierenkrankheit mit Niereninsuffizienz

I13.2 Hypertensive Herz- und Nierenkrankheit mit (kongestiver) Herzinsuffizienz und Niereninsuffizienz

I13.9 Hypertensive Herz- und Nierenkrankheit, nicht näher bezeichnet

I15.- Sekundäre Hypertonie
Exkl.: Mit Beteiligung von Gefäßen des:
- Auges (H35.0)
- Gehirns (I60-I69)

I15.0 Renovaskuläre Hypertonie

I15.1 Hypertonie als Folge von sonstigen Nierenkrankheiten
Renoparenchymatöse Hypertonie

Version 2.0 Stand November 2000   Krankheiten des Kreislaufsystems

I15.2   **Hypertonie als Folge von endokrinen Krankheiten**

I15.8   **Sonstige sekundäre Hypertonie**

I15.9   **Sekundäre Hypertonie, nicht näher bezeichnet**

Ischämische Herzkrankheiten (I20-I25)

Hinw.: Die in den Kategorien I21-I25 angegebene Dauer bezieht sich bei der Morbidität auf das Intervall zwischen Beginn des ischämischen Anfalls und (stationärer) Aufnahme zur Behandlung. Bei der Mortalität bezieht sich die Dauer auf das Intervall zwischen Beginn des ischämischen Anfalls und Eintritt des Todes.

Inkl.: Mit Angabe einer Hypertonie (I10-I15)

Soll eine vorliegende Hypertonie angegeben werden, ist eine zusätzliche Schlüsselnummer zu benutzen. Im Krankenhaus sollte diese Information immer verschlüsselt werden, wenn sie vorliegt.

I20.-   Angina pectoris

I20.0   **Instabile Angina pectoris**
Angina pectoris:
- bei Belastung, erstmalig auftretend [Angina de novo]
- mit abnehmender Belastungstoleranz

Crescendoangina
Drohender Infarkt [Impending infarction]
Intermediäres Koronarsyndrom [Graybiel]
Präinfarkt-Syndrom

I20.1   **Angina pectoris mit nachgewiesenem Koronarspasmus**
Angina pectoris:
- angiospastisch
- spasmusinduziert
- variant angina

Prinzmetal-Angina (-pectoris)

I20.8   **Sonstige Formen der Angina pectoris**
Belastungsangina
Stenokardie

I20.9   **Angina pectoris, nicht näher bezeichnet**
Angina pectoris o.n.A.
Angina-pectoris-Syndrom
Ischämischer Thoraxschmerz

I21.-   Akuter Myokardinfarkt

Inkl.: Myokardinfarkt, als akut bezeichnet oder mit Angabe einer Dauer von vier Wochen (28 Tagen) oder weniger nach Eintritt des Infarktes

Exkl.: Bestimmte akute Komplikationen nach akutem Myokardinfarkt (I23.-)
Myokardinfarkt:
- als chronisch bezeichnet oder mit Angabe einer Dauer von mehr als vier Wochen (mehr als 28 Tagen) nach Eintritt des Infarktes (I25.8)
- alt (I25.2)
- rezidivierend (I22.-)

Postmyokardinfarkt-Syndrom (I24.1)

I21.0 **Akuter transmuraler Myokardinfarkt der Vorderwand**
Transmuraler Infarkt (akut):
- anterior o.n.A.
- anteroapikal
- anterolateral
- anteroseptal
- Vorderwand o.n.A.

I21.1 **Akuter transmuraler Myokardinfarkt der Hinterwand**
Transmuraler Infarkt (akut):
- diaphragmal
- Hinterwand
- inferior   o.n.A.
- inferolateral
- inferoposterior

I21.2 **Akuter transmuraler Myokardinfarkt an sonstigen Lokalisationen**
Transmuraler Infarkt (akut):
- apikolateral
- basolateral
- hochlateral
- lateral o.n.A.
- posterior (strikt)
- posterobasal
- posterolateral
- posteroseptal
- Seitenwand o.n.A.
- septal o.n.A.

I21.3 **Akuter transmuraler Myokardinfarkt an nicht näher bezeichneter Lokalisation**
Transmuraler Myokardinfarkt o.n.A.

I21.4 **Akuter subendokardialer Myokardinfarkt**
Nichttransmuraler Myokardinfarkt o.n.A.

I21.9 **Akuter Myokardinfarkt, nicht näher bezeichnet**
Myokardinfarkt (akut) o.n.A.

I22.- Rezidivierender Myokardinfarkt
Inkl.: Reinfarkt
Rezidivinfarkt

Exkl.: Als chronisch bezeichnet oder mit Angabe einer Dauer von mehr als vier Wochen (mehr als 28 Tagen) nach Eintritt des Infarktes (I25.8)

I22.0 **Rezidivierender Myokardinfarkt der Vorderwand**
Rezidivinfarkt (akut):
- anterior o.n.A.
- anteroapikal
- anterolateral
- anteroseptal
- Vorderwand o.n.A.

I22.1 **Rezidivierender Myokardinfarkt der Hinterwand**
Rezidivinfarkt (akut):
- diaphragmal
- Hinterwand
- inferior   o.n.A.
- inferolateral
- inferoposterior

I22.8 Rezidivierender Myokardinfarkt an sonstigen Lokalisationen
Rezidivinfarkt (akut):
- apikolateral
- basolateral
- hochlateral
- lateral o.n.A.
- posterior (strikt)
- posterobasal
- posterolateral
- posteroseptal
- Seitenwand o.n.A.
- septal o.n.A.

I22.9 Rezidivierender Myokardinfarkt an nicht näher bezeichneter Lokalisation

I23.- Bestimmte akute Komplikationen nach akutem Myokardinfarkt
Exkl.: Aufgeführte Zustände:
- gleichzeitig mit akutem Myokardinfarkt auftretend (I21-I22)
- nicht als akute Komplikationen nach akutem Myokardinfarkt bezeichnet (I31.-, I51.-)

I23.0 Hämoperikard als akute Komplikation nach akutem Myokardinfarkt

I23.1 Vorhofseptumdefekt als akute Komplikation nach akutem Myokardinfarkt

I23.2 Ventrikelseptumdefekt als akute Komplikation nach akutem Myokardinfarkt

I23.3 Ruptur der Herzwand ohne Hämoperikard als akute Komplikation nach akutem Myokardinfarkt
Exkl.: Mit Hämoperikard (I23.0)

I23.4 Ruptur der Chordae tendineae als akute Komplikation nach akutem Myokardinfarkt

I23.5 Papillarmuskelruptur als akute Komplikation nach akutem Myokardinfarkt

I23.6 Thrombose des Vorhofes, des Herzohres oder der Kammer als akute Komplikation nach akutem Myokardinfarkt

I23.8 Sonstige akute Komplikationen nach akutem Myokardinfarkt

I24.- Sonstige akute ischämische Herzkrankheit
Exkl.: Angina pectoris (I20.-)
Transitorische Myokardischämie beim Neugeborenen (P29.4)

I24.0 Koronarthrombose ohne nachfolgenden Myokardinfarkt
Koronar (-Arterien) (-Venen):
- Embolie
- Thromboembolie | ohne nachfolgenden Myokardinfarkt
- Verschluß

Exkl.: Als chronisch bezeichnet oder mit Angabe einer Dauer von mehr als vier Wochen (mehr als 28 Tage) nach dem Eintritt (I25.8)

I24.1 Postmyokardinfarkt-Syndrom
Dressler-Syndrom II

I24.8 Sonstige Formen der akuten ischämischen Herzkrankheit
Koronarinsuffizienz

I24.9 Akute ischämische Herzkrankheit, nicht näher bezeichnet
Exkl.: Ischämische Herzkrankheit (chronisch) o.n.A. (I25.9)

I25.- Chronische ischämische Herzkrankheit
Exkl.: Herz-Kreislauf-Krankheit o.n.A. (I51.6)

I25.0 Atherosklerotische Herz-Kreislauf-Krankheit, so beschrieben

I25.1 Atherosklerotische Herzkrankheit
Koronar (-Arterien):
- Atherom
- Atherosklerose
- Krankheit
- Sklerose

I25.10 Nicht näher bezeichnetes Gefäß
I25.11 Natürliche Koronararterie
I25.12 Autologer Venenbypass
I25.13 Nicht-autologer biologischer Bypass

I25.2 Alter Myokardinfarkt
Abgeheilter Myokardinfarkt
Zustand nach Myokardinfarkt, der durch EKG oder andere spezielle Untersuchungen diagnostiziert wurde, aber gegenwärtig symptomlos ist

I25.3 Herz (-Wand) -Aneurysma
Ventrikelaneurysma

I25.4 Koronararterienaneurysma
Koronare arteriovenöse Fistel, erworben

Exkl.: Angeborenes Koronar- (Arterien-) Aneurysma (Q24.5)

I25.5 **Ischämische Kardiomyopathie**

I25.6 **Stumme Myokardischämie**

I25.8 **Sonstige Formen der chronischen ischämischen Herzkrankheit**
Jeder Zustand unter I21-I22 und I24.-, als chronisch bezeichnet oder mit Angabe einer Dauer von mehr als vier Wochen (mehr als 28 Tagen) nach dem Eintritt

I25.9 **Chronische ischämische Herzkrankheit, nicht näher bezeichnet**
Ischämische Herzkrankheit (chronisch) o.n.A.

Pulmonale Herzkrankheit und Krankheiten des Lungenkreislaufes (I26-I28)

I26.- Lungenembolie
Inkl.: Lungeninfarkt
Pulmonal (-Arterien) (-Venen):
- Thromboembolie
- Thrombose

Exkl.: Als Komplikation bei:
- Abort, Extrauteringravidität oder Molenschwangerschaft (O00-O07, O08.2)
- Schwangerschaft, Geburt oder Wochenbett (O88.-)

I26.0 **Lungenembolie mit Angabe eines akuten Cor pulmonale**
Akutes Cor pulmonale o.n.A.

I26.8 **Iatrogene Lungenembolie**
Postoperative Lungenembolie

I26.9 **Lungenembolie ohne Angabe eines akuten Cor pulmonale**
Lungenembolie o.n.A.

I27.- Sonstige pulmonale Herzkrankheiten

I27.0 **Primäre pulmonale Hypertonie**
Pulmonale (arterielle) Hypertonie (idiopathisch) (primär)

I27.1	Kyphoskoliotische Herzkrankheit
I27.8	Sonstige näher bezeichnete pulmonale Herzkrankheiten
I27.9	Pulmonale Herzkrankheit, nicht näher bezeichnet Chronische kardiopulmonale Krankheit Cor pulmonale (chronisch) o.n.A.

I28.- Sonstige Krankheiten der Lungengefäße

I28.0	Arteriovenöse Fistel der Lungengefäße
I28.1	Aneurysma der A. pulmonalis
I28.8	Sonstige näher bezeichnete Krankheiten der Lungengefäße Ruptur
Stenose	
Striktur	Lungengefäße
I28.9	Krankheit der Lungengefäße, nicht näher bezeichnet

Sonstige Formen der Herzkrankheit (I30-I52)

I30.- Akute Perikarditis
Inkl.: Akuter Perikarderguß
Exkl.: Rheumatische Perikarditis (akut) (I01.0)

I30.0	Akute unspezifische idiopathische Perikarditis
I30.1	Infektiöse Perikarditis Perikarditis (durch): • eitrig • Pneumokokken • Staphylokokken • Streptokokken • viral Pyoperikarditis Soll der Infektionserreger angegeben werden, ist eine zusätzliche Schlüsselnummer (B95-B97) zu benutzen. Im Krankenhaus sollte diese Information immer verschlüsselt werden, wenn sie vorliegt.
I30.8	Sonstige Formen der akuten Perikarditis
I30.9	Akute Perikarditis, nicht näher bezeichnet

I31.- Sonstige Krankheiten des Perikards
Exkl.: Akute Komplikationen nach akutem Myokardinfarkt (I23.-)
Als rheumatisch bezeichnet (I09.2)
Postkardiotomie-Syndrom (I97.0)
Traumatisch (S26.-)

I31.0	Chronische adhäsive Perikarditis Accretio cordis Adhäsive Mediastinoperikarditis Perikardverwachsung
I31.1	Chronische konstriktive Perikarditis Concretio pericardii Perikardiale Kalzifikation
I31.2	Hämoperikard, anderenorts nicht klassifiziert

I31.3	**Perikarderguß (nichtentzündlich)**
	Chyloperikard

I31.8	**Sonstige näher bezeichnete Krankheiten des Perikards**
	Epikardiale Plaques
	Fokale perikardiale Adhäsionen

I31.9	**Krankheit des Perikards, nicht näher bezeichnet**
	Herzbeuteltamponade
	Perikarditis (chronisch) o.n.A.

I32.-* Perikarditis bei anderenorts klassifizierten Krankheiten

I32.0*	**Perikarditis bei anderenorts klassifizierten bakteriellen Krankheiten**
	Perikarditis:
	• durch Gonokokken (A54.8†)
	• durch Meningokokken (A39.5†)
	• syphilitisch (A52.0†)
	• tuberkulös (A18.8†)

I32.1*	**Perikarditis bei sonstigen anderenorts klassifizierten infektiösen und parasitären Krankheiten**

I32.8*	**Perikarditis bei sonstigen anderenorts klassifizierten Krankheiten**
	Perikarditis (bei):
	• chronischer Polyarthritis (M05.3-†)
	• systemischem Lupus erythematodes (M32.1†)
	• urämisch (N18.8†)

I33.- Akute und subakute Endokarditis

Exkl.: Akute rheumatische Endokarditis (I01.1)
Endokarditis o.n.A. (I38)

I33.0	**Akute und subakute infektiöse Endokarditis**
	Endocarditis (akut) (subakut):
	• lenta
	• ulcerosa
	Endokarditis (akut) (subakut):
	• bakteriell
	• infektiös o.n.A.
	• maligne
	• septisch

Soll der Infektionserreger angegeben werden, ist eine zusätzliche Schlüsselnummer (B95-B97) zu benutzen. Im Krankenhaus sollte diese Information immer verschlüsselt werden, wenn sie vorliegt.

I33.9	**Akute Endokarditis, nicht näher bezeichnet**
	Endokarditis
	Myoendokarditis akut oder subakut
	Periendokarditis

I34.- Nichtrheumatische Mitralklappenkrankheiten

Exkl.: Als rheumatisch bezeichnet (I05.-)
    Mitralklappen:
    • Fehler (I05.8)
    • Krankheit (I05.9)
    • Stenose (I05.0)
    Nicht näher bezeichnete Ursache, jedoch mit Angabe von:
    • Krankheiten der Aortenklappe (I08.-)
    • Mitralklappenstenose oder -obstruktion (I05.0)

I34.0 Mitralklappeninsuffizienz
Mitralklappen:
• Insuffizienz
• Regurgitation   o.n.A. oder näher bezeichnete Ursache, ausgenommen rheumatisch

I34.1	**Mitralklappenprolaps** Floppy-Valve-Syndrom *Exkl.:* Marfan-Syndrom (Q87.4)
I34.2	**Nichtrheumatische Mitralklappenstenose**
I34.8	**Sonstige nichtrheumatische Mitralklappenkrankheiten**
I34.9	**Nichtrheumatische Mitralklappenkrankheit, nicht näher bezeichnet**

I35.- Nichtrheumatische Aortenklappenkrankheiten
Exkl.: Als rheumatisch bezeichnet (I06.-)
Hypertrophische Subaortenstenose (I42.1)
Nicht näher bezeichnete Ursache, jedoch mit Angabe von Mitralklappenkrankheiten (I08.0)

I35.0	**Aortenklappenstenose**
I35.1	**Aortenklappeninsuffizienz** Aortenklappen: • Insuffizienz • Regurgitation | o.n.A. oder näher bezeichnete Ursache, ausgenommen rheumatisch
I35.2	**Aortenklappenstenose mit Insuffizienz**
I35.8	**Sonstige Aortenklappenkrankheiten**
I35.9	**Aortenklappenkrankheit, nicht näher bezeichnet**

I36.- Nichtrheumatische Trikuspidalklappenkrankheiten
Exkl.: Als rheumatisch bezeichnet (I07.-)
Nicht näher bezeichnete Ursache (I07.-)

I36.0	**Nichtrheumatische Trikuspidalklappenstenose**
I36.1	**Nichtrheumatische Trikuspidalklappeninsuffizienz** Trikuspidalklappen: • Insuffizienz • Regurgitation | näher bezeichnete Ursache, ausgenommen rheumatisch
I36.2	**Nichtrheumatische Trikuspidalklappenstenose mit Insuffizienz**
I36.8	**Sonstige nichtrheumatische Trikuspidalklappenkrankheiten**
I36.9	**Nichtrheumatische Trikuspidalklappenkrankheit, nicht näher bezeichnet**

I37.- Pulmonalklappenkrankheiten
Exkl.: Als rheumatisch bezeichnet (I09.8)

I37.0	**Pulmonalklappenstenose**
I37.1	**Pulmonalklappeninsuffizienz** Pulmonalklappen: • Insuffizienz • Regurgitation | o.n.A. oder näher bezeichnete Ursache, ausgenommen rheumatisch
I37.2	**Pulmonalklappenstenose mit Insuffizienz**
I37.8	**Sonstige Pulmonalklappenkrankheiten**
I37.9	**Pulmonalklappenkrankheit, nicht näher bezeichnet**

I38 Endokarditis, Herzklappe nicht näher bezeichnet

Endokarditis (chronisch) o.n.A.
Herzklappen:
- Insuffizienz
- Stenose
} nicht näher bezeichnete Herzklappe } o.n.A. oder näher bezeichnete Ursache, ausgenommen rheumatisch

Valvulitis (chronisch)

Exkl.: Als rheumatisch bezeichnet (I09.1)
Endokardfibroelastose (I42.4)

I39.-* Endokarditis und Herzklappenkrankheiten bei anderenorts klassifizierten Krankheiten

Inkl.: Endokardbeteiligung bei:
- Candida-Infektion (B37.6†)
- chronischer Polyarthritis (M05.3-†)
- Gonokokken-Infektion (A54.8†)
- Meningokokken-Infektion (A39.5†)
- Syphilis (A52.0†)
- systemischem Lupus erythematodes [Libman-Sacks-Endokarditis] (M32.1†)
- Tuberkulose (A18.8†)
- Typhus abdominalis (A01.0†)

I39.0* Mitralklappenkrankheiten bei anderenorts klassifizierten Krankheiten

I39.1* Aortenklappenkrankheiten bei anderenorts klassifizierten Krankheiten

I39.2* Trikuspidalklappenkrankheiten bei anderenorts klassifizierten Krankheiten

I39.3* Pulmonalklappenkrankheiten bei anderenorts klassifizierten Krankheiten

I39.4* Krankheiten mehrerer Herzklappen bei anderenorts klassifizierten Krankheiten

I39.8* Endokarditis bei anderenorts klassifizierten Krankheiten, Herzklappe nicht näher bezeichnet

I40.- Akute Myokarditis

I40.0 Infektiöse Myokarditis
Septische Myokarditis

Soll der Infektionserreger angegeben werden, ist eine zusätzliche Schlüsselnummer (B95-B97) zu benutzen. Im Krankenhaus sollte diese Information immer verschlüsselt werden, wenn sie vorliegt.

I40.1 Isolierte Myokarditis

I40.8 Sonstige akute Myokarditis

I40.9 Akute Myokarditis, nicht näher bezeichnet

I41.-* Myokarditis bei anderenorts klassifizierten Krankheiten

I41.0* Myokarditis bei anderenorts klassifizierten bakteriellen Krankheiten
Myokarditis:
- diphtherisch (A36.8†)
- durch Gonokokken (A54.8†)
- durch Meningokokken (A39.5†)
- syphilitisch (A52.0†)
- tuberkulös (A18.8†)

I41.1* Myokarditis bei anderenorts klassifizierten Viruskrankheiten
Grippe-Myokarditis (akut):
- Virus nachgewiesen (J10.8†)
- Virus nicht nachgewiesen (J11.8†)

Mumps-Myokarditis (B26.8†)

I41.2*	Myokarditis bei sonstigen anderenorts klassifizierten infektiösen und parasitären Krankheiten

Myokarditis bei:
- Chagas-Krankheit, akut (B57.0†)
- Chagas-Krankheit (chronisch) (B57.2†)
- Toxoplasmose (B58.8†)

I41.8*	Myokarditis bei sonstigen anderenorts klassifizierten Krankheiten

Myokarditis bei chronischer Polyarthritis (M05.3-†)
Myokarditis bei Sarkoidose (D86.8†)

I42.- Kardiomyopathie

Exkl.: Ischämische Kardiomyopathie (I25.5)
Kardiomyopathie als Komplikation bei:
- Schwangerschaft (O99.4)
- Wochenbett (O90.3)

I42.0 Dilatative Kardiomyopathie

I42.1 Hypertrophische obstruktive Kardiomyopathie
Hypertrophische Subaortenstenose

I42.2	Sonstige hypertrophische Kardiomyopathie

Hypertrophische nichtobstruktive Kardiomyopathie

I42.3	Eosinophile endomyokardiale Krankheit

Löffler-Endokarditis [Endocarditis parietalis fibroplastica]
Endomyokardfibrose (tropisch)

I42.4	Endokardfibroelastose

Angeborene Kardiomyopathie

I42.5	Sonstige restriktive Kardiomyopathie

I42.6 Alkoholische Kardiomyopathie

I42.7	Kardiomyopathie durch Arzneimittel oder sonstige exogene Substanzen

Soll die äußere Ursache angegeben werden, ist eine zusätzliche Schlüsselnummer (Kapitel XX) zu benutzen.

I42.8	Sonstige Kardiomyopathien

I42.9	Kardiomyopathie, nicht näher bezeichnet

Kardiomyopathie (primär) (sekundär) o.n.A.

I43.-* Kardiomyopathie bei anderenorts klassifizierten Krankheiten

I43.0*	Kardiomyopathie bei anderenorts klassifizierten infektiösen und parasitären Krankheiten

Kardiomyopathie bei Diphtherie (A36.8†)

I43.1*	Kardiomyopathie bei Stoffwechselkrankheiten

Kardiale Amyloidose (E85.-†)

I43.2*	Kardiomyopathie bei alimentären Krankheiten

Alimentäre Kardiomyopathie o.n.A. (E63.9†)

I43.8*	Kardiomyopathie bei sonstigen anderenorts klassifizierten Krankheiten

Gichttophi des Herzens (M10.0-†)
Thyreotoxische Herzkrankheit (E05.9†)

I44.- Atrioventrikulärer Block und Linksschenkelblock

I44.0 Atrioventrikulärer Block 1. Grades

Krankheiten des Kreislaufsystems

I44.1 **Atrioventrikulärer Block 2. Grades**
Atrioventrikulärer Block 2. Grades, Typ I und II
Herzblock 2. Grades, Typ I und II
Mobitz-Block, Typ I und II
Wenckebach-Periodik

I44.2 **Atrioventrikulärer Block 3. Grades**
Herzblock 3. Grades
Kompletter atrioventrikulärer Block
Kompletter Herzblock o.n.A.

I44.3 **Sonstiger und nicht näher bezeichneter atrioventrikulärer Block**
Atrioventrikulärer Block o.n.A.

I44.4 **Linksanteriorer Faszikelblock**
Linksanteriorer Hemiblock

I44.5 **Linksposteriorer Faszikelblock**
Linksposteriorer Hemiblock

I44.6 **Sonstiger und nicht näher bezeichneter Faszikelblock**
Linksseitiger Hemiblock o.n.A.

I44.7 **Linksschenkelblock, nicht näher bezeichnet**

I45.- **Sonstige kardiale Erregungsleitungsstörungen**

I45.0 **Rechtsfaszikulärer Block**

I45.1 **Sonstiger und nicht näher bezeichneter Rechtsschenkelblock**
Rechtsschenkelblock o.n.A.

I45.2 **Bifaszikulärer Block**

I45.3 **Trifaszikulärer Block**

I45.4 **Unspezifischer intraventrikulärer Block**
Schenkelblock o.n.A.

I45.5 **Sonstiger näher bezeichneter Herzblock**
Sinuatrialer Block
Sinuaurikulärer Block

Exkl.: Herzblock o.n.A. (I45.9)

I45.6 **Präexzitations-Syndrom**
Anomale atrioventrikuläre Erregungsausbreitung
Atrioventrikuläre Erregungsleitung:
• akzessorisch
• beschleunigt
• vorzeitig
Lown-Ganong-Levine-Syndrom
Wolff-Parkinson-White-Syndrom

I45.8 **Sonstige näher bezeichnete kardiale Erregungsleitungsstörungen**
Atrioventrikuläre [AV-] Dissoziation
Interferenzdissoziation

I45.9 **Kardiale Erregungsleitungsstörung, nicht näher bezeichnet**
Adams-Stokes-Anfall [Morgagni-Adams-Stokes-Syndrom]
Herzblock o.n.A.

I46.- Herzstillstand
Exkl.: Als Komplikation bei:
- Abort, Extrauteringravidität oder Molenschwangerschaft (O00-O07, O08.8)
- geburtshilflichen Operationen und Maßnahmen (O75.4)
Kardiogener Schock (R57.0)

I46.0 Herzstillstand mit erfolgreicher Wiederbelebung

I46.1 Plötzlicher Herztod, so beschrieben
Exkl.: Plötzlicher Tod:
- bei:
  - Erregungsleitungsstörung (I44-I45)
  - Myokardinfarkt (I21-I22)
- o.n.A. (R96.-)

I46.9 Herzstillstand, nicht näher bezeichnet

I47.- Paroxysmale Tachykardie
Exkl.: Als Komplikation bei:
- Abort, Extrauteringravidität oder Molenschwangerschaft (O00-O07, O08.8)
- geburtshilflichen Operationen und Maßnahmen (O75.4)
Tachykardie o.n.A. (R00.0)

I47.0 Ventrikuläre Arrhythmie durch Re-entry

I47.1 Supraventrikuläre Tachykardie
Paroxysmale:
- atrioventrikuläre [AV-] Tachykardie
- AV-junktionale Tachykardie
- Knoten Tachykardie
- Vorhof Tachykardie

I47.2 Ventrikuläre Tachykardie

I47.9 Paroxysmale Tachykardie, nicht näher bezeichnet
Bouveret- (Hoffmann-) Syndrom

I48 Vorhofflattern und Vorhofflimmern

I49.- Sonstige kardiale Arrhythmien
Exkl.: Als Komplikation bei:
- Abort, Extrauteringravidität oder Molenschwangerschaft (O00-O07, O08.8)
- geburtshilflichen Operationen und Maßnahmen (O75.4)
Bradykardie o.n.A. (R00.1)
Herzrhythmusstörung beim Neugeborenen (P29.1)

I49.0 Kammerflattern und Kammerflimmern

I49.1 Vorhofextrasystolie
Vorhofextrasystolen

I49.2 AV-junktionale Extrasystolie

I49.3 Ventrikuläre Extrasystolie

I49.4 Sonstige und nicht näher bezeichnete Extrasystolie
Ektopische Systolen
Extrasystolen o.n.A.
Extrasystolen (supraventrikulär)
Extrasystolische Arrhythmien

I49.5	**Sick-Sinus-Syndrom**
	Tachykardie-Bradykardie-Syndrom
	Sinusknoten-Syndrom

I49.8	Sonstige näher bezeichnete kardiale Arrhythmien
	Ektopischer Rhythmus
	Knotenrhythmus
	Koronarsinusrhythmus

I49.9	Kardiale Arrhythmie, nicht näher bezeichnet
	Arrhythmie (kardial) o.n.A.

I50.- **Herzinsuffizienz**

Exkl.: Als Komplikation bei:
- Abort, Extrauteringravidität oder Molenschwangerschaft (O00-O07, O08.8)
- geburtshilflichen Operationen und Maßnahmen (O75.4)

Durch Hypertonie (I11.0)
Durch Hypertonie mit Nierenkrankheit (I13.-)
Herzinsuffizienz beim Neugeborenen (P29.0)
Nach chirurgischem Eingriff am Herzen oder wegen einer Herzprothese (I97.1)

I50.0	**Kongestive Herzinsuffizienz**
	Rechtsherzinsuffizienz (sekundär nach Linksherzinsuffizienz)
	Stauungsinsuffizienz

I50.1	**Linksherzinsuffizienz**
	Akutes Lungenödem mit Angabe einer nicht näher bezeichneten Herzkrankheit oder einer Herzinsuffizienz
	Asthma cardiale
	Linksherzversagen

I50.9	Herzinsuffizienz, nicht näher bezeichnet
	Herz- oder Myokardinsuffizienz o.n.A.

I51.- **Komplikationen einer Herzkrankheit und ungenau beschriebene Herzkrankheit**

Exkl.: Als rheumatisch bezeichnet (I00-I09)
Jeder Zustand unter I51.4-I51.9 durch Hypertonie (I11.-)
Jeder Zustand unter I51.4-I51.9 durch Hypertonie mit Nierenkrankheit (i13.-)
Komplikationen nach akutem Myokardinfarkt (I23.-)

I51.0	Herzseptumdefekt, erworben
	Erworbener Herzseptumdefekt (alt):
	• Kammer
	• Herzohr
	• Vorhof

I51.1	Ruptur der Chordae tendineae, anderenorts nicht klassifiziert

I51.2	Papillarmuskelruptur, anderenorts nicht klassifiziert

I51.3	Intrakardiale Thrombose, anderenorts nicht klassifiziert
	Thrombose (alt):
	• Kammer
	• Herzohr
	• Herzspitze
	• Vorhof

I51.4	**Myokarditis, nicht näher bezeichnet**
	Myokardfibrose
	Myokarditis:
	• chronisch (interstitiell)
	• o.n.A.

I51.5	**Myokarddegeneration**

Degeneration des Herzens oder Myokards:
- fettig
- senil

Myokardkrankheit

I51.6	**Herz-Kreislauf-Krankheit, nicht näher bezeichnet**

Herzanfall o.n.A.

Exkl.: Atherosklerotische Herz-Kreislauf-Krankheit, so beschrieben (I25.0)

I51.7	**Kardiomegalie**

Kardiale:
- Dilatation
- Hypertrophie

Ventrikelerweiterung

I51.8	**Sonstige ungenau bezeichnete Herzkrankheiten**

Karditis (akut) (chronisch)
Pankarditis (akut) (chronisch)

I51.9	**Herzkrankheit, nicht näher bezeichnet**

I52.-*	**Sonstige Herzkrankheiten bei anderenorts klassifizierten Krankheiten**

Exkl.: Herz-Kreislauf-Krankheiten o.n.A. bei anderenorts klassifizierten Krankheiten (I98.-*)

I52.0*	**Sonstige Herzkrankheiten bei anderenorts klassifizierten bakteriellen Krankheiten**

Meningokokkenkarditis, anderenorts nicht klassifiziert (A39.5†)

I52.1*	**Sonstige Herzkrankheiten bei sonstigen anderenorts klassifizierten infektiösen und parasitären Krankheiten**

Pulmonale Herzkrankheit bei Schistosomiasis (B65.-†)

I52.8*	**Sonstige Herzkrankheiten bei sonstigen anderenorts klassifizierten Krankheiten**

Karditis bei chronischer Polyarthritis (M05.3-†)

Zerebrovaskuläre Krankheiten (I60-I69)

Inkl.: Mit Angabe von Hypertonie (Zustände unter I10 und I15.-)

Soll eine vorliegende Hypertonie angegeben werden, ist eine zusätzliche Schlüsselnummer zu benutzen. Im Krankenhaus sollte diese Information immer verschlüsselt werden, wenn sie vorliegt.

Exkl.: Traumatische intrakranielle Blutung (S06.-)
Vaskuläre Demenz (F01.-)
Zerebrale transitorische ischämische Attacken und verwandte Syndrome (G45.-)

I60.-	**Subarachnoidalblutung**

Inkl.: Rupturiertes zerebrales Aneurysma

Exkl.: Folgen einer Subarachnoidalblutung (I69.0)

I60.0	**Subarachnoidalblutung, vom Karotissiphon oder der Karotisbifurkation ausgehend**
I60.1	**Subarachnoidalblutung, von der A. cerebri media ausgehend**
I60.2	**Subarachnoidalblutung, von der A. communicans anterior ausgehend**
I60.3	**Subarachnoidalblutung, von der A. communicans posterior ausgehend**
I60.4	**Subarachnoidalblutung, von der A. basilaris ausgehend**
I60.5	**Subarachnoidalblutung, von der A. vertebralis ausgehend**

I60.6	Subarachnoidalblutung, von sonstigen intrakraniellen Arterien ausgehend
	Beteiligung mehrerer intrakranieller Arterien

I60.7	Subarachnoidalblutung, von nicht näher bezeichneter intrakranieller Arterie ausgehend
	Rupturiertes sackförmiges Aneurysma (angeboren) o.n.A.
	Subarachnoidalblutung, von einer A. communicans ausgehend, o.n.A.
	Subarachnoidalblutung, von einer Hirnarterie ausgehend, o.n.A.

I60.8	Sonstige Subarachnoidalblutung
	Meningealblutung
	Ruptur einer zerebralen arteriovenösen Fehlbildung

I60.9	Subarachnoidalblutung, nicht näher bezeichnet
	Rupturiertes (angeborenes) zerebrales Aneurysma o.n.A.

I61.- Intrazerebrale Blutung
Exkl.: Folgen einer intrazerebralen Blutung (I69.1)

I61.0	Intrazerebrale Blutung in die Großhirnhemisphäre, subkortikal
	Tiefe intrazerebrale Blutung

I61.1	Intrazerebrale Blutung in die Großhirnhemisphäre, kortikal
	Oberflächliche intrazerebrale Blutung
	Zerebrale Lobusblutung

I61.2	Intrazerebrale Blutung in die Großhirnhemisphäre, nicht näher bezeichnet

I61.3	Intrazerebrale Blutung in den Hirnstamm

I61.4	Intrazerebrale Blutung in das Kleinhirn

I61.5	Intrazerebrale intraventrikuläre Blutung

I61.6	Intrazerebrale Blutung an mehreren Lokalisationen

I61.8	Sonstige intrazerebrale Blutung

I61.9	Intrazerebrale Blutung, nicht näher bezeichnet

I62.- Sonstige nichttraumatische intrakranielle Blutung
Exkl.: Folgen einer intrakraniellen Blutung (I69.2)

I62.0	Subdurale Blutung (akut) (nichttraumatisch)

I62.1	Nichttraumatische extradurale Blutung
	Nichttraumatische epidurale Blutung

I62.9	Intrakranielle Blutung (nichttraumatisch), nicht näher bezeichnet

I63.- Hirninfarkt
Inkl.: Verschluß und Stenose von intra- und extrakraniellen hirnversorgenden Arterien mit resultierendem Hirninfarkt

Exkl.: Folgen eines Hirninfarktes (I69.3)

I63.0	Hirninfarkt durch Thrombose der extrakraniellen hirnversorgenden Arterien
I63.1	Hirninfarkt durch Embolie der extrakraniellen hirnversorgenden Arterien
I63.2	Hirninfarkt durch nicht näher bezeichneten Verschluß oder Stenose der extrakraniellen hirnversorgenden Arterien
I63.3	Hirninfarkt durch Thrombose intrakranieller Arterien
I63.4	Hirninfarkt durch Embolie intrakranieller Arterien
I63.5	Hirninfarkt durch nicht näher bezeichneten Verschluß oder Stenose intrakranieller Arterien

I63.6	Hirninfarkt durch Thrombose der Hirnvenen, nichteitrig
I63.8	Sonstiger Hirninfarkt
I63.9	Hirninfarkt, nicht näher bezeichnet

I64 Schlaganfall, nicht als Blutung oder Infarkt bezeichnet
Zerebrovaskulärer Insult o.n.A.
Exkl.: Folgen eines Schlaganfalls (I69.4)

I65.- Verschluß und Stenose der extrakraniellen hirnversorgenden Arterien ohne resultierenden Hirninfarkt

Inkl.: Embolie
Obstruktion (komplett) (partiell) | A. basilaris, A. carotis oder A. vertebralis,
Stenose | ohne resultierenden Hirninfarkt
Thrombose

Exkl.: Als Ursache eines Hirninfarktes (I63.-)

I65.0	Verschluß und Stenose der A. vertebralis
I65.1	Verschluß und Stenose der A. basilaris
I65.2	Verschluß und Stenose der A. carotis
I65.3	Verschluß und Stenose mehrerer und beidseitiger extrakranieller hirnversorgender Arterien
I65.8	Verschluß und Stenose sonstiger extrakranieller hirnversorgender Arterie
I65.9	Verschluß und Stenose nicht näher bezeichneter extrakranieller hirnversorgender Arterie
	Extrakranielle hirnversorgende Arterie o.n.A.

I66.- Verschluß und Stenose intrakranieller Arterien ohne resultierenden Hirninfarkt

Inkl.: Embolie
Obstruktion (komplett) (partiell) | A. cerebri media, A. cerebri anterior, A. cerebri posterior
Stenose | und Aa. cerebelli, ohne resultierenden Hirninfarkt
Thrombose

Exkl.: Als Ursache eines Hirninfarktes (I63.-)

I66.0	Verschluß und Stenose der A. cerebri media
I66.1	Verschluß und Stenose der A. cerebri anterior
I66.2	Verschluß und Stenose der A. cerebri posterior
I66.3	Verschluß und Stenose der Aa. cerebelli
I66.4	Verschluß und Stenose mehrerer und beidseitiger intrakranieller Arterien
I66.8	Verschluß und Stenose sonstiger intrakranieller Arterien
	Verschluß und Stenose der Stammganglienarterien
I66.9	Verschluß und Stenose nicht näher bezeichneter intrakranieller Arterie

I67.- Sonstige zerebrovaskuläre Krankheiten
Exkl.: Folgen der aufgeführten Krankheitszustände (I69.8)

I67.0	Dissektion intrakranieller Arterien, nichtrupturiert
	Exkl.: Rupturierte intrakranielle Arterien (I60.7)

I67.1 Zerebrales Aneurysma, nichtrupturiert
Zerebrale(s):
- Aneurysma o.n.A.
- arteriovenöse Fistel, erworben

Exkl.: Angeborenes zerebrales Aneurysma, nichtrupturiert (Q28.-)
Rupturiertes zerebrales Aneurysma (I60.9)

I67.2 Hirnatherosklerose
Atheromatose der Hirnarterien

I67.3 Progressive subkortikale vaskuläre Enzephalopathie
Binswanger-Krankheit

Exkl.: Subkortikale vaskuläre Demenz (F01.2)

I67.4 Hypertensive Enzephalopathie

I67.5 Moyamoya-Syndrom

I67.6 Nichteitrige Thrombose des intrakraniellen Venensystems
Nichteitrige Thrombose:
- Hirnvenen
- intrakranielle venöse Sinus

Exkl.: Als Ursache eines Hirninfarktes (I63.6)

I67.7 Zerebrale Arteriitis, anderenorts nicht klassifiziert

I67.8 Sonstige näher bezeichnete zerebrovaskuläre Krankheiten
Akute zerebrovaskuläre Insuffizienz o.n.A.
Zerebrale Ischämie (chronisch)

I67.9 Zerebrovaskuläre Krankheit, nicht näher bezeichnet

I68.-* Zerebrovaskuläre Störungen bei anderenorts klassifizierten Krankheiten

I68.0* Zerebrale Amyloidangiopathie (E85.-†)

I68.1* Zerebrale Arteriitis bei anderenorts klassifizierten infektiösen und parasitären Krankheiten
Zerebrale Arteriitis:
- durch Listerien (A32.8†)
- syphilitisch (A52.0†)
- tuberkulös (A18.8†)

I68.2* Zerebrale Arteriitis bei sonstigen anderenorts klassifizierten Krankheiten
Zerebrale Arteriitis bei systemischem Lupus erythematodes (M32.1†)

I68.8* Sonstige zerebrovaskuläre Störungen bei anderenorts klassifizierten Krankheiten

I69.- Folgen einer zerebrovaskulären Krankheit

Hinw.: Soll bei einer anderenorts klassifizierten Störung angegeben werden, daß sie Folge eines unter I60-I67 aufgeführten Zustandes ist, so ist (statt einer Schlüsselnummer aus I60-I67) die vorliegende Kategorie zu verwenden. Zu den „Folgen" zählen Krankheitszustände, die als Folgen oder Spätfolgen bezeichnet sind oder die ein Jahr oder länger seit Beginn des verursachenden Leidens bestehen.

I69.0 Folgen einer Subarachnoidalblutung

I69.1 Folgen einer intrazerebralen Blutung

I69.2 Folgen einer sonstigen nichttraumatischen intrakraniellen Blutung

I69.3 Folgen eines Hirninfarktes

I69.4 Folgen eines Schlaganfalls, nicht als Blutung oder Infarkt bezeichnet

I69.8 Folgen sonstiger und nicht näher bezeichneter zerebrovaskulärer Krankheiten

Krankheiten der Arterien, Arteriolen und Kapillaren (I70-I79)

I70.- Atherosklerose

Inkl.: Arteriolosklerose
Arteriosklerose
Arteriosklerotische Gefäßkrankheit
Atherom, arteriell
Degeneration:
• arteriell
• arteriovaskulär
• vaskulär
Endarteriitis deformans oder obliterans
Senile:
• Arteriitis
• Endarteriitis

Exkl.: Koronar (I25.1-)
Mesenterial (K55.1)
Pulmonal (I27.0)
Zerebral (I67.2)

I70.0 Atherosklerose der Aorta

I70.1 Atherosklerose der Nierenarterie
Goldblatt-Niere

Exkl.: Atherosklerose der renalen Arteriolen (I12.-)

I70.2 Atherosklerose der Extremitätenarterien
Atherosklerotische Gangrän
Mönckeberg- (Media-) Sklerose

I70.20 Nicht näher bezeichnet
I70.21 Mit intermittierendem Hinken
I70.22 Mit Ruheschmerzen
I70.23 Mit Ulzeration
I70.24 Mit Gangrän

I70.8 Atherosklerose sonstiger Arterien

I70.9 Generalisierte und nicht näher bezeichnete Atherosklerose

I71.- Aortenaneurysma und -dissektion

I71.0 Dissektion der Aorta
Aneurysma dissecans der Aorta (rupturiert)

I71.00 Nicht näher bezeichnete Lokalisation

I71.01 Thorakal

I71.02 Abdominal

I71.03 Thorakoabdominal

I71.1 Aneurysma der Aorta thoracica, rupturiert

I71.2 Aneurysma der Aorta thoracica, ohne Angabe einer Ruptur

I71.3 Aneurysma der Aorta abdominalis, rupturiert

I71.4 **Aneurysma der Aorta abdominalis, ohne Angabe einer Ruptur**

I71.5 **Aortenaneurysma, thorakoabdominal, rupturiert**

I71.6 **Aortenaneurysma, thorakoabdominal, ohne Angabe einer Ruptur**

I71.8 **Aortenaneurysma nicht näher bezeichneter Lokalisation, rupturiert**
Ruptur der Aorta o.n.A.

I71.9 **Aortenaneurysma nicht näher bezeichneter Lokalisation, ohne Angabe einer Ruptur**
Aneurysma
Dilatation | Aorta
Hyaline Nekrose

I72.- Sonstiges Aneurysma
Inkl.: Aneurysma (cirsoideum) (falsum) (rupturiert)
Exkl.: Aneurysma:
- Aorta (I71.-)
- arteriovenös, erworben (I77.0)
- arteriovenös o.n.A. (Q27.3)
- Herz (I25.3)
- Koronararterien (I25.4)
- Pulmonalarterie (I28.1)
- retinal (H35.0)
- zerebral (nichtrupturiert) (I67.1)
- zerebral, rupturiert (I60.-)
Varix aneurysmatica (I77.0)

I72.0 **Aneurysma der A. carotis**

I72.1 **Aneurysma einer Arterie der oberen Extremität**

I72.2 **Aneurysma der Nierenarterie**

I72.3 **Aneurysma der A. iliaca**

I72.4 **Aneurysma einer Arterie der unteren Extremität**

I72.8 **Aneurysma sonstiger näher bezeichneter Arterien**

I72.9 **Aneurysma nicht näher bezeichneter Lokalisation**

I73.- Sonstige periphere Gefäßkrankheiten
Exkl.: Erfrierungen (T33-T35)
Frostbeulen (T69.1)
Kälte-Nässe-Schaden der Hände oder Füße (T69.0)
Spasmus der Hirnarterien (G45.9)

I73.0 **Raynaud-Syndrom**
Raynaud-:
- Gangrän
- Krankheit
- Phänomen (sekundär)

I73.1 **Thrombangiitis obliterans [Endangiitis von-Winiwarter-Buerger]**

I73.8 **Sonstige näher bezeichnete periphere Gefäßkrankheiten**
Akroparästhesie:
- einfach [Schultze-Syndrom]
- vasomotorisch [Nothnagel-Syndrom II]
Akrozyanose
Erythromelalgie
Erythrozyanose

I73.9 Periphere Gefäßkrankheit, nicht näher bezeichnet
Arterielle Verschlußkrankheit [AVK]
Arterienspasmus
Claudicatio intermittens

I74.- Arterielle Embolie und Thrombose
Inkl.: Infarkt:
- embolisch
- thrombotisch

Verschluß:
- embolisch
- thrombotisch

Exkl.: Embolie und Thrombose:
- als Komplikation bei:
  - Abort, Extrauteringravidität oder Molenschwangerschaft (O00-O07, O08.2)
  - Schwangerschaft, Geburt oder Wochenbett (O88.-)
- A. basilaris (I63.0-I63.2, I65.1)
- A. carotis (I63.0-I63.2, I65.2)
- A. vertebralis (I63.0-I63.2, I65.0)
- extrakranielle hirnversorgende Arterien (I63.0-I63.2, I65.9)
- intrakranielle Arterien (I63.3-I63.5, I66.9)
- Koronararterien (I21-I25)
- mesenterial (K55.0)
- Nierenarterien (N28.0)
- Pulmonalarterien (I26.-)
- retinal (H34.-)

I74.0 Embolie und Thrombose der Aorta abdominalis
Aortenbifurkations-Syndrom [Leriche-Syndrom]

I74.1 Embolie und Thrombose sonstiger und nicht näher bezeichneter Abschnitte der Aorta

I74.2 Embolie und Thrombose der Arterien der oberen Extremitäten

I74.3 Embolie und Thrombose der Arterien der unteren Extremitäten

I74.4 Embolie und Thrombose der Extremitätenarterien, nicht näher bezeichnet
Periphere arterielle Embolie

I74.5 Embolie und Thrombose der A. iliaca

I74.8 Embolie und Thrombose sonstiger Arterien

I74.9 Embolie und Thrombose nicht näher bezeichneter Arterie

I77.- Sonstige Krankheiten der Arterien und Arteriolen
Exkl.: A. pulmonalis (I28.-)
Hypersensitivitätsangiitis (M31.0)
Kollagen- (Gefäß-) Krankheiten (M30-M36)

I77.0 Arteriovenöse Fistel, erworben
Arteriovenöses Aneurysma, erworben
Varix aneurysmatica

Exkl.: Arteriovenöses Aneurysma o.n.A. (Q27.3)
Koronargefäße (I25.4)
Traumatisch - siehe Verletzung von Blutgefäßen nach der Körperregion
Zerebral (I67.1)

I77.1 Arterienstriktur

I77.2	**Arterienruptur**

Arrosion
Fistel | Arterie
Ulkus

Exkl.: Traumatische Arterienruptur - siehe Verletzung von Blutgefäßen nach der Körperregion

I77.3 Fibromuskuläre Dysplasie der Arterien

I77.4 Arteria-coeliaca-Kompressions-Syndrom

I77.5 Arteriennekrose

I77.6 Arteriitis, nicht näher bezeichnet
Aortitis o.n.A.
Endarteriitis o.n.A.

Exkl.: Arteriitis oder Endarteriitis:
- Aortenbogen [Takayasu] (M31.4)
- deformans (I70.-)
- koronar (I25.8)
- obliterans (I70.-)
- Riesenzell- (M31.5-M31.6)
- senil (I70.-)
- zerebral, anderenorts nicht klassifiziert (I67.7)

I77.8 Sonstige näher bezeichnete Krankheiten der Arterien und Arteriolen

I77.9 Krankheit der Arterien und Arteriolen, nicht näher bezeichnet

I78.- Krankheiten der Kapillaren

I78.0 Hereditäre hämorrhagische Teleangiektasie
Morbus Osler [Rendu-Osler-Weber]

I78.1 Nävus, nichtneoplastisch
Naevus:
- araneus
- stellatus

Spinnennävus [Spider-Nävus]

Exkl.: Blutschwamm (Q82.5)
Feuermal (Q82.5)
Naevus:
- flammeus (Q82.5)
- pigmentosus (D22.-)
- pilosus (D22.-)
- vasculosus o.n.A. (Q82.5)
- verrucosus (Q82.5)
Nävus:
- blauer (D22.-)
- Melanozyten- (D22.-)
- o.n.A. (D22.-)

I78.8 Sonstige Krankheiten der Kapillaren

I78.9 Krankheit der Kapillaren, nicht näher bezeichnet

I79.-* Krankheiten der Arterien, Arteriolen und Kapillaren bei anderenorts klassifizierten Krankheiten

I79.0* Aortenaneurysma bei anderenorts klassifizierten Krankheiten
Syphilitisches Aortenaneurysma (A52.0†)

I79.1* **Aortitis bei anderenorts klassifizierten Krankheiten**
Syphilitische Aortitis (A52.0†)

I79.2* **Periphere Angiopathie bei anderenorts klassifizierten Krankheiten**
Periphere diabetische Angiopathie (E10-E14†, vierte Stelle .5)

I79.8* **Sonstige Krankheiten der Arterien, Arteriolen und Kapillaren bei anderenorts klassifizierten Krankheiten**

Krankheiten der Venen, der Lymphgefäße und der Lymphknoten, anderenorts nicht klassifiziert (I80-I89)

I80.- Thrombose, Phlebitis und Thrombophlebitis

Inkl.: Endophlebitis
Periphlebitis
Phlebitis suppurativa
Venenentzündung

Soll bei Arzneimittelinduktion die Substanz angegeben werden, ist eine zusätzliche Schlüsselnummer (Kapitel XX) zu benutzen.

Exkl.: Phlebitis und Thrombophlebitis:
- als Komplikation bei:
  - Abort, Extrauteringravidität oder Molenschwangerschaft (O00-O07, O08.7)
  - Schwangerschaft, Geburt oder Wochenbett (O22.-, O87.-)
- intrakraniell, nichteitrig (I67.6)
- intrakraniell und intraspinal, septisch oder o.n.A. (G08)
- intraspinal, nichteitrig (G95.1)
- Pfortader [V. portae] (K75.1)
- postthrombotisches Syndrom (I87.0)
- Thrombophlebitis migrans (I82.1)

I80.0 **Thrombose, Phlebitis und Thrombophlebitis oberflächlicher Gefäße der unteren Extremitäten**

I80.1 **Thrombose, Phlebitis und Thrombophlebitis der V. femoralis**

I80.2 **Thrombose, Phlebitis und Thrombophlebitis sonstiger tiefer Gefäße der unteren Extremitäten**
Tiefe Venenthrombose o.n.A.

I80.3 Thrombose, Phlebitis und Thrombophlebitis der unteren Extremitäten, nicht näher bezeichnet
Embolie und Thrombose von Gefäßen der unteren Extremität o.n.A.

I80.8 Thrombose, Phlebitis und Thrombophlebitis sonstiger Lokalisationen

I80.9 Thrombose, Phlebitis und Thrombophlebitis nicht näher bezeichneter Lokalisation

I81 Pfortaderthrombose
Pfortaderverschluß

Exkl.: Phlebitis der Pfortader (K75.1)

I82.- Sonstige venöse Embolie und Thrombose

Exkl.: Venöse Embolie und Thrombose:
- als Komplikation bei:
  - Abort, Extrauteringravidität oder Molenschwangerschaft (O00-O07, O08.7)
  - Schwangerschaft, Geburt oder Wochenbett (O22.-, O87.-)
- Hirnvenen (I63.6, I67.6)
- intrakraniell, nichteitrig (I67.6)
- intrakraniell und intraspinal, septisch oder o.n.A. (G08)
- intraspinal, nichteitrig (G95.1)
- Koronarvenen (I21-I25)
- mesenterial (K55.0)
- Pfortader (I81)
- Pulmonalvenen (I26.-)
- untere Extremitäten (I80.-)

I82.0 **Budd-Chiari-Syndrom**

I82.1 **Thrombophlebitis migrans**

I82.2 **Embolie und Thrombose der V. cava**

I82.3 **Embolie und Thrombose der Nierenvene**

I82.8 **Embolie und Thrombose sonstiger näher bezeichneter Venen**

I82.9 **Embolie und Thrombose nicht näher bezeichneter Vene**
(Venen-) Thrombose o.n.A.
Venenembolie o.n.A.

I83.- Varizen der unteren Extremitäten

Exkl.: Als Komplikation bei:
- Schwangerschaft (O22.0)
- Wochenbett (O87.8)

I83.0 **Varizen der unteren Extremitäten mit Ulzeration**
Jeder Zustand unter I83.9 mit Ulzeration oder als ulzeriert bezeichnet
Ulcus varicosum (untere Extremität, jeder Abschnitt)

I83.1 **Varizen der unteren Extremitäten mit Entzündung**
Jeder Zustand unter I83.9 mit Entzündung oder als entzündet bezeichnet
Stauungsdermatitis o.n.A.

I83.2 **Varizen der unteren Extremitäten mit Ulzeration und Entzündung**
Jeder Zustand unter I83.9 mit Ulzeration und Entzündung

I83.9 **Varizen der unteren Extremitäten ohne Ulzeration oder Entzündung**
Phlebektasie
Status varicosus | untere Extremität [jeder Abschnitt] oder nicht näher bezeichnete Lokalisation
Variköse Venen

I84.- Hämorrhoiden

Inkl.: Hämorrhoidalknoten
Varizen des Anus oder Rektums

Exkl.: Als Komplikation bei:
- Geburt oder Wochenbett (O87.2)
- Schwangerschaft (O22.4)

I84.0 **Innere thrombosierte Hämorrhoiden**

I84.1	**Innere Hämorrhoiden mit sonstigen Komplikationen** Innere Hämorrhoiden: • blutend • eingeklemmt • prolabiert • ulzeriert
I84.2	**Innere Hämorrhoiden ohne Komplikation** Innere Hämorrhoiden o.n.A.
I84.3	**Äußere thrombosierte Hämorrhoiden**
I84.4	**Äußere Hämorrhoiden mit sonstigen Komplikationen** Äußere Hämorrhoiden: • blutend • eingeklemmt • prolabiert • ulzeriert
I84.5	**Äußere Hämorrhoiden ohne Komplikation** Äußere Hämorrhoiden o.n.A.
I84.6	**Marisken als Folgezustand von Hämorrhoiden** Marisken, anal oder rektal
I84.7	**Nicht näher bezeichnete thrombosierte Hämorrhoiden** Thrombosierte Hämorrhoiden ohne Angabe, ob innere oder äußere
I84.8	**Nicht näher bezeichnete Hämorrhoiden mit sonstigen Komplikationen** Hämorrhoiden ohne Angabe, ob innere oder äußere: • blutend • eingeklemmt • prolabiert • ulzeriert
I84.9	**Hämorrhoiden ohne Komplikation, nicht näher bezeichnet** Hämorrhoiden o.n.A.

I85.- Ösophagusvarizen

I85.0	**Ösophagusvarizen mit Blutung**
I85.9	**Ösophagusvarizen ohne Blutung** Ösophagusvarizen o.n.A.

I86.- Varizen sonstiger Lokalisationen

Exkl.: Retinale Varizen (H35.0)
Varizen nicht näher bezeichneter Lokalisation (I83.9)

I86.0	**Sublinguale Varizen**
I86.1	**Skrotumvarizen** Varikozele
I86.2	**Beckenvarizen**
I86.3	**Vulvavarizen** *Exkl.:* Als Komplikation bei: • Geburt oder Wochenbett (O87.8) • Schwangerschaft (O22.1)
I86.4	**Magenvarizen**
I86.8	**Varizen sonstiger näher bezeichneter Lokalisationen** Ulcus varicosum des Nasenseptums

I87.- Sonstige Venenkrankheiten

I87.0 Postthrombotisches Syndrom

I87.1 Venenkompression
Vena-cava- (superior-) (inferior-) Syndrom
Venenstriktur
Exkl.: Lungenvenen (I28.8)

I87.2 Venöse Insuffizienz (chronisch) (peripher)

I87.8 Sonstige näher bezeichnete Venenkrankheiten

I87.9 Venenkrankheit, nicht näher bezeichnet

I88.- Unspezifische Lymphadenitis
Exkl.: Akute Lymphadenitis, ausgenommen mesenterial (L04.-)
Generalisierte Lymphadenopathie infolge HIV-Krankheit (B23.1)
Lymphknotenvergrößerung o.n.A. (R59.-)

I88.0 Unspezifische mesenteriale Lymphadenitis
Mesenteriale Lymphadenitis (akut) (chronisch)

I88.1 Chronische Lymphadenitis, ausgenommen mesenterial
Adenitis
Lymphadenitis │ chronisch, jeder Lymphknoten, ausgenommen mesenterial

I88.8 Sonstige unspezifische Lymphadenitis

I88.9 Unspezifische Lymphadenitis, nicht näher bezeichnet
Lymphadenitis o.n.A.

I89.- Sonstige nichtinfektiöse Krankheiten der Lymphgefäße und Lymphknoten
Exkl.: Chylozele:
• durch Filarien (B74.-)
• Tunica vaginalis testis (nicht durch Filarien) o.n.A. (N50.8)
Hereditäres Lymphödem (Q82.0)
Lymphknotenvergrößerung o.n.A. (R59.-)
Lymphödem nach Mastektomie (I97.2)

I89.0 Lymphödem, anderenorts nicht klassifiziert
Lymphangiektasie

I89.1 Lymphangitis
Lymphangitis:
• chronisch
• subakut
• o.n.A.
Exkl.: Akute Lymphangitis (L03.-)

I89.8 Sonstige näher bezeichnete nichtinfektiöse Krankheiten der Lymphgefäße und Lymphknoten
Chylozele (nicht durch Filarien)
Lipomelanotische Retikulose

I89.9 Nichtinfektiöse Krankheit der Lymphgefäße und Lymphknoten, nicht näher bezeichnet
Krankheit der Lymphgefäße o.n.A.

Sonstige und nicht näher bezeichnete Krankheiten des Kreislaufsystems (I95-I99)

I95.- Hypotonie
Exkl.: Hypotonie-Syndrom der Mutter (O26.5)
Kardiovaskulärer Kollaps (R57.9)
Unspezifischer niedriger Blutdruckwert o.n.A. (R03.1)

I95.0 Idiopathische Hypotonie

I95.1 Orthostatische Hypotonie
Orthostatische Dysregulation
Exkl.: Shy-Drager-Syndrom [Neurogene orthostatische Hypotonie] (G90.3)

I95.2 Hypotonie durch Arzneimittel
Soll die Substanz angegeben werden, ist eine zusätzliche Schlüsselnummer (Kapitel XX) zu benutzen.

I95.8 Sonstige Hypotonie
Chronische Hypotonie

I95.9 Hypotonie, nicht näher bezeichnet

I97.- Kreislaufkomplikationen nach medizinischen Maßnahmen, anderenorts nicht klassifiziert
Exkl.: Postoperativer Schock (T81.1)

I97.0 Postkardiotomie-Syndrom

I97.1 Sonstige Funktionsstörungen nach kardiochirurgischem Eingriff
Herzinsuffizienz | nach kardiochirurgischem Eingriff oder wegen einer Herzprothese
Herzversagen

I97.2 Lymphödem nach Mastektomie
Elephantiasis | durch Mastektomie
Verschluß der Lymphgefäße

I97.8 Sonstige Kreislaufkomplikationen nach medizinischen Maßnahmen, anderenorts nicht klassifiziert

I97.9 Kreislaufkomplikation nach medizinischer Maßnahme, nicht näher bezeichnet

I98.-* Sonstige Störungen des Kreislaufsystems bei anderenorts klassifizierten Krankheiten
Exkl.: Krankheiten, die unter anderen Sternschlüsselnummern des vorliegenden Kapitels klassifiziert sind.

I98.0* Kardiovaskuläre Syphilis
Kardiovaskuläre:
• Spätsyphilis, konnatal (A50.5†)
• Syphilis o.n.A. (A52.0†)

I98.1* Störungen des Herz-Kreislaufsystems bei sonstigen anderenorts klassifizierten infektiösen und parasitären Krankheiten
Kardiovaskuläre:
• Beteiligung, anderenorts nicht klassifiziert, bei Chagas-Krankheit (chronisch) (B57.2†)
• Veränderungen bei Pinta [Carate] (A67.2†)

I98.2*	Ösophagusvarizen bei anderenorts klassifizierten Krankheiten
	Ösophagusvarizen bei:
	• Leberkrankheiten (K70-K71†, K74.-†)
	• Schistosomiasis (B65.-†)
I98.20*	Ohne Angabe einer Blutung
I98.21*	Mit Blutung
I98.8*	Sonstige näher bezeichnete Störungen des Kreislaufsystems bei anderenorts klassifizierten Krankheiten

I99 Sonstige und nicht näher bezeichnete Krankheiten des Kreislaufsystems

Kapitel X

Krankheiten des Atmungssystems
(J00-J99)

Hinw.: Wenn bei einem Krankheitszustand der Atemwege angegeben ist, daß er an mehreren Lokalisationen vorkommt, er jedoch nicht genau verschlüsselt werden kann, so sollte die weiter distale Lokalisation klassifiziert werden (z.b. nicht Tracheobronchitis, sondern Bronchitis J40).

Exkl.: Angeborene Fehlbildungen, Deformitäten und Chromosomenanomalien (Q00-Q99)
Bestimmte infektiöse und parasitäre Krankheiten (A00-B99)
Bestimmte Zustände, die ihren Ursprung in der Perinatalperiode haben (P00-P96)
Endokrine, Ernährungs- und Stoffwechselkrankheiten (E00-E90)
Komplikationen der Schwangerschaft, der Geburt und des Wochenbettes (O00-O99)
Neubildungen (C00-D48)
Symptome und abnorme klinische und Laborbefunde, die anderenorts nicht klassifiziert sind (R00-R99)
Verletzungen, Vergiftungen und bestimmte andere Folgen äußerer Ursachen (S00-T98)

Dieses Kapitel gliedert sich in folgende Gruppen:

J00-J06	Akute Infektionen der oberen Atemwege
J10-J18	Grippe und Pneumonie
J20-J22	Sonstige akute Infektionen der unteren Atemwege
J30-J39	Sonstige Krankheiten der oberen Atemwege
J40-J47	Chronische Krankheiten der unteren Atemwege
J60-J70	Lungenkrankheiten durch exogene Substanzen
J80-J84	Sonstige Krankheiten der Atmungsorgane, die hauptsächlich das Interstitium betreffen
J85-J86	Purulente und nekrotisierende Krankheitszustände der unteren Atemwege
J90-J94	Sonstige Krankheiten der Pleura
J95-J99	Sonstige Krankheiten des Atmungssystems

Dieses Kapitel enthält die folgenden Sternschlüsselnummern:

J17*	Pneumonie bei anderenorts klassifizierten Krankheiten
J91*	Pleuraerguß bei anderenorts klassifizierten Krankheiten
J99*	Krankheiten der Atemwege bei anderenorts klassifizierten Krankheiten

Akute Infektionen der oberen Atemwege
(J00-J06)

Exkl.: Chronisch-obstruktive Lungenkrankheit mit akuter Exazerbation o.n.A. (J44.1)

J00 Akute Rhinopharyngitis [Erkältungsschnupfen]

Nasenkatarrh, akut
Rhinitis:
- akut
- infektiös

Rhinopharyngitis:
- infektiös o.n.A.
- o.n.A.

Schnupfen (akut)

Exkl.: Allergische Rhinopathie (J30.1-J30.4)
Halsentzündung:
- akut (J02.-)
- chronisch (J31.2)
- o.n.A. (J02.9)

Pharyngitis:
- akut (J02.-)
- chronisch (J31.2)
- o.n.A. (J02.9)

Rhinitis:
- chronisch (J31.0)
- o.n.A. (J31.0)

Rhinopathia vasomotorica (J30.0)
Rhinopharyngitis, chronisch (J31.1)

J01.- Akute Sinusitis

Inkl.: Abszeß
Eiterung
Empyem   akut, (Nasen-) Nebenhöhlen
Entzündung
Infektion

Soll der Infektionserreger angegeben werden, ist eine zusätzliche Schlüsselnummer (B95-B97) zu benutzen. Im Krankenhaus sollte diese Information immer verschlüsselt werden, wenn sie vorliegt.

Exkl.: Sinusitis, chronisch oder o.n.A. (J32.-)

J01.0 Akute Sinusitis maxillaris
Akute Kieferhöhlenentzündung

J01.1 Akute Sinusitis frontalis

J01.2 Akute Sinusitis ethmoidalis

J01.3 Akute Sinusitis sphenoidalis

J01.4 Akute Pansinusitis

J01.8 Sonstige akute Sinusitis
Akute Sinusitis mit Beteiligung von mehr als einer Nasennebenhöhle, ausgenommen Pansinusitis

J01.9 Akute Sinusitis, nicht näher bezeichnet

J02.- Akute Pharyngitis

Inkl.: Akute Halsentzündung

Exkl.: Abszeß:
- peritonsillär (J36)
- pharyngeal (J39.1)
- retropharyngeal (J39.0)

Akute Laryngopharyngitis (J06.0)
Chronische Pharyngitis (J31.2)

J02.0	**Streptokokken-Pharyngitis**

Rachenentzündung durch Streptokokken

Exkl.: Scharlach (A38)

J02.8 Akute Pharyngitis durch sonstige näher bezeichnete Erreger
Soll der Infektionserreger angegeben werden, ist eine zusätzliche Schlüsselnummer (B95-B97) zu benutzen. Im Krankenhaus sollte diese Information immer verschlüsselt werden, wenn sie vorliegt.

Exkl.: Pharyngitis durch:
- Herpesviren [Herpes simplex] (B00.2)
- infektiöse Mononukleose (B27.-)
- Influenza-Viren:
  - nachgewiesen (J10.1)
  - nicht nachgewiesen (J11.1)
Vesikuläre Pharyngitis (B08.5)

J02.9 Akute Pharyngitis, nicht näher bezeichnet
Pharyngitis (akut):
- eitrig
- gangränös
- infektiös o.n.A.
- ulzerös
- o.n.A.
Rachenentzündung (akut) o.n.A.

J03.- Akute Tonsillitis

Exkl.: Peritonsillarabszeß (J36)
Halsentzündung:
- akut (J02.-)
- durch Streptokokken (J02.0)
- o.n.A. (J02.9)

J03.0 Streptokokken-Tonsillitis

J03.8 Akute Tonsillitis durch sonstige näher bezeichnete Erreger
Soll der Infektionserreger angegeben werden, ist eine zusätzliche Schlüsselnummer (B95-B97) zu benutzen. Im Krankenhaus sollte diese Information immer verschlüsselt werden, wenn sie vorliegt.

Exkl.: Pharyngotonsillitis durch Herpesviren [Herpes simplex] (B00.2)

J03.9 Akute Tonsillitis, nicht näher bezeichnet
Angina follicularis
Tonsillitis (akut):
- gangränös
- infektiös
- ulzerös
- o.n.A.

J04.- Akute Laryngitis und Tracheitis

Soll der Infektionserreger angegeben werden, ist eine zusätzliche Schlüsselnummer (B95-B97) zu benutzen. Im Krankenhaus sollte diese Information immer verschlüsselt werden, wenn sie vorliegt.

Exkl.: Akute obstruktive Laryngitis [Krupp] und Epiglottitis (J05.-)
Laryngismus (stridulus) (J38.5)

J04.0 **Akute Laryngitis**
Laryngitis (akut):
- eitrig
- ödematös
- subglottisch
- ulzerös
- o.n.A.

Exkl.: Chronische Laryngitis (J37.0)
Grippe mit Laryngitis, Influenzaviren:
- nachgewiesen (J10.1)
- nicht nachgewiesen (J11.1)

J04.1 **Akute Tracheitis**
Tracheitis (akut):
- katarrhalisch
- o.n.A.

Exkl.: Chronische Tracheitis (J42)

J04.2 **Akute Laryngotracheitis**
Laryngotracheitis o.n.A.
Tracheitis (akut) mit Laryngitis (akut)

Exkl.: Chronische Laryngotracheitis (J37.1)

J05.- **Akute obstruktive Laryngitis [Krupp] und Epiglottitis**
Soll der Infektionserreger angegeben werden, ist eine zusätzliche Schlüsselnummer (B95-B97) zu benutzen. Im Krankenhaus sollte diese Information immer verschlüsselt werden, wenn sie vorliegt.

J05.0 **Akute obstruktive Laryngitis [Krupp]**
Obstruktive Laryngitis o.n.A.

J05.1 **Akute Epiglottitis**
Epiglottitis o.n.A.

J06.- **Akute Infektionen an mehreren oder nicht näher bezeichneten Lokalisationen der oberen Atemwege**
Exkl.: Akute Infektion der Atemwege o.n.A. (J22)
Influenzaviren:
- nachgewiesen (J10.1)
- nicht nachgewiesen (J11.1)

J06.0 **Akute Laryngopharyngitis**

J06.8 Sonstige akute Infektionen an mehreren Lokalisationen der oberen Atemwege

J06.9 Akute Infektion der oberen Atemwege, nicht näher bezeichnet
Grippaler Infekt
Obere Atemwege:
- Infektion o.n.A.
- Krankheit, akut

Grippe und Pneumonie (J10-J18)

J10.- **Grippe durch nachgewiesene Influenzaviren**
Exkl.: Infektion o.n.A. (A49.2)
Meningitis (G00.0) | durch Haemophilus influenzae [H. influenzae]
Pneumonie (J14)

J10.0 Grippe mit Pneumonie, Influenzaviren nachgewiesen
Grippe(broncho)pneumonie, Influenzaviren nachgewiesen

J10.1 Grippe mit sonstigen Manifestationen an den Atemwegen, Influenzaviren nachgewiesen
Grippe
Grippe:
- akute Infektion der oberen Atemwege
- Laryngitis
- Pharyngitis
- Pleuraerguß

Influenzaviren nachgewiesen

J10.8 Grippe mit sonstigen Manifestationen, Influenzaviren nachgewiesen
Enzephalopathie bei Grippe
Grippe:
- Gastroenteritis
- Myokarditis (akut)

Influenzaviren nachgewiesen

J11.- Grippe, Viren nicht nachgewiesen

Inkl.: Grippe
Virus-Grippe | ohne Angabe eines spezifischen Virusnachweises

Exkl.: Grippaler Infekt (J06.9)
Infektion o.n.A. (A49.2)
Meningitis (G00.0) | durch Haemophilus influenzae [H. influenzae]
Pneumonie (J14)

J11.0 Grippe mit Pneumonie, Viren nicht nachgewiesen
Grippe(broncho)pneumonie, nicht näher bezeichnet oder spezifische Viren nicht nachgewiesen

J11.1 Grippe mit sonstigen Manifestationen an den Atemwegen, Viren nicht nachgewiesen
Grippe o.n.A.
Grippe:
- akute Infektion der oberen Atemwege
- Laryngitis
- Pharyngitis
- Pleuraerguß

nicht näher bezeichnet oder spezifische Viren nicht nachgewiesen

J11.8 Grippe mit sonstigen Manifestationen, Viren nicht nachgewiesen
Enzephalopathie bei Grippe
Grippe:
- Gastroenteritis
- Myokarditis (akut)

nicht näher bezeichnet oder spezifische Viren nicht nachgewiesen

J12.- Viruspneumonie, anderenorts nicht klassifiziert

Inkl.: Bronchopneumonie durch andere als Influenzaviren

Exkl.: Aspirationspneumonie:
- bei Anästhesie:
  - im Wochenbett (O89.0)
  - während der Schwangerschaft (O29.0)
  - während der Wehentätigkeit und bei der Entbindung (O74.0)
- beim Neugeborenen (P24.9)
- durch feste und flüssige Substanzen (J69.-)
- o.n.A. (J69.0)
Pneumonie:
- angeboren (P23.0)
- bei Grippe (J10.0, J11.0)
- interstitiell o.n.A. (J84.9)
- Lipid- (J69.1)
Kongenitale Röteln-Pneumonie (P35.0)

J12.0 Pneumonie durch Adenoviren

J12.1 Pneumonie durch Respiratory-Syncytial-Viren [RS-Viren]

J12.2	Pneumonie durch Parainfluenzaviren
J12.8	Pneumonie durch sonstige Viren
J12.9	Viruspneumonie, nicht näher bezeichnet

J13 Pneumonie durch Streptococcus pneumoniae
Bronchopneumonie durch Streptococcus pneumoniae

Exkl.: Angeborene Pneumonie durch Streptococcus pneumoniae (P23.6)
Pneumonie durch sonstige Streptokokken (J15.3-J15.4)

J14 Pneumonie durch Haemophilus influenzae
Bronchopneumonie durch Haemophilus influenzae

Exkl.: Angeborene Pneumonie durch Haemophilus influenzae (P23.6)

J15.- Pneumonie durch Bakterien, anderenorts nicht klassifiziert
Inkl.: Bronchopneumonie durch andere Bakterien als Streptococcus pneumoniae und Haemophilus influenzae

Exkl.: Angeborene Pneumonie (P23.-)
Legionärskrankheit (A48.1)
Pneumonie durch Chlamydien (J16.0)

J15.0	Pneumonie durch Klebsiella pneumoniae
J15.1	Pneumonie durch Pseudomonas
J15.2	Pneumonie durch Staphylokokken
J15.3	Pneumonie durch Streptokokken der Gruppe B
J15.4	Pneumonie durch sonstige Streptokokken

Exkl.: Pneumonie durch:
- Streptokokken der Gruppe B (J15.3)
- Streptococcus pneumoniae (J13)

J15.5	Pneumonie durch Escherichia coli
J15.6	Pneumonie durch andere aerobe gramnegative Bakterien

Pneumonie durch Serratia marcescens

J15.7	Pneumonie durch Mycoplasma pneumoniae
J15.8	Sonstige bakterielle Pneumonie
J15.9	Bakterielle Pneumonie, nicht näher bezeichnet

J16.- Pneumonie durch sonstige Infektionserreger, anderenorts nicht klassifiziert
Exkl.: Ornithose (A70)
Plasmazelluläre interstitielle Pneumonie (B59)
Pneumonie:
- angeboren (P23.-)
- o.n.A. (J18.9)

J16.0	Pneumonie durch Chlamydien
J16.8	Pneumonie durch sonstige näher bezeichnete Infektionserreger

J17.-* Pneumonie bei anderenorts klassifizierten Krankheiten

J17.0* **Pneumonie bei anderenorts klassifizierten bakteriellen Krankheiten**
Pneumonie (durch) (bei):
- Aktinomykose (A42.0†)
- Gonorrhoe (A54.8†)
- Keuchhusten (A37.-†)
- Milzbrand (A22.1†)
- Nokardiose (A43.0†)
- Salmonelleninfektion (A02.2†)
- Tularämie (A21.2†)
- Typhus abdominalis (A01.0†)

J17.1* **Pneumonie bei anderenorts klassifizierten Viruskrankheiten**
Pneumonie bei:
- Masern (B05.2†)
- Röteln (B06.8†)
- Varizellen (B01.2†)
- Zytomegalie (B25.0†)

J17.2* **Pneumonie bei Mykosen**
Pneumonie bei:
- Aspergillose (B44.0-B44.1†)
- Histoplasmose (B39.-†)
- Kandidose (B37.1†)
- Kokzidioidomykose (B38.0-B38.2†)

J17.3* **Pneumonie bei parasitären Krankheiten**
Pneumonie bei:
- Askaridose (B77.8†)
- Schistosomiasis (B65.-†)
- Toxoplasmose (B58.3†)

J17.8* **Pneumonie bei sonstigen anderenorts klassifizierten Krankheiten**
Pneumonie (bei):
- Ornithose (A70†)
- Q-Fieber (A78†)
- Rheumatisches Fieber (I00†)
- Spirochäteninfektionen, anderenorts nicht klassifiziert (A69.8†)

J18.- Pneumonie, Erreger nicht näher bezeichnet
Exkl.: Abszeß der Lunge mit Pneumonie (J85.1)
Arzneimittelinduzierte interstitielle Lungenkrankheiten (J70.2-J70.4)
Aspirationspneumonie:
- bei Anästhesie:
  - im Wochenbett (O89.0)
  - während der Schwangerschaft (O29.0)
  - während der Wehentätigkeit und bei der Entbindung (O74.0)
- beim Neugeborenen (P24.9)
- durch feste und flüssige Substanzen (J69.-)
- o.n.A. (J69.0)
Pneumonie:
- angeboren (P23.9)
- durch exogene Substanzen (J67-J70)
- interstitiell o.n.A. (J84.9)
- Lipid- (J69.1)

J18.0 Bronchopneumonie, nicht näher bezeichnet
Exkl.: Bronchiolitis (J21.-)

J18.1 Lobärpneumonie, nicht näher bezeichnet

J18.2 Hypostatische Pneumonie, nicht näher bezeichnet

J18.8 Sonstige Pneumonie, Erreger nicht näher bezeichnet

J18.9   Pneumonie, nicht näher bezeichnet

Sonstige akute Infektionen der unteren Atemwege (J20-J22)

Exkl.: Chronisch-obstruktive Lungenkrankheit mit akuter:
- Exazerbation o.n.A. (J44.1)
- Infektion der unteren Atemwege (J44.0)

J20.-   Akute Bronchitis
Inkl.: Bronchitis:
- akut oder subakut (mit):
- Bronchospasmus
- eitrig
- fibrinös
- membranös
- septisch
- Tracheitis
- o.n.A. bei Patienten unter 15 Jahren
Tracheobronchitis, akut

Exkl.: Bronchitis:
- allergisch o.n.A. (J45.0)
- chronisch:
  - einfach (J41.0)
  - obstruktiv (J44.-)
  - schleimig-eitrig (J41.1)
  - o.n.A. (J42)
- o.n.A. bei Patienten von 15 Jahren und älter (J40)
Tracheobronchitis:
- chronisch (J42)
- chronisch-obstruktiv (J44.-)
- o.n.A. (J40)

J20.0   Akute Bronchitis durch Mycoplasma pneumoniae

J20.1   Akute Bronchitis durch Haemophilus influenzae

J20.2   Akute Bronchitis durch Streptokokken

J20.3   Akute Bronchitis durch Coxsackieviren

J20.4   Akute Bronchitis durch Parainfluenzaviren

J20.5   Akute Bronchitis durch Respiratory-Syncytial-Viren [RS-Viren]

J20.6   Akute Bronchitis durch Rhinoviren

J20.7   Akute Bronchitis durch ECHO-Viren

J20.8   Akute Bronchitis durch sonstige näher bezeichnete Erreger

J20.9   Akute Bronchitis, nicht näher bezeichnet

J21.-   Akute Bronchiolitis
Inkl.: Mit Bronchospasmus

J21.0   Akute Bronchiolitis durch Respiratory-Syncytial-Viren [RS-Viren]

J21.8   Akute Bronchiolitis durch sonstige näher bezeichnete Erreger

J21.9   Akute Bronchiolitis, nicht näher bezeichnet
Bronchiolitis (akut)

J22 Akute Infektion der unteren Atemwege, nicht näher bezeichnet
Akute Infektion der (unteren) Atemwege o.n.A.

Exkl.: Infektion der oberen Atemwege (akut) (J06.9)

Sonstige Krankheiten der oberen Atemwege (J30-J39)

J30.- Vasomotorische und allergische Rhinopathie
Inkl.: Reflektorischer Fließschnupfen

Exkl.: Allergische Rhinopathie mit Asthma (J45.0)
Rhinitis o.n.A. (J31.0)

J30.0 Rhinopathia vasomotorica

J30.1 Allergische Rhinopathie durch Pollen
Heufieber und Heuschnupfen
Pollenallergie o.n.A.
Pollinose

J30.2 Sonstige saisonale allergische Rhinopathie

J30.3 Sonstige allergische Rhinopathie
Ganzjährig bestehende allergische Rhinopathie

J30.4 Allergische Rhinopathie, nicht näher bezeichnet

J31.- Chronische Rhinitis, Rhinopharyngitis und Pharyngitis

J31.0 Chronische Rhinitis
Ozaena
Rhinitis (chronisch):
- atrophisch
- eitrig
- granulomatös
- hypertrophisch
- obstruktiv
- ulzerös
- o.n.A.

Exkl.: Allergische Rhinopathie (J30.1-J30.4)
Rhinopathia vasomotorica (J30.0)

J31.1 Chronische Rhinopharyngitis
Exkl.: Rhinopharyngitis, akut oder o.n.A. (J00)

J31.2 Chronische Pharyngitis
Chronische Rachenentzündung
Pharyngitis (chronisch):
- atrophica
- granulosa
- hypertrophica

Exkl.: Pharyngitis, akut oder o.n.A. (J02.9)

J32.- Chronische Sinusitis
Inkl.: Abszeß
Eiterung
Empyem (chronisch) (Nasen-) Nebenhöhlen
Infektion

Krankheiten des Atmungssystems					Version 2.0 Stand November 2000

Soll der Infektionserreger angegeben werden, ist eine zusätzliche Schlüsselnummer (B95-B97) zu benutzen. Im Krankenhaus sollte diese Information immer verschlüsselt werden, wenn sie vorliegt.

Exkl.: Akute Sinusitis (J01.-)

J32.0 **Chronische Sinusitis maxillaris**
Kieferhöhlenentzündung (chronisch)
Sinusitis maxillaris o.n.A.

J32.1 **Chronische Sinusitis frontalis**
Sinusitis frontalis o.n.A.

J32.2 **Chronische Sinusitis ethmoidalis**
Sinusitis ethmoidalis o.n.A.

J32.3 **Chronische Sinusitis sphenoidalis**
Sinusitis sphenoidalis o.n.A.

J32.4 **Chronische Pansinusitis**
Pansinusitis o.n.A.

J32.8 **Sonstige chronische Sinusitis**
Sinusitis (chronisch) mit Beteiligung von mehr als einer Nasennebenhöhle, ausgenommen Pansinusitis

J32.9 **Chronische Sinusitis, nicht näher bezeichnet**
Sinusitis (chronisch) o.n.A.

J33.- Nasenpolyp
Exkl.: Adenomatöse Polypen (D14.0)

J33.0 **Polyp der Nasenhöhle**
Polyp:
• Choanal-
• nasopharyngeal

J33.1 **Polyposis nasalis deformans**
Woakes-Syndrom oder Ethmoiditis

J33.8 **Sonstige Polypen der Nasennebenhöhlen**
Polyp, Polyposis:
• Nasennebenhöhlen
• Sinus ethmoidalis
• Sinus maxillaris
• Sinus sphenoidalis

J33.9 **Nasenpolyp, nicht näher bezeichnet**

J34.- Sonstige Krankheiten der Nase und der Nasennebenhöhlen
Exkl.: Ulcus varicosum des Nasenseptums (I86.8)

J34.0 **Abszeß, Furunkel und Karbunkel der Nase**
Nekrose
Phlegmone | Nase oder Nasenseptum
Ulzeration

J34.1 **Zyste oder Mukozele der Nase und der Nasennebenhöhle**

J34.2 **Nasenseptumdeviation**
Verbiegung oder Subluxation des Nasenseptums (erworben)

J34.3 **Hypertrophie der Nasenmuscheln**

J34.8 **Sonstige näher bezeichnete Krankheiten der Nase und der Nasennebenhöhlen**
Perforation des Nasenseptums o.n.A.
Rhinolith

J35.- Chronische Krankheiten der Gaumen- und Rachenmandeln

J35.0 Chronische Tonsillitis
Exkl.: Tonsillitis:
- akut (J03.-)
- o.n.A. (J03.9)

J35.1 Hypertrophie der Gaumenmandeln
Vergrößerung der Gaumenmandeln

J35.2 Hypertrophie der Rachenmandeln
Vergrößerung der Rachenmandeln

J35.3 Hypertrophie der Gaumenmandeln mit Hypertrophie der Rachenmandeln

J35.8 Sonstige chronische Krankheiten der Gaumen- und Rachenmandeln
Adenoide Vegetationen
Mandelstein
Narbe der Gaumenmandel (und Rachenmandel)
Ulkus der Tonsille

J35.9 Chronische Krankheit der Gaumen- und Rachenmandeln, nicht näher bezeichnet
Krankheit (chronisch) der Gaumenmandeln und Rachenmandeln o.n.A.

J36 Peritonsillarabszeß

Phlegmone, peritonsillär
Tonsillarabszeß

Soll der Infektionserreger angegeben werden, ist eine zusätzliche Schlüsselnummer (B95-B97) zu benutzen. Im Krankenhaus sollte diese Information immer verschlüsselt werden, wenn sie vorliegt.

Exkl.: Retropharyngealabszeß (J39.0)
Tonsillitis:
- akut (J03.-)
- chronisch (J35.0)
- o.n.A. (J03.9)

J37.- Chronische Laryngitis und Laryngotracheitis

Soll der Infektionserreger angegeben werden, ist eine zusätzliche Schlüsselnummer (B95-B97) zu benutzen. Im Krankenhaus sollte diese Information immer verschlüsselt werden, wenn sie vorliegt.

J37.0 Chronische Laryngitis
Laryngitis:
- hypertrophisch
- katarrhalisch
- sicca

Exkl.: Laryngitis:
- akut (J04.0)
- obstruktiv (akut) (J05.0)
- o.n.A. (J04.0)

J37.1 Chronische Laryngotracheitis
Chronische Laryngitis mit Tracheitis (chronisch)
Chronische Tracheitis mit Laryngitis

Exkl.: Laryngotracheitis:
- akut (J04.2)
- o.n.A. (J04.2)
Tracheitis:
- akut (J04.1)
- chronisch (J42)
- o.n.A. (J04.1)

J38.- Krankheiten der Stimmlippen und des Kehlkopfes, anderenorts nicht klassifiziert
Exkl.: Laryngealer Stridor congenitus (Q31.4)
Laryngitis:
- obstruktiv (akut) (J05.0)
- ulzerös (J04.0)

Subglottische Stenose nach medizinischen Maßnahmen (J95.5)
Stridor (R06.1)

J38.0 Lähmung der Stimmlippen und des Kehlkopfes
Lähmung:
- Glottis
- Kehlkopf

J38.00 Nicht näher bezeichnet
J38.01 Einseitig, partiell
J38.02 Einseitig, komplex
J38.03 Beidseitig, partiell

J38.1 Polyp der Stimmlippen und des Kehlkopfes
Exkl.: Adenomatöse Polypen (D14.1)

J38.2 Stimmlippenknötchen
Chorditis (fibrinös) (nodös) (tuberös)
Lehrerknötchen
Sängerknötchen

J38.3 Sonstige Krankheiten der Stimmlippen
Abszeß
Granulom
Hyperkeratose
Leukoplakie   Stimmlippen
Parakeratose
Phlegmone

J38.4 Larynxödem
Ödem:
- Glottis
- subglottisch
- supraglottisch

Exkl.: Laryngitis:
- akut obstruktiv [Krupp] (J05.0)
- ödematös (J04.0)

J38.5 Laryngospasmus
Laryngismus (stridulus)
Pseudokrupp

J38.6 Kehlkopfstenose

J38.7 Sonstige Krankheiten des Kehlkopfes
Abszeß
Krankheit o.n.A.
Nekrose
Pachydermie   Kehlkopf
Perichondritis
Phlegmone
Ulkus

J39.- Sonstige Krankheiten der oberen Atemwege
Exkl.: Akute Infektion der Atemwege o.n.A. (J22)
Akute Infektion der oberen Atemwege o.n.A. (J06.9)
Entzündung der oberen Atemwege durch chemische Substanzen, Gase, Rauch und Dämpfe (J68.2)

Version 2.0 Stand November 2000   Krankheiten des Atmungsystems

J39.0   **Retropharyngealabszeß und Parapharyngealabszeß**
Peripharyngealabszeß
Exkl.: Peritonsillarabszeß (J36)

J39.1   **Sonstiger Abszeß des Rachenraumes**
Abszeß des Nasopharynx
Rachenphlegmone

J39.2   **Sonstige Krankheiten des Rachenraumes**
Ödem
Zyste | Rachen oder Nasopharynx

Exkl.: Pharyngitis:
- chronisch (J31.2)
- ulzerös (J02.9)

J39.3   **Hypersensitivitätsreaktion der oberen Atemwege, Lokalisation nicht näher bezeichnet**

J39.8   Sonstige näher bezeichnete Krankheiten der oberen Atemwege

J39.9   Krankheit der oberen Atemwege, nicht näher bezeichnet

Chronische Krankheiten der unteren Atemwege (J40-J47)

Exkl.: Zystische Fibrose (E84.-)

J40   **Bronchitis, nicht als akut oder chronisch bezeichnet**
Hinw.: Ist eine Bronchitis bei Patienten unter 15 Jahren nicht als akut oder chronisch bezeichnet, sollte sie als akut gelten und unter J20.- verschlüsselt werden.

Bronchitis:
- katarrhalisch
- mit Tracheitis o.n.A.
- o.n.A.

Tracheobronchitis o.n.A.

Exkl.: Bronchitis:
- allergisch o.n.A. (J45.0)
- asthmatisch o.n.A. (J45.9)
- durch chemische Substanzen (akut) (J68.0)

J41.-   **Einfache und schleimig-eitrige chronische Bronchitis**
Exkl.: Chronische Bronchitis:
- obstruktiv (J44.-)
- o.n.A. (J42)

J41.0   **Einfache chronische Bronchitis**

J41.1   **Schleimig-eitrige chronische Bronchitis**

J41.8   **Mischformen von einfacher und schleimig-eitriger chronischer Bronchitis**

J42 Nicht näher bezeichnete chronische Bronchitis

Chronische:
- Bronchitis o.n.A.
- Tracheitis
- Tracheobronchitis

Exkl.: Chronische:
- asthmatische Bronchitis (J44.-)
- einfache und schleimig-eitrige Bronchitis (J41.-)
- Emphysembronchitis (J44.-)
- obstruktive Bronchitis (J44.-)
- obstruktive Lungenkrankheit o.n.A. (J44.9)

J43.- Emphysem

Exkl.: Emphysem:
- durch Einatmen von chemischen Substanzen, Gasen, Rauch und Dämpfen (J68.4)
- interstitiell (J98.2)
- interstitiell, beim Neugeborenen (P25.0)
- kompensatorisch (J98.3)
- mediastinal (J98.2)
- mit chronischer (obstruktiver) Bronchitis (J44.-)
- postoperativ (subkutan) (T81.8)
- traumatisch subkutan (T79.7)

Emphysembronchitis (obstruktiv) (J44.-)

J43.0 MacLeod-Syndrom
Einseitige(s):
- Emphysem
- helle Lunge

J43.1 Panlobuläres Emphysem
Panazinöses Emphysem

J43.2 Zentrilobuläres Emphysem

J43.8 Sonstiges Emphysem

J43.9 Emphysem, nicht näher bezeichnet
Emphysem (Lunge) (pulmonal):
- bullös
- vesikulär
- o.n.A.

Emphysembläschen

J44.- Sonstige chronische obstruktive Lungenkrankheit
Inkl.: Chronische:
- Bronchitis:
  - asthmatisch (obstruktiv)
  - emphysematös
  - mit Emphysem
- obstruktiv:
  - Bronchitis
  - Tracheobronchitis
Die aufgeführten Krankheitszustände zusammen mit Asthma bronchiale

Exkl.: Asthma bronchiale (J45.-)
Asthmatische Bronchitis o.n.A. (J45.9)
Bronchiektasen (J47)
Chronische:
- Bronchitis o.n.A. (J42)
- einfache und schleimig-eitrige Bronchitis (J41.-)
- Tracheitis (J42)
- Tracheobronchitis (J42)
Emphysem (J43.-)
Lungenkrankheiten durch exogene Substanzen (J60-J70)

J44.0 Chronische obstruktive Lungenkrankheit mit akuter Infektion der unteren Atemwege
Exkl.: Mit Grippe (J10-J11)

J44.1 Chronische obstruktive Lungenkrankheit mit akuter Exazerbation, nicht näher bezeichnet

J44.8 Sonstige näher bezeichnete chronische obstruktive Lungenkrankheit
Chronische Bronchitis:
- asthmatisch (obstruktiv) o.n.A.
- emphysematös o.n.A.
- obstruktiv o.n.A.

J44.9 Chronische obstruktive Lungenkrankheit, nicht näher bezeichnet
Chronische obstruktive Krankheit der Atemwege o.n.A.
Chronische obstruktive Lungenkrankheit o.n.A.

J45.- Asthma bronchiale
Exkl.: Akutes schweres Asthma bronchiale (J46)
Chronische asthmatische (obstruktive) Bronchitis (J44.-)
Chronisches obstruktives Asthma bronchiale (J44.-)
Eosinophiles Lungeninfiltrat mit Asthma bronchiale (J82)
Lungenkrankheiten durch exogene Substanzen (J60-J70)
Status asthmaticus (J46)

J45.0 Vorwiegend allergisches Asthma bronchiale
Allergische:
- Bronchitis o.n.A.
- Rhinopathie mit Asthma bronchiale
Atopisches Asthma
Exogenes allergisches Asthma bronchiale [Extrinsisches Asthma]
Heuschnupfen mit Asthma bronchiale

J45.1 Nichtallergisches Asthma bronchiale
Endogenes nichtallergisches Asthma bronchiale [Intrinsisches Asthma]
Medikamentös ausgelöstes nichtallergisches Asthma bronchiale [Analgetika-Asthma]

J45.8 Mischformen des Asthma bronchiale
Kombination von Krankheitszuständen unter J45.0 und J45.1

J45.9 Asthma bronchiale, nicht näher bezeichnet
Asthmatische Bronchitis o.n.A.
Late-Onset-Asthma

J46 **Status asthmaticus**
Akutes schweres Asthma bronchiale

J47 **Bronchiektasen**
Bronchiolektasen

Exkl.: Angeborene Bronchiektasie (Q33.4)
Tuberkulöse Bronchiektasie (aktuelle Krankheit) (A15-A16)

Lungenkrankheiten durch exogene Substanzen (J60-J70)

Exkl.: Asthma bronchiale, unter J45.- klassifiziert

J60 **Kohlenbergarbeiter-Pneumokoniose**
Anthrakose
Anthrakosilikose
Kohlenstaub-Lunge

Exkl.: Mit Tuberkulose (J65)

J61 **Pneumokoniose durch Asbest und sonstige anorganische Fasern**
Asbestose

Exkl.: Mit Tuberkulose (J65)
Pleuraplaques mit Asbestose (J92.0)

J62.- **Pneumokoniose durch Quarzstaub**
Inkl.: Silikotische Lungenfibrose (massiv)

Exkl.: Pneumokoniose mit Tuberkulose (J65)

J62.0 **Pneumokoniose durch Talkum-Staub**

J62.8 **Pneumokoniose durch sonstigen Quarzstaub**
Silikose o.n.A.

J63.- **Pneumokoniose durch sonstige anorganische Stäube**
Exkl.: Mit Tuberkulose (J65)

J63.0 **Aluminose (Lunge)**

J63.1 **Bauxitfibrose (Lunge)**

J63.2 **Berylliose**

J63.3 **Graphitfibrose (Lunge)**

J63.4 **Siderose**

J63.5 **Stannose**

J63.8 **Pneumokoniose durch sonstige näher bezeichnete anorganische Stäube**

J64 **Nicht näher bezeichnete Pneumokoniose**
Exkl.: Mit Tuberkulose (J65)

J65 **Pneumokoniose in Verbindung mit Tuberkulose**
Jeder Zustand unter J60-J64 mit jeder der unter A15-A16 aufgeführten Formen der Tuberkulose

J66.- Krankheit der Atemwege durch spezifischen organischen Staub
Exkl.: Allergische Alveolitis durch organischen Staub (J67.-)
Bagassose (J67.1)
Farmerlunge (J67.0)
Reaktive Atemwegskrankheiten (J68.3)

J66.0 Byssinose
Krankheit der Atemwege durch Baumwollstaub

J66.1 Flachsarbeiter-Krankheit

J66.2 Cannabiose

J66.8 Krankheit der Atemwege durch sonstige näher bezeichnete organische Stäube

J67.- Allergische Alveolitis durch organischen Staub
Inkl.: Allergische Alveolitis und hypersensitive Pneumonitis durch eingeatmeten organischen Staub, Partikel von Pilzen und Aktinomyzeten sowie sonstigen Ursprungs

Exkl.: Pneumonie durch Einatmen von chemischen Substanzen, Gasen, Rauch und Dämpfen (J68.0)

J67.0 Farmerlunge
Drescher-Lunge
Erntearbeiter-Lunge
Mouldy hay disease

J67.1 Bagassose
Bagasse-:
- Krankheit
- Pneumonitis

J67.2 Vogelzüchterlunge
Taubenzüchter-Krankheit oder -Lunge
Wellensittichzüchter-Krankheit oder -Lunge

J67.3 Suberose
Korkarbeiter-Krankheit oder -Lunge
Korkrindenschäler-Krankheit oder -Lunge

J67.4 Malzarbeiter-Lunge
Alveolitis durch Aspergillus clavatus

J67.5 Pilzarbeiter-Lunge

J67.6 Ahornrindenschäler-Lunge
Alveolitis durch Cryptostroma corticale

J67.7 Befeuchter- und Klimaanlage-Lunge
Allergische Alveolitis durch Pilze, thermophile Aktinomyzeten und andere Organismen, die sich in Belüftungsanlagen [Klimaanlagen] entwickeln

J67.8 Allergische Alveolitis durch organische Stäube
Fischmehlarbeiter-Lunge
Käsewäscher-Lunge
Kaffeearbeiter-Lunge
Kürschner-Lunge
Sequoiose

J67.9 Allergische Alveolitis durch nicht näher bezeichneten organischen Staub
Alveolitis, allergisch (exogen) o.n.A.
Hypersensitive Pneumonitis o.n.A.

J68.- Krankheiten der Atmungsorgane durch Einatmen von chemischen Substanzen, Gasen, Rauch und Dämpfen

Soll die äußere Ursache angegeben werden, ist eine zusätzliche Schlüsselnummer (Kapitel XX) zu benutzen.

J68.0 Bronchitis und Pneumonie durch chemische Substanzen, Gase, Rauch und Dämpfe
Bronchitis (akut) durch chemische Substanzen

J68.1 Akutes Lungenödem durch chemische Substanzen, Gase, Rauch und Dämpfe
Lungenödem (akut) durch chemische Substanzen

J68.2 Entzündung der oberen Atemwege durch chemische Substanzen, Gase, Rauch und Dämpfe, anderenorts nicht klassifiziert

J68.3 Sonstige akute und subakute Krankheiten der Atmungsorgane durch chemische Substanzen, Gase, Rauch und Dämpfe
Reaktive Atemwegskrankheiten [Reactive airways dysfunction syndrome]

J68.4 Chronische Krankheiten der Atmungsorgane durch chemische Substanzen, Gase, Rauch und Dämpfe
Emphysem (diffus) (chronisch)
Lungenfibrose (chronisch)   durch Einatmen von chemischen Substanzen,
Obliterierende Bronchiolitis (chronisch) (subakut)   Gasen, Rauch und Dämpfen

J68.8 Sonstige Krankheiten der Atmungsorgane durch chemische Substanzen, Gase, Rauch und Dämpfe

J68.9 Nicht näher bezeichnete Krankheit der Atmungsorgane durch chemische Substanzen, Gase, Rauch und Dämpfe

J69.- Pneumonie durch feste und flüssige Substanzen

Soll die äußere Ursache angegeben werden, ist eine zusätzliche Schlüsselnummer (Kapitel XX) zu benutzen.

Exkl.: Aspirationssyndrome beim Neugeborenen (P24.-)

J69.0 Pneumonie durch Nahrung oder Erbrochenes
Aspirationspneumonie (durch):
- Erbrochenes
- Magensekrete
- Milch
- Nahrung (regurgitiert)
- o.n.A.

Exkl.: Mendelson-Syndrom (J95.4)

J69.1 Pneumonie durch Öle und Extrakte
Lipidpneumonie

J69.8 Pneumonie durch sonstige feste und flüssige Substanzen
Pneumonie durch Aspiration von Blut

J70.- Krankheiten der Atmungsorgane durch sonstige exogene Substanzen

Soll die äußere Ursache angegeben werden, ist eine zusätzliche Schlüsselnummer (Kapitel XX) zu benutzen.

J70.0 Akute Lungenbeteiligung bei Strahleneinwirkung
Strahlenpneumonitis

J70.1 Chronische und sonstige Lungenbeteiligung bei Strahleneinwirkung
Lungenfibrose nach Strahleneinwirkung

J70.2 Akute arzneimittelinduzierte interstitielle Lungenkrankheiten

J70.3 Chronische arzneimittelinduzierte interstitielle Lungenkrankheiten

J70.4 Arzneimittelinduzierte interstitielle Lungenkrankheit, nicht näher bezeichnet

J70.8 Krankheiten der Atmungsorgane durch sonstige näher bezeichnete exogene Substanzen

J70.9 Krankheiten der Atmungsorgane durch nicht näher bezeichnete exogene Substanz

Sonstige Krankheiten der Atmungsorgane, die hauptsächlich das Interstitium betreffen (J80-J84)

J80 Atemnotsyndrom des Erwachsenen [ARDS]
Hyaline-Membranen-Krankheit des Erwachsenen

J81 Lungenödem
Akutes Lungenödem
Lungenstauung (passiv)

Exkl.: Hypostatische Pneumonie (J18.2)
Lungenödem:
- durch chemische Substanzen (akut) (J68.1)
- durch exogene Substanzen (J60-J70)
- mit Angabe von Herzkrankheit o.n.A. oder Herzinsuffizienz (I50.1)

J82 Eosinophiles Lungeninfiltrat, anderenorts nicht klassifiziert
Eosinophiles Lungeninfiltrat mit Asthma bronchiale
Löffler-Syndrom (I)
Tropische (pulmonale) Eosinophilie o.n.A.

Exkl.: Durch:
- Arzneimittel (J70.2-J70.4)
- Aspergillose (B44.-)
- näher bezeichnete parasitäre Infektion (B50-B83)
- Systemkrankheiten des Bindegewebes (M30-M36)

J84.- Sonstige interstitielle Lungenkrankheiten
Exkl.: Arzneimittelinduzierte interstitielle Lungenkrankheiten (J70.2-J70.4)
Interstitielle lymphoide Pneumonie als Folge einer HIV-Krankheit (B22.1)
Interstitielles Emphysem (J98.2)
Lungenkrankheiten durch exogene Substanzen (J60-J70)

J84.0 Alveoläre und parietoalveoläre Krankheitszustände
Alveolarproteinose
Microlithiasis alveolaris pulmonum

J84.1 Sonstige interstitielle Lungenkrankheiten mit Fibrose
Diffuse Lungenfibrose
Fibrosierende Alveolitis (kryptogen)
Hamman-Rich-Syndrom
Idiopathische Lungenfibrose

Exkl.: Lungenfibrose (chronisch):
- durch Einatmen von chemischen Substanzen, Gasen, Rauch und Dämpfen (J68.4)
- nach Strahleneinwirkung (J70.1)

J84.8 Sonstige näher bezeichnete interstitielle Lungenkrankheiten

J84.9 Interstitielle Lungenkrankheit, nicht näher bezeichnet
Interstitielle Pneumonie o.n.A.

Purulente und nekrotisierende Krankheitszustände der unteren Atemwege (J85-J86)

J85.- Abszeß der Lunge und des Mediastinums

| J85.0 | Gangrän und Nekrose der Lunge |

| J85.1 | Abszeß der Lunge mit Pneumonie |

Exkl.: Mit Pneumonie durch näher bezeichneten Erreger (J10-J16)

| J85.2 | Abszeß der Lunge ohne Pneumonie |

Abszeß der Lunge o.n.A.

| J85.3 | Abszeß des Mediastinums |

J86.- Pyothorax

Inkl.: Abszeß:
- Pleura
- Thorax

Empyem
Pyopneumothorax

Soll der Infektionserreger angegeben werden, ist eine zusätzliche Schlüsselnummer (B95-B97) zu benutzen. Im Krankenhaus sollte diese Information immer verschlüsselt werden, wenn sie vorliegt.

Exkl.: Durch Tuberkulose (A15-A16)

| J86.0 | Pyothorax mit Fistel |

| J86.9 | Pyothorax ohne Fistel |

Sonstige Krankheiten der Pleura (J90-J94)

J90 Pleuraerguß, anderenorts nicht klassifiziert

Pleuritis mit Erguß

Exkl.: Chylöser (Pleura-) Erguß (J94.0)
Pleuritis o.n.A. (R09.1)
Tuberkulose (A15-A16)

J91* Pleuraerguß bei anderenorts klassifizierten Krankheiten

J92.- Pleuraplaques

Inkl.: Pleuraverdickung

| J92.0 | Pleuraplaques mit Nachweis von Asbest |

| J92.9 | Pleuraplaques ohne Nachweis von Asbest |

Pleuraplaques o.n.A.

J93.- Pneumothorax

Exkl.: Pneumothorax:
- angeboren oder perinatal (P25.1)
- traumatisch (S27.0)
- tuberkulös (aktuelle Krankheit) (A15-A16)

Pyopneumothorax (J86.-)

| J93.0 | Spontaner Spannungspneumothorax |

| J93.1 | Sonstiger Spontanpneumothorax |

| J93.2 | Iatrogener Pneumothorax |

| J93.8 | Sonstiger Pneumothorax |

| J93.9 | Pneumothorax, nicht näher bezeichnet |

J94.- Sonstige Krankheitszustände der Pleura
Exkl.: Pleuritis o.n.A. (R09.1)
Traumatisch:
- Hämatopneumothorax (S27.2)
- Hämatothorax (S27.1)
Tuberkulose der Pleura (aktuelle Krankheit) (A15-A16)

J94.0 Chylöser (Pleura-) Erguß
Chylusartiger (Pleura-) Erguß

J94.1 Fibrothorax

J94.2 Hämatothorax
Hämatopneumothorax

J94.8 Sonstige näher bezeichnete Krankheitszustände der Pleura
Hydrothorax

J94.9 Pleurakrankheit, nicht näher bezeichnet

Sonstige Krankheiten des Atmungssystems (J95-J99)

J95.- Krankheiten der Atemwege nach medizinischen Maßnahmen, anderenorts nicht klassifiziert
Exkl.: Emphysem (subkutan) als Folge einer medizinischen Maßnahme (T81.8)
Lungenbeteiligung bei Strahleneinwirkung (J70.0-J70.1)

J95.0 Funktionsstörung eines Tracheostomas
Blutung aus dem Tracheostoma
Obstruktion des durch Tracheotomie geschaffenen Luftweges
Sepsis des Tracheostomas
Tracheo-Ösophagealfistel nach Tracheotomie

J95.1 Akute pulmonale Insuffizienz nach Thoraxoperation

J95.2 Akute pulmonale Insuffizienz nach nicht am Thorax vorgenommener Operation

J95.3 Chronische pulmonale Insuffizienz nach Operation

J95.4 Mendelson-Syndrom
Exkl.: Als Komplikation bei:
- Schwangerschaft (O29.0)
- Wehen und Entbindung (O74.0)
- Wochenbett (O89.0)

J95.5 Subglottische Stenose nach medizinischen Maßnahmen

J95.8 Sonstige Krankheiten der Atemwege nach medizinischen Maßnahmen

J95.9 Krankheit der Atemwege nach medizinischen Maßnahmen, nicht näher bezeichnet

J96.- Respiratorische Insuffizienz, anderenorts nicht klassifiziert
Exkl.: Atemnotsyndrom:
- des Erwachsenen (J80)
- des Neugeborenen (P22.0)
Atemstillstand (R09.2)
Kardiorespiratorische Insuffizienz (R09.2)
Respiratorische Insuffizienz nach medizinischen Maßnahmen (J95.-)

J96.0 Akute respiratorische Insuffizienz, anderenorts nicht klassifiziert

J96.1	**Chronische respiratorische Insuffizienz, anderenorts nicht klassifiziert**
J96.9	Respiratorische Insuffizienz, nicht näher bezeichnet

J98.- Sonstige Krankheiten der Atemwege

Exkl.: Apnoe:
- beim Neugeborenen (P28.4)
- o.n.A. (R06.8)

Schlafapnoe
- beim Neugeborenen (P28.3)
- o.n.A. (G47.3)

J98.0 Krankheiten der Bronchien, anderenorts nicht klassifiziert
Broncholithiasis
Stenose des Bronchus
Tracheobronchiale Dyskinesie
Tracheobronchiales Kollapssyndrom
Ulkus
Verkalkung | Bronchus

J98.1 Lungenkollaps
Atelektase
Kollaps der Lunge

Exkl.: Atelektase:
- beim Neugeborenen (P28.0-P28.1)
- tuberkulös (aktuelle Krankheit) (A15-A16)

J98.2 Interstitielles Emphysem
Mediastinalemphysem

Exkl.: Emphysem:
- beim Feten oder Neugeborenen (P25.0)
- postoperativ (subkutan) (T81.8)
- traumatisch subkutan (T79.7)
- o.n.A. (J43.9)

J98.3 Kompensatorisches Emphysem

J98.4 Sonstige Veränderungen der Lunge
Lungenkrankheit o.n.A.
Pneumolithiasis
Verkalkung der Lunge
Zystische Lungenkrankheit (erworben)

J98.5 Krankheiten des Mediastinums, anderenorts nicht klassifiziert
Fibrose
Hernie | Mediastinum
Mediastinitis
Verlagerung des Mediastinums

Exkl.: Abszeß des Mediastinums (J85.3)

J98.6 Krankheiten des Zwerchfells
Relaxatio diaphragmatica
Zwerchfellähmung
Zwerchfellentzündung

Exkl.: Angeborene Fehlbildung des Zwerchfells, anderenorts nicht klassifiziert (Q79.1)
Zwerchfellhernie (K44.-)
Zwerchfellhernie, angeboren (Q79.0)

J98.8 Sonstige näher bezeichnete Krankheiten der Atemwege

J98.9 Atemwegskrankheit, nicht näher bezeichnet
Atemwegskrankheit (chronisch) o.n.A.

J99.-* Krankheiten der Atemwege bei anderenorts klassifizierten Krankheiten

J99.0* Lungenkrankheit bei seropositiver chronischer Polyarthritis (M05.1†)

J99.1* Krankheiten der Atemwege bei sonstigen diffusen Bindegewebskrankheiten
Atemwegskrankheiten bei:
- Dermatomyositis (M33.0-M33.1†)
- Polymyositis (M33.2†)
- Sicca-Syndrom [Sjögren-Syndrom] (M35.0†)
- systemischem Lupus erythematodes (M32.1†)
- systemischer Sklerose (M34.8†)
- Wegener-Granulomatose (M31.3†)

J99.8* Krankheiten der Atemwege bei sonstigen anderenorts klassifizierten Krankheiten
Atemwegskrankheiten bei:
- Amöbiasis (A06.5†)
- Kryoglobulinämie (D89.1†)
- Spondylitis ankylosans (M45.0-+)
- Sporotrichose (B42.0†)
- Syphilis (A52.7†)

Kapitel XI

Krankheiten des Verdauungssystems (K00-K93)

Exkl.: Angeborene Fehlbildungen, Deformitäten und Chromosomenanomalien (Q00-Q99)
Bestimmte infektiöse und parasitäre Krankheiten (A00-B99)
Bestimmte Zustände, die ihren Ursprung in der Perinatalperiode haben (P00-P96)
Endokrine, Ernährungs- und Stoffwechselkrankheiten (E00-E90)
Komplikationen der Schwangerschaft, der Geburt und des Wochenbettes (O00-O99)
Neubildungen (C00-D48)
Symptome und abnorme klinische und Laborbefunde, die anderenorts nicht klassifiziert sind (R00-R99)
Verletzungen, Vergiftungen und bestimmte andere Folgen äußerer Ursachen (S00-T98)

Dieses Kapitel gliedert sich in folgende Gruppen:

K00-K14	Krankheiten der Mundhöhle, der Speicheldrüsen und der Kiefer
K20-K31	Krankheiten des Ösophagus, des Magens und des Duodenums
K35-K38	Krankheiten der Appendix
K40-K46	Hernien
K50-K52	Nichtinfektiöse Enteritis und Kolitis
K55-K63	Sonstige Krankheiten des Darmes
K65-K67	Krankheiten des Peritoneums
K70-K77	Krankheiten der Leber
K80-K87	Krankheiten der Gallenblase, der Gallenwege und des Pankreas
K90-K93	Sonstige Krankheiten des Verdauungssystems

Dieses Kapitel enthält die folgenden Sternschlüsselnummern:

K23*	Krankheiten des Ösophagus bei anderenorts klassifizierten Krankheiten
K67*	Krankheiten des Peritoneums bei anderenorts klassifizierten Infektionskrankheiten
K77*	Leberkrankheiten bei anderenorts klassifizierten Krankheiten
K87*	Krankheiten der Gallenblase, der Gallenwege und des Pankreas bei anderenorts klassifizierten Krankheiten
K93*	Krankheiten sonstiger Verdauungsorgane bei anderenorts klassifizierten Krankheiten

Krankheiten der Mundhöhle, der Speicheldrüsen und der Kiefer (K00-K14)

K00.- Störungen der Zahnentwicklung und des Zahndurchbruchs
Exkl.: Retinierte und impaktierte Zähne (K01.-)

K00.0 Anodontie
Hypodontie
Oligodontie

K00.1 Hyperodontie
Distomolar
Mesiodens
Paramolar
Vierter Molar
Zusätzliche Zähne

K00.2 Abnormitäten in Größe und Form der Zähne
Dens:
- evaginatus
- in dente
- invaginatus

Makrodontie
Mikrodontie
Schmelzperlen
Taurodontismus
Tuberculum paramolare
Verschmelzung ⎫
Verwachsung   ⎬ Zähne
Zwillingsbildung ⎭
Zapfenzähne [Dentes emboliformes]

Exkl.: Tuberculum Carabelli wird als Normvariante betrachtet und sollte nicht verschlüsselt werden

K00.3 Schmelzflecken [Mottled teeth]
Dentalfluorose
Gefleckter Zahnschmelz
Nicht durch Fluor bedingte Schmelzopazitäten

Exkl.: Auflagerungen [Beläge] auf den Zähnen (K03.6)

K00.4 Störungen in der Zahnbildung
Lokale Odontodysplasie
Turner-Zahn
Zahndilazeration
Zahnschmelzhypoplasie (neonatal) (postnatal) (pränatal)
Zementaplasie und -hypoplasie

Exkl.: Gefleckter Zahnschmelz (K00.3)
Hutchinson- und Fournier-Zähne bei konnataler Syphilis (A50.5)

K00.5 Hereditäre Störungen der Zahnstruktur, anderenorts nicht klassifiziert
Amelogenesis ⎫
Dentinogenesis ⎬ imperfecta
Dentindysplasie
Odontogenesis hypoplastica
Wurzellose Zähne

K00.6 Störungen des Zahndurchbruchs
Dens:
- natalis
- neonatalis

Dentitio praecox
Persistieren von Milchzähnen [Dentes decidui]
Vorzeitiger:
- Ausfall der Milchzähne
- Zahndurchbruch

K00.7 Dentitionskrankheit

K00.8 Sonstige Störungen der Zahnentwicklung
Farbveränderungen während der Zahnbildung
Intrinsische Verfärbung der Zähne o.n.A.

K00.9 Störung der Zahnentwicklung, nicht näher bezeichnet
Störung der Odontogenese o.n.A.

K01.- Retinierte und impaktierte Zähne

Exkl.: Retinierte und impaktierte Zähne mit abnormer Stellung der betreffenden oder der benachbarten Zähne (K07.3)

K01.0 Retinierte Zähne
Bei einem retinierten Zahn ist kein Zahndurchbruch erfolgt, obwohl keine Behinderung durch einen anderen Zahn vorlag.

K01.1 Impaktierte Zähne
Bei einem impaktierten Zahn ist wegen einer Behinderung durch einen anderen Zahn kein Zahndurchbruch erfolgt.

K02.- Zahnkaries

K02.0 Karies, auf den Zahnschmelz begrenzt
Opake Flecken [Initiale Karies]

K02.1 Karies des Dentins

K02.2 Karies des Zements

K02.3 Kariesmarke

K02.4 Odontoklasie
Infantile Melanodontie
Melanodontoklasie

K02.8 Sonstige Zahnkaries

K02.9 Zahnkaries, nicht näher bezeichnet

K03.- Sonstige Krankheiten der Zahnhartsubstanzen
Exkl.: Bruxismus (F45.8)
Zähneknirschen o.n.A. (F45.8)
Zahnkaries (K02.-)

K03.0 Ausgeprägte Attrition der Zähne
Abnutzung:
- approximal ⎫
- okklusal   ⎬ Zähne

K03.1 Abrasion der Zähne
Abrasion der Zähne (durch):
- berufsbedingt
- habituell
- rituell
- traditionell
- Zahnputzmittel
Keilförmiger Defekt o.n.A.

K03.2 Erosion der Zähne
Erosion der Zähne:
- berufsbedingt
- durch:
  - Arzneimittel oder Drogen
  - Nahrungsmittel
  - unstillbares Erbrechen
- idiopathisch
- o.n.A.

K03.3 Pathologische Zahnresorption
Internes Granulom der Pulpa
Zahnresorption (extern)

K03.4 Hyperzementose
Zementhyperplasie

K03.5 Ankylose der Zähne

| K03.6 | **Auflagerungen [Beläge] auf den Zähnen**
Auflagerungen [Beläge] auf den Zähnen:
• Betel
• grün
• Materia alba
• orange
• schwarz
• Tabak
Zahnstein:
• subgingival
• supragingival
Zahnverfärbung:
• extrinsisch o.n.A.
• o.n.A. |
|---|---|
| K03.7 | **Farbänderungen der Zahnhartsubstanzen nach dem Zahndurchbruch**
Exkl.: Auflagerungen [Beläge] auf den Zähnen (K03.6) |
| K03.8 | **Sonstige näher bezeichnete Krankheiten der Zahnhartsubstanzen**
Empfindliches Dentin
Strahlengeschädigter Zahnschmelz

Soll bei Strahlenwirkung die Strahlung angegeben werden, ist eine zusätzliche Schlüsselnummer (Kapitel XX) zu benutzen. |
| K03.9 | **Krankheit der Zahnhartsubstanzen, nicht näher bezeichnet** |

K04.- Krankheiten der Pulpa und des periapikalen Gewebes

| K04.0 | **Pulpitis**
Pulpa:
• Abszeß
• Polyp
Pulpitis:
• akut
• chronisch (hyperplastisch) (ulzerös)
• eitrig |
|---|---|
| K04.1 | **Pulpanekrose**
Pulpagangrän |
| K04.2 | **Pulpadegeneration**
Dentikel
Pulpa:
• Kalzifikation
• Steine |
| K04.3 | **Abnorme Bildung von Zahnhartsubstanz in der Pulpa**
Sekundäres oder irreguläres Dentin |
| K04.4 | **Akute apikale Parodontitis pulpalen Ursprungs**
Akute apikale Parodontitis o.n.A. |
| K04.5 | **Chronische apikale Parodontitis**
Apikale Parodontitis o.n.A.
Apikales oder periapikales Granulom |
| K04.6 | **Periapikaler Abszeß mit Fistel**
Abszeß mit Fistel:
• dental
• dentoalveolar |

K04.7	**Periapikaler Abszeß ohne Fistel** Abszeß o.n.A.: • dental • dentoalveolar • periapikal
K04.8	**Radikuläre Zyste** Zyste: • apikal (parodontal) • periapikal • residual, radikulär *Exkl.:* Laterale parodontale Zyste (K09.0)
K04.9	Sonstige und nicht näher bezeichnete Krankheiten der Pulpa und des periapikalen Gewebes

K05.- Gingivitis und Krankheiten des Parodonts

K05.0	**Akute Gingivitis** *Exkl.:* Akute nekrotisierend-ulzeröse Gingivitis (A69.1) Gingivostomatitis herpetica [Herpes simplex] (B00.2)
K05.1	**Chronische Gingivitis** Gingivitis (chronica): • desquamativa • hyperplastica • simplex marginalis • ulcerosa • o.n.A.
K05.2	**Akute Parodontitis** Akute Perikoronitis Parodontalabszeß Periodontalabszeß *Exkl.:* Akute apikale Parodontitis (K04.4) Periapikaler Abszeß (K04.7) Periapikaler Abszeß mit Fistel (K04.6)
K05.3	**Chronische Parodontitis** Chronische Perikoronitis Parodontitis: • complex • simplex • o.n.A.
K05.4	**Parodontose** Juvenile Parodontose
K05.5	**Sonstige Krankheiten des Parodonts**
K05.6	**Krankheit des Parodonts, nicht näher bezeichnet**

K06.- Sonstige Krankheiten der Gingiva und des zahnlosen Alveolarkammes

Exkl.: Atrophie des zahnlosen Alveolarkammes (K08.2)
Gingivitis:
• akut (K05.0)
• chronisch (K05.1)
• o.n.A. (K05.1)

K06.0	**Gingivaretraktion** Gingivaretraktion (generalisiert) (lokalisiert) (postinfektiös) (postoperativ)
K06.1	**Gingivahyperplasie** Gingivafibromatose

Krankheiten des Verdauungssystems Version 2.0 Stand November 2000

K06.2 **Gingivaläsionen und Läsionen des zahnlosen Alveolarkammes in Verbindung mit Trauma**
Irritative Hyperplasie des zahnlosen Alveolarkammes [Hyperplasie durch Zahnprothese]
Soll die äußere Ursache angegeben werden, ist eine zusätzliche Schlüsselnummer (Kapitel XX) zu benutzen.

K06.8 **Sonstige näher bezeichnete Krankheiten der Gingiva und des zahnlosen Alveolarkammes**
Epulis fibrosa
Epulis gigantocellularis
Peripheres Riesenzellgranulom
Pyogenes Granulom der Gingiva
Schlotterkamm

K06.9 **Krankheit der Gingiva und des zahnlosen Alveolarkammes, nicht näher bezeichnet**

K07.- **Dentofaziale Anomalien [einschließlich fehlerhafter Okklusion]**
Exkl.: Hemifaziale Atrophie oder Hypertrophie (Q67.4)
Unilaterale Hyperplasie oder Hypoplasie des Processus condylaris mandibulae (K10.8)

K07.0 **Stärkere Anomalien der Kiefergröße**
Hyperplasie, Hypoplasie:
• mandibulär
• maxillär
Makrognathie (mandibulär) (maxillär)
Mikrognathie (mandibulär) (maxillär)

Exkl.: Akromegalie (E22.0)
(Pierre-) Robin-Syndrom (Q87.0)

K07.1 **Anomalien des Kiefer-Schädelbasis-Verhältnisses**
Asymmetrie des Kiefers
Prognathie (mandibulär) (maxillär)
Retrognathie (mandibulär) (maxillär)

K07.2 **Anomalien des Zahnbogenverhältnisses**
Distalbiß
Kreuzbiß (vorderer) (hinterer)
Mesialbiß
Offener Biß (anterior) (posterior)
Posteriore linguale Okklusion der Unterkieferzähne
Sagittale Frontzahnstufe
Überbiß (übermäßig):
• horizontal
• tief
• vertikal
Verschiebung der Mittellinie des Zahnbogens

K07.3 **Zahnstellungsanomalien**
Diastema
Engstand
Lückenbildung, abnorm | Zahn oder Zähne
Rotation
Transposition
Verlagerung
Impaktierte oder retinierte Zähne mit abnormer Stellung derselben oder der benachbarten Zähne

Exkl.: Retinierte und impaktierte Zähne ohne abnorme Stellung (K01.-)

K07.4 **Fehlerhafte Okklusion, nicht näher bezeichnet**

K07.5	**Funktionelle dentofaziale Anomalien** Abnormer Kieferschluß Fehlerhafte Okklusion durch: • abnormen Schluckakt • Mundatmung • Zungen-, Lippen- oder Fingerlutschgewohnheiten *Exkl.:* Bruxismus (F45.8) Zähneknirschen o.n.A. (F45.8)
K07.6	**Krankheiten des Kiefergelenkes** Costen-Syndrom Funktionsstörung des Kiefergelenkes Gelenkknacken des Kiefers Kiefergelenkarthralgie *Exkl.:* Akute Kieferluxation (S03.0) Akute Kieferzerrung (S03.4)
K07.8	**Sonstige dentofaziale Anomalien**
K07.9	**Dentofaziale Anomalie, nicht näher bezeichnet**

K08.- Sonstige Krankheiten der Zähne und des Zahnhalteapparates

K08.0	**Zahnverfall durch systemische Ursachen**
K08.1	**Zahnverlust durch Unfall, Extraktion oder lokalisierte parodontale Krankheit**
K08.2	**Atrophie des zahnlosen Alveolarkammes**
K08.3	**Verbliebene Zahnwurzel**
K08.8	**Sonstige näher bezeichnete Krankheiten der Zähne und des Zahnhalteapparates** Irregulärer Alveolarfortsatz Vergrößerung des Alveolarkammes o.n.A. Zahnschmerz o.n.A.
K08.81	Pathologische Zahnfraktur Benutze eine zusätzliche Schlüsselnummer, um eine prädisponierende Erkrankung der Zähne anzugeben (K00-K10). Im Krankenhaus sollte diese Information immer verschlüsselt werden, wenn sie vorliegt.
K08.88	Sonstige näher bezeichnete Krankheiten der Zähne und des Zahnhalteapparates
K08.9	**Krankheit der Zähne und des Zahnhalteapparates, nicht näher bezeichnet**

K09.- Zysten der Mundregion, anderenorts nicht klassifiziert

Inkl.: Läsionen mit den histologischen Merkmalen sowohl einer aneurysmatischen Zyste als auch einer anderen fibroossären Läsion

Exkl.: Radikuläre Zyste (K04.8)

K09.0 **Entwicklungsbedingte odontogene Zysten**
Zyste:
• Dentitions-
• follikulär
• Gingiva-
• Kerato-
• lateral parodontal
• primordial
• Zahndurchbruchs-

K09.1 Entwicklungsbedingte (nichtodontogene) Zysten der Mundregion
Zyste:
- Canalis incisivus
- globulomaxillär
- medianopalatinal
- nasopalatinal
- Papilla incisiva

K09.2 Sonstige Kieferzysten
Zyste des Kiefers:
- aneurysmatisch
- hämorrhagisch
- traumatisch
- o.n.A.

Exkl.: Latente Knochenzyste des Kiefers (K10.0)
Stafne-Zyste (K10.0)

K09.8 Sonstige Zysten der Mundregion, anderenorts nicht klassifiziert
Dermoidzyste
Epidermoidzyste | Mund
Lymphoepithelialzyste
Epstein-Epithelperlen
Nasoalveolarzyste
Nasolabialzyste

K09.9 Zyste der Mundregion, nicht näher bezeichnet

K10.- Sonstige Krankheiten der Kiefer

K10.0 Entwicklungsbedingte Krankheiten der Kiefer
Latente Knochenzyste des Kiefers
Stafne-Zyste
Torus:
- mandibularis
- palatinus

K10.1 Zentrales Riesenzellgranulom der Kiefer
Riesenzellgranulom o.n.A.

Exkl.: Peripheres Riesenzellgranulom (K06.8)

K10.2 Entzündliche Zustände der Kiefer
Osteomyelitis (neonatal)
Osteoradionekrose
Ostitis | Kiefer (akut) (chronisch) (eitrig)
Periostitis
Sequester des Kieferknochens

Soll bei Strahlenwirkung die Strahlung angegeben werden, ist eine zusätzliche Schlüsselnummer (Kapitel XX) zu benutzen.

K10.3 Alveolitis der Kiefer
Alveoläre Ostitis
Trockene Alveole [Dry socket]

K10.8 Sonstige näher bezeichnete Krankheiten der Kiefer
Cherubismus
Exostose
Fibröse Dysplasie | Kiefer
Unilaterale Hyperplasie oder Hypoplasie des Processus condylaris mandibulae

K10.9 Krankheit der Kiefer, nicht näher bezeichnet

K11.- Krankheiten der Speicheldrüsen

K11.0	Speicheldrüsenatrophie
K11.1	Speicheldrüsenhypertrophie
K11.2	Sialadenitis *Exkl.:* Febris uveoparotidea [Heerfordt-Syndrom] (D86.8) Parotitis epidemica (B26.-)
K11.3	Speicheldrüsenabszeß
K11.4	Speicheldrüsenfistel *Exkl.:* Angeborene Speicheldrüsenfistel (Q38.4)
K11.5	Sialolithiasis Sialolith Speichelstein Speicheldrüse oder Speicheldrüsenausführungsgang
K11.6	Mukozele der Speicheldrüsen Mukös: • Extravasationszyste • Retentionszyste Speicheldrüsen Ranula
K11.7	Störungen der Speichelsekretion Ptyalismus Speichelmangel Xerostomie *Exkl.:* Mundtrockenheit o.n.A. (R68.2)
K11.8	Sonstige Krankheiten der Speicheldrüsen Benigne lymphoepitheliale Läsion der Speicheldrüsen von-Mikulicz-Syndrom Nekrotisierende Sialometaplasie Sialektasie Stenose Striktur Speicheldrüsenausführungsgang *Exkl.:* Sicca-Syndrom [Sjögren-Syndrom] (M35.0)
K11.9	Krankheit der Speicheldrüsen, nicht näher bezeichnet Sialoadenopathie o.n.A.
K12.-	**Stomatitis und verwandte Krankheiten** *Exkl.:* Cancrum oris (A69.0) Cheilitis (K13.0) Gingivostomatitis herpetica [Herpes simplex] (B00.2) Noma (A69.0) Stomatitis aphthosa herpetica (B00.2) Stomatitis gangraenosa (A69.0)
K12.0	Rezidivierende orale Aphthen Bednar-Aphthen Periadenitis mucosa necrotica recurrens Rezidivierendes aphthöses Ulkus Stomatitis aphthosa (major) (minor) Stomatitis herpetiformis
K12.1	Sonstige Formen der Stomatitis Stomatitis: • durch Prothese • ulcerosa • vesicularis • o.n.A.

Krankheiten des Verdauungssystems   Version 2.0 Stand November 2000

K12.2   Phlegmone und Abszeß des Mundes
Mund- (Boden-) Phlegmone
Submandibularabszeß

Exkl.: Abszeß:
- parodontal (K05.2)
- periapikal (K04.6-K04.7)
- peritonsillär (J36)
- Speicheldrüse (K11.3)
- Zunge (K14.0)

K13.- Sonstige Krankheiten der Lippe und der Mundschleimhaut
Inkl.: Affektionen des Zungenepithels

Exkl.: Bestimmte Krankheiten der Gingiva und des zahnlosen Alveolarkammes (K05-K06)
Krankheiten der Zunge (K14.-)
Stomatitis und verwandte Krankheiten (K12.-)
Zysten der Mundregion (K09.-)

K13.0   Krankheiten der Lippen
Angulus infectiosus oris [Perlèche], anderenorts nicht klassifiziert
Cheilitis:
- angulär
- exfoliativa
- glandulär
- o.n.A.

Cheilodynie
Cheilosis

Exkl.: Angulus infectiosus oris durch:
- Kandidose (B37.8)
- Riboflavinmangel (E53.0)

Ariboflavinose (E53.0)
Cheilitis durch Strahleneinwirkung (L55-L59)

K13.1   Wangen- und Lippenbiß

K13.2   Leukoplakie und sonstige Affektionen des Mundhöhlenepithels, einschließlich Zunge
Erythroplakie
Leuködem | Mundhöhlenepithel, einschließlich Zunge
Leukokeratosis nicotinica palati
Rauchergaumen

Exkl.: Haarleukoplakie (K13.3)

K13.3   Haarleukoplakie

K13.4   Granulom und granulomähnliche Läsionen der Mundschleimhaut
Eosinophiles Granulom
Granuloma pediculatum | Mundschleimhaut
Verruköses Xanthom

K13.5   Orale submuköse Fibrose
Submuköse Fibrose der Zunge

K13.6   Irritative Hyperplasie der Mundschleimhaut
Exkl.: Irritative Hyperplasie des zahnlosen Alveolarkammes [Hyperplasie durch Zahnprothese] (K06.2)

K13.7   Sonstige und nicht näher bezeichnete Läsionen der Mundschleimhaut
Fokale orale Muzinose

K14.- Krankheiten der Zunge
Exkl.: Erythroplakie
Fokale epitheliale Hyperplasie
Leuködem | Zunge (K13.2)
Leukoplakie

Haarleukoplakie (K13.3)
Makroglossie (angeboren) (Q38.2)
Submuköse Fibrose der Zunge (K13.5)

K14.0 Glossitis
Abszeß
Ulzeration (traumatisch) | Zunge

Exkl.: Glossitis atrophicans (K14.4)

K14.1 **Lingua geographica**
Exfoliatio areata linguae
Glossitis migrans benigna

K14.2 **Glossitis rhombica mediana**

K14.3 **Hypertrophie der Zungenpapillen**
Belegte Zunge
Hypertrophie der Papillae foliatae
Lingua villosa nigra
Schwarze Haarzunge

K14.4 **Atrophie der Zungenpapillen**
Glossitis atrophicans

K14.5 **Lingua plicata**
Falten-
Furchen- | Zunge
Lingua scrotalis

Exkl.: Angeborene Faltenzunge (Q38.3)

K14.6 Glossodynie
Zungenbrennen
Zungenschmerz

K14.8 **Sonstige Krankheiten der Zunge**
Atrophie
Hypertrophie
Kerbung | Zunge
Vergrößerung

K14.9 **Krankheit der Zunge, nicht näher bezeichnet**
Zungenkrankheit o.n.A.

Krankheiten des Ösophagus, des Magens und des Duodenums (K20-K31)

Exkl.: Hiatushernie (K44.-)

K20 Ösophagitis
Abszeß des Ösophagus
Erosion des Ösophagus
Ösophagitis:
• durch chemische Substanzen
• peptisch
• o.n.A.

Soll die äußere Ursache angegeben werden, ist eine zusätzliche Schlüsselnummer (Kapitel XX) zu benutzen.

Exkl.: Mit gastroösophagealer Refluxkrankheit (K21.0)
Refluxösophagitis (K21.0)

K21.- Gastroösophageale Refluxkrankheit

K21.0 **Gastroösophageale Refluxkrankheit mit Ösophagitis**
Refluxösophagitis

K21.9 **Gastroösophageale Refluxkrankheit ohne Ösophagitis**
Ösophagealer Reflux o.n.A.

K22.- Sonstige Krankheiten des Ösophagus
Exkl.: Ösophagusvarizen (I85.-)

K22.0 **Achalasie der Kardia**
Achalasie o.n.A.
Kardiospasmus
Exkl.: Angeborener Kardiospasmus (Q39.5)

K22.1 **Ösophagusulkus**
Ösophagusulkus:
- durch Ingestion von:
  - Arzneimitteln und Drogen
  - chemischen Substanzen
- durch Pilze
- peptisch
- o.n.A.

Soll die äußere Ursache angegeben werden, ist eine zusätzliche Schlüsselnummer (Kapitel XX) zu benutzen.

K22.2 **Ösophagusverschluß**
Kompression
Konstriktion
Stenose   Ösophagus
Striktur

Exkl.: Angeborene Ösophagusstenose oder -striktur (Q39.3)

K22.3 **Perforation des Ösophagus**
Ösophagusruptur
Exkl.: Traumatische Perforation des (thorakalen) Ösophagus (S27.83)

K22.4 **Dyskinesie des Ösophagus**
Diffuse Ösophagusspasmen
Korkenzieherspeiseröhre
Speiseröhrenkrampf
Exkl.: Kardiospasmus (K22.0)

K22.5 **Divertikel des Ösophagus, erworben**
Ösophagustasche, erworben
Exkl.: Ösophagusdivertikel (angeboren) (Q39.6)

K22.6 **Mallory-Weiss-Syndrom**
Schleimhautrisse in der Kardiaregion mit Hämorrhagie

K22.8 **Sonstige näher bezeichnete Krankheiten des Ösophagus**
Ösophagusblutung o.n.A.

K22.9 **Krankheit des Ösophagus, nicht näher bezeichnet**

K23.-* Krankheiten des Ösophagus bei anderenorts klassifizierten Krankheiten

K23.0* Tuberkulose des Ösophagus (A18.8†)

K23.1* Megaösophagus bei Chagas-Krankheit (B57.3†)

K23.8* Krankheiten des Ösophagus bei sonstigen anderenorts klassifizierten Krankheiten

Bei den Schlüsselnummern K25-K28 sind die folgenden vierten Stellen zu benutzen:

.0 Akut, mit Blutung

.1 Akut, mit Perforation

.2 Akut, mit Blutung und Perforation

.3 Akut, ohne Blutung oder Perforation

.4 Chronisch oder nicht näher bezeichnet, mit Blutung

.5 Chronisch oder nicht näher bezeichnet, mit Perforation

.6 Chronisch oder nicht näher bezeichnet, mit Blutung und Perforation

.7 Chronisch, ohne Blutung oder Perforation

.9 Weder als akut noch als chronisch bezeichnet, ohne Blutung oder Perforation

K25.- Ulcus ventriculi

Inkl.: Ulcus (pepticum):
- Magen
- Pylorus

Soll bei Arzneimittelinduktion die Substanz angegeben werden, ist eine zusätzliche Schlüsselnummer (Kapitel XX) zu benutzen.

Exkl.: Akute hämorrhagische erosive Gastritis (K29.0)
Magenerosion (akut) (K29.6)
Ulcus pepticum o.n.A. (K27.-)

K25.0 Akut, mit Blutung

K25.1 Akut, mit Perforation

K25.2 Akut, mit Blutung und Perforation

K25.3 Akut, ohne Blutung oder Perforation

K25.4 Chronisch oder nicht näher bezeichnet, mit Blutung

K25.5 Chronisch oder nicht näher bezeichnet, mit Perforation

K25.6 Chronisch oder nicht näher bezeichnet, mit Blutung und Perforation

K25.7 Chronisch, ohne Blutung oder Perforation

K25.9 Weder als akut noch als chronisch bezeichnet, ohne Blutung oder Perforation

K26.- Ulcus duodeni

Inkl.: Ulcus (pepticum):
- Duodenum
- postpylorisch

Soll bei Arzneimittelinduktion die Substanz angegeben werden, ist eine zusätzliche Schlüsselnummer (Kapitel XX) zu benutzen.

Exkl.: Erosion des Duodenums (akut) (K29.8)
Ulcus pepticum o.n.A. (K27.-)

K26.0 Akut, mit Blutung

K26.1 Akut, mit Perforation

K26.2	Akut, mit Blutung und Perforation
K26.3	Akut, ohne Blutung oder Perforation
K26.4	Chronisch oder nicht näher bezeichnet, mit Blutung
K26.5	Chronisch oder nicht näher bezeichnet, mit Perforation
K26.6	Chronisch oder nicht näher bezeichnet, mit Blutung und Perforation
K26.7	Chronisch, ohne Blutung oder Perforation
K26.9	Weder als akut noch als chronisch bezeichnet, ohne Blutung oder Perforation

K27.- Ulcus pepticum, Lokalisation nicht näher bezeichnet
Inkl.: Ulcus:
- gastroduodenale o.n.A.
- pepticum o.n.A.

Exkl.: Ulcus pepticum beim Neugeborenen (P78.8)

K27.0	Akut, mit Blutung
K27.1	Akut, mit Perforation
K27.2	Akut, mit Blutung und Perforation
K27.3	Akut, ohne Blutung oder Perforation
K27.4	Chronisch oder nicht näher bezeichnet, mit Blutung
K27.5	Chronisch oder nicht näher bezeichnet, mit Perforation
K27.6	Chronisch oder nicht näher bezeichnet, mit Blutung und Perforation
K27.7	Chronisch, ohne Blutung oder Perforation
K27.9	Weder als akut noch als chronisch bezeichnet, ohne Blutung oder Perforation

K28.- Ulcus pepticum jejuni
Inkl.: Ulkus (peptisch) oder Erosion:
- Anastomosen-
- gastrointestinal
- gastrojejunal
- gastrokolisch
- jejunal
- magenseitig
- marginal

Exkl.: Primäres Ulkus des Dünndarmes (K63.3)

K28.0	Akut, mit Blutung
K28.1	Akut, mit Perforation
K28.2	Akut, mit Blutung und Perforation
K28.3	Akut, ohne Blutung oder Perforation
K28.4	Chronisch oder nicht näher bezeichnet, mit Blutung
K28.5	Chronisch oder nicht näher bezeichnet, mit Perforation
K28.6	Chronisch oder nicht näher bezeichnet, mit Blutung und Perforation
K28.7	Chronisch, ohne Blutung oder Perforation

K28.9	Weder als akut noch als chronisch bezeichnet, ohne Blutung oder Perforation

K29.- Gastritis und Duodenitis
Exkl.: Eosinophile Gastritis oder Gastroenteritis (K52.8)
Zollinger-Ellison-Syndrom (E16.4)

K29.0	**Akute hämorrhagische Gastritis**
	Akute (erosive) Gastritis mit Blutung
K29.1	**Sonstige akute Gastritis**
K29.2	**Alkoholgastritis**
K29.3	Chronische Oberflächengastritis
K29.4	Chronische atrophische Gastritis
	Magenschleimhautatrophie
K29.5	**Chronische Gastritis, nicht näher bezeichnet**
	Chronische Gastritis:
	• Antrum
	• Fundus
K29.6	Sonstige Gastritis
	Gastropathia hypertrophica gigantea
	Granulomatöse Gastritis
	Magenerosion (akut)
	Ménétrier-Syndrom [Hypertrophische Gastropathie Ménétrier]
K29.7	Gastritis, nicht näher bezeichnet
K29.8	**Duodenitis**
K29.9	Gastroduodenitis, nicht näher bezeichnet

K30 Dyspepsie
Verdauungsstörung
Exkl.: Dyspepsie:
• nervös (F45.32)
• neurotisch (F45.32)
• psychogen (F45.32)
Sodbrennen (R12)

K31.- Sonstige Krankheiten des Magens und des Duodenums
Inkl.: Funktionelle Magenkrankheiten
Exkl.: Divertikel des Duodenums (K57.0- bis K57.1-)
Gastrointestinale Blutung (K92.0-K92.2)

K31.0	Akute Magendilatation
	Akute Distension des Magens
K31.1	Hypertrophische Pylorusstenose beim Erwachsenen
	Pylorusstenose o.n.A.
	Exkl.: Angeborene oder infantile Pylorusstenose (Q40.0)
K31.2	Sanduhrförmige Striktur und Stenose des Magens
	Exkl.: Angeborener Sanduhrmagen (Q40.2)
	Sanduhrförmige Magenkontraktion (K31.88)

K31.3	**Pylorospasmus, anderenorts nicht klassifiziert** *Exkl.:* Pylorospasmus: • angeboren oder infantil (Q40.0) • neurotisch (F45.32) • psychogen (F45.32)
K31.4	**Magendivertikel** *Exkl.:* Angeborenes Magendivertikel (Q40.2)
K31.5	**Duodenalverschluß** Duodenalileus (chronisch) Konstriktion Stenose | Duodenum Striktur *Exkl.:* Angeborene Stenose des Duodenums (Q41.0)
K31.6	**Fistel des Magens und des Duodenums** Gastrojejunokolische Fistel Gastrokolische Fistel
K31.7	**Polyp des Magens und des Duodenums** Hyperplastischer Polyp Polyp o.n.A. *Exkl.:* Adenomatöser Polyp des Magens (D13.1) Adenomatöser Polyp des Duodenums (D13.2)
K31.8	**Sonstige näher bezeichnete Krankheiten des Magens und des Duodenums** Achlorhydrie Gastroptose Sanduhrförmige Magenkontraktion
K31.81	Angiodysplasie des Magens und des Duodenums ohne Angabe einer Blutung
K31.82	Angiodysplasie des Magens und des Duodenums mit Blutung
K31.88	Sonstige näher bezeichnete Krankheiten des Magens und des Duodenums
K31.9	**Krankheit des Magens und des Duodenums, nicht näher bezeichnet**

Krankheiten der Appendix (K35-K38)

K35.- Akute Appendizitis

K35.0	**Akute Appendizitis mit diffuser Peritonitis** Appendizitis (akut) mit: • Perforation • Peritonitis (diffus) • Ruptur
K35.1	**Akute Appendizitis mit Peritonealabszeß** Appendixabszeß
K35.9	**Akute Appendizitis, nicht näher bezeichnet** Akute Appendizitis ohne: • Perforation • Peritonealabszeß • Peritonitis • Ruptur

K36 Sonstige Appendizitis
Appendizitis:
- chronisch
- rezidivierend

K37 Nicht näher bezeichnete Appendizitis

K38.- Sonstige Krankheiten der Appendix

K38.0 Hyperplasie der Appendix

K38.1 Appendixkonkremente
Koprolith ⎤
Kotstein ⎦ Appendix

K38.2 Appendixdivertikel

K38.3 Appendixfistel

K38.8 Sonstige näher bezeichnete Krankheiten der Appendix
Invagination der Appendix

K38.9 Krankheit der Appendix, nicht näher bezeichnet

Hernien
(K40-K46)

Hinw.: Hernien mit Gangrän und Einklemmung werden als Hernien mit Gangrän verschlüsselt.

Inkl.: Hernie:
- angeboren [ausgenommen Zwerchfell- oder Hiatushernie]
- erworben
- rezidivierend

K40.- Hernia inguinalis
Inkl.: Hernia inguinalis:
- bilateralis
- directa
- indirecta
- obliqua
- o.n.A.

Hernia scrotalis
Inkomplette Leistenhernie
Die folgenden fünften Stellen sind bei der Kategorie K40 zu benutzen:

0   Nicht als rezidivierend bezeichnet

1   Rezidivierend

K40.0 Doppelseitige Hernia inguinalis mit Einklemmung, ohne Gangrän

K40.1 Doppelseitige Hernia inguinalis mit Gangrän

K40.2 Doppelseitige Hernia inguinalis, ohne Einklemmung und ohne Gangrän
Doppelseitige Hernia inguinalis o.n.A.

K40.3 Hernia inguinalis, einseitig oder ohne Seitenangabe, mit Einklemmung, ohne Gangrän
Hernia inguinalis (einseitig):
- inkarzeriert
- irreponibel   ⎤ ohne Gangrän
- stranguliert
- Verschluß verursachend ⎦

K40.4	**Hernia inguinalis, einseitig oder ohne Seitenangabe, mit Gangrän**

Hernia inguinalis o.n.A., mit Gangrän

K40.9	**Hernia inguinalis, einseitig oder ohne Seitenangabe, ohne Einklemmung und ohne Gangrän**

Hernia inguinalis (einseitig) o.n.A.

K41.- Hernia femoralis

K41.0	**Doppelseitige Hernia femoralis mit Einklemmung, ohne Gangrän**

K41.1	**Doppelseitige Hernia femoralis mit Gangrän**

K41.2	**Doppelseitige Hernia femoralis ohne Einklemmung und ohne Gangrän**

Doppelseitige Hernia femoralis o.n.A.

K41.3	**Hernia femoralis, einseitig oder ohne Seitenangabe, mit Einklemmung, ohne Gangrän**

Hernia femoralis (einseitig):
- inkarzeriert
- irreponibel
- stranguliert   ohne Gangrän
- Verschluß verursachend

K41.4	**Hernia femoralis, einseitig oder ohne Seitenangabe, mit Gangrän**

K41.9	**Hernia femoralis, einseitig oder ohne Seitenangabe, ohne Einklemmung und ohne Gangrän**

Hernia femoralis (einseitig) o.n.A.

K42.- Hernia umbilicalis

Inkl.: Hernia paraumbilicalis

Exkl.: Omphalozele (Q79.2)

K42.0	**Hernia umbilicalis mit Einklemmung, ohne Gangrän**

Hernia umbilicalis:
- inkarzeriert
- irreponibel
- stranguliert   ohne Gangrän
- Verschluß verursachend

K42.1	**Hernia umbilicalis mit Gangrän**

Hernia umbilicalis gangraenosa

K42.9	**Hernia umbilicalis ohne Einklemmung und ohne Gangrän**

Hernia umbilicalis o.n.A.

K43.- Hernia ventralis

Inkl.: Hernia epigastrica
Narbenhernie

K43.0	**Hernia ventralis mit Einklemmung, ohne Gangrän**

Hernia ventralis:
- inkarzeriert
- irreponibel
- stranguliert   ohne Gangrän
- Verschluß verursachend

K43.1	**Hernia ventralis mit Gangrän**

Hernia ventralis gangraenosa

K43.9	**Hernia ventralis ohne Einklemmung und ohne Gangrän**

Hernia ventralis o.n.A.

K44.- Hernia diaphragmatica
Inkl.: Hiatushernie (ösophageal) (gleitend)
Paraösophageale Hernie

Exkl.: Angeboren:
- Hiatushernie (Q40.1)
- Zwerchfellhernie (Q79.0)

K44.0 Hernia diaphragmatica mit Einklemmung, ohne Gangrän
Hernia diaphragmatica:
- inkarzeriert
- irreponibel   ohne Gangrän
- stranguliert
- Verschluß verursachend

K44.1 Hernia diaphragmatica mit Gangrän
Hernia diaphragmatica gangraenosa

K44.9 Hernia diaphragmatica ohne Einklemmung und ohne Gangrän
Hernia diaphragmatica o.n.A.

K45.- Sonstige abdominale Hernien
Inkl.: Hernia:
- abdominalis, näher bezeichnete Lokalisation, anderenorts nicht klassifiziert
- ischiadica
- lumbalis
- obturatoria
- pudendalis
- retroperitonealis

K45.0 Sonstige näher bezeichnete abdominale Hernien mit Einklemmung, ohne Gangrän
Jede unter K45 aufgeführte Hernie:
- inkarzeriert
- irreponibel   ohne Gangrän
- stranguliert
- Verschluß verursachend

K45.1 Sonstige näher bezeichnete abdominale Hernien mit Gangrän
Jede unter K45 aufgeführte Hernie mit Gangrän

K45.8 Sonstige näher bezeichnete abdominale Hernien ohne Einklemmung und ohne Gangrän

K46.- Nicht näher bezeichnete abdominale Hernie
Inkl.: Enterozele
Epiplozele
Hernie:
- interstitiell
- intestinal
- intraabdominal
- o.n.A.

Exkl.: Vaginale Enterozele (N81.5)

K46.0 Nicht näher bezeichnete abdominale Hernie mit Einklemmung, ohne Gangrän
Jede unter K46 aufgeführte Hernie:
- inkarzeriert
- irreponibel   ohne Gangrän
- stranguliert
- Verschluß verursachend

K46.1 Nicht näher bezeichnete abdominale Hernie mit Gangrän
Jeder unter K46 aufgeführte Hernie mit Gangrän

K46.9 Nicht näher bezeichnete abdominale Hernie ohne Einklemmung und ohne Gangrän
Abdominale Hernie o.n.A.

Nichtinfektiöse Enteritis und Kolitis (K50-K52)

Inkl.: Nichtinfektiöse entzündliche Darmkrankheit
Exkl.: Reizdarmsyndrom (K58.-)
Megakolon (K59.3)

K50.- Crohn-Krankheit [Enteritis regionalis] [Morbus Crohn]
Inkl.: Granulomatöse Enteritis
Exkl.: Colitis ulcerosa (K51.-)

K50.0 Crohn-Krankheit des Dünndarmes
Crohn-Krankheit [Enteritis regionalis]:
- Duodenum
- Ileum
- Jejunum

Ileitis:
- regionalis
- terminalis

Exkl.: Crohn-Krankheit des Dünn- und Dickdarmes (K50.8)

K50.1 Crohn-Krankheit des Dickdarmes
Colitis:
- granulomatosa
- regionalis

Crohn-Krankheit [Enteritis regionalis]:
- Dickdarm
- Kolon
- Rektum

Exkl.: Crohn-Krankheit des Dünn- und Dickdarmes (K50.8)

K50.8 Sonstige Crohn-Krankheit
Crohn-Krankheit sowohl des Dünndarmes als auch des Dickdarmes

K50.9 Crohn-Krankheit, nicht näher bezeichnet
Crohn-Krankheit o.n.A.
Enteritis regionalis o.n.A.

K51.- Colitis ulcerosa

K51.0 Ulzeröse (chronische) Enterokolitis

K51.1 Ulzeröse (chronische) Ileokolitis

K51.2 Ulzeröse (chronische) Proktitis

K51.3 Ulzeröse (chronische) Rektosigmoiditis

K51.4 Pseudopolyposis des Kolons

K51.5 Proktokolitis der Schleimhaut

K51.8 Sonstige Colitis ulcerosa

K51.9 Colitis ulcerosa, nicht näher bezeichnet
Enteritis ulcerosa o.n.A.

K52.- Sonstige nichtinfektiöse Gastroenteritis und Kolitis

K52.0 Gastroenteritis und Kolitis durch Strahleneinwirkung

K52.1	**Toxische Gastroenteritis und Kolitis**
	Soll das toxische Agens angegeben werden, ist eine zusätzliche Schlüsselnummer (Kapitel XX) zu benutzen.

K52.2	**Allergische und alimentäre Gastroenteritis und Kolitis**
	Gastroenteritis oder Kolitis durch Nahrungsmittelallergie

K52.8	**Sonstige näher bezeichnete nichtinfektiöse Gastroenteritis und Kolitis**
	Eosinophile Gastritis oder Gastroenteritis

K52.9 **Nichtinfektiöse Gastroenteritis und Kolitis, nicht näher bezeichnet**
Diarrhoe
Enteritis
Ileitis
Jejunitis
Sigmoiditis

als nichtinfektiös bezeichnet oder o.n.A., in der Bundesrepublik Deutschland, in Österreich und der Schweiz sowie in anderen Ländern, in denen nichtinfektiöser Ursprung der Krankheiten angenommen werden kann

Exkl.: Diarrhoe beim Neugeborenen (nichtinfektiös) (P78.3)
Funktionelle Diarrhoe (K59.1)
Kolitis, Diarrhoe, Enteritis, Gastroenteritis:
• infektiös (A09)
• nicht näher bezeichnet, in Ländern, in denen infektiöser Ursprung der Krankheiten angenommen werden kann (A09)
Psychogene Diarrhoe (F45.33)

Sonstige Krankheiten des Darmes (K55-K63)

K55.- **Gefäßkrankheiten des Darmes**
Exkl.: Enterocolitis necroticans beim Feten und Neugeborenen (P77)

K55.0 **Akute Gefäßkrankheiten des Darmes**
Akut:
• Darminfarkt
• Dünndarmischämie
• fulminante ischämische Kolitis
Mesenterial (Arterien) (Venen):
• Embolie
• Infarkt
• Thrombose
Subakute ischämische Kolitis

K55.1 **Chronische Gefäßkrankheiten des Darmes**
Chronisch, ischämisch:
• Enteritis
• Enterokolitis
• Kolitis
Ischämische Darmstriktur
Mesenterial:
• Atherosklerose
• Gefäßinsuffizienz

K55.2 **Angiodysplasie des Kolons**

K55.21 Ohne Angabe einer Blutung
Angiodysplasie des Kolons o.n.A.

K55.22 Mit Blutung

K55.8 **Sonstige Gefäßkrankheiten des Darmes**

K55.9 **Gefäßkrankheit des Darmes, nicht näher bezeichnet**
Ischämisch:
- Enteritis
- Enterokolitis | o.n.A
- Kolitis

K56.- **Paralytischer Ileus und mechanischer Ileus ohne Hernie**
Exkl.: Anal- oder Rektumstenose (K62.4)
Angeborene Striktur oder Stenose des Darmes (Q41-Q42)
Darmverschlüsse beim Neugeborenen, klassifizierbar unter P76.-
Duodenalverschluß (K31.5)
Ischämische Darmstriktur (K55.1)
Mekoniumileus (E84.1)
Mit Hernie (K40-K46)
Postoperativer Darmverschluß (K91.3)

K56.0 **Paralytischer Ileus**
Paralyse:
- Darm
- Intestinum
- Kolon

Exkl.: Gallensteinileus (K56.3)
Ileus o.n.A. (K56.7)
Obstruktionsileus o.n.A. (K56.6)

K56.1 **Invagination**
Invagination oder Intussuszeption:
- Darm
- Intestinum
- Kolon
- Rektum

Exkl.: Invagination der Appendix (K38.8)

K56.2 **Volvulus**
Achsendrehung
Strangulation | Kolon oder Intestinum
Torsion

K56.3 **Gallensteinileus**
Darmverschluß durch Gallensteine

K56.4 **Sonstige Obturation des Darmes**
Enterolith
Impaktion:
- Kolon
- Kot
Kotstein

K56.5 **Intestinale Adhäsionen [Briden] mit Ileus**
Bridenileus
Peritoneale Adhäsionen mit Darmverschluß

K56.6 **Sonstiger und nicht näher bezeichneter mechanischer Ileus**
Enterostenose
Obstruktionsileus o.n.A.
Okklusion | Kolon oder Intestinum
Stenose
Striktur

K56.7 **Ileus, nicht näher bezeichnet**

K57.- Divertikulose des Darmes

Inkl.: Divertikel
Divertikulitis   Dünndarm, Dickdarm
Divertikulose

Exkl.: Angeborenes Darmdivertikel (Q43.8)
Appendixdivertikel (K38.2)
Meckel-Divertikel (Q43.0)
Die folgenden fünften Stellen sind bei der Kategorie K57 zu benutzen:

0   Divertikulose ohne Angabe einer Blutung

1   Divertikulose mit Blutung

2   Divertikulitis ohne Angabe einer Blutung

3   Divertikulitis mit Blutung

K57.0   **Divertikulose des Dünndarmes mit Perforation und Abszeß**
Divertikulose des Dünndarmes mit Peritonitis

Exkl.: Divertikulose sowohl des Dünndarmes als auch des Dickdarmes mit Perforation und Abszeß (K57.4-)

K57.1   **Divertikulose des Dünndarmes ohne Perforation oder Abszeß**
Divertikulose des Dünndarmes o.n.A.

Exkl.: Divertikulose sowohl des Dünndarmes als auch des Dickdarmes ohne Perforation oder Abszeß (K57.5-)

K57.2   **Divertikulose des Dickdarmes mit Perforation und Abszeß**
Divertikulose des Kolons mit Peritonitis

Exkl.: Divertikulose sowohl des Dünndarmes als auch des Dickdarmes mit Perforation und Abszeß (K57.4-)

K57.3   **Divertikulose des Dickdarmes ohne Perforation oder Abszeß**
Divertikulose des Kolons o.n.A.

Exkl.: Divertikulose sowohl des Dünndarmes als auch des Dickdarmes ohne Perforation oder Abszeß (K57.5-)

K57.4   **Divertikulose sowohl des Dünndarmes als auch des Dickdarmes mit Perforation und Abszeß**
Divertikulose sowohl des Dünndarmes als auch des Dickdarmes mit Peritonitis

K57.5   **Divertikulose sowohl des Dünndarmes als auch des Dickdarmes ohne Perforation oder Abszeß**
Divertikulose sowohl des Dünndarmes als auch des Dickdarmes o.n.A.

K57.8   **Divertikulose des Darmes, Teil nicht näher bezeichnet, mit Perforation und Abszeß**
Divertikulose des Darmes o.n.A. mit Peritonitis

K57.9   **Divertikulose des Darmes, Teil nicht näher bezeichnet, ohne Perforation oder Abszeß**
Divertikulose des Darmes o.n.A.

K58.- Reizdarmsyndrom

Inkl.: Colon irritabile
Irritables Kolon
Reizkolon

K58.0   **Reizdarmsyndrom mit Diarrhoe**

K58.9   **Reizdarmsyndrom ohne Diarrhoe**
Reizdarmsyndrom o.n.A.

K59.- Sonstige funktionelle Darmstörungen

Exkl.: Funktionsstörungen des Magens (K31.-)
Intestinale Malabsorption (K90.-)
Psychogene Darmstörungen (F45.33)
Veränderungen der Stuhlgewohnheiten o.n.A. (R19.4)

K59.0   **Obstipation**

K59.1	**Funktionelle Diarrhoe**

K59.2	**Neurogene Darmstörung, anderenorts nicht klassifiziert**

K59.3	**Megakolon, anderenorts nicht klassifiziert** Dilatation des Kolons Toxisches Megakolon Soll das toxische Agens angegeben werden, ist eine zusätzliche Schlüsselnummer (Kapitel XX) zu benutzen. *Exkl.:* Megakolon (bei): • angeboren (aganglionär) (Q43.1) • Chagas-Krankheit (B57.3) • Hirschsprung-Krankheit (Q43.1)

K59.4	**Analspasmus** Proctalgia fugax

K59.8	**Sonstige näher bezeichnete funktionelle Darmstörungen** Kolonatonie

K59.9	**Funktionelle Darmstörung, nicht näher bezeichnet**

K60.-	**Fissur und Fistel in der Anal- und Rektalregion** *Exkl.:* Mit Abszeß oder Phlegmone (K61.-)

K60.0	**Akute Analfissur**

K60.1	**Chronische Analfissur**

K60.2	**Analfissur, nicht näher bezeichnet**

K60.3	**Analfistel**

K60.4	**Rektalfistel** Rektum-Haut-Fistel *Exkl.:* Rektovaginalfistel (N82.3) Vesikorektalfistel (N32.1)

K60.5	**Anorektalfistel**

K61.-	**Abszeß in der Anal- und Rektalregion** *Inkl.:* Abszeß | Anal- und Rektalregion, mit oder ohne Fistel Phlegmone |

K61.0	**Analabszeß** Perianalabszeß *Exkl.:* Intrasphinktärer Abszeß (K61.4)

K61.1	**Rektalabszeß** Perirektalabszeß *Exkl.:* Ischiorektalabszeß (K61.3)

K61.2	**Anorektalabszeß**

K61.3	**Ischiorektalabszeß** Abszeß der Fossa ischioanalis

K61.4	**Intrasphinktärer Abszeß**

K62.- Sonstige Krankheiten des Anus und des Rektums
Inkl.: Analkanal

Exkl.: Funktionsstörung nach Kolostomie oder Enterostomie (K91.4)
Hämorrhoiden (I84.-)
Stuhlinkontinenz (R15)
Ulzeröse Proktitis (K51.2)

K62.0 Analpolyp

K62.1 Rektumpolyp
Exkl.: Adenomatöser Polyp (D12.8)

K62.2 Analprolaps
Prolaps des Analkanals

K62.3 Rektumprolaps
Prolaps der Mastdarmschleimhaut

K62.4 Stenose des Anus und des Rektums
Analstriktur (Sphinkter)

K62.5 Hämorrhagie des Anus und des Rektums
Exkl.: Rektumblutung beim Neugeborenen (P54.2)

K62.6 Ulkus des Anus und des Rektums
Solitärgeschwür
Ulcus stercoralis

Exkl.: Bei Colitis ulcerosa (K51.-)
Fissur und Fistel des Anus und des Rektums (K60.-)

K62.7 Strahlenproktitis

K62.8 Sonstige näher bezeichnete Krankheiten des Anus und des Rektums
Perforation (nichttraumatisch) des Rektums
Proktitis o.n.A.

K62.9 Krankheit des Anus und des Rektums, nicht näher bezeichnet

K63.- Sonstige Krankheiten des Darmes

K63.0 Darmabszeß
Exkl.: Abszeß:
- Anal- und Rektalregion (K61.-)
- Appendix (K35.1)
Mit Divertikulose (K57.-)

K63.1 Perforation des Darmes (nichttraumatisch)
Exkl.: Mit Divertikulose (K57.-)
Perforation (nichttraumatisch):
- Appendix (K35.0)
- Duodenum (K26.-)

K63.2 Darmfistel
Exkl.: Fistel:
- Anal- und Rektalregion (K60.-)
- Appendix (K38.3)
- Duodenum (K31.6)
- intestinogenital, weiblich (N82.2-N82.4)
- vesikointestinal (N32.1)

Krankheiten des Verdauungssystems Version 2.0 Stand November 2000

K63.3 Darmulkus
Primärulkus des Dünndarmes
Exkl.: Colitis ulcerosa (K51.-)
Ulcus:
• duodeni (K26.-)
• pepticum jejuni (K28.-)
• pepticum, Lokalisation nicht näher bezeichnet (K27.-)
Ulkus:
• Anal- und Rektalregion (K62.6)
• gastrointestinal (K28.-)
• gastrojejunal (K28.-)
• jejunal (K28.-)

K63.4 Enteroptose

K63.5 Polyp des Kolons
Hyperplastischer Polyp
Polyp o.n.A.
Exkl.: Adenomatöser Polyp des Kolons (D12.6)
Polyposis coli (D12.6)

K63.8 Sonstige näher bezeichnete Krankheiten des Darmes

K63.9 Darmkrankheit, nicht näher bezeichnet

Krankheiten des Peritoneums (K65-K67)

K65.- Peritonitis
Exkl.: Peritonitis:
• aseptisch (T81.6)
• bei oder nach:
  • Abort, Extrauteringravidität oder Molenschwangerschaft (O00-O07, O08.0)
  • Appendizitis (K35.-)
  • Divertikulose des Darmes (K57.-)
  • beim Neugeborenen (P78.0-P78.1)
• benigne, paroxysmal (E85.0)
• durch chemische Substanzen (T81.6)
• durch Talkum oder sonstige Fremdsubstanzen (T81.6)
• periodisch, familiär (E85.0)
• puerperal (O85)
• weibliches Becken (N73.3-N73.5)

K65.0 Akute Peritonitis
Abszeß:
- Mesenterium
- Omentum
- pelveoabdominal
- Peritoneum
- retroperitoneal
- retrozäkal
- subdiaphragmatisch
- subhepatisch
- subphrenisch

Peritonitis (akut):
- diffus
- eitrig
- männliches Becken
- subphrenisch

Soll der Infektionserreger angegeben werden, ist eine zusätzliche Schlüsselnummer (B95-B97) zu benutzen. Im Krankenhaus sollte diese Information immer verschlüsselt werden, wenn sie vorliegt.

K65.8 Sonstige Peritonitis
Chronisch-proliferative Peritonitis
Gallige Peritonitis
Mesenteriale:
- Fettgewebsnekrose
- Saponifikation

Peritonitis durch Urin

K65.9 Peritonitis, nicht näher bezeichnet

K66.- Sonstige Krankheiten des Peritoneums
Exkl.: Aszites (R18)

K66.0 Peritoneale Adhäsionen
Adhäsionen:
- abdominal (Bauchwand)
- Diaphragma
- Intestinum
- männliches Becken
- Magen
- Mesenterium
- Omentum

Adhäsionsstränge

Exkl.: Adhäsionen [Briden]:
- mit Ileus (K56.5)
- weibliches Becken (N73.6)

K66.1 Hämoperitoneum
Exkl.: Traumatisch bedingtes Hämoperitoneum (S36.81)

K66.8 Sonstige näher bezeichnete Krankheiten des Peritoneums

K66.9 Krankheit des Peritoneums, nicht näher bezeichnet

K67.-* Krankheiten des Peritoneums bei anderenorts klassifizierten Infektionskrankheiten

K67.0* Chlamydienperitonitis (A74.8†)

K67.1* Gonokokkenperitonitis (A54.8†)

K67.2* Syphilitische Peritonitis (A52.7†)

K67.3* Tuberkulöse Peritonitis (A18.3†)

K67.8* Sonstige Krankheiten des Peritoneums bei anderenorts klassifizierten Infektionskrankheiten

Krankheiten der Leber (K70-K77)

Exkl.: Gelbsucht o.n.A. (R17)
Hämochromatose (E83.1)
Reye-Syndrom (G93.7)
Virushepatitis (B15-B19)
Wilson-Krankheit (E83.0)

K70.- Alkoholische Leberkrankheit

K70.0 Alkoholische Fettleber

K70.1 Alkoholische Hepatitis

K70.2 Alkoholische Fibrose und Sklerose der Leber

K70.3 Alkoholische Leberzirrhose
Alkoholische Zirrhose o.n.A.

K70.4 Alkoholisches Leberversagen
Alkoholisches Leberversagen:
- akut
- chronisch
- mit oder ohne Coma hepaticum
- subakut
- o.n.A.

K70.9 Alkoholische Leberkrankheit, nicht näher bezeichnet

K71.- Toxische Leberkrankheit

Inkl.: Arzneimittelinduziert:
- idiosynkratische (unvorhersehbare) Leberkrankheit
- toxische (vorhersehbare) Leberkrankheit

Soll das toxische Agens angegeben werden, ist eine zusätzliche Schlüsselnummer (Kapitel XX) zu benutzen.

Exkl.: Alkoholische Leberkrankheit (K70.-)
Budd-Chiari-Syndrom (I82.0)

K71.0 **Toxische Leberkrankheit mit Cholestase**
Cholestase mit Leberzellschädigung
„Reine" Cholestase

K71.1 **Toxische Leberkrankheit mit Lebernekrose**
Leberversagen (akut) (chronisch) durch Arzneimittel oder Drogen

K71.2 **Toxische Leberkrankheit mit akuter Hepatitis**

K71.3 **Toxische Leberkrankheit mit chronisch-persistierender Hepatitis**

K71.4 **Toxische Leberkrankheit mit chronischer lobulärer Hepatitis**

K71.5 **Toxische Leberkrankheit mit chronisch-aktiver Hepatitis**
Toxische Leberkrankheit mit lupoider Hepatitis

K71.6 **Toxische Leberkrankheit mit Hepatitis, anderenorts nicht klassifiziert**

K71.7 **Toxische Leberkrankheit mit Fibrose und Zirrhose der Leber**

Krankheiten des Verdauungssystems

K71.8 **Toxische Leberkrankheit mit sonstigen Affektionen der Leber**
Toxische Leberkrankheit mit:
- fokaler nodulärer Hyperplasie
- Lebergranulomen
- Peliosis hepatis
- venöser okklusiver Leberkrankheit [Stuart-Bras-Syndrom]

K71.9 **Toxische Leberkrankheit, nicht näher bezeichnet**

K72.- Leberversagen, anderenorts nicht klassifiziert

Inkl.: Coma hepaticum o.n.A.
Encephalopathia hepatica o.n.A.
Gelbe Leberatrophie oder -dystrophie
Hepatitis:
- akut
- fulminant | anderenorts nicht klassifiziert, mit Leberversagen
- maligne
Leber- (Zell-) Nekrose mit Leberversagen

Exkl.: Alkoholisches Leberversagen (K70.4)
Ikterus beim Feten oder Neugeborenen (P55-P59)
Leberversagen als Komplikation bei:
- Abort, Extrauteringravidität oder Molenschwangerschaft (O00-O07, O08.8)
- Schwangerschaft, Geburt oder Wochenbett (O26.6)
Mit toxischer Leberkrankheit (K71.1)
Virushepatitis (B15-B19)

K72.0 **Akutes und subakutes Leberversagen**

K72.1 **Chronisches Leberversagen**

K72.9 **Leberversagen, nicht näher bezeichnet**

K73.- Chronische Hepatitis, anderenorts nicht klassifiziert

Exkl.: Hepatitis (chronisch):
- alkoholisch (K70.1)
- arzneimittelinduziert (K71.-)
- granulomatös, anderenorts nicht klassifiziert (K75.3)
- reaktiv, unspezifisch (K75.2)
- Virus- (B15-B19)

K73.0 **Chronische persistierende Hepatitis, anderenorts nicht klassifiziert**

K73.1 **Chronische lobuläre Hepatitis, anderenorts nicht klassifiziert**

K73.2 **Chronische aktive Hepatitis, anderenorts nicht klassifiziert**
Lupoide Hepatitis, anderenorts nicht klassifiziert

K73.8 **Sonstige chronische Hepatitis, anderenorts nicht klassifiziert**

K73.9 **Chronische Hepatitis, nicht näher bezeichnet**

K74.- Fibrose und Zirrhose der Leber

Exkl.: Alkoholische Fibrose der Leber (K70.2)
Kardiale Lebersklerose (K76.1)
Mit toxischer Leberkrankheit (K71.7)
Zirrhose (Leber):
- alkoholisch (K70.3)
- angeboren (P78.8)

K74.0 **Leberfibrose**

K74.1 **Lebersklerose**

K74.2	**Leberfibrose mit Lebersklerose**
K74.3	**Primäre biliäre Zirrhose** Chronische nichteitrige destruktive Cholangitis
K74.4	**Sekundäre biliäre Zirrhose**
K74.5	**Biliäre Zirrhose, nicht näher bezeichnet**
K74.6	**Sonstige und nicht näher bezeichnete Zirrhose der Leber** Zirrhose (Leber): • kryptogen • makronodulär • mikronodulär • Mischform • portal • postnekrotisch • o.n.A.

K75.- Sonstige entzündliche Leberkrankheiten

Exkl.: Chronische Hepatitis, anderenorts nicht klassifiziert (K73.-)
Hepatitis:
• akut oder subakut (K72.0)
• Virus- (B15-B19)
Toxische Leberkrankheit (K71.-)

K75.0 Leberabszeß
Leberabszeß:
• cholangitisch
• hämatogen
• lymphogen
• pylephlebitisch
• o.n.A.

Exkl.: Cholangitis ohne Leberabszeß (K83.0)
Leberabszeß durch Amöben (A06.4)
Pylephlebitis ohne Leberabszeß (K75.1)

K75.1 Phlebitis der Pfortader
Pylephlebitis

Exkl.: Pylephlebitischer Leberabszeß (K75.0)

K75.2 Unspezifische reaktive Hepatitis

K75.3 Granulomatöse Hepatitis, anderenorts nicht klassifiziert

K75.4 Autoimmune Hepatitis

K75.8 Sonstige näher bezeichnete entzündliche Leberkrankheiten

K75.9 Entzündliche Leberkrankheit, nicht näher bezeichnet
Hepatitis o.n.A.

K76.- Sonstige Krankheiten der Leber

Exkl.: Alkoholische Leberkrankheit (K70.-)
Amyloide Degeneration der Leber (E85.-)
Hepatomegalie o.n.A. (R16.0)
Lebervenenthrombose (I82.0)
Pfortaderthrombose (I81)
Toxische Leberkrankheit (K71.-)
Zystische Leberkrankheit (angeboren) (Q44.6)

K76.0 Fettleber [fettige Degeneration], anderenorts nicht klassifiziert

K76.1	**Chronische Stauungsleber** Kardiale: • Lebersklerose • Leberzirrhose (so genannt)
K76.2	Zentrale hämorrhagische Lebernekrose *Exkl.:* Lebernekrose (mit Leberversagen) (K72.-)
K76.3	Leberinfarkt
K76.4	Peliosis hepatis Angiomatose der Leber
K76.5	Venöse okklusive Leberkrankheit [Stuart-Bras-Syndrom] *Exkl.:* Budd-Chiari-Syndrom (I82.0)
K76.6	**Portale Hypertonie**
K76.7	Hepatorenales Syndrom *Exkl.:* Nach Wehen und Entbindung (O90.4)
K76.8	Sonstige näher bezeichnete Krankheiten der Leber Fokale noduläre Hyperplasie der Leber Hepatoptose
K76.9	Leberkrankheit, nicht näher bezeichnet

K77.-* Leberkrankheiten bei anderenorts klassifizierten Krankheiten

K77.0* Leberkrankheiten bei anderenorts klassifizierten infektiösen und parasitären Krankheiten
Hepatitis durch:
• Herpesviren [Herpes simplex] (B00.8†)
• Toxoplasmen (B58.1†)
• Zytomegalieviren (B25.1†)
Portale Hypertonie bei Schistosomiasis [Bilharziose] (B65.-†)
Schistosomiasis [Bilharziose] von Leber und Milz (B65.-†)
Syphilitische Leberkrankheit (A52.7†)

K77.8* Leberkrankheiten bei sonstigen anderenorts klassifizierten Krankheiten
Lebergranulome bei:
• Berylliose (J63.2†)
• Sarkoidose (D86.8†)

Krankheiten der Gallenblase, der Gallenwege und des Pankreas (K80-K87)

K80.- **Cholelithiasis**
Die folgenden fünften Stellen sind bei der Kategorie K80 zu benutzen:

0   Ohne Angabe einer Gallenwegsobstruktion

1   Mit Gallenwegsobstruktion

K80.0 **Gallenblasenstein mit akuter Cholezystitis**
Jeder unter K80.2- aufgeführte Zustand mit akuter Cholezystitis

K80.1 **Gallenblasenstein mit sonstiger Cholezystitis**
Cholezystitis mit Cholelithiasis o.n.A.
Jeder unter K80.2- aufgeführte Zustand mit Cholezystitis (chronisch)

K80.2	**Gallenblasenstein ohne Cholezystitis**
	Cholelithiasis
	Cholezystolithiasis
	Gallenblasenkolik (rezidivierend) nicht näher bezeichnet oder ohne Cholezystitis
	Gallenstein (eingeklemmt):
	• Ductus cysticus
	• Gallenblase
K80.3	**Gallengangsstein mit Cholangitis**
	Jeder unter K80.5- aufgeführte Zustand mit Cholangitis
K80.4	**Gallengangsstein mit Cholezystitis**
	Jeder unter K80.5- aufgeführte Zustand mit Cholezystitis (mit Cholangitis)
K80.5	**Gallengangsstein ohne Cholangitis oder Cholezystitis**
	Choledocholithiasis
	Gallenstein (eingeklemmt):
	• Ductus choledochus
	• Ductus hepaticus nicht näher bezeichnet oder ohne Cholangitis oder Cholezystitis
	• Gallengang o.n.A.
	Intrahepatische Cholelithiasis
	Leberkolik (rezidivierend)
K80.8	**Sonstige Cholelithiasis**

K81.- Cholezystitis

Exkl.: Mit Cholelithiasis (K80.-)

K81.0	**Akute Cholezystitis**
	Angiocholezystitis
	Cholezystitis:
	• eitrig
	• emphysematös (akut) ohne Gallenstein
	• gangränös
	Gallenblasenabszeß
	Gallenblasenempyem
	Gallenblasengangrän
K81.1	**Chronische Cholezystitis**
K81.8	**Sonstige Formen der Cholezystitis**
K81.9	**Cholezystitis, nicht näher bezeichnet**

K82.- Sonstige Krankheiten der Gallenblase

Exkl.: Nichtdarstellung der Gallenblase (R93.2)
       Postcholezystektomie-Syndrom (K91.5)

K82.0	**Verschluß der Gallenblase**
	Okklusion
	Stenose Ductus cysticus oder Gallenblase, ohne Stein
	Striktur
	Exkl.: Mit Cholelithiasis (K80.-)
K82.1	**Hydrops der Gallenblase**
	Mukozele der Gallenblase
K82.2	**Perforation der Gallenblase**
	Ruptur von Ductus cysticus oder Gallenblase
K82.3	**Gallenblasenfistel**
	Fistula:
	• cholecystocolica
	• cholecystoduodenalis

K82.4	Cholesteatose der Gallenblase
	Stippchengallenblase

K82.8 Sonstige näher bezeichnete Krankheiten der Gallenblase
Adhäsionen
Atrophie
Dyskinesie
Funktionsuntüchtigkeit | Ductus cysticus oder Gallenblase
Hypertrophie
Ulkus
Zyste

K82.9 Krankheit der Gallenblase, nicht näher bezeichnet

K83.- Sonstige Krankheiten der Gallenwege
Exkl.: Mit Beteiligung von:
- Ductus cysticus (K81-K82)
- Gallenblase (K81-K82)
Postcholezystektomie-Syndrom (K91.5)

K83.0 Cholangitis
Cholangitis:
- aszendierend
- eitrig
- primär
- rezidivierend
- sekundär
- sklerosierend
- stenosierend
- o.n.A.

Exkl.: Cholangitis mit Choledocholithiasis (K80.3- bis K80.4-)
Cholangitischer Leberabszeß (K75.0)
Chronische nichteitrige destruktive Cholangitis (K74.3)

K83.1 Verschluß des Gallenganges
Okklusion
Stenose | Gallengang ohne Gallenstein
Striktur

Exkl.: Mit Cholelithiasis (K80.-)

K83.2 Perforation des Gallenganges
Ruptur des Gallenganges

K83.3 Fistel des Gallenganges
Choledochoduodenalfistel

K83.4 Spasmus des Sphinkter Oddi

K83.5 Biliäre Zyste

K83.8 Sonstige näher bezeichnete Krankheiten der Gallenwege
Adhäsionen
Atrophie
Hypertrophie | Gallengang
Ulkus

K83.9 Krankheit der Gallenwege, nicht näher bezeichnet

K85 Akute Pankreatitis
Pankreasabszeß
Pankreasnekrose:
- akut
- infektiös

Pankreatitis:
- akut (rezidivierend)
- eitrig
- hämorrhagisch
- subakut
- o.n.A.

K86.- Sonstige Krankheiten des Pankreas
Exkl.: Inselzelltumor (des Pankreas) (D13.7)
Pankreatogene Steatorrhoe (K90.3)
Zystische Pankreasfibrose (E84.-)

K86.0 Alkoholinduzierte chronische Pankreatitis

K86.1 Sonstige chronische Pankreatitis
Chronische Pankreatitis:
- infektiös
- rekurrierend
- rezidivierend
- o.n.A.

K86.2 Pankreaszyste

K86.3 Pseudozyste des Pankreas

K86.8 Sonstige näher bezeichnete Krankheiten des Pankreas
Atrophie
Fibrose
Stein   Pankreas
Zirrhose
Infantilismus pancreaticus
Pankreasfettgewebsnekrose
Pankreasnekrose:
- aseptisch
- o.n.A.

K86.9 Krankheit des Pankreas, nicht näher bezeichnet

K87.-* Krankheiten der Gallenblase, der Gallenwege und des Pankreas bei anderenorts klassifizierten Krankheiten

K87.0* Krankheiten der Gallenblase und der Gallenwege bei anderenorts klassifizierten Krankheiten

K87.1* Krankheiten des Pankreas bei anderenorts klassifizierten Krankheiten
Pankreatitis bei Mumps (B26.3†)
Pankreatitis bei Zytomegalie (B25.2†)

Sonstige Krankheiten des Verdauungssystems (K90-K93)

K90.- Intestinale Malabsorption
Exkl.: Nach gastrointestinalem chirurgischem Eingriff (K91.2)

K90.0	**Zöliakie**
	Einheimische (nichttropische) Sprue
	Gluten-sensitive Enteropathie
	Idiopathische Steatorrhoe
K90.1	**Tropische Sprue**
	Sprue o.n.A.
	Tropische Steatorrhoe
K90.2	**Syndrom der blinden Schlinge, anderenorts nicht klassifiziert**
	Syndrom der blinden Schlinge [Blind-loop-Syndrom] o.n.A.
	Exkl.: Syndrom der blinden Schlinge:
	• angeboren (Q43.8)
	• nach chirurgischem Eingriff (K91.2)
K90.3	**Pankreatogene Steatorrhoe**
K90.4	**Malabsorption durch Intoleranz, anderenorts nicht klassifiziert**
	Malabsorption durch Intoleranz gegenüber:
	• Eiweiß
	• Fett
	• Kohlenhydrat
	• Stärke
	Exkl.: Gluten-sensitive Enteropathie (K90.0)
	Laktoseintoleranz (E73.-)
K90.8	**Sonstige intestinale Malabsorption**
	Whipple-Krankheit† (M14.8*)
K90.9	**Intestinale Malabsorption, nicht näher bezeichnet**

K91.- Krankheiten des Verdauungssystems nach medizinischen Maßnahmen, anderenorts nicht klassifiziert

Exkl.: Durch Strahleneinwirkung bedingte:
• Gastroenteritis (K52.0)
• Kolitis (K52.0)
• Proktitis (K62.7)
Ulcus pepticum jejuni (K28.-)

K91.0	**Erbrechen nach gastrointestinalem chirurgischem Eingriff**
K91.1	**Syndrome des operierten Magens**
	Dumping-Syndrom
	Postgastrektomie-Syndrom
	Postvagotomie-Syndrom
K91.2	**Malabsorption nach chirurgischem Eingriff, anderenorts nicht klassifiziert**
	Syndrom der blinden Schlinge nach chirurgischem Eingriff
	Exkl.: Malabsorption:
	• Osteomalazie bei Erwachsenen (M83.2-)
	• Osteoporose nach chirurgischem Eingriff (M81.3-)
K91.3	**Postoperativer Darmverschluß**
K91.4	**Funktionsstörung nach Kolostomie oder Enterostomie**
K91.5	**Postcholezystektomie-Syndrom**
K91.8	**Sonstige Krankheiten des Verdauungssystems nach medizinischen Maßnahmen, anderenorts nicht klassifiziert**
K91.9	**Krankheit des Verdauungssystems nach medizinischen Maßnahmen, nicht näher bezeichnet**

K92.- Sonstige Krankheiten des Verdauungssystems
Exkl.: Gastrointestinale Blutung beim Neugeborenen (P54.0-P54.3)

K92.0 Hämatemesis

K92.1 Meläna

K92.2 Gastrointestinale Blutung, nicht näher bezeichnet
Blutung:
- Darm o.n.A.
- Magen o.n.A.

Exkl.: Akute hämorrhagische Gastritis (K29.0)
Hämorrhagie von Anus und Rektum (K62.5)
Mit Ulcus pepticum (K25-K28)

K92.8 Sonstige näher bezeichnete Krankheiten des Verdauungssystems

K92.9 Krankheit des Verdauungssystems, nicht näher bezeichnet

K93.-* Krankheiten sonstiger Verdauungsorgane bei anderenorts klassifizierten Krankheiten

K93.0* Tuberkulose des Darmes, des Peritoneums und der Mesenteriallymphknoten (A18.3†)
Exkl.: Tuberkulöse Peritonitis (K67.3*)

K93.1* Megakolon bei Chagas-Krankheit (B57.3†)

K93.8* Krankheiten sonstiger näher bezeichneter Verdauungsorgane bei anderenorts klassifizierten Krankheiten

Kapitel XII

Krankheiten der Haut und der Unterhaut
(L00-L99)

Exkl.: Angeborene Fehlbildungen, Deformitäten und Chromosomenanomalien (Q00-Q99)
Bestimmte infektiöse und parasitäre Krankheiten (A00-B99)
Bestimmte Zustände, die ihren Ursprung in der Perinatalperiode haben (P00-P96)
Endokrine, Ernährungs- und Stoffwechselkrankheiten (E00-E90)
Komplikationen der Schwangerschaft, der Geburt und des Wochenbettes (O00-O99)
Lipomelanotische Retikulose (I89.8)
Neubildungen (C00-D48)
Symptome und abnorme klinische und Laborbefunde, die anderenorts nicht klassifiziert sind (R00-R99)
Systemkrankheiten des Bindegewebes (M30-M36)
Verletzungen, Vergiftungen und bestimmte andere Folgen äußerer Ursachen (S00-T98)

Dieses Kapitel gliedert sich in folgende Gruppen:

L00-L08	Infektionen der Haut und der Unterhaut
L10-L14	Bullöse Dermatosen
L20-L30	Dermatitis und Ekzem
L40-L45	Papulosquamöse Hautkrankheiten
L50-L54	Urtikaria und Erythem
L55-L59	Krankheiten der Haut und der Unterhaut durch Strahleneinwirkung
L60-L75	Krankheiten der Hautanhangsgebilde
L80-L99	Sonstige Krankheiten der Haut und der Unterhaut

Dieses Kapitel enthält folgende Sternschlüsselnummern:

L14*	Bullöse Dermatosen bei anderenorts klassifizierten Krankheiten
L45*	Papulosquamöse Hautkrankheiten bei anderenorts klassifizierten Krankheiten
L54*	Erythem bei anderenorts klassifizierten Krankheiten
L62*	Krankheiten der Nägel bei anderenorts klassifizierten Krankheiten
L86*	Keratom bei anderenorts klassifizierten Krankheiten
L99*	Sonstige Krankheiten der Haut und der Unterhaut bei anderenorts klassifizierten Krankheiten

Infektionen der Haut und der Unterhaut
(L00-L08)

Soll der Infektionserreger angegeben werden, ist eine zusätzliche Schlüsselnummer (B95-B97) zu benutzen. Im Krankenhaus sollte diese Information immer verschlüsselt werden, wenn sie vorliegt.

Exkl.: Angulus infectiosus oris (durch):
- Kandidose (B37.-)
- Riboflavinmangel (E53.0)
- o.n.A. (K13.0)

Granuloma pediculatum (L98.0)
Hordeolum (H00.0)
Infektiöse Dermatitis (L30.3)
Lokale Infektionen der Haut, die in Kapitel I klassifiziert sind, wie z.B.:
- Erysipel (A46)
- Erysipeloid (A26.-)
- Infektion durch Herpesviren [Herpes simplex] (B00.-)
- Infektion durch Herpesviren [Herpes simplex] im Anogenitalbereich (A60.-)
- Molluscum contagiosum (B08.1)
- Mykosen (B35-B49)
- Pedikulose, Akarinose und sonstiger Parasitenbefall der Haut (B85-B89)
- Virale Warzen (B07)

Pannikulitis:
- Lupus erythematodes (L93.2)
- Nacken- und Rücken- (M54.0)
- rezidivierend [Pfeifer-Weber-Christian-Krankheit] (M35.6)
- o.n.A. (M79.3)

Zoster (B02.-)

L00 Staphylococcal scalded skin syndrome [SSS-Syndrom]
Dermatitis exfoliativa neonatorum [Ritter (-von-Rittershain)]
Pemphigus acutus neonatorum

Exkl.: Toxische epidermale Nekrolyse [Lyell-Syndrom] (L51.2)

L01.- Impetigo
Exkl.: Impetigo herpetiformis (L40.1)
Pemphigus acutus neonatorum (L00)

L01.0 Impetigo contagiosa [jeder Erreger] [jede Lokalisation]
Folliculitis superficialis [Bockhart]

L01.1 Sekundäre Impetiginisation anderer Dermatosen

L02.- Hautabszeß, Furunkel und Karbunkel
Inkl.: Eiterbeule
Furunkulose

Exkl.: Anal- und Rektalregion (K61.-)
Männliche Genitalorgane (äußere) (N48.2, N49.-)
Weibliche Genitalorgane (äußere) (N76.4)

L02.0 Hautabszeß, Furunkel und Karbunkel im Gesicht
Exkl.: Augenlid (H00.0)
Kopf [jeder Teil, ausgenommen Gesicht] (L02.8)
Mund (K12.2)
Nase (J34.0)
Ohr, äußeres (H60.0)
Orbita (H05.0)
Submandibulär (K12.2)
Tränendrüse (H04.0)
Tränenwege (H04.3)

L02.1 Hautabszeß, Furunkel und Karbunkel am Hals

L02.2	**Hautabszeß, Furunkel und Karbunkel am Rumpf** Bauchdecke Brustwand Damm Leistenbeuge Nabel Rücken [jeder Teil, ausgenommen Gesäß] *Exkl.:* Hüfte (L02.4) Mamma (N61) Omphalitis beim Neugeborenen (P38)
L02.3	**Hautabszeß, Furunkel und Karbunkel am Gesäß** Glutäalregion *Exkl.:* Pilonidalzyste mit Abszeß (L05.0)
L02.4	**Hautabszeß, Furunkel und Karbunkel an Extremitäten** Achselhöhle Hüfte Schulter
L02.8	**Hautabszeß, Furunkel und Karbunkel an sonstigen Lokalisationen** Behaarte Kopfhaut Kopf [jeder Teil, ausgenommen Gesicht]
L02.9	**Hautabszeß, Furunkel und Karbunkel, nicht näher bezeichnet** Furunkulose o.n.A.

L03.- Phlegmone

Inkl.: Akute Lymphangitis

Exkl.: Akute febrile neutrophile Dermatose [Sweet-Syndrom] (L98.2)
Eosinophile Zellulitis [Wells-Syndrom] (L98.3)
Lymphangitis (chronisch) (subakut) (I89.1)
Phlegmone:
• äußere männliche Genitalorgane (N48.2, N49.-)
• äußere weibliche Genitalorgane (N76.4)
• äußerer Gehörgang (H60.1)
• Anal- und Rektalregion (K61.-)
• Augenlid (H00.0)
• Mund (K12.2)
• Nase (J34.0)
• Tränenapparat (H04.3)

L03.0	**Phlegmone an Fingern und Zehen** Infektion des Nagels Onychie Paronychie Perionychie
L03.01	Phlegmone an Fingern
L03.02	Phlegmone an Zehen

L03.1	**Phlegmone an sonstigen Teilen der Extremitäten**
L03.10	Phlegmone an der oberen Extremität Achselhöhle Hand o.n.A. Handgelenk Oberarm Schulter Unterarm *Exkl.:* Finger (L03.01)
L03.11	Phlegmone an der unteren Extremität Fuß o.n.A. Hüfte Knöchelregion Oberschenkel Unterschenkel *Exkl.:* Zehe (L03.02)
L03.2	**Phlegmone im Gesicht**
L03.3	**Phlegmone am Rumpf** Bauchdecke Brustwand Damm Leistenbeuge Nabel Rücken [jeder Teil] *Exkl.:* Omphalitis beim Neugeborenen (P38)
L03.8	**Phlegmone an sonstigen Lokalisationen** Behaarte Kopfhaut Kopf [jeder Teil, ausgenommen Gesicht]
L03.9	**Phlegmone, nicht näher bezeichnet**

L04.- Akute Lymphadenitis

Inkl.: Abszeß (akut) | jeder Lymphknoten, ausgenommen mesenterial
Lymphadenitis, akut

Exkl.: Generalisierte Lymphadenopathie infolge HIV-Krankheit (B23.1)
Lymphadenitis:
- chronisch oder subakut, ausgenommen mesenterial (I88.1)
- mesenterial, unspezifisch (I88.0)
- o.n.A. (I88.9)
Lymphknotenvergrößerung (R59.-)

L04.0	**Akute Lymphadenitis an Gesicht, Kopf und Hals**
L04.1	**Akute Lymphadenitis am Rumpf**
L04.2	**Akute Lymphadenitis an der oberen Extremität** Achselhöhle Schulter
L04.3	**Akute Lymphadenitis an der unteren Extremität** Hüfte
L04.8	**Akute Lymphadenitis an sonstigen Lokalisationen**
L04.9	**Akute Lymphadenitis, nicht näher bezeichnet**

L05.- Pilonidalzyste
Inkl.: Pilonidalfistel oder Pilonidalsinus
Steißbeinfistel oder Steißbeinzyste

L05.0 **Pilonidalzyste mit Abszeß**

L05.9 **Pilonidalzyste ohne Abszeß**
Pilonidalzyste o.n.A.

L08.- Sonstige lokale Infektionen der Haut und der Unterhaut

L08.0 **Pyodermie**
Dermatitis:
- purulenta
- septica
- suppurativa

Exkl.: Pyoderma gangraenosum (L88)

L08.1 **Erythrasma**

L08.8 **Sonstige näher bezeichnete lokale Infektionen der Haut und der Unterhaut**

L08.9 **Lokale Infektion der Haut und der Unterhaut, nicht näher bezeichnet**

Bullöse Dermatosen (L10-L14)

Exkl.: Pemphigus (chronicus benignus) familiaris [Hailey-Hailey] (Q82.8)
Staphylococcal scalded skin syndrome [SSS-Syndrom] (L00)
Toxische epidermale Nekrolyse [Lyell-Syndrom] (L51.2)

L10.- Pemphiguskrankheiten
Exkl.: Pemphigus acutus neonatorum (L00)

L10.0 **Pemphigus vulgaris**

L10.1 **Pemphigus vegetans**

L10.2 **Pemphigus foliaceus**

L10.3 **Brasilianischer Pemphigus [fogo selvagem]**

L10.4 **Pemphigus erythematosus**
Senear-Usher-Syndrom

L10.5 **Arzneimittelinduzierter Pemphigus**
Soll die Substanz angegeben werden, ist eine zusätzliche Schlüsselnummer (Kapitel XX) zu benutzen.

L10.8 **Sonstige Pemphiguskrankheiten**

L10.9 **Pemphiguskrankheit, nicht näher bezeichnet**

L11.- Sonstige akantholytische Dermatosen

L11.0 **Erworbene Keratosis follicularis**
Exkl.: Dyskeratosis follicularis vegetans (angeboren) [Darier] (Q82.8)

L11.1 **Transitorische akantholytische Dermatose [Grover]**

L11.8 **Sonstige näher bezeichnete akantholytische Dermatosen**

L11.9 **Akantholytische Dermatose, nicht näher bezeichnet**

L12.- Pemphigoidkrankheiten
Exkl.: Herpes gestationis (O26.4)
Impetigo herpetiformis (L40.1)

L12.0 Bullöses Pemphigoid

L12.1 Vernarbendes Pemphigoid
Benignes Schleimhautpemphigoid

L12.2 Chronisch-bullöse Dermatose des Kindesalters

L12.3 Erworbene Epidermolysis bullosa
Exkl.: Epidermolysis bullosa (angeboren) (Q81.-)

L12.8 Sonstige Pemphigoidkrankheiten

L12.9 Pemphigoidkrankheit, nicht näher bezeichnet

L13.- Sonstige bullöse Dermatosen

L13.0 Dermatitis herpetiformis [Duhring]

L13.1 Pustulosis subcornealis [Sneddon-Wilkinson]

L13.8 Sonstige näher bezeichnete bullöse Dermatosen

L13.9 Bullöse Dermatose, nicht näher bezeichnet

L14* Bullöse Dermatosen bei anderenorts klassifizierten Krankheiten

Dermatitis und Ekzem
(L20-L30)

Hinw.: In diesem Abschnitt sind die Begriffe Dermatitis und Ekzem gleichbedeutend und austauschbar zu benutzen.

Exkl.: Chronische Granulomatose (im Kindesalter) (D71)
Dermatitis:
• factitia (L98.1)
• herpetiformis (L13.0)
• perioral (L71.0)
• Stauungs- (I83.1-I83.2)
• ulcerosa (L88)
Krankheiten der Haut und der Unterhaut durch Strahleneinwirkung (L55-L59)
Xerodermie (L85.3)

L20.- Atopisches [endogenes] Ekzem
Exkl.: Neurodermitis chronica circumscripta (L28.0)

L20.0 Prurigo Besnier

L20.8 Sonstiges atopisches [endogenes] Ekzem
Ekzem der Säuglinge und Kinder (akut) (chronisch)
Ekzem, intrinsisch (allergisch)
Ekzema flexurarum, anderenorts nicht klassifiziert
Milchschorf, endogen
Neurodermitis:
• atopica
• diffusa

L20.9 Atopisches [endogenes] Ekzem, nicht näher bezeichnet

L21.- Seborrhoisches Ekzem
Seborrhoische Dermatitis
Exkl.: Infektiöse Dermatitis (L30.3)

L21.0 Seborrhoea capitis
Milchschorf, seborrhoisch

L21.1 Seborrhoisches Ekzem der Kinder

L21.8 Sonstiges seborrhoisches Ekzem

L21.9 Seborrhoisches Ekzem, nicht näher bezeichnet

L22 Windeldermatitis
Psoriasiforme Windeldermatitis
Windel-:
- Ausschlag
- Erythem

L23.- Allergische Kontaktdermatitis
Inkl.: Allergisches Kontaktekzem
Exkl.: Allergie o.n.A. (T78.4)
Dermatitis, Ekzem:
- Augenlid (H01.1)
- durch oral, enteral oder parenteral aufgenommene Substanzen (L27.-)
- Kontakt- o.n.A. (L25.9)
- Kontakt-, toxisch (L24.-)
- perioral (L71.0)
- Windel- (L22)
- o.n.A. (L30.9)
Ekzem am äußeren Ohr (H60.5)
Krankheiten der Haut und der Unterhaut durch Strahleneinwirkung (L55-L59)

L23.0 Allergische Kontaktdermatitis durch Metalle
Chrom
Nickel

L23.1 Allergische Kontaktdermatitis durch Klebstoffe

L23.2 Allergische Kontaktdermatitis durch Kosmetika

L23.3 Allergische Kontaktdermatitis durch Drogen oder Arzneimittel bei Hautkontakt
Soll die Substanz angegeben werden, ist eine zusätzliche Schlüsselnummer (Kapitel XX) zu benutzen.
Exkl.: Allergische Reaktion o.n.A. durch Drogen oder Arzneimittel (T88.7)
Dermatitis durch eingenommene Drogen oder Arzneimittel (L27.0-L27.1)

L23.4 Allergische Kontaktdermatitis durch Farbstoffe

L23.5 Allergische Kontaktdermatitis durch sonstige chemische Produkte
Gummi
Insektizid
Kunststoff
Zement

L23.6 Allergische Kontaktdermatitis durch Nahrungsmittel bei Hautkontakt
Exkl.: Dermatitis durch aufgenommene Nahrungsmittel (L27.2)

L23.7 Allergische Kontaktdermatitis durch Pflanzen, ausgenommen Nahrungsmittel

L23.8 Allergische Kontaktdermatitis durch sonstige Agenzien

L23.9 Allergische Kontaktdermatitis, nicht näher bezeichnete Ursache
Allergisches Kontaktekzem o.n.A.

L24.- Toxische Kontaktdermatitis

Inkl.: Nichtallergische Kontaktdermatitis
Toxisches (irritatives) Kontaktekzem

Exkl.: Allergie o.n.A. (T78.4)
Dermatitis, Ekzem:
- allergische Kontakt- (L23.-)
- Augenlid (H01.1)
- durch oral, enteral oder parenteral aufgenommene Substanzen (L27.-)
- Kontakt- o.n.A. (L25.9)
- perioral (L71.0)
- Windel- (L22)
- o.n.A. (L30.9)
Ekzem am äußeren Ohr (H60.5)
Krankheiten der Haut und der Unterhaut durch Strahleneinwirkung (L55-L59)

L24.0 Toxische Kontaktdermatitis durch Detergenzien

L24.1 Toxische Kontaktdermatitis durch Öle und Fette

L24.2 Toxische Kontaktdermatitis durch Lösungsmittel
Lösungsmittel:
- Chlorverbindung
- Cyclohexan
- Ester
- Glykol
- Keton
- Kohlenwasserstoff

L24.3 Toxische Kontaktdermatitis durch Kosmetika

L24.4 Toxische Kontaktdermatitis durch Drogen oder Arzneimittel bei Hautkontakt
Soll die Substanz angegeben werden, ist eine zusätzliche Schlüsselnummer (Kapitel XX) zu benutzen.

Exkl.: Allergische Reaktion o.n.A. durch Drogen oder Arzneimittel (T88.7)
Dermatitis durch eingenommene Drogen oder Arzneimittel (L27.0-L27.1)

L24.5 Toxische Kontaktdermatitis durch sonstige chemische Produkte
Insektizid
Zement

L24.6 Toxische Kontaktdermatitis durch Nahrungsmittel bei Hautkontakt
Exkl.: Dermatitis durch aufgenommene Nahrungsmittel (L27.2)

L24.7 Toxische Kontaktdermatitis durch Pflanzen, ausgenommen Nahrungsmittel

L24.8 Toxische Kontaktdermatitis durch sonstige Agenzien
Farbstoffe

L24.9 Toxische Kontaktdermatitis, nicht näher bezeichnete Ursache
Toxisches Kontaktekzem o.n.A.

L25.- Nicht näher bezeichnete Kontaktdermatitis

Inkl.: Nicht näher bezeichnetes Kontaktekzem

Exkl.: Allergie o.n.A. (T78.4)
Dermatitis:
- allergische Kontakt- (L23.-)
- Augenlid (H01.1)
- durch oral, enteral oder parenteral aufgenommene Substanzen (L27.-)
- perioral (L71.0)
- Kontakt-, toxisch (L24.-)
- o.n.A. (L30.9)
Ekzem am äußeren Ohr (H60.5)
Krankheiten der Haut und der Unterhaut durch Strahleneinwirkung (L55-L59)

L25.0	Nicht näher bezeichnete Kontaktdermatitis durch Kosmetika
L25.1	Nicht näher bezeichnete Kontaktdermatitis durch Drogen oder Arzneimittel bei Hautkontakt Soll die Substanz angegeben werden, ist eine zusätzliche Schlüsselnummer (Kapitel XX) zu benutzen *Exkl.:* Allergische Reaktion o.n.A. durch Drogen oder Arzneimittel (T88.7) Dermatitis durch eingenommene Drogen oder Arzneimittel (L27.0-L27.1)
L25.2	Nicht näher bezeichnete Kontaktdermatitis durch Farbstoffe
L25.3	Nicht näher bezeichnete Kontaktdermatitis durch sonstige chemische Produkte Insektizid Zement
L25.4	Nicht näher bezeichnete Kontaktdermatitis durch Nahrungsmittel bei Hautkontakt *Exkl.:* Dermatitis durch aufgenommene Nahrungsmittel (L27.2)
L25.5	Nicht näher bezeichnete Kontaktdermatitis durch Pflanzen, ausgenommen Nahrungsmittel
L25.8	Nicht näher bezeichnete Kontaktdermatitis durch sonstige Agenzien
L25.9	Nicht näher bezeichnete Kontaktdermatitis, nicht näher bezeichnete Ursache Kontakt-: • Dermatitis (berufsbedingt) o.n.A. • Ekzem (berufsbedingt) o.n.A.

L26 Exfoliative Dermatitis
Pityriasis rubra [Hebra]

Exkl.: Dermatitis exfoliativa neonatorum [Ritter (-von-Rittershain)] (L00)

L27.- Dermatitis durch oral, enteral oder parenteral aufgenommene Substanzen
Exkl.: Allergie o.n.A. (T78.4)
Kontaktdermatitis (L23-L25)
Nahrungsmittelunverträglichkeit, ausgenommen Dermatitis (T78.0-T78.1)
Photoallergische Reaktion auf Drogen oder Arzneimittel (L56.1)
Phototoxische Reaktion auf Drogen oder Arzneimittel (L56.0)
Unerwünschte Nebenwirkung o.n.A. von Drogen oder Arzneimitteln (T88.7)
Urtikaria (L50.-)

L27.0	Generalisierte Hauteruption durch Drogen oder Arzneimittel Soll die Substanz angegeben werden, ist eine zusätzliche Schlüsselnummer (Kapitel XX) zu benutzen.
L27.1	Lokalisierte Hauteruption durch Drogen oder Arzneimittel Soll die Substanz angegeben werden, ist eine zusätzliche Schlüsselnummer (Kapitel XX) zu benutzen.
L27.2	Dermatitis durch aufgenommene Nahrungsmittel *Exkl.:* Dermatitis durch Nahrungsmittel bei Hautkontakt (L23.6, L24.6, L25.4)
L27.8	Dermatitis durch sonstige oral, enteral oder parenteral aufgenommene Substanzen
L27.9	Dermatitis durch nicht näher bezeichnete oral, enteral oder parenteral aufgenommene Substanz

L28.- Lichen simplex chronicus und Prurigo

L28.0	Lichen simplex chronicus [Vidal] Lichen o.n.A. Neurodermitis chronica circumscripta
L28.1	Prurigo nodularis

L28.2	**Sonstige Prurigo**

Prurigo:
- Hebra
- mitis
- o.n.A.

Urticaria papulosa

L29.- Pruritus

Exkl.: Neurotische Exkoriation (L98.1)
Psychogener Pruritus (F45.8)

L29.0	**Pruritus ani**
L29.1	**Pruritus scrotalis**
L29.2	**Pruritus vulvae**
L29.3	**Pruritus anogenitalis, nicht näher bezeichnet**
L29.8	**Sonstiger Pruritus**
L29.9	**Pruritus, nicht näher bezeichnet**

Juckreiz o.n.A.

L30.- Sonstige Dermatitis

Exkl.: Kleinfleckige Parapsoriasis en plaques (L41.3)
Kontaktdermatitis (L23-L25)
Stauungsdermatitis (I83.1-I83.2)
Xerodermie (L85.3)

L30.0	**Nummuläres Ekzem**
L30.1	Dyshidrosis [Pompholyx]
L30.2	**Autosensibilisierung der Haut [Id-Reaktion]**

Candida-Mykid [Levurid]
Dermatophytid
Ekzematid

L30.3	**Ekzematoide Dermatitis**

Infektiöse Dermatitis
Superinfiziertes Ekzem

L30.4	Intertriginöses Ekzem
L30.5	**Pityriasis alba faciei**
L30.8	**Sonstige näher bezeichnete Dermatitis**
L30.9	**Dermatitis, nicht näher bezeichnet**

Ekzem o.n.A.

Papulosquamöse Hautkrankheiten (L40-L45)

L40.- Psoriasis

L40.0	Psoriasis vulgaris

Psoriasis nummularis

L40.1	Generalisierte Psoriasis pustulosa
	Impetigo herpetiformis
	Psoriasis pustulosa, Typ Zumbusch

L40.2 Akrodermatitis continua suppurativa [Hallopeau]

L40.3 Psoriasis pustulosa palmoplantaris

L40.4 Psoriasis guttata

L40.5† Psoriasis-Arthropathie (M07.0-M07.3*, M09.0*)

L40.8 Sonstige Psoriasis
       Psoriasis inversa

L40.9 Psoriasis, nicht näher bezeichnet

L41.- Parapsoriasis
Exkl.: Poikilodermia atrophicans vascularis [Jacobi] (L94.5)

L41.0 Pityriasis lichenoides et varioliformis acuta [Mucha-Habermann]

L41.1 Parapsoriasis guttata

L41.2 Papulosis lymphomatoides

L41.3 Kleinfleckige Parapsoriasis en plaques

L41.4 Großfleckige Parapsoriasis en plaques

L41.5 Parapsoriasis mit Poikilodermie

L41.8 Sonstige Parapsoriasis

L41.9 Parapsoriasis, nicht näher bezeichnet

L42 Pityriasis rosea

L43.- Lichen ruber planus
Exkl.: Lichen pilaris (L66.1)

L43.0 Lichen ruber hypertrophicus

L43.1 Lichen ruber pemphigoides

L43.2 Lichenoide Arzneimittelreaktion
       Soll die Substanz angegeben werden, ist eine zusätzliche Schlüsselnummer (Kapitel XX) zu benutzen.

L43.3 Subakuter Lichen ruber planus (aktiv)
       Lichen planus tropicus

L43.8 Sonstiger Lichen ruber planus

L43.9 Lichen ruber planus, nicht näher bezeichnet

L44.- Sonstige papulosquamöse Hautkrankheiten

L44.0 Pityriasis rubra pilaris

L44.1 Lichen nitidus

L44.2 Lichen striatus

L44.3 Lichen ruber moniliformis

L44.4 Infantile papulöse Akrodermatitis [Gianotti-Crosti-Syndrom]

L44.8 Sonstige näher bezeichnete papulosquamöse Hautkrankheiten

L44.9 Papulosquamöse Hautkrankheit, nicht näher bezeichnet

L45* Papulosquamöse Hautkrankheiten bei anderenorts klassifizierten Krankheiten

Urtikaria und Erythem (L50-L54)

Exkl.: Lyme-Krankheit (A69.2)
Rosazea (L71.-)

L50.- Urtikaria
Exkl.: Allergische Kontaktdermatitis (L23.-)
Angioneurotisches Ödem (T78.3)
Hereditäres Angioödem (E88.0)
Quincke-Ödem (T78.3)
Serumurtikaria (T80.6)
Urticaria:
• gigantea (T78.3)
• neonatorum (P83.8)
• papulosa (L28.2)
• pigmentosa (Q82.2)
• solaris (L56.3)

L50.0 Allergische Urtikaria

L50.1 Idiopathische Urtikaria

L50.2 Urtikaria durch Kälte oder Wärme

L50.3 Urticaria factitia
Urtikarieller Dermographismus

L50.4 Urticaria mechanica

L50.5 Cholinergische Urtikaria

L50.6 Kontakturtikaria

L50.8 Sonstige Urtikaria
Urtikaria:
• chronisch
• rezidivierend, periodisch

L50.9 Urtikaria, nicht näher bezeichnet

L51.- Erythema exsudativum multiforme

L51.0 Nichtbullöses Erythema exsudativum multiforme

L51.1 Bullöses Erythema exsudativum multiforme
Stevens-Johnson-Syndrom

L51.2 Toxische epidermale Nekrolyse [Lyell-Syndrom]

L51.8 Sonstiges Erythema exsudativum multiforme

L51.9 Erythema exsudativum multiforme, nicht näher bezeichnet

Version 2.0 Stand November 2000   Krankheiten der Haut und der Unterhaut

L52 Erythema nodosum

L53.- Sonstige erythematöse Krankheiten
Exkl.: Erythema:
- ab igne (L59.0)
- durch äußere Agenzien bei Hautkontakt (L23-L25)
- intertrigo (L30.4)

L53.0 Erythema toxicum
Soll das exogene Agens angegeben werden, ist eine zusätzliche Schlüsselnummer (Kapitel XX) zu benutzen.

Exkl.: Erythema toxicum beim Neugeborenen (P83.1)

L53.1 Erythema anulare centrifugum

L53.2 Erythema marginatum

L53.3 Sonstiges figuriertes chronisches Erythem

L53.8 Sonstige näher bezeichnete erythematöse Krankheiten

L53.9 Erythematöse Krankheit, nicht näher bezeichnet
Erythem o.n.A.
Erythrodermie o.n.A.

L54.-* Erythem bei anderenorts klassifizierten Krankheiten

L54.0* Erythema marginatum bei akutem rheumatischem Fieber (I00†)

L54.8* Erythem bei sonstigen anderenorts klassifizierten Krankheiten

Krankheiten der Haut und der Unterhaut durch Strahleneinwirkung (L55-L59)

L55.- Dermatitis solaris acuta
Sonnenbrand

L55.0 Dermatitis solaris acuta 1. Grades

L55.1 Dermatitis solaris acuta 2. Grades

L55.2 Dermatitis solaris acuta 3. Grades

L55.8 Sonstige Dermatitis solaris acuta

L55.9 Dermatitis solaris acuta, nicht näher bezeichnet

L56.- Sonstige akute Hautveränderungen durch Ultraviolettstrahlen

L56.0 Phototoxische Reaktion auf Arzneimittel
Soll die Substanz angegeben werden, ist eine zusätzliche Schlüsselnummer (Kapitel XX) zu benutzen.

L56.1 Photoallergische Reaktion auf Arzneimittel
Soll die Substanz angegeben werden, ist eine zusätzliche Schlüsselnummer (Kapitel XX) zu benutzen.

L56.2 Phototoxische Kontaktdermatitis
Berloque-Dermatitis

L56.3 Urticaria solaris

L56.4 Polymorphe Lichtdermatose

L56.8	Sonstige näher bezeichnete akute Hautveränderungen durch Ultraviolettstrahlen
L56.9	Akute Hautveränderung durch Ultraviolettstrahlen, nicht näher bezeichnet

L57.- Hautveränderungen durch chronische Exposition gegenüber nichtionisierender Strahlung

L57.0 **Aktinische Keratose**
Keratose o.n.A.
Keratosis senilis
Keratosis solaris

L57.1 **Aktinisches Retikuloid**

L57.2 **Cutis rhomboidalis nuchae**

L57.3 **Poikilodermia reticularis [Civatte]**

L57.4 **Cutis laxa senilis**
Aktinische Elastose, senil
Elastosis senilis

L57.5 **Strahlengranulom**

L57.8 Sonstige Hautveränderungen durch chronische Exposition gegenüber nichtionisierender Strahlung
Landmannshaut
Seemannshaut
Sonnendermatitis durch chronische Lichtexposition

L57.9 Hautveränderung durch chronische Exposition gegenüber nichtionisierender Strahlung, nicht näher bezeichnet

L58.- Radiodermatitis

L58.0 Akute Radiodermatitis

L58.1 Chronische Radiodermatitis

L58.9 Radiodermatitis, nicht näher bezeichnet

L59.- Sonstige Krankheiten der Haut und der Unterhaut durch Strahleneinwirkung

L59.0 **Erythema ab igne**
Chronischer Wärmeschaden

L59.8 Sonstige näher bezeichnete Krankheiten der Haut und der Unterhaut durch Strahleneinwirkung

L59.9 Krankheit der Haut und der Unterhaut durch Strahleneinwirkung, nicht näher bezeichnet

Krankheiten der Hautanhangsgebilde (L60-L75)

Exkl.: Angeborene Fehlbildungen des Integumentum commune (Q84.-)

L60.- Krankheiten der Nägel
Exkl.: Onychie und Paronychie (L03.0-)
Uhrglasnägel (R68.3)

L60.0 **Unguis incarnatus**
Eingewachsener Nagel

L60.1 **Onycholysis**

L60.2	Onychogryposis [Onychogryphosis]
L60.3	Nageldystrophie
L60.4	Beau-Reil-Querfurchen
L60.5	Yellow-nail-Syndrom [Syndrom der gelben Nägel]
L60.8	Sonstige Krankheiten der Nägel
L60.9	Krankheit der Nägel, nicht näher bezeichnet

L62.-* Krankheiten der Nägel bei anderenorts klassifizierten Krankheiten

L62.0*   Pachydermoperiostose mit Uhrglasnägeln (M89.4†)

L62.8*   Krankheiten der Nägel bei sonstigen anderenorts klassifizierten Krankheiten

L63.- Alopecia areata

L63.0	Alopecia (cranialis) totalis
L63.1	Alopecia universalis
L63.2	Ophiasis
L63.8	Sonstige Alopecia areata
L63.9	Alopecia areata, nicht näher bezeichnet

L64.- Alopecia androgenetica
Inkl.: Alopezie vom männlichen Typ

L64.0   Arzneimittelinduzierte Alopecia androgenetica
Soll die Substanz angegeben werden, ist eine zusätzliche Schlüsselnummer (Kapitel XX) zu benutzen.

L64.8   Sonstige Alopecia androgenetica

L64.9   Alopecia androgenetica, nicht näher bezeichnet

L65.- Sonstiger Haarausfall ohne Narbenbildung
Soll bei Arzneimittelinduktion die Substanz angegeben werden, ist eine zusätzliche Schlüsselnummer (Kapitel XX) zu benutzen.
Exkl.: Trichotillomanie (F63.3)

L65.0	Telogeneffluvium
L65.1	Anageneffluvium
L65.2	Alopecia mucinosa [Pinkus]
L65.8	Sonstiger näher bezeichneter Haarausfall ohne Narbenbildung
L65.9	Haarausfall ohne Narbenbildung, nicht näher bezeichnet Alopecia o.n.A.

L66.- Narbige Alopezie [Haarausfall mit Narbenbildung]

L66.0	Pseudopelade Brocq
L66.1	Lichen planopilaris Lichen ruber follicularis
L66.2	Folliculitis decalvans

Krankheiten der Haut und der Unterhaut　　　　　　　　　　　Version 2.0 Stand November 2000

L66.3　Folliculitis et Perifolliculitis capitis abscedens et suffodiens [Hoffmann]

L66.4　Atrophodermia vermiculata
Folliculitis ulerythematosa reticulata
Ulerythema acneiforme

L66.8　Sonstige narbige Alopezie

L66.9　Narbige Alopezie, nicht näher bezeichnet

L67.-　Anomalien der Haarfarbe und des Haarschaftes
Exkl.: Monilethrix (Q84.1)
　　　Pili anulati (Q84.1)
　　　Telogeneffluvium (L65.0)

L67.0　Trichorrhexis nodosa

L67.1　Veränderungen der Haarfarbe
Canities
Ergrauen (vorzeitig)
Heterochromie der Haare
Poliosis:
• circumscripta, erworben
• o.n.A.

L67.8　Sonstige Anomalien der Haarfarbe und des Haarschaftes
Fragilitas crinium

L67.9　Anomalie der Haarfarbe und des Haarschaftes, nicht näher bezeichnet

L68.-　Hypertrichose
Inkl.: Verstärkter Haarwuchs

Exkl.: Angeborene Hypertrichose (Q84.2)
　　　Persistierende Lanugobehaarung (Q84.2)

L68.0　Hirsutismus
Soll bei Arzneimittelinduktion die Substanz angegeben werden, ist eine zusätzliche Schlüsselnummer (Kapitel XX) zu benutzen.

L68.1　Hypertrichosis lanuginosa acquisita
Soll bei Arzneimittelinduktion die Substanz angegeben werden, ist eine zusätzliche Schlüsselnummer (Kapitel XX) zu benutzen.

L68.2　Lokalisierte Hypertrichose

L68.3　Polytrichie

L68.8　Sonstige Hypertrichose

L68.9　Hypertrichose, nicht näher bezeichnet

L70.-　Akne
Exkl.: Aknekeloid (L73.0)

L70.0　Acne vulgaris

L70.1　Acne conglobata

L70.2　Acne varioliformis
Acne necroticans miliaris

L70.3　Acne tropica

L70.4　Acne infantum

L70.5	Acne excoriée des jeunes filles
L70.8	Sonstige Akne
L70.9	Akne, nicht näher bezeichnet

L71.- Rosazea

L71.0	Periorale Dermatitis Soll bei Arzneimittelinduktion die Substanz angegeben werden, ist eine zusätzliche Schlüsselnummer (Kapitel XX) zu benutzen.
L71.1	Rhinophym
L71.8	Sonstige Rosazea
L71.9	Rosazea, nicht näher bezeichnet

L72.- Follikuläre Zysten der Haut und der Unterhaut

L72.0	Epidermalzyste
L72.1	Trichilemmalzyste Atherom Pilarzyste
L72.2	Steatocystoma multiplex
L72.8	Sonstige follikuläre Zysten der Haut und der Unterhaut
L72.9	Follikuläre Zyste der Haut und der Unterhaut, nicht näher bezeichnet

L73.- Sonstige Krankheiten der Haarfollikel

L73.0	Aknekeloid [Folliculitis sclerotisans nuchae]
L73.1	Pseudofolliculitis barbae
L73.2	Hidradenitis suppurativa
L73.8	Sonstige näher bezeichnete Krankheiten der Haarfollikel Folliculitis barbae
L73.9	Krankheit der Haarfollikel, nicht näher bezeichnet

L74.- Krankheiten der ekkrinen Schweißdrüsen

Exkl.: Hyperhidrose (R61.-)

L74.0	Miliaria rubra
L74.1	Miliaria cristallina
L74.2	Miliaria profunda Miliaria tropica
L74.3	Miliaria, nicht näher bezeichnet
L74.4	Anhidrosis Hypohidrosis
L74.8	Sonstige Krankheiten der ekkrinen Schweißdrüsen
L74.9	Krankheit der ekkrinen Schweißdrüsen, nicht näher bezeichnet Krankheit der Schweißdrüsen o.n.A.

Krankheiten der Haut und der Unterhaut			Version 2.0 Stand November 2000

L75.- **Krankheiten der apokrinen Schweißdrüsen**
Exkl.: Dyshidrosis [Pompholyx] (L30.1)
Hidradenitis suppurativa (L73.2)

L75.0 Bromhidrosis

L75.1 Chromhidrosis

L75.2 Apokrine Miliaria
Fox-Fordyce-Krankheit

L75.8 Sonstige Krankheiten der apokrinen Schweißdrüsen

L75.9 Krankheit der apokrinen Schweißdrüsen, nicht näher bezeichnet

Sonstige Krankheiten der Haut und der Unterhaut (L80-L99)

L80 **Vitiligo**

L81.- **Sonstige Störungen der Hautpigmentierung**
Exkl.: Muttermal o.n.A. (Q82.5)
Naevus, Nävus - siehe Alphabetisches Verzeichnis
Peutz-Jeghers-Syndrom (Q85.8)

L81.0 Postinflammatorische Hyperpigmentierung

L81.1 **Chloasma [Melasma]**

L81.2 Epheliden
Sommersprossen

L81.3 **Café-au-lait-Flecken**

L81.4 Sonstige Melanin-Hyperpigmentierung
Lentigo

L81.5 Leukoderm, anderenorts nicht klassifiziert

L81.6 Sonstige Störungen durch verminderte Melaninbildung

L81.7 **Pigmentpurpura**
Angioma serpiginosum
Essentielle Teleangiektasie

L81.8 Sonstige näher bezeichnete Störungen der Hautpigmentierung
Pigmentierung durch Eisenablagerung
Tätowierung

L81.9 Störung der Hautpigmentierung, nicht näher bezeichnet

L82 **Seborrhoische Keratose**
Dermatosis papulosa nigra
Leser-Trélat-Syndrom

L83 **Acanthosis nigricans**
Papillomatosis confluens et reticularis [Gougerot-Carteaud]

L84 **Hühneraugen und Horn- (Haut-) Schwielen**
Kallus
Klavus

L85.- Sonstige Epidermisverdickung
Exkl.: Hypertrophe Hautkrankheiten (L91.-)

L85.0 **Erworbene Ichthyosis**
Exkl.: Ichthyosis congenita (Q80.-)

L85.1 **Erworbene Keratosis palmoplantaris [Erworbenes Keratoma palmoplantare]**
Exkl.: Hereditäre Palmoplantarkeratose (Q82.8)

L85.2 **Keratosis punctata (palmoplantaris)**

L85.3 **Xerosis cutis**
Xerodermie

L85.8 **Sonstige näher bezeichnete Epidermisverdickungen**
Cornu cutaneum

L85.9 **Epidermisverdickung, nicht näher bezeichnet**

Keratom bei anderenorts klassifizierten Krankheiten
Keratosis follicularis
Xeroderma } durch Vitamin-A-Mangel (E50.8†)

L87.- Störungen der transepidermalen Elimination
Exkl.: Granuloma anulare (perforans) (L92.0)

L87.0 **Hyperkeratosis follicularis et parafollicularis in cutem penetrans [Kyrle]**
Hyperkeratosis follicularis penetrans

L87.1 **Reaktive perforierende Kollagenose**

L87.2 **Elastosis perforans serpiginosa**

L87.8 **Sonstige Störungen der transepidermalen Elimination**

L87.9 **Störung der transepidermalen Elimination, nicht näher bezeichnet**

L88 Pyoderma gangraenosum
Dermatitis ulcerosa
Phagedänische Pyodermie

L89 Dekubitalgeschwür
Dekubitus
Druckgeschwür
Ulkus bei medizinischer Anwendung von Gips

Exkl.: Dekubitalgeschwür (trophisch) der Cervix (uteri) (N86)

L90.- Atrophische Hautkrankheiten

L90.0 **Lichen sclerosus et atrophicus**

L90.1 **Anetodermie, Typ Schweninger-Buzzi**

L90.2 **Anetodermie, Typ Jadassohn-Pellizzari**

L90.3 **Atrophodermia idiopathica, Typ Pasini-Pierini**

L90.4 **Akrodermatitis chronica atrophicans**
Herxheimer-Krankheit

L90.5	**Narben und Fibrosen der Haut**
	Entstellung durch Narbe
	Hautnarbe
	Narbe o.n.A.
	Narbenverwachsung (Haut)
	Exkl.: Hypertrophe Narbe (L91.0)
	Narbenkeloid (L91.0)
L90.6	**Striae cutis atrophicae**
L90.8	**Sonstige atrophische Hautkrankheiten**
L90.9	**Atrophische Hautkrankheit, nicht näher bezeichnet**

L91.- Hypertrophe Hautkrankheiten

L91.0	**Keloid**
	Hypertrophe Narbe
	Narbenkeloid
	Exkl.: Aknekeloid (L73.0)
	Narbe o.n.A. (L90.5)
L91.8	**Sonstige hypertrophe Hautkrankheiten**
L91.9	**Hypertrophe Hautkrankheit, nicht näher bezeichnet**

L92.- Granulomatöse Krankheiten der Haut und der Unterhaut

Exkl.: Strahlengranulom (L57.5)

L92.0	**Granuloma anulare**
	Granuloma anulare perforans
L92.1	**Nekrobiosis lipoidica, anderenorts nicht klassifiziert**
	Exkl.: In Verbindung mit Diabetes mellitus (E10-E14)
L92.2	**Granuloma faciale [Granuloma eosinophilicum faciei]**
L92.3	**Fremdkörpergranulom der Haut und der Unterhaut**
L92.8	**Sonstige granulomatöse Krankheiten der Haut und der Unterhaut**
L92.9	**Granulomatöse Krankheit der Haut und der Unterhaut, nicht näher bezeichnet**

L93.- Lupus erythematodes

Soll bei Arzneimittelinduktion die Substanz angegeben werden, ist eine zusätzliche Schlüsselnummer (Kapitel XX) zu benutzen.

Exkl.: Lupus:
- exedens (A18.4)
- vulgaris (A18.4)

Sklerodermie (M34.-)
Systemischer Lupus erythematodes (M32.-)

L93.0	**Diskoider Lupus erythematodes**
	Lupus erythematodes o.n.A.
L93.1	**Subakuter Lupus erythematodes cutaneus**
L93.2	**Sonstiger lokalisierter Lupus erythematodes**
	Lupus erythematodes profundus
	Lupus-Pannikulitis

L94.- Sonstige lokalisierte Krankheiten des Bindegewebes
Exkl.: Systemkrankheiten des Bindegewebes (M30-M36)

L94.0 Sclerodermia circumscripta [Morphaea]
Lokalisierte Sklerodermie

L94.1 Lineare oder bandförmige Sklerodermie
Sclérodermie en coup de sabre

L94.2 Calcinosis cutis

L94.3 Sklerodaktylie

L94.4 Gottron-Papeln

L94.5 Poikilodermia atrophicans vascularis [Jacobi]

L94.6 Ainhum

L94.8 Sonstige näher bezeichnete lokalisierte Krankheiten des Bindegewebes

L94.9 Lokalisierte Krankheit des Bindegewebes, nicht näher bezeichnet

L95.- Anderenorts nicht klassifizierte Vaskulitis, die auf die Haut begrenzt ist
Exkl.: Essentielle Teleangiektasie (L81.7)
Hypersensitivitätsangiitis (M31.0)
Panniculitis nodularis nonsuppurativa febrilis et recidivans [Pfeifer-Weber-Christian-Krankheit] (M35.6)
Pannikulitis:
- Lupus- (L93.2)
- Nacken- und Rücken- (M54.0-)
- o.n.A. (M79.3-)

Panarteriitis nodosa (M30.0)
Purpura Schoenlein-Henoch (D69.0)
Rheumatoide Vaskulitis (M05.2-)
Serumkrankheit (T80.6)
Urtikaria (L50.-)
Wegener-Granulomatose (M31.3)

L95.0 Livedo-Vaskulitis
Capillaritis alba

L95.1 Erythema elevatum et diutinum

L95.8 Sonstige Vaskulitis, die auf die Haut begrenzt ist

L95.9 Vaskulitis, die auf die Haut begrenzt ist, nicht näher bezeichnet

L97 Ulcus cruris, anderenorts nicht klassifiziert
Exkl.: Dekubitalgeschwür (L89)
Gangrän (R02)
Hautinfektionen (L00-L08)
Spezifische Infektionen, die unter A00-B99 klassifiziert sind
Ulcus cruris varicosum (I83.0, I83.2)

L98.- Sonstige Krankheiten der Haut und der Unterhaut, anderenorts nicht klassifiziert

L98.0 Granuloma pediculatum [Granuloma pyogenicum]

L98.1 Dermatitis factitia
Artefakte
Neurotische Exkoriation

L98.2 Akute febrile neutrophile Dermatose [Sweet-Syndrom]

L98.3 **Eosinophile Zellulitis [Wells-Syndrom]**

L98.4 **Chronisches Ulkus der Haut, anderenorts nicht klassifiziert**
Chronisches Ulkus der Haut o.n.A.
Ulcus tropicum o.n.A.
Ulcus der Haut o.n.A.

Exkl.: Dekubitalgeschwür (L89)
Gangrän (R02)
Hautinfektionen (L00-L08)
Spezifische Infektionen, die unter A00-B99 klassifiziert sind
Ulcus cruris, anderenorts nicht klassifiziert (L97)
Ulcus cruris varicosum (I83.0, I83.2)

L98.5 **Muzinose der Haut**
Fokale Muzinose
Lichen myxoedematosus

Exkl.: Fokale orale Muzinose (K13.7)
Myxödem (E03.9)

L98.6 **Sonstige infiltrative Krankheiten der Haut und der Unterhaut**
Exkl.: Hyalinosis cutis et mucosae (E78.8)

L98.8 **Sonstige näher bezeichnete Krankheiten der Haut und der Unterhaut**

L98.9 **Krankheit der Haut und der Unterhaut, nicht näher bezeichnet**

L99.-* **Sonstige Krankheiten der Haut und der Unterhaut bei anderenorts klassifizierten Krankheiten**

L99.0* **Kutane Amyloidose (E85.-†)**
Lichen amyloidosus
Makulöse Amyloidose

L99.8* **Sonstige näher bezeichnete Krankheiten der Haut und der Unterhaut bei anderenorts klassifizierten Krankheiten**
Syphilis:
• Alopezie (A51.3†)
• Leukoderm (A51.3†, A52.7†)

Kapitel XIII

Krankheiten des Muskel-Skelett-Systems und des Bindegewebes (M00-M99)

Exkl.: Angeborene Fehlbildungen, Deformitäten und Chromosomenanomalien (Q00-Q99)
Bestimmte infektiöse und parasitäre Krankheiten (A00-B99)
Bestimmte Zustände, die ihren Ursprung in der Perinatalperiode haben (P00-P96)
Endokrine, Ernährungs- und Stoffwechselkrankheiten (E00-E90)
Kompartmentsyndrom (T79.6)
Komplikationen der Schwangerschaft, der Geburt und des Wochenbettes (O00-O99)
Neubildungen (C00-D48)
Symptome und abnorme klinische und Laborbefunde, die anderenorts nicht klassifiziert sind (R00-R99)
Verletzungen, Vergiftungen und bestimmte andere Folgen äußerer Ursachen (S00-T98)

Dieses Kapitel gliedert sich in folgende Gruppen:

M00-M25	Arthropathien	
	M00-M03	Infektiöse Arthropathien
	M05-M14	Entzündliche Polyarthropathien
	M15-M19	Arthrose
	M20-M25	Sonstige Gelenkkrankheiten
M30-M36	Systemkrankheiten des Bindegewebes	
M40-M54	Krankheiten der Wirbelsäule und des Rückens	
	M40-M43	Deformitäten der Wirbelsäule und des Rückens
	M45-M49	Spondylopathien
	M50-M54	Sonstige Krankheiten der Wirbelsäule und des Rückens
M60-M79	Krankheiten der Weichteilgewebe	
	M60-M63	Krankheiten der Muskeln
	M65-M68	Krankheiten der Synovialis und der Sehnen
	M70-M79	Sonstige Krankheiten des Weichteilgewebes
M80-M94	Osteopathien und Chondropathien	
	M80-M85	Veränderungen der Knochendichte und -struktur
	M86-M90	Sonstige Osteopathien
	M91-M94	Chondropathien
M95-M99	Sonstige Krankheiten des Muskel-Skelett-Systems und des Bindegewebes	

Dieses Kapitel enthält die folgenden Sternschlüsselnummern:

M01*	Direkte Gelenkinfektionen bei anderenorts klassifizierten infektiösen und parasitären Krankheiten
M03*	Postinfektiöse und reaktive Arthropathien bei anderenorts klassifizierten Krankheiten
M07*	Arthritis psoriatica und Arthritiden bei gastrointestinalen Grundkrankheiten
M09*	Juvenile Arthritis bei anderenorts klassifizierten Krankheiten
M14*	Arthropathien bei sonstigen anderenorts klassifizierten Krankheiten
M36*	Systemkrankheiten des Bindegewebes bei anderenorts klassifizierten Krankheiten
M49*	Spondylopathien bei anderenorts klassifizierten Krankheiten
M63*	Muskelkrankheiten bei anderenorts klassifizierten Krankheiten
M68*	Krankheiten der Synovialis und der Sehnen bei anderenorts klassifizierten Krankheiten
M73*	Krankheiten des Weichteilgewebes bei anderenorts klassifizierten Krankheiten
M82*	Osteoporose bei anderenorts klassifizierten Krankheiten
M90*	Osteopathien bei anderenorts klassifizierten Krankheiten

Lokalisation der Muskel-Skelett-Beteiligung

Die folgende Subklassifikation zur Angabe des Beteiligungsortes kann wahlweise mit den passenden Schlüsselnummern des Kapitels XIII benutzt werden. Da örtliche Erweiterungen oder fachspezifische Adaptationen der Klassifikation sich in der Stellenzahl der Schlüsselnummern unterscheiden können, wird vorgeschlagen, diese ergänzende Ortsangabe besonders zu kennzeichnen (z.B. durch ein zusätzliches Signierkästchen). Hiervon abweichende Subklassifikationen für Kniegelenkschäden, Rückenleiden und anderenorts nicht klassifizierte biomechanische Funktionsstörungen finden sich unter M23, der Krankheitsgruppe M40-M54 und unter M99. Werden diese Subklassifikationen als fünfte Stellen bei Kategorien benutzt, die nicht vierstellig unterteilt sind, so sollte die vierte Stelle mit dem Kleinbuchstaben x besetzt werden.

Krankheiten des Muskel-Skelett-Systems und des Bindegewebes   Version 2.0 Stand November 2000

0   Mehrere Lokalisationen

1   Schulterregion
    Klavikula
    Skapula
    Akromioklavikulargelenk
    Schultergelenk
    Sternoklavikulargelenk

2   Oberarm
    Humerus
    Ellenbogengelenk

3   Unterarm
    Radius
    Ulna
    Handgelenk

4   Hand
    Finger
    Handwurzel
    Mittelhand
    Gelenke zwischen diesen Knochen

5   Beckenregion und Oberschenkel
    Becken
    Femur
    Gesäß
    Hüfte [Hüftgelenk]
    Iliosakralgelenk

6   Unterschenkel
    Fibula
    Tibia
    Kniegelenk

7   Knöchel und Fuß
    Fußwurzel
    Mittelfuß
    Zehen
    Sprunggelenk
    Sonstige Gelenke des Fußes

8   Sonstige
    Hals
    Kopf
    Rippen
    Rumpf
    Schädel
    Wirbelsäule

9   Nicht näher bezeichnete Lokalisationen

Arthropathien (M00-M25)

Krankheiten, die vorwiegend an den peripheren (Extremitäten-) Gelenken auftreten

Infektiöse Arthropathien
(M00-M03)

Hinw.: Diese Gruppe enthält Gelenkkrankheiten durch Mikroorganismen. Aufgrund der ätiologischen Zusammenhänge wird zwischen folgenden Typen unterschieden:

a) direkte Gelenkinfektion: Die Erreger wandern in das Synovialgewebe ein, ihre Antigene sind im Gelenk nachweisbar.

b) indirekte Gelenkinfektion: Es wird wiederum zwischen zwei Typen unterschieden:
   - reaktive Arthritis: Es ist zwar eine Infektion des Gesamtorganismus erwiesen, aber im Gelenk können weder Erreger noch deren Antigene nachgewiesen werden.
   - postinfektiöse Arthritis: Es läßt sich zwar ein Erregerantigen nachweisen, aber der Erreger selbst ist nur inkonstant und seine lokale Vermehrung nicht nachweisbar.

M00.- Eitrige Arthritis
[Schlüsselnummer der Lokalisation siehe am Anfang dieses Kapitels]

M00.0 **Arthritis und Polyarthritis durch Staphylokokken**
[0-9]

M00.1 **Arthritis und Polyarthritis durch Pneumokokken**
[0-9]

M00.2 **Arthritis und Polyarthritis durch sonstige Streptokokken**
[0-9]

M00.8 **Arthritis und Polyarthritis durch sonstige näher bezeichnete bakterielle Erreger**
[0-9]

Soll der Infektionserreger angegeben werden, ist eine zusätzliche Schlüsselnummer (B95-B97) zu benutzen. Im Krankenhaus sollte diese Information immer verschlüsselt werden, wenn sie vorliegt.

M00.9 **Eitrige Arthritis, nicht näher bezeichnet**
[0-9]

Infektiöse Arthritis o.n.A.

M01.-* Direkte Gelenkinfektionen bei anderenorts klassifizierten infektiösen und parasitären Krankheiten
[Schlüsselnummer der Lokalisation siehe am Anfang dieses Kapitels]

Exkl.: Arthritis bei Sarkoidose (M14.8*)
Postinfektiöse und reaktive Arthritis (M03.-*)

M01.0* **Arthritis durch Meningokokken (A39.8†)**
[0-9]

Exkl.: Arthritis nach Meningokokkeninfektion (M03.0-*)

M01.1* **Tuberkulöse Arthritis (A18.0†)**
[0-9]

Exkl.: Wirbelsäule (M49.0-*)

M01.2* **Arthritis bei Lyme-Krankheit (A69.2†)**
[0-9]

M01.3* **Arthritis bei sonstigen anderenorts klassifizierten bakteriellen Krankheiten**
[0-9]

Arthritis bei:
- Lepra [Aussatz] (A30.-†)
- lokalisierter Salmonelleninfektion (A02.2†)
- Typhus abdominalis oder Paratyphus (A01.-†)

Arthritis durch Gonokokken (A54.4†)

M01.4* **Arthritis bei Röteln (B06.8†)**
[0-9]

Krankheiten des Muskel-Skelett-Systems und des Bindegewebes   Version 2.0 Stand November 2000

M01.5*
[0-9]
Arthritis bei sonstigen anderenorts klassifizierten Viruskrankheiten

Arthritis bei:
- Mumps (B26.8†)
- O'Nyong-nyong-Fieber (A92.1†)

M01.6*
[0-9]
Arthritis bei Mykosen (B35-B49†)

M01.8*
[0-9]
Arthritis bei sonstigen anderenorts klassifizierten infektiösen und parasitären Krankheiten

M02.- Reaktive Arthritiden
[Schlüsselnummer der Lokalisation siehe am Anfang dieses Kapitels]

Exkl.: Behçet-Krankheit (M35.2)
Rheumatisches Fieber (I00)

M02.0
[0-9]
Arthritis nach intestinalem Bypass

M02.1
[0-9]
Postenteritische Arthritis

M02.2
[0-9]
Arthritis nach Impfung

M02.3
[0-9]
Reiter-Krankheit

M02.8
[0-9]
Sonstige reaktive Arthritiden

M02.9
[0-9]
Reaktive Arthritis, nicht näher bezeichnet

M03.-* Postinfektiöse und reaktive Arthritiden bei anderenorts klassifizierten Krankheiten
[Schlüsselnummer der Lokalisation siehe am Anfang dieses Kapitels]

Exkl.: Direkte Gelenkinfektion bei anderenorts klassifizierten infektiösen und parasitären Krankheiten (M01.-*)

M03.0*
[0-9]
Arthritis nach Meningokokkeninfektion (A39.8†)

Exkl.: Arthritis durch Meningokokken (M01.0-*)

M03.1*
[0-9]
Postinfektiöse Arthritis bei Syphilis

Clutton-Syndrom (A50.5†)

Exkl.: Charcot-Arthropathie oder tabische Arthropathie (M14.6*)

M03.2*
[0-9]
Sonstige postinfektiöse Arthritiden bei anderenorts klassifizierten Krankheiten

Postinfektiöse Arthritis bei:
- Enteritis durch Yersinia enterocolitica (A04.6†)
- Virushepatitis (B15-B19†)

Exkl.: Virale Arthritiden (M01.4*, M01.5*)

M03.6*
[0-9]
Reaktive Arthritis bei sonstigen anderenorts klassifizierten Krankheiten

Arthritis bei infektiöser Endokarditis (I33.0†)

Entzündliche Polyarthropathien
(M05-M14)

M05.- Seropositive chronische Polyarthritis
[Schlüsselnummer der Lokalisation siehe am Anfang dieses Kapitels]

Exkl.: Chronische Polyarthritis der Wirbelsäule (M45.0-)
Juvenile chronische Polyarthritis (M08.-)
Rheumatisches Fieber (I00)

M05.0 Felty-Syndrom
[0-9]
Chronische Polyarthritis mit Lymphosplenomegalie und Leukopenie

M05.1† Lungenmanifestation der seropositiven chronischen Polyarthritis (J99.0*)
[0-9]

M05.2 Vaskulitis bei seropositiver chronischer Polyarthritis
[0-9]

M05.3† Seropositive chronische Polyarthritis mit Beteiligung sonstiger Organe und Organsysteme
[0-9]

Endokarditis (I39.-*)
Karditis (I52.8*)
Myokarditis (I41.8*)   bei seropositiver chronischer Polyarthritis
Myopathie (G73.7*)
Perikarditis (I32.8*)
Polyneuropathie (G63.6*)

M05.8 Sonstige seropositive chronische Polyarthritis
[0-9]

M05.9 Seropositive chronische Polyarthritis, nicht näher bezeichnet
[0-9]

M06.- Sonstige chronische Polyarthritis
[Schlüsselnummer der Lokalisation siehe am Anfang dieses Kapitels]

M06.0 Seronegative chronische Polyarthritis
[0-9]

M06.1 Adulte Form der Still-Krankheit
[0-9]
Exkl.: Still-Krankheit o.n.A. (M08.2-)

M06.2 Bursitis bei chronischer Polyarthritis
[0-9]

M06.3 Rheumaknoten
[0-9]

M06.4 Entzündliche Polyarthropathie
[0-9]
Exkl.: Polyarthritis o.n.A. (M13.0)

M06.8 Sonstige näher bezeichnete chronische Polyarthritis
[0-9]

M06.9 Chronische Polyarthritis, nicht näher bezeichnet
[0-9]

M07.-* Arthritis psoriatica und Arthritiden bei gastrointestinalen Grundkrankheiten
[Schlüsselnummer der Lokalisation siehe am Anfang dieses Kapitels]

Exkl.: Juvenile Arthritis psoriatica und juvenile Arthritiden bei gastrointestinalen Grundkrankheiten (M09.-*)

M07.0* [0,4,7,9]	Distale interphalangeale Arthritis psoriatica (L40.5†)
M07.1* [0-9]	Arthritis mutilans (L40.5†)
M07.2*	Spondylitis psoriatica (L40.5†)
M07.3* [0-9]	Sonstige psoriatische Arthritiden (L40.5†)
M07.4* [0-9]	Arthritis bei Crohn-Krankheit [Enteritis regionalis] (K50.-†)
M07.5* [0-9]	Arthritis bei Colitis ulcerosa (K51.-†)
M07.6* [0-9]	Sonstige Arthritiden bei gastrointestinalen Grundkrankheiten

M08.- Juvenile Arthritis

[Schlüsselnummer der Lokalisation siehe am Anfang dieses Kapitels]

Inkl.: Arthritis bei Kindern, Beginn vor Vollendung des 15. Lebensjahres, mit einer Dauer von mehr als 3 Monaten

Exkl.: Felty-Syndrom (M05.0-)
Juvenile Dermatomyositis (M33.0)

M08.0 Juvenile chronische Polyarthritis, adulter Typ
[0-9]

Juvenile chronische Polyarthritis vom Erwachsenentyp der chronischen Polyarthritis, mit oder ohne Rheumafaktor-Nachweis

M08.1 Juvenile Spondylitis ankylosans
[0-9]

Exkl.: Spondylitis ankylosans bei Erwachsenen (M45.0-)

M08.2 Juvenile chronische Arthritis, systemisch beginnende Form
[0-9]

Still-Krankheit o.n.A.

Exkl.: Adulte Form der Still-Krankheit (M06.1-)

M08.3 Juvenile chronische Arthritis (seronegativ), polyartikulär beginnende Form
Juvenile chronische Polyarthritis

M08.4 Juvenile chronische Arthritis, oligoartikulär beginnende Form
[0-9]

M08.8 Sonstige juvenile Arthritis
[0-9]

M08.9 Juvenile Arthritis, nicht näher bezeichnet
[0-9]

M09.-* Juvenile Arthritis bei anderenorts klassifizierten Krankheiten

[Schlüsselnummer der Lokalisation siehe am Anfang dieses Kapitels]

Exkl.: Arthritis bei Whipple-Krankheit (M14.8*)

M09.0* Juvenile Arthritis bei Psoriasis (L40.5†)
[0-9]

M09.1* Juvenile Arthritis bei Crohn-Krankheit [Enteritis regionalis] (K50.-†)
[0-9]

M09.2* Juvenile Arthritis bei Colitis ulcerosa (K51.-†)
[0-9]

M09.8*	Juvenile Arthritis bei sonstigen anderenorts klassifizierten Krankheiten
[0-9]	

M10.- Gicht
[Schlüsselnummer der Lokalisation siehe am Anfang dieses Kapitels]

M10.0 **Idiopathische Gicht**
[0-9]

Gicht-Bursitis
Gichttophi des Herzens† (I43.8*)
Primäre Gicht

M10.1 Bleigicht
[0-9]

M10.2 Arzneimittelinduzierte Gicht
[0-9]

Soll die Substanz angegeben werden, ist eine zusätzliche Schlüsselnummer (Kapitel XX) zu benutzen.

M10.3 Gicht durch Nierenfunktionsstörung
[0-9]

M10.4 Sonstige sekundäre Gicht
[0-9]

M10.9 Gicht, nicht näher bezeichnet
[0-9]

M11.- Sonstige Kristall-Arthropathien
[Schlüsselnummer der Lokalisation siehe am Anfang dieses Kapitels]

M11.0 Apatitrheumatismus
[0-9]

M11.1 Familiäre Chondrokalzinose
[0-9]

M11.2 Sonstige Chondrokalzinose
[0-9]

Chondrokalzinose o.n.A.

M11.8 Sonstige näher bezeichnete Kristall-Arthropathien
[0-9]

M11.9 Kristall-Arthropathie, nicht näher bezeichnet
[0-9]

M12.- Sonstige näher bezeichnete Arthropathien
[Schlüsselnummer der Lokalisation siehe am Anfang dieses Kapitels]

Exkl.: Arthropathie des Krikoarytänoid-Gelenkes (J38.7)
Arthropathie o.n.A. (M13.9-)
Arthrose (M15-M19)

M12.0 Chronische postrheumatische Arthritis [Jaccoud-Arthritis]
[0-9]

M12.1 Kaschin-Beck-Krankheit
[0-9]

M12.2 Villonoduläre Synovitis (pigmentiert)
[0-9]

M12.3 Palindromer Rheumatismus
[0-9]

M12.4 Hydrops intermittens
[0-9]

M12.5 **Traumatische Arthropathie**
[0-9]
Exkl.: Posttraumatische Arthrose:
- Daumensattelgelenk (M18.2-M18.3)
- Hüfte (M16.4-M16.5)
- Knie (M17.2-M17.3)
- sonstige einzelne Gelenke (M19.1-)
- o.n.A. (M19.1-)

M12.8 Sonstige näher bezeichnete Arthropathien, anderenorts nicht klassifiziert
[0-9]
Transitorische Arthropathie

M13.- **Sonstige Arthritis**
[Schlüsselnummer der Lokalisation siehe am Anfang dieses Kapitels]
Exkl.: Arthrose (M15-M19)

M13.0 **Polyarthritis, nicht näher bezeichnet**

M13.1 **Monarthritis, anderenorts nicht klassifiziert**
[1-9]

M13.8 Sonstige näher bezeichnete Arthritis
[0-9]
Allergische Arthritis

M13.9 Arthritis, nicht näher bezeichnet
[0-9]
Entzündliche Arthropathie o.n.A.

M14.-* **Arthropathien bei sonstigen anderenorts klassifizierten Krankheiten**
Exkl.: Arthritis psoriatica und Arthritiden bei gastrointestinalen Grundkrankheiten (M07.-*)
Arthritis psoriatica und Arthritiden bei gastrointestinalen Grundkrankheiten, juvenil (M09.-*)
Arthropathie bei:
- hämatologischen Krankheiten (M36.2-M36.3*)
- Hypersensitivitätsreaktionen (M36.4*)
- Neubildung (M36.1*)
Neuropathische Spondylopathie (M49.4-*)

M14.0* **Gicht-Arthropathie durch Enzymdefekte und sonstige angeborene Krankheiten**
Gicht-Arthropathie bei:
- Lesch-Nyhan-Syndrom (E79.1†)
- Sichelzellenkrankheiten (D57.-†)

M14.1* **Kristall-Arthropathie bei sonstigen Stoffwechselstörungen**
Kristall-Arthropathie bei Hyperparathyreoidismus (E21.-†)

M14.2* **Diabetische Arthropathie (E10-E14†, vierte Stelle .6)**
Exkl.: Neuropathische Arthropathie bei Diabetes mellitus (M14.6*)

M14.3* **Multizentrische Retikulohistiozytose (E78.8†)**
Lipoid-Dermatoarthritis

M14.4* **Arthropathie bei Amyloidose (E85.-†)**

M14.5* **Arthropathien bei sonstigen endokrinen, Ernährungs- und Stoffwechselkrankheiten**
Arthropathie bei:
- Akromegalie und hypophysärem Riesenwuchs (E22.0†)
- Hämochromatose (E83.1†)
- Hyperthyreose [Thyreotoxikose] (E05.-†)
- Hypothyreose (E00-E03†)

Version 2.0 Stand November 2000   Krankheiten des Muskel-Skelett-Systems und des Bindegewebes

M14.6* **Neuropathische Arthropathie**
Charcot-Arthropathie oder tabische Arthropathie (A52.1†)
Neuropathische Arthropathie bei Diabetes mellitus (E10-E14†, vierte Stelle .6)

M14.8* **Arthropathien bei sonstigen näher bezeichneten, anderenorts klassifizierten Krankheiten**
Arthritis bei:
- Erythema:
  - exsudativum multiforme (L51.-†)
  - nodosum (L52†)
- Sarkoidose (D86.8†)
- Whipple-Krankheit (K90.8†)

Arthrose
(M15-M19)

Hinw.: In dieser Gruppe ist der englische Begriff „osteoarthritis" gleichbedeutend mit den deutschen Bezeichnungen Arthrose und Osteoarthrose. Der Begriff „primär" wird in seiner üblichen klinischen Bedeutung verwendet: ein Grundleiden oder eine auslösende Krankheit sind nicht nachgewiesen.

Exkl.: Arthrose der Wirbelsäule (M47.-)

M15.- Polyarthrose

Inkl.: Arthrose mit Angabe von mehr als einer Lokalisation

Exkl.: Beidseitige Beteiligung einzelner Gelenke (M16-M19)

M15.0 **Primäre generalisierte (Osteo-) Arthrose**

M15.1 **Heberden-Knoten (mit Arthropathie)**

M15.2 **Bouchard-Knoten (mit Arthropathie)**

M15.3 **Sekundäre multiple Arthrose**
Posttraumatische Polyarthrose

M15.4 **Erosive (Osteo-) Arthrose**

M15.8 **Sonstige Polyarthrose**

M15.9 **Polyarthrose, nicht näher bezeichnet**
Generalisierte (Osteo-) Arthrose o.n.A.

M16.- Koxarthrose [Arthrose des Hüftgelenkes]

M16.0 **Primäre Koxarthrose, beidseitig**

M16.1 **Sonstige primäre Koxarthrose**
Primäre Koxarthrose:
- einseitig
- o.n.A.

M16.2 **Koxarthrose als Folge einer Dysplasie, beidseitig**

M16.3 **Sonstige dysplastische Koxarthrose**
Dysplastische Koxarthrose:
- einseitig
- o.n.A.

M16.4 **Posttraumatische Koxarthrose, beidseitig**

M16.5	Sonstige posttraumatische Koxarthrose
	Posttraumatische Koxarthrose:
	• einseitig
	• o.n.A.

M16.6	Sonstige sekundäre Koxarthrose, beidseitig

M16.7	Sonstige sekundäre Koxarthrose
	Sekundäre Koxarthrose:
	• einseitig
	• o.n.A.

M16.9	Koxarthrose, nicht näher bezeichnet

M17.- Gonarthrose [Arthrose des Kniegelenkes]

M17.0	Primäre Gonarthrose, beidseitig

M17.1	Sonstige primäre Gonarthrose
	Primäre Gonarthrose:
	• einseitig
	• o.n.A.

M17.2	Posttraumatische Gonarthrose, beidseitig

M17.3	Sonstige posttraumatische Gonarthrose
	Posttraumatische Gonarthrose:
	• einseitig
	• o.n.A.

M17.4	Sonstige sekundäre Gonarthrose, beidseitig

M17.5	Sonstige sekundäre Gonarthrose
	Sekundäre Gonarthrose:
	• einseitig
	• o.n.A.

M17.9	Gonarthrose, nicht näher bezeichnet

M18.- Rhizarthrose [Arthrose des Daumensattelgelenkes]

M18.0	Primäre Rhizarthrose, beidseitig

M18.1	Sonstige primäre Rhizarthrose
	Primäre Rhizarthrose:
	• einseitig
	• o.n.A.

M18.2	Posttraumatische Rhizarthrose, beidseitig

M18.3	Sonstige posttraumatische Rhizarthrose
	Posttraumatische Rhizarthrose:
	• einseitig
	• o.n.A.

M18.4	Sonstige sekundäre Rhizarthrose, beidseitig

M18.5	Sonstige sekundäre Rhizarthrose
	Sekundäre Rhizarthrose:
	• einseitig
	• o.n.A.

M18.9	Rhizarthrose, nicht näher bezeichnet

M19.- Sonstige Arthrose
[Schlüsselnummer der Lokalisation siehe am Anfang dieses Kapitels]

Exkl.: Arthrose der Wirbelsäule (M47.-)
Hallux rigidus (M20.2)
Polyarthrose (M15.-)

M19.0 **Primäre Arthrose sonstiger Gelenke**
[1-3,7-9]

Primäre Arthrose o.n.A.

M19.1 **Posttraumatische Arthrose sonstiger Gelenke**
[1-3,7-9]

Posttraumatische Arthrose o.n.A.

M19.2 **Sonstige sekundäre Arthrose**
[1-3,7-9]

Sekundäre Arthrose o.n.A.

M19.8 **Sonstige näher bezeichnete Arthrose**
[1-3,7-9]

M19.9 **Arthrose, nicht näher bezeichnet**
[1-3,7-9]

Sonstige Gelenkkrankheiten (M20-M25)

Exkl.: Gelenke der Wirbelsäule (M40-M54)

M20.- Erworbene Deformitäten der Finger und Zehen
Exkl.: Angeboren:
• Deformitäten und Fehlbildungen der Finger und Zehen (Q66.-, Q68-Q70, Q74.-)
• Fehlen von Fingern und Zehen (Q71.3, Q72.3)
Verlust von Fingern und Zehen (Z89.-)

M20.0 **Deformität eines oder mehrerer Finger**
Knopfloch- und Schwanenhalsdeformität

Exkl.: Fibromatose der Palmarfaszie [Dupuytren-Kontraktur] (M72.0)
Schnellender Finger (M65.3)
Trommelschlegelfinger (R68.3)

M20.1 **Hallux valgus (erworben)**
Fußballenentzündung

M20.2 **Hallux rigidus**

M20.3 **Sonstige Deformität der Großzehe (erworben)**
Hallux varus

M20.4 **Sonstige Hammerzehe(n) (erworben)**

M20.5 **Sonstige Deformitäten der Zehe(n) (erworben)**

M20.6 **Erworbene Deformität der Zehe(n), nicht näher bezeichnet**

M21.- Sonstige erworbene Deformitäten der Extremitäten
[Schlüsselnummer der Lokalisation siehe am Anfang dieses Kapitels]

Exkl.: Angeboren:
- Deformitäten und Fehlbildungen der Extremitäten (Q65-Q66, Q68-Q74)
- Fehlen von Extremitäten (Q71-Q73)
Coxa plana (M91.2)
Erworbene Deformitäten der Finger und Zehen (M20.-)
Verlust von Extremitäten (Z89.-)

M21.0 **Valgusdeformität, anderenorts nicht klassifiziert**
[0-3,5,6,8,9]
Exkl.: Metatarsus valgus (Q66.6)
Pes calcaneovalgus congenitus (Q66.4)

M21.1 **Varusdeformität, anderenorts nicht klassifiziert**
[0-3,5,6,8,9]
Exkl.: Metatarsus varus (Q66.2)
Tibia vara (M92.5)

M21.2 Flexionsdeformität
[0-9]

M21.3 Fallhand oder Hängefuß (erworben)
[0,3,7,9]

M21.4 **Plattfuß [Pes planus] (erworben)**
Exkl.: Pes planus congenitus (Q66.5)

M21.5 Erworbene Klauenhand, Klumphand, erworbener Klauenfuß und Klumpfuß
[0,4,7,9]
Exkl.: Klumpfuß, nicht als erworben bezeichnet (Q66.8)

M21.6 Sonstige erworbene Deformitäten des Knöchels und des Fußes
[0,7]
Exkl.: Deformitäten der Zehe (erworben) (M20.1-M20.6)

M21.7 Unterschiedliche Extremitätenlänge (erworben)
[0-9]

M21.8 Sonstige näher bezeichnete erworbene Deformitäten der Extremitäten
[0-9]

M21.9 Erworbene Deformität einer Extremität, nicht näher bezeichnet
[0-9]

M22.- Krankheiten der Patella
Exkl.: Luxation der Patella (S83.0)

M22.0 **Habituelle Luxation der Patella**

M22.1 Habituelle Subluxation der Patella

M22.2 Krankheiten im Patellofemoralbereich

M22.3 Sonstige Schädigungen der Patella

M22.4 **Chondromalacia patellae**

M22.8 Sonstige Krankheiten der Patella

M22.9 Krankheit der Patella, nicht näher bezeichnet

M23.- Binnenschädigung des Kniegelenkes [internal derangement]

Die folgende Subklassifikation zur Angabe des Schädigungsortes kann wahlweise mit den passenden Subkategorien der Schlüsselnummer M23.- benutzt werden; siehe auch Hinweis am Anfang dieses Kapitels.

0 Mehrere Lokalisationen

1 Vorderes Kreuzband oder Vorderhorn des Innenmeniskus

2 Hinteres Kreuzband oder Hinterhorn des Innenmeniskus

3 Innenband [Lig. collaterale tibiale] oder sonstiger und nicht näher bezeichneter Teil des Innenmeniskus

4 Außenband [Lig. collaterale fibulare] oder Vorderhorn des Außenmeniskus

5 Hinterhorn des Außenmeniskus

6 Sonstiger und nicht näher bezeichneter Teil des Außenmeniskus

7 Kapselband

9 Nicht näher bezeichnetes Band oder nicht näher bezeichneter Meniskus

Exkl.: Akute Verletzung - siehe Verletzungen des Knies und des Unterschenkels (S80-S89)
Ankylose (M24.6-)
Deformität des Knies (M21.-)
Habituelle Luxation oder Subluxation (M24.4-)
Habituelle Luxation oder Subluxation der Patella (M22.0-M22.1)
Krankheiten der Patella (M22.-)
Osteochondrosis dissecans (M93.2)

M23.0 **Meniskusganglion**
[0-6,9]

M23.1 **Scheibenmeniskus (angeboren)**
[0-6,9]

M23.2 **Meniskusschädigung durch alten Riß oder alte Verletzung**
[0-6,9]

Alter Korbhenkelriß

M23.3 **Sonstige Meniskusschädigungen**
[0-6,9]

Meniskus:
- abgerissen
- degeneriert
- retiniert

M23.4 **Freier Gelenkkörper im Kniegelenk**
[0-7,9]

M23.5 **Chronische Instabilität des Kniegelenkes**
[0-7,9]

M23.6 **Sonstige Spontanruptur eines oder mehrerer Bänder des Kniegelenkes**
[0-4,7,9]

M23.8 **Sonstige Binnenschädigungen des Kniegelenkes**
[0-7,9]

Bänderschwäche des Kniegelenkes
Schnappendes Knie

M23.9 **Binnenschädigung des Kniegelenkes, nicht näher bezeichnet**
[0-7,9]

M24.- Sonstige näher bezeichnete Gelenkschädigungen
[Schlüsselnummer der Lokalisation siehe am Anfang dieses Kapitels]

Exkl.: Akute Verletzung - siehe Gelenkverletzung nach Körperregion
Ganglion (M67.4-)
Krankheiten des Kiefergelenkes (K07.6)
Schnappendes Knie (M23.8-)

M24.0 Freier Gelenkkörper
[0-5,7-9]

Exkl.: Freier Gelenkkörper im Kniegelenk (M23.4-)

M24.1 Sonstige Gelenkknorpelschädigungen
[0-5,7-9]

Exkl.: Binnenschädigung des Kniegelenkes (M23.-)
Chondrokalzinose (M11.1- bis M11.2-)
Metastatische Verkalkung (E83.5)
Ochronose (E70.2)

M24.2 Krankheiten der Bänder
[0-5,7-9]

Bänderschwäche o.n.A.
Instabilität nach einer alten Bandverletzung

Exkl.: Familiäre Bänderschwäche (M35.7)
Kniegelenk (M23.5- bis M23.8-)

M24.3 Pathologische Luxation und Subluxation eines Gelenkes, anderenorts nicht klassifiziert
[0-9]

Exkl.: Luxation oder Subluxation:
- akute Verletzung - siehe Verletzung der Gelenke und Bänder nach Körperregion
- angeboren - siehe angeborene Fehlbildungen und Deformitäten des Muskel-Skelett-Systems (Q65-Q79)
- habituell (M24.4-)

M24.4 Habituelle Luxation und Subluxation eines Gelenkes
[0-9]

Exkl.: Patella (M22.0-M22.1)
Wirbel-Subluxation (M43.3-M43.5-)

M24.5 Gelenkkontraktur
[0-9]

Exkl.: Dupuytren-Kontraktur (M72.0)
Erworbene Deformitäten der Extremitäten (M20-M21)
Sehnen- (Scheiden-) Kontraktur ohne Gelenkkontraktur (M67.1-)

M24.6 Ankylose eines Gelenkes
[0-9]

Exkl.: Gelenksteife ohne Ankylose (M25.6-)
Wirbelsäule (M43.2-)

M24.7 Protrusio acetabuli

M24.8 Sonstige näher bezeichnete Gelenkschädigungen, anderenorts nicht klassifiziert
[0-5,7-9]

Reizhüfte

M24.9 Gelenkschädigung, nicht näher bezeichnet
[0-5,7-9]

M25.- Sonstige Gelenkkrankheiten, anderenorts nicht klassifiziert
[Schlüsselnummer der Lokalisation siehe am Anfang dieses Kapitels]

Exkl.: Deformitäten, die unter M20-M21 klassifiziert sind
Gehbeschwerden (R26.2)
Störung des Ganges und der Mobilität (R26.-)
Verkalkung:
- Schleimbeutel (M71.4-)
- Schulter- (Gelenk) (M75.3)
- Sehne (M65.2-)

M25.0 **Hämarthros**
[0-9]
Exkl.: Akute Verletzung - siehe Gelenkverletzung nach Körperregion

M25.1 Gelenkfistel
[0-9]

M25.2 **Schlottergelenk**
[0-9]

M25.3 Sonstige Instabilität eines Gelenkes
[0-9]
Exkl.: Instabilität eines Gelenkes nach:
- alter Bandverletzung (M24.2-)
- Entfernen einer Gelenkprothese (M96.8)

M25.4 **Gelenkerguß**
[0-9]
Exkl.: Hydrarthrose bei Frambösie (A66.6)

M25.5 **Gelenkschmerz**
[0-9]

M25.6 **Gelenksteife, anderenorts nicht klassifiziert**
[0-9]

M25.7 Osteophyt
[0-9]

M25.8 Sonstige näher bezeichnete Gelenkkrankheiten
[0-9]

M25.9 Gelenkkrankheit, nicht näher bezeichnet
[0-9]
Arthropathie o.n.A.

Systemkrankheiten des Bindegewebes (M30-M36)

Inkl.: Autoimmunkrankheit:
- systemisch
- o.n.A.
Kollagen- (Gefäß-) Krankheit:
- systemisch
- o.n.A.

Exkl.: Autoimmunkrankheit eines einzelnen Organs oder eines einzelnen Zelltyps (Verschlüsselung des betreffenden Zustandes)

M30.- Panarteriitis nodosa und verwandte Zustände

M30.0 Panarteriitis nodosa

M30.1 Panarteriitis mit Lungenbeteiligung
Allergische Granulomatose [Churg-Strauss-Granulomatose]

M30.2	Juvenile Panarteriitis
M30.3	Mukokutanes Lymphknotensyndrom [Kawasaki-Krankheit]
M30.8	Sonstige mit Panarteriitis nodosa verwandte Zustände Polyangiitis-Overlap-Syndrom

M31.- Sonstige nekrotisierende Vaskulopathien

M31.0	Hypersensitivitätsangiitis Goodpasture-Syndrom
M31.1	Thrombotische Mikroangiopathie Thrombotische thrombozytopenische Purpura [Moschkowitz]
M31.2	Letales Mittelliniengranulom
M31.3	Wegener-Granulomatose Nekrotisierende Granulomatose der Atemwege
M31.4	Aortenbogen-Syndrom [Takayasu-Syndrom]
M31.5	Riesenzellarteriitis bei Polymyalgia rheumatica
M31.6	Sonstige Riesenzellarteriitis
M31.8	Sonstige näher bezeichnete nekrotisierende Vaskulopathien Hypokomplementämische (urtikarielle) Vaskulitis
M31.9	Nekrotisierende Vaskulopathie, nicht näher bezeichnet

M32.- Systemischer Lupus erythematodes
Exkl.: Lupus erythematodes (diskoid) (o.n.A.) (L93.0)

M32.0	Arzneimittelinduzierter systemischer Lupus erythematodes Soll die Substanz angegeben werden, ist eine zusätzliche Schlüsselnummer (Kapitel XX) zu benutzen.
M32.1†	Systemischer Lupus erythematodes mit Beteiligung von Organen oder Organsystemen Libman-Sacks-Endokarditis (I39.-*) Perikarditis bei systemischem Lupus erythematodes (I32.8*) Systemischer Lupus erythematodes mit: • Lungenbeteiligung (J99.1*) • Nierenbeteiligung (N08.5*, N16.4*)
M32.8	Sonstige Formen des systemischen Lupus erythematodes
M32.9	Systemischer Lupus erythematodes, nicht näher bezeichnet

M33.- Dermatomyositis-Polymyositis

M33.0	Juvenile Dermatomyositis
M33.1	Sonstige Dermatomyositis
M33.2	Polymyositis
M33.9	Dermatomyositis-Polymyositis, nicht näher bezeichnet

M34.- Systemische Sklerose
Inkl.: Sklerodermie

Exkl.: Sclerodermia circumscripta (L94.0)
Sklerodermie beim Neugeborenen (P83.8)

M34.0	Progressive systemische Sklerose

M34.1	CR(E)ST-Syndrom
	Kombination von Kalzinose, Raynaud-Phänomen, Ösophagusdysfunktion, Sklerodaktylie, Teleangiektasie.

M34.2	Systemische Sklerose, durch Arzneimittel oder chemische Substanzen induziert
	Soll die Substanz angegeben werden, ist eine zusätzliche Schlüsselnummer (Kapitel XX) zu benutzen.

M34.8	Sonstige Formen der systemischen Sklerose
	Systemische Sklerose mit:
	• Lungenbeteiligung† (J99.1*)
	• Myopathie† (G73.7*)

M34.9	Systemische Sklerose, nicht näher bezeichnet

M35.- Sonstige Krankheiten mit Systembeteiligung des Bindegewebes

Exkl.: Reaktive perforierende Kollagenose (L87.1)

M35.0	Sicca-Syndrom [Sjögren-Syndrom]
	Sjögren-Syndrom mit:
	• Keratokonjunktivitis† (H19.3*)
	• Lungenbeteiligung† (J99.1*)
	• Myopathie† (G73.7*)
	• tubulointerstitieller Nierenkrankheit† (N16.4*)

M35.1	Sonstige Overlap-Syndrome
	Mixed connective tissue disease [Sharp-Syndrom]
	Exkl.: Polyangiitis-Overlap-Syndrom (M30.8)

M35.2	Behçet-Krankheit

M35.3	Polymyalgia rheumatica
	Exkl.: Polymyalgia rheumatica mit Riesenzellarteriitis (M31.5)

M35.4	Eosinophile Fasziitis

M35.5	Multifokale Fibrosklerose

M35.6	Rezidivierende Pannikulitis [Pfeifer-Weber-Christian-Krankheit]
	Exkl.: Pannikulitis:
	• Lupus- (L93.2)
	• o.n.A. (M79.3-)

M35.7	Hypermobilitäts-Syndrom
	Familiäre Bänderschwäche
	Exkl.: Bänderschwäche o.n.A. (M24.2-)
	Ehlers-Danlos-Syndrom (Q79.6)

M35.8	Sonstige näher bezeichnete Krankheiten mit Systembeteiligung des Bindegewebes

M35.9	Krankheit mit Systembeteiligung des Bindegewebes, nicht näher bezeichnet
	Autoimmunkrankheit (systemisch) o.n.A.
	Kollagen- (Gefäß-) Krankheit o.n.A.

M36.-* Systemkrankheiten des Bindegewebes bei anderenorts klassifizierten Krankheiten

Exkl.: Arthropathien bei anderenorts klassifizierten Krankheiten (M14.-*)

M36.0*	Dermatomyositis-Polymyositis bei Neubildungen (C00-D48†)

M36.1*	Arthropathie bei Neubildungen (C00-D48†)
	Arthropathie bei:
	• bösartiger Histiozytose (C96.1†)
	• Leukämie (C91-C95†)
	• Plasmozytom (C90.0†)

M36.2*	Arthropathia haemophilica (D66-D68†)

M36.3* **Arthropathie bei sonstigen anderenorts klassifizierten Blutkrankheiten (D50-D76†)**
Exkl.: Arthropathie bei Purpura Schoenlein-Henoch (M36.4*)

M36.4* **Arthropathie bei anderenorts klassifizierten Hypersensitivitätsreaktionen**
Arthropathie bei Purpura Schoenlein-Henoch (D69.0†)

M36.8* **Systemkrankheiten des Bindegewebes bei sonstigen anderenorts klassifizierten Krankheiten**
Systemkrankheiten des Bindegewebes bei:
- Hypogammaglobulinämie (D80.-†)
- Ochronose (E70.2†)

Krankheiten der Wirbelsäule und des Rückens (M40-M54)

Die folgende Subklassifikation zur Angabe des Beteiligungsortes kann wahlweise mit den passenden Kategorien dieser Gruppe benutzt werden - ausgenommen sind die Kategorien M50 und M51; siehe auch Hinweise am Anfang dieses Kapitels.

0   Mehrere Lokalisationen der Wirbelsäule

1   Okzipito-Atlanto-Axialbereich

2   Zervikalbereich

3   Zervikothorakalbereich

4   Thorakalbereich

5   Thorakolumbalbereich

6   Lumbalbereich

7   Lumbosakralbereich

8   Sakral- und Sakrokokzygealbereich

9   Nicht näher bezeichnete Lokalisation

Deformitäten der Wirbelsäule und des Rückens (M40-M43)

M40.- Kyphose und Lordose
[Schlüsselnummer der Lokalisation siehe am Anfang dieser Krankheitsgruppe]
Exkl.: Kyphose und Lordose:
- angeboren (Q76.4)
- nach medizinischen Maßnahmen (M96.-)
Kyphoskoliose (M41.-)

M40.0 **Kyphose als Haltungsstörung**
[0-9]

Exkl.: Osteochondrose der Wirbelsäule (M42.-)

M40.1 **Sonstige sekundäre Kyphose**
[0-9]

M40.2 **Sonstige und nicht näher bezeichnete Kyphose**
[0-9]

M40.3 **Flachrücken**
[0-9]

M40.4	Sonstige Lordose
[0-9]	

Lordose:
- als Haltungsstörung
- erworben

M40.5	Lordose, nicht näher bezeichnet
[0-9]	

M41.- Skoliose

[Schlüsselnummer der Lokalisation siehe am Anfang dieser Krankheitsgruppe]

Inkl.: Kyphoskoliose

Exkl.: Angeborene Skoliose:
- durch Knochenfehlbildung (Q76.3)
- lagebedingt (Q67.5)
- o.n.A. (Q67.5)

Kyphoskoliotische Herzkrankheit (I27.1)
Nach medizinischen Maßnahmen (M96.-)

M41.0	Idiopathische Skoliose beim Kind
[0-9]	

M41.1	Idiopathische Skoliose beim Jugendlichen
[0-9]	

Adoleszentenskoliose

M41.2	Sonstige idiopathische Skoliose
[0-9]	

M41.3	Thoraxbedingte Skoliose
[0-9]	

M41.4	Neuromyopathische Skoliose
[0-9]	

Skoliose nach Zerebralparese, Friedreich-Ataxie, Poliomyelitis und sonstigen neuromuskulären Krankheiten.

M41.5	Sonstige sekundäre Skoliose
[0-9]	

M41.8	Sonstige Formen der Skoliose
[0-9]	

M41.9	Skoliose, nicht näher bezeichnet
[0-9]	

M42.- Osteochondrose der Wirbelsäule

[Schlüsselnummer der Lokalisation siehe am Anfang dieser Krankheitsgruppe]

M42.0	**Juvenile Osteochondrose der Wirbelsäule**
[0-9]	

Scheuermann-Krankheit
Vertebra plana [Calvé-Krankheit]

Exkl.: Kyphose als Haltungsstörung (M40.0-)

M42.1	**Osteochondrose der Wirbelsäule beim Erwachsenen**
[0-9]	

M42.9	Osteochondrose der Wirbelsäule, nicht näher bezeichnet
[0-9]	

M43.- Sonstige Deformitäten der Wirbelsäule und des Rückens
[Schlüsselnummer der Lokalisation siehe am Anfang dieser Krankheitsgruppe]

Exkl.: Angeborene Spondylolisthesis (Q76.21)
Angeborene Spondylolyse (Q76.22)
Halbwirbel (Q76.3-Q76.4)
Klippel-Feil-Syndrom (Q76.1)
Lumbalisation und Sakralisation (Q76.4)
Platyspondylie (Q76.4)
Spina bifida occulta (Q76.0)
Wirbelsäulenverkrümmung bei:
- Osteodystrophia deformans [Paget-Krankheit] (M88.-)
- Osteoporose (M80-M81)

M43.0 **Spondylolyse**
[0-9]

M43.1 **Spondylolisthesis**
[0-9]

M43.2 Sonstige Wirbelfusion
[0-9]

Ankylose eines Wirbelgelenkes

Exkl.: Pseudarthrose nach Fusion oder Arthrodese (M96.0)
Spondylitis ankylosans (M45.0-)
Zustand nach Arthrodese (Z98.1)

M43.3 Habituelle atlanto-axiale Subluxation mit Myelopathie

M43.4 Sonstige habituelle atlanto-axiale Subluxation

M43.5 Sonstige habituelle Wirbelsubluxation
[0,2-9]

Exkl.: Biomechanische Funktionsstörungen, anderenorts nicht klassifiziert (M99.-)

M43.6 **Tortikollis**
Exkl.: Tortikollis:
- akute Verletzung - siehe Verletzung der Wirbelsäule nach Körperregion
- angeboren (muskulär) (Q68.0)
- durch Geburtstrauma (P15.2)
- psychogen (F45.8)
- spastisch (G24.3)

M43.8 Sonstige näher bezeichnete Deformitäten der Wirbelsäule und des Rückens
[0-9]

Exkl.: Kyphose und Lordose (M40.-)
Skoliose (M41.-)

M43.9 Deformität der Wirbelsäule und des Rückens, nicht näher bezeichnet
[0-9]

Wirbelsäulenverkrümmung o.n.A.

Spondylopathien
(M45-M49)

M45.- Spondylitis ankylosans
[Schlüsselnummer der Lokalisation siehe am Anfang der Krankheitsgruppe M40-M54]

Chronische Polyarthritis der Wirbelsäule

Exkl.: Arthropathie bei Reiter-Krankheit (M02.3-)
Behçet-Krankheit (M35.2)
Juvenile Spondylitis ankylosans (M08.1-)

Version 2.0 Stand November 2000   Krankheiten des Muskel-Skelett-Systems und des Bindegewebes

M45.0 **Spondylitis ankylosans**
[0-9]

M46.- **Sonstige entzündliche Spondylopathien**
[Schlüsselnummer der Lokalisation siehe am Anfang der Krankheitsgruppe M40-M54]

M46.0 Spinale Enthesopathie
[0-9]
Läsion an den Insertionsstellen von Bändern oder Muskeln an der Wirbelsäule

M46.1 **Sakroiliitis, anderenorts nicht klassifiziert**

M46.2 Wirbelosteomyelitis
[0-9]

M46.3 Bandscheibeninfektion (pyogen)
[0-9]
Soll der Infektionserreger angegeben werden, ist eine zusätzliche Schlüsselnummer (B95-B97) zu benutzen. Im Krankenhaus sollte diese Information immer verschlüsselt werden, wenn sie vorliegt.

M46.4 Diszitis, nicht näher bezeichnet
[0-9]

M46.5 Sonstige infektiöse Spondylopathien
[0-9]

M46.8 Sonstige näher bezeichnete entzündliche Spondylopathien
[0-9]

M46.9 Entzündliche Spondylopathie, nicht näher bezeichnet
[0-9]

M47.- **Spondylose**
[Schlüsselnummer der Lokalisation siehe am Anfang der Krankheitsgruppe M40-M54]

Inkl.: Arthrose oder Osteoarthrose der Wirbelsäule
Degeneration der Gelenkflächen

M47.0† Arteria-spinalis-anterior-Kompressionssyndrom und Arteria-vertebralis-Kompressionssyndrom (G99.2*)
[0-9]

M47.1 Sonstige Spondylose mit Myelopathie
[0-9]
Spondylogene Kompression des Rückenmarkes† (G99.2*)

Exkl.: Wirbelsubluxation (M43.3-M43.5-)

M47.2 Sonstige Spondylose mit Radikulopathie
[0-9]

M47.8 Sonstige Spondylose
[0-9]

Lumbosakrale Spondylose
Thorakale Spondylose | ohne Myelopathie oder Radikulopathie
Zervikale Spondylose

M47.9 Spondylose, nicht näher bezeichnet
[0-9]

M48.- **Sonstige Spondylopathien**
[Schlüsselnummer der Lokalisation siehe am Anfang der Krankheitsgruppe M40-M54]

M48.0 Spinalstenose
[0-9]
Lumbale Spinalstenose

M48.1 **Spondylitis hyperostotica [Forestier-Ott]**
[0-9]

Diffuse idiopathische Skeletthyperostose [DISH]

M48.2 **Baastrup-Syndrom**
[0-9]

M48.3 **Traumatische Spondylopathie**
[0-9]

M48.4 **Ermüdungsbruch eines Wirbels**
[0-9]

Streßfraktur eines Wirbels

M48.5 **Wirbelkörperkompression, anderenorts nicht klassifiziert**
[0-9]

Keilwirbel o.n.A.
Wirbelkörperkompression o.n.A.

Exkl.: Akute Verletzung - siehe Verletzung der Wirbelsäule nach Körperregion
Wirbelkörperkompression bei Osteoporose (M80.-)

M48.8 **Sonstige näher bezeichnete Spondylopathien**
[0-9]

Ossifikation des Lig. longitudinale posterius [OPLL-Syndrom]

M48.9 **Spondylopathie, nicht näher bezeichnet**
[0-9]

M49.-* **Spondylopathien bei anderenorts klassifizierten Krankheiten**

[Schlüsselnummer der Lokalisation siehe am Anfang der Krankheitsgruppe M40-M54]

Exkl.: Arthritis psoriatica und Arthritiden bei gastrointestinalen Grundkrankheiten (M07.-*, M09.-*)

M49.0* **Tuberkulose der Wirbelsäule (A18.0†)**
[0-9]

Pott-Gibbus

M49.1* **Spondylitis brucellosa (A23.-†)**
[0-9]

M49.2* **Spondylitis durch Enterobakterien (A01-A04†)**
[0-9]

M49.3* **Spondylopathie bei sonstigen anderenorts klassifizierten infektiösen und parasitären Krankheiten**
[0-9]

Exkl.: Neuropathische Spondylopathie bei Tabes dorsalis (M49.4-*)

M49.4* **Neuropathische Spondylopathie**
[0-9]

Neuropathische Spondylopathie bei:
• Syringomyelie und Syringobulbie (G95.0†)
• Tabes dorsalis (A52.1†)

M49.5* **Wirbelkörperkompression bei anderenorts klassifizierten Krankheiten**
[0-9]

Wirbelfraktur infolge von Metastasen (C79.5†)

M49.8* **Spondylopathie bei sonstigen anderenorts klassifizierten Krankheiten**
[0-9]

Sonstige Krankheiten der Wirbelsäule und des Rückens (M50-M54)

Exkl.: Akute Verletzung - siehe Verletzung der Wirbelsäule nach Körperregion
Diszitis o.n.A. (M46.4-)

M50.- Zervikale Bandscheibenschäden
Inkl.: Zervikale Bandscheibenschäden mit Zervikalneuralgie
Zervikothorakale Bandscheibenschäden

M50.0† Zervikaler Bandscheibenschaden mit Myelopathie (G99.2*)

M50.1 Zervikaler Bandscheibenschaden mit Radikulopathie
Exkl.: Brachiale Radikulitis o.n.A. (M54.13)

M50.2 Sonstige zervikale Bandscheibenverlagerung

M50.3 Sonstige zervikale Bandscheibendegeneration

M50.8 Sonstige zervikale Bandscheibenschäden

M50.9 Zervikaler Bandscheibenschaden, nicht näher bezeichnet

M51.- Sonstige Bandscheibenschäden
Inkl.: Thorakale, thorakolumbale und lumbosakrale Bandscheibenschäden

M51.0† Lumbale und sonstige Bandscheibenschäden mit Myelopathie (G99.2*)

M51.1 Lumbale und sonstige Bandscheibenschäden mit Radikulopathie
Ischialgie durch Bandscheibenschaden
Exkl.: Lumbale Radikulitis o.n.A. (M54.16)

M51.2 Sonstige näher bezeichnete Bandscheibenverlagerung
Lumbago durch Bandscheibenverlagerung

M51.3 Sonstige näher bezeichnete Bandscheibendegeneration

M51.4 Schmorl-Knötchen

M51.8 Sonstige näher bezeichnete Bandscheibenschäden

M51.9 Bandscheibenschaden, nicht näher bezeichnet

M53.- Sonstige Krankheiten der Wirbelsäule und des Rückens, anderenorts nicht klassifiziert
[Schlüsselnummer der Lokalisation siehe am Anfang der Krankheitsgruppe M40-M54]

M53.0 Zervikozephales Syndrom
Sympathisches hinteres Zervikal-Syndrom

M53.1 Zervikobrachial-Syndrom
Exkl.: Thoracic-outlet-Syndrom (G54.0)
Zervikaler Bandscheibenschaden (M50.-)

M53.2 Instabilität der Wirbelsäule
[0-9]

M53.3 Krankheiten der Sakrokokzygealregion, anderenorts nicht klassifiziert
Kokzygodynie

M53.8 Sonstige näher bezeichnete Krankheiten der Wirbelsäule und des Rückens
[0-9]

M53.9 Krankheit der Wirbelsäule und des Rückens, nicht näher bezeichnet
[0-9]

M54.- Rückenschmerzen
[Schlüsselnummer der Lokalisation siehe am Anfang der Krankheitsgruppe M40-M54]
Exkl.: Psychogener Rückenschmerz (F45.46)

Krankheiten des Muskel-Skelett-Systems und des Bindegewebes   Version 2.0 Stand November 2000

M54.0 **Pannikulitis in der Nacken- und Rückenregion**
[0-9]
Exkl.: Pannikulitis:
- Lupus- (L93.2)
- rezidivierend [Pfeifer-Weber-Christian-Krankheit] (M35.6)
- o.n.A. (M79.3-)

M54.1 **Radikulopathie**
[0-9]
Neuritis oder Radikulitis:
- brachial
- lumbal   o.n.A.
- lumbosakral
- thorakal
Radikulitis o.n.A.

Exkl.: Neuralgie und Neuritis o.n.A. (M79.2-)
Radikulopathie bei:
- lumbalem und sonstigem Bandscheibenschaden (M51.1)
- Spondylose (M47.2-)
- zervikalem Bandscheibenschaden (M50.1)

M54.2 **Zervikalneuralgie**
Exkl.: Zervikalneuralgie durch zervikalen Bandscheibenschaden (M50.-)

M54.3 **Ischialgie**
Exkl.: Ischialgie:
- durch Bandscheibenschaden (M51.1)
- mit Lumbago (M54.4)
Läsion des N. ischiadicus (G57.0)

M54.4 **Lumboischialgie**
Exkl.: Durch Bandscheibenschaden (M51.1)

M54.5 **Kreuzschmerz**
Lendenschmerz
Lumbago o.n.A.
Überlastung in der Kreuzbeingegend

Exkl.: Flankenschmerz-Hämaturie-Syndrom (N39.81)
Lumbago durch Bandscheibenverlagerung (M51.2)
Lumboischialgie (M54.4)

M54.6 **Schmerzen im Bereich der Brustwirbelsäule**
Exkl.: Schmerzen durch Bandscheibenschaden (M51.-)

M54.8 Sonstige Rückenschmerzen
[0-9]

M54.9 Rückenschmerzen, nicht näher bezeichnet
[0-9]
Rückenschmerzen o.n.A.

Krankheiten der Weichteilgewebe (M60-M79)

Krankheiten der Muskeln (M60-M63)

Exkl.: Dermatomyositis-Polymyositis (M33.-)
Muskeldystrophien und Myopathien (G71-G72)
Myopathie bei:
- Amyloidose (E85.-)
- Panarteriitis nodosa (M30.0)
- seropositiver chronischer Polyarthritis (M05.3-)
- Sjögren-Syndrom (M35.0)
- Sklerodermie (M34.-)
- systemischem Lupus erythematodes (M32.-)

M60.- Myositis
[Schlüsselnummer der Lokalisation siehe am Anfang dieses Kapitels]

M60.0 **Infektiöse Myositis**
[0-9]

Tropische Pyomyositis

Soll der Infektionserreger angegeben werden, ist eine zusätzliche Schlüsselnummer (B95-B97) zu benutzen. Im Krankenhaus sollte diese Information immer verschlüsselt werden, wenn sie vorliegt.

M60.1 **Interstitielle Myositis**
[0-9]

M60.2 **Fremdkörpergranulom im Weichteilgewebe, anderenorts nicht klassifiziert**
[0-9]

Exkl.: Fremdkörpergranulom in der Haut und im Unterhautgewebe (L92.3)

M60.8 **Sonstige Myositis**
[0-9]

M60.9 **Myositis, nicht näher bezeichnet**
[0-9]

M61.- Kalzifikation und Ossifikation von Muskeln
[Schlüsselnummer der Lokalisation siehe am Anfang dieses Kapitels]

M61.0 **Traumatische Myositis ossificans**
[0-9]

M61.1 **Myositis ossificans progressiva**
[0-9]

Fibrodysplasia ossificans progressiva

M61.2 **Kalzifikation und Ossifikation von Muskeln bei Lähmungen**
[0-9]

Myositis ossificans bei Tetraplegie oder Paraplegie

M61.3 **Kalzifikation und Ossifikation von Muskeln bei Verbrennungen**
[0-9]

Myositis ossificans bei Verbrennungen

M61.4 **Sonstige Kalzifikation von Muskeln**
[0-9]

Exkl.: Tendinitis calcarea (M65.2-)
Tendinitis calcarea im Schulterbereich (M75.3)

M61.5 **Sonstige Ossifikation von Muskeln**
[0-9]

M61.9	Kalzifikation und Ossifikation von Muskeln, nicht näher bezeichnet
[0-9]	

M62.- Sonstige Muskelkrankheiten
[Schlüsselnummer der Lokalisation siehe am Anfang dieses Kapitels]

Exkl.: Krämpfe und Spasmen der Muskulatur (R25.2)
Myalgie (M79.1-)
Myopathie:
- Alkohol- (G72.1)
- arzneimittelinduziert (G72.0)
Stiff-man-Syndrom (G25.8)

M62.0 Muskeldiastase
[0-9]

M62.1 Sonstiger Muskelriß (nichttraumatisch)
[0-9]

Exkl.: Sehnenruptur (M66.-)
Traumatischer Muskelriß - siehe Muskelverletzung nach Körperregion

M62.2 Ischämischer Muskelinfarkt
[0-9]

Exkl.: Kompartmentsyndrom (T79.6)
Traumatische Muskelischämie (T79.6)
Volkmann-Kontraktur [ischämische Muskelkontraktur] (T79.6)

M62.3 Immobilitätssyndrom (paraplegisch)
[0-9]

M62.4 Muskelkontraktur
[0-9]

Exkl.: Gelenkkontraktur (M24.5-)

M62.5 Muskelschwund und -atrophie, anderenorts nicht klassifiziert
[0-9]

Inaktivitätsatrophie, anderenorts nicht klassifiziert

M62.6 Muskelzerrung
[0-9]

Exkl.: Akute Verletzung - siehe Muskelverletzung nach Körperregion

M62.8 Sonstige näher bezeichnete Muskelkrankheiten
[0-9]

Muskel- (Scheiden-) Hernie

M62.9 Muskelkrankheit, nicht näher bezeichnet
[0-9]

M63.- Muskelkrankheiten bei anderenorts klassifizierten Krankheiten
[Schlüsselnummer der Lokalisation siehe am Anfang dieses Kapitels]

Exkl.: Myopathie bei:
- endokrinen Krankheiten (G73.5*)
- Stoffwechselkrankheiten (G73.6*)

M63.0* Myositis bei anderenorts klassifizierten bakteriellen Krankheiten
[0-9]

Myositis bei:
- Lepra [Aussatz] (A30.-†)
- Syphilis (A51.4†, A52.7†)

Version 2.0 Stand November 2000   Krankheiten des Muskel-Skelett-Systems und des Bindegewebes

M63.1* Myositis bei anderenorts klassifizierten Protozoen- und Parasiteninfektionen
[0-9]

Myositis bei:
- Schistosomiasis [Bilharziose] (B65.-†)
- Toxoplasmose (B58.8†)
- Trichinellose (B75†)
- Zystizerkose (B69.8†)

M63.2* Myositis bei sonstigen anderenorts klassifizierten Infektionskrankheiten
[0-9]

Myositis bei Mykosen (B35-B49†)

M63.3* Myositis bei Sarkoidose (D86.8†)
[0-9]

M63.8* Sonstige Muskelkrankheiten bei anderenorts klassifizierten Krankheiten
[0-9]

Krankheiten der Synovialis und der Sehnen (M65-M68)

M65.- Synovitis und Tenosynovitis
[Schlüsselnummer der Lokalisation siehe am Anfang dieses Kapitels]

Exkl.: Akute Verletzung - siehe Bänder- und Sehnenverletzung nach Körperregion
Chronische Tenosynovitis crepitans der Hand und des Handgelenkes (M70.0)
Krankheiten des Weichteilgewebes im Zusammenhang mit Beanspruchung, Überbeanspruchung und Druck (M70.-)

M65.0 Sehnenscheidenabszeß
[0-9]

Soll der bakterielle Erreger angegeben werden, ist eine zusätzliche Schlüsselnummer (B95-B96) zu benutzen. Im Krankenhaus sollte diese Information immer verschlüsselt werden, wenn sie vorliegt.

M65.1 Sonstige infektiöse (Teno-) Synovitis
[0-9]

M65.2 Tendinitis calcarea
[0,2-9]

Exkl.: Im Schulterbereich (M75.3)
Näher bezeichnete Tendinitis (M75-M77)

M65.3 Schnellender Finger
Tendopathia nodosa

M65.4 Tendovaginitis stenosans [de Quervain]

M65.8 Sonstige Synovitis und Tenosynovitis
[0-9]

M65.9 Synovitis und Tenosynovitis, nicht näher bezeichnet
[0-9]

M66.- Spontanruptur der Synovialis und von Sehnen
[Schlüsselnummer der Lokalisation siehe am Anfang dieses Kapitels]

Inkl.: Rupturen, die durch Einwirken normaler Kräfte auf ein Gewebe eintreten, lassen auf eine verminderte Gewebefestigkeit schließen.

Exkl.: Läsionen der Rotatorenmanschette (M75.1)
Rupturen, die bei Einwirkung übernormaler Kräfte auf normal ausgebildetes Gewebe eintreten - siehe Sehnenverletzung nach Körperregion

M66.0 Ruptur einer Poplitealzyste

Bestimmte infektiöse und parasitäre Krankheiten   Version 2.0 Stand November 2000

M66.1 **Ruptur der Synovialis**
[0-9]

Ruptur einer Synovialzyste

Exkl.: Ruptur einer Popliteazyste (M66.0)

M66.2 **Spontanruptur von Strecksehnen**
[0-9]

M66.3 **Spontanruptur von Beugesehnen**
[0-9]

M66.4 **Spontanruptur sonstiger Sehnen**
[0-9]

M66.5 **Spontanruptur von nicht näher bezeichneten Sehnen**
[0-9]

Ruptur der Muskel-Sehnen-Verbindung, nichttraumatisch

M67.- **Sonstige Krankheiten der Synovialis und der Sehnen**
[Schlüsselnummer der Lokalisation siehe am Anfang dieses Kapitels]

Exkl.: Fibromatose der Palmarfaszie [Dupuytren-Kontraktur] (M72.0)
Tendinitis o.n.A. (M77.9)
Xanthomatose der Sehnen (E78.2)

M67.0 **Achillessehnenverkürzung (erworben)**

M67.1 **Sonstige Sehnen- (Scheiden-) Kontraktur**
[0-9]

Exkl.: Mit Gelenkkontraktur (M24.5-)

M67.2 **Hypertrophie der Synovialis, anderenorts nicht klassifiziert**
[0-9]

Exkl.: Villonoduläre Synovitis (pigmentiert) (M12.2)

M67.3 **Transitorische Synovitis**
[0-9]

Toxische Synovitis

Exkl.: Palindromer Rheumatismus (M12.3)

M67.4 **Ganglion**
[0-9]

Ganglion eines Gelenkes oder einer Sehne(n)- (Scheide)

Exkl.: Ganglion bei Frambösie (A66.6)
Schleimbeutelzyste (M71.2-M71.3-)
Synovialzyste (M71.2-M71.3-)

M67.8 **Sonstige näher bezeichnete Krankheiten der Synovialis und der Sehnen**
[0-9]

M67.9 **Krankheit der Synovialis und der Sehnen, nicht näher bezeichnet**
[0-9]

M68.-* **Krankheiten der Synovialis und der Sehnen bei anderenorts klassifizierten Krankheiten**
[Schlüsselnummer der Lokalisation siehe am Anfang dieses Kapitels]

M68.0* **Synovitis und Tenosynovitis bei anderenorts klassifizierten bakteriellen Krankheiten**
[0-9]

Synovitis oder Tenosynovitis bei:
• Gonorrhoe (A54.4†)
• Syphilis (A52.7†)
• Tuberkulose (A18.0†)

M68.8* **Sonstige Krankheiten der Synovialis und der Sehnen bei anderenorts klassifizierten Krankheiten**
[0-9]

Sonstige Krankheiten des Weichteilgewebes (M70-M79)

M70.- **Krankheiten des Weichteilgewebes im Zusammenhang mit Beanspruchung, Überbeanspruchung und Druck**
Inkl.: Krankheiten des Weichteilgewebes, berufsbedingt
Exkl.: Bursitis:
- im Schulterbereich (M75.5)
- o.n.A. (M71.9-)

Enthesopathien (M76-M77)

M70.0 **Chronische Tenosynovitis crepitans der Hand und des Handgelenkes**

M70.1 Bursitis im Bereich der Hand

M70.2 **Bursitis olecrani**

M70.3 Sonstige Bursitis im Bereich des Ellenbogens

M70.4 **Bursitis praepatellaris**

M70.5 Sonstige Bursitis im Bereich des Knies

M70.6 **Bursitis trochanterica**
Tendinitis trochanterica

M70.7 Sonstige Bursitis im Bereich der Hüfte
Bursitis im Bereich des Os ischii

M70.8 Sonstige Krankheiten des Weichteilgewebes durch Beanspruchung, Überbeanspruchung und Druck

M70.9 Nicht näher bezeichnete Krankheit des Weichteilgewebes durch Beanspruchung, Überbeanspruchung und Druck

M71.- **Sonstige Bursopathien**
[Schlüsselnummer der Lokalisation siehe am Anfang dieses Kapitels]
Exkl.: Bursitis im Zusammenhang mit Beanspruchung, Überbeanspruchung und Druck (M70.-)
Enthesopathien (M76-M77)
Fußballenentzündung (M20.1)

M71.0 **Schleimbeutelabszeß**
[0-9]

M71.1 Sonstige infektiöse Bursitis
[0-9]

M71.2 **Synovialzyste im Bereich der Kniekehle [Baker-Zyste]**
Exkl.: Bei Ruptur (M66.0)

M71.3 Sonstige Schleimbeutelzyste
[0-9]
Synovialzyste o.n.A.
Exkl.: Ruptur einer Synovialzyste (M66.1-)

M71.4 **Bursitis calcarea**
[0,2-9]
Exkl.: Im Schulterbereich (M75.3)

Krankheiten des Muskel-Skelett-Systems und des Bindegewebes   Version 2.0 Stand November 2000

M71.5 Sonstige Bursitis, anderenorts nicht klassifiziert
[0,2-9]

Exkl.: Bursitis:
- im Bereich des Lig. collaterale tibiale [Stieda-Pellegrini] (M76.4)
- im Schulterbereich (M75.5)
- o.n.A. (M71.9-)

M71.8 Sonstige näher bezeichnete Bursopathien
[0-9]

M71.9 Bursopathie, nicht näher bezeichnet
[0-9]

Bursitis o.n.A.

M72.- Fibromatosen
[Schlüsselnummer der Lokalisation siehe am Anfang dieses Kapitels]

Exkl.: Retroperitoneale Fibrose (D48.3)

M72.0 Fibromatose der Palmarfaszie [Dupuytren-Kontraktur]

M72.1 Fingerknöchelpolster [Knuckle pads]

M72.2 Fibromatose der Plantarfaszie [Ledderhose-Kontraktur]
Fasciitis plantaris

M72.3 Fasciitis nodularis
[0-9]

M72.4 Pseudosarkomatöse Fibromatose
[0-9]

M72.5 Fasziitis, anderenorts nicht klassifiziert
[0-9]

Exkl.: Fasziitis:
- eosinophil (M35.4)
- nodulär (M72.3-)
- plantar (M72.2)

M72.8 Sonstige Fibromatosen
[0-9]

M72.9 Fibromatose, nicht näher bezeichnet
[0-9]

M73.-* **Krankheiten des Weichteilgewebes bei anderenorts klassifizierten Krankheiten**
[Schlüsselnummer der Lokalisation siehe am Anfang dieses Kapitels]

M73.0* Bursitis gonorrhoica (A54.4†)
[0-9]

M73.1* Bursitis syphilitica (A52.7†)
[0-9]

M73.8* Sonstige Krankheiten des Weichteilgewebes bei sonstigen anderenorts klassifizierten Krankheiten
[0-9]

M75.- Schulterläsionen
Exkl.: Schulter-Hand-Syndrom (M89.0-)

M75.0 Adhäsive Entzündung der Schultergelenkkapsel
Frozen shoulder
Periarthropathia humeroscapularis

M75.1	**Läsionen der Rotatorenmanschette** Ruptur (vollständig) (unvollständig) der Rotatorenmanschette oder der Supraspinatus-Sehne, nicht als traumatisch bezeichnet Supraspinatus-Syndrom
M75.2	**Tendinitis des M. biceps brachii**
M75.3	Tendinitis calcarea im Schulterbereich Bursitis calcarea im Schulterbereich
M75.4	Impingement-Syndrom der Schulter
M75.5	**Bursitis im Schulterbereich**
M75.8	**Sonstige Schulterläsionen**
M75.9	**Schulterläsion, nicht näher bezeichnet**

M76.- Enthesopathien der unteren Extremität mit Ausnahme des Fußes

Hinw.: Die scheinbar spezifischen Begriffe Bursitis, Kapsulitis und Tendinitis werden gewöhnlich ohne Unterschied für verschiedene Störungen der peripheren Band- und Muskelansätze benutzt; die Mehrzahl dieser Krankheitszustände ist unter dem Oberbegriff „Enthesopathien" zusammengeführt.

Exkl.: Bursitis durch Beanspruchung, Überbeanspruchung und Druck (M70.-)

M76.0	**Tendinitis der Glutäus-Sehne(n)**
M76.1	**Tendinitis der Iliopsoas-Sehne**
M76.2	**Knochensporn am Darmbeinkamm**
M76.3	**Tractus-iliotibialis-Syndrom**
M76.4	**Bursitis im Bereich des Lig. collaterale tibiale [Stieda-Pellegrini]**
M76.5	**Tendinitis der Patellarsehne**
M76.6	**Tendinitis der Achillessehne** Bursitis subachillea
M76.7	**Tendinitis der Peronäussehne(n)**
M76.8	**Sonstige Enthesopathien der unteren Extremität mit Ausnahme des Fußes** Tendinitis des M. tibialis anterior Tendinitis des M. tibialis posterior
M76.9	**Enthesopathie der unteren Extremität, nicht näher bezeichnet**

M77.- Sonstige Enthesopathien

Exkl.: Bursitis:
- durch Beanspruchung, Überbeanspruchung und Druck (M70.-)
- o.n.A. (M71.9-)

Osteophyt (M25.7-)
Spinale Enthesopathie (M46.0-)

M77.0	Epicondylitis ulnaris humeri
M77.1	Epicondylitis radialis humeri Tennisellenbogen
M77.2	**Periarthritis im Bereich des Handgelenkes**
M77.3	Kalkaneussporn
M77.4	**Metatarsalgie** *Exkl.:* Morton-Neuralgie [Morton-Metatarsalgie] (G57.6)

M77.5	Sonstige Enthesopathie des Fußes
M77.8	Sonstige Enthesopathien, anderenorts nicht klassifiziert
M77.9	Enthesopathie, nicht näher bezeichnet

Kapsulitis
Knochensporn
Periarthritis   o.n.A.
Tendinitis

M79.- Sonstige Krankheiten des Weichteilgewebes, anderenorts nicht klassifiziert
[Schlüsselnummer der Lokalisation siehe am Anfang dieses Kapitels]

Exkl.: Psychogene Schmerzen im Weichteilgewebe (F45.4)

M79.0 **Rheumatismus, nicht näher bezeichnet**
[0-9]

Fibromyalgie
Fibrositis

Exkl.: Palindromer Rheumatismus (M12.3)

M79.1 **Myalgie**
[0-9]

Exkl.: Myositis (M60.-)

M79.2 **Neuralgie und Neuritis, nicht näher bezeichnet**
[0-9]

Exkl.: Ischialgie (M54.3-M54.4)
Mononeuropathien (G56-G58)
Radikulitis:
• brachial o.n.A. (M54.1)
• lumbosakral o.n.A. (M54.1)
• o.n.A. (M54.1)

M79.3 **Pannikulitis, nicht näher bezeichnet**
[0-9]

Exkl.: Pannikulitis:
• Lupus- (L93.2)
• Nacken und Rücken (M54.0)
• rezidivierend [Pfeifer-Weber-Christian-Krankheit] (M35.6)

M79.4 Hypertrophie des Corpus adiposum (infrapatellare) [Hoffa-Kastert-Syndrom]
[0-9]

M79.5 **Verbliebener Fremdkörper im Weichteilgewebe**
[0-9]

Exkl.: Fremdkörpergranulom:
• Haut und Unterhaut (L92.3)
• Weichteilgewebe (M60.2-)

M79.6 **Schmerzen in den Extremitäten**
[0-9]

M79.8 Sonstige näher bezeichnete Krankheiten des Weichteilgewebes
[0-9]

M79.9 Krankheit des Weichteilgewebes, nicht näher bezeichnet
[0-9]

Krankheiten des Muskel-Skelett-Systems und des Bindegewebes

Osteopathien und Chondropathien (M80-M94)

Veränderungen der Knochendichte und -struktur (M80-M85)

M80.- Osteoporose mit pathologischer Fraktur
[Schlüsselnummer der Lokalisation siehe am Anfang dieses Kapitels]

Inkl.: Osteoporotische Wirbelkörperkompression und Keilwirbel

Exkl.: Keilwirbel o.n.A. (M48.5-)
Pathologische Fraktur o.n.A. (M84.4-)
Wirbelkörperkompression o.n.A. (M48.5-)

M80.0 Postmenopausale Osteoporose mit pathologischer Fraktur
[0-9]

M80.1 Osteoporose mit pathologischer Fraktur nach Ovarektomie
[0-9]

M80.2 Inaktivitätsosteoporose mit pathologischer Fraktur
[0-9]

M80.3 Osteoporose mit pathologischer Fraktur infolge Malabsorption nach chirurgischem Eingriff
[0-9]

M80.4 Arzneimittelinduzierte Osteoporose mit pathologischer Fraktur
[0-9]

Soll die Substanz angegeben werden, ist eine zusätzliche Schlüsselnummer (Kapitel XX) zu benutzen.

M80.5 Idiopathische Osteoporose mit pathologischer Fraktur
[0-9]

M80.8 Sonstige Osteoporose mit pathologischer Fraktur
[0-9]

M80.9 Nicht näher bezeichnete Osteoporose mit pathologischer Fraktur
[0-9]

M81.- Osteoporose ohne pathologische Fraktur
[Schlüsselnummer der Lokalisation siehe am Anfang dieses Kapitels]

Exkl.: Osteoporose mit pathologischer Fraktur (M80.-)

M81.0 Postmenopausale Osteoporose
[0-9]

M81.1 Osteoporose nach Ovarektomie
[0-9]

M81.2 Inaktivitätsosteoporose
[0-9]

Exkl.: Sudeck-Knochenatrophie (M89.0-)

M81.3 Osteoporose infolge Malabsorption nach chirurgischem Eingriff
[0-9]

M81.4 Arzneimittelinduzierte Osteoporose
[0-9]

Soll die Substanz angegeben werden, ist eine zusätzliche Schlüsselnummer (Kapitel XX) zu benutzen.

M81.5 Idiopathische Osteoporose
[0-9]

M81.6 **Lokalisierte Osteoporose [Lequesne]**
[0-9]
    Exkl.: Sudeck-Knochenatrophie (M89.0-)

M81.8 **Sonstige Osteoporose**
[0-9]
    Senile Osteoporose

M81.9 **Osteoporose, nicht näher bezeichnet**
[0-9]

M82.-* Osteoporose bei anderenorts klassifizierten Krankheiten
[Schlüsselnummer der Lokalisation siehe am Anfang dieses Kapitels]

M82.0* Osteoporose bei Plasmozytom (C90.0†)
[0-9]

M82.1* Osteoporose bei endokrinen Störungen (E00-E34†)
[0-9]

M82.8* Osteoporose bei sonstigen anderenorts klassifizierten Krankheiten
[0-9]

M83.- Osteomalazie im Erwachsenenalter
[Schlüsselnummer der Lokalisation siehe am Anfang dieses Kapitels]

    Exkl.: Osteomalazie:
      • im Kindes- und Jugendalter (E55.0)
      • Vitamin-D-resistent (E83.3)
    Rachitis (floride) (E55.0)
    Rachitis (floride), Folgen (E64.3)
    Rachitis (floride), Vitamin-D-resistent (E83.3)
    Renale Osteodystrophie (N25.0)

M83.0 **Osteomalazie im Wochenbett**
[0-9]

M83.1 **Senile Osteomalazie**
[0-9]

M83.2 **Osteomalazie im Erwachsenenalter durch Malabsorption**
[0-9]
    Osteomalazie bei Erwachsenen durch Malabsorption nach chirurgischem Eingriff

M83.3 **Osteomalazie im Erwachsenenalter durch Fehl- oder Mangelernährung**
[0-9]

M83.4 **Aluminiumosteopathie**
[0-9]

M83.5 **Sonstige arzneimittelinduzierte Osteomalazie bei Erwachsenen**
[0-9]
    Soll die Substanz angegeben werden, ist eine zusätzliche Schlüsselnummer (Kapitel XX) zu benutzen.

M83.8 **Sonstige Osteomalazie im Erwachsenenalter**
[0-9]

M83.9 **Osteomalazie im Erwachsenenalter, nicht näher bezeichnet**
[0-9]

M84.- Veränderungen der Knochenkontinuität
[Schlüsselnummer der Lokalisation siehe am Anfang dieses Kapitels]

M84.0 **Frakturheilung in Fehlstellung**
[0-9]

M84.1 [0-9]	**Nichtvereinigung der Frakturenden [Pseudarthrose]** *Exkl.:* Pseudarthrose nach Fusion oder Arthrodese (M96.0)
M84.2 [0-9]	**Verzögerte Frakturheilung**
M84.3 [0-9]	**Streßfraktur, anderenorts nicht klassifiziert** Streßfraktur o.n.A. *Exkl.:* Streßfraktur eines Wirbels (M48.4-)
M84.4 [0-9]	**Pathologische Fraktur, anderenorts nicht klassifiziert** Pathologische Fraktur o.n.A. *Exkl.:* Pathologische Fraktur bei Osteoporose (M80.-) Wirbelkörperkompression, anderenorts nicht klassifiziert (M48.5-)
M84.8 [0-9]	**Sonstige Veränderungen der Knochenkontinuität**
M84.9 [0-9]	**Veränderung der Knochenkontinuität, nicht näher bezeichnet**

M85.- **Sonstige Veränderungen der Knochendichte und -struktur**

[Schlüsselnummer der Lokalisation siehe am Anfang dieses Kapitels]

Exkl.: Marmorknochenkrankheit (Q78.2)
Osteogenesis imperfecta (Q78.0)
Osteopoikilie (Q78.8)
Polyostotische fibröse Dysplasie [Jaffé-Lichtenstein-Syndrom] (Q78.1)

M85.0 [0-9]	**Fibröse Dysplasie (monostotisch)** *Exkl.:* Fibröse Dysplasie des Kiefers (K10.8)
M85.1 [0-9]	**Skelettfluorose**
M85.2	**Hyperostose des Schädels**
M85.3 [0-9]	**Ostitis condensans**
M85.4 [0-9]	**Solitäre Knochenzyste** *Exkl.:* Solitäre Zyste des Kiefers (K09.1-K09.2)
M85.5 [0-9]	**Aneurysmatische Knochenzyste** *Exkl.:* Aneurysmatische Zyste des Kiefers (K09.2)
M85.6 [0-9]	**Sonstige Knochenzyste** *Exkl.:* Osteodystrophia fibrosa cystica generalisata [von-Recklinghausen-Krankheit des Knochens] (E21.0) Zyste des Kiefers, anderenorts nicht klassifiziert (K09.1-K09.2)
M85.8 [0-9]	**Sonstige näher bezeichnete Veränderungen der Knochendichte und -struktur** Hyperostose der Knochen, ausgenommen des Schädels *Exkl.:* Diffuse idiopathische Skeletthyperostose [DISH] (M48.1-)
M85.9 [0-9]	**Veränderung der Knochendichte und -struktur, nicht näher bezeichnet**

Sonstige Osteopathien
(M86-M90)

Exkl.: Osteopathien nach medizinischen Maßnahmen (M96.-)

M86.- Osteomyelitis

[Schlüsselnummer der Lokalisation siehe am Anfang dieses Kapitels]

Soll der Infektionserreger angegeben werden, ist eine zusätzliche Schlüsselnummer (B95-B97) zu benutzen. Im Krankenhaus sollte diese Information immer verschlüsselt werden, wenn sie vorliegt.

Exkl.: Osteomyelitis:
- durch Salmonellen (A01-A02)
- Kiefer (K10.2)
- Wirbel (M46.2-)

M86.0 Akute hämatogene Osteomyelitis
[0-9]

M86.1 Sonstige akute Osteomyelitis
[0-9]

M86.2 Subakute Osteomyelitis
[0-9]

M86.3 Chronische multifokale Osteomyelitis
[0-9]

M86.4 Chronische Osteomyelitis mit Fistel
[0-9]

M86.5 Sonstige chronische hämatogene Osteomyelitis
[0-9]

M86.6 Sonstige chronische Osteomyelitis
[0-9]

M86.8 Sonstige Osteomyelitis
[0-9]

Brodie-Abszeß

M86.9 Osteomyelitis, nicht näher bezeichnet
[0-9]

Knocheninfektion o.n.A.
Periostitis ohne Angabe einer Osteomyelitis

M87.- Knochennekrose

[Schlüsselnummer der Lokalisation siehe am Anfang dieses Kapitels]

Inkl.: Avaskuläre Knochennekrose

Exkl.: Osteochondropathien (M91-M93)

M87.0 Idiopathische aseptische Knochennekrose
[0-9]

M87.1 Knochennekrose durch Arzneimittel
[0-9]

Soll die Substanz angegeben werden, ist eine zusätzliche Schlüsselnummer (Kapitel XX) zu benutzen.

M87.2 Knochennekrose durch vorangegangenes Trauma
[0-9]

M87.3 Sonstige sekundäre Knochennekrose
[0-9]

M87.8 Sonstige Knochennekrose
[0-9]

Version 2.0 Stand November 2000   Krankheiten des Muskel-Skelett-Systems und des Bindegewebes

M87.9   Knochennekrose, nicht näher bezeichnet
[0-9]

M88.-   Osteodystrophia deformans [Paget-Krankheit]
[Schlüsselnummer der Lokalisation siehe am Anfang dieses Kapitels]

M88.0   Osteodystrophia deformans der Schädelknochen

M88.8   Osteodystrophia deformans sonstiger Knochen
[0-9]

M88.9   Osteodystrophia deformans, nicht näher bezeichnet
[0-9]

M89.-   Sonstige Knochenkrankheiten
[Schlüsselnummer der Lokalisation siehe am Anfang dieses Kapitels]

M89.0   **Neurodystrophie [Algodystrophie]**
[0-9]

Schulter-Hand-Syndrom
Sudeck-Knochenatrophie
Sympathische Reflex-Dystrophie

M89.1   Stillstand des Epiphysenwachstums
[0-9]

M89.2   Sonstige Störungen der Knochenentwicklung und des Knochenwachstums
[0-9]

M89.3   Hypertrophie des Knochens
[0-9]

M89.4   Sonstige hypertrophische Osteoarthropathie
[0-9]

Marie-Bamberger-Syndrom
Pachydermoperiostose

M89.5   Osteolyse
[0-9]

M89.6   Osteopathie nach Poliomyelitis
[0-9]

Soll die vorangegangene Poliomyelitis angegeben werden, ist zusätzlich die Schlüsselnummer B91 zu benutzen. Im Krankenhaus sollte diese Information immer verschlüsselt werden, wenn sie vorliegt.

M89.8   Sonstige näher bezeichnete Knochenkrankheiten
[0-9]

Infantile kortikale Hyperostose
Posttraumatische subperiostale Ossifikation

M89.9   Knochenkrankheit, nicht näher bezeichnet
[0-9]

M90.-* Osteopathien bei anderenorts klassifizierten Krankheiten
[Schlüsselnummer der Lokalisation siehe am Anfang dieses Kapitels]

M90.0*   Knochentuberkulose (A18.0†)
[0-9]

Exkl.: Tuberkulose der Wirbelsäule (M49.0-*)

M90.1*   Periostitis bei sonstigen anderenorts klassifizierten Infektionskrankheiten
[0-9]

Sekundäre syphilitische Periostitis (A51.4†)

M90.2*	Osteopathie bei sonstigen anderenorts klassifizierten Infektionskrankheiten
[0-9]	

Osteomyelitis durch:
- Echinokokken (B67.2†)
- Gonokokken (A54.4†)
- Salmonellen (A02.2†)

Syphilitische Osteopathie oder Osteochondropathie (A50.5†, A52.7†)

M90.3* **Knochennekrose bei Caissonkrankheit (T70.3†)**
[0-9]

M90.4* **Knochennekrose durch Hämoglobinopathie (D50-D64†)**
[0-9]

M90.5* **Knochennekrose bei sonstigen anderenorts klassifizierten Krankheiten**
[0-9]

M90.6* **Osteodystrophia deformans bei Neubildungen (C00-D48†)**
[0-9]

Osteodystrophia deformans bei bösartiger Neubildung des Knochens (C40-C41†)

M90.7* **Knochenfraktur bei Neubildungen (C00-D48†)**
[0-9]

Exkl.: Wirbelkörperkompression bei Neubildungen (M49.5-*)

M90.8* **Osteopathie bei sonstigen anderenorts klassifizierten Krankheiten**
[0-9]

Osteopathie bei renaler Osteodystrophie (N25.0†)

Chondropathien
(M91-M94)

Exkl.: Chondropathien nach medizinischen Maßnahmen (M96.-)

M91.- Juvenile Osteochondrose der Hüfte und des Beckens

Exkl.: Epiphyseolysis capitis femoris (nichttraumatisch) (M93.0)

M91.0 **Juvenile Osteochondrose des Beckens**
Osteochondrose (juvenile):
- Acetabulum
- Darmbeinkamm [Buchmann-Krankheit]
- Symphyse [Pierson-Krankheit]
- Synchondrosis ischiopubica [van-Neck-Krankheit]

M91.1 **Juvenile Osteochondrose des Femurkopfes [Perthes-Legg-Calvé-Krankheit]**

M91.2 **Coxa plana**
Hüftdeformität durch vorangegangene juvenile Osteochondrose

M91.3 **Pseudokoxalgie**

M91.8 **Sonstige juvenile Osteochondrose der Hüfte und des Beckens**
Juvenile Osteochondrose nach Korrektur einer angeborenen Hüftluxation

M91.9 **Juvenile Osteochondrose der Hüfte und des Beckens, nicht näher bezeichnet**

M92.- Sonstige juvenile Osteochondrosen

M92.0 **Juvenile Osteochondrose des Humerus**
Osteochondrose (juvenile):
- Capitulum humeri [Panner-Krankheit]
- Caput humeri [Hass-Krankheit]

M92.1	Juvenile Osteochondrose des Radius und der Ulna

Osteochondrose (juvenile):
- Caput radii [Hegemann-Krankheit]
- distale Ulnaepiphyse [Burns-Krankheit]

M92.2 Juvenile Osteochondrose der Hand
Osteochondrose (juvenile):
- Metakarpalköpfchen [Mauclaire-Krankheit]
- Os lunatum der Handwurzel [Kienböck-Krankheit]

M92.3 Sonstige juvenile Osteochondrose der oberen Extremität

M92.4 Juvenile Osteochondrose der Patella
Osteochondrose (juvenile):
- primäres Ossifikationszentrum [Köhler-Krankheit]
- Sekundäres Ossifikationszentrum [Larsen-Johansson-Krankheit]

M92.5 Juvenile Osteochondrose der Tibia und der Fibula
Osteochondrose (juvenile):
- Condylus medialis tibiae [Blount-Krankheit]
- Tuberositas tibiae [Osgood-Schlatter-Krankheit]
Tibia vara [Blount-Barber-Krankheit]

M92.6 Juvenile Osteochondrose des Tarsus
Osteochondrose (juvenile):
- Kalkaneus [Sever-Krankheit]
- Os naviculare [Köhler- (I-) Krankheit]
- Os tibiale externum [Haglund-Krankheit]
- Talus [Diaz-Krankheit]

M92.7 Juvenile Osteochondrose des Metatarsus
Osteochondrose (juvenile):
- Köpfchen des Os metatarsale II [Freiberg-Köhler- (II-) Krankheit]
- Köpfchen des Os metatarsale V [Iselin-Krankheit]

M92.8 Sonstige näher bezeichnete juvenile Osteochondrose
Apophysitis calcanei

M92.9 Juvenile Osteochondrose, nicht näher bezeichnet
Apophysitis
Epiphysitis | als juvenil bezeichnet, Lokalisation nicht näher bezeichnet
Osteochondritis
Osteochondrose

M93.- Sonstige Osteochondropathien
Exkl.: Osteochondrose der Wirbelsäule (M42.-)

M93.0 Epiphyseolysis capitis femoris (nichttraumatisch)

M93.1 Kienböck-Krankheit bei Erwachsenen
Erwachsenenosteochondrose des Os lunatum der Hand

M93.2 Osteochondrosis dissecans

M93.8 Sonstige näher bezeichnete Osteochondropathien

M93.9 Osteochondropathie, nicht näher bezeichnet
Apophysitis
Epiphysitis | ohne Angabe, ob beim Erwachsenen oder beim Jugendlichen
Osteochondritis | auftretend, Lokalisation nicht näher bezeichnet
Osteochondrose

M94.- Sonstige Knorpelkrankheiten
[Schlüsselnummer der Lokalisation siehe am Anfang dieses Kapitels]

M94.0	Tietze-Syndrom
M94.1	Panchondritis [Rezidivierende Polychondritis]
M94.2 [0-4,7-9]	Chondromalazie *Exkl.:* Chondromalacia patellae (M22.4)
M94.3 [0-9]	Chondrolyse
M94.8 [0-9]	Sonstige näher bezeichnete Knorpelkrankheiten
M94.9 [0-9]	Knorpelkrankheit, nicht näher bezeichnet

Sonstige Krankheiten des Muskel-Skelett-Systems und des Bindegewebes (M95-M99)

M95.- Sonstige erworbene Deformitäten des Muskel-Skelett-Systems und des Bindegewebes

Exkl.: Angeborene Fehlbildungen und Deformitäten des Muskel-Skelett-Systems (Q65-Q79)
Deformitäten der Wirbelsäule und des Rückens (M40-M43)
Dentofaziale Anomalien [einschließlich fehlerhafter Okklusion] (K07.-)
Erworbene Deformitäten von Extremitäten (M20-M21)
Krankheiten des Muskel-Skelett-Systems nach medizinischen Maßnahmen (M96.-)
Verlust von Extremitäten und Organen (Z89-Z90)

M95.0	Erworbene Deformität der Nase *Exkl.:* Nasenseptumdeviation (J34.2)
M95.1	Blumenkohlohr *Exkl.:* Sonstige erworbene Deformitäten des Ohres (H61.1)
M95.2	Sonstige erworbene Deformität des Kopfes
M95.3	Erworbene Deformität des Halses
M95.4	Erworbene Deformität des Brustkorbes und der Rippen
M95.5	Erworbene Deformität des Beckens *Exkl.:* Betreuung der Mutter bei festgestelltem oder vermutetem Mißverhältnis zwischen Fetus und Becken (O33.-)
M95.8	Sonstige näher bezeichnete erworbene Deformitäten des Muskel-Skelett-Systems
M95.9	Erworbene Deformität des Muskel-Skelett-Systems, nicht näher bezeichnet

M96.- Krankheiten des Muskel-Skelett-Systems nach medizinischen Maßnahmen, anderenorts nicht klassifiziert

Exkl.: Arthritis nach intestinalem Bypass (M02.0-)
Krankheiten in Verbindung mit Osteoporose (M80-M81)
Vorhandensein funktioneller Implantate und sonstiger Geräte (Z95-Z97)

M96.0	Pseudarthrose nach Fusion oder Arthrodese
M96.1	Postlaminektomie-Syndrom, anderenorts nicht klassifiziert
M96.2	Kyphose nach Bestrahlung
M96.3	Kyphose nach Laminektomie

M96.4	**Postoperative Lordose**
M96.5	**Skoliose nach Bestrahlung**
M96.6	**Knochenfraktur nach Einsetzen eines orthopädischen Implantates, einer Gelenkprothese oder einer Knochenplatte** *Exkl.*: Komplikation durch ein internes orthopädisches Gerät, durch Implantate oder Transplantate (T84.-)
M96.8	**Sonstige Krankheiten des Muskel-Skelett-System nach medizinischen Maßnahmen** Instabilität eines Gelenkes nach Entfernen einer Gelenkprothese
M96.9	**Krankheit des Muskel-Skelett-Systems nach medizinischen Maßnahmen, nicht näher bezeichnet**

M99.- Biomechanische Funktionsstörungen, anderenorts nicht klassifiziert

Hinw.: Diese Kategorie sollte nicht zur Verschlüsselung benutzt werden, wenn der Krankheitszustand anderenorts klassifiziert werden kann.

Die folgende Subklassifikation zur Angabe des Störungsortes kann wahlweise mit den passenden Subkategorien von M99.- benutzt werden; siehe auch Hinweis am Anfang dieses Kapitels.

0 Kopfbereich
   Okzipitozervikal

1 Zervikalbereich
   Zervikothorakal

2 Thorakalbereich
   Thorakolumbal

3 Lumbalbereich
   Lumbosakral

4 Sakralbereich
   Sakrokokzygeal
   Sakroiliakal

5 Beckenbereich
   Hüft- oder Schambeinregion

6 Untere Extremität

7 Obere Extremität
   Akromioklavikular
   Sternoklavikular

8 Brustkorb
   Kostochondral
   Kostovertebral
   Sternochondral

9 Abdomen und sonstige Lokalisationen

M99.0	**Segmentale und somatische Funktionsstörungen**
M99.1	**Subluxation (der Wirbelsäule)**
M99.2	**Subluxationsstenose des Spinalkanals**
M99.3	**Knöcherne Stenose des Spinalkanals**
M99.4	**Bindegewebige Stenose des Spinalkanals**
M99.5	**Stenose des Spinalkanals durch Bandscheiben**
M99.6	**Stenose der Foramina intervertebralia, knöchern oder durch Subluxation**

M99.7	Stenose der Foramina intervertebralia, bindegewebig oder durch Bandscheiben
M99.8	Sonstige biomechanische Funktionsstörungen
M99.9	Biomechanische Funktionsstörung, nicht näher bezeichnet

Kapitel XIV

Krankheiten des Urogenitalsystems (N00-N99)

Exkl.: Angeborene Fehlbildungen, Deformitäten und Chromosomenanomalien (Q00-Q99)
Bestimmte infektiöse und parasitäre Krankheiten (A00-B99)
Bestimmte Zustände, die ihren Ursprung in der Perinatalperiode haben (P00-P96)
Endokrine, Ernährungs- und Stoffwechselkrankheiten (E00-E90)
Neubildungen (C00-D48)
Schwangerschaft, Geburt und Wochenbett (O00-O99)
Symptome und abnorme klinische und Laborbefunde, die anderenorts nicht klassifiziert sind (R00-R99)
Verletzungen, Vergiftungen und bestimmte andere Folgen äußerer Ursachen (S00-T98)

Dieses Kapitel gliedert sich in folgende Gruppen:

N00-N08	Glomeruläre Krankheiten
N10-N16	Tubulointerstitielle Nierenkrankheiten
N17-N19	Niereninsuffizienz
N20-N23	Urolithiasis
N25-N29	Sonstige Krankheiten der Niere und des Ureters
N30-N39	Sonstige Krankheiten des Harnsystems
N40-N51	Krankheiten der männlichen Genitalorgane
N60-N64	Krankheiten der Mamma [Brustdrüse]
N70-N77	Entzündliche Krankheiten der weiblichen Beckenorgane
N80-N98	Nichtentzündliche Krankheiten des weiblichen Genitaltraktes
N99	Sonstige Krankheiten des Urogenitalsystems

Dieses Kapitel enthält die folgenden Sternschlüsselnummern:

N08*	Glomeruläre Krankheiten bei anderenorts klassifizierten Krankheiten
N16*	Tubulointerstitielle Nierenkrankheiten bei anderenorts klassifizierten Krankheiten
N22*	Harnstein bei anderenorts klassifizierten Krankheiten
N29*	Sonstige Krankheiten der Niere und des Ureters bei anderenorts klassifizierten Krankheiten
N33*	Krankheiten der Harnblase bei anderenorts klassifizierten Krankheiten
N37*	Krankheiten der Harnröhre bei anderenorts klassifizierten Krankheiten
N51*	Krankheiten der männlichen Genitalorgane bei anderenorts klassifizierten Krankheiten
N74*	Entzündung im weiblichen Becken bei anderenorts klassifizierten Krankheiten
N77*	Vulvovaginale Ulzeration und Entzündung bei anderenorts klassifizierten Krankheiten

Krankheiten des Urogenitalsystems   Version 2.0 Stand November 2000

Glomeruläre Krankheiten
(N00-N08)

Soll die äußere Ursache (Kapitel XX) oder eine vorliegende Niereninsuffizienz (N17-N19) angegeben werden, ist eine zusätzliche Schlüsselnummer zu benutzen.

Exkl.: Hypertensive Nierenkrankheit (I12.-)

Die folgenden vierten Stellen dienen zur Verschlüsselung morphologischer Veränderungen und finden bei den Kategorien N00-N07 Verwendung. Die vierten Stellen .0-.8 sollten normalerweise nur dann benutzt werden, wenn die entsprechenden Veränderungen speziell nachgewiesen wurden (z.b. durch Nierenbiopsie oder Autopsie). Die dreistelligen Kategorien beziehen sich auf klinische Syndrome.

.0 **Minimale glomeruläre Läsion**
Minimal changes glomerulonephritis

.1 **Fokale und segmentale glomeruläre Läsionen**
Fokal und segmental:
- Hyalinose
- Sklerose
Fokale Glomerulonephritis

.2 **Diffuse membranöse Glomerulonephritis**

.3 **Diffuse mesangioproliferative Glomerulonephritis**

.4 **Diffuse endokapillär-proliferative Glomerulonephritis**

.5 **Diffuse mesangiokapilläre Glomerulonephritis**
Membranoproliferative Glomerulonephritis, Typ I und III, oder o.n.A.

.6 **Dense-deposit-Krankheit**
Membranoproliferative Glomerulonephritis, Typ II

.7 **Glomerulonephritis mit diffuser Halbmondbildung**
Extrakapilläre Glomerulonephritis

.8 **Sonstige morphologische Veränderungen**
Proliferative Glomerulonephritis o.n.A.

.9 **Art der morphologischen Veränderung nicht näher bezeichnet**

N00.- Akutes nephritisches Syndrom
[Hinweise zu den Subkategorien siehe am Anfang dieser Krankheitsgruppe]

Inkl.: Akut:
- glomeruläre Krankheit
- Glomerulonephritis
- Nephritis
- Nierenkrankheit o.n.A.

Exkl.: Akute tubulointerstitielle Nephritis (N10)
Nephritisches Syndrom o.n.A. (N05.-)

N00.0 Minimale glomeruläre Läsion

N00.1 Fokale und segmentale glomeruläre Läsionen

N00.2 Diffuse membranöse Glomerulonephritis

N00.3 Diffuse mesangioproliferative Glomerulonephritis

N00.4 Diffuse endokapillär-proliferative Glomerulonephritis

N00.5 Diffuse mesangiokapilläre Glomerulonephritis

N00.6	Dense-deposit-Krankheit
N00.7	Glomerulonephritis mit diffuser Halbmondbildung
N00.8	Sonstige morphologische Veränderungen
N00.9	Art der morphologischen Veränderung nicht näher bezeichnet

N01.- Rapid-progressives nephritisches Syndrom

[Hinweise zu den Subkategorien siehe am Anfang dieser Krankheitsgruppe]

Inkl.: Rapid-progressiv:
- glomeruläre Krankheit
- Glomerulonephritis
- Nephritis

Exkl.: Nephritisches Syndrom o.n.A. (N05.-)

N01.0	Minimale glomeruläre Läsion
N01.1	Fokale und segmentale glomeruläre Läsionen
N01.2	Diffuse membranöse Glomerulonephritis
N01.3	Diffuse mesangioproliferative Glomerulonephritis
N01.4	Diffuse endokapillär-proliferative Glomerulonephritis
N01.5	Diffuse mesangiokapilläre Glomerulonephritis
N01.6	Dense-deposit-Krankheit
N01.7	Glomerulonephritis mit diffuser Halbmondbildung
N01.8	Sonstige morphologische Veränderungen
N01.9	Art der morphologischen Veränderung nicht näher bezeichnet

N02.- Rezidivierende und persistierende Hämaturie

[Hinweise zu den Subkategorien siehe am Anfang dieser Krankheitsgruppe]

Inkl.: Hämaturie:
- gutartig (familiär) (der Kindheit)
- mit morphologischen Veränderungen, wie unter .0-.8 am Anfang dieser Krankheitsgruppe ausgewiesen

Exkl.: Flankenschmerz-Hämaturie-Syndrom (N39.81)
Hämaturie o.n.A. (R31)

N02.0	Minimale glomeruläre Läsion
N02.1	Fokale und segmentale glomeruläre Läsionen
N02.2	Diffuse membranöse Glomerulonephritis
N02.3	Diffuse mesangioproliferative Glomerulonephritis
N02.4	Diffuse endokapillär-proliferative Glomerulonephritis
N02.5	Diffuse mesangiokapilläre Glomerulonephritis
N02.6	Dense-deposit-Krankheit
N02.7	Glomerulonephritis mit diffuser Halbmondbildung
N02.8	Sonstige morphologische Veränderungen
N02.9	Art der morphologischen Veränderung nicht näher bezeichnet

N03.- Chronisches nephritisches Syndrom

[Hinweise zu den Subkategorien siehe am Anfang dieser Krankheitsgruppe]

Inkl.: Chronisch:
- glomeruläre Krankheit
- Glomerulonephritis
- Nephritis
- Nierenkrankheit o.n.A.

Exkl.: Chronische tubulointerstitielle Nephritis (N11.-)
Diffuse sklerosierende Glomerulonephritis (N18.-)
Nephritisches Syndrom o.n.A. (N05.-)

N03.0	Minimale glomeruläre Läsion
N03.1	Fokale und segmentale glomeruläre Läsionen
N03.2	Diffuse membranöse Glomerulonephritis
N03.3	Diffuse mesangioproliferative Glomerulonephritis
N03.4	Diffuse endokapillär-proliferative Glomerulonephritis
N03.5	Diffuse mesangiokapilläre Glomerulonephritis
N03.6	Dense-deposit-Krankheit
N03.7	Glomerulonephritis mit diffuser Halbmondbildung
N03.8	Sonstige morphologische Veränderungen
N03.9	Art der morphologischen Veränderung nicht näher bezeichnet

N04.- Nephrotisches Syndrom

[Hinweise zu den Subkategorien siehe am Anfang dieser Krankheitsgruppe]

Inkl.: Angeborenes nephrotisches Syndrom
Lipoidnephrose

N04.0	Minimale glomeruläre Läsion
N04.1	Fokale und segmentale glomeruläre Läsionen
N04.2	Diffuse membranöse Glomerulonephritis
N04.3	Diffuse mesangioproliferative Glomerulonephritis
N04.4	Diffuse endokapillär-proliferative Glomerulonephritis
N04.5	Diffuse mesangiokapilläre Glomerulonephritis
N04.6	Dense-deposit-Krankheit
N04.7	Glomerulonephritis mit diffuser Halbmondbildung
N04.8	Sonstige morphologische Veränderungen
N04.9	Art der morphologischen Veränderung nicht näher bezeichnet

N05.- Nicht näher bezeichnetes nephritisches Syndrom
[Hinweise zu den Subkategorien siehe am Anfang dieser Krankheitsgruppe]

Inkl.: Glomeruläre Krankheit
Glomerulonephritis   o.n.A.
Nephritis
Nephropathie o.n.A. und Nierenkrankheit o.n.A. mit morphologischen Veränderungen, wie unter .0-.8 am Anfang dieser Krankheitsgruppe ausgewiesen

Exkl.: Nephropathie o.n.A. und ohne Angabe der morphologischen Veränderungen (N28.9)
Nierenkrankheit o.n.A. und ohne Angabe der morphologischen Veränderungen (N28.9)
Tubulointerstitielle Nephritis o.n.A. (N12)

N05.0 Minimale glomeruläre Läsion

N05.1 Fokale und segmentale glomeruläre Läsionen

N05.2 Diffuse membranöse Glomerulonephritis

N05.3 Diffuse mesangioproliferative Glomerulonephritis

N05.4 Diffuse endokapillär-proliferative Glomerulonephritis

N05.5 Diffuse mesangiokapilläre Glomerulonephritis

N05.6 Dense-deposit-Krankheit

N05.7 Glomerulonephritis mit diffuser Halbmondbildung

N05.8 Sonstige morphologische Veränderungen

N05.9 Art der morphologischen Veränderung nicht näher bezeichnet

N06.- Isolierte Proteinurie mit Angabe morphologischer Veränderungen
[Hinweise zu den Subkategorien siehe am Anfang dieser Krankheitsgruppe]

Inkl.: Proteinurie (isoliert) (orthostatisch) (persistierend) mit morphologischen Veränderungen, wie unter .0-.8 am Anfang dieser Krankheitsgruppe ausgewiesen

Exkl.: Proteinurie:
- Bence-Jones- (R80)
- isoliert o.n.A. (R80)
- orthostatisch o.n.A. (N39.2)
- persistierend o.n.A. (N39.1)
- Schwangerschafts- (O12.1)
- o.n.A. (R80)

N06.0 Minimale glomeruläre Läsion

N06.1 Fokale und segmentale glomeruläre Läsionen

N06.2 Diffuse membranöse Glomerulonephritis

N06.3 Diffuse mesangioproliferative Glomerulonephritis

N06.4 Diffuse endokapillär-proliferative Glomerulonephritis

N06.5 Diffuse mesangiokapilläre Glomerulonephritis

N06.6 Dense-deposit-Krankheit

N06.7 Glomerulonephritis mit diffuser Halbmondbildung

N06.8 Sonstige morphologische Veränderungen

N06.9 Art der morphologischen Veränderung nicht näher bezeichnet

N07.- Hereditäre Nephropathie, anderenorts nicht klassifiziert
[Hinweise zu den Subkategorien siehe am Anfang dieser Krankheitsgruppe]

Exkl.: Alport-Syndrom (Q87.8)
Hereditäre Amyloidnephropathie (E85.0)
Nagel-Patella-Syndrom (Q87.2)
Nichtneuropathische heredofamiliäre Amyloidose (E85.0)

N07.0 **Minimale glomeruläre Läsion**

N07.1 **Fokale und segmentale glomeruläre Läsionen**

N07.2 **Diffuse membranöse Glomerulonephritis**

N07.3 **Diffuse mesangioproliferative Glomerulonephritis**

N07.4 **Diffuse endokapillär-proliferative Glomerulonephritis**

N07.5 **Diffuse mesangiokapilläre Glomerulonephritis**

N07.6 **Dense-deposit-Krankheit**

N07.7 **Glomerulonephritis mit diffuser Halbmondbildung**

N07.8 **Sonstige morphologische Veränderungen**

N07.9 **Art der morphologischen Veränderung nicht näher bezeichnet**

N08.-* Glomeruläre Krankheiten bei anderenorts klassifizierten Krankheiten

Inkl.: Nephropathie bei anderenorts klassifizierten Krankheiten

Exkl.: Tubulointerstitielle Nierenkrankheiten bei anderenorts klassifizierten Krankheiten (N16.-*)

N08.0* **Glomeruläre Krankheiten bei anderenorts klassifizierten infektiösen und parasitären Krankheiten**
Glomeruläre Krankheiten bei:
- Malaria quartana (B52.0†)
- Mumps (B26.8†)
- Schistosomiasis [Bilharziose] (B65.-†)
- Sepsis (A40-A41†)
- Strongyloidiasis (B78.-†)
- Syphilis (A52.7†)

N08.1* **Glomeruläre Krankheiten bei Neubildungen**
Glomeruläre Krankheiten bei:
- Plasmozytom [Multiples Myelom] (C90.0†)
- Makroglobulinämie Waldenström (C88.0†)

N08.2* **Glomeruläre Krankheiten bei Blutkrankheiten und Störungen mit Beteiligung des Immunsystems**
Glomeruläre Krankheiten bei:
- disseminierter intravasaler Gerinnung [Defibrinationssyndrom] (D65†)
- hämolytisch-urämischem Syndrom (D59.3†)
- Kryoglobulinämie (D89.1†)
- Purpura Schoenlein-Henoch (D69.0†)
- Sichelzellenkrankheiten (D57.-†)

N08.3* **Glomeruläre Krankheiten bei Diabetes mellitus (E10-E14†, vierte Stelle .2)**

N08.4* **Glomeruläre Krankheiten bei sonstigen endokrinen, Ernährungs- und Stoffwechselkrankheiten**
Glomeruläre Krankheiten bei:
- Amyloidose (E85.-†)
- Fabry- (Anderson-) Krankheit (E75.2†)
- Lecithin-Cholesterin-Acyltransferase-Mangel (E78.6†)

N08.5* **Glomeruläre Krankheiten bei Systemkrankheiten des Bindegewebes**
Glomeruläre Krankheiten bei:
- Goodpasture-Syndrom (M31.0†)
- Panarteriitis nodosa (M30.0†)
- systemischem Lupus erythematodes (M32.1†)
- thrombotischer thrombozytopenischer Purpura (M31.1†)
- Wegener-Granulomatose (M31.3†)

N08.8* **Glomeruläre Krankheiten bei sonstigen andernorts klassifizierten Krankheiten**
Glomeruläre Krankheiten bei subakuter bakterieller Endokarditis (I33.0†)

Tubulointerstitielle Nierenkrankheiten (N10-N16)

Inkl.: Pyelonephritis

Exkl.: Pyeloureteritis cystica (N28.8)

N10 Akute tubulointerstitielle Nephritis
Akut:
- infektiöse interstitielle Nephritis
- Pyelitis
- Pyelonephritis

Soll der Infektionserreger angegeben werden, ist eine zusätzliche Schlüsselnummer (B95-B97) zu benutzen. Im Krankenhaus sollte diese Information immer verschlüsselt werden, wenn sie vorliegt.

N11.- Chronische tubulointerstitielle Nephritis
Inkl.: Chronisch:
- infektiöse interstitielle Nephritis
- Pyelitis
- Pyelonephritis

Soll der Infektionserreger angegeben werden, ist eine zusätzliche Schlüsselnummer (B95-B97) zu benutzen. Im Krankenhaus sollte diese Information immer verschlüsselt werden, wenn sie vorliegt.

N11.0 **Nichtobstruktive, mit Reflux verbundene chronische Pyelonephritis**
Pyelonephritis (chronisch) in Verbindung mit Reflux (vesikoureteral)

Exkl.: Vesikoureteraler Reflux o.n.A. (N13.7)

N11.1 **Chronische obstruktive Pyelonephritis**
Pyelonephritis (chronisch) in Verbindung mit:
- Abknickung
- Anomalie
- Obstruktion
- Striktur

pelviureteral
pyeloureteral
Ureter

Exkl.: Obstruktive Uropathie (N13.-)
Pyelonephritis bei Harnsteinen (N20.9)

N11.8 **Sonstige chronische tubulointerstitielle Nephritis**
Nichtobstruktive chronische Pyelonephritis o.n.A.

N11.9 **Chronische tubulointerstitielle Nephritis, nicht näher bezeichnet**
Chronisch:
- interstitielle Nephritis o.n.A.
- Pyelitis o.n.A.
- Pyelonephritis o.n.A.

N12 Tubulointerstitielle Nephritis, nicht als akut oder chronisch bezeichnet
Interstitielle Nephritis o.n.A.
Pyelitis o.n.A.
Pyelonephritis o.n.A.

Exkl.: Pyelonephritis bei Harnsteinen (N20.9)

N13.- Obstruktive Uropathie und Refluxuropathie
Exkl.: Angeborene obstruktive Defekte des Nierenbeckens und des Ureters (Q62.0-Q62.3)
Nieren- und Ureterstein ohne Hydronephrose (N20.-)
Obstruktive Pyelonephritis (N11.1)

N13.0 Hydronephrose bei ureteropelviner Obstruktion
Exkl.: Mit Infektion (N13.6)

N13.1 Hydronephrose bei Ureterstriktur, anderenorts nicht klassifiziert
Exkl.: Mit Infektion (N13.6)

N13.2 Hydronephrose bei Obstruktion durch Nieren- und Ureterstein
Exkl.: Mit Infektion (N13.6)

N13.3 Sonstige und nicht näher bezeichnete Hydronephrose
Exkl.: Mit Infektion (N13.6)

N13.4 Hydroureter
Exkl.: Mit Infektion (N13.6)

N13.5 Abknickung und Striktur des Ureters ohne Hydronephrose
Exkl.: Mit Infektion (N13.6)

N13.6 Pyonephrose
Obstruktive Uropathie mit Infektion
Zustände unter N13.0-N13.5 mit Infektion

Soll der Infektionserreger angegeben werden, ist eine zusätzliche Schlüsselnummer (B95-B97) zu benutzen. Im Krankenhaus sollte diese Information immer verschlüsselt werden, wenn sie vorliegt.

N13.7 Uropathie in Zusammenhang mit vesikoureteralem Reflux
Vesikoureteraler Reflux:
• bei Narbenbildung
• o.n.A.

Exkl.: Pyelonephritis in Verbindung mit Reflux (N11.0)

N13.8 Sonstige obstruktive Uropathie und Refluxuropathie

N13.9 Obstruktive Uropathie und Refluxuropathie, nicht näher bezeichnet
Obstruktion der Harnwege o.n.A.

N14.- Arzneimittel- und schwermetallinduzierte tubulointerstitielle und tubuläre Krankheitszustände
Soll die toxische Substanz angegeben werden, ist eine zusätzliche Schlüsselnummer (Kapitel XX) zu benutzen.

N14.0 Analgetika-Nephropathie

N14.1 Nephropathie durch sonstige Arzneimittel, Drogen und biologisch aktive Substanzen

N14.2 Nephropathie durch nicht näher bezeichnete(s) Arzneimittel, Droge oder biologisch aktive Substanz

N14.3 Nephropathie durch Schwermetalle

N14.4 Toxische Nephropathie, anderenorts nicht klassifiziert

N15.- Sonstige tubulointerstitielle Nierenkrankheiten

N15.0 **Balkan-Nephropathie**
Chronische endemische Nephropathie

N15.1 **Nierenabszeß und perinephritischer Abszeß**

N15.8 **Sonstige näher bezeichnete tubulointerstitielle Nierenkrankheiten**

N15.9 **Tubulointerstitielle Nierenkrankheit, nicht näher bezeichnet**
Niereninfektion o.n.A.

Exkl.: Harnwegsinfektion o.n.A. (N39.0)

N16.-* Tubulointerstitielle Nierenkrankheiten bei anderenorts klassifizierten Krankheiten

N16.0* **Tubulointerstitielle Nierenkrankheiten bei anderenorts klassifizierten infektiösen und parasitären Krankheiten**
Tubulointerstitielle Nierenkrankheiten (durch) (bei):
- Brucellose (A23.-†)
- Diphtherie (A36.8†)
- Salmonelleninfektion (A02.2†)
- Sepsis (A40-A41†)
- Toxoplasmose (B58.8†)

N16.1* **Tubulointerstitielle Nierenkrankheiten bei Neubildungen**
Tubulointerstitielle Nierenkrankheiten bei:
- Leukämie (C91-C95†)
- Lymphom (C81-C85†, C96.-†)
- Plasmozytom [Multiples Myelom] (C90.0†)

N16.2* **Tubulointerstitielle Nierenkrankheiten bei Blutkrankheiten und Störungen mit Beteiligung des Immunsystems**
Tubulointerstitielle Nierenkrankheiten bei:
- gemischter Kryoglobulinämie (D89.1†)
- Sarkoidose (D86.-†)

N16.3* **Tubulointerstitielle Nierenkrankheiten bei Stoffwechselkrankheiten**
Tubulointerstitielle Nierenkrankheiten bei:
- Glykogenspeicherkrankheit (E74.0†)
- Wilson-Krankheit (E83.0†)
- Zystinose (E72.0†)

N16.4* **Tubulointerstitielle Nierenkrankheiten bei systemischen Krankheiten des Bindegewebes**
Tubulointerstitielle Nierenkrankheiten bei:
- Sicca-Syndrom [Sjögren-Syndrom] (M35.0†)
- systemischem Lupus erythematodes (M32.1†)

N16.5* **Tubulointerstitielle Nierenkrankheiten bei Transplantatabstoßung (T86.-†)**

N16.8* **Tubulointerstitielle Nierenkrankheiten bei sonstigen anderenorts klassifizierten Krankheiten**

Niereninsuffizienz
(N17-N19)

Soll das exogene Agens angegeben werden, ist eine zusätzliche Schlüsselnummer (Kapitel XX) zu benutzen.

Exkl.: Angeborene Niereninsuffizienz (P96.0)
Arzneimittel- und schwermetallinduzierte tubulointerstitielle und tubuläre Krankheitszustände (N14.-)
Extrarenale Urämie (R39.2)
Hämolytisch-urämisches Syndrom (D59.3)
Hepatorenales Syndrom (K76.7)
Hepatorenales Syndrom, postpartal (O90.4)
Niereninsuffizienz:
- als Komplikation bei Abort, Extrauteringravidität oder Molenschwangerschaft (O00-O07, O08.4)
- nach medizinischen Maßnahmen (N99.0)
- nach Wehen und Entbindung (O90.4)
Prärenale Urämie (R39.2)

N17.- Akutes Nierenversagen

N17.0 Akutes Nierenversagen mit Tubulusnekrose
Tubulusnekrose:
- akut
- renal
- o.n.A.

N17.1 Akutes Nierenversagen mit akuter Rindennekrose
Rindennekrose:
- akut
- renal
- o.n.A.

N17.2 Akutes Nierenversagen mit Marknekrose
Papillen- [Mark-] Nekrose:
- akut
- renal
- o.n.A.

N17.8 Sonstiges akutes Nierenversagen

N17.9 Akutes Nierenversagen, nicht näher bezeichnet

N18.- Chronische Niereninsuffizienz

Inkl.: Chronische Urämie
Chronisches Nierenversagen
Diffuse sklerosierende Glomerulonephritis

Exkl.: Chronische Niereninsuffizienz mit Hypertonie (I12.0)

N18.0 Terminale Niereninsuffizienz

N18.8 Sonstige chronische Niereninsuffizienz
Urämisch:
- Neuropathie† (G63.8*)
- Perikarditis† (I32.8*)

N18.9 Chronische Niereninsuffizienz, nicht näher bezeichnet

N18.90 Chronische Niereninsuffizienz, nicht näher bezeichnet
Chronische Urämie
Diffuse sklerosierende Glomerulonephritis
Hypertonie mit diffusen sklerosierenden glomerulonephritischen Läsionen
N18.91 Chronische Nierenfunktionsstörung

Version 2.0 Stand November 2000   Krankheiten des Urogenitalsystems

N19 Nicht näher bezeichnete Niereninsuffizienz
Urämie o.n.A.

Exkl.: Nierenversagen mit Hypertonie (I12.0)
Urämie beim Neugeborenen (P96.0)

Urolithiasis (N20-N23)

N20.- Nieren- und Ureterstein
Exkl.: Mit Hydronephrose (N13.2)

N20.0   **Nierenstein**
Nephrolithiasis o.n.A.
Nierenausgußstein
Nierenkonkrement oder -stein
Parenchymstein

N20.1   **Ureterstein**
Harnleiterstein

N20.2   **Nierenstein und Ureterstein gleichzeitig**

N20.9   Harnstein, nicht näher bezeichnet
Pyelonephritis bei Harnsteinen

N21.- Stein in den unteren Harnwegen
Inkl.: Mit Zystitis und Urethritis

N21.0   **Stein in der Harnblase**
Blasenstein
Stein in Blasendivertikel

Exkl.: Nierenausgußstein (N20.0)

N21.1   Urethrastein

N21.8   Stein in sonstigen unteren Harnwegen

N21.9   Stein in den unteren Harnwegen, nicht näher bezeichnet

N22.-* Harnstein bei anderenorts klassifizierten Krankheiten

N22.0*   Harnstein bei Schistosomiasis [Bilharziose] (B65.-†)

N22.8*   Harnstein bei sonstigen anderenorts klassifizierten Krankheiten

N23 Nicht näher bezeichnete Nierenkolik

Sonstige Krankheiten der Niere und des Ureters (N25-N29)

Exkl.: Mit Urolithiasis (N20-N23)

N25.- Krankheiten infolge Schädigung der tubulären Nierenfunktion
Exkl.: Stoffwechselstörungen, unter E70-E90 klassifizierbar

N25.0   **Renale Osteodystrophie**
Azotämische Osteodystrophie
Renale Rachitis
Renaler Minderwuchs
Tubulusschäden mit Phosphatverlust

N25.1 Renaler Diabetes insipidus

N25.8 Sonstige Krankheiten infolge Schädigung der tubulären Nierenfunktion
Azidose, renale tubuläre, Typ 1 [Lightwood-Albright-Syndrom]
Renale tubuläre Azidose o.n.A.
Sekundärer Hyperparathyreoidismus renalen Ursprungs

N25.9 Krankheit infolge Schädigung der tubulären Nierenfunktion, nicht näher bezeichnet

N26 Schrumpfniere, nicht näher bezeichnet
Atrophie der Niere (terminal)
Nephrofibrose o.n.A.

Exkl.: Diffuse sklerosierende Glomerulonephritis (N18.-)
Hypertensive Nephrosklerose (arteriolär) (arteriosklerotisch) (I12.-)
Kleine Niere unbekannter Ursache (N27.-)
Schrumpfniere mit Hypertonie (I12.-)

N27.- Kleine Niere unbekannter Ursache

N27.0 Kleine Niere unbekannter Ursache, einseitig

N27.1 Kleine Niere unbekannter Ursache, beidseitig

N27.9 Kleine Niere unbekannter Ursache, nicht näher bezeichnet

N28.- Sonstige Krankheiten der Niere und des Ureters, anderenorts nicht klassifiziert
Exkl.: Abknickung und Striktur des Ureters:
- mit Hydronephrose (N13.1)
- ohne Hydronephrose (N13.5)

Hydroureter (N13.4)
Nierenkrankheit:
- akut o.n.A. (N00.9)
- chronisch o.n.A. (N03.9)

N28.0 Ischämie und Infarkt der Niere
Nierenarterie:
- Embolie
- Obstruktion
- Thrombose
- Verschluß

Niereninfarkt

Exkl.: Goldblatt-Niere (I70.1)
Nierenarterie (extrarenaler Teil):
- angeborene Stenose (Q27.1)
- Atherosklerose (I70.1)

N28.1 Zyste der Niere, erworben
Zyste der Niere (multipel) (solitär), erworben

Exkl.: Zystische Nierenkrankheit (angeboren) (Q61.-)

N28.8 Sonstige näher bezeichnete Krankheiten der Niere und des Ureters
Hypertrophie der Niere
Megaureter
Nephroptose
Pyelitis
Pyeloureteritis | cystica
Ureteritis
Ureterozele

Version 2.0 Stand November 2000　　　　　　　　　　　　　Krankheiten des Urogenitalsystems

N28.9　Krankheit der Niere und des Ureters, nicht näher bezeichnet
　　　　Nephropathie o.n.A.
　　　　Nierenkrankheit o.n.A.
　　　　Exkl.: Nephropathie o.n.A. und Nierenkrankheit o.n.A. mit morphologischen Veränderungen, wie unter
　　　　.0-.8 am Anfang der Krankheitsgruppe N00-N08 ausgewiesen (N05.-)

N29.-* **Sonstige Krankheiten der Niere und des Ureters bei anderenorts klassifizierten Krankheiten**

N29.0*　Spätsyphilis der Niere (A52.7†)

N29.1*　Sonstige Krankheiten der Niere und des Ureters bei anderenorts klassifizierten infektiösen und parasitären Krankheiten
　　　　Krankheiten der Niere und des Ureters bei:
　　　　• Schistosomiasis [Bilharziose] (B65.-†)
　　　　• Tuberkulose (A18.1†)

N29.8*　Sonstige Krankheiten der Niere und des Ureters bei sonstigen anderenorts klassifizierten Krankheiten

Sonstige Krankheiten des Harnsystems (N30-N39)

Exkl.: Harnwegsinfektion (als Komplikation bei):
　　　　• Abort, Extrauteringravidität oder Molenschwangerschaft (O00-O07, O08.8)
　　　　• bei Urolithiasis (N20-N23)
　　　　• Schwangerschaft, Geburt und Wochenbett (O23.-, O75.3, O86.2)

N30.- **Zystitis**
Soll der Infektionserreger (B95-B97) oder das verursachende exogene Agens (Kapitel XX) angegeben werden, ist eine zusätzliche Schlüsselnummer zu benutzen. Im Krankenhaus sollte diese Information immer verschlüsselt werden, wenn sie vorliegt.

　　　　Exkl.: Prostatazystitis (N41.3)

N30.0　**Akute Zystitis**
　　　　Exkl.: Strahlenzystitis (N30.4)
　　　　　　　　Trigonumzystitis (N30.3)

N30.1　**Interstitielle Zystitis (chronisch)**

N30.2　Sonstige chronische Zystitis

N30.3　Trigonumzystitis
　　　　Urethrotrigonumzystitis

N30.4　Strahlenzystitis

N30.8　Sonstige Zystitis
　　　　Harnblasenabszeß

N30.9　Zystitis, nicht näher bezeichnet

N31.- **Neuromuskuläre Dysfunktion der Harnblase, anderenorts nicht klassifiziert**
　　　　Exkl.: Durch Rückenmarkschädigung (G95.8)
　　　　　　　　Harninkontinenz:
　　　　　　　　• näher bezeichnet (N39.3-N39.4)
　　　　　　　　• o.n.A. (R32)
　　　　　　　　Neurogene Blasenentleerungsstörung bei Cauda- (equina-) Syndrom (G83.4)
　　　　　　　　Rückenmarkblase o.n.A. (G95.8)

N31.0 Ungehemmte neurogene Blasenentleerung, anderenorts nicht klassifiziert

N31.1 Neurogene Reflexblase, anderenorts nicht klassifiziert

N31.2 Schlaffe neurogene Harnblase, anderenorts nicht klassifiziert
Neurogene Harnblase:
- atonisch (motorisch) (sensorisch)
- autonom
- nichtreflektorisch

N31.8 Sonstige neuromuskuläre Dysfunktion der Harnblase

N31.9 Neuromuskuläre Dysfunktion der Harnblase, nicht näher bezeichnet
Neurogene Dysfunktion der Harnblase o.n.A.

N32.- Sonstige Krankheiten der Harnblase
Exkl.: Blasenhernie oder -prolaps bei der Frau (N81.5)
Blasenstein (N21.0)
Zystozele (N81.1)

N32.0 Blasenhalsobstruktion
Harnblasenhalsstenose (erworben)

N32.1 Vesikointestinalfistel
Vesikorektalfistel

N32.2 Harnblasenfistel, anderenorts nicht klassifiziert
Exkl.: Fistel zwischen Harnblase und weiblichem Genitaltrakt (N82.0-N82.1)

N32.3 Harnblasendivertikel
Divertikulitis der Harnblase

Exkl.: Stein in Blasendivertikel (N21.0)

N32.4 Harnblasenruptur, nichttraumatisch

N32.8 Sonstige näher bezeichnete Krankheiten der Harnblase
Harnblase:
- kalzifiziert
- kontrahiert

N32.9 Krankheit der Harnblase, nicht näher bezeichnet

N33.-* Krankheiten der Harnblase bei anderenorts klassifizierten Krankheiten

N33.0* Tuberkulöse Zystitis (A18.1†)

N33.8* Krankheiten der Harnblase bei sonstigen anderenorts klassifizierten Krankheiten
Krankheit der Harnblase bei Schistosomiasis [Bilharziose] (B65.-†)

N34.- Urethritis und urethrales Syndrom
Soll der Infektionserreger angegeben werden, ist eine zusätzliche Schlüsselnummer (B95-B97) zu benutzen. Im Krankenhaus sollte diese Information immer verschlüsselt werden, wenn sie vorliegt.

Exkl.: Reiter-Krankheit (M02.3-)
Urethritis bei Krankheiten, die vorwiegend durch Geschlechtsverkehr übertragen werden (A50-A64)
Urethrotrigonumzystitis (N30.3)

N34.0 Harnröhrenabszeß
Abszeß:
- Cowper-Drüse
- Littré-Drüsen
- periurethral
- urethral (Drüse)

Exkl.: Harnröhrenkarunkel (N36.2)

Krankheiten des Urogenitalsystems

N34.1 Unspezifische Urethritis
Urethritis:
- nicht durch Gonokokken
- nicht venerisch

N34.2 Sonstige Urethritis
Meatitis, urethral
Ulkus der Urethra (Meatus)
Urethritis:
- postmenopausal
- o.n.A.

N34.3 Urethrales Syndrom, nicht näher bezeichnet

N35.- Harnröhrenstriktur
Exkl.: Harnröhrenstriktur nach medizinischen Maßnahmen (N99.1)

N35.0 Posttraumatische Harnröhrenstriktur
Harnröhrenstriktur als Folge von:
- Geburt
- Verletzung

N35.1 Postinfektiöse Harnröhrenstriktur, anderenorts nicht klassifiziert

N35.8 Sonstige Harnröhrenstriktur

N35.9 Harnröhrenstriktur, nicht näher bezeichnet
Meatusstenose o.n.A.

N36.- Sonstige Krankheiten der Harnröhre

N36.0 Harnröhrenfistel
Fistel:
- Harnwege o.n.A.
- urethroperineal
- urethrorektal
Via falsa, Harnröhre

Exkl.: Fistel:
- urethroskrotal (N50.8)
- urethrovaginal (N82.1)

N36.1 Harnröhrendivertikel

N36.2 Harnröhrenkarunkel

N36.3 Prolaps der Harnröhrenschleimhaut
Harnröhrenprolaps
Urethrozele beim Mann

Exkl.: Urethrozele bei der Frau (N81.0)

N36.8 Sonstige näher bezeichnete Krankheiten der Harnröhre

N36.9 Krankheit der Harnröhre, nicht näher bezeichnet

N37.-* Krankheiten der Harnröhre bei anderenorts klassifizierten Krankheiten

N37.0* Urethritis bei anderenorts klassifizierten Krankheiten
Candida-Urethritis (B37.4†)

N37.8* Sonstige Krankheiten der Harnröhre bei anderenorts klassifizierten Krankheiten

Krankheiten des Urogenitalsystems   Version 2.0 Stand November 2000

N39.- Sonstige Krankheiten des Harnsystems
Exkl.: Hämaturie:
- mit näher bezeichneter morphologischer Veränderung (N02.-)
- rezidivierend und persistierend (N02.-)
- o.n.A. (R31)
Proteinurie o.n.A. (R80)

N39.0 Harnwegsinfektion, Lokalisation nicht näher bezeichnet
Soll der Infektionserreger angegeben werden, ist eine zusätzliche Schlüsselnummer (B95-B97) zu benutzen. Im Krankenhaus sollte diese Information immer verschlüsselt werden, wenn sie vorliegt.

N39.1 Persistierende Proteinurie, nicht näher bezeichnet
Exkl.: Als Komplikation bei Schwangerschaft, Geburt und Wochenbett (O11-O15)
Mit Angabe morphologischer Veränderungen (N06.-)

N39.2 Orthostatische Proteinurie, nicht näher bezeichnet
Exkl.: Mit Angabe morphologischer Veränderungen (N06.-)

N39.3 Streßinkontinenz

N39.4 Sonstige näher bezeichnete Harninkontinenz
Drang- \
Reflex-   Inkontinenz \
Überlauf-

Exkl.: Enuresis o.n.A. (R32)
Harninkontinenz:
- nichtorganischer Ursprung (F98.0)
- o.n.A. (R32)

N39.8 Sonstige näher bezeichnete Krankheiten des Harnsystems

N39.81 Flankenschmerz-Hämaturie-Syndrom
N39.88 Sonstige näher bezeichnete Krankheiten des Harnsystems

N39.9 Krankheit des Harnsystems, nicht näher bezeichnet

Krankheiten der männlichen Genitalorgane (N40-N51)

N40 Prostatahyperplasie
Adenofibromatöse Prostatahypertrophie
Fibroadenom der Prostata
Fibrom der Prostata
Myom der Prostata
Prostataadenom (gutartig)
Prostatahypertrophie (gutartig)
Prostatavergrößerung (gutartig)
Querbarre am Harnblasenhals (Prostata)
Verschluß der prostatischen Harnröhre o.n.A.

Exkl.: Gutartige Neubildungen der Prostata, ausgenommen Adenom, Fibrom und Myom (D29.1)

N41.- Entzündliche Krankheiten der Prostata
Soll der Infektionserreger angegeben werden, ist eine zusätzliche Schlüsselnummer (B95-B97) zu benutzen. Im Krankenhaus sollte diese Information immer verschlüsselt werden, wenn sie vorliegt.

N41.0 Akute Prostatitis

N41.1 Chronische Prostatitis

Krankheiten des Urogenitalsystems

N41.2	Prostataabszeß
N41.3	**Prostatazystitis** Zystitis bei Prostatavergrößerung
N41.8	Sonstige entzündliche Krankheiten der Prostata
N41.9	**Entzündliche Krankheit der Prostata, nicht näher bezeichnet** Prostatitis o.n.A.

N42.- Sonstige Krankheiten der Prostata

N42.0	**Prostatastein** Prostatakonkrement
N42.1	Kongestion und Blutung der Prostata
N42.2	Prostataatrophie
N42.8	Sonstige näher bezeichnete Krankheiten der Prostata
N42.9	Krankheit der Prostata, nicht näher bezeichnet

N43.- Hydrozele und Spermatozele

Inkl.: Hydrozele des Funiculus spermaticus, des Testis oder der Tunica vaginalis testis
Exkl.: Angeborene Hydrozele (P83.5)

N43.0	Hydrocele encystica
N43.1	**Infizierte Hydrozele** Soll der Infektionserreger angegeben werden, ist eine zusätzliche Schlüsselnummer (B95-B97) zu benutzen. Im Krankenhaus sollte diese Information immer verschlüsselt werden, wenn sie vorliegt.
N43.2	Sonstige Hydrozele
N43.3	Hydrozele, nicht näher bezeichnet
N43.4	Spermatozele

N44 Hodentorsion

Torsion:
- Epididymis
- Funiculus spermaticus
- Testis

N45.- Orchitis und Epididymitis

Soll der Infektionserreger angegeben werden, ist eine zusätzliche Schlüsselnummer (B95-B97) zu benutzen. Im Krankenhaus sollte diese Information immer verschlüsselt werden, wenn sie vorliegt.

N45.0	**Orchitis, Epididymitis und Epididymoorchitis mit Abszeß** Abszeß der Nebenhoden oder Hoden
N45.9	**Orchitis, Epididymitis und Epididymoorchitis ohne Abszeß** Epididymitis o.n.A. Orchitis o.n.A.

N46 Sterilität beim Mann

Azoospermie o.n.A.
Oligozoospermie o.n.A.

Krankheiten des Urogenitalsystems Version 2.0 Stand November 2000

N47 Vorhauthypertrophie, Phimose und Paraphimose
Präputiale Adhäsion
Vorhautverengung

N48.- Sonstige Krankheiten des Penis

N48.0 Leukoplakie des Penis
Kraurosis des Penis

Exkl.: Carcinoma in situ des Penis (D07.4)

N48.1 Balanoposthitis
Balanitis

Soll der Infektionserreger angegeben werden, ist eine zusätzliche Schlüsselnummer (B95-B97) zu benutzen. Im Krankenhaus sollte diese Information immer verschlüsselt werden, wenn sie vorliegt.

N48.2 Sonstige entzündliche Krankheiten des Penis
Abszeß
Furunkel
Karbunkel   Corpus cavernosum und Penis
Phlegmone
Kavernitis (Penis)

Soll der Infektionserreger angegeben werden, ist eine zusätzliche Schlüsselnummer (B95-B97) zu benutzen. Im Krankenhaus sollte diese Information immer verschlüsselt werden, wenn sie vorliegt.

N48.3 Priapismus
Schmerzhafte Dauererektion

N48.4 Impotenz organischen Ursprungs
Soll die Ursache angegeben werden, ist eine zusätzliche Schlüsselnummer zu benutzen. Im Krankenhaus sollte diese Information immer verschlüsselt werden, wenn sie vorliegt.

Exkl.: Psychogene Impotenz (F52.2)

N48.5 Ulkus des Penis

N48.6 Balanitis xerotica obliterans
Induratio penis plastica

N48.8 Sonstige näher bezeichnete Krankheiten des Penis
Atrophie
Hypertrophie   Corpus cavernosum und Penis
Thrombose

N48.9 Krankheit des Penis, nicht näher bezeichnet

N49.- Entzündliche Krankheiten der männlichen Genitalorgane, anderenorts nicht klassifiziert

Soll der Infektionserreger angegeben werden, ist eine zusätzliche Schlüsselnummer (B95-B97) zu benutzen. Im Krankenhaus sollte diese Information immer verschlüsselt werden, wenn sie vorliegt.

Exkl.: Entzündung des Penis (N48.1-N48.2)
Orchitis und Epididymitis (N45.-)

N49.0 Entzündliche Krankheiten der Vesicula seminalis
Vesikulitis o.n.A.

N49.1 Entzündliche Krankheiten des Funiculus spermaticus, der Tunica vaginalis testis und des Ductus deferens
Samenleiterentzündung

N49.2 Entzündliche Krankheiten des Skrotums

N49.8 Entzündliche Krankheiten sonstiger näher bezeichneter männlicher Genitalorgane
Entzündung der männlichen Genitalorgane an mehreren Lokalisationen

N49.9 Entzündliche Krankheit eines nicht näher bezeichneten männlichen Genitalorgans
Abszeß
Furunkel
Karbunkel   nicht näher bezeichnetes männliches Genitalorgan
Phlegmone

N50.- Sonstige Krankheiten der männlichen Genitalorgane
Exkl.: Hodentorsion (N44)

N50.0 Hodenatrophie

N50.1 Gefäßkrankheiten der männlichen Genitalorgane
Blutung
Hämatozele o.n.A.   männliche Genitalorgane
Thrombose

N50.8 Sonstige näher bezeichnete Krankheiten der männlichen Genitalorgane
Atrophie
Hypertrophie   Vesicula seminalis, Funiculus spermaticus, Hoden [ausgenommen
Ödem   Atrophie], Skrotum, Tunica vaginalis testis und Ductus deferens
Ulkus
Chylozele, Tunica vaginalis testis (nicht durch Filarien) o.n.A.
Fistel, urethroskrotal
Striktur:
• Ductus deferens
• Funiculus spermaticus
• Tunica vaginalis testis

N50.9 Krankheit der männlichen Genitalorgane, nicht näher bezeichnet

N51.-* Krankheiten der männlichen Genitalorgane bei anderenorts klassifizierten Krankheiten

N51.0* Krankheiten der Prostata bei anderenorts klassifizierten Krankheiten
Prostatitis:
• durch Gonokokken (A54.2†)
• durch Trichomonas (vaginalis) (A59.0†)
• tuberkulös (A18.1†)

N51.1* Krankheiten des Hodens und des Nebenhodens bei anderenorts klassifizierten Krankheiten
Chlamydien-:
• Epididymitis (A56.1†)
• Orchitis (A56.1†)
Gonokokken-:
• Epididymitis (A54.2†)
• Orchitis (A54.2†)
Mumps-Orchitis (B26.0†)
Tuberkulose:
• Hoden (A18.1†)
• Nebenhoden (A18.1†)

N51.2* Balanitis bei anderenorts klassifizierten Krankheiten
Balanitis:
• durch Amöben (A06.8†)
• durch Candida (B37.4†)

N51.8* Sonstige Krankheiten der männlichen Genitalorgane bei anderenorts klassifizierten Krankheiten
Chylozele durch Filarien, Tunica vaginalis testis (B74.-†)
Infektion des männlichen Genitaltraktes durch Herpesviren [Herpes simplex] (A60.0†)
Tuberkulose der Vesicula seminalis (A18.1†)

Krankheiten der Mamma [Brustdrüse] (N60-N64)

Exkl.: Krankheiten der Mamma im Zusammenhang mit der Gestation (O91-O92)

N60.- Gutartige Mammadysplasie [Brustdrüsendysplasie]
Inkl.: Fibrozystische Mastopathie

N60.0 Solitärzyste der Mamma
Zyste der Mamma

N60.1 Diffuse zystische Mastopathie
Zystenmamma
Exkl.: Mit epithelialer Proliferation (N60.3)

N60.2 Fibroadenose der Mamma
Exkl.: Fibroadenom der Mamma (D24)

N60.3 Fibrosklerose der Mamma
Zystische Mastopathie mit epithelialer Proliferation

N60.4 Ektasie der Ductus lactiferi

N60.8 Sonstige gutartige Mammadysplasien

N60.9 Gutartige Mammadysplasie, nicht näher bezeichnet

N61 Entzündliche Krankheiten der Mamma [Brustdrüse]
Abszeß (akut) (chronisch) (nichtpuerperal):
- Areola
- Mamma

Karbunkel der Mamma
Mastitis (akut) (subakut) (nichtpuerperal):
- infektiös
- o.n.A.

Exkl.: Infektiöse Mastitis beim Neugeborenen (P39.0)

N62 Hypertrophie der Mamma [Brustdrüse]
Gynäkomastie
Hypertrophie der Mamma:
- massiv, pubertätsbedingt
- o.n.A.

N63 Nicht näher bezeichnete Knoten in der Mamma [Brustdrüse]
Einer oder mehrere Knoten o.n.A. in der Mamma

N64.- Sonstige Krankheiten der Mamma [Brustdrüse]

N64.0 Fissur und Fistel der Brustwarze

N64.1 Fettgewebsnekrose der Mamma
Fettgewebsnekrose (segmentär) der Mamma

N64.2 Atrophie der Mamma

N64.3 Galaktorrhoe, nicht im Zusammenhang mit der Geburt

N64.4 Mastodynie

N64.5	Sonstige Symptome der Mamma

Absonderung aus der Brustwarze
Induration der Mamma
Retraktion der Brustwarze

N64.8	Sonstige näher bezeichnete Krankheiten der Mamma

Galaktozele
Mangelhafte Rückbildung der Mamma (nach Laktation)

N64.9	Krankheit der Mamma, nicht näher bezeichnet

Entzündliche Krankheiten der weiblichen Beckenorgane (N70-N77)

Exkl.: Als Komplikation bei:
- Abort, Extrauteringravidität oder Molenschwangerschaft (O00-O07, O08.0)
- Schwangerschaft, Geburt und Wochenbett (O23.-, O75.3, O85, O86.-)

N70.- Salpingitis und Oophoritis

Inkl.: Abszeß:
- Ovar
- Tuba uterina
- tuboovarial

Pyosalpinx
Salpingo-Oophoritis
Tuboovarialentzündung

Soll der Infektionserreger angegeben werden, ist eine zusätzliche Schlüsselnummer (B95-B97) zu benutzen. Im Krankenhaus sollte diese Information immer verschlüsselt werden, wenn sie vorliegt.

N70.0	Akute Salpingitis und Oophoritis
N70.1	Chronische Salpingitis und Oophoritis

Hydrosalpinx

N70.9	Salpingitis und Oophoritis, nicht näher bezeichnet

N71.- Entzündliche Krankheit des Uterus, ausgenommen der Zervix

Inkl.: Endo(myo)metritis
Metritis
Myometritis
Pyometra
Uterusabszeß

Soll der Infektionserreger angegeben werden, ist eine zusätzliche Schlüsselnummer (B95-B97) zu benutzen. Im Krankenhaus sollte diese Information immer verschlüsselt werden, wenn sie vorliegt.

N71.0	Akute entzündliche Krankheit des Uterus, ausgenommen der Zervix
N71.1	Chronische entzündliche Krankheit des Uterus, ausgenommen der Zervix
N71.9	Entzündliche Krankheit des Uterus, ausgenommen der Zervix, nicht näher bezeichnet

N72 Entzündliche Krankheit der Cervix uteri

Endozervizitis
Exozervizitis | mit oder ohne Erosion oder Ektropium
Zervizitis

Soll der Infektionserreger angegeben werden, ist eine zusätzliche Schlüsselnummer (B95-B97) zu benutzen. Im Krankenhaus sollte diese Information immer verschlüsselt werden, wenn sie vorliegt.

Exkl.: Erosion und Ektropium der Cervix uteri ohne Zervizitis (N86)

Krankheiten des Urogenitalsystems   Version 2.0 Stand November 2000

N73.- Sonstige entzündliche Krankheiten im weiblichen Becken
Soll der Infektionserreger angegeben werden, ist eine zusätzliche Schlüsselnummer (B95-B97) zu benutzen. Im Krankenhaus sollte diese Information immer verschlüsselt werden, wenn sie vorliegt.

N73.0 Akute Parametritis und Entzündung des Beckenbindegewebes
Abszeß:
- Lig. latum uteri
- Parametrium

als akut bezeichnet

Bindegewebsentzündung im weiblichen Becken

N73.1 Chronische Parametritis und Entzündung des Beckenbindegewebes
Jeder Zustand unter N73.0, als chronisch bezeichnet

N73.2 Nicht näher bezeichnete Parametritis und Entzündung des Beckenbindegewebes
Jeder Zustand unter N73.0 ohne Angabe, ob akut oder chronisch

N73.3 Akute Pelveoperitonitis bei der Frau

N73.4 Chronische Pelveoperitonitis bei der Frau

N73.5 Pelveoperitonitis bei der Frau, nicht näher bezeichnet

N73.6 Peritoneale Adhäsionen im weiblichen Becken
Exkl.: Peritoneale Adhäsionen im Becken nach medizinischen Maßnahmen (N99.4)

N73.8 Sonstige näher bezeichnete entzündliche Krankheiten im weiblichen Becken

N73.9 Entzündliche Krankheit im weiblichen Becken, nicht näher bezeichnet
Infektion oder Entzündung im weiblichen Becken o.n.A.

N74.-* Entzündung im weiblichen Becken bei anderenorts klassifizierten Krankheiten

N74.0* Tuberkulöse Infektion der Cervix uteri (A18.1†)

N74.1* Tuberkulöse Entzündung im weiblichen Becken (A18.1†)
Tuberkulöse Endometritis

N74.2* Syphilitische Entzündung im weiblichen Becken (A51.4†, A52.7†)

N74.3* Entzündung im weiblichen Becken durch Gonokokken (A54.2†)

N74.4* Entzündung im weiblichen Becken durch Chlamydien (A56.1†)

N74.8* Entzündung im weiblichen Becken bei sonstigen anderenorts klassifizierten Krankheiten

N75.- Krankheiten der Bartholin-Drüsen

N75.0 Bartholin-Zyste

N75.1 Bartholin-Abszeß

N75.8 Sonstige Krankheiten der Bartholin-Drüsen
Bartholinitis

N75.9 Krankheit der Bartholin-Drüsen, nicht näher bezeichnet

N76.- Sonstige entzündliche Krankheit der Vagina und Vulva
Soll der Infektionserreger angegeben werden, ist eine zusätzliche Schlüsselnummer (B95-B97) zu benutzen. Im Krankenhaus sollte diese Information immer verschlüsselt werden, wenn sie vorliegt.

Exkl.: Senile (atrophische) Kolpitis (N95.2)

N76.0	Akute Kolpitis
	Kolpitis [Vaginitis] o.n.A.
	Vulvovaginitis:
	• akut
	• o.n.A.

N76.1	Subakute und chronische Kolpitis
	Vulvovaginitis:
	• chronisch
	• subakut

N76.2	Akute Vulvitis
	Vulvitis o.n.A.

N76.3	Subakute und chronische Vulvitis

N76.4	Abszeß der Vulva
	Furunkel der Vulva

N76.5	Ulzeration der Vagina

N76.6	Ulzeration der Vulva

N76.8	Sonstige näher bezeichnete entzündliche Krankheit der Vagina und Vulva

N77.-* Vulvovaginale Ulzeration und Entzündung bei anderenorts klassifizierten Krankheiten

N77.0*	Ulzeration der Vulva bei anderenorts klassifizierten infektiösen und parasitären Krankheiten
	Ulzeration der Vulva bei:
	• Infektion durch Herpesviren [Herpes simplex] (A60.0†)
	• Tuberkulose (A18.1†)

N77.1*	Vaginitis, Vulvitis oder Vulvovaginitis bei anderenorts klassifizierten infektiösen und parasitären Krankheiten
	Vaginitis, Vulvitis und Vulvovaginitis bei:
	• Kandidose (B37.3†)
	• Madenwurm-Infektion (B80†)
	• Infektion durch Herpesviren [Herpes simplex] (A60.0†)

N77.8*	Vulvovaginale Ulzeration und Entzündung bei sonstigen anderenorts klassifizierten Krankheiten
	Ulzeration der Vulva bei Behçet-Krankheit (M35.2†)

Nichtentzündliche Krankheiten des weiblichen Genitaltraktes (N80-N98)

N80.- Endometriose

N80.0	Endometriose des Uterus
	Adenomyosis uteri

N80.1	Endometriose des Ovars

N80.2	Endometriose der Tuba uterina

N80.3	Endometriose des Beckenperitoneums

N80.4	Endometriose des Septum rectovaginale und der Vagina

N80.5	Endometriose des Darmes

N80.6	Endometriose in Hautnarbe

Krankheiten des Urogenitalsystems   Version 2.0 Stand November 2000

N80.8   Sonstige Endometriose

N80.9   Endometriose, nicht näher bezeichnet

N81.-   Genitalprolaps bei der Frau
Exkl.: Genitalprolaps als Komplikation bei Schwangerschaft, Wehen oder Entbindung (O34.5)
Prolaps des Scheidenstumpfes nach Hysterektomie (N99.3)
Prolaps oder Hernie des Ovars und der Tuba uterina (N83.4)

N81.0   Urethrozele bei der Frau
Exkl.: Urethrozele mit:
- Uterusprolaps (N81.2-N81.4)
- Zystozele (N81.1)

N81.1   Zystozele
Prolaps der (vorderen) Scheidenwand o.n.A.
Zystozele mit Urethrozele

Exkl.: Zystozele mit Uterusprolaps (N81.2-N81.4)

N81.2   Partialprolaps des Uterus und der Vagina
Prolaps der Cervix uteri o.n.A.
Uterusprolaps:
- 1. Grad
- 2. Grad

N81.3   Totalprolaps des Uterus und der Vagina
Procidentia uteri o.n.A.
Uterusprolaps 3. Grades

N81.4   Uterovaginalprolaps, nicht näher bezeichnet
Uterusprolaps o.n.A.

N81.5   Vaginale Enterozele
Exkl.: Enterozele mit Uterusprolaps (N81.2-N81.4)

N81.6   Rektozele
Prolaps der hinteren Scheidenwand

Exkl.: Rektozele mit Uterusprolaps (N81.2-N81.4)
Rektumprolaps (K62.3)

N81.8   Sonstiger Genitalprolaps bei der Frau
Alte Verletzung der Beckenbodenmuskulatur
Insuffizienz des Perineums

N81.9   Genitalprolaps bei der Frau, nicht näher bezeichnet

N82.-   Fisteln mit Beteiligung des weiblichen Genitaltraktes
Exkl.: Vesikointestinalfisteln (N32.1)

N82.0   Vesikovaginalfistel

N82.1   Sonstige Fisteln zwischen weiblichem Harn- und Genitaltrakt
Fistel:
- ureterovaginal
- urethrovaginal
- uteroureterin
- vesikouterin
- vesikozervikal

N82.2   Fistel zwischen Vagina und Dünndarm

N82.3   Fistel zwischen Vagina und Dickdarm
Rektovaginalfistel

N82.4	**Sonstige Fisteln zwischen weiblichem Genital- und Darmtrakt**
	Intestinouterine Fistel
N82.5	**Fisteln zwischen weiblichem Genitaltrakt und Haut**
	Fistel:
	• Uterus-Bauchwand-
	• vaginoperineal
N82.8	**Sonstige Fisteln des weiblichen Genitaltraktes**
N82.9	**Fistel des weiblichen Genitaltraktes, nicht näher bezeichnet**

N83.- Nichtentzündliche Krankheiten des Ovars, der Tuba uterina und des Lig. latum uteri

Exkl.: Hydrosalpinx (N70.1)

N83.0	**Follikelzyste des Ovars**
	Hämorrhagische Follikelzyste (Ovar)
	Zyste des Graaf-Follikels
N83.1	**Zyste des Corpus luteum**
	Hämorrhagische Zyste des Corpus luteum
N83.2	**Sonstige und nicht näher bezeichnete Ovarialzysten**
	Einfache Zyste | Ovar
	Retentionszyste |
	Exkl.: Ovarialzyste:
	• dysontogenetisch (Q50.1)
	• neoplastisch (D27)
	Syndrom polyzystischer Ovarien (E28.2)
N83.3	**Erworbene Atrophie des Ovars und der Tuba uterina**
N83.4	**Prolaps oder Hernie des Ovars und der Tuba uterina**
N83.5	**Torsion des Ovars, des Ovarstieles und der Tuba uterina**
	Torsion:
	• akzessorische Tube
	• Morgagni-Hydatide
N83.6	**Hämatosalpinx**
	Exkl.: Hämatosalpinx mit:
	• Hämatokolpos (N89.7)
	• Hämatometra (N85.7)
N83.7	**Hämatom des Lig. latum uteri**
N83.8	**Sonstige nichtentzündliche Krankheiten des Ovars, der Tuba uterina und des Lig. latum uteri**
	Riß des Lig. latum uteri [Masters-Allen-Syndrom]
N83.9	**Nichtentzündliche Krankheit des Ovars, der Tuba uterina und des Lig. latum uteri, nicht näher bezeichnet**

N84.- Polyp des weiblichen Genitaltraktes

Exkl.: Adenomatöser Polyp (D28.-)
Plazentapolyp (O90.8)

N84.0	**Polyp des Corpus uteri**
	Polyp:
	• Endometrium
	• Uterus o.n.A.
	Exkl.: Polypoide Hyperplasie des Endometriums (N85.0)
N84.1	**Polyp der Cervix uteri**
	Schleimhautpolyp der Zervix

Krankheiten des Urogenitalsystems Version 2.0 Stand November 2000

N84.2 **Polyp der Vagina**

N84.3 **Polyp der Vulva**
Polyp der Labien

N84.8 **Polyp an sonstigen Teilen des weiblichen Genitaltraktes**

N84.9 **Polyp des weiblichen Genitaltraktes, nicht näher bezeichnet**

N85.- **Sonstige nichtentzündliche Krankheiten des Uterus, ausgenommen der Zervix**
Exkl.: Endometriose (N80.-)
Entzündliche Krankheiten des Uterus (N71.-)
Nichtentzündliche Krankheiten der Cervix uteri (N86-N88)
Polyp des Corpus uteri (N84.0)
Uterusprolaps (N81.-)

N85.0 **Glanduläre Hyperplasie des Endometriums**
Hyperplasie des Endometriums:
• glandulär-zystisch
• polypoid
• zystisch
• o.n.A.

N85.1 **Adenomatöse Hyperplasie des Endometriums**
Atypische (adenomatöse) Hyperplasie des Endometriums

N85.2 **Hypertrophie des Uterus**
Verdickter oder vergrößerter Uterus
Exkl.: Puerperale Hypertrophie des Uterus (O90.8)

N85.3 **Subinvolution des Uterus**
Exkl.: Puerperale Subinvolution des Uterus (O90.8)

N85.4 **Lageanomalie des Uterus**
Retroflexio uteri
Retroversio uteri
Verstärkte Anteversio uteri
Exkl.: Komplikation bei Schwangerschaft, Wehen oder Entbindung (O34.5, O65.5)

N85.5 **Inversio uteri**
Exkl.: Aktuelle Geburtsverletzung (O71.2)
Postpartale Inversio uteri (O71.2)

N85.6 **Intrauterine Synechien**

N85.7 **Hämatometra**
Hämatosalpinx mit Hämatometra
Exkl.: Hämatometra mit Hämatokolpos (N89.7)

N85.8 **Sonstige näher bezeichnete nichtentzündliche Krankheiten des Uterus**
Atrophie des Uterus, erworben
Fibrose des Uterus o.n.A.

N85.9 **Nichtentzündliche Krankheit des Uterus, nicht näher bezeichnet**
Krankheit des Uterus o.n.A.

N86 **Erosion und Ektropium der Cervix uteri**
Dekubitalgeschwür (trophisch) | Zervix
Eversion

Exkl.: Mit Zervizitis (N72)

N87.- Dysplasie der Cervix uteri
Exkl.: Carcinoma in situ der Cervix uteri (D06.-)

N87.0 Niedriggradige Dysplasie der Cervix uteri
Zervikale intraepitheliale Neoplasie [CIN] I. Grades

N87.1 Mittelgradige Dysplasie der Cervix uteri
Zervikale intraepitheliale Neoplasie [CIN] II. Grades

N87.2 Hochgradige Dysplasie der Cervix uteri, anderenorts nicht klassifiziert
Hochgradige zervikale Dysplasie o.n.A.

Exkl.: Zervikale intraepitheliale Neoplasie [CIN] III. Grades, mit oder ohne Angabe einer hochgradigen Dysplasie (D06.-)

N87.9 Dysplasie der Cervix uteri, nicht näher bezeichnet

N88.- Sonstige nichtentzündliche Krankheiten der Cervix uteri
Exkl.: Entzündliche Krankheit der Cervix uteri (N72)
Zervixpolyp (N84.1)

N88.0 Leukoplakie der Cervix uteri

N88.1 Alter Riß der Cervix uteri
Adhäsionen der Cervix uteri

Exkl.: Aktuelle Geburtsverletzung (O71.3)

N88.2 Striktur und Stenose der Cervix uteri
Exkl.: Als Geburtshindernis (O65.5)

N88.3 Zervixinsuffizienz
Untersuchung und Betreuung einer Nichtschwangeren bei (Verdacht auf) Zervixinsuffizienz

Exkl.: Schädigung des Feten oder Neugeborenen durch Zervixinsuffizienz (P01.0)
Zervixinsuffizienz als Schwangerschaftskomplikation (O34.3)

N88.4 Elongatio cervicis uteri, hypertrophisch

N88.8 Sonstige näher bezeichnete nichtentzündliche Krankheiten der Cervix uteri
Exkl.: Aktuelle Geburtsverletzung (O71.3)

N88.9 Nichtentzündliche Krankheit der Cervix uteri, nicht näher bezeichnet

N89.- Sonstige nichtentzündliche Krankheiten der Vagina
Exkl.: Carcinoma in situ der Vagina (D07.2)
Entzündung der Vagina (N76.-)
Leukorrhoe durch Trichomonaden (A59.0)
Senile (atrophische) Kolpitis (N95.2)

N89.0 Niedriggradige Dysplasie der Vagina
Vaginale intraepitheliale Neoplasie [VAIN] I. Grades

N89.1 Mittelgradige Dysplasie der Vagina
Vaginale intraepitheliale Neoplasie [VAIN] II. Grades

N89.2 Hochgradige Dysplasie der Vagina, anderenorts nicht klassifiziert
Hochgradige Dysplasie der Vagina o.n.A.

Exkl.: Vaginale intraepitheliale Neoplasie [VAIN] III. Grades, mit oder ohne Angabe einer hochgradigen Dysplasie (D07.2)

N89.3 Dysplasie der Vagina, nicht näher bezeichnet

N89.4 Leukoplakie der Vagina

N89.5 Striktur und Atresie der Vagina
Adhäsionen der Vagina
Stenose der Vagina

Exkl.: Postoperative Adhäsionen der Vagina (N99.2)

N89.6 Fester Hymenalring
Enger Introitus vaginae
Rigider Hymen

Exkl.: Hymenalatresie (Q52.3)

N89.7 Hämatokolpos
Hämatokolpos mit Hämatometra oder Hämatosalpinx

N89.8 Sonstige näher bezeichnete nichtentzündliche Krankheiten der Vagina
Alter Scheidenriß
Leukorrhoe o.n.A.
Scheidenulkus durch Pessar

Exkl.: Aktuelle Geburtsverletzung (O70.-, O71.4, O71.7-O71.8)
Alte Verletzung der Beckenbodenmuskulatur (N81.8)

N89.9 Nichtentzündliche Krankheit der Vagina, nicht näher bezeichnet

N90.- Sonstige nichtentzündliche Krankheiten der Vulva und des Perineums
Exkl.: Aktuelle Geburtsverletzung (O70.-, O71.7-O71.8)
Carcinoma in situ der Vulva (D07.1)
Entzündung der Vulva (N76.-)

N90.0 Niedriggradige Dysplasie der Vulva
Intraepitheliale Neoplasie der Vulva [VIN] I. Grades

N90.1 Mittelgradige Dysplasie der Vulva
Intraepitheliale Neoplasie der Vulva [VIN] II. Grades

N90.2 Hochgradige Dysplasie der Vulva, anderenorts nicht klassifiziert
Hochgradige Dysplasie der Vulva o.n.A.

Exkl.: Intraepitheliale Neoplasie der Vulva [VIN] III. Grades, mit oder ohne Angabe einer hochgradigen
Dysplasie (D07.1)

N90.3 Dysplasie der Vulva, nicht näher bezeichnet

N90.4 Leukoplakie der Vulva
Craurosis vulvae
Dystrophie der Vulva

N90.5 Atrophie der Vulva
Stenose der Vulva

N90.6 Hypertrophie der Vulva
Hypertrophie der Labien

N90.7 Zyste der Vulva

N90.8 Sonstige näher bezeichnete nichtentzündliche Krankheiten der Vulva und des Perineums
Adhäsionen der Vulva
Hypertrophie der Klitoris

N90.9 Nichtentzündliche Krankheit der Vulva und des Perineums, nicht näher bezeichnet

N91.- Ausgebliebene, zu schwache oder zu seltene Menstruation
Exkl.: Ovarielle Dysfunktion (E28.-)

N91.0 Primäre Amenorrhoe
Nichteintreten der Menarche im Pubertätsalter.

N91.1	**Sekundäre Amenorrhoe**
	Ausbleiben der Menstruation nach bereits erfolgter Menarche

N91.2	**Amenorrhoe, nicht näher bezeichnet**
	Ausbleiben der Menstruation o.n.A.

N91.3	**Primäre Oligomenorrhoe**
	Zu schwache oder zu seltene Menstruation seit der Menarche.

N91.4	**Sekundäre Oligomenorrhoe**
	Zu schwache oder zu seltene Menstruation nach vorangegangenen normalen Menstruationen.

N91.5	**Oligomenorrhoe, nicht näher bezeichnet**
	Hypomenorrhoe o.n.A.

N92.-	**Zu starke, zu häufige oder unregelmäßige Menstruation**
	Exkl.: Postmenopausenblutung (N95.0)

N92.0	**Zu starke oder zu häufige Menstruation bei regelmäßigem Menstruationszyklus**
	Hypermenorrhoe o.n.A.
	Menorrhagie o.n.A.
	Polymenorrhoe

N92.1	**Zu starke oder zu häufige Menstruation bei unregelmäßigem Menstruationszyklus**
	Menometrorrhagie
	Metrorrhagie
	Unregelmäßige intermenstruelle Blutung
	Unregelmäßige, verkürzte Intervalle zwischen den Menstruationsblutungen

N92.2	**Zu starke Menstruation im Pubertätsalter**
	Pubertätsblutung
	Pubertätsmenorrhagie
	Zu starke Blutung bei Auftreten der Menstruationsblutungen

N92.3	**Ovulationsblutung**
	Regelmäßige intermenstruelle Blutung

N92.4	**Zu starke Blutung in der Prämenopause**
	Menorrhagie oder Metrorrhagie:
	• klimakterisch
	• menopausal
	• präklimakterisch
	• prämenopausal

N92.5	Sonstige näher bezeichnete unregelmäßige Menstruation

N92.6	**Unregelmäßige Menstruation, nicht näher bezeichnet**
	Unregelmäßige:
	• Blutung o.n.A.
	• Menstruationszyklen o.n.A.
	Exkl.: Unregelmäßige Menstruation mit:
	• verkürzten Intervallen oder zu starker Blutung (N92.1)
	• verlängerten Intervallen oder zu schwacher Blutung (N91.3-N91.5)

N93.-	**Sonstige abnorme Uterus- oder Vaginalblutung**
	Exkl.: Blutung aus der Vagina beim Neugeborenen (P54.6)
	Pseudomenstruation (P54.6)

N93.0	**Postkoitale Blutung und Kontaktblutung**

N93.8	Sonstige näher bezeichnete abnorme Uterus- oder Vaginalblutung
	Dysfunktionelle oder funktionelle Uterus- oder Vaginalblutung o.n.A.

N93.9	Abnorme Uterus- oder Vaginalblutung, nicht näher bezeichnet

N94.- Schmerz und andere Zustände im Zusammenhang mit den weiblichen Genitalorganen und dem Menstruationszyklus

N94.0 Mittelschmerz

N94.1 Dyspareunie
Exkl.: Psychogene Dyspareunie (F52.6)

N94.2 Vaginismus
Exkl.: Psychogener Vaginismus (F52.5)

N94.3 Prämenstruelle Beschwerden

N94.4 Primäre Dysmenorrhoe

N94.5 Sekundäre Dysmenorrhoe

N94.6 Dysmenorrhoe, nicht näher bezeichnet

N94.8 Sonstige näher bezeichnete Zustände im Zusammenhang mit den weiblichen Genitalorganen und dem Menstruationszyklus

N94.9 Nicht näher bezeichneter Zustand im Zusammenhang mit den weiblichen Genitalorganen und dem Menstruationszyklus

N95.- Klimakterische Störungen
Exkl.: Postmenopausal:
- Osteoporose (M81.0)
- Osteoporose mit pathologischer Fraktur (M80.0-)
- Urethritis (N34.2)
Vorzeitige Menopause o.n.A. (E28.3)
Zu starke Blutung in der Prämenopause (N92.4)

N95.0 Postmenopausenblutung
Exkl.: Im Zusammenhang mit artifizieller Menopause (N95.3)

N95.1 Zustände im Zusammenhang mit der Menopause und dem Klimakterium
Symptome, wie z.B. Hitzewallungen, Schlaflosigkeit, Kopfschmerz, Konzentrationsschwäche im Zusammenhang mit der Menopause

Exkl.: Im Zusammenhang mit artifizieller Menopause (N95.3)

N95.2 Atrophische Kolpitis in der Postmenopause
Senile (atrophische) Kolpitis

Exkl.: Im Zusammenhang mit artifizieller Menopause (N95.3)

N95.3 Zustände im Zusammenhang mit artifizieller Menopause
Postartifizielles Menopausensyndrom

N95.8 Sonstige näher bezeichnete klimakterische Störungen

N95.9 Klimakterische Störung, nicht näher bezeichnet

N96 Neigung zu habituellem Abort
Infertilität
Untersuchung oder Betreuung einer Frau mit Neigung zu habituellem Abort ohne bestehende Schwangerschaft

Exkl.: Bei ablaufendem Abort (O03-O06)
Bei gegenwärtiger Schwangerschaft (O26.2)

N97.- Sterilität der Frau
Inkl.: Nichteintreten einer Schwangerschaft
Sterilität o.n.A. bei der Frau

Exkl.: Infertilität (N96)

| N97.0 | Sterilität der Frau in Verbindung mit fehlender Ovulation |

| N97.1 | Sterilität tubaren Ursprungs bei der Frau |

Im Zusammenhang mit angeborener Anomalie der Tuba uterina
Tubenspasmus
Tubenstenose
Tubenverschluß

| N97.2 | Sterilität uterinen Ursprungs bei der Frau |

Im Zusammenhang mit angeborener Anomalie des Uterus
Nichtimplantation einer Eizelle

N97.3	Sterilität zervikalen Ursprungs bei der Frau
N97.4	Sterilität der Frau im Zusammenhang mit Faktoren des Partners
N97.8	Sterilität sonstigen Ursprungs bei der Frau
N97.9	Sterilität der Frau, nicht näher bezeichnet

N98.- Komplikationen im Zusammenhang mit künstlicher Befruchtung

| N98.0 | Infektion im Zusammenhang mit artifizieller Insemination |

| N98.1 | Hyperstimulation der Ovarien |

Hyperstimulation der Ovarien:
- im Zusammenhang mit induzierter Ovulation
- o.n.A.

| N98.2 | Komplikationen bei versuchter Einführung eines befruchteten Eies nach In-vitro-Fertilisation |
| N98.3 | Komplikationen bei versuchter Implantation eines Embryos bei Embryotransfer |

| N98.8 | Sonstige Komplikationen im Zusammenhang mit künstlicher Befruchtung |

Komplikationen bei artifizieller Insemination:
- Fremdsamen
- Samen des Ehemannes oder Partners

| N98.9 | Komplikation im Zusammenhang mit künstlicher Befruchtung, nicht näher bezeichnet |

Sonstige Krankheiten des Urogenitalsystems (N99)

N99.- Krankheiten des Urogenitalsystems nach medizinischen Maßnahmen, anderenorts nicht klassifiziert

Exkl.: Krankheitszustände im Zusammenhang mit artifizieller Menopause (N95.3)
Osteoporose nach Ovarektomie (M81.1-)
Osteoporose nach Ovarektomie mit pathologischer Fraktur (M80.1-)
Strahlenzystitis (N30.4)

| N99.0 | Nierenversagen nach medizinischen Maßnahmen |

| N99.1 | Harnröhrenstriktur nach medizinischen Maßnahmen |

Harnröhrenstriktur nach Katheterisierung

N99.2	Postoperative Adhäsionen der Vagina
N99.3	Prolaps des Scheidenstumpfes nach Hysterektomie
N99.4	Peritoneale Adhäsionen im Becken nach medizinischen Maßnahmen
N99.5	Funktionsstörung eines äußeren Stomas des Harntraktes

N99.8 Sonstige Krankheiten des Urogenitalsystems nach medizinischen Maßnahmen
Residual ovary syndrome

N99.9 Krankheit des Urogenitalsystems nach medizinischen Maßnahmen, nicht näher bezeichnet

Kapitel XV

Schwangerschaft, Geburt und Wochenbett (O00-O99)

Hinw.: Gestation wird in diesem Kapitel als Oberbegriff für Schwangerschaft, Geburt und Wochenbett verwendet, Mutter als Oberbegriff für die Frau während dieser Gestationsabschnitte.

Exkl.: HIV-Krankheit (B20-B24)
Osteomalazie im Wochenbett (M83.0-)
Postpartale Hypophysennekrose (E23.0)
Psychische und Verhaltensstörungen im Wochenbett (F53.-)
Tetanus während der Schwangerschaft, der Geburt und des Wochenbettes (A34)
Überwachung bei:
- normaler Schwangerschaft (Z34.-)
- Risikoschwangerschaft (Z35.-)

Verletzungen, Vergiftungen und bestimmte andere Folgen äußerer Ursachen (S00-T98)

Dieses Kapitel gliedert sich in folgende Gruppen:

O00-O08	Schwangerschaft mit abortivem Ausgang
O09	Schwangerschaftsdauer
O10-O16	Ödeme, Proteinurie und Hypertonie während der Schwangerschaft, der Geburt und des Wochenbettes
O20-O29	Sonstige Krankheiten der Mutter, die vorwiegend mit der Schwangerschaft verbunden sind
O30-O48	Betreuung der Mutter im Hinblick auf den Feten und die Amnionhöhle sowie mögliche Entbindungskomplikationen
O60-O75	Komplikationen bei Wehentätigkeit und Entbindung
O80-O82	Entbindung
O85-O92	Komplikationen, die vorwiegend im Wochenbett auftreten
O95-O99	Sonstige Krankheitszustände während der Gestationsperiode, die anderenorts nicht klassifiziert sind

Schwangerschaft mit abortivem Ausgang (O00-O08)

Exkl.: Fortbestehen der Schwangerschaft bei Mehrlingsschwangerschaft nach Fehlgeburt eines oder mehrerer Feten (O31.1)

O00.- Extrauteringravidität

Inkl.: Rupturierte Extrauteringravidität

Soll eine begleitende Komplikation angegeben werden, ist zusätzlich eine Schlüsselnummer aus O08.- zu benutzen. Im Krankenhaus sollte diese Information immer verschlüsselt werden, wenn sie vorliegt.

O00.0 Abdominalgravidität
Exkl.: Betreuung der Mutter wegen eines lebensfähigen Feten bei Abdominalgravidität (O36.7)

O00.1 Tubargravidität
Ruptur der Tuba (uterina) durch eine Schwangerschaft
Tubarabort
Tubenschwangerschaft

O00.2 Ovarialgravidität

O00.8 Sonstige Extrauteringravidität
Gravidität:
- im Uterushorn
- intraligamentär
- intramural
- zervikal

O00.9 Extrauteringravidität, nicht näher bezeichnet

Schwangerschaft, Geburt und Wochenbett   Version 2.0 Stand November 2000

O01.- Blasenmole
Soll eine begleitende Komplikation angegeben werden, ist zusätzlich eine Schlüsselnummer aus O08.- zu benutzen. Im Krankenhaus sollte diese Information immer verschlüsselt werden, wenn sie vorliegt.

Exkl.: Maligne Blasenmole (D39.2)

O01.0 **Klassische Blasenmole**
Komplette Blasenmole

O01.1 **Partielle oder inkomplette Blasenmole**

O01.9 **Blasenmole, nicht näher bezeichnet**
Traubenmole o.n.A.
Trophoblastkrankheit o.n.A.

O02.- Sonstige abnorme Konzeptionsprodukte
Soll eine begleitende Komplikation angegeben werden, ist zusätzlich eine Schlüsselnummer aus O08.- zu benutzen. Im Krankenhaus sollte diese Information immer verschlüsselt werden, wenn sie vorliegt.

Exkl.: Fetus papyraceus (O31.0)

O02.0 **Abortivei und sonstige Molen**
Mole:
- Blut-
- Fleisch-
- intrauterin o.n.A.
- Wind-
Pathologische Eizelle

O02.1 **Missed abortion [Verhaltene Fehlgeburt]**
Früher Fetaltod mit Retention des toten Feten

Exkl.: Missed abortion mit:
- Abortivei (O02.0)
- Mole:
  - Blasen- (O01.-)
  - sonstige (O02.0)

O02.8 **Sonstige näher bezeichnete abnorme Konzeptionsprodukte**
Exkl.: Abnorme Konzeptionsprodukte mit:
- Abortivei (O02.0)
- Mole:
  - Blasen- (O01.-)
  - sonstige (O02.0)

O02.9 **Anomales Konzeptionsprodukt, nicht näher bezeichnet**

Die folgenden vierten Stellen sind bei den Kategorien O03-O06 zu benutzen:

Hinw.: Inkompletter Abort schließt Retention von Konzeptionsprodukten nach Abort ein

.0 **Inkomplett, kompliziert durch Infektion des Genitaltraktes und des Beckens**
Mit Zuständen, die unter O08.0 aufgeführt sind

.1 **Inkomplett, kompliziert durch Spätblutung oder verstärkte Blutung**
Mit Zuständen, die unter O08.1 aufgeführt sind

.2 **Inkomplett, kompliziert durch Embolie**
Mit Zuständen, die unter O08.2 aufgeführt sind

.3 **Inkomplett, mit sonstigen und nicht näher bezeichneten Komplikationen**
Mit Zuständen, die unter O08.3-O08.9 aufgeführt sind

.4 **Inkomplett, ohne Komplikation**

Version 2.0 Stand November 2000 Schwangerschaft, Geburt und Wochenbett

.5 **Komplett oder nicht näher bezeichnet, kompliziert durch Infektion des Genitaltraktes und des Beckens**
Mit Zuständen, die unter O08.0 aufgeführt sind

.6 **Komplett oder nicht näher bezeichnet, kompliziert durch Spätblutung oder verstärkte Blutung**
Mit Zuständen, die unter O08.1 aufgeführt sind

.7 **Komplett oder nicht näher bezeichnet, kompliziert durch Embolie**
Mit Zuständen, die unter O08.2 aufgeführt sind

.8 **Komplett oder nicht näher bezeichnet, mit sonstigen und nicht näher bezeichneten Komplikationen**
Mit Zuständen, die unter O08.3-O08.9 aufgeführt sind

.9 **Komplett oder nicht näher bezeichnet, ohne Komplikation**

O03.- Spontanabort
[Hinweise zu den Subkategorien siehe vor Kategorie O03]

Inkl.: Fehlgeburt

O03.0 Inkomplett, kompliziert durch Infektion des Genitaltraktes und des Beckens

O03.1 Inkomplett, kompliziert durch Spätblutung oder verstärkte Blutung

O03.2 Inkomplett, kompliziert durch Embolie

O03.3 Inkomplett, mit sonstigen und nicht näher bezeichneten Komplikationen

O03.4 Inkomplett, ohne Komplikation

O03.5 Komplett oder nicht näher bezeichnet, kompliziert durch Infektion des Genitaltraktes und des Beckens

O03.6 Komplett oder nicht näher bezeichnet, kompliziert durch Spätblutung oder verstärkte Blutung

O03.7 Komplett oder nicht näher bezeichnet, kompliziert durch Embolie

O03.8 Komplett oder nicht näher bezeichnet, mit sonstigen und nicht näher bezeichneten Komplikationen

O03.9 Komplett oder nicht näher bezeichnet, ohne Komplikation

O04.- Ärztlich eingeleiteter Abort
[Hinweise zu den Subkategorien siehe vor Kategorie O03]

Inkl.: Schwangerschaftsabbruch:
- legal
- therapeutisch
Therapeutischer Abort

O04.0 Inkomplett, kompliziert durch Infektion des Genitaltraktes und des Beckens

O04.1 Inkomplett, kompliziert durch Spätblutung oder verstärkte Blutung

O04.2 Inkomplett, kompliziert durch Embolie

O04.3 Inkomplett, mit sonstigen und nicht näher bezeichneten Komplikationen

O04.4 Inkomplett, ohne Komplikation

O04.5 Komplett oder nicht näher bezeichnet, kompliziert durch Infektion des Genitaltraktes und des Beckens

O04.6 Komplett oder nicht näher bezeichnet, kompliziert durch Spätblutung oder verstärkte Blutung

O04.7 Komplett oder nicht näher bezeichnet, kompliziert durch Embolie

O04.8 Komplett oder nicht näher bezeichnet, mit sonstigen und nicht näher bezeichneten Komplikationen

O04.9 Komplett oder nicht näher bezeichnet, ohne Komplikation

Schwangerschaft, Geburt und Wochenbett Version 2.0 Stand November 2000

O05.- Sonstiger Abort
[Hinweise zu den Subkategorien siehe vor Kategorie O03]

O05.0 Inkomplett, kompliziert durch Infektion des Genitaltraktes und des Beckens

O05.1 Inkomplett, kompliziert durch Spätblutung oder verstärkte Blutung

O05.2 Inkomplett, kompliziert durch Embolie

O05.3 Inkomplett, mit sonstigen und nicht näher bezeichneten Komplikationen

O05.4 Inkomplett, ohne Komplikation

O05.5 Komplett oder nicht näher bezeichnet, kompliziert durch Infektion des Genitaltraktes und des Beckens

O05.6 Komplett oder nicht näher bezeichnet, kompliziert durch Spätblutung oder verstärkte Blutung

O05.7 Komplett oder nicht näher bezeichnet, kompliziert durch Embolie

O05.8 Komplett oder nicht näher bezeichnet, mit sonstigen und nicht näher bezeichneten Komplikationen

O05.9 Komplett oder nicht näher bezeichnet, ohne Komplikation

O06.- Nicht näher bezeichneter Abort
[Hinweise zu den Subkategorien siehe vor Kategorie O03]

Inkl.: Eingeleiteter Abort o.n.A.

O06.0 Inkomplett, kompliziert durch Infektion des Genitaltraktes und des Beckens

O06.1 Inkomplett, kompliziert durch Spätblutung oder verstärkte Blutung

O06.2 Inkomplett, kompliziert durch Embolie

O06.3 Inkomplett, mit sonstigen und nicht näher bezeichneten Komplikationen

O06.4 Inkomplett, ohne Komplikation

O06.5 Komplett oder nicht näher bezeichnet, kompliziert durch Infektion des Genitaltraktes und des Beckens

O06.6 Komplett oder nicht näher bezeichnet, kompliziert durch Spätblutung oder verstärkte Blutung

O06.7 Komplett oder nicht näher bezeichnet, kompliziert durch Embolie

O06.8 Komplett oder nicht näher bezeichnet, mit sonstigen und nicht näher bezeichneten Komplikationen

O06.9 Komplett oder nicht näher bezeichnet, ohne Komplikation

O07.- Mißlungene Aborteinleitung

Inkl.: Mißlungene Abortinduktion

Exkl.: Inkompletter Abort (O03-O06)

O07.0 Mißlungene ärztliche Aborteinleitung, kompliziert durch Infektion des Genitaltraktes und des Beckens
Mit Zuständen, die unter O08.0 aufgeführt sind

O07.1 Mißlungene ärztliche Aborteinleitung, kompliziert durch Spätblutung oder verstärkte Blutung
Mit Zuständen, die unter O08.1 aufgeführt sind

O07.2 Mißlungene ärztliche Aborteinleitung, kompliziert durch Embolie
Mit Zuständen, die unter O08.2 aufgeführt sind

O07.3 Mißlungene ärztliche Aborteinleitung mit sonstigen oder nicht näher bezeichneten Komplikationen
Mit Zuständen, die unter O08.3-O08.9 aufgeführt sind

O07.4 Mißlungene ärztliche Aborteinleitung ohne Komplikation
Mißlungene ärztliche Aborteinleitung o.n.A.

Schwangerschaft, Geburt und Wochenbett

O07.5 Mißlungene sonstige oder nicht näher bezeichnete Aborteinleitung, kompliziert durch Infektion des Genitaltraktes und des Beckens
Mit Zuständen, die unter O08.0 aufgeführt sind

O07.6 Mißlungene sonstige oder nicht näher bezeichnete Aborteinleitung, kompliziert durch Spätblutung oder verstärkte Blutung
Mit Zuständen, die unter O08.1 aufgeführt sind

O07.7 Mißlungene sonstige oder nicht näher bezeichnete Aborteinleitung, kompliziert durch Embolie
Mit Zuständen, die unter O08.2 aufgeführt sind

O07.8 Mißlungene sonstige oder nicht näher bezeichnete Aborteinleitung mit sonstigen oder nicht näher bezeichneten Komplikationen
Mit Zuständen, die unter O08.3-O08.9 aufgeführt sind

O07.9 Mißlungene sonstige oder nicht näher bezeichnete Aborteinleitung ohne Komplikation
Mißlungener Abortversuch o.n.A.

O08.- **Komplikationen nach Abort, Extrauteringravidität und Molenschwangerschaft**
Hinw.: Diese Kategorie ist in erster Linie zur Verschlüsselung der Morbidität vorgesehen. Für den Gebrauch dieser Kategorie sollten die Regeln und Richtlinien zur Verschlüsselung der Morbidität und Mortalität in Band 2 (Regelwerk) herangezogen werden.

O08.0 **Infektion des Genitaltraktes und des Beckens nach Abort, Extrauteringravidität und Molenschwangerschaft**
Endometritis
Oophoritis
Parametritis
Pelveoperitonitis
Salpingitis   nach Zuständen, die unter O00-O07 klassifizierbar sind
Salpingo-Oophoritis
Sepsis
Septikämie
Septischer Schock

Exkl.: Harnwegsinfektion (O08.8)
Septische oder septikopyämische Embolie (O08.2)

O08.1 **Spätblutung oder verstärkte Blutung nach Abort, Extrauteringravidität und Molenschwangerschaft**
Afibrinogenämie
Defibrinierungssyndrom   nach Zuständen, die unter O00-O07 klassifizierbar sind
Intravasale Gerinnung

O08.2 **Embolie nach Abort, Extrauteringravidität und Molenschwangerschaft**
Embolie:
- Fruchtwasser-
- Luft-
- Lungen-
- nach Seifenspülung   nach Zuständen, die unter O00-O07 klassifizierbar sind
- pyämisch
- septisch oder septikopyämisch
- Thrombo-
- o.n.A.

O08.3 **Schock nach Abort, Extrauteringravidität und Molenschwangerschaft**
Kreislaufkollaps   nach Zuständen, die unter O00-O07 klassifizierbar sind
Schock (postoperativ)

Exkl.: Septischer Schock (O08.0)

O08.4 **Niereninsuffizienz nach Abort, Extrauteringravidität und Molenschwangerschaft**
Nierenversagen (akut)
Oligurie
Renale tubuläre Nekrose | nach Zuständen, die unter O00-O07 klassifizierbar sind
Schockniere
Urämie

O08.5 **Stoffwechselstörungen nach Abort, Extrauteringravidität und Molenschwangerschaft**
Störungen des Elektrolythaushaltes nach Zuständen, die unter O00-O07 klassifizierbar sind

O08.6 **Verletzung von Beckenorganen und -geweben nach Abort, Extrauteringravidität und Molenschwangerschaft**
Lazeration, Perforation, Riß oder chemische Verätzung:
• Cervix uteri
• Darm
• Harnblase
• Lig. latum uteri | nach Zuständen, die unter O00-O07 klassifizierbar sind
• periurethrales Gewebe
• Uterus

O08.7 **Sonstige Venenkrankheiten als Komplikation nach Abort, Extrauteringravidität und Molenschwangerschaft**

O08.8 **Sonstige Komplikationen nach Abort, Extrauteringravidität und Molenschwangerschaft**
Harnwegsinfektion
Herzstillstand | nach Zuständen, die unter O00-O07 klassifizierbar sind

O08.9 **Komplikation nach Abort, Extrauteringravidität und Molenschwangerschaft, nicht näher bezeichnet**
Nicht näher bezeichnete Komplikation nach Zuständen, die unter O00-O07 klassifizierbar sind

Schwangerschaftsdauer (O09)

O09.-! Schwangerschaftsdauer

O09.0! Weniger als 5 vollendete Wochen

O09.1! 5 bis 13 vollendete Wochen

O09.2! 14 bis 19 vollendete Wochen

O09.3! 20 bis 25 vollendete Wochen

O09.4! 26 bis 33 vollendete Wochen

O09.5! 34 bis 36 vollendete Wochen

O09.9! Nicht näher bezeichnet

Ödeme, Proteinurie und Hypertonie während der Schwangerschaft, der Geburt und des Wochenbettes (O10-O16)

O10.- **Vorher bestehende Hypertonie, die Schwangerschaft, Geburt und Wochenbett kompliziert**
Inkl.: Aufgeführte Zustände mit vorher bestehender Proteinurie
Exkl.: Aufgeführte Zustände mit verstärkter oder aufgepfropfter Proteinurie (O11)

O10.0	**Vorher bestehende essentielle Hypertonie, die Schwangerschaft, Geburt und Wochenbett kompliziert** Jeder Zustand in I10 als Betreuungsgrund während der Schwangerschaft, der Geburt oder des Wochenbettes
O10.1	**Vorher bestehende hypertensive Herzkrankheit, die Schwangerschaft, Geburt und Wochenbett kompliziert** Jeder Zustand in I11.- als Betreuungsgrund während der Schwangerschaft, der Geburt oder des Wochenbettes
O10.2	**Vorher bestehende hypertensive Nierenkrankheit, die Schwangerschaft, Geburt und Wochenbett kompliziert** Jeder Zustand in I12.- als Betreuungsgrund während der Schwangerschaft, der Geburt oder des Wochenbettes
O10.3	**Vorher bestehende hypertensive Herz- und Nierenkrankheit, die Schwangerschaft, Geburt und Wochenbett kompliziert** Jeder Zustand in I13.- als Betreuungsgrund während der Schwangerschaft, der Geburt oder des Wochenbettes
O10.4	**Vorher bestehende sekundäre Hypertonie, die Schwangerschaft, Geburt und Wochenbett kompliziert** Jeder Zustand in I15.- als Betreuungsgrund während der Schwangerschaft, der Geburt oder des Wochenbettes
O10.9	**Nicht näher bezeichnete, vorher bestehende Hypertonie, die Schwangerschaft, Geburt und Wochenbett kompliziert**

O11 Vorher bestehende Hypertonie mit aufgepfropfter Proteinurie, die Schwangerschaft, Geburt und Wochenbett kompliziert
Pfropf-Präeklampsie
Unter O10.- aufgeführte Zustände, kompliziert durch verstärkte Proteinurie

O12.- Gestationsödeme und Gestationsproteinurie [schwangerschaftsinduziert] ohne Hypertonie

O12.0	Schwangerschaftsödeme
O12.1	Schwangerschaftsproteinurie
O12.2	Schwangerschaftsödeme mit Proteinurie

O13 Gestationshypertonie [schwangerschaftsinduziert] ohne bedeutsame Proteinurie
Leichte Präeklampsie
Schwangerschaftsbedingte Hypertonie o.n.A.

O14.- Gestationshypertonie [schwangerschaftsinduziert] mit bedeutsamer Proteinurie
Exkl.: Pfropf-Präeklampsie (O11)

O14.0	Mäßige Präeklampsie
O14.1	Schwere Präeklampsie
O14.9	Präeklampsie, nicht näher bezeichnet

O15.- Eklampsie
Inkl.: Eklampsie mit schwangerschaftsinduzierter oder vorher bestehender Hypertonie
Krämpfe, die bei den unter O10-O14 und O16 aufgeführten Zuständen auftreten

O15.0	Eklampsie während der Schwangerschaft
O15.1	Eklampsie unter der Geburt
O15.2	Eklampsie im Wochenbett
O15.9	Eklampsie, bei der der zeitliche Bezug nicht angegeben ist Eklampsie o.n.A.

O16 Nicht näher bezeichnete Hypertonie der Mutter
Transitorische Hypertonie während der Schwangerschaft

Sonstige Krankheiten der Mutter, die vorwiegend mit der Schwangerschaft verbunden sind
(O20-O29)

Hinw.: Die Schlüsselnummern O24.- und O25 gelten auch dann, wenn die aufgeführten Zustände unter der Geburt oder im Wochenbett auftreten.

Exkl.: Betreuung der Mutter im Hinblick auf den Feten und die Amnionhöhle sowie mögliche Entbindungskomplikationen (O30-O48)
Krankheiten der Mutter, die anderenorts klassifizierbar sind, die jedoch Schwangerschaft, Wehen, Entbindung und Wochenbett komplizieren (O98-O99)

O20.- Blutung in der Frühschwangerschaft
Exkl.: Schwangerschaft mit abortivem Ausgang (O00-O08)

O20.0 **Drohender Abort**
Blutung mit der Angabe, daß sie durch drohenden Abort bedingt ist

O20.8 **Sonstige Blutung in der Frühschwangerschaft**

O20.9 **Blutung in der Frühschwangerschaft, nicht näher bezeichnet**

O21.- Übermäßiges Erbrechen während der Schwangerschaft

O21.0 **Leichte Hyperemesis gravidarum**
Hyperemesis gravidarum, leicht oder nicht näher bezeichnet, Beginn vor Beendigung der 20. Schwangerschaftswoche

O21.1 **Hyperemesis gravidarum mit Stoffwechselstörung**
Hyperemesis gravidarum, Beginn vor Beendigung der 20. Schwangerschaftswoche, mit Stoffwechselstörung, wie z.B.:
• Dehydratation
• Hypoglykämie
• Störung des Elektrolythaushaltes

O21.2 **Späterbrechen während der Schwangerschaft**
Übermäßiges Erbrechen, Beginn nach 20 vollendeten Schwangerschaftswochen

O21.8 **Sonstiges Erbrechen, das die Schwangerschaft kompliziert**
Erbrechen durch anderenorts klassifizierte Krankheiten, das die Schwangerschaft kompliziert

Soll die Ursache angegeben werden, ist eine zusätzliche Schlüsselnummer zu benutzen. Im Krankenhaus sollte diese Information immer verschlüsselt werden, wenn sie vorliegt.

O21.9 **Erbrechen während der Schwangerschaft, nicht näher bezeichnet**

O22.- Venenkrankheiten als Komplikation in der Schwangerschaft
Exkl.: Aufgeführte Zustände als Komplikationen von:
• Abort, Extrauteringravidität oder Molenschwangerschaft (O00-O07, O08.7)
• Geburt und Wochenbett (O87.-)
Lungenembolie während der Gestationsperiode (O88.-)

O22.0 **Varizen der unteren Extremitäten in der Schwangerschaft**
Varizen o.n.A. in der Schwangerschaft

O22.1 **Varizen der Genitalorgane in der Schwangerschaft**
Varizen des Perineums, der Vagina und der Vulva in der Schwangerschaft

O22.2 **Oberflächliche Thrombophlebitis in der Schwangerschaft**
Thrombophlebitis der Beine in der Schwangerschaft

O22.3 **Tiefe Venenthrombose in der Schwangerschaft**
Thrombophlebitis der Beckenvenen, präpartal
Tiefe Venenthrombose, präpartal

O22.4 **Hämorrhoiden in der Schwangerschaft**

O22.5	**Hirnvenenthrombose in der Schwangerschaft** Zerebrovenöse Sinusthrombose in der Schwangerschaft
O22.8	**Sonstige Venenkrankheiten als Komplikation in der Schwangerschaft**
O22.9	**Venenkrankheit als Komplikation in der Schwangerschaft, nicht näher bezeichnet** Schwangerschaftsbedingt: • Phlebitis o.n.A. • Phlebopathie o.n.A. • Thrombose o.n.A.

O23.- Infektionen des Urogenitaltraktes in der Schwangerschaft

O23.0	Infektionen der Niere in der Schwangerschaft
O23.1	Infektionen der Harnblase in der Schwangerschaft
O23.2	Infektionen der Urethra in der Schwangerschaft
O23.3	Infektionen von sonstigen Teilen der Harnwege in der Schwangerschaft
O23.4	Nicht näher bezeichnete Infektion der Harnwege in der Schwangerschaft
O23.5	Infektionen des Genitaltraktes in der Schwangerschaft
O23.9	Sonstige und nicht näher bezeichnete Infektion des Urogenitaltraktes in der Schwangerschaft Infektion des Urogenitaltraktes in der Schwangerschaft o.n.A.

O24.- Diabetes mellitus in der Schwangerschaft
Inkl.: Bei Geburt und im Wochenbett

O24.0	**Vorher bestehender Diabetes mellitus, primär insulinabhängig [Typ-I-Diabetes]**
O24.1	**Vorher bestehender Diabetes mellitus, nicht primär insulinabhängig [Typ-II-Diabetes]**
O24.2	Vorher bestehender Diabetes mellitus durch Fehl- oder Mangelernährung [Malnutrition]
O24.3	Vorher bestehender Diabetes mellitus, nicht näher bezeichnet
O24.4	**Diabetes mellitus, während der Schwangerschaft auftretend** Gestationsbedingter Diabetes mellitus o.n.A.
O24.9	Diabetes mellitus in der Schwangerschaft, nicht näher bezeichnet

O25 Fehl- und Mangelernährung in der Schwangerschaft
Fehl- und Mangelernährung bei der Geburt und im Wochenbett

O26.- Betreuung der Mutter bei sonstigen Zuständen, die vorwiegend mit der Schwangerschaft verbunden sind

O26.0	**Übermäßige Gewichtszunahme in der Schwangerschaft** *Exkl.:* Schwangerschaftsödeme (O12.0, O12.2)
O26.1	**Geringe Gewichtszunahme in der Schwangerschaft**

O26.2	**Schwangerschaftsbetreuung bei Neigung zu habituellem Abort**
	Exkl.: Habituelle Abortneigung:
	    • mit ablaufendem Abort (O03-O06)
	    • ohne bestehende Schwangerschaft (N96)

O26.3	Schwangerschaft bei liegendem Intrauterinpessar
O26.4	Herpes gestationis

O26.5	**Hypotonie-Syndrom der Mutter**
	Vena-cava-Kompressionssyndrom

O26.6	**Leberkrankheiten während der Schwangerschaft, der Geburt und des Wochenbettes**
	Exkl.: Hepatorenales Syndrom nach Wehen und Entbindung (O90.4)

O26.7	**Subluxation der Symphysis (pubica) während der Schwangerschaft, der Geburt und des Wochenbettes**
	Exkl.: Traumatische Symphysensprengung (Symphysis pubica) unter der Geburt (O71.6)

O26.8	**Sonstige näher bezeichnete Zustände, die mit der Schwangerschaft verbunden sind**

O26.81	Nierenkrankheit, mit der Schwangerschaft verbunden
O26.82	Karpaltunnel-Syndrom während der Schwangerschaft
O26.83	Periphere Neuritis während der Schwangerschaft
	Neuralgie
O26.88	Sonstige näher bezeichnete Zustände, die mit der Schwangerschaft verbunden sind
	Erschöpfung und Ermüdung

O26.9	**Mit der Schwangerschaft verbundener Zustand, nicht näher bezeichnet**

O28.- Abnorme Befunde bei der Screeninguntersuchung der Mutter zur pränatalen Diagnostik

Exkl.: Anderenorts klassifizierte diagnostische Befunde - siehe Alphabetisches Verzeichnis
Betreuung der Mutter im Hinblick auf den Feten und die Amnionhöhle sowie mögliche Entbindungskomplikationen (O30-O48)

O28.0	**Abnormer hämatologischer Befund bei der pränatalen Screeninguntersuchung der Mutter**

O28.1	**Abnormer biochemischer Befund bei der pränatalen Screeninguntersuchung der Mutter**

O28.2	**Abnormer zytologischer Befund bei der pränatalen Screeninguntersuchung der Mutter**

O28.3	**Abnormer Ultraschallbefund bei der pränatalen Screeninguntersuchung der Mutter**

O28.4	**Abnormer radiologischer Befund bei der pränatalen Screeninguntersuchung der Mutter**

O28.5	**Abnormer Chromosomen- oder genetischer Befund bei der pränatalen Screeninguntersuchung der Mutter**

O28.8	**Sonstige abnorme Befunde bei der pränatalen Screeninguntersuchung der Mutter**

O28.9	**Anomaler Befund bei der pränatalen Screeninguntersuchung der Mutter, nicht näher bezeichnet**

O29.- Komplikationen bei Anästhesie in der Schwangerschaft

Inkl.: Komplikationen bei der Mutter durch Verabreichung von Allgemein- oder Lokalanästhetikum, Analgetikum oder durch sonstige Beruhigungsmaßnahme während der Schwangerschaft

Exkl.: Komplikationen bei Anästhesie während:
- Abort, Extrauteringravidität oder Molenschwangerschaft (O00-O08)
- Wehentätigkeit und Entbindung (O74.-)
- Wochenbett (O89.-)

O29.0	**Pulmonale Komplikationen bei Anästhesie in der Schwangerschaft**
	Aspirationspneumonie
	Aspiration von Mageninhalt oder -sekret o.n.A.
	Mendelson-Syndrom durch Anästhesie in der Schwangerschaft
	Pneumothorax

O29.1	**Kardiale Komplikationen bei Anästhesie in der Schwangerschaft**
	Herz:
	• Stillstand durch Anästhesie in der Schwangerschaft
	• Versagen

O29.2	**Komplikationen des Zentralnervensystems bei Anästhesie in der Schwangerschaft** Zerebrale Anoxie durch Anästhesie in der Schwangerschaft
O29.3	**Toxische Reaktion auf Lokalanästhesie in der Schwangerschaft**
O29.4	**Kopfschmerzen nach Spinal- oder Periduralanästhesie in der Schwangerschaft**
O29.5	**Sonstige Komplikationen nach Spinal- oder Periduralanästhesie in der Schwangerschaft**
O29.6	**Mißlingen oder Schwierigkeiten bei der Intubation in der Schwangerschaft**
O29.8	**Sonstige Komplikationen bei Anästhesie in der Schwangerschaft**
O29.9	**Komplikation bei Anästhesie in der Schwangerschaft, nicht näher bezeichnet**

Betreuung der Mutter im Hinblick auf den Feten und die Amnionhöhle sowie mögliche Entbindungskomplikationen (O30-O48)

O30.- Mehrlingsschwangerschaft
Exkl.: Komplikationen, die für eine Mehrlingsschwangerschaft spezifisch sind (O31.-)

O30.0	Zwillingsschwangerschaft
O30.1	Drillingsschwangerschaft
O30.2	Vierlingsschwangerschaft
O30.8	Sonstige Mehrlingsschwangerschaft
O30.9	Mehrlingsschwangerschaft, nicht näher bezeichnet Mehrlingsschwangerschaft o.n.A.

O31.- Komplikationen, die für eine Mehrlingsschwangerschaft spezifisch sind
Exkl.: Doppelfehlbildung [zusammengewachsene Zwillinge] als Ursache für ein Mißverhältnis zwischen Fetus und Becken (O33.7)
Geburtshindernis (O64-O66)
Lage- und Einstellungsanomalien eines oder mehrerer Feten (O32.5)
Protrahierte Geburt des zweiten Zwillings, Drillings usw. (O63.2)

O31.0	Fetus papyraceus Fetus compressus
O31.1	Fortbestehen der Schwangerschaft nach Fehlgeburt eines oder mehrerer Feten
O31.2	Fortbestehen der Schwangerschaft nach intrauterinem Absterben eines oder mehrerer Feten
O31.8	Sonstige Komplikationen, die für eine Mehrlingsschwangerschaft spezifisch sind

O32.- Betreuung der Mutter bei festgestellter oder vermuteter Lage- und Einstellungsanomalie des Feten
Inkl.: Aufgeführte Zustände als Grund für Beobachtung, stationäre Behandlung oder sonstige geburtshilfliche Betreuung der Mutter oder für Schnittentbindung vor Wehenbeginn

Exkl.: Aufgeführte Zustände im Zusammenhang mit Geburtshindernis (O64.-)

O32.0	Betreuung der Mutter wegen wechselnder Kindslage
O32.1	Betreuung der Mutter wegen Beckenendlage

O32.2	**Betreuung der Mutter bei Quer- und Schräglage** Querlage Schräglage
O32.3	**Betreuung der Mutter bei Gesichts-, Stirn- und Kinnlage**
O32.4	**Betreuung der Mutter bei Nichteintreten des Kopfes zum Termin** Fehlender Eintritt des Kopfes in den Beckeneingang
O32.5	**Betreuung der Mutter bei Mehrlingsschwangerschaft mit Lage- und Einstellungsanomalie eines oder mehrerer Feten**
O32.6	**Betreuung der Mutter bei kombinierten Lage- und Einstellungsanomalien**
O32.8	**Betreuung der Mutter bei sonstigen Lage- und Einstellungsanomalien des Feten**
O32.9	**Betreuung der Mutter bei Lage- und Einstellungsanomalie des Feten, nicht näher bezeichnet**

O33.- Betreuung der Mutter bei festgestelltem oder vermutetem Mißverhältnis zwischen Fetus und Becken

Inkl.: Aufgeführte Zustände als Grund für Beobachtung, stationäre Behandlung oder sonstige geburtshilfliche Betreuung der Mutter oder für Schnittentbindung vor Wehenbeginn

Exkl.: Aufgeführte Zustände im Zusammenhang mit Geburtshindernis (O65-O66)

O33.0	**Betreuung der Mutter bei Mißverhältnis durch Deformität des mütterlichen knöchernen Beckens** Beckendeformität o.n.A. als Ursache für ein Mißverhältnis
O33.1	**Betreuung der Mutter bei Mißverhältnis durch allgemein verengtes Becken** Beckenverengung o.n.A. als Ursache für ein Mißverhältnis
O33.2	**Betreuung der Mutter bei Mißverhältnis durch Beckeneingangsverengung** Verengung im Beckeneingang als Ursache für ein Mißverhältnis
O33.3	**Betreuung der Mutter bei Mißverhältnis durch Beckenausgangsverengung** Verengung im Beckenausgang | als Ursache für ein Mißverhältnis Verengung in Beckenmitte |
O33.4	**Betreuung der Mutter wegen Mißverhältnis bei kombinierter mütterlicher und fetaler Ursache**
O33.5	**Betreuung der Mutter bei Mißverhältnis durch ungewöhnlich großen Feten** Fetales Mißverhältnis o.n.A. Mißverhältnis fetaler Ursache bei normal ausgebildetem Feten
O33.6	**Betreuung der Mutter bei Mißverhältnis durch Hydrozephalus des Feten**
O33.7	**Betreuung der Mutter bei Mißverhältnis durch sonstige Deformitäten des Feten** Doppelfehlbildung [zusammengewachsene Zwillinge] Fetal: • Aszites • Hydrops als Ursache für ein Mißverhältnis • Myelomeningozele • Steißteratom • Tumor
O33.8	**Betreuung der Mutter bei Mißverhältnis sonstigen Ursprungs**
O33.9	**Betreuung der Mutter bei Mißverhältnis, nicht näher bezeichnet** Mißverhältnis zwischen Fet und Becken o.n.A. Mißverhältnis zwischen Kopf und Becken o.n.A.

O34.- Betreuung der Mutter bei festgestellter oder vermuteter Anomalie der Beckenorgane

Inkl.: Aufgeführte Zustände als Grund für Beobachtung, stationäre Behandlung oder sonstige geburtshilfliche Betreuung der Mutter oder für Schnittentbindung vor Wehenbeginn

Exkl.: Aufgeführte Zustände im Zusammenhang mit Geburtshindernis (O65.5)

Version 2.0 Stand November 2000   Schwangerschaft, Geburt und Wochenbett

O34.0   Betreuung der Mutter bei angeborener Fehlbildung des Uterus
Betreuung der Mutter bei:
- Uterus bicornis
- Uterus duplex

O34.1   Betreuung der Mutter bei Tumor des Corpus uteri
Betreuung der Mutter bei:
- Leiomyom des Uterus
- Polyp des Corpus uteri

Exkl.: Betreuung der Mutter bei Tumor der Cervix uteri (O34.4)

O34.2   Betreuung der Mutter bei Uterusnarbe durch vorangegangenen chirurgischen Eingriff
Betreuung der Mutter bei Narbe durch vorangegangene Schnittentbindung

Exkl.: Vaginale Entbindung nach vorangegangener Schnittentbindung o.n.A. (O75.7)

O34.3   Betreuung der Mutter bei Zervixinsuffizienz
Betreuung der Mutter bei:
- Cerclage
- Shirodkar-Naht   mit oder ohne Angabe von Zervixinsuffizienz

O34.4   Betreuung der Mutter bei sonstigen Anomalien der Cervix uteri
Betreuung der Mutter bei:
- Polyp der Cervix uteri
- Striktur oder Stenose der Cervix uteri
- Tumor der Cervix uteri
- vorangegangenem chirurgischem Eingriff an der Cervix uteri

O34.5   Betreuung der Mutter bei sonstigen Anomalien des graviden Uterus
Betreuung der Mutter bei:
- Inkarzeration
- Prolaps   des graviden Uterus
- Retroversion

O34.6   Betreuung der Mutter bei Anomalie der Vagina
Betreuung der Mutter bei:
- Stenose der Vagina (erworben) (angeboren)
- Striktur der Vagina
- Tumor der Vagina
- Vaginalseptum
- vorangegangenem chirurgischem Eingriff an der Vagina

Exkl.: Betreuung der Mutter bei Varizen der Vagina in der Schwangerschaft (O22.1)

O34.7   Betreuung der Mutter bei Anomalie der Vulva und des Perineums
Betreuung der Mutter bei:
- Fibrose des Perineums
- Rigidität des Perineums
- Tumor der Vulva
- vorangegangenem chirurgischem Eingriff an Perineum oder Vulva

Exkl.: Betreuung der Mutter bei Varizen des Perineums und der Vulva in der Schwangerschaft (O22.1)

O34.8   Betreuung der Mutter bei sonstigen Anomalien der Beckenorgane
Betreuung der Mutter bei:
- Beckenbodenplastik (vorangegangen)
- Hängebauch
- Rektozele
- Rigidität des Beckenbodens
- Zystozele

O34.9   Betreuung der Mutter bei Anomalie der Beckenorgane, nicht näher bezeichnet

O35.- Betreuung der Mutter bei festgestellter oder vermuteter Anomalie oder Schädigung des Feten

Inkl.: Aufgeführte Zustände beim Feten als Grund für Beobachtung, stationäre Behandlung oder sonstige geburtshilfliche Betreuung der Mutter oder für Schwangerschaftsabbruch

Exkl.: Betreuung der Mutter bei festgestelltem oder vermutetem Mißverhältnis zwischen Fetus und Becken (O33.-)

O35.0 **Betreuung der Mutter bei (Verdacht auf) Fehlbildung des Zentralnervensystems beim Feten**
Betreuung der Mutter bei (Verdacht auf):
- Anenzephalus
- Spina bifida

beim Feten

Exkl.: Chromosomenanomalie beim Feten (O35.1)

O35.1 **Betreuung der Mutter bei (Verdacht auf) Chromosomenanomalie beim Feten**

O35.2 **Betreuung der Mutter bei (Verdacht auf) hereditäre Krankheit beim Feten**
Exkl.: Chromosomenanomalie beim Feten (O35.1)

O35.3 **Betreuung der Mutter bei (Verdacht auf) Schädigung des Feten durch Viruskrankheit der Mutter**
Betreuung der Mutter bei (Verdacht auf) Schädigung des Feten durch mütterliche:
- Röteln
- Zytomegalie

O35.4 **Betreuung der Mutter bei (Verdacht auf) Schädigung des Feten durch Alkohol**

O35.5 **Betreuung der Mutter bei (Verdacht auf) Schädigung des Feten durch Arzneimittel oder Drogen**
Betreuung der Mutter bei (Verdacht auf) Schädigung des Feten durch Arzneimittel- oder Drogenabhängigkeit

Exkl.: Fetaler Distreß [fetal distress] bei Wehen und Entbindung durch Verabreichung von Arzneimitteln (O68.-)

O35.6 **Betreuung der Mutter bei (Verdacht auf) Schädigung des Feten durch Strahleneinwirkung**

O35.7 **Betreuung der Mutter bei (Verdacht auf) Schädigung des Feten durch sonstige medizinische Maßnahmen**
Betreuung der Mutter bei (Verdacht auf) Schädigung des Feten durch:
- Amniozentese
- Biopsie
- hämatologische Untersuchung
- intrauterine Operation
- Intrauterinpessar

O35.8 **Betreuung der Mutter bei (Verdacht auf) sonstige Anomalie oder Schädigung des Feten**
Betreuung der Mutter bei (Verdacht auf) Schädigung des Feten durch mütterliche:
- Listeriose
- Toxoplasmose

O35.9 **Betreuung der Mutter bei (Verdacht auf) Anomalie oder Schädigung des Feten, nicht näher bezeichnet**

O36.- Betreuung der Mutter wegen sonstiger festgestellter oder vermuteter Komplikationen beim Feten

Inkl.: Aufgeführte Zustände beim Feten als Grund für Beobachtung, stationäre Behandlung oder sonstige geburtshilfliche Betreuung der Mutter oder für Schwangerschaftsabbruch

Exkl.: Transplazentare Transfusionssyndrome (O43.0)
Wehen und Entbindung, kompliziert durch fetalen Distreß [fetal distress] (O68.-)

O36.0 **Betreuung der Mutter wegen Rhesus-Isoimmunisierung**
Anti-D-Antikörper [Rh-Antikörper]
Rh-Inkompatibilität (mit Hydrops fetalis)

O36.1 **Betreuung der Mutter wegen sonstiger Isoimmunisierung**
AB0-Isoimmunisierung
Isoimmunisierung o.n.A. (mit Hydrops fetalis)

O36.2	Betreuung der Mutter wegen Hydrops fetalis
	Hydrops fetalis:
	• nicht in Verbindung mit Isoimmunisierung
	• o.n.A.

O36.3 Betreuung der Mutter wegen Anzeichen für fetale Hypoxie

O36.4 Betreuung der Mutter wegen intrauterinen Fruchttodes
 Exkl.: Missed abortion (O02.1)

O36.5 Betreuung der Mutter wegen fetaler Wachstumsretardierung
 Betreuung der Mutter wegen festgestellter oder vermuteter fetaler Retardierung:
 • Plazentainsuffizienz
 • zu klein für das Gestationsalter [Small-for-dates]
 • zu leicht für das Gestationsalter [Light-for-dates]

O36.6 Betreuung der Mutter wegen fetaler Hypertrophie
 Betreuung der Mutter wegen festgestellter oder vermuteter fetaler Hypertrophie [zu groß für das Gestationsalter] [Large-for-dates]

O36.7 Betreuung der Mutter wegen eines lebensfähigen Feten bei Abdominalgravidität

O36.8 Betreuung der Mutter wegen sonstiger näher bezeichneter Komplikationen beim Feten

O36.9 Betreuung der Mutter wegen Komplikation beim Feten, nicht näher bezeichnet

O40 Polyhydramnion
Hydramnion

O41.- Sonstige Veränderungen des Fruchtwassers und der Eihäute
Exkl.: Vorzeitiger Blasensprung (O42.-)

O41.0 Oligohydramnion
 Oligohydramnion ohne Angabe von Blasensprung

O41.1 Infektion der Fruchtblase und der Eihäute
 Amnionitis
 Chorioamnionitis
 Entzündung der Eihäute
 Plazentitis

O41.8 Sonstige näher bezeichnete Veränderungen des Fruchtwassers und der Eihäute

O41.9 Veränderung des Fruchtwassers und der Eihäute, nicht näher bezeichnet

O42.- Vorzeitiger Blasensprung

O42.0 Vorzeitiger Blasensprung, Wehenbeginn innerhalb von 24 Stunden

O42.1 Vorzeitiger Blasensprung, Wehenbeginn nach Ablauf von 24 Stunden
 Exkl.: Bei Wehenhemmung durch Therapie (O42.2)

O42.11 Vorzeitiger Blasensprung, Wehenbeginn nach Ablauf von 1 bis 7 Tagen
O42.12 Vorzeitiger Blasensprung, Wehenbeginn nach Ablauf von mehr als 7 Tagen

O42.2 Vorzeitiger Blasensprung, Wehenhemmung durch Therapie

O42.9 Vorzeitiger Blasensprung, nicht näher bezeichnet

O43.- Pathologische Zustände der Plazenta
Exkl.: Betreuung der Mutter wegen fetaler Wachstumsretardierung infolge Plazentainsuffizienz (O36.5)
 Placenta praevia (O44.-)
 Vorzeitige Plazentalösung [Abruptio placentae] (O45.-)

O43.0 Transplazentare Transfusionssyndrome
Transfusion:
- fetofetal
- fetomaternal
- maternofetal

O43.1 Fehlbildung der Plazenta
Anomalie der Plazenta o.n.A.
Placenta circumvallata

O43.8 Sonstige pathologische Zustände der Plazenta
Plazentainfarkt
Plazentare Dysfunktion

O43.9 Pathologischer Zustand der Plazenta, nicht näher bezeichnet

O44.- Placenta praevia

O44.0 Placenta praevia mit der Angabe: ohne Blutung
Tiefer Sitz der Plazenta mit der Angabe: ohne Blutung

O44.1 Placenta praevia mit Blutung
Placenta praevia:
- marginalis
- partialis   mit Blutung oder o.n.A.
- totalis
Tiefer Sitz der Plazenta o.n.A. oder mit Blutung

Exkl.: Wehen und Entbindung, kompliziert durch Blutung bei Vasa praevia (O69.4)

O45.- Vorzeitige Plazentalösung [Abruptio placentae]

O45.0 Vorzeitige Plazentalösung bei Gerinnungsstörung
Abruptio [Ablatio] placentae mit (verstärkter) Blutung im Zusammenhang mit:
- Afibrinogenämie
- disseminierter intravasaler Gerinnung
- Hyperfibrinolyse
- Hypofibrinogenämie

O45.8 Sonstige vorzeitige Plazentalösung

O45.9 Vorzeitige Plazentalösung, nicht näher bezeichnet
Abruptio placentae o.n.A.

O46.- Präpartale Blutung, anderenorts nicht klassifiziert

Exkl.: Blutung in der Frühschwangerschaft (O20.-)
Intrapartale Blutung, anderenorts nicht klassifiziert (O67.-)
Placenta praevia (O44.-)
Vorzeitige Plazentalösung [Abruptio placentae] (O45.-)

O46.0 Präpartale Blutung bei Gerinnungsstörung
Präpartale Blutung (verstärkt) im Zusammenhang mit:
- Afibrinogenämie
- disseminierter intravasaler Gerinnung
- Hyperfibrinolyse
- Hypofibrinogenämie

O46.8 Sonstige präpartale Blutung

O46.9 Präpartale Blutung, nicht näher bezeichnet

O47.- Frustrane Kontraktionen [Unnütze Wehen]

O47.0 Frustrane Kontraktionen vor der vollendeten 37. Schwangerschaftswoche

| O47.1 | Frustrane Kontraktionen ab 37 oder mehr vollendeten Schwangerschaftswochen |

| O47.9 | Frustrane Kontraktionen, nicht näher bezeichnet |

| O48 | Übertragene Schwangerschaft |

Tragzeitüberschreitung

Komplikationen bei Wehentätigkeit und Entbindung (O60-O75)

| O60 | Vorzeitige Entbindung |

Geburtsbeginn (spontan) vor der vollendeten 37. Schwangerschaftswoche

| O61.- | Mißlungene Geburtseinleitung |

O61.0 Mißlungene medikamentöse Geburtseinleitung
Mißlungene Induktion (von Wehen) durch:
• Oxytozin [Ocytocin]
• Prostaglandine

O61.1 Mißlungene instrumentelle Geburtseinleitung
Mißlungene Geburtseinleitung:
• mechanisch
• operativ

O61.8 Sonstige mißlungene Geburtseinleitung

O61.9 Mißlungene Geburtseinleitung, nicht näher bezeichnet

| O62.- | Abnorme Wehentätigkeit |

O62.0 Primäre Wehenschwäche
Ausbleiben der Eröffnung der Cervix uteri
Primäre hypotone uterine Dysfunktion

O62.1 Sekundäre Wehenschwäche
Sekundäre hypotone uterine Dysfunktion
Unterbrochene aktive Wehenphase

O62.2 Sonstige Wehenschwäche
Geringe Kontraktionen
Hypotone uterine Dysfunktion o.n.A.
Sporadische Wehen
Unregelmäßige Wehen
Uterusatonie
Wehenschwäche o.n.A.

O62.3 Überstürzte Geburt

O62.4 Hypertone, unkoordinierte und anhaltende Uteruskontraktionen
Dyskoordinierte Wehentätigkeit
Hypertone uterine Dysfunktion
Pathologischer Retraktionsring
Sanduhrkontraktion des Uterus
Tetanus uteri
Unkoordinierte Wehentätigkeit
Uterine Dystokie o.n.A.

Exkl.: Dystokie (fetal) (mütterlich) o.n.A. (O66.9)

O62.8 Sonstige abnorme Wehentätigkeit

O62.9	Abnorme Wehentätigkeit, nicht näher bezeichnet

O63.- Protrahierte Geburt

Exkl.: Protrahierte Geburt nach:
- Blasensprengung (O75.5)
- Blasensprung (O75.6)

O63.0	Protrahiert verlaufende Eröffnungsperiode (bei der Geburt)
O63.1	Protrahiert verlaufende Austreibungsperiode (bei der Geburt)
O63.2	Protrahierte Geburt des zweiten Zwillings, Drillings usw.
O63.9	Protrahierte Geburt, nicht näher bezeichnet Protrahierte Geburt o.n.A.

O64.- Geburtshindernis durch Lage-, Haltungs- und Einstellungsanomalien des Feten

O64.0	Geburtshindernis durch unvollständige Drehung des kindlichen Kopfes Geburtshindernis durch persistierende Kindslage: • hintere Hinterhauptslage • okzipitoiliakal • okzipitosakral • okzipitotransversal Tiefer Querstand
O64.1	Geburtshindernis durch Beckenendlage
O64.2	Geburtshindernis durch Gesichtslage Geburtshindernis durch Kinnlage
O64.3	Geburtshindernis durch Stirnlage
O64.4	Geburtshindernis durch Querlage Armvorfall *Exkl.:* Eingekeilte Schultern (O66.0) Schulterdystokie (O66.0)
O64.5	Geburtshindernis durch kombinierte Einstellungsanomalien
O64.8	Geburtshindernis durch sonstige Lage-, Haltungs- und Einstellungsanomalien
O64.9	Geburtshindernis durch Lage-, Haltungs- und Einstellungsanomalien, nicht näher bezeichnet

O65.- Geburtshindernis durch Anomalie des mütterlichen Beckens

O65.0	Geburtshindernis durch Beckendeformität
O65.1	Geburtshindernis durch allgemein verengtes Becken
O65.2	Geburtshindernis durch Beckeneingangsverengung
O65.3	Geburtshindernis durch Beckenausgangsverengung und Verengung in Beckenmitte
O65.4	Geburtshindernis durch Mißverhältnis zwischen Fet und Becken, nicht näher bezeichnet *Exkl.:* Dystokie durch Anomalie des Feten (O66.2-O66.3)
O65.5	Geburtshindernis durch Anomalie der mütterlichen Beckenorgane Geburtshindernis durch Zustände, die unter O34.- aufgeführt sind
O65.8	Geburtshindernis durch sonstige Anomalien des mütterlichen Beckens
O65.9	Geburtshindernis durch Anomalie des mütterlichen Beckens, nicht näher bezeichnet

O66.- Sonstiges Geburtshindernis

O66.0 Geburtshindernis durch Schulterdystokie
Eingekeilte Schultern

O66.1 Geburtshindernis durch verhakte Zwillinge

O66.2 Geburtshindernis durch ungewöhnlich großen Feten

O66.3 Geburtshindernis durch sonstige Anomalien des Feten
Dystokie durch:
- Doppelfehlbildung [zusammengewachsene Zwillinge]
- fetal:
- Aszites
- Hydrops
- Myelomeningozele
- Steißteratom
- Tumor
- Hydrozephalus beim Feten

O66.4 Mißlungener Versuch der Geburtsbeendigung, nicht näher bezeichnet
Mißlungener Versuch der Geburtsbeendigung mit nachfolgender Schnittentbindung

O66.5 Mißlungener Versuch einer Vakuum- oder Zangenextraktion, nicht näher bezeichnet
Mißlungene Anwendung von Vakuumextraktor oder Zange mit nachfolgender Zangen- oder Schnittentbindung

O66.8 Sonstiges näher bezeichnetes Geburtshindernis

O66.9 Geburtshindernis, nicht näher bezeichnet
Dystokie:
- durch fetale Ursachen o.n.A.
- durch mütterliche Ursachen o.n.A.
- o.n.A.

O67.- Komplikationen bei Wehen und Entbindung durch intrapartale Blutung, anderenorts nicht klassifiziert
Exkl.: Placenta praevia (O44.-)
Postpartale Blutung (O72.-)
Präpartale Blutung, anderenorts nicht klassifiziert (O46.-)
Vorzeitige Plazentalösung [Abruptio placentae] (O45.-)

O67.0 Intrapartale Blutung bei Gerinnungsstörung
Intrapartale Blutung (verstärkt) im Zusammenhang mit:
- Afibrinogenämie
- disseminierter intravasaler Gerinnung
- Hyperfibrinolyse
- Hypofibrinogenämie

O67.8 Sonstige intrapartale Blutung
Verstärkte intrapartale Blutung

O67.9 Intrapartale Blutung, nicht näher bezeichnet

O68.- Komplikationen bei Wehen und Entbindung durch fetalen Distreß [fetal distress] [fetaler Gefahrenzustand]
Inkl.: Fetaler Distreß bei Wehen oder Entbindung durch Verabreichung von Arzneimitteln

O68.0 Komplikationen bei Wehen und Entbindung durch abnorme fetale Herzfrequenz
Fetal:
- Bradykardie
- Tachykardie
- unregelmäßige Herzfrequenz

Exkl.: Mit Mekonium im Fruchtwasser (O68.2)

O68.1 **Komplikationen bei Wehen und Entbindung durch Mekonium im Fruchtwasser**
Exkl.: Mit abnormer fetaler Herzfrequenz (O68.2)

O68.2 **Komplikationen bei Wehen und Entbindung durch abnorme fetale Herzfrequenz mit Mekonium im Fruchtwasser**

O68.3 **Komplikationen bei Wehen und Entbindung durch fetalen Distreß, biochemisch nachgewiesen**
Azidose
Gestörter Säure-Basen-Haushalt } beim Feten

O68.8 **Komplikationen bei Wehen und Entbindung durch fetalen Distreß, mittels anderer Untersuchungsmethoden nachgewiesen**
Nachweis von fetalem Distreß durch:
- Elektrokardiogramm
- Ultraschall

O68.9 **Komplikation bei Wehen und Entbindung durch fetalen Distreß, nicht näher bezeichnet**

O69.- Komplikationen bei Wehen und Entbindung durch Nabelschnurkomplikationen

O69.0 **Komplikationen bei Wehen und Entbindung durch Nabelschnurvorfall**

O69.1 **Komplikationen bei Wehen und Entbindung durch Nabelschnurumschlingung des Halses mit Kompression der Nabelschnur**

O69.2 **Komplikationen bei Wehen und Entbindung durch sonstige Nabelschnurverschlingung**
Nabelschnurknoten
Nabelschnurverschlingung bei monoamniotischen Zwillingen

O69.3 **Komplikationen bei Wehen und Entbindung durch zu kurze Nabelschnur**

O69.4 **Komplikationen bei Wehen und Entbindung durch Vasa praevia**
Blutung bei Vasa praevia

O69.5 **Komplikationen bei Wehen und Entbindung durch Gefäßverletzung der Nabelschnur**
Nabelschnur:
- Hämatom
- Quetschung
Thrombose der Nabelschnurgefäße

O69.8 **Komplikationen bei Wehen und Entbindung durch sonstige Nabelschnurkomplikationen**

O69.9 **Komplikation bei Wehen und Entbindung durch Nabelschnurkomplikation, nicht näher bezeichnet**

O70.- Dammriß unter der Geburt

Inkl.: Episiotomie mit nachfolgendem Weiterreißen

Exkl.: Hoher Scheidenriß unter der Geburt ohne Dammriß (O71.4)

O70.0 **Dammriß 1. Grades unter der Geburt**
Verletzung, Ruptur oder Riß des Perineums (mit Beteiligung von):
- Frenulum labiorum pudendi
- geringfügig
- Haut
- Labien } unter der Geburt
- Vagina
- Vulva

O70.1 **Dammriß 2. Grades unter der Geburt**
Verletzung, Ruptur oder Riß des Perineums, wie unter O70.0 angegeben, außerdem mit Beteiligung von:
- Beckenboden
- Dammuskulatur } unter der Geburt
- Vaginalmuskulatur

Exkl.: Dammriß mit Beteiligung des Sphincter ani (O70.2)

| O70.2 | **Dammriß 3. Grades unter der Geburt**
Verletzung, Ruptur oder Riß des Perineums, wie unter O70.1 angegeben, außerdem mit Beteiligung von:
- Septum rectovaginale
- Sphincter ani | unter der Geburt
- Sphinkter o.n.A.

Exkl.: Dammriß mit Beteiligung der Anal- oder Rektumschleimhaut (O70.3) |

| O70.3 | **Dammriß 4. Grades unter der Geburt**
Verletzung, Ruptur oder Riß des Perineums, wie unter O70.2 angegeben, außerdem mit Beteiligung von:
- Analschleimhaut | unter der Geburt
- Rektumschleimhaut |

| O70.9 | **Dammriß unter der Geburt, nicht näher bezeichnet** |

O71.- Sonstige Verletzungen unter der Geburt
Inkl.: Schädigung durch Instrumente

| O71.0 | **Uterusruptur vor Wehenbeginn** |

| O71.1 | **Uterusruptur während der Geburt**
Uterusruptur ohne Angabe, ob vor Wehenbeginn eingetreten |

| O71.2 | **Inversio uteri, postpartal** |

| O71.3 | **Zervixriß unter der Geburt**
Ringförmige Zervixabtrennung |

| O71.4 | **Hoher Scheidenriß unter der Geburt ohne Dammriß**
Verletzung der Scheidenwand ohne Angabe einer Verletzung des Perineums

Exkl.: Mit Dammriß (O70.-) |

| O71.5 | **Sonstige Verletzung von Beckenorganen unter der Geburt**
Verletzung unter der Geburt:
- Harnblase
- Urethra |

| O71.6 | **Schädigung von Beckengelenken und -bändern unter der Geburt**
Abriß des inneren Symphysenknorpels
Schädigung des Steißbeins | unter der Geburt
Traumatische Symphysensprengung |

| O71.7 | **Beckenhämatom unter der Geburt**
Hämatom unter der Geburt:
- Perineum
- Vagina
- Vulva |

| O71.8 | **Sonstige näher bezeichnete Verletzungen unter der Geburt** |

| O71.9 | **Verletzung unter der Geburt, nicht näher bezeichnet** |

O72.- Postpartale Blutung
Inkl.: Blutung nach Ausstoßung des Feten oder Geburt des Kindes

| O72.0 | **Blutung in der Nachgeburtsperiode**
Blutung, verbunden mit Plazentaretention oder Placenta adhaerens
Plazentaretention o.n.A. |

| O72.1 | **Sonstige unmittelbar postpartal auftretende Blutung**
Blutung nach Ausstoßung der Plazenta
Postpartale Blutung (atonisch) o.n.A. |

O72.2 **Spätblutung und späte Nachgeburtsblutung**
Blutung in Verbindung mit Retention von Plazenta- oder Eihautresten
Retention von Konzeptionsprodukten o.n.A., nach Entbindung

O72.3 **Postpartale Gerinnungstörungen**
Postpartal:
- Afibrinogenämie
- Fibrinolyse

O73.- Retention der Plazenta und der Eihäute ohne Blutung

O73.0 **Retention der Plazenta ohne Blutung**
Placenta adhaerens ohne Blutung

O73.1 **Retention von Plazenta- oder Eihautresten ohne Blutung**
Retention von Konzeptionsprodukten nach Entbindung, ohne Blutung

O74.- Komplikationen bei Anästhesie während der Wehentätigkeit und bei der Entbindung

Inkl.: Komplikationen bei der Mutter durch Verabreichung von Allgemein- oder Lokalanästhetikum, Analgetikum oder durch sonstige Beruhigungsmaßnahme während der Wehentätigkeit und bei der Entbindung

O74.0 **Aspirationspneumonie durch Anästhesie während der Wehentätigkeit und bei der Entbindung**
Aspiration von Mageninhalt oder -sekret o.n.A. | durch Anästhesie während der Wehentätigkeit
Mendelson-Syndrom | und bei der Entbindung

O74.1 **Sonstige pulmonale Komplikationen bei Anästhesie während der Wehentätigkeit und bei der Entbindung**
Pneumothorax durch Anästhesie während der Wehentätigkeit und bei der Entbindung

O74.2 **Kardiale Komplikationen bei Anästhesie während der Wehentätigkeit und bei der Entbindung**
Herz:
- Stillstand | durch Anästhesie während der Wehentätigkeit und bei der Entbindung
- Versagen |

O74.3 **Komplikationen des Zentralnervensystems bei Anästhesie während der Wehentätigkeit und bei der Entbindung**
Zerebrale Anoxie durch Anästhesie während der Wehentätigkeit und bei der Entbindung

O74.4 **Toxische Reaktion auf Lokalanästhesie während der Wehentätigkeit und bei der Entbindung**

O74.5 **Kopfschmerzen nach Spinal- oder Periduralanästhesie während der Wehentätigkeit und bei der Entbindung**

O74.6 **Sonstige Komplikationen bei Spinal- oder Periduralanästhesie während der Wehentätigkeit und bei der Entbindung**

O74.7 **Mißlingen oder Schwierigkeiten bei der Intubation während der Wehentätigkeit und bei der Entbindung**

O74.8 **Sonstige Komplikationen bei Anästhesie während der Wehentätigkeit und bei der Entbindung**

O74.9 **Komplikation bei Anästhesie während der Wehentätigkeit und bei der Entbindung, nicht näher bezeichnet**

O75.- Sonstige Komplikationen bei Wehentätigkeit und Entbindung, anderenorts nicht klassifiziert

Exkl.: Puerperalsepsis (O85)
Wochenbettinfektion (O86.-)

O75.0 **Mütterlicher Gefahrenzustand während der Wehentätigkeit und bei der Entbindung**
Maternaler Distreß

O75.1 **Schock während oder nach Wehentätigkeit und Entbindung**
Geburtsschock

O75.2	**Fieber unter der Geburt, anderenorts nicht klassifiziert**
O75.3	Sonstige Infektion unter der Geburt Sepsis unter der Geburt
O75.4	Sonstige Komplikationen bei geburtshilflichen Operationen und Maßnahmen Herz: • Stillstand nach Schnittentbindung oder anderen geburtshilflichen Operationen • Versagen oder Maßnahmen, einschließlich Entbindung o.n.A. Zerebrale Anoxie *Exkl.:* Geburtshilfliche Operationswunde: • Dehiszenz (O90.0-O90.1) • Hämatom (O90.2) • Infektion (O86.0) Komplikationen bei Anästhesie während der Wehentätigkeit und bei der Entbindung (O74.-)
O75.5	Protrahierte Geburt nach Blasensprengung
O75.6	Protrahierte Geburt nach spontanem oder nicht näher bezeichnetem Blasensprung *Exkl.:* Spontaner vorzeitiger Blasensprung (O42.-)
O75.7	Vaginale Entbindung nach vorangegangener Schnittentbindung
O75.8	Sonstige näher bezeichnete Komplikationen bei Wehentätigkeit und Entbindung
O75.9	Komplikation bei Wehentätigkeit und Entbindung, nicht näher bezeichnet

Entbindung (O80-O82)

O80 Spontangeburt eines Einlings
Inkl.: Keine oder minimale geburtshilfliche Maßnahmen
Normale Entbindung
Spontangeburt aus Schädellage
Spontane Vaginalgeburt eines Einlings
Bezüglich der Prozeduren, die mit dieser Diagnose verwendet werden können, sind die Kodierrichtlinien zu beachten.

O81 Geburt eines Einlings durch Zangen- oder Vakuumextraktion
Hinw.: Diese Kategorie ist anzuwenden, wenn kein Zustand aus diesem Kapitel verschlüsselt werden kann, um den Grund für die Zangen- oder Vakuumextraktion anzugeben.

Exkl.: Mißlungener Versuch einer Vakuum- oder Zangenextraktion (O66.5)

O82 Geburt eines Einlings durch Schnittentbindung [Sectio caesarea]
Hinw.: Diese Kategorie ist anzuwenden, wenn kein Zustand aus diesem Kapitel verschlüsselt werden kann, um den Grund für die Schnittentbindung anzugeben.

Komplikationen, die vorwiegend im Wochenbett auftreten (O85-O92)

Hinw.: Die Schlüsselnummern O88.-, O91.- und O92.- gelten auch dann, wenn die aufgeführten Zustände während der Schwangerschaft und bei der Entbindung auftreten.

Exkl.: Osteomalazie im Wochenbett (M83.0-)
Psychische und Verhaltensstörungen im Wochenbett (F53.-)
Tetanus während der Schwangerschaft, der Geburt und des Wochenbettes (A34)

Schwangerschaft, Geburt und Wochenbett

O85 Puerperalfieber
Kindbettfieber
Puerperal:
- Endometritis
- Peritonitis
- Sepsis
- Septikämie

Soll der Infektionserreger angegeben werden, ist eine zusätzliche Schlüsselnummer (B95-B97) zu benutzen. Im Krankenhaus sollte diese Information immer verschlüsselt werden, wenn sie vorliegt.

Exkl.: Pyämische und septische Embolie während der Gestationsperiode (O88.3)
Sepsis unter der Geburt (O75.3)

O86.- Sonstige Wochenbettinfektionen
Exkl.: Infektion unter der Geburt (O75.3)

O86.0 Infektion der Wunde nach operativem geburtshilflichem Eingriff
Infiziert:
- Dammnaht
- Schnittentbindungswunde | nach Entbindung

O86.1 Sonstige Infektion des Genitaltraktes nach Entbindung
Vaginitis
Zervizitis | nach Entbindung

O86.2 Infektion des Harntraktes nach Entbindung
Krankheitszustände unter N10-N12, N15.-, N30.-, N34.-, N39.0 nach Entbindung

O86.3 Sonstige Infektionen des Urogenitaltraktes nach Entbindung
Wochenbettinfektion des Urogenitaltraktes o.n.A.

O86.4 Fieber unbekannten Ursprungs nach Entbindung
Fieber o.n.A.
Infektion o.n.A. | im Wochenbett

Exkl.: Fieber unter der Geburt (O75.2)
Puerperalfieber (O85)

O86.8 Sonstige näher bezeichnete Wochenbettinfektionen

O87.- Venenkrankheiten als Komplikation im Wochenbett
Inkl.: Während der Wehentätigkeit, der Geburt und im Wochenbett
Exkl.: Embolie während der Gestationsperiode (O88.-)
Venenkrankheiten als Komplikation in der Schwangerschaft (O22.-)

O87.0 Oberflächliche Thrombophlebitis im Wochenbett

O87.1 Tiefe Venenthrombose im Wochenbett
Thrombophlebitis der Beckenvenen, postpartal
Tiefe Venenthrombose, postpartal

O87.2 Hämorrhoiden im Wochenbett

O87.3 Hirnvenenthrombose im Wochenbett
Zerebrovenöse Sinusthrombose im Wochenbett

O87.8 Sonstige Venenkrankheiten als Komplikation im Wochenbett
Genitalvarizen im Wochenbett

O87.9 Venenkrankheit als Komplikation im Wochenbett, nicht näher bezeichnet
Puerperal:
- Phlebitis o.n.A.
- Phlebopathie o.n.A.
- Thrombose o.n.A.

O88.- Embolie während der Gestationsperiode

Inkl.: Lungenembolie während der Schwangerschaft, unter der Geburt oder im Wochenbett

Exkl.: Embolie als Komplikation von Abort, Extrauteringravidität oder Molenschwangerschaft (O00-O07, O08.2)

O88.0 **Luftembolie während der Gestationsperiode**

O88.1 **Fruchtwasserembolie**

O88.2 **Thromboembolie während der Gestationsperiode**
Embolie (Lunge) o.n.A. im Wochenbett
Embolie (Lunge) o.n.A. während der Gestationsperiode

O88.3 **Pyämische und septische Embolie während der Gestationsperiode**

O88.8 **Sonstige Embolie während der Gestationsperiode**
Fettembolie während der Gestationsperiode

O89.- Komplikationen bei Anästhesie im Wochenbett

Inkl.: Komplikationen bei der Mutter durch Verabreichung von Allgemein- oder Lokalanästhetikum, Analgetikum oder durch sonstige Beruhigungsmaßnahme während des Wochenbettes

O89.0 **Pulmonale Komplikationen bei Anästhesie im Wochenbett**
Aspiration von Mageninhalt oder -sekret o.n.A.
Aspirationspneumonie
Mendelson-Syndrom   durch Anästhesie im Wochenbett
Pneumothorax

O89.1 **Kardiale Komplikationen bei Anästhesie im Wochenbett**
Herz:
• Stillstand
• Versagen   durch Anästhesie im Wochenbett

O89.2 **Komplikationen des Zentralnervensystems bei Anästhesie im Wochenbett**
Zerebrale Anoxie durch Anästhesie im Wochenbett

O89.3 **Toxische Reaktion auf Lokalanästhesie im Wochenbett**

O89.4 **Kopfschmerzen nach Spinal- oder Periduralanästhesie im Wochenbett**

O89.5 **Sonstige Komplikationen nach Spinal- oder Periduralanästhesie im Wochenbett**

O89.6 **Mißlingen oder Schwierigkeiten bei der Intubation im Wochenbett**

O89.8 **Sonstige Komplikationen bei Anästhesie im Wochenbett**

O89.9 **Komplikation bei Anästhesie im Wochenbett, nicht näher bezeichnet**

O90.- Wochenbettkomplikationen, anderenorts nicht klassifiziert

O90.0 **Dehiszenz einer Schnittentbindungswunde**

O90.1 **Dehiszenz einer geburtshilflichen Dammwunde**
Dehiszenz einer Wunde:
• Dammriß
• Episiotomie
Sekundärer Dammriß

O90.2 **Hämatom einer geburtshilflichen Wunde**

O90.3 **Kardiomyopathie im Wochenbett**
Krankheitszustände unter I42.-

O90.4 **Postpartales akutes Nierenversagen**
Hepatorenales Syndrom nach Wehen und Entbindung

O90.5 Postpartale Thyreoiditis

O90.8 Sonstige Wochenbettkomplikationen, anderenorts nicht klassifiziert
Plazentapolyp

O90.9 Wochenbettkomplikation, nicht näher bezeichnet

O91.- **Infektionen der Mamma [Brustdrüse] im Zusammenhang mit der Gestation**
Inkl.: Aufgeführte Zustände während der Schwangerschaft, im Wochenbett oder während der Laktation
Die folgenden fünften Stellen sind bei der Kategorie O91 zu benutzen:

0 Ohne Angabe von Schwierigkeiten beim Anlegen

1 Mit Angabe von Schwierigkeiten beim Anlegen

O91.0 **Infektion der Brustwarze im Zusammenhang mit der Gestation**
Abszeß der Brustwarze:
- im Wochenbett
- schwangerschaftsbedingt

O91.1 **Abszeß der Mamma im Zusammenhang mit der Gestation**
Eitrige Mastitis
Mammaabszeß   schwangerschaftsbedingt oder im Wochenbett
Subareolarabszeß

O91.2 **Nichteitrige Mastitis im Zusammenhang mit der Gestation**
Lymphangitis der Mamma
Mastitis:
- interstitiell   schwangerschaftsbedingt oder im Wochenbett
- parenchymatös
- o.n.A.

O92.- **Sonstige Krankheiten der Mamma [Brustdrüse] im Zusammenhang mit der Gestation und Laktationsstörungen**
Inkl.: Aufgeführte Zustände während der Schwangerschaft, im Wochenbett oder während der Laktation

O92.0 **Hohlwarze im Zusammenhang mit der Gestation**

O92.1 **Rhagade der Brustwarze im Zusammenhang mit der Gestation**
Fissur der Brustwarze, schwangerschaftsbedingt oder im Wochenbett

O92.2 Sonstige und nicht näher bezeichnete Krankheiten der Mamma im Zusammenhang mit der Gestation

O92.3 **Agalaktie**
Ausbleibende Laktation
Primäre Agalaktie

O92.4 **Hypogalaktie**

O92.5 **Hemmung der Laktation**
Agalaktie:
- sekundär
- therapeutisch

O92.6 **Galaktorrhoe**
Exkl.: Galaktorrhoe, nicht im Zusammenhang mit der Geburt (N64.3)

O92.7 **Sonstige und nicht näher bezeichnete Laktationsstörungen**
Puerperale Galaktozele

Sonstige Krankheitszustände während der Gestationsperiode, die anderenorts nicht klassifiziert sind
(O95-O99)

Hinw.: Für den Gebrauch der Kategorien O95-O97 sollten die Kodierrichtlinien herangezogen werden.

O95 **Sterbefall während der Gestationsperiode nicht näher bezeichneter Ursache**
Tod der Mutter infolge nicht näher bezeichneter Ursache während der Schwangerschaft, der Wehen und Geburt oder im Wochenbett

O96 **Tod infolge jeder gestationsbedingten Ursache nach mehr als 42 Tagen bis unter einem Jahr nach der Entbindung**
Soll die gestationsbedingte Todesursache angegeben werden, ist eine zusätzliche Schlüsselnummer zu benutzen. Im Krankenhaus sollte diese Information immer verschlüsselt werden, wenn sie vorliegt.

O97 **Tod an den Folgen direkt gestationsbedingter Ursachen**
Tod infolge jeder direkt gestationsbedingten Ursache ein Jahr oder mehr nach der Entbindung

O98.- **Infektiöse und parasitäre Krankheiten der Mutter, die anderenorts klassifizierbar sind, die jedoch Schwangerschaft, Geburt und Wochenbett komplizieren**

Inkl.: Aufgeführte Zustände, wenn sie die Schwangerschaft komplizieren, durch die Schwangerschaft verschlechtert werden oder wenn sie der Grund für eine geburtshilfliche Betreuung sind

Soll der spezifische Krankheitszustand angegeben werden, ist eine zusätzliche Schlüsselnummer (Kapitel I) zu benutzen. Im Krankenhaus sollte diese Information immer verschlüsselt werden, wenn sie vorliegt.

Exkl.: Asymptomatische HIV-Infektion (Z21)
HIV-Krankheit (B20-B24)
Laborhinweis auf HIV (R75)
Puerperalsepsis (O85)
Tetanus während der Schwangerschaft, der Geburt und des Wochenbettes (A34)
Wenn die Betreuung der Mutter wegen einer Krankheit erfolgt, von der bekannt ist oder angenommen wird, daß sie den Feten geschädigt hat (O35-O36)
Wochenbettinfektion (O86.-)

O98.0 Tuberkulose, die Schwangerschaft, Geburt und Wochenbett kompliziert
Krankheitszustände unter A15-A19

O98.1 Syphilis, die Schwangerschaft, Geburt und Wochenbett kompliziert
Krankheitszustände unter A50-A53

O98.2 Gonorrhoe, die Schwangerschaft, Geburt und Wochenbett kompliziert
Krankheitszustände unter A54.-

O98.3 Sonstige Infektionen, hauptsächlich durch Geschlechtsverkehr übertragen, die Schwangerschaft, Geburt und Wochenbett komplizieren
Krankheitszustände unter A55-A64

O98.4 Virushepatitis, die Schwangerschaft, Geburt und Wochenbett kompliziert
Krankheitszustände unter B15-B19

O98.5 Sonstige Viruskrankheiten, die Schwangerschaft, Geburt und Wochenbett komplizieren
Krankheitszustände unter A80-B09, B25-B34

O98.6 Protozoenkrankheiten, die Schwangerschaft, Geburt oder Wochenbett komplizieren
Krankheitszustände unter B50-B64

O98.8 Sonstige infektiöse und parasitäre Krankheiten der Mutter, die Schwangerschaft, Geburt und Wochenbett komplizieren

O98.9 Nicht näher bezeichnete infektiöse oder parasitäre Krankheit der Mutter, die Schwangerschaft, Geburt und Wochenbett kompliziert

Schwangerschaft, Geburt und Wochenbett   Version 2.0 Stand November 2000

O99.- **Sonstige Krankheiten der Mutter, die anderenorts klassifizierbar sind, die jedoch Schwangerschaft, Geburt und Wochenbett komplizieren**

Hinw.: Diese Kategorie schließt Zustände ein, die die Schwangerschaft komplizieren, durch die Schwangerschaft verschlechtert werden oder den Hauptgrund für eine geburtshilfliche Betreuung darstellen, vorausgesetzt, das Alphabetische Verzeichnis verweist nicht auf eine spezifische Schlüsselnummer aus Kapitel XV.

Soll der spezifische Krankheitszustand angegeben werden, ist eine zusätzliche Schlüsselnummer zu benutzen. Im Krankenhaus sollte diese Information immer verschlüsselt werden, wenn sie vorliegt.

Exkl.: Infektiöse und parasitäre Krankheiten (O98.-)
Verletzungen, Vergiftungen und bestimmte andere Folgen äußerer Ursachen (S00-T98)
Wenn die Betreuung der Mutter wegen eines Zustandes erfolgt, von dem bekannt ist oder angenommen wird, daß er den Feten geschädigt hat (O35-O36)

O99.0 **Anämie, die Schwangerschaft, Geburt und Wochenbett kompliziert**
Krankheitszustände unter D50-D64

O99.1 **Sonstige Krankheiten des Blutes und der blutbildenden Organe sowie bestimmte Störungen mit Beteiligung des Immunsystems, die Schwangerschaft, Geburt und Wochenbett komplizieren**
Krankheitszustände unter D65-D89

Exkl.: Blutung bei Gerinnungsstörungen (O46.0, O67.0, O72.3)

O99.2 **Endokrine, Ernährungs- und Stoffwechselkrankheiten, die Schwangerschaft, Geburt und Wochenbett komplizieren**
Krankheitszustände unter E00-E90

Exkl.: Diabetes mellitus (O24.-)
Fehl- und Mangelernährung (O25)
Postpartale Thyreoiditis (O90.5)

O99.3 **Psychische Krankheiten sowie Krankheiten des Nervensystems, die Schwangerschaft, Geburt und Wochenbett komplizieren**
Krankheitszustände unter F00-F99 und G00-G99

Exkl.: Periphere Neuritis während der Schwangerschaft (O26.83)
Postpartale Depression (F53.0)
Wochenbettpsychose (F53.1)

O99.4 **Krankheiten des Kreislaufsystems, die Schwangerschaft, Geburt und Wochenbett komplizieren**
Krankheitszustände unter I00-I99

Exkl.: Embolie während der Gestationsperiode (O88.-)
Hypertonie (O10-O16)
Kardiomyopathie im Wochenbett (O90.3)
Venenkrankheiten und zerebrovenöse Sinusthrombose als Komplikation:
• in der Schwangerschaft (O22.-)
• während der Wehentätigkeit, der Geburt und im Wochenbett (O87.-)

O99.5 **Krankheiten des Atmungssystems, die Schwangerschaft, Geburt und Wochenbett komplizieren**
Krankheitszustände unter J00-J99

O99.6 **Krankheiten des Verdauungssystems, die Schwangerschaft, Geburt und Wochenbett komplizieren**
Krankheitszustände unter K00-K93

Exkl.: Leberkrankheiten während der Schwangerschaft, der Geburt und des Wochenbettes (O26.6)

O99.7 **Krankheiten der Haut und des Unterhautgewebes, die Schwangerschaft, Geburt und Wochenbett komplizieren**
Krankheitszustände unter L00-L99

Exkl.: Herpes gestationis (O26.4)

O99.8 **Sonstige näher bezeichnete Krankheiten und Zustände, die Schwangerschaft, Geburt und Wochenbett komplizieren**
Kombination von Krankheitszuständen klassifizierbar bei O99.0-O99.7
Krankheitszustände unter C00-D48, H00-H95, M00-M99 und Q00-Q99

Exkl.: Betreuung der Mutter bei festgestellter oder vermuteter Anomalie der Beckenorgane (O34.-)
Infektion des Urogenitaltraktes nach Entbindung (O86.0-O86.3)
Infektionen der Urogenitalorgane in der Schwangerschaft (O23.-)
Postpartales akutes Nierenversagen (O90.4)

Kapitel XVI

Bestimmte Zustände, die ihren Ursprung in der Perinatalperiode haben
(P00-P96)

Inkl.: Zustände, die ihren Ursprung in der Perinatalperiode haben, auch wenn Tod oder Krankheit erst später eintreten

Exkl.: Angeborene Fehlbildungen, Deformitäten und Chromosomenanomalien (Q00-Q99)
Endokrine, Ernährungs- und Stoffwechselkrankheiten (E00-E90)
Neubildungen (C00-D48)
Tetanus neonatorum (A33)
Verletzungen, Vergiftungen und bestimmte andere Folgen äußerer Ursachen (S00-T98)

Dieses Kapitel gliedert sich in folgende Gruppen:

P00-P04 Schädigung des Feten und Neugeborenen durch mütterliche Faktoren und durch Komplikationen bei Schwangerschaft, Wehentätigkeit und Entbindung
P05-P08 Störungen im Zusammenhang mit der Schwangerschaftsdauer und dem fetalen Wachstum
P10-P15 Geburtstrauma
P20-P29 Krankheiten des Atmungs- und Herz-Kreislaufsystems, die für die Perinatalperiode spezifisch sind
P35-P39 Infektionen, die für die Perinatalperiode spezifisch sind
P50-P61 Hämorrhagische und hämatologische Krankheiten beim Feten und Neugeborenen
P70-P74 Transitorische endokrine und Stoffwechselstörungen, die für den Feten und das Neugeborene spezifisch sind
P75-P78 Krankheiten des Verdauungssystems beim Feten und Neugeborenen
P80-P83 Krankheitszustände mit Beteiligung der Haut und der Temperaturregulation beim Feten und Neugeborenen
P90-P96 Sonstige Störungen, die ihren Ursprung in der Perinatalperiode haben

Dieses Kapitel enthält die folgende Sternschlüsselnummer:

P75* Mekoniumileus

Schädigung des Feten und Neugeborenen durch mütterliche Faktoren und durch Komplikationen bei Schwangerschaft, Wehentätigkeit und Entbindung
(P00-P04)

Inkl.: Aufgeführte Zustände der Mutter nur dann, wenn sie als Ursache von Tod oder Krankheit des Feten oder Neugeborenen angegeben sind

P00.- **Schädigung des Feten und Neugeborenen durch Zustände der Mutter, die zur vorliegenden Schwangerschaft keine Beziehung haben müssen**
Exkl.: Schädigung des Feten und Neugeborenen durch:
• endokrine und Stoffwechselstörungen der Mutter (P70-P74)
• mütterliche Schwangerschaftskomplikationen (P01.-)
• Noxen, die transplazentar oder mit der Muttermilch übertragen werden (P04.-)

P00.0 **Schädigung des Feten und Neugeborenen durch hypertensive Krankheiten der Mutter**
Schädigung des Feten oder Neugeborenen durch Zustände der Mutter, die unter O10-O11 und O13-O16 klassifizierbar sind

P00.1 **Schädigung des Feten und Neugeborenen durch Nieren- und Harnwegskrankheiten der Mutter**
Schädigung des Feten oder Neugeborenen durch Zustände der Mutter, die unter N00-N39 klassifizierbar sind

P00.2 **Schädigung des Feten und Neugeborenen durch infektiöse und parasitäre Krankheiten der Mutter**
Schädigung des Feten oder Neugeborenen durch eine Infektionskrankheit der Mutter, die unter A00-B99 und J10-J11 klassifizierbar ist, aber ohne Manifestation dieser Krankheit beim Feten oder Neugeborenen

Exkl.: Infektionen des Genitaltraktes der Mutter und mütterliche Infektionen an sonstigen Lokalisationen (P00.8)
Infektionen, die für die Perinatalperiode spezifisch sind (P35-P39)

P00.3	**Schädigung des Feten und Neugeborenen durch sonstige Kreislauf- und Atemwegskrankheiten der Mutter**
	Schädigung des Feten oder Neugeborenen durch Zustände der Mutter, die unter I00-I99, J00-J99 und Q20-Q34 klassifizierbar sind und nicht in P00.0 und P00.2 enthalten sind
P00.4	**Schädigung des Feten und Neugeborenen durch Ernährungsstörung der Mutter**
	Fehl- und Mangelernährung der Mutter o.n.A.
	Schädigung des Feten oder Neugeborenen durch Krankheiten der Mutter, die unter E40-E64 klassifizierbar sind
P00.5	**Schädigung des Feten und Neugeborenen durch Verletzung der Mutter**
	Schädigung des Feten oder Neugeborenen durch Zustände der Mutter, die unter S00-T79 klassifizierbar sind
P00.6	**Schädigung des Feten und Neugeborenen durch chirurgischen Eingriff bei der Mutter**
	Exkl.: Schädigung der Plazenta durch Amniozentese, Schnittentbindung oder durch operative Geburtseinleitung (P02.1)
	Schwangerschaftsabbruch als Ursache von Zuständen beim Fetus und Neugeborenem (P96.4)
	Sectio caesarea bei der gegenwärtigen Entbindung (P03.4)
	Vorangegangener chirurgischer Eingriff am Uterus oder an den Beckenorganen (P03.8)
P00.7	**Schädigung des Feten und Neugeborenen durch sonstige medizinische Maßnahmen bei der Mutter, anderenorts nicht klassifiziert**
	Schädigung des Feten oder Neugeborenen durch radiologische Maßnahmen bei der Mutter
	Exkl.: Schädigung der Plazenta durch Amniozentese, Schnittentbindung oder durch operative Geburtseinleitung (P02.1)
	Schädigung des Feten oder Neugeborenen durch sonstige Komplikationen bei Wehen und Entbindung (P03.-)
P00.8	**Schädigung des Feten und Neugeborenen durch sonstige Zustände der Mutter**
	Schädigung des Feten oder Neugeborenen durch:
	• Infektionen des Genitaltraktes der Mutter und mütterliche Infektionen an sonstigen Lokalisationen
	• systemischen Lupus erythematodes der Mutter
	• Zustände, die unter T80-T88 klassifizierbar sind
	Exkl.: Transitorische endokrine und Stoffwechselstörungen beim Neugeborenen (P70-P74)
P00.9	**Schädigung des Feten und Neugeborenen durch nicht näher bezeichneten Zustand der Mutter**

P01.- Schädigung des Feten und Neugeborenen durch mütterliche Schwangerschaftskomplikationen

P01.0	**Schädigung des Feten und Neugeborenen durch Zervixinsuffizienz**
P01.1	**Schädigung des Feten und Neugeborenen durch vorzeitigen Blasensprung**
P01.2	**Schädigung des Feten und Neugeborenen durch Oligohydramnion**
	Exkl.: Durch vorzeitigen Blasensprung (P01.1)
P01.3	**Schädigung des Feten und Neugeborenen durch Polyhydramnion**
	Hydramnion
P01.4	**Schädigung des Feten und Neugeborenen bei Extrauteringravidität**
	Abdominalgravidität
P01.5	**Schädigung des Feten und Neugeborenen bei Mehrlingsschwangerschaft**
	Drillingsschwangerschaft
	Zwillingsschwangerschaft
P01.6	**Schädigung des Feten und Neugeborenen durch Tod der Mutter**
P01.7	**Schädigung des Feten und Neugeborenen durch Lageanomalie vor Wehenbeginn**
	Äußere Wendung
	Beckenendlage
	Gesichtslage vor Wehenbeginn
	Querlage
	Wechselnde Kindslage

Version 2.0 Stand November 2000   Bestimmte Zustände, die ihren Ursprung in der Perinatalperiode haben

P01.8 Schädigung des Feten und Neugeborenen durch sonstige mütterliche Schwangerschaftskomplikationen
Spontanabort, Fet

P01.9 Schädigung des Feten und Neugeborenen durch mütterliche Schwangerschaftskomplikation, nicht näher bezeichnet

P02.- Schädigung des Feten und Neugeborenen durch Komplikationen von Plazenta, Nabelschnur und Eihäuten

P02.0 Schädigung des Feten und Neugeborenen durch Placenta praevia

P02.1 Schädigung des Feten und Neugeborenen durch sonstige Formen der Plazentalösung und -blutung
Abruptio placentae
Akzidentelle Blutung
Blutverlust der Mutter
Präpartale Blutung
Schädigung der Plazenta durch Amniozentese, Schnittentbindung oder durch operative Geburtseinleitung
Vorzeitige Plazentalösung

P02.2 Schädigung des Feten und Neugeborenen durch sonstige und nicht näher bezeichnete morphologische und funktionelle Plazentaanomalien
Plazenta-:
• Dysfunktion
• Infarkt
• Insuffizienz

P02.3 Schädigung des Feten und Neugeborenen durch transplazentare Transfusionssyndrome
Fetofetale oder sonstige transplazentare Transfusion als Folge von Anomalien der Plazenta und der Nabelschnur

Soll der beim Feten oder Neugeborenen aufgetretene Zustand angegeben werden, ist eine zusätzliche Schlüsselnummer zu benutzen. Im Krankenhaus sollte diese Information immer verschlüsselt werden, wenn sie vorliegt.

P02.4 Schädigung des Feten und Neugeborenen durch Nabelschnurvorfall

P02.5 Schädigung des Feten und Neugeborenen durch sonstige Formen der Nabelschnurkompression
Nabelschnur (straff) um den Hals
Nabelschnurknoten
Nabelschnurverschlingung

P02.6 Schädigung des Feten und Neugeborenen durch sonstige und nicht näher bezeichnete Zustände der Nabelschnur
Vasa praevia
Zu kurze Nabelschnur
Exkl.: Singuläre Nabelarterie (Q27.0)

P02.7 Schädigung des Feten und Neugeborenen durch Chorioamnionitis
Amnionitis
Entzündung der Eihäute
Plazentitis

P02.8 Schädigung des Feten und Neugeborenen durch sonstige Anomalien der Eihäute

P02.9 Schädigung des Feten und Neugeborenen durch Anomalie der Eihäute, nicht näher bezeichnet

P03.- Schädigung des Feten und Neugeborenen durch sonstige Komplikationen bei Wehen und Entbindung

P03.0 Schädigung des Feten und Neugeborenen durch Entbindung und Extraktion aus Beckenendlage

P03.1	**Schädigung des Feten und Neugeborenen durch sonstige Lage-, Haltungs- und Einstellungsanomalien sowie Mißverhältnis während Wehen und Entbindung** Beckenverengung Persistierende hintere Hinterhauptslage Querlage Schädigung des Feten oder Neugeborenen durch Zustände, die unter O64-O66 klassifizierbar sind
P03.2	**Schädigung des Feten und Neugeborenen durch Zangenentbindung**
P03.3	**Schädigung des Feten und Neugeborenen durch Entbindung mittels Vakuumextraktors [Saugglocke]**
P03.4	**Schädigung des Feten und Neugeborenen durch Schnittentbindung**
P03.5	**Schädigung des Feten und Neugeborenen durch überstürzte Geburt** Verkürzte Austreibungsperiode
P03.6	**Schädigung des Feten und Neugeborenen durch abnorme Uteruskontraktionen** Hypertone Wehenform Schädigung des Feten oder Neugeborenen durch Zustände, die unter O62.-, ausgenommen O62.3, klassifizierbar sind Wehenschwäche
P03.8	**Schädigung des Feten und Neugeborenen durch sonstige näher bezeichnete Komplikationen bei Wehen und Entbindung** Anomalie der Weichteile der Mutter Geburtseinleitung Schädigung des Feten oder Neugeborenen durch Zustände, die unter O60-O75 klassifizierbar sind, sowie durch angewandte Maßnahmen bei Wehen und Entbindung, die nicht in P02.- und P03.0-P03.6 enthalten sind Zerstückelnde Operation zur Geburtsermöglichung
P03.9	**Schädigung des Feten und Neugeborenen durch Komplikation bei Wehen und Entbindung, nicht näher bezeichnet**

P04.- **Schädigung des Feten und Neugeborenen durch Noxen, die transplazentar oder mit der Muttermilch übertragen werden**

Inkl.: Nichtteratogene Wirkungen von Substanzen, die durch die Plazenta übertragen werden

Exkl.: Angeborene Fehlbildungen (Q00-Q99)
Ikterus beim Neugeborenen durch sonstige gesteigerte Hämolyse durch verabreichte Arzneimittel oder Toxine, von der Mutter übertragen (P58.4)

P04.0	**Schädigung des Feten und Neugeborenen durch Anästhesie und Analgesie bei der Mutter während Schwangerschaft, Wehen und Entbindung** Reaktionen und Intoxikationen des Feten oder Neugeborenen durch Opiate und Tranquilizer, die der Mutter während der Wehen und Entbindung verabreicht wurden
P04.1	**Schädigung des Feten und Neugeborenen durch sonstige Medikation bei der Mutter** Chemotherapie bei Krebs Zytotoxische Arzneimittel *Exkl.:* Einnahme von abhängigkeitserzeugenden Arzneimitteln oder Drogen durch die Mutter (P04.4) Embryofetales Hydantoin-Syndrom (Q86.1) Warfarin-Embryopathie (Q86.2)
P04.2	**Schädigung des Feten und Neugeborenen durch Tabakkonsum der Mutter**
P04.3	**Schädigung des Feten und Neugeborenen durch Alkoholkonsum der Mutter** *Exkl.:* Alkohol-Embryopathie (Q86.0)
P04.4	**Schädigung des Feten und Neugeborenen durch Einnahme von abhängigkeitserzeugenden Arzneimitteln oder Drogen durch die Mutter** *Exkl.:* Entzugssymptome bei Einnahme von abhängigkeitserzeugenden Arzneimitteln oder Drogen durch die Mutter (P96.1) Schädigung durch Anästhesie und Analgesie bei der Mutter (P04.0)

P04.5	Schädigung des Feten und Neugeborenen durch chemische Substanzen, die mit der Nahrung der Mutter aufgenommen wurden
P04.6	Schädigung des Feten und Neugeborenen durch Exposition der Mutter gegenüber chemischen Substanzen aus der Umwelt
P04.8	Schädigungen des Feten und Neugeborenen durch sonstige Noxen, von der Mutter übertragen
P04.9	Schädigung des Feten und Neugeborenen durch nicht näher bezeichnete Noxen, von der Mutter übertragen

Störungen im Zusammenhang mit der Schwangerschaftsdauer und dem fetalen Wachstum (P05-P08)

P05.- Intrauterine Mangelentwicklung und fetale Mangelernährung

P05.0 **Für das Gestationsalter zu leichte Neugeborene**
Bezugsgrößen sind das Körpergewicht unterhalb der 10. Perzentile und die Körperlänge oberhalb der 10. Perzentile.

Zu leicht für das Gestationsalter [Light-for-dates]

P05.1 **Für das Gestationsalter zu kleine Neugeborene**
Bezugsgrößen sind das Körpergewicht und die Körperlänge unterhalb der 10. Perzentile.

Zu klein für das Gestationsalter [Small-for-dates]
Zu klein und zu leicht für das Gestationsalter [Small-and-light-for-dates]

P05.2 Fetale Mangelernährung des Neugeborenen ohne Angabe von zu leicht oder zu klein für das Gestationsalter [light or small for gestational age]
Neugeborene, die für ihr Gestationsalter nicht zu leicht oder zu klein sind, aber Zeichen einer fetalen Mangelernährung aufweisen, wie trockene, abschilfernde Haut und reduziertes subkutanes Fettgewebe.

Exkl.: Fetale Mangelernährung mit der Angabe:
• zu leicht für das Gestationsalter (P05.0)
• zu klein für das Gestationsalter (P05.1)

P05.9 Intrauterine Mangelentwicklung, nicht näher bezeichnet
Fetale Wachstumsretardierung o.n.A.

P07.- Störungen im Zusammenhang mit kurzer Schwangerschaftsdauer und niedrigem Geburtsgewicht, anderenorts nicht klassifiziert
Hinw.: Liegen Angaben zum Geburtsgewicht und zum Gestationsalter vor, sollte primär nach dem Geburtsgewicht verschlüsselt werden.

Inkl.: Aufgeführte Zustände, ohne weitere Spezifizierung, als Ursache von Tod, Krankheit oder zusätzlicher Betreuung des Neugeborenen

Exkl.: Niedriges Geburtsgewicht infolge fetaler Wachstumsretardierung und fetaler Mangelernährung (P05.-)

P07.0 Neugeborenes mit extrem niedrigem Geburtsgewicht
Geburtsgewicht von 999 Gramm oder weniger.

P07.1 Neugeborenes mit sonstigem niedrigem Geburtsgewicht
Geburtsgewicht von 1000 bis 2499 Gramm.

P07.2 Neugeborenes mit extremer Unreife
Gestationsalter von weniger als 28 vollendeten Wochen (von weniger als 196 vollendeten Tagen).

P07.3 Sonstige vor dem Termin Geborene
Gestationsalter von 28 oder mehr vollendeten Wochen, jedoch weniger als 37 vollendeten Wochen (ab 196 vollendete Tage bis unter 259 vollendete Tage).

Frühgeburt o.n.A.

P08.- Störungen im Zusammenhang mit langer Schwangerschaftsdauer und hohem Geburtsgewicht

Hinw.: Liegen Angaben zum Geburtsgewicht und zum Gestationsalter vor, sollte primär nach dem Geburtsgewicht verschlüsselt werden.

Inkl.: Aufgeführte Zustände, ohne weitere Spezifizierung, als Ursache von Tod, Krankheit oder zusätzlicher Betreuung des Feten oder Neugeborenen

P08.0 Übergewichtige Neugeborene
Ein Kind mit einem Geburtsgewicht von 4500 Gramm oder mehr.

Exkl.: Syndrom des Kindes einer diabetischen Mutter (P70.1)
Syndrom des Kindes einer Mutter mit gestationsbedingtem Diabetes mellitus (P70.0)

P08.1 Sonstige für das Gestationsalter zu schwere Neugeborene
Sonstige Feten oder Neugeborene, die für das Gestationsalter zu schwer oder zu groß sind, ungeachtet der Schwangerschaftsdauer.

Sonstige Heavy-or-large-for-dates

P08.2 Nach dem Termin Geborenes, nicht zu schwer für das Gestationsalter
Fet oder Neugeborenes mit einem Gestationsalter von 42 oder mehr vollendeten Wochen (294 Tage oder mehr), für sein Gestationsalter nicht zu schwer oder zu groß.

Übertragung o.n.A.

Geburtstrauma (P10-P15)

P10.- Intrakranielle Verletzung und Blutung durch Geburtsverletzung

Exkl.: Intrakranielle (nichttraumatische) Blutung beim Feten oder Neugeborenen:
- durch Anoxie oder Hypoxie (P52.-)
- o.n.A. (P52.9)

P10.0 Subdurale Blutung durch Geburtsverletzung
Subdurales Hämatom (lokalisiert) durch Geburtsverletzung

Exkl.: Subdurale Blutung bei Tentoriumriß (P10.4)

P10.1 Zerebrale Blutung durch Geburtsverletzung

P10.2 Intraventrikuläre Blutung durch Geburtsverletzung

P10.3 Subarachnoidale Blutung durch Geburtsverletzung

P10.4 Tentoriumriß durch Geburtsverletzung

P10.8 Sonstige intrakranielle Verletzungen und Blutungen durch Geburtsverletzung

P10.9 Nicht näher bezeichnete intrakranielle Verletzung und Blutung durch Geburtsverletzung

P11.- Sonstige Geburtsverletzungen des Zentralnervensystems

P11.0 Hirnödem durch Geburtsverletzung

P11.1 Sonstige näher bezeichnete Hirnschädigung durch Geburtsverletzung

P11.2 Nicht näher bezeichnete Hirnschädigung durch Geburtsverletzung

P11.3 Geburtsverletzung des N. facialis [VII. Hirnnerv]
Fazialislähmung durch Geburtsverletzung

P11.4 Geburtsverletzung sonstiger Hirnnerven

P11.5	**Geburtsverletzung der Wirbelsäule und des Rückenmarkes** Wirbelsäulenfraktur durch Geburtsverletzung
P11.9	**Geburtsverletzung des Zentralnervensystems, nicht näher bezeichnet**

P12.- Geburtsverletzung der behaarten Kopfhaut

P12.0	**Kephalhämatom durch Geburtsverletzung**
P12.1	**Geburtsgeschwulst durch Geburtsverletzung**
P12.2	**Epikranielle subaponeurotische Blutung durch Geburtsverletzung**
P12.3	**Quetschwunde der behaarten Kopfhaut durch Geburtsverletzung**
P12.4	**Überwachungsbedingte Verletzung der behaarten Kopfhaut beim Neugeborenen** Probeinzision Verletzung durch Kopfschwartenklammer (Elektrode)
P12.8	**Sonstige Geburtsverletzungen der behaarten Kopfhaut**
P12.9	**Geburtsverletzung der behaarten Kopfhaut, nicht näher bezeichnet**

P13.- Geburtsverletzung des Skeletts

Exkl.: Geburtsverletzung der Wirbelsäule (P11.5)

P13.0	**Fraktur des Schädels durch Geburtsverletzung**
P13.1	**Sonstige Geburtsverletzung des Schädels** *Exkl.:* Kephalhämatom (P12.0)
P13.2	**Geburtsverletzung des Femurs**
P13.3	**Geburtsverletzung sonstiger Röhrenknochen**
P13.4	**Klavikularfraktur durch Geburtsverletzung**
P13.8	**Geburtsverletzungen an sonstigen Teilen des Skeletts**
P13.9	**Geburtsverletzung des Skeletts, nicht näher bezeichnet**

P14.- Geburtsverletzung des peripheren Nervensystems

P14.0	**Erb-Lähmung durch Geburtsverletzung** Obere Armplexuslähmung
P14.1	**Klumpke-Lähmung durch Geburtsverletzung** Untere Armplexuslähmung
P14.2	**Lähmung des N. phrenicus durch Geburtsverletzung**
P14.3	**Sonstige Geburtsverletzungen des Plexus brachialis**
P14.8	**Geburtsverletzungen sonstiger Teile des peripheren Nervensystems**
P14.9	**Geburtsverletzung des peripheren Nervensystems, nicht näher bezeichnet**

P15.- Sonstige Geburtsverletzungen

P15.0	**Geburtsverletzung der Leber** Leberruptur durch Geburtsverletzung
P15.1	**Geburtsverletzung der Milz** Milzruptur durch Geburtsverletzung

P15.2　Verletzung des M. sternocleidomastoideus durch Geburtsverletzung

P15.3　Geburtsverletzung des Auges
Subkonjunktivale Blutung | durch Geburtsverletzung
Traumatisches Glaukom |

P15.4　Geburtsverletzung des Gesichtes
Blutstauung des Gesichtes durch Geburtsverletzung

P15.5　Geburtsverletzung der äußeren Genitalorgane

P15.6　Adiponecrosis subcutanea neonatorum durch Geburtsverletzung

P15.8　Sonstige näher bezeichnete Geburtsverletzungen

P15.9　Geburtsverletzung, nicht näher bezeichnet

Krankheiten des Atmungs- und Herz-Kreislaufsystems, die für die Perinatalperiode spezifisch sind (P20-P29)

P20.- Intrauterine Hypoxie

Inkl.: Abnorme fetale Herzfrequenz
Fetal oder intrauterin:
- Anoxie
- Asphyxie
- Azidose
- Distreß
- Gefahrenzustand
- Hypoxie
Mekonium im Fruchtwasser
Mekoniumabgang

Exkl.: Intrakranielle Blutung durch Anoxie oder Hypoxie (P52.-)

P20.0　Intrauterine Hypoxie, erstmals vor Wehenbeginn festgestellt

P20.1　Intrauterine Hypoxie, erstmals während Wehen und Entbindung festgestellt

P20.9　Intrauterine Hypoxie, nicht näher bezeichnet

P21.- Asphyxie unter der Geburt

Hinw.: Diese Kategorie ist nicht zu benutzen bei niedrigem Apgarwert ohne Hinweis auf Asphyxie oder sonstige Atmungsprobleme

Exkl.: Intrauterine Hypoxie oder Asphyxie (P20.-)

P21.0　Schwere Asphyxie unter der Geburt
Pulsfrequenz weniger als 100 pro Minute bei Geburt und abfallend oder gleichbleibend, Schnappatmung oder fehlende Atmung, blasse Hautfarbe, fehlender Muskeltonus.

Asphyxia pallida [Weiße Asphyxie]
Asphyxie mit Apgar-Wert 1 Minute postnatal: 0-3

P21.1　Leichte oder mäßige Asphyxie unter der Geburt
Nichteinsetzen der normalen Atmung innerhalb einer Minute, Herzfrequenz 100 oder mehr, geringer Muskeltonus, geringe Reaktion auf Reize.

Asphyxia livida [Blaue Asphyxie]
Asphyxie mit Apgar-Wert 1 Minute postnatal: 4-7

P21.9	Asphyxie unter der Geburt, nicht näher bezeichnet

Anoxie
Asphyxie   o.n.A.
Hypoxie

P22.-   Atemnot [Respiratory distress] beim Neugeborenen
Exkl.: Respiratorisches Versagen beim Neugeborenen (P28.5)

P22.0   Atemnotsyndrom [Respiratory distress syndrome] des Neugeborenen
Hyaline Membranenkrankheit

P22.1   Transitorische Tachypnoe beim Neugeborenen

P22.8   Sonstige Atemnot [Respiratory distress] beim Neugeborenen

P22.9   Atemnot [Respiratory distress] beim Neugeborenen, nicht näher bezeichnet

P23.-   Angeborene Pneumonie
Inkl.: Infektionsbedingte Pneumonie, in utero oder unter der Geburt erworben
Exkl.: Pneumonie beim Neugeborenen durch Aspiration (P24.-)

P23.0   Angeborene Pneumonie durch Viren
Exkl.: Kongenitale Röteln-Pneumonie (P35.0)

P23.1   Angeborene Pneumonie durch Chlamydien

P23.2   Angeborene Pneumonie durch Staphylokokken

P23.3   Angeborene Pneumonie durch Streptokokken, Gruppe B

P23.4   Angeborene Pneumonie durch Escherichia coli

P23.5   Angeborene Pneumonie durch Pseudomonasarten

P23.6   Angeborene Pneumonie durch sonstige Bakterien
Haemophilus influenzae
Klebsiella pneumoniae
Mykoplasma
Streptokokkus, ausgenommen Gruppe B

P23.8   Angeborene Pneumonie durch sonstige Erreger

P23.9   Angeborene Pneumonie, nicht näher bezeichnet

P24.-   Aspirationssyndrome beim Neugeborenen
Inkl.: Pneumonie beim Neugeborenen durch Aspiration

P24.0   Mekoniumaspiration durch das Neugeborene

P24.1   Fruchtwasser- und Schleimaspiration durch das Neugeborene
Aspiration von Liquor (amnii)

P24.2   Blutaspiration durch das Neugeborene

P24.3   Aspiration von Milch und regurgitierter Nahrung durch das Neugeborene

P24.8   Sonstige Aspirationssyndrome beim Neugeborenen

P24.9   Aspirationssyndrom beim Neugeborenen, nicht näher bezeichnet
Neonatale Aspirationspneumonie o.n.A.

Bestimmte Zustände, die ihren Ursprung in der Perinatalperiode haben   Version 2.0 Stand November 2000

P25.- Interstitielles Emphysem und verwandte Zustände mit Ursprung in der Perinatalperiode

P25.0 Interstitielles Emphysem mit Ursprung in der Perinatalperiode

P25.1 Pneumothorax mit Ursprung in der Perinatalperiode

P25.2 Pneumomediastinum mit Ursprung in der Perinatalperiode

P25.3 Pneumoperikard mit Ursprung in der Perinatalperiode

P25.8 Sonstige Zustände in Verbindung mit interstitiellem Emphysem mit Ursprung in der Perinatalperiode

P26.- Lungenblutung mit Ursprung in der Perinatalperiode

P26.0 Tracheobronchiale Blutung mit Ursprung in der Perinatalperiode

P26.1 Massive Lungenblutung mit Ursprung in der Perinatalperiode

P26.8 Sonstige Lungenblutung mit Ursprung in der Perinatalperiode

P26.9 Nicht näher bezeichnete Lungenblutung mit Ursprung in der Perinatalperiode

P27.- Chronische Atemwegskrankheit mit Ursprung in der Perinatalperiode

P27.0 Mikity-Wilson-Syndrom
Pulmonale Dysmaturität

P27.1 Bronchopulmonale Dysplasie mit Ursprung in der Perinatalperiode

P27.8 Sonstige chronische Atemwegskrankheiten mit Ursprung in der Perinatalperiode
Angeborene Lungenfibrose
Beatmungslunge beim Neugeborenen

P27.9 Nicht näher bezeichnete chronische Atemwegskrankheit mit Ursprung in der Perinatalperiode

P28.- Sonstige Störungen der Atmung mit Ursprung in der Perinatalperiode
Exkl.: Angeborene Fehlbildungen des Atmungssystems (Q30-Q34)

P28.0 Primäre Atelektase beim Neugeborenen
Fehlende Entfaltung der terminalen Lungenabschnitte
Pulmonale Hypoplasie verbunden mit kurzer Schwangerschaftsdauer
Unreife der Lungen o.n.A.

P28.1 Sonstige und nicht näher bezeichnete Atelektase beim Neugeborenen
Atelektase:
• partiell
• sekundär
• o.n.A.
Resorptionsatelektase ohne Atemnotsyndrom

P28.2 Zyanoseanfälle beim Neugeborenen
Exkl.: Apnoe beim Neugeborenen (P28.3, P28.4)

P28.3 Primäre Schlafapnoe beim Neugeborenen
Schlafapnoe beim Neugeborenen o.n.A.

P28.4 Sonstige Apnoe beim Neugeborenen

P28.5 Respiratorisches Versagen beim Neugeborenen

P28.8 Sonstige näher bezeichnete Störungen der Atmung beim Neugeborenen
Chronischer Schnupfen beim Neugeborenen

Exkl.: Angeborene frühsyphilitische Rhinitis (A50.0)

P28.9 Störung der Atmung beim Neugeborenen, nicht näher bezeichnet

Version 2.0 Stand November 2000   Bestimmte Zustände, die ihren Ursprung in der Perinatalperiode haben

P29.- Kardiovaskuläre Krankheiten mit Ursprung in der Perinatalperiode

Exkl.: Angeborene Fehlbildungen des Kreislaufsystems (Q20-Q28)

P29.0 Herzinsuffizienz beim Neugeborenen

P29.1 Herzrhythmusstörung beim Neugeborenen

P29.2 Hypertonie beim Neugeborenen

P29.3 Persistierender Fetalkreislauf
Verzögerter Verschluß des Ductus arteriosus

P29.4 Transitorische Myokardischämie beim Neugeborenen

P29.8 Sonstige kardiovaskuläre Krankheiten mit Ursprung in der Perinatalperiode

P29.9 Kardiovaskuläre Krankheit mit Ursprung in der Perinatalperiode, nicht näher bezeichnet

Infektionen, die für die Perinatalperiode spezifisch sind (P35-P39)

Inkl.: Infektionen, die in utero oder unter der Geburt erworben wurden

Exkl.: Angeboren:
- Gonokokkeninfektion (A54.-)
- Pneumonie (P23.-)
- Syphilis (A50.-)

Asymptomatische HIV-Infektion (Z21)
HIV-Krankheit (B20-B24)
Infektiöse Darmkrankheiten (A00-A09)
Infektionskrankheit der Mutter als Ursache von Tod oder Krankheit des Feten oder Neugeborenen ohne Manifestation dieser Krankheit beim Feten oder Neugeborenen (P00.2)
Laborhinweis auf HIV (R75)
Nach der Geburt erworbene Infektionskrankheiten (A00-B99, J10-J11)
Tetanus neonatorum (A33)

P35.- Angeborene Viruskrankheiten

P35.0 Rötelnembryopathie
Kongenitale Röteln-Pneumonie

P35.1 Angeborene Zytomegalie

P35.2 Angeborene Infektion durch Herpesviren [Herpes simplex]

P35.3 Angeborene Virushepatitis

P35.8 Sonstige angeborene Viruskrankheiten
Angeborene Varizellen [Windpocken]

P35.9 Angeborene Viruskrankheit, nicht näher bezeichnet

P36.- Bakterielle Sepsis beim Neugeborenen

Inkl.: Angeborene Sepsis

P36.0 Sepsis beim Neugeborenen durch Streptokokken, Gruppe B

P36.1 Sepsis beim Neugeborenen durch sonstige und nicht näher bezeichnete Streptokokken

P36.2 Sepsis beim Neugeborenen durch Staphylococcus aureus

P36.3 Sepsis beim Neugeborenen durch sonstige und nicht näher bezeichnete Staphylokokken

P36.4	Sepsis beim Neugeborenen durch Escherichia coli
P36.5	Sepsis beim Neugeborenen durch Anaerobier
P36.8	Sonstige bakterielle Sepsis beim Neugeborenen
P36.9	Bakterielle Sepsis beim Neugeborenen, nicht näher bezeichnet

P37.- Sonstige angeborene infektiöse und parasitäre Krankheiten

Exkl.: Diarrhoe beim Neugeborenen:
- infektiös (A00-A09)
- nichtinfektiös (P78.3)
- o.n.A. (P78.3)

Enterocolitis necroticans beim Feten und Neugeborenen (P77)
Ophthalmia neonatorum durch Gonokokken (A54.3)
Syphilis connata (A50.-)
Tetanus neonatorum (A33)

P37.0	Angeborene Tuberkulose
P37.1	Angeborene Toxoplasmose
	Hydrozephalus durch angeborene Toxoplasmose
P37.2	Neugeborenenlisteriose (disseminiert)
P37.3	Angeborene Malaria tropica
P37.4	Sonstige angeborene Malaria
P37.5	Kandidose beim Neugeborenen
P37.8	Sonstige näher bezeichnete angeborene infektiöse und parasitäre Krankheiten
P37.9	Angeborene infektiöse oder parasitäre Krankheit, nicht näher bezeichnet

P38 Omphalitis beim Neugeborenen mit oder ohne leichte Blutung

P39.- Sonstige Infektionen, die für die Perinatalperiode spezifisch sind

P39.0 **Infektiöse Mastitis beim Neugeborenen**

Exkl.: Brustdrüsenschwellung beim Neugeborenen (P83.4)
Nichtinfektiöse Mastitis beim Neugeborenen (P83.4)

P39.1 **Konjunktivitis und Dakryozystitis beim Neugeborenen**
Konjunktivitis durch Chlamydien beim Neugeborenen
Ophthalmia neonatorum o.n.A.

Exkl.: Konjunktivitis durch Gonokokken (A54.3)

P39.2	Intraamniale Infektion des Feten, anderenorts nicht klassifiziert
P39.3	Harnwegsinfektion beim Neugeborenen
P39.4	**Hautinfektion beim Neugeborenen**
	Pyodermie beim Neugeborenen

Exkl.: Staphylococcal scalded skin syndrome [SSS-Syndrom] (L00)
Pemphigus neonatorum (L00)

P39.8	Sonstige näher bezeichnete Infektionen, die für die Perinatalperiode spezifisch sind
P39.9	Infektion, die für die Perinatalperiode spezifisch ist, nicht näher bezeichnet

Hämorrhagische und hämatologische Krankheiten beim Feten und Neugeborenen (P50-P61)

Exkl.: Angeborene Stenose und Striktur der Gallengänge (Q44.3)
Crigler-Najjar-Syndrom (E80.5)
Dubin-Johnson-Syndrom (E80.6)
Gilbert-Meulengracht-Syndrom (E80.4)
Hereditäre hämolytische Anämien (D55-D58)

P50.- Fetaler Blutverlust
Exkl.: Angeborene Anämie durch fetalen Blutverlust (P61.3)

P50.0 Fetaler Blutverlust bei Insertio velamentosa [Vasa praevia]

P50.1 Fetaler Blutverlust aus der rupturierten Nabelschnur

P50.2 Fetaler Blutverlust aus der Plazenta

P50.3 Blutung in den anderen Mehrling (fetofetal)

P50.4 Blutung in den Kreislauf der Mutter (fetomaternal)

P50.5 Fetaler Blutverlust aus dem durchtrennten Ende der Nabelschnur eines anderen Mehrlings

P50.8 Sonstiger fetaler Blutverlust

P50.9 Fetaler Blutverlust, nicht näher bezeichnet
Fetale Blutung o.n.A.

P51.- Nabelblutung beim Neugeborenen
Exkl.: Omphalitis mit leichter Blutung (P38)

P51.0 Massive Nabelblutung beim Neugeborenen

P51.8 Sonstige Nabelblutungen beim Neugeborenen
Sichlösen einer Nabelschnurligatur o.n.A.

P51.9 Nabelblutung beim Neugeborenen, nicht näher bezeichnet

P52.- Intrakranielle nichttraumatische Blutung beim Feten und Neugeborenen
Inkl.: Intrakranielle Blutung durch Anoxie oder Hypoxie

Exkl.: Intrakranielle Blutung durch:
• Geburtsverletzung (P10.-)
• sonstige Verletzung (S06.-)
• Verletzung der Mutter (P00.5)

P52.0 Intraventrikuläre (nichttraumatische) Blutung 1. Grades beim Feten und Neugeborenen
Subependymblutung (ohne intraventrikuläre Ausdehnung)

P52.1 Intraventrikuläre (nichttraumatische) Blutung 2. Grades beim Feten und Neugeborenen
Subependymblutung mit intraventrikulärer Ausdehnung

P52.2 Intraventrikuläre (nichttraumatische) Blutung 3. Grades beim Feten und Neugeborenen
Subependymblutung mit intraventrikulärer und intrazerebraler Ausdehnung gleichzeitig

P52.3 Nicht näher bezeichnete intraventrikuläre (nichttraumatische) Blutung beim Feten und Neugeborenen

P52.4 Intrazerebrale (nichttraumatische) Blutung beim Feten und Neugeborenen

P52.5 Subarachnoidalblutung (nichttraumatisch) beim Feten und Neugeborenen

P52.6 Kleinhirnblutung (nichttraumatisch) und Blutung in die Fossa cranii posterior beim Feten und Neugeborenen

P52.8 Sonstige intrakranielle (nichttraumatische) Blutungen beim Feten und Neugeborenen

P52.9 Intrakranielle (nichttraumatische) Blutung beim Feten und Neugeborenen, nicht näher bezeichnet

P53 Hämorrhagische Krankheit beim Feten und Neugeborenen
Vitamin-K-Mangel beim Neugeborenen

P54.- Sonstige Blutungen beim Neugeborenen
Exkl.: Fetaler Blutverlust (P50.-)
Lungenblutung mit Ursprung in der Perinatalperiode (P26.-)

P54.0 Hämatemesis beim Neugeborenen
Exkl.: Hämatemesis durch Verschlucken mütterlichen Blutes (P78.2)

P54.1 Meläna beim Neugeborenen
Exkl.: Meläna durch Verschlucken mütterlichen Blutes (P78.2)

P54.2 Rektumblutung beim Neugeborenen

P54.3 Sonstige gastrointestinale Blutung beim Neugeborenen

P54.4 Nebennierenblutung beim Neugeborenen

P54.5 Hautblutung beim Neugeborenen
Ekchymosen
Oberflächliche Hämatome
Petechien   beim Feten oder Neugeborenen
Quetschwunde

Exkl.: Kephalhämatom durch Geburtsverletzung (P12.0)
Quetschwunde der behaarten Kopfhaut durch Geburtsverletzung (P12.3)

P54.6 Blutung aus der Vagina beim Neugeborenen
Pseudomenstruation

P54.8 Sonstige näher bezeichnete Blutungen beim Neugeborenen

P54.9 Blutung beim Neugeborenen, nicht näher bezeichnet

P55.- Hämolytische Krankheit beim Feten und Neugeborenen

P55.0 Rh-Isoimmunisierung beim Feten und Neugeborenen

P55.1 AB0-Isoimmunisierung beim Feten und Neugeborenen

P55.8 Sonstige hämolytische Krankheiten beim Feten und Neugeborenen

P55.9 Hämolytische Krankheit beim Feten und Neugeborenen, nicht näher bezeichnet

P56.- Hydrops fetalis durch hämolytische Krankheit
Exkl.: Hydrops fetalis o.n.A. (P83.2)
Hydrops fetalis o.n.A. nicht durch hämolytische Krankheit (P83.2)

P56.0 Hydrops fetalis durch Isoimmunisierung

P56.9 Hydrops fetalis durch sonstige und nicht näher bezeichnete hämolytische Krankheit

P57.- Kernikterus

P57.0 Kernikterus durch Isoimmunisierung

P57.8	**Sonstiger näher bezeichneter Kernikterus** *Exkl.:* Crigler-Najjar-Syndrom (E80.5)
P57.9	**Kernikterus, nicht näher bezeichnet**

P58.- Neugeborenenikterus durch sonstige gesteigerte Hämolyse
Exkl.: Ikterus durch Isoimmunisierung (P55-P57)

P58.0	**Neugeborenenikterus durch Quetschwunde**
P58.1	**Neugeborenenikterus durch Blutung**
P58.2	**Neugeborenenikterus durch Infektion**
P58.3	**Neugeborenenikterus durch Polyglobulie**
P58.4	**Neugeborenenikterus durch Arzneimittel oder Toxine, die von der Mutter übertragen oder dem Neugeborenen verabreicht wurden** Soll bei Arzneimittelinduktion die Substanz angegeben werden, ist eine zusätzliche Schlüsselnummer (Kapitel XX) zu benutzen.
P58.5	**Neugeborenenikterus durch Verschlucken mütterlichen Blutes**
P58.8	**Neugeborenenikterus durch sonstige näher bezeichnete gesteigerte Hämolyse**
P58.9	**Neugeborenenikterus durch gesteigerte Hämolyse, nicht näher bezeichnet**

P59.- Neugeborenenikterus durch sonstige und nicht näher bezeichnete Ursachen
Exkl.: Durch angeborene Stoffwechselstörungen (E70-E90)
      Kernikterus (P57.-)

P59.0	**Neugeborenenikterus in Verbindung mit vorzeitiger Geburt** Hyperbilirubinämie bei Prämaturität Ikterus infolge verzögerter Konjugation in Verbindung mit vorzeitiger Geburt
P59.1	**Gallepfropf-Syndrom**
P59.2	**Neugeborenenikterus durch sonstige und nicht näher bezeichnete Leberzellschädigung** *Exkl.:* Angeborene Virushepatitis (P35.3)
P59.3	**Neugeborenenikterus durch Muttermilch-Inhibitor**
P59.8	**Neugeborenenikterus durch sonstige näher bezeichnete Ursachen**
P59.9	**Neugeborenenikterus, nicht näher bezeichnet** Physiologischer Ikterus (verstärkt) (verlängert) o.n.A.

P60 Disseminierte intravasale Gerinnung beim Feten und Neugeborenen
Defibrinationssyndrom beim Feten oder Neugeborenen

P61.- Sonstige hämatologische Krankheiten in der Perinatalperiode
Exkl.: Transitorische Hypogammaglobulinämie im Kindesalter (D80.7)

P61.0	**Transitorische Thrombozytopenie beim Neugeborenen** Thrombozytopenie beim Neugeborenen durch: • Austauschtransfusion • idiopathische Thrombozytopenie der Mutter • Isoimmunisierung
P61.1	**Polyglobulie beim Neugeborenen**
P61.2	**Anämie bei Prämaturität**
P61.3	**Angeborene Anämie durch fetalen Blutverlust**

P61.4	Sonstige angeborene Anämien, anderenorts nicht klassifiziert
	Angeborene Anämie o.n.A.

P61.5	Transitorische Neutropenie beim Neugeborenen

P61.6	Sonstige transitorische Gerinnungsstörungen beim Neugeborenen

P61.8	Sonstige näher bezeichnete hämatologische Krankheiten in der Perinatalperiode

P61.9	Hämatologische Krankheit in der Perinatalperiode, nicht näher bezeichnet

Transitorische endokrine und Stoffwechselstörungen, die für den Feten und das Neugeborene spezifisch sind (P70-P74)

Inkl.: Transitorische endokrine und Stoffwechselstörungen, die durch Reaktion des Kindes auf endokrine und Stoffwechselfaktoren der Mutter oder durch Anpassung an das extrauterine Leben verursacht werden

P70.- Transitorische Störungen des Kohlenhydratstoffwechsels, die für den Feten und das Neugeborene spezifisch sind

P70.0	Syndrom des Kindes einer Mutter mit gestationsbedingtem Diabetes mellitus

P70.1	**Syndrom des Kindes einer diabetischen Mutter**
	Diabetes mellitus der Mutter (vorher bestehend), der sich auf den Feten oder das Neugeborene auswirkt (mit Hypoglykämie)

P70.2	Diabetes mellitus beim Neugeborenen

P70.3	Iatrogene Hypoglykämie beim Neugeborenen

P70.4	Sonstige Hypoglykämie beim Neugeborenen
	Transitorische Hypoglykämie beim Neugeborenen

P70.8	Sonstige transitorische Störungen des Kohlenhydratstoffwechsels beim Feten und Neugeborenen

P70.9	Transitorische Störung des Kohlenhydratstoffwechsels beim Feten und Neugeborenen, nicht näher bezeichnet

P71.- Transitorische Störungen des Kalzium- und Magnesiumstoffwechsels beim Neugeborenen

P71.0	Kuhmilch-Hypokalzämie beim Neugeborenen

P71.1	Sonstige Hypokalzämie beim Neugeborenen
	Exkl.: Hypoparathyreoidismus beim Neugeborenen (P71.4)

P71.2	Hypomagnesiämie beim Neugeborenen

P71.3	Tetanie beim Neugeborenen, ohne Kalzium- oder Magnesiummangel
	Tetanie beim Neugeborenen o.n.A.

P71.4	Transitorischer Hypoparathyreoidismus beim Neugeborenen

P71.8	Sonstige transitorische Störungen des Kalzium- und Magnesiumstoffwechsels beim Neugeborenen

P71.9	Transitorische Störung des Kalzium- und Magnesiumstoffwechsels beim Neugeborenen, nicht näher bezeichnet

P72.- Sonstige transitorische endokrine Krankheiten beim Neugeborenen
Exkl.: Angeborene Hypothyreose mit oder ohne Struma (E03.0-E03.1)
Dyshormogene Struma (E07.1)
Pendred-Syndrom (E07.1)

P72.0 Struma beim Neugeborenen, anderenorts nicht klassifiziert
Transitorische Struma congenita mit normaler Funktion

P72.1 Transitorische Hyperthyreose beim Neugeborenen
Thyreotoxikose beim Neugeborenen

P72.2 Sonstige transitorische Störungen der Schilddrüsenfunktion beim Neugeborenen, anderenorts nicht klassifiziert
Transitorische Hypothyreose beim Neugeborenen

P72.8 Sonstige näher bezeichnete transitorische endokrine Krankheiten beim Neugeborenen

P72.9 Transitorische endokrine Krankheit beim Neugeborenen, nicht näher bezeichnet

P74.- Sonstige transitorische Störungen des Elektrolythaushaltes und des Stoffwechsels beim Neugeborenen

P74.0 Metabolische Spätazidose beim Neugeborenen

P74.1 Dehydratation beim Neugeborenen

P74.2 Störungen des Natriumgleichgewichtes beim Neugeborenen

P74.3 Störungen des Kaliumgleichgewichtes beim Neugeborenen

P74.4 Sonstige transitorische Störungen des Elektrolythaushaltes beim Neugeborenen

P74.5 Transitorische Hypertyrosinämie beim Neugeborenen

P74.8 Sonstige transitorische Stoffwechselstörungen beim Neugeborenen

P74.9 Transitorische Stoffwechselstörung beim Neugeborenen, nicht näher bezeichnet

Krankheiten des Verdauungssystems beim Feten und Neugeborenen (P75-P78)

P75* Mekoniumileus (E84.1†)

P76.- Sonstiger Darmverschluß beim Neugeborenen
Exkl.: Darmverschluß, klassifizierbar unter K56.-

P76.0 Mekoniumpfropf-Syndrom

P76.1 Transitorischer Ileus beim Neugeborenen
Exkl.: Hirschsprung-Krankheit (Q43.1)

P76.2 Darmverschluß beim Neugeborenen durch eingedickte Milch

P76.8 Sonstiger näher bezeichneter Darmverschluß beim Neugeborenen

P76.9 Darmverschluß beim Neugeborenen, nicht näher bezeichnet

P77 Enterocolitis necroticans beim Feten und Neugeborenen

P78.- Sonstige Krankheiten des Verdauungssystems in der Perinatalperiode
Exkl.: Gastrointestinale Blutungen beim Neugeborenen (P54.0-P54.3)

P78.0	Darmperforation in der Perinatalperiode
	Mekoniumperitonitis

P78.1	Sonstige Peritonitis beim Neugeborenen
	Neonatale Peritonitis o.n.A.

P78.2	Hämatemesis und Meläna beim Neugeborenen durch Verschlucken mütterlichen Blutes

P78.3	Nichtinfektiöse Diarrhoe beim Neugeborenen
	Diarrhoe beim Neugeborenen o.n.A.
	Exkl.: Neonatale Diarrhoe o.n.A. in Ländern, in denen diese Krankheit als infektiösen Ursprungs angesehen werden kann (A09)

P78.8	Sonstige näher bezeichnete Krankheiten des Verdauungssystems in der Perinatalperiode
	Angeborene Zirrhose (der Leber)
	Ulcus pepticum beim Neugeborenen

P78.9	Krankheit des Verdauungssystems in der Perinatalperiode, nicht näher bezeichnet

Krankheitszustände mit Beteiligung der Haut und der Temperaturregulation beim Feten und Neugeborenen (P80-P83)

P80.- Hypothermie beim Neugeborenen

P80.0	Kältesyndrom beim Neugeborenen
	Schwere und gewöhnlich chronische Hypothermie in Verbindung mit Rötung von Gesicht und Akren, Ödemen, neurologischen und biochemischen Auffälligkeiten.
	Exkl.: Geringgradige Hypothermie beim Neugeborenen (P80.8)

P80.8	Sonstige Hypothermie beim Neugeborenen
	Geringgradige Hypothermie beim Neugeborenen

P80.9	Hypothermie beim Neugeborenen, nicht näher bezeichnet

P81.- Sonstige Störungen der Temperaturregulation beim Neugeborenen

P81.0	Umweltbedingte Hyperthermie beim Neugeborenen

P81.8	Sonstige näher bezeichnete Störungen der Temperaturregulation beim Neugeborenen

P81.9	Störung der Temperaturregulation beim Neugeborenen, nicht näher bezeichnet
	Fieber beim Neugeborenen o.n.A.

P83.- Sonstige Krankheitszustände mit Beteiligung der Haut, die für den Feten und das Neugeborene spezifisch sind

	Exkl.: Angeborene Fehlbildungen der Haut und des Integumentes (Q80-Q84)
	Hautinfektion beim Neugeborenen (P39.4)
	Hydrops fetalis durch hämolytische Krankheit (P56.-)
	Milchschorf, seborrhoisch (L21.0)
	Staphylococcal scalded skin syndrome [SSS-Syndrom] (L00)
	Windeldermatitis (L22)

P83.0	Sclerema neonatorum

P83.1	Erythema toxicum neonatorum

P83.2	Hydrops fetalis, nicht durch hämolytische Krankheit bedingt
	Hydrops fetalis o.n.A.

Version 2.0 Stand November 2000 Bestimmte Zustände, die ihren Ursprung in der Perinatalperiode haben

P83.3 Sonstiges und nicht näher bezeichnetes Ödem, das für den Feten und das Neugeborene spezifisch ist

P83.4 Brustdrüsenschwellung beim Neugeborenen
Nichtinfektiöse Mastitis beim Neugeborenen

P83.5 Angeborene Hydrozele

P83.6 Umbilikaler Polyp beim Neugeborenen

P83.8 Sonstige näher bezeichnete Krankheitszustände der Haut, die für den Feten und das Neugeborene spezifisch sind
Bronze-Baby
Sklerodermie beim Neugeborenen
Urticaria neonatorum

P83.9 Krankheitszustand der Haut, der für den Feten und das Neugeborene spezifisch ist, nicht näher bezeichnet

Sonstige Störungen, die ihren Ursprung in der Perinatalperiode haben (P90-P96)

P90 Krämpfe beim Neugeborenen
Exkl.: Gutartige Neugeborenenkrämpfe (familiär) (G40.3)

P91.- Sonstige zerebrale Störungen beim Neugeborenen

P91.0 Zerebrale Ischämie beim Neugeborenen

P91.1 Erworbene periventrikuläre Zysten beim Neugeborenen

P91.2 Zerebrale Leukomalazie beim Neugeborenen

P91.3 Zerebrale Übererregbarkeit des Neugeborenen

P91.4 Zerebraler Depressionszustand des Neugeborenen

P91.5 Koma beim Neugeborenen

P91.8 Sonstige näher bezeichnete zerebrale Störungen beim Neugeborenen

P91.9 Zerebrale Störung beim Neugeborenen, nicht näher bezeichnet

P92.- Ernährungsprobleme beim Neugeborenen

P92.0 Erbrechen beim Neugeborenen

P92.1 Regurgitation und Rumination beim Neugeborenen

P92.2 Trinkunlust beim Neugeborenen

P92.3 Unterernährung beim Neugeborenen

P92.4 Überernährung beim Neugeborenen

P92.5 Schwierigkeit beim Neugeborenen bei Brusternährung

P92.8 Sonstige Ernährungsprobleme beim Neugeborenen

P92.9 Ernährungsproblem beim Neugeborenen, nicht näher bezeichnet

P93 Reaktionen und Intoxikationen durch Arzneimittel oder Drogen, die dem Feten und Neugeborenen verabreicht wurden

Grey-Syndrom beim Neugeborenen durch Chloramphenicolgabe

Exkl.: Entzugssymptome:
- bei Einnahme von abhängigkeitserzeugenden Arzneimitteln oder Drogen durch die Mutter (P96.1)
- bei therapeutischer Anwendung von Arzneimitteln beim Neugeborenen (P96.2)

Ikterus durch Arzneimittel oder Toxine, die von der Mutter übertragen oder dem Neugeborenen verabreicht wurden (P58.4)

Reaktionen und Intoxikationen durch Opiate, Tranquilizer und andere Arzneimittel, die der Mutter verabreicht oder von ihr eingenommen wurden (P04.0-P04.1, P04.4)

P94.- Störungen des Muskeltonus beim Neugeborenen

P94.0 Transitorische Myasthenia gravis beim Neugeborenen
Exkl.: Myasthenia gravis (G70.0)

P94.1 Angeborene Muskelhypertonie

P94.2 Angeborene Muskelhypotonie
Unspezifisches Floppy-Infant-Syndrom

P94.8 Sonstige Störungen des Muskeltonus beim Neugeborenen

P94.9 Störung des Muskeltonus beim Neugeborenen, nicht näher bezeichnet

P95 Fetaltod nicht näher bezeichneter Ursache

Totgeborener Fet o.n.A.
Totgeburt o.n.A.

P96.- Sonstige Zustände, die ihren Ursprung in der Perinatalperiode haben

P96.0 Angeborene Niereninsuffizienz
Urämie beim Neugeborenen

P96.1 Entzugssymptome beim Neugeborenen bei Einnahme von abhängigkeitserzeugenden Arzneimitteln oder Drogen durch die Mutter
Drogenentzugssyndrom beim Kind einer abhängigen Mutter

Exkl.: Reaktionen und Intoxikationen durch Opiate und Tranquilizer, die der Mutter während der Wehen und Entbindung verabreicht wurden (P04.0)

P96.2 Entzugssymptome bei therapeutischer Anwendung von Arzneimitteln beim Neugeborenen

P96.3 Weite Schädelnähte beim Neugeborenen
Kraniotabes beim Neugeborenen

P96.4 Schwangerschaftsabbruch als Ursache von Zuständen beim Fetus und Neugeborenem
Exkl.: Schwangerschaftsabbruch (Mutter) (O04.-)

P96.5 Komplikationen bei intrauterinen Eingriffen, anderenorts nicht klassifiziert, als Ursache von Zuständen beim Fetus und Neugeborenem

P96.8 Sonstige näher bezeichnete Zustände, die ihren Ursprung in der Perinatalperiode haben

P96.9 Zustand, der seinen Ursprung in der Perinatalperiode hat, nicht näher bezeichnet
Angeborene Schwäche o.n.A.

Kapitel XVII

Angeborene Fehlbildungen, Deformitäten und Chromosomenanomalien (Q00-Q99)

Exkl.: Angeborene Stoffwechselkrankheiten (E70-E90)

Dieses Kapitel gliedert sich in folgende Gruppen:

Q00-Q07 Angeborene Fehlbildungen des Nervensystems
Q10-Q18 Angeborene Fehlbildungen des Auges, des Ohres, des Gesichtes und des Halses
Q20-Q28 Angeborene Fehlbildungen des Kreislaufsystems
Q30-Q34 Angeborene Fehlbildungen des Atmungssystems
Q35-Q37 Lippen-, Kiefer- und Gaumenspalte
Q38-Q45 Sonstige angeborene Fehlbildungen des Verdauungssystems
Q50-Q56 Angeborene Fehlbildungen der Genitalorgane
Q60-Q64 Angeborene Fehlbildungen des Harnsystems
Q65-Q79 Angeborene Fehlbildungen und Deformitäten des Muskel-Skelett-Systems
Q80-Q89 Sonstige angeborene Fehlbildungen
Q90-Q99 Chromosomenanomalien, anderenorts nicht klassifiziert

Angeborene Fehlbildungen des Nervensystems (Q00-Q07)

Q00.- Anenzephalie und ähnliche Fehlbildungen

Q00.0   Anenzephalie
        Akranie
        Amyelenzephalie
        Azephalie
        Hemienzephalie
        Hemizephalie

Q00.1   Kraniorhachischisis

Q00.2   Inienzephalie

Q01.- Enzephalozele
        Inkl.: Enzephalomyelozele
                Hydroenzephalozele
                Hydromeningozele, kranial
                Meningoenzephalozele
                Meningozele, zerebral
        Exkl.: Meckel-Gruber-Syndrom (Q61.9)

Q01.0   Frontale Enzephalozele

Q01.1   Nasofrontale Enzephalozele

Q01.2   Okzipitale Enzephalozele

Q01.8   Enzephalozele sonstiger Lokalisationen

Q01.9   Enzephalozele, nicht näher bezeichnet

Q02   Mikrozephalie
        Hydromikrozephalie
        Mikrenzephalie
        Exkl.: Meckel-Gruber-Syndrom (Q61.9)

Q03.- Angeborener Hydrozephalus
Inkl.: Hydrozephalus beim Neugeborenen

Exkl.: Arnold-Chiari-Syndrom (Q07.0)
Hydrozephalus:
- durch angeborene Toxoplasmose (P37.1)
- erworben (G91.-)
- mit Spina bifida (Q05.0-Q05.4)

Q03.0 Fehlbildungen des Aquaeductus cerebri
Aquaeductus cerebri:
- Anomalie
- Obstruktion, angeboren
- Stenose

Q03.1 Atresie der Apertura mediana [Foramen Magendii] oder der Aperturae laterales [Foramina Luschkae] des vierten Ventrikels
Dandy-Walker-Syndrom

Q03.8 Sonstiger angeborener Hydrozephalus

Q03.9 Angeborener Hydrozephalus, nicht näher bezeichnet

Q04.- Sonstige angeborene Fehlbildungen des Gehirns
Exkl.: Makrozephalie (Q75.3)
Zyklopie (Q87.0)

Q04.0 Angeborene Fehlbildungen des Corpus callosum
Agenesie des Corpus callosum

Q04.1 Arrhinenzephalie

Q04.2 Holoprosenzephalie-Syndrom

Q04.3 Sonstige Reduktionsdeformitäten des Gehirns
Agenesie
Aplasie
Fehlen   eines Gehirnteils
Hypoplasie
Agyrie
Hydranenzephalie
Lissenzephalie
Mikrogyrie
Pachygyrie

Exkl.: Angeborene Fehlbildungen des Corpus callosum (Q04.0)

Q04.4 Septooptische Dysplasie

Q04.5 Megalenzephalie

Q04.6 Angeborene Gehirnzysten
Porenzephalie
Schizenzephalie

Exkl.: Erworbene porenzephalische Zyste (G93.0)

Q04.8 Sonstige näher bezeichnete angeborene Fehlbildungen des Gehirns
Makrogyrie

Q04.9 Angeborene Fehlbildung des Gehirns, nicht näher bezeichnet
Angeboren:
- Anomalie
- Deformität   Gehirn o.n.A.
- Krankheit oder Schädigung
- multiple Anomalien

Q05.- Spina bifida

Inkl.: Hydromeningozele (spinal)
Meningomyelozele
Meningozele (spinal)
Myelomeningozele
Myelozele
Rhachischisis
Spina bifida (aperta) (cystica)
Syringomyelozele

Exkl.: Arnold-Chiari-Syndrom (Q07.0)
Spina bifida occulta (Q76.0)

Q05.0 Zervikale Spina bifida mit Hydrozephalus

Q05.1 Thorakale Spina bifida mit Hydrozephalus
Spina bifida:
- dorsal | mit Hydrozephalus
- thorakolumbal |

Q05.2 Lumbale Spina bifida mit Hydrozephalus
Lumbosakrale Spina bifida mit Hydrozephalus

Q05.3 Sakrale Spina bifida mit Hydrozephalus

Q05.4 Nicht näher bezeichnete Spina bifida mit Hydrozephalus

Q05.5 Zervikale Spina bifida ohne Hydrozephalus

Q05.6 Thorakale Spina bifida ohne Hydrozephalus
Spina bifida:
- dorsal o.n.A.
- thorakolumbal o.n.A.

Q05.7 Lumbale Spina bifida ohne Hydrozephalus
Lumbosakrale Spina bifida o.n.A.

Q05.8 Sakrale Spina bifida ohne Hydrozephalus

Q05.9 Spina bifida, nicht näher bezeichnet

Q06.- Sonstige angeborene Fehlbildungen des Rückenmarks

Q06.0 Amyelie

Q06.1 Hypoplasie und Dysplasie des Rückenmarks
Atelomyelie
Myelatelie
Myelodysplasie des Rückenmarks

Q06.2 Diastematomyelie

Q06.3 Sonstige angeborene Fehlbildungen der Cauda equina

Q06.4 Hydromyelie
Hydrorrhachis

Q06.8 Sonstige näher bezeichnete angeborene Fehlbildungen des Rückenmarks

Q06.9 Angeborene Fehlbildung des Rückenmarks, nicht näher bezeichnet
Angeboren:
- Anomalie
- Deformität | Rückenmark oder Rückenmarkhäute o.n.A.
- Krankheit oder Schädigung |

Angeborene Fehlbildungen, Deformitäten und Chromosomenanomalien   Version 2.0 Stand November 2000

Q07.- Sonstige angeborene Fehlbildungen des Nervensystems
Exkl.: Familiäre Dysautonomie [Riley-Day-Syndrom] (G90.1)
Neurofibromatose (nicht bösartig) (Q85.0)

Q07.0   **Arnold-Chiari-Syndrom**

Q07.8   **Sonstige näher bezeichnete angeborene Fehlbildungen des Nervensystems**
Agenesie von Nerven
Kiefer-Lid-Syndrom
(Marcus-) Gunn-Syndrom
Verlagerung des Plexus brachialis

Q07.9   **Angeborene Fehlbildung des Nervensystems, nicht näher bezeichnet**
Angeboren:
• Anomalie
• Deformität   Nervensystem o.n.A.
• Krankheit oder Schädigung

Angeborene Fehlbildungen des Auges, des Ohres, des Gesichtes und des Halses (Q10-Q18)

Exkl.: Angeborene Fehlbildung:
• Halswirbelsäule (Q05.0, Q05.5, Q67.5, Q76.0-Q76.4)
• Larynx (Q31.-)
• Lippe, anderenorts nicht klassifiziert (Q38.0)
• Nase (Q30.-)
• Nebenschilddrüse (Q89.2)
• Schilddrüse (Q89.2)
Lippen-, Kiefer- und Gaumenspalte (Q35-Q37)

Q10.- Angeborene Fehlbildungen des Augenlides, des Tränenapparates und der Orbita
Exkl.: Kryptophthalmus o.n.A. (Q11.2)
Kryptophthalmus-Syndrom (Q87.0)

Q10.0   **Angeborene Ptose**

Q10.1   **Angeborenes Ektropium**

Q10.2   **Angeborenes Entropium**

Q10.3   **Sonstige angeborene Fehlbildungen des Augenlides**
Ablepharie
Akzessorisch:
• Augenlid
• Augenmuskel
Angeborene Fehlbildung des Augenlides o.n.A.
Blepharophimose, angeboren
Fehlen oder Agenesie:
• Augenlid
• Augenwimpern
Lidkolobom

Q10.4   **Fehlen und Agenesie des Tränenapparates**
Fehlen des Punctum lacrimale

Q10.5   **Angeborene Stenose und Striktur des Canaliculus lacrimalis**

Q10.6   **Sonstige angeborene Fehlbildungen des Tränenapparates**
Angeborene Fehlbildung des Tränenapparates o.n.A.

Q10.7   **Angeborene Fehlbildung der Orbita**

Q11.- Anophthalmus, Mikrophthalmus und Makrophthalmus

Q11.0 Zystenauge [cystic eyeball]

Q11.1 Sonstiger Anophthalmus
Agenesie
Aplasie Auge

Q11.2 Mikrophthalmus
Dysplasie des Auges
Hypoplasie des Auges
Kryptophthalmus o.n.A.
Rudimentäres Auge
Exkl.: Kryptophthalmus-Syndrom (Q87.0)

Q11.3 Makrophthalmus
Exkl.: Makrophthalmus bei angeborenem Glaukom (Q15.0)

Q12.- Angeborene Fehlbildungen der Linse

Q12.0 Cataracta congenita

Q12.1 Angeborene Linsenverlagerung

Q12.2 Linsenkolobom

Q12.3 Angeborene Aphakie

Q12.4 Sphärophakie

Q12.8 Sonstige angeborene Fehlbildungen der Linse

Q12.9 Angeborene Fehlbildung der Linse, nicht näher bezeichnet

Q13.- Angeborene Fehlbildungen des vorderen Augenabschnittes

Q13.0 Iriskolobom
Kolobom o.n.A.

Q13.1 Fehlen der Iris (angeboren)
Aniridie

Q13.2 Sonstige angeborene Fehlbildungen der Iris
Angeborene Fehlbildung der Iris o.n.A.
Anisokorie, angeboren
Atresie der Pupille
Korektopie

Q13.3 Angeborene Hornhauttrübung

Q13.4 Sonstige angeborene Fehlbildungen der Kornea
Angeborene Fehlbildung der Kornea o.n.A.
Mikrokornea
Peters-Anomalie

Q13.5 Blaue Sklera

Q13.8 Sonstige angeborene Fehlbildungen des vorderen Augenabschnittes
Rieger-Syndrom

Q13.9 Angeborene Fehlbildung des vorderen Augenabschnittes, nicht näher bezeichnet

Q14.- Angeborene Fehlbildung des hinteren Augenabschnittes

Q14.0 **Angeborene Fehlbildung des Glaskörpers**
Angeborene Glaskörpertrübung

Q14.1 **Angeborene Fehlbildung der Retina**
Angeborenes Aneurysma der Retina

Q14.2 **Angeborene Fehlbildung der Papille**
Kolobom der Papille

Q14.3 **Angeborene Fehlbildung der Chorioidea**

Q14.8 **Sonstige angeborene Fehlbildungen des hinteren Augenabschnittes**
Kolobom des Augenhintergrundes

Q14.9 **Angeborene Fehlbildung des hinteren Augenabschnittes, nicht näher bezeichnet**

Q15.- Sonstige angeborene Fehlbildungen des Auges
Exkl.: Angeborener Nystagmus (H55)
Okulärer Albinismus (E70.3)
Retinitis pigmentosa (H35.5)

Q15.0 **Angeborenes Glaukom**
Buphthalmus
Glaukom beim Neugeborenen
Hydrophthalmus
Keratoglobus, angeboren, mit Glaukom
Makrokornea mit Glaukom
Makrophthalmus bei angeborenem Glaukom
Megalokornea mit Glaukom

Q15.8 **Sonstige näher bezeichnete angeborene Fehlbildungen des Auges**

Q15.9 **Angeborene Fehlbildung des Auges, nicht näher bezeichnet**
Angeboren:
- Anomalie | Auge o.n.A.
- Deformität |

Q16.- Angeborene Fehlbildungen des Ohres, die eine Beeinträchtigung des Hörvermögens verursachen
Exkl.: Angeborene Schwerhörigkeit oder Taubheit (H90.-)

Q16.0 **Angeborenes Fehlen der Ohrmuschel**

Q16.1 **Angeborene(s) Fehlen, Atresie und Striktur des (äußeren) Gehörganges**
Atresie oder Striktur des knöchernen Gehörganges

Q16.2 **Fehlen der Tuba auditiva (angeboren)**

Q16.3 **Angeborene Fehlbildung der Gehörknöchelchen**
Verschmelzung der Gehörknöchelchen

Q16.4 **Sonstige angeborene Fehlbildungen des Mittelohres**
Angeborene Fehlbildung des Mittelohres o.n.A.

Q16.5 **Angeborene Fehlbildung des Innenohres**
Anomalie:
- Corti-Organ
- häutiges Labyrinth

Q16.9 **Angeborene Fehlbildung des Ohres als Ursache einer Beeinträchtigung des Hörvermögens, nicht näher bezeichnet**
Angeborenes Fehlen eines Ohres o.n.A.

Version 2.0 Stand November 2000 Angeborene Fehlbildungen, Deformitäten und Chromosomenanomalien

Q17.- Sonstige angeborene Fehlbildungen des Ohres
Exkl.: Präaurikuläre Zyste (Q18.1)

Q17.0 Akzessorische Ohrmuschel
Akzessorischer Tragus
Aurikularanhang
Polyotie
Überzählig:
- Ohr
- Ohrläppchen

Q17.1 Makrotie

Q17.2 Mikrotie

Q17.3 Sonstiges fehlgebildetes Ohr
Spitzohr

Q17.4 Lageanomalie des Ohres
Ohrtiefstand
Exkl.: Halsanhang (Q18.2)

Q17.5 Abstehendes Ohr

Q17.8 Sonstige näher bezeichnete angeborene Fehlbildungen des Ohres
Angeborenes Fehlen des Ohrläppchens

Q17.9 Angeborene Fehlbildung des Ohres, nicht näher bezeichnet
Angeborene Anomalie des Ohres o.n.A.

Q18.- Sonstige angeborene Fehlbildungen des Gesichtes und des Halses
Exkl.: Angeborene Fehlbildung der Schädel- und Gesichtsschädelknochen (Q75.-)
Dentofaziale Anomalien [einschließlich fehlerhafter Okklusion] (K07.-)
Fehlbildungssyndrome mit vorwiegender Beteiligung des Gesichtes (Q87.0)
Lippen-, Kiefer- und Gaumenspalte (Q35-Q37)
Persistenz des Ductus thyroglossus (Q89.2)
Zustände, die unter Q67.0-Q67.4 klassifiziert sind
Zyklopie (Q87.0)

Q18.0 Branchiogene(r) Sinus, Fistel und Zyste
Branchiogenes Überbleibsel

Q18.1 Präaurikuläre(r) Sinus und Zyste
Fistel:
- aurikulär, angeboren
- zervikoaurikulär

Q18.2 Sonstige branchiogene Fehlbildungen
Branchiogene Fehlbildung o.n.A.
Halsanhang
Otozephalie

Q18.3 Flügelfell des Halses
Pterygium colli

Q18.4 Makrostomie

Q18.5 Mikrostomie

Q18.6 Makrocheilie
Lippenverdickung, angeboren

Q18.7 Mikrocheilie

Q18.8 Sonstige näher bezeichnete angeborene Fehlbildungen des Gesichtes und des Halses
Medial:
- Fistel
- Sinus an Gesicht und Hals
- Zyste

Q18.9 Angeborene Fehlbildung des Gesichtes und des Halses, nicht näher bezeichnet
Angeborene Anomalie o.n.A. an Gesicht und Hals

Angeborene Fehlbildungen des Kreislaufsystems (Q20-Q28)

Q20.- Angeborene Fehlbildungen der Herzhöhlen und verbindender Strukturen
Exkl.: Dextrokardie mit Situs inversus (Q89.3)
Spiegelbildliche Anordnung der Vorhöfe mit Situs inversus (Q89.3)

Q20.0 Truncus arteriosus communis
Persistierender Truncus arteriosus

Q20.1 Rechter Doppelausstromventrikel [Double outlet right ventricle]
Taussig-Bing-Syndrom

Q20.2 Linker Doppelausstromventrikel [Double outlet left ventricle]

Q20.3 Diskordante ventrikuloarterielle Verbindung
Dextro-Transposition der Aorta
Transposition der großen Gefäße (vollständig)

Q20.4 Doppeleinstromventrikel [Double inlet ventricle]
Cor triloculare biatriatum
Gemeinsamer Ventrikel
Singulärer Ventrikel

Q20.5 Diskordante atrioventrikuläre Verbindung
Korrigierte Transposition der großen Gefäße
Lävo-Transposition
Ventrikelinversion

Q20.6 Vorhofisomerismus
Vorhofisomerismus mit Asplenie oder Polysplenie

Q20.8 Sonstige angeborene Fehlbildungen der Herzhöhlen und verbindender Strukturen

Q20.9 Angeborene Fehlbildung der Herzhöhlen und verbindender Strukturen, nicht näher bezeichnet

Q21.- Angeborene Fehlbildungen der Herzsepten
Exkl.: Erworbener Herzseptumdefekt (I51.0)

Q21.0 Ventrikelseptumdefekt

Q21.1 Vorhofseptumdefekt
Offen oder persistierend:
- Foramen ovale
- Ostium secundum
Ostium-secundum-Defekt (ASD II)
Sinus-coronarius-Defekt
Sinus-venosus-Defekt

Q21.2 Defekt des Vorhof- und Kammerseptums
Canalis atrioventricularis communis
Endokardkissendefekt
Ostium-primum-Defekt (ASD I)

Q21.3	**Fallot-Tetralogie**
	Ventrikelseptumdefekt mit Pulmonalstenose oder -atresie, Dextroposition der Aorta und Hypertrophie des rechten Ventrikels
Q21.4	**Aortopulmonaler Septumdefekt**
	Aortopulmonales Fenster
	Defekt des Septum aorticopulmonale
Q21.8	**Sonstige angeborene Fehlbildungen der Herzsepten**
	Eisenmenger-Komplex
	Fallot-Pentalogie
Q21.9	**Angeborene Fehlbildung des Herzseptums, nicht näher bezeichnet**
	(Herz-) Septumdefekt o.n.A.

Q22.- Angeborene Fehlbildungen der Pulmonal- und der Trikuspidalklappe

Q22.0	**Pulmonalklappenatresie**
Q22.1	**Angeborene Pulmonalklappenstenose**
Q22.2	**Angeborene Pulmonalklappeninsuffizienz**
	Regurgitation bei angeborener Pulmonalklappeninsuffizienz
Q22.3	**Sonstige angeborene Fehlbildungen der Pulmonalklappe**
	Angeborene Fehlbildung der Pulmonalklappe o.n.A.
Q22.4	**Angeborene Trikuspidalklappenstenose**
	Trikuspidalatresie
Q22.5	**Ebstein-Anomalie**
Q22.6	**Hypoplastisches Rechtsherzsyndrom**
Q22.8	**Sonstige angeborene Fehlbildungen der Trikuspidalklappe**
Q22.9	**Angeborene Fehlbildung der Trikuspidalklappe, nicht näher bezeichnet**

Q23.- Angeborene Fehlbildungen der Aorten- und der Mitralklappe

Q23.0	**Angeborene Aortenklappenstenose**
	Angeborene Aortenatresie
	Angeborene Aortenstenose
	Exkl.: Angeborene subvalvuläre Aortenstenose (Q24.4)
	Bei hypoplastischem Linksherzsyndrom (Q23.4)
Q23.1	**Angeborene Aortenklappeninsuffizienz**
	Angeborene Aorteninsuffizienz
	Bikuspidale Aortenklappe
Q23.2	**Angeborene Mitralklappenstenose**
	Angeborene Mitralatresie
Q23.3	**Angeborene Mitralklappeninsuffizienz**
Q23.4	**Hypoplastisches Linksherzsyndrom**
	Atresie oder deutliche Hypoplasie des Aortenostiums oder der Aortenklappe, mit Hypoplasie der Aorta ascendens und fehlerhafter Entwicklung des linken Ventrikels (mit Mitralklappenstenose oder -atresie).
Q23.8	**Sonstige angeborene Fehlbildungen der Aorten- und Mitralklappe**
Q23.9	**Angeborene Fehlbildung der Aorten- und Mitralklappe, nicht näher bezeichnet**

Q24.- Sonstige angeborene Fehlbildungen des Herzens
Exkl.: Endokardfibroelastose (I42.4)

Q24.0 Dextrokardie
Exkl.: Dextrokardie mit Situs inversus (Q89.3)
Spiegelbildliche Anordnung der Vorhöfe mit Situs inversus (Q89.3)
Vorhofisomerismus (mit Asplenie oder Polysplenie) (Q20.6)

Q24.1 Lävokardie
Das Herz befindet sich in der linken Thoraxhälfte, die Herzspitze zeigt nach links; aber diese Lage ist verbunden mit einem Situs inversus anderer Organe, mit anderen Fehlbildungen des Herzens oder einer korrigierten Transposition der großen Gefäße.

Q24.2 Cor triatriatum

Q24.3 Infundibuläre Pulmonalstenose

Q24.4 Angeborene subvalvuläre Aortenstenose

Q24.5 Fehlbildung der Koronargefäße
Angeborenes Koronar- (Arterien-) Aneurysma

Q24.6 Angeborener Herzblock

Q24.8 Sonstige näher bezeichnete angeborene Fehlbildungen des Herzens
Angeborene Fehlbildung:
- Myokard
- Perikard

Angeborenes Divertikel des linken Ventrikels
Malposition des Herzens
Uhl-Anomalie

Q24.9 Angeborene Fehlbildung des Herzens, nicht näher bezeichnet
Angeboren:
- Anomalie
- Krankheit } Herz o.n.A.

Q25.- Angeborene Fehlbildungen der großen Arterien

Q25.0 Offener Ductus arteriosus
Offener Ductus Botalli
Persistierender Ductus arteriosus

Q25.1 Koarktation der Aorta
Aortenisthmusstenose (präduktal) (postduktal)

Q25.2 Atresie der Aorta

Q25.3 Stenose der Aorta (angeboren)
Supravalvuläre Aortenstenose

Exkl.: Angeborene Aortenstenose (Q23.0)

Version 2.0 Stand November 2000   Angeborene Fehlbildungen, Deformitäten und Chromosomenanomalien

Q25.4 **Sonstige angeborene Fehlbildungen der Aorta**
Aneurysma des Sinus Valsalvae (rupturiert)
Angeboren:
- Aneurysma
- Dilatation | Aorta
Aplasie
Fehlen
Doppelter Aortenbogen [Gefäßring der Aorta]
Hypoplasie der Aorta
Persistenz:
- Gefäßkonvolute im Bereich des Aortenbogens
- rechter Aortenbogen

Exkl.: Hypoplasie der Aorta bei hypoplastischem Linksherzsyndrom (Q23.4)

Q25.5 **Atresie der A. pulmonalis**

Q25.6 **Stenose der A. pulmonalis (angeboren)**

Q25.7 **Sonstige angeborene Fehlbildungen der A. pulmonalis**
Aberrierende A. pulmonalis
Agenesie
Aneurysma
Anomalie | A. pulmonalis, angeboren
Hypoplasie
Pulmonales arteriovenöses Aneurysma

Q25.8 **Sonstige angeborene Fehlbildungen der großen Arterien**

Q25.9 **Angeborene Fehlbildung der großen Arterien, nicht näher bezeichnet**

Q26.- Angeborene Fehlbildungen der großen Venen

Q26.0 **Angeborene Stenose der V. cava**
Angeborene Stenose der V. cava (inferior) (superior)

Q26.1 **Persistenz der linken V. cava superior**

Q26.2 **Totale Fehleinmündung der Lungenvenen**

Q26.3 **Partielle Fehleinmündung der Lungenvenen**

Q26.4 **Fehleinmündung der Lungenvenen, nicht näher bezeichnet**

Q26.5 **Fehleinmündung der Pfortader**

Q26.6 **Fistel zwischen V. portae und A. hepatica (angeboren)**

Q26.8 **Sonstige angeborene Fehlbildungen der großen Venen**
Azygos-Kontinuation der V. cava inferior
Fehlen der V. cava (inferior) (superior)
Persistenz der linken V. cardinalis posterior
Scimitar-Anomalie

Q26.9 **Angeborene Fehlbildung einer großen Vene, nicht näher bezeichnet**
Anomalie der V. cava (inferior) (superior) o.n.A.

Q27.- Sonstige angeborene Fehlbildungen des peripheren Gefäßsystems
Exkl.: Angeborenes Aneurysma der Retina (Q14.1)
Anomalien:
- A. pulmonalis (Q25.5-Q25.7)
- intrakranielle und extrakranielle hirnversorgende Gefäße (Q28.0-Q28.3)
- Koronargefäße (Q24.5)
Hämangiom und Lymphangiom (D18.-)

Angeborene Fehlbildungen, Deformitäten und Chromosomenanomalien   Version 2.0 Stand November 2000

Q27.0 Angeborenes Fehlen oder Hypoplasie der A. umbilicalis
Singuläre A. umbilicalis

Q27.1 Angeborene Nierenarterienstenose

Q27.2 Sonstige angeborene Fehlbildungen der Nierenarterie
Angeborene Fehlbildung der Nierenarterie o.n.A.
Multiple Nierenarterien

Q27.3 Arteriovenöse Fehlbildung der peripheren Gefäße
Arteriovenöses Aneurysma
Exkl.: Erworbenes arteriovenöses Aneurysma (I77.0)

Q27.4 Angeborene Phlebektasie

Q27.8 Sonstige näher bezeichnete angeborene Fehlbildungen des peripheren Gefäßsystems
Aberrierende A. subclavia
Angeboren:
- Aneurysma (peripher)
- Striktur, Arterie
- Varix

Atresie
Fehlen | Arterie oder Vene, anderenorts nicht klassifiziert

Q27.9 Angeborene Fehlbildung des peripheren Gefäßsystems, nicht näher bezeichnet
Anomalie einer Arterie oder Vene o.n.A.

Q28.- Sonstige angeborene Fehlbildungen des Kreislaufsystems
Exkl.: Angeborenes Aneurysma:
- koronar (Q24.5)
- peripher (Q27.8)
- pulmonal (Q25.7)
- retinal (Q14.1)
- o.n.A. (Q27.8)
Rupturiert:
- Fehlbildung extrakranieller hirnversorgender Gefäße (I72.-)
- zerebrale arteriovenöse Fehlbildung (I60.8)

Q28.0 Arteriovenöse Fehlbildung extrakranieller hirnversorgender Gefäße
Angeborenes arteriovenöses Aneurysma (nichtrupturiert) extrakranieller hirnversorgender Gefäße

Q28.1 Sonstige Fehlbildungen extrakranieller hirnversorgender Gefäße
Angeboren:
- Aneurysma (nichtrupturiert) extrakranieller hirnversorgender Gefäße
- Fehlbildung extrakranieller hirnversorgender Gefäße o.n.A.

Q28.2 Arteriovenöse Fehlbildung der Hirngefäße
Angeborenes arteriovenöses Hirngefäßaneurysma (nichtrupturiert)
Arteriovenöse Fehlbildung des Gehirns o.n.A.

Q28.3 Sonstige Fehlbildungen der Hirngefäße
Angeboren:
- Fehlbildung der Hirngefäße o.n.A.
- Hirngefäßaneurysma (nichtrupturiert)

Q28.8 Sonstige näher bezeichnete angeborene Fehlbildungen des Kreislaufsystems
Angeborenes Aneurysma näher bezeichneter Lokalisation, anderenorts nicht klassifiziert

Q28.9 Angeborene Fehlbildung des Kreislaufsystems, nicht näher bezeichnet

Angeborene Fehlbildungen des Atmungssystems (Q30-Q34)

Q30.- Angeborene Fehlbildungen der Nase
Exkl.: Angeborene Deviation des Nasenseptums (Q67.4)

Q30.0 **Choanalatresie**
Angeborene Stenose
Atresie　｜　Nasenöffnungen (vordere) (hintere)

Q30.1 **Agenesie und Unterentwicklung der Nase**
Angeborenes Fehlen der Nase

Q30.2 **Nasenfurche, Naseneinkerbung und Spaltnase**

Q30.3 **Angeborene Perforation des Nasenseptums**

Q30.8 **Sonstige angeborene Fehlbildungen der Nase**
Akzessorische Nase
Angeborene Anomalie der Nasennebenhöhlenwand

Q30.9 **Angeborene Fehlbildung der Nase, nicht näher bezeichnet**

Q31.- Angeborene Fehlbildungen des Kehlkopfes

Q31.0 **Kehlkopfsegel**
Kehlkopfsegel:
• glottisch
• subglottisch
• o.n.A.

Q31.1 **Angeborene subglottische Stenose**

Q31.2 **Hypoplasie des Kehlkopfes**

Q31.3 **Laryngozele (angeboren)**

Q31.4 **Laryngealer Stridor congenitus**
Stridor congenitus (laryngis) o.n.A.

Q31.8 **Sonstige angeborene Fehlbildungen des Kehlkopfes**
Agenesie
Atresie
Fehlen　Ringknorpel, Epiglottis, Glottis, Kehlkopf, Schildknorpel
Angeborene Kehlkopfstenose, anderenorts nicht klassifiziert
Fissur der Epiglottis
Hintere Ringknorpelspalte
Schildknorpelspalte

Q31.9 **Angeborene Fehlbildung des Kehlkopfes, nicht näher bezeichnet**

Q32.- Angeborene Fehlbildungen der Trachea und der Bronchien
Exkl.: Angeborene Bronchiektasen (Q33.4)

Q32.0 **Angeborene Tracheomalazie**

| Q32.1 | **Sonstige angeborene Fehlbildungen der Trachea**
Angeboren:
• Dilatation
• Fehlbildung │ Trachea
• Stenose
• Tracheozele
Anomalie des Trachealknorpels
Atresie der Trachea |
|---|---|
| Q32.2 | **Angeborene Bronchomalazie** |
| Q32.3 | **Angeborene Bronchusstenose** |
| Q32.4 | **Sonstige angeborene Fehlbildungen der Bronchien**
Agenesie
Angeborene Fehlbildung o.n.A.
Atresie   │ Bronchus
Divertikel
Fehlen |

Q33.- Angeborene Fehlbildungen der Lunge

| Q33.0 | **Angeborene Zystenlunge**
Angeboren:
• Lungenkrankheit:
  • polyzystisch
  • zystisch
• Wabenlunge

Exkl.: Zystische Lungenkrankheit, erworben oder nicht näher bezeichnet (J98.4) |
|---|---|
| Q33.1 | **Akzessorischer Lungenlappen** |
| Q33.2 | **Lungensequestration (angeboren)** |
| Q33.3 | **Agenesie der Lunge**
Fehlen der Lunge(n) (-Lappen) |
| Q33.4 | **Angeborene Bronchiektasie** |
| Q33.5 | **Ektopisches Gewebe in der Lunge (angeboren)** |
| Q33.6 | **Hypoplasie und Dysplasie der Lunge**
Exkl.: Pulmonale Hypoplasie verbunden mit kurzer Schwangerschaftsdauer (P28.0) |
| Q33.8 | **Sonstige angeborene Fehlbildungen der Lunge** |
| Q33.9 | **Angeborene Fehlbildung der Lunge, nicht näher bezeichnet** |

Q34.- Sonstige angeborene Fehlbildungen des Atmungssystems

Q34.0	**Anomalie der Pleura**
Q34.1	**Angeborene Mediastinalzyste**
Q34.8	**Sonstige näher bezeichnete angeborene Fehlbildungen des Atmungssystems**
Atresie des Nasopharynx
Q34.9	**Angeborene Fehlbildung des Atmungssystems, nicht näher bezeichnet**
Angeboren:
• Anomalie o.n.A. │ Atmungsorgan
• Fehlen

Version 2.0 Stand November 2000   Angeborene Fehlbildungen, Deformitäten und Chromosomenanomalien

Lippen-, Kiefer- und Gaumenspalte (Q35-Q37)

Exkl.: Robin-Syndrom (Q87.0)

Q35.-   Gaumenspalte
Inkl.: Gaumenfissur
Palatoschisis
Exkl.: Gaumenspalte mit Lippenspalte (Q37.-)

Q35.1   **Spalte des harten Gaumens**

Q35.3   **Spalte des weichen Gaumens**
Gaumensegelspalte

Q35.5   **Spalte des harten und des weichen Gaumens**

Q35.6   **Gaumenspalte, median**

Q35.7   **Uvulaspalte**

Q35.9   **Gaumenspalte, nicht näher bezeichnet**
Gaumenspalte o.n.A.

Q36.-   Lippenspalte
Inkl.: Angeborene Lippenfissur
Cheiloschisis
Hasenscharte
Labium leporinum
Exkl.: Lippenspalte mit Gaumenspalte (Q37.-)

Q36.0   **Lippenspalte, beidseitig**

Q36.1   **Lippenspalte, median**

Q36.9   **Lippenspalte, einseitig**
Lippenspalte o.n.A.

Q37.-   Gaumenspalte mit Lippenspalte

Q37.0   **Spalte des harten Gaumens mit beidseitiger Lippenspalte**
Lippen-Kieferspalte, beidseitig

Q37.1   **Spalte des harten Gaumens mit einseitiger Lippenspalte**
Lippen-Kieferspalte, einseitig oder o.n.A.
Spalte des harten Gaumens mit Lippenspalte o.n.A.

Q37.2   **Spalte des weichen Gaumens mit beidseitiger Lippenspalte**

Q37.3   **Spalte des weichen Gaumens mit einseitiger Lippenspalte**
Spalte des weichen Gaumens mit Lippenspalte o.n.A.

Q37.4   **Spalte des harten und des weichen Gaumens mit beidseitiger Lippenspalte**
Lippen-Kiefer-Gaumenspalte, beidseitig

Q37.5   **Spalte des harten und des weichen Gaumens mit einseitiger Lippenspalte**
Lippen-Kiefer-Gaumenspalte, einseitig oder o.n.A.
Spalte des harten und des weichen Gaumens mit Lippenspalte o.n.A.

Q37.8   **Gaumenspalte, nicht näher bezeichnet, mit beidseitiger Lippenspalte**

Q37.9   **Gaumenspalte, nicht näher bezeichnet, mit einseitiger Lippenspalte**
Gaumenspalte mit Lippenspalte o.n.A.

Sonstige angeborene Fehlbildungen des Verdauungssystems (Q38-Q45)

Q38.- **Sonstige angeborene Fehlbildungen der Zunge, des Mundes und des Rachens**
Exkl.: Makrostomie (Q18.4)
Mikrostomie (Q18.5)

Q38.0 **Angeborene Fehlbildungen der Lippen, anderenorts nicht klassifiziert**
Angeboren:
- Fehlbildung der Lippe o.n.A.
- Fistel der Lippe
van-der-Woude-Syndrom

Exkl.: Lippenspalte (Q36.-)
Lippenspalte mit Gaumenspalte (Q37.-)
Makrocheilie (Q18.6)
Mikrocheilie (Q18.7)

Q38.1 **Ankyloglosson**
Verkürzung des Zungenbändchens

Q38.2 **Makroglossie (angeboren)**

Q38.3 **Sonstige angeborene Fehlbildungen der Zunge**
Aglossie
Angeboren:
- Adhäsion
- Fehlbildung o.n.A. | Zunge
- Fissur
Hypoglossie
Hypoplasie der Zunge
Mikroglossie
Spaltzunge

Q38.4 **Angeborene Fehlbildungen der Speicheldrüsen und Speicheldrüsenausführungsgänge**
Akzessorisch
Atresie | Speicheldrüse oder Speicheldrüsenausführungsgänge
Fehlen
Angeborene Fistel der Speicheldrüse

Q38.5 **Angeborene Fehlbildungen des Gaumens, anderenorts nicht klassifiziert**
Angeborene Fehlbildung des Gaumens o.n.A.
Fehlen der Uvula
Hoher Gaumen

Exkl.: Gaumenspalte (Q35.-)
Gaumenspalte mit Lippenspalte (Q37.-)

Q38.6 **Sonstige angeborene Fehlbildungen des Mundes**
Angeborene Fehlbildung des Mundes o.n.A.

Q38.7 **Schlundtasche**
Rachendivertikel

Exkl.: Syndrom des vierten Kiemenbogens (D82.1)

Q38.8 **Sonstige angeborene Fehlbildungen des Rachens**
Angeborene Fehlbildung des Rachens o.n.A.

Q39.- **Angeborene Fehlbildungen des Ösophagus**

Q39.0 **Ösophagusatresie ohne Fistel**
Ösophagusatresie o.n.A.

Q39.1	**Ösophagusatresie mit Ösophagotrachealfistel** Ösophagusatresie mit Ösophagobronchialfistel
Q39.2	**Angeborene Ösophagotrachealfistel ohne Atresie** Angeborene Ösophagotrachealfistel o.n.A.
Q39.3	**Angeborene Ösophagusstenose und -striktur**
Q39.4	**Ösophagusmembran**
Q39.5	**Angeborene Dilatation des Ösophagus**
Q39.6	**Ösophagusdivertikel (angeboren)** Ösophagustasche
Q39.8	**Sonstige angeborene Fehlbildungen des Ösophagus** Angeborene Verlagerung Duplikatur Ösophagus Fehlen
Q39.9	**Angeborene Fehlbildung des Ösophagus, nicht näher bezeichnet**

Q40.- Sonstige angeborene Fehlbildungen des oberen Verdauungstraktes

Q40.0	**Angeborene hypertrophische Pylorusstenose** Angeboren oder infantil: • Hypertrophie • Konstriktion • Spasmus Pylorus • Stenose • Striktur
Q40.1	**Angeborene Hiatushernie** Verlagerung der Kardia durch den Hiatus oesophageus *Exkl.:* Angeborene Zwerchfellhernie (Q79.0)
Q40.2	**Sonstige näher bezeichnete angeborene Fehlbildungen des Magens** Angeboren: • Magendivertikel • Sanduhrmagen • Verlagerung des Magens Duplikatur des Magens Magenerweiterung Mikrogastrie
Q40.3	**Angeborene Fehlbildung des Magens, nicht näher bezeichnet**
Q40.8	**Sonstige näher bezeichnete angeborene Fehlbildungen des oberen Verdauungstraktes**
Q40.9	**Angeborene Fehlbildung des oberen Verdauungstraktes, nicht näher bezeichnet** Angeboren: • Anomalie oberer Verdauungstrakt o.n.A. • Deformität

Q41.- Angeborene(s) Fehlen, Atresie und Stenose des Dünndarmes

Inkl.: Angeborene Obstruktion, Okklusion und Striktur des Dünndarmes oder des Darmes o.n.A.

Exkl.: Mekoniumileus (E84.1)

Q41.0	**Angeborene(s) Fehlen, Atresie und Stenose des Duodenums**
Q41.1	**Angeborene(s) Fehlen, Atresie und Stenose des Jejunums** Hereditäre Jejunalatresie [Apple-peel-Syndrom] Jejunum imperforatum

Q41.2 Angeborene(s) Fehlen, Atresie und Stenose des Ileums

Q41.8 Angeborene(s) Fehlen, Atresie und Stenose sonstiger näher bezeichneter Teile des Dünndarmes

Q41.9 Angeborene(s) Fehlen, Atresie und Stenose des Dünndarmes, Teil nicht näher bezeichnet
Angeborene(s) Fehlen, Atresie und Stenose des Darmes o.n.A.

Q42.- **Angeborene(s) Fehlen, Atresie und Stenose des Dickdarmes**
Inkl.: Angeborene Obstruktion, Okklusion und Striktur des Dickdarmes

Q42.0 Angeborene(s) Fehlen, Atresie und Stenose des Rektums mit Fistel

Q42.1 Angeborene(s) Fehlen, Atresie und Stenose des Rektums ohne Fistel
Rectum imperforatum

Q42.2 Angeborene(s) Fehlen, Atresie und Stenose des Anus mit Fistel

Q42.3 Angeborene(s) Fehlen, Atresie und Stenose des Anus ohne Fistel
Anus imperforatus

Q42.8 Angeborene(s) Fehlen, Atresie und Stenose sonstiger Teile des Dickdarmes

Q42.9 Angeborene(s) Fehlen, Atresie und Stenose des Dickdarmes, Teil nicht näher bezeichnet

Q43.- **Sonstige angeborene Fehlbildungen des Darmes**

Q43.0 Meckel-Divertikel
Persistenz:
- Dottergang
- Ductus omphaloentericus

Q43.1 Hirschsprung-Krankheit
Aganglionose
Megacolon congenitum (aganglionär)

Q43.2 Sonstige angeborene Funktionsstörungen des Kolons
Angeborene Dilatation des Kolons

Q43.3 Angeborene Fehlbildungen, die die Darmfixation betreffen
Angeborene Adhäsionen [Bänder]:
- vom Netz ausgehend, anomal
- vom Peritoneum ausgehend
Jackson-Membran
Malrotation des Kolons
Mesenterium ileocolicum commune
Rotation:
- ausbleibend
- ungenügend   Zäkum und Kolon
- unvollständig

Q43.4 Duplikatur des Darmes

Q43.5 Ektopia ani

Q43.6 Angeborene Fistel des Rektums und des Anus
Exkl.: Angeborene Fistel:
- rektovaginal (Q52.2)
- urethrorektal (Q64.7)
Mit Fehlen, Atresie und Stenose (Q42.0, Q42.2)
Pilonidalfistel oder Pilonidalsinus (L05.-)

Q43.7 Kloakenpersistenz
Kloake o.n.A.

Q43.8 Sonstige näher bezeichnete angeborene Fehlbildungen des Darmes
Angeboren:
- Divertikel des Darmes
- Divertikulitis des Kolons
- Syndrom der blinden Schlinge

Dolichokolon
Megaloappendix
Megaloduodenum
Mikrokolon
Transposition:
- Appendix
- Darm
- Kolon

Q43.9 Angeborene Fehlbildung des Darmes, nicht näher bezeichnet

Q44.- Angeborene Fehlbildungen der Gallenblase, der Gallengänge und der Leber

Q44.0 Agenesie, Aplasie und Hypoplasie der Gallenblase
Angeborenes Fehlen der Gallenblase

Q44.1 Sonstige angeborene Fehlbildungen der Gallenblase
Angeborene Fehlbildung der Gallenblase o.n.A.
Intrahepatische Gallenblase

Q44.2 Atresie der Gallengänge

Q44.3 Angeborene Stenose und Striktur der Gallengänge

Q44.4 Choledochuszyste

Q44.5 Sonstige angeborene Fehlbildungen der Gallengänge
Akzessorischer Ductus hepaticus
Angeborene Fehlbildung des Gallenganges o.n.A.
Duplikatur:
- Gallenblasengang
- Gallengang

Q44.6 Zystische Leberkrankheit [Zystenleber]
Fibrozystische Leberkrankheit

Q44.7 Sonstige angeborene Fehlbildungen der Leber
Akzessorische Leber
Alagille-Syndrom
Angeboren:
- Fehlbildung der Leber o.n.A.
- Fehlen der Leber
- Hepatomegalie

Q45.- Sonstige angeborene Fehlbildungen des Verdauungssystems
Exkl.: Angeboren:
- Hiatushernie (Q40.1)
- Zwerchfellhernie (Q79.0)

Q45.0 Agenesie, Aplasie und Hypoplasie des Pankreas
Angeborenes Fehlen des Pankreas

Q45.1 Pancreas anulare

Q45.2 Angeborene Pankreaszyste

Angeborene Fehlbildungen, Deformitäten und Chromosomenanomalien   Version 2.0 Stand November 2000

Q45.3   Sonstige angeborene Fehlbildungen des Pankreas und des Ductus pancreaticus
Akzessorisches Pankreas
Angeborene Fehlbildung des Pankreas oder des Ductus pancreaticus o.n.A.

Exkl.: Diabetes mellitus:
- angeboren (E10.-)
- beim Neugeborenen (P70.2)

Zystische Pankreasfibrose (E84.-)

Q45.8   Sonstige näher bezeichnete angeborene Fehlbildungen des Verdauungssystems
Fehlen (vollständig) (teilweise) des Verdauungskanals o.n.A.
Duplikatur
Malposition, angeboren | Verdauungsorgane o.n.A.

Q45.9   Angeborene Fehlbildung des Verdauungssystems, nicht näher bezeichnet
Angeboren:
- Anomalie
- Deformität | Verdauungssystem o.n.A.

Angeborene Fehlbildungen der Genitalorgane (Q50-Q56)

Exkl.: Androgenresistenz-Syndrom (E34.5)
Testikuläre Feminisierung (Syndrom) (E34.5)
Syndrome in Verbindung mit numerischen und strukturellen Chromosomenanomalien (Q90-Q99)

Q50.- Angeborene Fehlbildungen der Ovarien, der Tubae uterinae und der Ligg. lata uteri

Q50.0   Angeborenes Fehlen des Ovars
Exkl.: Turner-Syndrom (Q96.-)

Q50.1   Dysontogenetische Ovarialzyste

Q50.2   Angeborene Torsion des Ovars

Q50.3   Sonstige angeborene Fehlbildungen des Ovars
Akzessorisches Ovar
Angeborene Fehlbildung des Ovars o.n.A.
Streak-Ovar

Q50.4   Embryonale Zyste der Tuba uterina
Fimbrienzyste

Q50.5   Embryonale Zyste des Lig. latum uteri
Zyste:
- Epoophoron
- Gartner-Gang
- Parovarial-

Q50.6   Sonstige angeborene Fehlbildungen der Tuba uterina und des Lig. latum uteri
Akzessorisch
Atresie | Tuba uterina und Lig. latum uteri
Fehlen
Angeborene Fehlbildung der Tuba uterina und des Lig. latum uteri o.n.A.

Q51.- Angeborene Fehlbildungen des Uterus und der Cervix uteri

Q51.0   Agenesie und Aplasie des Uterus
Angeborenes Fehlen des Uterus

Q51.1   Uterus duplex mit Uterus bicollis und Vagina duplex

Q51.2	Sonstige Formen des Uterus duplex Uterus duplex o.n.A.
Q51.3	Uterus bicornis
Q51.4	Uterus unicornis
Q51.5	Agenesie und Aplasie der Cervix uteri Angeborenes Fehlen der Cervix uteri
Q51.6	Embryonale Zyste der Cervix uteri
Q51.7	Angeborene Fisteln zwischen Uterus und Verdauungs- oder Harntrakt
Q51.8	Sonstige angeborene Fehlbildungen des Uterus und der Cervix uteri Hypoplasie des Uterus und der Cervix uteri
Q51.9	Angeborene Fehlbildung des Uterus und der Cervix uteri, nicht näher bezeichnet

Q52.- Sonstige angeborene Fehlbildungen der weiblichen Genitalorgane

Q52.0	Angeborenes Fehlen der Vagina
Q52.1	Vagina duplex Vagina septa *Exkl.:* Vagina duplex mit Uterus duplex und Uterus bicollis (Q51.1)
Q52.2	Angeborene rektovaginale Fistel *Exkl.:* Kloake (Q43.7)
Q52.3	Hymenalatresie
Q52.4	Sonstige angeborene Fehlbildungen der Vagina Angeborene Fehlbildung der Vagina o.n.A. Zyste: • embryonal, vaginal • Processus vaginalis peritonei [Nuck-Kanal], angeboren
Q52.5	Verschmelzung der Labien
Q52.6	Angeborene Fehlbildungen der Klitoris
Q52.7	Sonstige angeborene Fehlbildungen der Vulva Angeboren: • Fehlbildung o.n.A. • Fehlen | Vulva • Zyste
Q52.8	Sonstige näher bezeichnete angeborene Fehlbildungen der weiblichen Genitalorgane
Q52.9	Angeborene Fehlbildung der weiblichen Genitalorgane, nicht näher bezeichnet

Q53.- Nondescensus testis

Q53.0	Ektopia testis Ektopia testis, einseitig oder beidseitig
Q53.1	Nondescensus testis, einseitig
Q53.2	Nondescensus testis, beidseitig
Q53.9	Nondescensus testis, nicht näher bezeichnet Kryptorchismus o.n.A.

Q54.- Hypospadie
Exkl.: Epispadie (Q64.0)

Q54.0 Glanduläre Hypospadie
Hypospadia:
- coronaria
- glandularis

Q54.1 Penile Hypospadie

Q54.2 Penoskrotale Hypospadie

Q54.3 Perineale Hypospadie

Q54.4 Angeborene Ventralverkrümmung des Penis

Q54.8 Sonstige Formen der Hypospadie

Q54.9 Hypospadie, nicht näher bezeichnet

Q55.- Sonstige angeborene Fehlbildungen der männlichen Genitalorgane
Exkl.: Angeborene Hydrozele (P83.5)
Hypospadie (Q54.-)

Q55.0 Fehlen und Aplasie des Hodens
Monorchie

Q55.1 Hypoplasie des Hodens und des Skrotums
Hodenverschmelzung

Q55.2 Sonstige angeborene Fehlbildungen des Hodens und des Skrotums
Angeborene Fehlbildung des Hodens oder des Skrotums o.n.A.
Pendelhoden
Polyorchie
Wanderhoden

Q55.3 Atresie des Ductus deferens

Q55.4 Sonstige angeborene Fehlbildungen des Ductus deferens, des Nebenhodens, der Vesiculae seminales und der Prostata
Angeborene Fehlbildung des Ductus deferens, des Nebenhodens, der Vesiculae seminales oder der Prostata o.n.A.
Fehlen oder Aplasie:
- Funiculus spermaticus
- Prostata

Q55.5 Angeborenes Fehlen und Aplasie des Penis

Q55.6 Sonstige angeborene Fehlbildungen des Penis
Angeborene Fehlbildung des Penis o.n.A.
Hypoplasie des Penis
Penisverkrümmung (lateral)

Q55.8 Sonstige näher bezeichnete angeborene Fehlbildungen der männlichen Genitalorgane

Q55.9 Angeborene Fehlbildung der männlichen Genitalorgane, nicht näher bezeichnet
Angeboren:
- Anomalie | männliche Genitalorgane o.n.A.
- Deformität

Q56.- Unbestimmtes Geschlecht und Pseudohermaphroditismus
Exkl.: Pseudohermaphroditismus:
- femininus mit Störung der Nebennierenrinden-Funktion (E25.-)
- masculinus mit Androgenresistenz (E34.5)
- mit näher bezeichneter Chromosomenanomalie (Q96-Q99)

Q56.0	Hermaphroditismus, anderenorts nicht klassifiziert
	Ovotestis

Q56.1	Pseudohermaphroditismus masculinus, anderenorts nicht klassifiziert
	Pseudohermaphroditismus masculinus o.n.A.

Q56.2	Pseudohermaphroditismus femininus, anderenorts nicht klassifiziert
	Pseudohermaphroditismus femininus o.n.A.

Q56.3	Pseudohermaphroditismus, nicht näher bezeichnet

Q56.4	Unbestimmtes Geschlecht, nicht näher bezeichnet
	Nicht eindeutig differenzierbare Genitalien

Angeborene Fehlbildungen des Harnsystems (Q60-Q64)

Q60.- Nierenagenesie und sonstige Reduktionsdefekte der Niere
Inkl.: Angeborenes Fehlen der Niere
Nierenatrophie:
- angeboren
- infantil

Q60.0 Nierenagenesie, einseitig

Q60.1 Nierenagenesie, beidseitig

Q60.2 Nierenagenesie, nicht näher bezeichnet

Q60.3 Nierenhypoplasie, einseitig

Q60.4 Nierenhypoplasie, beidseitig

Q60.5 Nierenhypoplasie, nicht näher bezeichnet

Q60.6 Potter-Syndrom

Q61.- Zystische Nierenkrankheit
Exkl.: Erworbene Zyste der Niere (N28.1)
Potter-Syndrom (Q60.6)

Q61.0	Angeborene solitäre Nierenzyste
	Zyste der Niere (angeboren) (solitär)

Q61.1 Polyzystische Niere, infantiler Typ

Q61.2 Polyzystische Niere, Erwachsenentyp

Q61.3 Polyzystische Niere, nicht näher bezeichnet

Q61.4 Nierendysplasie

Q61.5	Medulläre Zystenniere
	Schwammniere o.n.A.

Q61.8	Sonstige zystische Nierenkrankheiten
	Fibrozystisch:
	• Niere
	• Nierendegeneration oder -krankheit

Q61.9	Zystische Nierenkrankheit, nicht näher bezeichnet
	Meckel-Gruber-Syndrom

Q62.- Angeborene obstruktive Defekte des Nierenbeckens und angeborene Fehlbildungen des Ureters

Q62.0 Angeborene Hydronephrose

Q62.1 Atresie und (angeborene) Stenose des Ureters
Angeborener Verschluß:
- Ureter
- Uretermündung
- ureteropelviner Übergang
Undurchgängigkeit des Ureters

Q62.2 Angeborener Megaureter
Angeborene Dilatation des Ureters

Q62.3 Sonstige (angeborene) obstruktive Defekte des Nierenbeckens und des Ureters
Angeborene Ureterozele

Q62.4 Agenesie des Ureters
Fehlen des Ureters

Q62.5 Duplikatur des Ureters
Ureter:
- akzessorisch
- doppelt

Q62.6 Lageanomalie des Ureters
Deviation
Ektopie
Implantation, anomal | Ureter oder Uretermündung
Verlagerung

Q62.7 Angeborener vesiko-uretero-renaler Reflux

Q62.8 Sonstige angeborene Fehlbildungen des Ureters
Anomalie des Ureters o.n.A.

Q63.- Sonstige angeborene Fehlbildungen der Niere
Exkl.: Angeborenes nephrotisches Syndrom (N04.-)

Q63.0 Akzessorische Niere

Q63.1 Gelappte Niere, verschmolzene Niere und Hufeisenniere

Q63.2 Ektope Niere
Angeborene Nierenverlagerung
Malrotation der Niere

Q63.3 Hyperplastische Niere und Riesenniere

Q63.8 Sonstige näher bezeichnete angeborene Fehlbildungen der Niere
Angeborene Nierensteine

Q63.9 Angeborene Fehlbildung der Niere, nicht näher bezeichnet

Q64.- Sonstige angeborene Fehlbildungen des Harnsystems

Q64.0 Epispadie
Exkl.: Hypospadie (Q54.-)

Q64.1 Ekstrophie der Harnblase
Ektopie der Harnblase
Extroversion der Harnblase

Version 2.0 Stand November 2000   Angeborene Fehlbildungen, Deformitäten und Chromosomenanomalien

Q64.2   **Angeborene Urethralklappen im hinteren Teil der Harnröhre**

Q64.3   **Sonstige Atresie und (angeborene) Stenose der Urethra und des Harnblasenhalses**
Angeboren:
- Harnblasenhalsobstruktion
- Striktur:
  - Meatus
  - Uretermündung
  - Urethra
Undurchgängigkeit der Urethra

Q64.4   **Fehlbildung des Urachus**
Prolaps des Urachus
Urachusfistel
Urachuszyste

Q64.5   **Angeborenes Fehlen der Harnblase und der Urethra**

Q64.6   **Angeborenes Divertikel der Harnblase**

Q64.7   **Sonstige angeborene Fehlbildungen der Harnblase und der Urethra**
Akzessorisch:
- Harnblase
- Urethra
Angeboren:
- Fehlbildung der Harnblase oder der Urethra o.n.A.
- Hernie der Harnblase
- Prolaps:
  - Harnblase (Schleimhaut)
  - Meatus
  - Urethra
- urethrorektale Fistel
Duplikatur:
- Meatus
- Urethra

Q64.8   **Sonstige näher bezeichnete angeborene Fehlbildungen des Harnsystems**

Q64.9   **Angeborene Fehlbildung des Harnsystems, nicht näher bezeichnet**
Angeboren:
- Anomalie | Harnsystem o.n.A.
- Deformität |

Angeborene Fehlbildungen und Deformitäten des Muskel-Skelett-Systems (Q65-Q79)

Q65.-   Angeborene Deformitäten der Hüfte
Exkl.: Schnappende Hüfte (R29.4)

Q65.0   Angeborene Luxation des Hüftgelenkes, einseitig

Q65.1   Angeborene Luxation des Hüftgelenkes, beidseitig

Q65.2   Angeborene Luxation des Hüftgelenkes, nicht näher bezeichnet

Q65.3   Angeborene Subluxation des Hüftgelenkes, einseitig

Q65.4   Angeborene Subluxation des Hüftgelenkes, beidseitig

Q65.5   Angeborene Subluxation des Hüftgelenkes, nicht näher bezeichnet

Q65.6	**Instabiles Hüftgelenk (angeboren)**
	Luxierbare Hüfte
	Subluxierbare Hüfte

Q65.8 **Sonstige angeborene Deformitäten der Hüfte**
Angeborene Azetabulumdysplasie
Coxa:
- valga ⎫
- vara ⎭ congenita

Vermehrte Antetorsion des Schenkelhalses

Q65.9 **Angeborene Deformität der Hüfte, nicht näher bezeichnet**

Q66.- Angeborene Deformitäten der Füße
Exkl.: Reduktionsdefekte der Füße (Q72.-)
Valgusdeformitäten (erworben) (M21.0-)
Varusdeformitäten (erworben) (M21.1-)

Q66.0 **Pes equinovarus congenitus**
Klumpfuß o.n.A.

Q66.1 **Pes calcaneovarus congenitus**

Q66.2 **Pes adductus (congenitus)**

Q66.3 **Sonstige angeborene Varusdeformitäten der Füße**
Hallux varus congenitus

Q66.4 **Pes calcaneovalgus congenitus**

Q66.5 **Pes planus congenitus**
Plattfuß:
- angeboren
- kontrakt
- spastisch (evertiert)

Q66.6 **Sonstige angeborene Valgusdeformitäten der Füße**
Metatarsus valgus

Q66.7 **Pes cavus**

Q66.8 **Sonstige angeborene Deformitäten der Füße**
Hammerzehe, angeboren
Talipes:
- asymmetrisch
- o.n.A.

Talus verticalis
Verschmelzung tarsaler Knochenkerne [tarsal coalition]

Q66.9 **Angeborene Deformität der Füße, nicht näher bezeichnet**

Q67.- Angeborene Muskel-Skelett-Deformitäten des Kopfes, des Gesichtes, der Wirbelsäule und des Thorax
Exkl.: Angeborene Fehlbildungssyndrome, die unter Q87.- klassifiziert sind
Potter-Syndrom (Q60.6)

Q67.0 Gesichtsasymmetrie

Q67.1 Flach gedrücktes Gesicht [Compression facies]

Q67.2 Dolichozephalie

Q67.3 Plagiozephalie

Q67.4 Sonstige angeborene Deformitäten des Schädels, des Gesichtes und des Kiefers
Deviation des Nasenseptums, angeboren
Eindellungen des Schädels
Hemiatrophie oder -hypertrophie des Gesichtes
Platt- oder Hakennase, angeboren

Exkl.: Dentofaziale Anomalien [einschließlich fehlerhafter Okklusion] (K07.-)
Syphilitische Sattelnase (A50.5)

Q67.5 Angeborene Deformitäten der Wirbelsäule
Angeborene Skoliose:
• lagebedingt
• o.n.A.

Exkl.: Idiopathische Skoliose beim Kind (M41.0)
Skoliose durch angeborene Knochenfehlbildung (Q76.3)

Q67.6 Pectus excavatum
Angeborene Trichterbrust

Q67.7 Pectus carinatum
Angeborene Hühnerbrust

Q67.8 Sonstige angeborene Deformitäten des Thorax
Angeborene Deformität der Thoraxwand o.n.A.

Q68.- Sonstige angeborene Muskel-Skelett-Deformitäten
Exkl.: Reduktionsdefekte der Extremität(en) (Q71-Q73)

Q68.0 Angeborene Deformitäten des M. sternocleidomastoideus
Kontraktur des M. sternocleidomastoideus
Kopfnickerhämatom (angeboren)
Torticollis congenitus (muscularis)

Q68.1 Angeborene Deformität der Hand
Angeborene Klumpfinger
Löffelhand (angeboren)

Q68.2 Angeborene Deformität des Knies
Angeboren:
• Genu recurvatum
• Kniegelenkluxation

Q68.3 Angeborene Verbiegung des Femurs
Exkl.: Vermehrte Antetorsion des Schenkelhalses (Q65.8)

Q68.4 Angeborene Verbiegung der Tibia und der Fibula

Q68.5 Angeborene Verbiegung der langen Beinknochen, nicht näher bezeichnet

Q68.8 Sonstige näher bezeichnete angeborene Muskel-Skelett-Deformitäten
Angeboren:
• Deformität:
  • Ellenbogen
  • Klavikula
  • Skapula
  • Unterarm
• Luxation:
  • Ellenbogen
  • Schulter

Q69.- Polydaktylie

Q69.0 Akzessorische(r) Finger

Q69.1 Akzessorische(r) Daumen

Q69.2 Akzessorische Zehe(n)
Akzessorische Großzehe

Q69.9 Polydaktylie, nicht näher bezeichnet
Überzählige(r) Finger oder Zehe(n) o.n.A.

Q70.- Syndaktylie

Q70.0 Miteinander verwachsene Finger
Knöcherne Syndaktylie von Fingern

Q70.1 Schwimmhautbildung an den Fingern
Häutige Syndaktylie von Fingern

Q70.2 Miteinander verwachsene Zehen
Knöcherne Syndaktylie von Zehen

Q70.3 Schwimmhautbildung an den Zehen
Häutige Syndaktylie von Zehen

Q70.4 Polysyndaktylie

Q70.9 Syndaktylie, nicht näher bezeichnet
Symphalangie o.n.A.

Q71.- Reduktionsdefekte der oberen Extremität

Q71.0 Angeborenes vollständiges Fehlen der oberen Extremität(en)

Q71.1 Angeborenes Fehlen des Ober- und Unterarmes bei vorhandener Hand

Q71.2 Angeborenes Fehlen sowohl des Unterarmes als auch der Hand

Q71.3 Angeborenes Fehlen der Hand oder eines oder mehrerer Finger

Q71.4 Longitudinaler Reduktionsdefekt des Radius
Klumphand (angeboren)
Radiale Klumphand

Q71.5 Longitudinaler Reduktionsdefekt der Ulna

Q71.6 Spalthand

Q71.8 Sonstige Reduktionsdefekte der oberen Extremität(en)
Angeborene Verkürzung der oberen Extremität(en)

Q71.9 Reduktionsdefekt der oberen Extremität, nicht näher bezeichnet

Q72.- Reduktionsdefekte der unteren Extremität

Q72.0 Angeborenes vollständiges Fehlen der unteren Extremität(en)

Q72.1 Angeborenes Fehlen des Ober- und Unterschenkels bei vorhandenem Fuß

Q72.2 Angeborenes Fehlen sowohl des Unterschenkels als auch des Fußes

Q72.3 Angeborenes Fehlen des Fußes oder einer oder mehrerer Zehen

Q72.4 Longitudinaler Reduktionsdefekt des Femurs
Femur-Fibula-Ulna-Komplex [proximal femoral focal deficiency]

Q72.5 Longitudinaler Reduktionsdefekt der Tibia

Q72.6	Longitudinaler Reduktionsdefekt der Fibula
Q72.7	Spaltfuß
Q72.8	Sonstige Reduktionsdefekte der unteren Extremität(en) Angeborene Verkürzung der unteren Extremität(en)
Q72.9	Reduktionsdefekt der unteren Extremität, nicht näher bezeichnet

Q73.- Reduktionsdefekte nicht näher bezeichneter Extremität(en)

Q73.0	Angeborenes Fehlen nicht näher bezeichneter Extremität(en) Amelie o.n.A.
Q73.1	Phokomelie nicht näher bezeichneter Extremität(en) Phokomelie o.n.A.
Q73.8	Sonstige Reduktionsdefekte nicht näher bezeichneter Extremität(en) Longitudinale Reduktionsdeformität nicht näher bezeichneter Extremität(en) Ektromelie o.n.A. Hemimelie o.n.A. | Extremität(en) o.n.A. Reduktionsdefekt

Q74.- Sonstige angeborene Fehlbildungen der Extremität(en)

Exkl.: Polydaktylie (Q69.-)
   Reduktionsdefekt einer Extremität (Q71-Q73)
   Syndaktylie (Q70.-)

Q74.0 Sonstige angeborene Fehlbildungen der oberen Extremität(en) und des Schultergürtels
Akzessorische Handwurzelknochen
Angeborene Pseudoarthrose der Klavikula
Dysostosis cleidocranialis
Madelung-Deformität
Makrodaktylie (Finger)
Sprengel-Deformität
Synostosis radioulnaris
Triphalangie des Daumens

Q74.1 Angeborene Fehlbildung des Knies
Angeboren:
• Fehlen der Patella
• Genu:
  • valgum
  • varum
• Luxation der Patella
Rudimentäre Patella

Exkl.: Angeboren:
   • Genu recurvatum (Q68.2)
   • Kniegelenkluxation (Q68.2)
   • Nagel-Patella-Syndrom (Q87.2)

Q74.2 Sonstige angeborene Fehlbildungen der unteren Extremität(en) und des Beckengürtels
Angeboren:
• Fehlbildung:
  • Knöchel (Sprunggelenk)
  • Iliosakralgelenk
• Verschmelzung des Iliosakralgelenkes

Exkl.: Vermehrte Antetorsion des Schenkelhalses (Q65.8)

Q74.3 Arthrogryposis multiplex congenita

Q74.8 Sonstige näher bezeichnete angeborene Fehlbildungen der Extremität(en)

Angeborene Fehlbildungen, Deformitäten und Chromosomenanomalien Version 2.0 Stand November 2000

Q74.9 Nicht näher bezeichnete angeborene Fehlbildung der Extremität(en)
Angeborene Anomalie der Extremität(en) o.n.A.

Q75.- Sonstige angeborene Fehlbildungen der Schädel- und Gesichtsschädelknochen
Exkl.: Angeborene Fehlbildung des Gesichtes o.n.A. (Q18.-)
Angeborene Fehlbildungssyndrome, die unter Q87.- klassifiziert sind
Dentofaziale Anomalien [einschließlich fehlerhafter Okklusion] (K07.-)
Muskel-Skelett-Deformitäten des Kopfes und des Gesichtes (Q67.0-Q67.4)
Schädeldefekte in Verbindung mit angeborenen Gehirnanomalien, wie z.B.:
- Anenzephalie (Q00.0)
- Enzephalozele (Q01.-)
- Hydrozephalus (Q03.-)
- Mikrozephalie (Q02)

Q75.0 Kraniosynostose
Akrozephalie
Oxyzephalie
Trigonozephalie
Unvollständige Verschmelzung von Schädelknochen

Q75.1 Dysostosis craniofacialis
Crouzon-Syndrom

Q75.2 Hypertelorismus

Q75.3 Makrozephalie

Q75.4 Dysostosis mandibulofacialis
Franceschetti-I-Syndrom [(Treacher-) Collins-Syndrom]

Q75.5 Okulo-mandibulo-faziales Syndrom

Q75.8 Sonstige näher bezeichnete angeborene Fehlbildungen der Schädel- und Gesichtsschädelknochen
Angeborene Stirndeformität
Fehlen von Schädelknochen, angeboren
Platybasie

Q75.9 Angeborene Fehlbildung der Schädel- und Gesichtsschädelknochen, nicht näher bezeichnet
Angeborene Anomalie:
- Gesichtsschädelknochen o.n.A.
- Schädel o.n.A.

Q76.- Angeborene Fehlbildungen der Wirbelsäule und des knöchernen Thorax
Exkl.: Angeborene Muskel-Skelett-Deformitäten der Wirbelsäule und des Thorax (Q67.5-Q67.8)

Q76.0 Spina bifida occulta
Exkl.: Meningozele (spinal) (Q05.-)
Spina bifida (aperta) (cystica) (Q05.-)

Q76.1 Klippel-Feil-Syndrom
Verschmelzung von Halswirbelkörpern

Q76.2 Angeborene Spondylolisthesis und Spondylolyse
Angeborene Spondylolyse

Exkl.: Spondylolisthesis (erworben) (M43.1-)
Spondylolyse (erworben) (M43.0-)

Q76.21 Angeborene Spondylolisthesis
Q76.22 Angeborene Spondylolyse

Q76.3 Angeborene Skoliose durch angeborene Knochenfehlbildung
Halbwirbelverschmelzung oder Segmentationsfehler mit Skoliose

Version 2.0 Stand November 2000   Angeborene Fehlbildungen, Deformitäten und Chromosomenanomalien

Q76.4 **Sonstige angeborene Fehlbildungen der Wirbelsäule ohne Skoliose**
Angeboren:
- Fehlbildung, lumbosakral (Gelenk) (Region)
- Fehlen von Wirbeln
- Kyphose
- Lordose
- Wirbelsäulenfusion   nicht näher bezeichnet oder ohne Skoliose
Fehlbildung der Wirbelsäule
Halbwirbel
Platyspondylie
Überzähliger Wirbel

Q76.5 **Halsrippe**
Überzählige Rippe in der Halsregion

Q76.6 **Sonstige angeborene Fehlbildungen der Rippen**
Akzessorische Rippe
Angeboren:
- Fehlen einer Rippe
- Rippenfehlbildung o.n.A.
- Verschmelzung von Rippen

Exkl.: Kurzripp-Polydaktylie-Syndrome (Q77.2)

Q76.7 **Angeborene Fehlbildung des Sternums**
Angeborenes Fehlen des Sternums
Sternumspalte

Q76.8 **Sonstige angeborene Fehlbildungen des knöchernen Thorax**

Q76.9 **Angeborene Fehlbildung des knöchernen Thorax, nicht näher bezeichnet**

Q77.- Osteochondrodysplasie mit Wachstumsstörungen der Röhrenknochen und der Wirbelsäule
Exkl.: Mukopolysaccharidose (E76.0-E76.3)

Q77.0 **Achondrogenesie**
Hypochondrogenesie

Q77.1 **Thanatophore Dysplasie**

Q77.2 **Kurzripp-Polydaktylie-Syndrom**
Asphyxierende Thoraxdysplasie [Jeune]

Q77.3 **Chondrodysplasia-punctata-Syndrome**

Q77.4 **Achondroplasie**
Hypochondroplasie

Q77.5 **Diastrophische Dysplasie**

Q77.6 **Chondroektodermale Dysplasie**
Ellis-van-Creveld-Syndrom

Q77.7 **Dysplasia spondyloepiphysaria**

Q77.8 **Sonstige Osteochondrodysplasien mit Wachstumsstörungen der Röhrenknochen und der Wirbelsäule**

Q77.9 **Osteochondrodysplasie mit Wachstumsstörungen der Röhrenknochen und der Wirbelsäule, nicht näher bezeichnet**

Angeborene Fehlbildungen, Deformitäten und Chromosomenanomalien   Version 2.0 Stand November 2000

Q78.- Sonstige Osteochondrodysplasien

Q78.0 **Osteogenesis imperfecta**
Fragilitas ossium
Osteopsathyrosis

Q78.1 **Polyostotische fibröse Dysplasie [Jaffé-Lichtenstein-Syndrom]**
McCune-Albright-Syndrom

Q78.2 **Marmorknochenkrankheit**
Albers-Schönberg-Syndrom

Q78.3 **Progrediente diaphysäre Dysplasie**
Camurati-Engelmann-Syndrom

Q78.4 **Enchondromatose**
Maffucci-Syndrom
Ollier-Krankheit

Q78.5 **Metaphysäre Dysplasie**
Pyle-Syndrom

Q78.6 **Angeborene multiple Exostosen**
Multiple kartilaginäre Exostosen

Q78.8 **Sonstige näher bezeichnete Osteochondrodysplasien**
Osteopoikilie

Q78.9 **Osteochondrodysplasie, nicht näher bezeichnet**
Chondrodystrophie o.n.A.
Osteodystrophie o.n.A.

Q79.- Angeborene Fehlbildungen des Muskel-Skelett-Systems, anderenorts nicht klassifiziert

Exkl.: Torticollis congenitus (muscularis) (Q68.0)

Q79.0 **Angeborene Zwerchfellhernie**
Exkl.: Angeborene Hiatushernie (Q40.1)

Q79.1 **Sonstige angeborene Fehlbildungen des Zwerchfells**
Angeborene Fehlbildung des Zwerchfells o.n.A.
Eventratio diaphragmatica
Fehlen des Zwerchfells

Q79.2 **Exomphalus**
Omphalozele
Exkl.: Hernia umbilicalis (K42.-)

Q79.3 **Gastroschisis**

Q79.4 **Bauchdeckenaplasie-Syndrom**

Q79.5 **Sonstige angeborene Fehlbildungen der Bauchdecke**
Exkl.: Hernia umbilicalis (K42.-)

Q79.6 **Ehlers-Danlos-Syndrom**

Q79.8 **Sonstige angeborene Fehlbildungen des Muskel-Skelett-Systems**
Akzessorischer Muskel
Amniotische Schnürfurchen
Angeborene Sehnenverkürzung
Fehlen:
• Muskel
• Sehne
Myatrophia congenita
Poland-Syndrom

Version 2.0 Stand November 2000   Angeborene Fehlbildungen, Deformitäten und Chromosomenanomalien

Q79.9 Angeborene Fehlbildung des Muskel-Skelett-Systems, nicht näher bezeichnet
Angeboren:
- Anomalie o.n.A.
- Deformität o.n.A.

Muskel-Skelett-System o.n.A.

Sonstige angeborene Fehlbildungen (Q80-Q89)

Q80.- Ichthyosis congenita
Exkl.: Refsum-Krankheit (G60.1)

Q80.0 Ichthyosis vulgaris

Q80.1 X-chromosomal-rezessive Ichthyosis

Q80.2 Lamelläre Ichthyosis
Kollodium-Baby

Q80.3 Bullöse kongenitale ichthyosiforme Erythrodermie

Q80.4 Ichthyosis congenita gravis [Harlekinfetus]

Q80.8 Sonstige Ichthyosis congenita

Q80.9 Ichthyosis congenita, nicht näher bezeichnet

Q81.- Epidermolysis bullosa

Q81.0 Epidermolysis bullosa simplex
Exkl.: Cockayne-Syndrom (Q87.1)

Q81.1 Epidermolysis bullosa atrophicans gravis
Herlitz-Syndrom

Q81.2 Epidermolysis bullosa dystrophica

Q81.8 Sonstige Epidermolysis bullosa

Q81.9 Epidermolysis bullosa, nicht näher bezeichnet

Q82.- Sonstige angeborene Fehlbildungen der Haut
Exkl.: Acrodermatitis enteropathica (E83.2)
Angeborene erythropoetische Porphyrie (E80.0)
Pilonidalzyste oder Pilonidalsinus (L05.-)
Sturge-Weber- (Dimitri-) Syndrom (Q85.8)

Q82.0 Hereditäres Lymphödem

Q82.1 Xeroderma pigmentosum

Q82.2 Mastozytose (angeboren)
Urticaria pigmentosa
Exkl.: Bösartige Mastozytose (C96.2)

Q82.3 Incontinentia pigmenti

Q82.4 Ektodermale Dysplasie (anhidrotisch)
Exkl.: Ellis-van-Creveld-Syndrom (Q77.6)

Angeborene Fehlbildungen, Deformitäten und Chromosomenanomalien Version 2.0 Stand November 2000

Q82.5 Angeborener nichtneoplastischer Nävus
Blutschwamm
Feuermal
Muttermal o.n.A.
Naevus:
- flammeus
- vasculosus o.n.A.
- verrucosus
Portweinfleck

Exkl.: Café-au-lait-Flecken (L81.3)
Lentigo (L81.4)
Naevus:
- araneus (I78.1)
- pigmentosus (D22.-)
- stellatus (I78.1)
Nävus:
- Melanozyten- (D22.-)
- o.n.A. (D22.-)
Spinnennävus [Spider-Nävus] (I78.1)

Q82.8 Sonstige näher bezeichnete angeborene Fehlbildungen der Haut
Abnorme Handfurchen
Cutis laxa (hyperelastica)
Dyskeratosis follicularis vegetans [Darier]
Familiärer benigner chronischer Pemphigus [Gougerot-Hailey-Hailey-Syndrom]
Hautleistenanomalien
Hereditäre Palmoplantarkeratose
Zusätzliche Hautanhängsel

Exkl.: Ehlers-Danlos-Syndrom (Q79.6)

Q82.9 Angeborene Fehlbildung der Haut, nicht näher bezeichnet

Q83.- Angeborene Fehlbildungen der Mamma [Brustdrüse]
Exkl.: Fehlen des M. pectoralis (Q79.8)

Q83.0 Angeborenes Fehlen der Mamma verbunden mit fehlender Brustwarze

Q83.1 Akzessorische Mamma
Überzählige Mamma

Q83.2 Fehlen der Brustwarze (angeboren)

Q83.3 Akzessorische Brustwarze
Überzählige Brustwarze

Q83.8 Sonstige angeborene Fehlbildungen der Mamma
Hypoplasie der Mamma

Q83.9 Angeborene Fehlbildung der Mamma, nicht näher bezeichnet

Q84.- Sonstige angeborene Fehlbildungen des Integumentes

Q84.0 Angeborene Alopezie
Angeborene Atrichie

Q84.1 Angeborene morphologische Störungen der Haare, anderenorts nicht klassifiziert
Monilethrix
Pili anulati
Spindelhaare

Exkl.: Menkes-Syndrom [Kinky-hair-Syndrom] (E83.0)

Q84.2	**Sonstige angeborene Fehlbildungen der Haare** Angeboren: • Fehlbildung der Haare o.n.A. • Hypertrichose Persistierende Lanugobehaarung
Q84.3	**Anonychie** *Exkl.:* Nagel-Patella-Syndrom (Q87.2)
Q84.4	**Angeborene Leukonychie**
Q84.5	**Vergrößerte und hypertrophierte Nägel (angeboren)** Angeborene Onychauxis Pachyonychie
Q84.6	**Sonstige angeborene Fehlbildungen der Nägel** Angeboren: • Fehlbildung des Nagels o.n.A. • Klumpnägel • Koilonychie
Q84.8	**Sonstige näher bezeichnete angeborene Fehlbildungen des Integumentes** Aplasia cutis congenita
Q84.9	**Angeborene Fehlbildung des Integumentes, nicht näher bezeichnet** Angeboren: • Anomalie o.n.A. Integument o.n.A. • Deformität o.n.A.

Q85.- Phakomatosen, anderenorts nicht klassifiziert
Exkl.: Ataxia teleangiectatica [Louis-Bar-Syndrom] (G11.3)
Familiäre Dysautonomie [Riley-Day-Syndrom] (G90.1)

Q85.0	**Neurofibromatose (nicht bösartig)** von-Recklinghausen-Krankheit
Q85.1	**Tuberöse (Hirn-) Sklerose** Bourneville- (Pringle-) Syndrom Epiloia
Q85.8	**Sonstige Phakomatosen, anderenorts nicht klassifiziert** Syndrom: • von-Hippel-Lindau- • Peutz-Jeghers- • Sturge-Weber- (Dimitri-) *Exkl.:* Meckel-Gruber-Syndrom (Q61.9)
Q85.9	**Phakomatose, nicht näher bezeichnet** Hamartose o.n.A.

Q86.- Angeborene Fehlbildungssyndrome durch bekannte äußere Ursachen, anderenorts nicht klassifiziert
Exkl.: Jodmangelbedingte Hypothyreose (E00-E02)
Nichtteratogene Wirkungen von Substanzen, die transplanzentar oder mit der Muttermilch übertragen werden (P04.-)

Q86.0	**Alkohol-Embryopathie (mit Dysmorphien)**
Q86.1	**Antiepileptika-Embryopathie** Embryofetales Hydantoin-Syndrom
Q86.2	**Warfarin-Embryopathie**
Q86.8	**Sonstige angeborene Fehlbildungssyndrome durch bekannte äußere Ursachen**

Angeborene Fehlbildungen, Deformitäten und Chromosomenanomalien   Version 2.0 Stand November 2000

Q87.- Sonstige näher bezeichnete angeborene Fehlbildungssyndrome mit Beteiligung mehrerer Systeme

Q87.0 Angeborene Fehlbildungssyndrome mit vorwiegender Beteiligung des Gesichtes
Akrozephalopolysyndaktylie-Syndrome
Akrozephalosyndaktylie-Syndrome [Apert]
Freemann-Sheldon-Syndrom [Whistling-face-Syndrom]
Goldenhar-Syndrom
Kryptophthalmus-Syndrom
Moebius-Syndrom
Oro-fazio-digitale-Syndrome
Robin-Syndrom
Zyklopie

Q87.1 Angeborene Fehlbildungssyndrome, die vorwiegend mit Minderwuchs einhergehen
Aarskog-Syndrom
Cockayne-Syndrom
(Cornelia-de-) Lange-I-Syndrom
Dubowitz-Syndrom
Noonan-Syndrom
Prader-Willi-Syndrom
Robinow- (Silverman-Smith-) Syndrom
Seckel-Syndrom
Silver-Russell-Syndrom
Smith-Lemli-Opitz-Syndrom

Exkl.: Ellis-van-Creveld-Syndrom (Q77.6)

Q87.2 Angeborene Fehlbildungssyndrome mit vorwiegender Beteiligung der Extremitäten
Holt-Oram-Syndrom
Klippel-Trénaunay- (Weber-) Syndrom
Nagel-Patella-Syndrom
Rubinstein-Taybi-Syndrom
Sirenomelie
TAR-Syndrom [Radiusaplasie-Thrombozytopenie-Syndrom]
VATER-Syndrom

Q87.3 Angeborene Fehlbildungssyndrome mit vermehrtem Gewebewachstum im frühen Kindesalter
Sotos-Syndrom
Weaver-Syndrom
Wiedemann-Beckwith-Syndrom

Q87.4 Marfan-Syndrom

Q87.5 Sonstige angeborene Fehlbildungssyndrome mit sonstigen Skelettveränderungen

Q87.8 Sonstige näher bezeichnete angeborene Fehlbildungssyndrome, anderenorts nicht klassifiziert
Alport-Syndrom
Laurence-Moon-Biedl-Bardet-Syndrom
Zellweger-Syndrom

Q89.- Sonstige angeborene Fehlbildungen, anderenorts nicht klassifiziert

Q89.0 Angeborene Fehlbildungen der Milz
Angeborene Splenomegalie
Asplenie (angeboren)

Exkl.: Vorhofisomerismus (mit Asplenie oder Polysplenie) (Q20.6)

Q89.1 Angeborene Fehlbildungen der Nebenniere
Exkl.: Angeborene Nebennierenrindenhyperplasie (E25.0)

Q89.2 **Angeborene Fehlbildungen sonstiger endokriner Drüsen**
Angeborene Fehlbildung der Nebenschilddrüse oder Schilddrüse
Persistenz des Ductus thyroglossus
Thyroglossuszyste

Q89.3 **Situs inversus**
Dextrokardie mit Situs inversus
Situs inversus sive transversus:
- abdominalis
- thoracalis

Spiegelbildliche Anordnung der Vorhöfe mit Situs inversus
Transpositio viscerum:
- abdominalis
- thoracalis

Exkl.: Dextrokardie o.n.A. (Q24.0)
Lävokardie (Q24.1)

Q89.4 **Siamesische Zwillinge**
Dizephalus
Doppelfehlbildung
Kraniopagus
Pygopagus
Thorakopagus

Q89.7 **Multiple angeborene Fehlbildungen, anderenorts nicht klassifiziert**
Monstrum o.n.A.
Multipel, angeboren:
- Anomalien o.n.A.
- Deformitäten o.n.A.

Exkl.: Angeborene Fehlbildungssyndrome mit Beteiligung mehrerer Systeme (Q87.-)

Q89.8 **Sonstige näher bezeichnete angeborene Fehlbildungen**

Q89.9 **Angeborene Fehlbildung, nicht näher bezeichnet**
Angeboren:
- Anomalie o.n.A.
- Deformität o.n.A.

Chromosomenanomalien, anderenorts nicht klassifiziert (Q90-Q99)

Q90.- Down-Syndrom

Q90.0 **Trisomie 21, meiotische Non-disjunction**

Q90.1 **Trisomie 21, Mosaik (mitotische Non-disjunction)**

Q90.2 **Trisomie 21, Translokation**

Q90.9 **Down-Syndrom, nicht näher bezeichnet**
Trisomie 21 o.n.A.

Q91.- Edwards-Syndrom und Patau-Syndrom

Q91.0 **Trisomie 18, meiotische Non-disjunction**

Q91.1 **Trisomie 18, Mosaik (mitotische Non-disjunction)**

Q91.2 **Trisomie 18, Translokation**

Q91.3 **Edwards-Syndrom, nicht näher bezeichnet**

Angeborene Fehlbildungen, Deformitäten und Chromosomenanomalien   Version 2.0 Stand November 2000

Q91.4	Trisomie 13, meiotische Non-disjunction
Q91.5	Trisomie 13, Mosaik (mitotische Non-disjunction)
Q91.6	Trisomie 13, Translokation
Q91.7	Patau-Syndrom, nicht näher bezeichnet

Q92.- Sonstige Trisomien und partielle Trisomien der Autosomen, anderenorts nicht klassifiziert
Inkl.: Unbalancierte Translokationen und Insertionen
Exkl.: Trisomie der Chromosomen 13, 18, 21 (Q90-Q91)

Q92.0	Vollständige Trisomie, meiotische Non-disjunction
Q92.1	Vollständige Trisomie, Mosaik (mitotische Non-disjunction)
Q92.2	Partielle Trisomie, Majorform Ein ganzer Arm oder mehr verdoppelt
Q92.3	Partielle Trisomie, Minorform Weniger als ein ganzer Arm verdoppelt
Q92.4	Chromosomenduplikationen, die nur in der Prometaphase sichtbar werden
Q92.5	Chromosomenduplikationen mit sonstigen komplexen Rearrangements
Q92.6	Überzählige Marker-Chromosomen
Q92.7	Triploidie und Polyploidie
Q92.8	Sonstige näher bezeichnete Trisomien und partielle Trisomien der Autosomen
Q92.9	Trisomie und partielle Trisomie der Autosomen, nicht näher bezeichnet

Q93.- Monosomien und Deletionen der Autosomen, anderenorts nicht klassifiziert

Q93.0	Vollständige Monosomie, meiotische Non-disjunction
Q93.1	Vollständige Monosomie, Mosaik (mitotische Non-disjunction)
Q93.2	Ringchromosomen und dizentrische Chromosomen
Q93.3	Deletion des kurzen Armes des Chromosoms 4 Wolf-Hirschhorn-Syndrom
Q93.4	Deletion des kurzen Armes des Chromosoms 5 Katzenschrei-Syndrom
Q93.5	Sonstige Deletionen eines Chromosomenteils
Q93.6	Deletionen, die nur in der Prometaphase sichtbar werden
Q93.7	Deletionen mit sonstigen komplexen Rearrangements
Q93.8	Sonstige Deletionen der Autosomen
Q93.9	Deletion der Autosomen, nicht näher bezeichnet

Q95.- Balancierte Chromosomen-Rearrangements und Struktur-Marker, anderenorts nicht klassifiziert
Inkl.: Robertsonsche und balancierte reziproke Translokationen und Insertionen

Q95.0	Balancierte Translokation und Insertion beim normalen Individuum

Q95.1 Chromosomen-Inversion beim normalen Individuum

Q95.2 Balanciertes Rearrangement der Autosomen beim abnormen Individuum

Q95.3 Balanciertes Rearrangement zwischen Gonosomen und Autosomen beim abnormen Individuum

Q95.4 Individuen mit Marker-Heterochromatin

Q95.5 Individuen mit autosomaler Bruchstelle

Q95.8 Sonstige balancierte Chromosomen-Rearrangements und Struktur-Marker

Q95.9 Balanciertes Chromosomen-Rearrangement und Struktur-Marker, nicht näher bezeichnet

Q96.- Turner-Syndrom
Exkl.: Noonan-Syndrom (Q87.1)

Q96.0 Karyotyp 45,X

Q96.1 Karyotyp 46,X iso (Xq)

Q96.2 Karyotyp 46,X mit Gonosomenanomalie, ausgenommen iso (Xq)

Q96.3 Mosaik, 45,X/46,XX oder 45,X/46,XY

Q96.4 Mosaik, 45,X/sonstige Zellinie(n) mit Gonosomenanomalie

Q96.8 Sonstige Varianten des Turner-Syndroms

Q96.9 Turner-Syndrom, nicht näher bezeichnet

Q97.- Sonstige Anomalien der Gonosomen bei weiblichem Phänotyp, anderenorts nicht klassifiziert
Exkl.: Turner-Syndrom (Q96.-)

Q97.0 Karyotyp 47,XXX

Q97.1 Weiblicher Phänotyp mit mehr als drei X-Chromosomen

Q97.2 Mosaik, Zellinien mit unterschiedlicher Anzahl von X-Chromosomen

Q97.3 Weiblicher Phänotyp mit Karyotyp 46,XY

Q97.8 Sonstige näher bezeichnete Anomalien der Gonosomen bei weiblichem Phänotyp

Q97.9 Anomalie der Gonosomen bei weiblichem Phänotyp, nicht näher bezeichnet

Q98.- Sonstige Anomalien der Gonosomen bei männlichem Phänotyp, anderenorts nicht klassifiziert

Q98.0 Klinefelter-Syndrom, Karyotyp 47,XXY

Q98.1 Klinefelter-Syndrom, männlicher Phänotyp mit mehr als zwei X-Chromosomen

Q98.2 Klinefelter-Syndrom, männlicher Phänotyp mit Karyotyp 46,XX

Q98.3 Sonstiger männlicher Phänotyp mit Karyotyp 46,XX

Q98.4 Klinefelter-Syndrom, nicht näher bezeichnet

Q98.5 Karyotyp 47,XYY

Q98.6 Männlicher Phänotyp mit Strukturanomalie der Gonosomen

Q98.7 Männlicher Phänotyp mit Gonosomen-Mosaik

Q98.8	**Sonstige näher bezeichnete Anomalien der Gonosomen bei männlichem Phänotyp**
Q98.9	**Anomalie der Gonosomen bei männlichem Phänotyp, nicht näher bezeichnet**

Q99.- Sonstige Chromosomenanomalien, anderenorts nicht klassifiziert

Q99.0	**Chimäre 46,XX/46,XY** Chimäre 46,XX/46,XY mit Hermaphroditismus verus
Q99.1	**Hermaphroditismus verus mit Karyotyp 46,XX** Reine Gonadendysgenesie 46,XX mit Streak-Gonaden 46,XY mit Streak-Gonaden
Q99.2	**Fragiles X-Chromosom** Syndrom des fragilen X-Chromosoms
Q99.8	**Sonstige näher bezeichnete Chromosomenanomalien**
Q99.9	**Chromosomenanomalie, nicht näher bezeichnet**

Kapitel XVIII

Symptome und abnorme klinische und Laborbefunde, die anderenorts nicht klassifiziert sind
(R00-R99)

Dieses Kapitel umfaßt (subjektive und objektive) Symptome, abnorme Ergebnisse von klinischen oder sonstigen Untersuchungen sowie ungenau bezeichnete Zustände, für die an anderer Stelle keine klassifizierbare Diagnose vorliegt.

Diejenigen Symptome, die mit ziemlicher Sicherheit auf eine bestimmte Diagnose hindeuten, sind unter den entsprechenden Kategorien in anderen Kapiteln der Klassifikation aufgeführt. Die Kategorien dieses Kapitels enthalten im allgemeinen weniger genau bezeichnete Zustände und Symptome, die ohne die zur Feststellung einer endgültigen Diagnose notwendigen Untersuchungen des Patienten mit etwa gleicher Wahrscheinlichkeit auf zwei oder mehr Krankheiten oder auf zwei oder mehr Organsysteme hindeuten. Im Grunde genommen könnten alle Kategorien in diesem Kapitel mit dem Zusatz „ohne nähere Angabe", „unbekannter Ätiologie" oder „vorübergehend" versehen werden. Um festzustellen, welche Symptome in dieses Kapitel und welche in die anderen Kapitel einzuordnen sind, sollte das Alphabetische Verzeichnis benutzt werden. Die übrigen, mit .8 bezifferten Subkategorien, sind im allgemeinen für sonstige relevante Symptome vorgesehen, die an keiner anderen Stelle der Klassifikation eingeordnet werden können.

Die unter den Kategorien R00-R99 klassifizierten Zustände und Symptome betreffen:

a) Patienten, bei denen keine genauere Diagnose gestellt werden kann, obwohl alle für den Krankheitsfall bedeutungsvollen Fakten untersucht worden sind;

b) zum Zeitpunkt der Erstkonsultation vorhandene Symptome, die sich als vorübergehend erwiesen haben und deren Ursachen nicht festgestellt werden konnten;

c) vorläufige Diagnosen bei einem Patienten, der zur weiteren Diagnostik oder Behandlung nicht erschienen ist;

d) Patienten, die vor Abschluß der Diagnostik an eine andere Stelle zur Untersuchung oder zur Behandlung überwiesen wurden;

e) Patienten, bei denen aus irgendeinem anderen Grunde keine genauere Diagnose gestellt wurde;

f) bestimmte Symptome, zu denen zwar ergänzende Information vorliegt, die jedoch eigenständige, wichtige Probleme für die medizinische Betreuung darstellen.

Exkl.: Abnorme Befunde bei der pränatalen Screeninguntersuchung der Mutter (O28.-)
Bestimmte Zustände, die ihren Ursprung in der Perinatalperiode haben (P00-P96)

Dieses Kapitel gliedert sich in folgende Gruppen:

R00-R09	Symptome, die das Kreislaufsystem und das Atmungssystem betreffen
R10-R19	Symptome, die das Verdauungssystem und das Abdomen betreffen
R20-R23	Symptome, die die Haut und das Unterhautgewebe betreffen
R25-R29	Symptome, die das Nervensystem und das Muskel-Skelett-System betreffen
R30-R39	Symptome, die das Harnsystem betreffen
R40-R46	Symptome, die das Erkennungs- und Wahrnehmungsvermögen, die Stimmung und das Verhalten betreffen
R47-R49	Symptome, die die Sprache und die Stimme betreffen
R50-R69	Allgemeinsymptome
R70-R79	Abnorme Blutuntersuchungsbefunde ohne Vorliegen einer Diagnose
R80-R82	Abnorme Urinuntersuchungsbefunde ohne Vorliegen einer Diagnose
R83-R89	Abnorme Befunde ohne Vorliegen einer Diagnose bei der Untersuchung anderer Körperflüssigkeiten, Substanzen und Gewebe
R90-R94	Abnorme Befunde ohne Vorliegen einer Diagnose bei bildgebender Diagnostik und Funktionsprüfungen
R95-R99	Ungenau bezeichnete und unbekannte Todesursachen

Symptome, die das Kreislaufsystem und das Atmungssystem betreffen (R00-R09)

R00.- Störungen des Herzschlages

Exkl.: Näher bezeichnete Arrhythmien (I47-I49)
Störungen, die ihren Ursprung in der Perinatalperiode haben (P29.1)

R00.0 **Tachykardie, nicht näher bezeichnet**
Beschleunigung des Herzschlages

R00.1 Bradykardie, nicht näher bezeichnet
Verlangsamung des Herzschlages
Soll die Substanz angegeben werden, ist eine zusätzliche Schlüsselnummer (Kapitel XX) zu benutzen.

R00.2 Palpitationen
Herzklopfen

R00.8 Sonstige und nicht näher bezeichnete Störungen des Herzschlages

R01.- Herzgeräusche und andere Herz-Schallphänomene
Exkl.: Mit Ursprung in der Perinatalperiode (P29.8)

R01.0 Benigne und akzidentelle Herzgeräusche
Funktionelles Herzgeräusch

R01.1 Herzgeräusch, nicht näher bezeichnet
Herzgeräusch o.n.A.

R01.2 Sonstige Herz-Schallphänomene
Herzdämpfung, verbreitert oder verringert
Präkordiales Reiben

R02 Gangrän, anderenorts nicht klassifiziert
Exkl.: Gangrän an bestimmten Lokalisationen - siehe Alphabetisches Verzeichnis
Gangrän bei:
- Atherosklerose (I70.24)
- Diabetes mellitus (E10-E14, vierte Stelle .5)
- sonstigen peripheren Gefäßkrankheiten (I73.-)
Gasbrand (A48.0)
Pyoderma gangraenosum (L88)

R03.- Abnormer Blutdruckwert ohne Diagnose

R03.0 Erhöhter Blutdruckwert ohne Diagnose eines Bluthochdrucks
Hinw.: Diese Subkategorie dient zur Angabe einer kurzzeitigen Blutdruckerhöhung bei einem Patienten ohne ausdrückliche Hochdruckdiagnose oder zur Angabe eines isolierten Zufallsbefundes.

R03.1 Unspezifischer niedriger Blutdruckwert
Exkl.: Hypotonie (I95.-)
Hypotonie-Syndrom der Mutter (O26.5)
Neurogene orthostatische Hypotonie (G90.3)

R04.- Blutung aus den Atemwegen

R04.0 Epistaxis
Blutung aus der Nase
Nasenbluten

R04.1 Blutung aus dem Rachen
Exkl.: Hämoptoe (R04.2)

R04.2 Hämoptoe
Bluthusten
Blut im Sputum

R04.8 Blutung aus sonstigen Lokalisationen in den Atemwegen
Lungenblutung o.n.A.

Exkl.: Lungenblutung in der Perinatalperiode (P26.-)

R04.9 Blutung aus den Atemwegen, nicht näher bezeichnet

R05 Husten
Exkl.: Bluthusten (R04.2)
Psychogener Husten (F45.34)

R06.- Störungen der Atmung
Exkl.: Atemnotsyndrom:
- des Erwachsenen (J80)
- des Neugeborenen (P22.-)

Atemstillstand (R09.2)
Respiratorische Insuffizienz (J96.-)
Respiratorische Insuffizienz beim Neugeborenen (P28.5)

R06.0 Dyspnoe
Kurzatmigkeit
Orthopnoe
Exkl.: Transitorische Tachypnoe beim Neugeborenen (P22.1)

R06.1 Stridor
Exkl.: Laryngealer Stridor congenitus (Q31.4)
Laryngismus (stridulus) (J38.5)

R06.2 Ziehende Atmung

R06.3 Periodische Atmung
Cheyne-Stokes-Atmung

R06.4 Hyperventilation
Exkl.: Psychogene Hyperventilation (F45.34)

R06.5 Mundatmung
Schnarchen
Exkl.: Mundtrockenheit o.n.A. (R68.2)

R06.6 Singultus
Exkl.: Psychogener Singultus (F45.34)

R06.7 Niesen

R06.8 Sonstige und nicht näher bezeichnete Störungen der Atmung
Apnoe o.n.A.
Erstickungsgefühl
Respiratorische Affektkrämpfe
Seufzen

Exkl.: Apnoe beim Neugeborenen (P28.4)
Schlafapnoe (G47.3)
Schlafapnoe beim Neugeborenen (primär) (P28.3)

R07.- Hals- und Brustschmerzen
Exkl.: Dysphagie (R13)
Myalgia epidemica (B33.0)
Nackenschmerzen (M54.2)
Rachenentzündung (akut) o.n.A. (J02.9)
Schmerzen in der Mamma (N64.4)

R07.0 Halsschmerzen

R07.1 Brustschmerzen bei der Atmung
Schmerzhafte Atmung

R07.2 Präkordiale Schmerzen

R07.3 Sonstige Brustschmerzen
Schmerzen in der vorderen Brustwand o.n.A.

R07.4 Brustschmerzen, nicht näher bezeichnet

R09.- Sonstige Symptome, die das Kreislaufsystem und das Atmungssystem betreffen

Exkl.: Atemnotsyndrom:
- des Erwachsenen (J80)
- des Neugeborenen (P22.-)

Respiratorische Insuffizienz (J96.-)
Respiratorische Insuffizienz beim Neugeborenen (P28.5)

R09.0 Asphyxie
Exkl.: Asphyxie (durch):
- beim Neugeborenen (P21.-)
- Fremdkörper in den Atemwegen (T17.-)
- intrauterin (P20.-)
- Kohlenmonoxid (T58)
- traumatisch (T71)

R09.1 Pleuritis
Exkl.: Pleuritis mit Erguß (J90)

R09.2 Atemstillstand
Herz-Lungen-Versagen

R09.3 Abnormes Sputum
Abnorm:
- Farbe
- Geruch   Sputum
- Menge
Vermehrt

Exkl.: Blut im Sputum (R04.2)

R09.8 Sonstige näher bezeichnete Symptome, die das Kreislaufsystem und das Atmungssystem betreffen
Arteriengeräusch
Rasselgeräusche
Schwacher Puls
Thorax:
- Reibegeräusche
- Tympanitischer Klopfschall
- Veränderter Klopfschall

Symptome, die das Verdauungssystem und das Abdomen betreffen (R10-R19)

Exkl.: Gastrointestinale Blutung (K92.0-K92.2)
Gastrointestinale Blutung beim Neugeborenen (P54.0-P54.3)
Ileus (K56.-)
Ileus beim Neugeborenen (P76.-)
Pylorospasmus (K31.3)
Pylorospasmus angeboren oder infantil (Q40.0)
Symptome, die das Harnsystem betreffen (R30-R39)
Symptome, die die Genitalorgane betreffen:
- männlich (N48-N50)
- weiblich (N94.-)

R10.- Bauch- und Beckenschmerzen

Exkl.: Flatulenz und verwandte Zustände (R14)
Nierenkolik (N23)
Rückenschmerzen (M54.-)

Symptome und abnorme klinische und Laborbefunde

R10.0 Akutes Abdomen
Starke Bauchschmerzen (generalisiert) (lokalisiert) (mit Bauchdeckenspannung)

R10.1 Schmerzen im Bereich des Oberbauches
Schmerzen im Epigastrium

R10.2 Schmerzen im Becken und am Damm

R10.3 Schmerzen mit Lokalisation in anderen Teilen des Unterbauches

R10.4 Sonstige und nicht näher bezeichnete Bauchschmerzen
Druckschmerzhaftigkeit des Bauches o.n.A.
Kolik:
- beim Säugling und Kleinkind
- o.n.A.

R11 Übelkeit und Erbrechen
Exkl.: Erbrechen:
- beim Neugeborenen (P92.0)
- nach gastrointestinalem chirurgischem Eingriff (K91.0)
- psychogen (F50.5)
- übermäßig, während der Schwangerschaft (O21.-)

Hämatemesis (K92.0)
Hämatemesis beim Neugeborenen (P54.0)

R12 Sodbrennen
Exkl.: Dyspepsie (K30)

R13 Dysphagie
Schluckbeschwerden

R14 Flatulenz und verwandte Zustände
Aufstoßen
Blähbauch
Blähungen
Meteorismus

Exkl.: Aerophagie, psychogen (F45.32)

R15 Stuhlinkontinenz
Enkopresis o.n.A.

Exkl.: Nichtorganische Enkopresis (F98.1)

R16.- Hepatomegalie und Splenomegalie, anderenorts nicht klassifiziert

R16.0 Hepatomegalie, anderenorts nicht klassifiziert
Hepatomegalie o.n.A.

R16.1 Splenomegalie, anderenorts nicht klassifiziert
Splenomegalie o.n.A.

R16.2 Hepatomegalie verbunden mit Splenomegalie, anderenorts nicht klassifiziert
Hepatosplenomegalie o.n.A.

R17 Gelbsucht, nicht näher bezeichnet
Exkl.: Ikterus beim Neugeborenen (P55, P57-P59)

R18 Aszites
Flüssigkeitsansammlung in der Bauchhöhle

R19.- Sonstige Symptome, die das Verdauungssystem und das Abdomen betreffen
Exkl.: Akutes Abdomen (R10.0)

R19.0	**Schwellung, Raumforderung und Knoten im Abdomen und Becken**
	Diffuse oder generalisierte Schwellung oder Raumforderung:
• intraabdominal o.n.A.
• pelvin o.n.A.
• umbilikal
	Exkl.: Aszites (R18)
Meteorismus (R14)
R19.1	**Abnorme Darmgeräusche**
Fehlende Darmgeräusche
Übermäßige Darmgeräusche
R19.2	**Sichtbare Peristaltik**
Hyperperistaltik
R19.3	**Bauchdeckenspannung**
Exkl.: Mit starken Bauchschmerzen (R10.0)
R19.4	**Veränderungen der Stuhlgewohnheiten**
Exkl.: Funktionelle Diarrhoe (K59.1)
Obstipation (K59.0)
R19.5	**Sonstige Stuhlveränderungen**
Abnorme Stuhlfarbe
Erhöhte Stuhlmenge
Schleimiger Stuhl
	Exkl.: Meläna (K92.1)
Meläna beim Neugeborenen (P54.1)
R19.6	**Mundgeruch**
R19.8	Sonstige näher bezeichnete Symptome, die das Verdauungssystem und das Abdomen betreffen

Symptome, die die Haut und das Unterhautgewebe betreffen (R20-R23)

R20.-	**Sensibilitätsstörungen der Haut**
	Exkl.: Dissoziative Sensibilitäts- und Empfindungsstörungen (F44.6)
Psychogene Störungen (F45.8)
R20.0	**Anästhesie der Haut**
R20.1	**Hypästhesie der Haut**
R20.2	**Parästhesie der Haut**
Ameisenlaufen
Kribbelgefühl
Nadelstichgefühl
	Exkl.: Akroparästhesie (I73.8)
R20.3	**Hyperästhesie der Haut**
R20.8	Sonstige und nicht näher bezeichnete Sensibilitätsstörungen der Haut

Version 2.0 Stand November 2000   Symptome und abnorme klinische und Laborbefunde

R21   **Hautausschlag und sonstige unspezifische Hauteruptionen**

R22.-   **Lokalisierte Schwellung, Raumforderung und Knoten der Haut und der Unterhaut**
Inkl.: Subkutane Knötchen (lokalisiert) (oberflächlich)

Exkl.: Abnorme Befunde bei der bildgebenden Diagnostik (R90-R93)
Geschwulst oder Knoten:
- Abdomen oder Becken (R19.0)
- Mamma (N63)
Lokalisierte Adipositas (E65)
Lymphknotenvergrößerung (R59.-)
Ödem (R60.-)
Schwellung:
- Abdomen oder Becken (R19.0)
- Gelenk- (M25.4-)

R22.0   Lokalisierte Schwellung, Raumforderung und Knoten der Haut und der Unterhaut am Kopf

R22.1   Lokalisierte Schwellung, Raumforderung und Knoten der Haut und der Unterhaut am Hals

R22.2   Lokalisierte Schwellung, Raumforderung und Knoten der Haut und der Unterhaut am Rumpf

R22.3   Lokalisierte Schwellung, Raumforderung und Knoten der Haut und der Unterhaut an den oberen Extremitäten

R22.4   Lokalisierte Schwellung, Raumforderung und Knoten der Haut und der Unterhaut an den unteren Extremitäten

R22.7   Lokalisierte Schwellung, Raumforderung und Knoten der Haut und der Unterhaut an mehreren Lokalisationen

R22.9   Lokalisierte Schwellung, Raumforderung und Knoten der Haut und der Unterhaut, nicht näher bezeichnet

R23.-   **Sonstige Hautveränderungen**

R23.0   **Zyanose**
Exkl.: Akrozyanose (I73.8)
Zyanoseanfälle beim Neugeborenen (P28.2)

R23.1   **Blässe**
Feuchtkalte Haut

R23.2   **Gesichtsrötung [Flush]**
Übermäßiges Erröten
Exkl.: Zustände im Zusammenhang mit der Menopause und dem Klimakterium (N95.1)

R23.3   **Spontane Ekchymosen**
Petechien
Exkl.: Ekchymosen beim Feten und Neugeborenen (P54.5)
Purpura (D69.-)

R23.4   **Veränderungen des Hautreliefs**
Abschuppung
Desquamation | Haut
Verhärtung
Exkl.: Epidermisverdickung o.n.A. (L85.9)

R23.8   **Sonstige und nicht näher bezeichnete Hautveränderungen**

Symptome, die das Nervensystem und das Muskel-Skelett-System betreffen (R25-R29)

R25.- Abnorme unwillkürliche Bewegungen
Exkl.: Spezifische Bewegungsstörungen (G20-G26)
Stereotype Bewegungsstörungen (F98.4)
Ticstörungen (F95.-)

R25.0 Abnorme Kopfbewegungen

R25.1 Tremor, nicht näher bezeichnet
Exkl.: Chorea o.n.A. (G25.5)
Tremor:
- essentiell (G25.0)
- hysterisch (F44.4)
- Intentions- (G25.2)

R25.2 Krämpfe und Spasmen der Muskulatur
Exkl.: Karpopedalspasmen (R29.0)
Krämpfe im Kindesalter (G40.4)

R25.3 Faszikulation
Zuckungen o.n.A.

R25.8 Sonstige und nicht näher bezeichnete abnorme unwillkürliche Bewegungen

R26.- Störungen des Ganges und der Mobilität
Exkl.: Ataxie:
- hereditär (G11.-)
- lokomotorisch (syphilitisch) (A52.1)
- o.n.A. (R27.0)
Immobilitätssyndrom (paraplegisch) (M62.3-)

R26.0 Ataktischer Gang
Taumelnder Gang

R26.1 Paretischer Gang
Spastischer Gang

R26.2 Gehbeschwerden, anderenorts nicht klassifiziert

R26.8 Sonstige und nicht näher bezeichnete Störungen des Ganges und der Mobilität
Standunsicherheit o.n.A.

R27.- Sonstige Koordinationsstörungen
Exkl.: Ataktischer Gang (R26.0)
Hereditäre Ataxie (G11.-)
Vertigo o.n.A. (R42)

R27.0 Ataxie, nicht näher bezeichnet

R27.8 Sonstige und nicht näher bezeichnete Koordinationsstörungen

R29.- Sonstige Symptome, die das Nervensystem und das Muskel-Skelett-System betreffen

R29.0 Tetanie
Karpopedalspasmen

Exkl.: Tetanie:
- beim Neugeborenen (P71.3)
- hysterisch (F44.5)
- nach Thyreoidektomie (E89.2)
- parathyreogen (E20.9)

R29.1	**Meningismus**
R29.2	**Abnorme Reflexe**

Exkl.: Abnorme Pupillenreaktion (H57.0)
Übermäßiger Würgereflex (J39.2)
Vasovagale Reaktion oder Synkope (R55)

R29.3	**Abnorme Körperhaltung**
R29.4	**Schnappende Hüfte**

Ortolani-Phänomen

Exkl.: Angeborene Deformitäten der Hüfte (Q65.-)
Coxa saltans (M24.8)

R29.5 **Neurologischer Neglect**
Asomatognosie
Halbseitige Vernachlässigung
Hemiakinesie
Hemineglect
Linksseitiger Neglect
Sensorische Extinktion
Sensorischer Neglect
Visuell-räumlicher Neglect

R29.8 **Sonstige und nicht näher bezeichnete Symptome, die das Nervensystem und das Muskel-Skelett-System betreffen**

R29.81 Stürze
R29.89 Sonstige und nicht näher bezeichnete Symptome, die das Nervensystem und das Muskel-Skelett-System betreffen

Symptome, die das Harnsystem betreffen (R30-R39)

R30.- **Schmerzen beim Wasserlassen**
Exkl.: Psychogener Schmerz (F45.35)

R30.0 **Dysurie**
Strangurie

R30.1 **Tenesmus vesicae**

R30.9 **Schmerzen beim Wasserlassen, nicht näher bezeichnet**
Schmerzen beim Wasserlassen o.n.A.

R31 **Nicht näher bezeichnete Hämaturie**
Exkl.: Rezidivierende oder persistierende Hämaturie (N02.-)

R32 **Nicht näher bezeichnete Harninkontinenz**
Enuresis o.n.A.

Exkl.: Nichtorganische Enuresis (F98.0)
Streßinkontinenz und sonstige näher bezeichnete Harninkontinenz (N39.3-N39.4)

R33 **Harnverhaltung**

R34 **Anurie und Oligurie**
Exkl.: Als Komplikation bei:
• Abort, Extrauteringravidität oder Molenschwangerschaft (O00-O07, O08.4)
• Schwangerschaft, Geburt und Wochenbett (O26.88, O90.4)

R35 Polyurie
Häufige Miktion
Nykturie

Exkl.: Psychogene Polyurie (F45.35)

R36 Ausfluß aus der Harnröhre
Ausfluß aus dem Penis
Urethrorrhoe

R39.- Sonstige Symptome, die das Harnsystem betreffen

R39.0 **Urin-Extravasation**

R39.1 **Sonstige Miktionsstörungen**
Gespaltener Harnstrahl
Schwacher Harnstrahl
Verzögerte Miktion

R39.2 **Extrarenale Urämie**
Prärenale Urämie

R39.8 **Sonstige und nicht näher bezeichnete Symptome, die das Harnsystem betreffen**

Symptome, die das Erkennungs- und Wahrnehmungsvermögen, die Stimmung und das Verhalten betreffen (R40-R46)

Exkl.: Als Teil des Symptombildes einer psychischen Störung (F00-F99)

R40.- Somnolenz, Stupor und Koma
Exkl.: Koma:
- beim Neugeborenen (P91.5)
- bei Verletzungen des Kopfes, die in Kap. XIX klassifiziert sind (S06.01-S06.05)
- diabetisch (E10-E14, vierte Stelle .0)
- hepatisch (K72.-)
- hypoglykämisch (nichtdiabetisch) (E15)
- urämisch (N19)

R40.0 **Somnolenz**
Benommenheit

R40.1 **Stupor**
Präkoma

Exkl.: Stupor:
- depressiv (F31-F33)
- dissoziativ (F44.2)
- kataton (F20.2)
- manisch (F30.2)

R40.2 **Koma, nicht näher bezeichnet**
Bewußtlosigkeit o.n.A.

R41.- Sonstige Symptome, die das Erkennungsvermögen und das Bewußtsein betreffen
Exkl.: Dissoziative Störungen [Konversionsstörungen] (F44.-)

R41.0 **Orientierungsstörung, nicht näher bezeichnet**
Verwirrtheit o.n.A.

Exkl.: Psychogene Orientierungsstörung (F44.88)

R41.1	Anterograde Amnesie
R41.2	Retrograde Amnesie
R41.3	Sonstige Amnesie Amnesie o.n.A. *Exkl.:* Amnestisches Syndrom: • durch Einnahme psychotroper Substanzen (F10-F19, vierte Stelle .6) • organisch (F04.9) Transiente globale Amnesie (G45.4)
R41.8	Sonstige und nicht näher bezeichnete Symptome, die das Erkennungsvermögen und das Bewußtsein betreffen

R42 Schwindel und Taumel

Vertigo o.n.A.

Exkl.: Schwindelsyndrome (H81.-)

R43.- Störungen des Geruchs- und Geschmackssinnes

R43.0	Anosmie
R43.1	Parosmie
R43.2	Parageusie
R43.8	Sonstige und nicht näher bezeichnete Störungen des Geruchs- und Geschmackssinnes Kombinierte Störung des Geruchs- und Geschmackssinnes

R44.- Sonstige Symptome, die die Sinneswahrnehmungen und das Wahrnehmungsvermögen betreffen

Exkl.: Sensibilitätsstörungen der Haut (R20.-)

R44.0	Akustische Halluzinationen
R44.1	Optische Halluzinationen
R44.2	Sonstige Halluzinationen
R44.3	Halluzinationen, nicht näher bezeichnet
R44.8	Sonstige und nicht näher bezeichnete Symptome, die die Sinneswahrnehmungen und das Wahrnehmungsvermögen betreffen

R45.- Symptome, die die Stimmung betreffen

R45.0	Nervosität Nervöser Spannungszustand
R45.1	Ruhelosigkeit und Erregung
R45.2	Unglücklichsein Sorgen o.n.A.
R45.3	Demoralisierung und Apathie
R45.4	Reizbarkeit und Wut
R45.5	Feindseligkeit
R45.6	Körperliche Gewalt
R45.7	Emotioneller Schock oder Streß, nicht näher bezeichnet
R45.8	Sonstige Symptome, die die Stimmung betreffen

R46.- Symptome, die das äußere Erscheinungsbild und das Verhalten betreffen

R46.0 Stark vernachlässigte Körperpflege

R46.1 Besonders auffälliges äußeres Erscheinungsbild

R46.2 Seltsames und unerklärliches Verhalten

R46.3 Hyperaktivität

R46.4 Verlangsamung und herabgesetztes Reaktionsvermögen
Exkl.: Stupor (R40.1)

R46.5 Mißtrauen oder ausweichendes Verhalten

R46.6 Unangemessene Betroffenheit und Beschäftigung mit Streßereignissen

R46.7 Wortschwall oder umständliche Detailschilderung, die die Gründe für eine Konsultation oder Inanspruchnahme verschleiern

R46.8 Sonstige Symptome, die das äußere Erscheinungsbild und das Verhalten betreffen

Symptome, die die Sprache und die Stimme betreffen (R47-R49)

R47.- Sprech- und Sprachstörungen, anderenorts nicht klassifiziert
Exkl.: Autismus (F84.0-F84.1)
Poltern (F98.6)
Stottern [Stammeln] (F98.5)
Umschriebene entwicklungsbedingte Störungen des Sprechens und der Sprache (F80.-)

R47.0 Dysphasie und Aphasie
Exkl.: Progressive isolierte Aphasie (G31.0)

R47.1 Dysarthrie und Anarthrie

R47.8 Sonstige und nicht näher bezeichnete Sprech- und Sprachstörungen

R48.- Dyslexie und sonstige Werkzeugstörungen, anderenorts nicht klassifiziert
Exkl.: Umschriebene Entwicklungsstörungen schulischer Fertigkeiten (F81.-)

R48.0 Dyslexie und Alexie

R48.1 Agnosie

R48.2 Apraxie

R48.8 Sonstige und nicht näher bezeichnete Werkzeugstörungen
Agraphie
Akalkulie

R49.- Störungen der Stimme
Exkl.: Psychogene Stimmstörung (F44.4)

R49.0 Dysphonie
Heiserkeit

R49.1 Aphonie
Stimmlosigkeit

R49.2 Rhinophonia (aperta) (clausa)

R49.8 Sonstige und nicht näher bezeichnete Störungen der Stimme
Veränderung der Stimme o.n.A.

Version 2.0 Stand November 2000   Symptome und abnorme klinische und Laborbefunde

Allgemeinsymptome (R50-R69)

R50.-   **Fieber unbekannter Ursache**
Exkl.: Fieber unbekannter Ursache:
- beim Neugeborenen (P81.9)
- unter der Geburt (O75.2)

Fieber o.n.A. im Wochenbett (O86.4)

R50.0   **Fieber mit Schüttelfrost**
Exkl.: Fieberkrämpfe (R56.0)

R50.1   **Anhaltendes Fieber**

R50.9   **Fieber, nicht näher bezeichnet**
Hyperpyrexie o.n.A.
Pyrexie o.n.A.
Exkl.: Maligne Hyperthermie durch Anästhesie (T88.3)

R51   **Kopfschmerz**
Gesichtsschmerz o.n.A.
Exkl.: Atypischer Gesichtsschmerz (G50.1)
Migräne und sonstige Kopfschmerzsyndrome (G43-G44)
Trigeminusneuralgie (G50.0)

R52.-   **Schmerz, anderenorts nicht klassifiziert**
Inkl.: Schmerz, der keinem bestimmten Organ oder keiner bestimmten Körperregion zugeordnet werden kann

Exkl.: Chronisches Schmerzsyndrom mit Persönlichkeitsänderung (F62.8)
Kopfschmerz (R51)
Nierenkolik (N23)
Schmerzen:
- Abdomen (R10.-)
- Auge (H57.1)
- Becken und Damm (R10.2)
- Extremität (M79.6-)
- Gelenk (M25.5-)
- Hals (R07.0)
- Lumbalregion (M54.5)
- Mamma (N64.4)
- Ohr (H92.0)
- psychogen (F45.4)
- Rücken (M54.9-)
- Schulter (M75.8)
- Thorax (R07.1-R07.4)
- Wirbelsäule (M54.-)
- Zahn (K08.8)
- Zunge (K14.6)

R52.0   **Akuter Schmerz**

R52.1   **Chronischer unbeeinflußbarer Schmerz**

R52.2   Sonstiger chronischer Schmerz

R52.9   **Schmerz, nicht näher bezeichnet**
Diffuser Schmerz o.n.A.

R53 Unwohlsein und Ermüdung
Allgemeiner körperlicher Abbau
Asthenie o.n.A.
Lethargie
Müdigkeit
Schwäche:
- chronisch
- nervös
- o.n.A.

Exkl.: Altersschwäche (R54)
Angeborene Schwäche (P96.9)
Ermüdungssyndrom (F48.0)
Erschöpfung und Ermüdung (durch) (bei):
- Hitze (T67.-)
- Kriegsneurose (F43.0)
- Neurasthenie (F48.0)
- Schwangerschaft (O26.88)
- übermäßige Anstrengung (T73.3)
- Witterungsunbilden (T73.2)
Postvirales Ermüdungssyndrom (G93.3)

R54 Senilität
Altersschwäche
Hohes Alter
Seneszenz ohne Angabe einer Psychose

Exkl.: Senile Psychose (F03)

R55 Synkope und Kollaps
Blackout
Ohnmacht

Exkl.: Adams-Stokes-Anfall [Morgagni-Adams-Stokes-Syndrom] (I45.9)
Bewußtlosigkeit o.n.A. (R40.2)
Neurozirkulatorische Asthenie (F45.39)
Orthostatische Hypotonie (I95.1)
Neurogene orthostatische Hypotonie (G90.3)
Schock:
- als Komplikation bei oder Folge von:
  - Abort, Extrauteringravidität oder Molenschwangerschaft (O00-O07, O08.3)
  - Wehen und Entbindung (O75.1)
- kardiogen (R57.0)
- postoperativ (T81.1)
- o.n.A. (R57.9)
Synkope (durch):
- Hitze (T67.1)
- Karotissinus (G90.0)
- psychogen (F48.8)

R56.- Krämpfe, anderenorts nicht klassifiziert
Exkl.: Krämpfe und Anfälle:
- beim Neugeborenen (P90)
- dissoziativ (F44.5)
- Epilepsie (G40-G41)

R56.0 Fieberkrämpfe

R56.8 Sonstige und nicht näher bezeichnete Krämpfe
Anfall o.n.A.
Krampfanfall o.n.A.

R57.- Schock, anderenorts nicht klassifiziert

Exkl.: Schock (durch):
- als Komplikation bei oder Folge von Abort, Extrauteringravidität oder Molenschwangerschaft (O00-O07, O08.3)
- Anästhesie (T88.2)
- anaphylaktisch (durch):
  - Nahrungsmittelunverträglichkeit (T78.0)
  - Serum (T80.5)
  - o.n.A. (T78.2)
- Blitzschlag (T75.0)
- elektrischen Strom (T75.4)
- Geburts- (O75.1)
- postoperativ (T81.1)
- psychisch (F43.0)
- septisch (A41.9)
- traumatisch (T79.4)

Syndrom des toxischen Schocks (A48.3)

R57.0 Kardiogener Schock

R57.1 Hypovolämischer Schock

R57.8 Sonstige Formen des Schocks
Endotoxinschock

R57.9 Schock, nicht näher bezeichnet
Peripheres Kreislaufversagen o.n.A.

R58 Blutung, anderenorts nicht klassifiziert
Blutung o.n.A.

R59.- Lymphknotenvergrößerung

Inkl.: Drüsenschwellung

Exkl.: Lymphadenitis:
- akut (L04.-)
- chronisch (I88.1)
- mesenterial (akut) (chronisch) (I88.0)
- o.n.A. (I88.9)

R59.0 Lymphknotenvergrößerung, umschrieben

R59.1 Lymphknotenvergrößerung, generalisiert
Lymphadenopathie o.n.A.

Exkl.: (Persistierende) generalisierte Lymphadenopathie infolge HIV-Krankheit (B23.1)

R59.9 Lymphknotenvergrößerung, nicht näher bezeichnet

R60.- Ödem, anderenorts nicht klassifiziert

Exkl.: Aszites (R18)
Hirnödem (G93.6)
Hirnödem durch Geburtstrauma (P11.0)
Hydrops fetalis o.n.A. (P83.2)
Hydrothorax (J94.8)
Ödem:
- angioneurotisch (T78.3)
- beim Neugeborenen (P83.3)
- durch Mangelernährung (E40-E46)
- hereditär (Q82.0)
- Larynx- (J38.4)
- Lungen- (J81)
- Nasopharynx- (J39.2)
- Rachen- (J39.2)
- Schwangerschafts- (O12.0)

R60.0 Umschriebenes Ödem

R60.1 Generalisiertes Ödem

R60.9 Ödem, nicht näher bezeichnet
Flüssigkeitsretention o.n.A.

R61.- Hyperhidrose

R61.0 Hyperhidrose, umschrieben

R61.1 Hyperhidrose, generalisiert

R61.9 Hyperhidrose, nicht näher bezeichnet
Nachtschweiß
Übermäßiges Schwitzen

R62.- Ausbleiben der erwarteten normalen physiologischen Entwicklung
Exkl.: Verzögerte Pubertät (E30.0)

R62.0 Verzögertes Erreichen von Entwicklungsstufen
Spätes Laufenlernen
Spätes Sprechenlernen
Verzögertes Eintreten einer erwarteten physiologischen Entwicklungsstufe

R62.8 Sonstiges Ausbleiben der erwarteten physiologischen Entwicklung
Gedeihstörung
Infantilismus o.n.A.
Körperliches Zurückbleiben
Mangelhaftes Wachstum
Mangelnde Gewichtszunahme

Exkl.: Körperliche Retardation durch Mangelernährung (E45)

R62.9 Ausbleiben der erwarteten physiologischen Entwicklung, nicht näher bezeichnet

R63.- Symptome, die die Nahrungs- und Flüssigkeitsaufnahme betreffen
Exkl.: Bulimie o.n.A. (F50.2)
Eßstörungen nichtorganischen Ursprungs (F50.-)
Mangelernährung (E40-E46)

R63.0 Anorexie
Appetitverlust

Exkl.: Anorexia nervosa (F50.0)
Appetitverlust nichtorganischen Ursprungs (F50.8)

R63.1	**Polydipsie**
	Übermäßiger Durst

R63.2	**Polyphagie**
	Überernährung o.n.A.
	Übermäßige Nahrungsaufnahme

R63.3	**Ernährungsprobleme und unsachgemäße Ernährung**
	Ernährungsproblem o.n.A.
	Exkl.: Ernährungsprobleme beim Neugeborenen (P92.-)
	Fütterstörung nichtorganischen Ursprungs beim Kleinkind (F98.2)

R63.4	**Abnorme Gewichtsabnahme**

R63.5	**Abnorme Gewichtszunahme**
	Exkl.: Adipositas (E66.-)
	Übermäßige Gewichtszunahme in der Schwangerschaft (O26.0)

R63.8	Sonstige Symptome, die die Nahrungs- und Flüssigkeitsaufnahme betreffen

R64	**Kachexie**
	Exkl.: Alimentärer Marasmus (E41)
	Kachexie durch bösartige Neubildung (C80)
	Kachexie-Syndrom infolge HIV-Krankheit (B22)

R68.-	**Sonstige Allgemeinsymptome**

R68.0	Hypothermie, nicht in Verbindung mit niedriger Umgebungstemperatur
	Exkl.: Hypothermie:
	• beim Neugeborenen (P80.-)
	• durch Anästhesie (T88.5)
	• durch niedrige Umgebungstemperatur (T68)
	• o.n.A. (akzidentell) (T68)

R68.1	**Unspezifische Symptome im Kleinkindalter**
	Reizbares Kleinkind
	Ungewöhnlich häufiges und starkes Schreien des Kleinkindes
	Exkl.: Dentitionskrankheit (K00.7)
	Zerebrale Übererregbarkeit des Neugeborenen (P91.3)

R68.2	**Mundtrockenheit, nicht näher bezeichnet**
	Exkl.: Mundtrockenheit bei:
	• Dehydration (E86)
	• Sicca-Syndrom [Sjögren-Syndrom] (M35.0)
	Unterfunktion der Speicheldrüsen (K11.7)

R68.3	**Trommelschlegelfinger**
	Uhrglasnägel
	Exkl.: Angeborene Klumpfinger (Q68.1)

R68.8	Sonstige näher bezeichnete Allgemeinsymptome

R69	**Unbekannte und nicht näher bezeichnete Krankheitsursachen**
	Krankheit o.n.A.
	Nichtdiagnostizierte Krankheit ohne Angabe der betroffenen Lokalisation oder des betroffenen Systems

Symptome und abnorme klinische und Laborbefunde   Version 2.0 Stand November 2000

Abnorme Blutuntersuchungsbefunde ohne Vorliegen einer Diagnose (R70-R79)

Exkl.: Abnorme Befunde:
- bei der pränatalen Screeninguntersuchung der Mutter (O28.-)
- Blutgerinnung (D65-D68)
- Leukozyten, anderenorts klassifiziert (D70-D72)
- Lipide (E78.-)
- Thrombozyten (D69.-)

Abnorme Befunde, anderenorts klassifiziert - siehe Alphabetisches Verzeichnis
Hämorrhagische und hämatologische Krankheiten beim Feten und Neugeborenen (P50-P61)

R70.- Beschleunigte Blutkörperchensenkungsreaktion und Veränderungen der Plasmaviskosität

R70.0 Beschleunigte Blutkörperchensenkungsreaktion

R70.1 Veränderte Plasmaviskosität

R71 Veränderung der Erythrozyten

Anisozytose
Poikilozytose
Verändert:
- Erythrozytenmorphologie o.n.A.
- Erythrozytenvolumen o.n.A.

Exkl.: Anämien (D50-D64)
Polycythaemia vera (D45)
Polyglobulie:
- beim Neugeborenen (P61.1)
- Pseudo- (familiär) (D75.0)
- sekundär (D75.1)

R72 Veränderung der Leukozyten, anderenorts nicht klassifiziert

Auffälliges Differentialblutbild o.n.A.

Exkl.: Leukozytose (D72.8)

R73.- Erhöhter Blutglukosewert

Exkl.: Störungen beim Neugeborenen (P70.0-P70.2)
Diabetes mellitus (E10-E14)
Diabetes mellitus während der Schwangerschaft, der Geburt und des Wochenbettes (O24.-)
Postoperative Hypoinsulinämie (E89.1)

R73.0 Abnormer Glukosetoleranztest
Diabetes:
- subklinisch
- latent
Pathologische Glukosetoleranz
Prädiabetes

R73.9 Hyperglykämie, nicht näher bezeichnet

R74.- Abnorme Serumenzymwerte

R74.0 Erhöhung der Transaminasenwerte und des Laktat-Dehydrogenase-Wertes [LDH]

R74.8 Sonstige abnorme Serumenzymwerte
Abnormer Wert:
- alkalische Phosphatase
- Amylase
- Lipase [Triacylglyzerinlipase]
- saure Phosphatase

R74.9	**Abnormer Wert nicht näher bezeichneter Serumenzyme**

R75 Laborhinweis auf Humanes Immundefizienz-Virus [HIV]
Nicht eindeutiger Befund des HIV-Tests beim Kleinkind

Exkl.: Asymptomatische HIV-Infektion (Z21)
HIV-Krankheit (B20-B24)

R76.- Sonstige abnorme immunologische Serumbefunde

R76.0	**Erhöhter Antikörpertiter**

Exkl.: Isoimmunisierung während der Schwangerschaft (O36.0-O36.1)
Isoimmunisierung während der Schwangerschaft mit Auswirkung auf den Feten oder das Neugeborene (P55.-)

R76.1	**Abnorme Reaktion auf Tuberkulintest**
	Abnormes Ergebnis der Mendel-Mantoux-Tuberkulinprobe
R76.2	**Falsch-positiver serologischer Syphilistest**
	Falsch-positive Wassermann-Reaktion
R76.8	**Sonstige näher bezeichnete abnorme immunologische Serumbefunde**
	Erhöhter Immunglobulinwert o.n.A.
R76.9	**Abnormer immunologischer Serumbefund, nicht näher bezeichnet**

R77.- Sonstige Veränderungen der Plasmaproteine
Exkl.: Störungen des Plasmaprotein-Stoffwechsels (E88.0)

R77.0	**Veränderungen der Albumine**
R77.1	**Veränderungen der Globuline**
	Hyperglobulinämie o.n.A.
R77.2	**Veränderungen des Alpha-Fetoproteins**
R77.8	Sonstige näher bezeichnete Veränderungen der Plasmaproteine
R77.9	Veränderung eines Plasmaproteins, nicht näher bezeichnet

R78.- Nachweis von Drogen und anderen Substanzen, die normalerweise nicht im Blut vorhanden sind
Exkl.: Psychische und Verhaltensstörungen durch psychotrope Substanzen (F10-F19)

R78.0	Nachweis von Alkohol im Blut
	Soll die Höhe des Alkoholgehaltes angegeben werden, ist eine zusätzliche Schlüsselnummer (Y90.-) zu benutzen.
R78.1	Nachweis von Opiaten im Blut
R78.2	Nachweis von Kokain im Blut
R78.3	Nachweis von Halluzinogenen im Blut
R78.4	Nachweis sonstiger Drogen mit Abhängigkeitspotential im Blut
R78.5	Nachweis psychotroper Drogen im Blut
R78.6	Nachweis von Steroiden im Blut
R78.7	Nachweis eines abnormen Schwermetall-Blutwertes
R78.8	Nachweis sonstiger näher bezeichneter Substanzen, die normalerweise nicht im Blut vorhanden sind
	Nachweis eines abnormen Lithium-Blutwertes
R78.9	Nachweis einer nicht näher bezeichneten Substanz, die normalerweise nicht im Blut vorhanden ist

R79.-	Sonstige abnorme Befunde der Blutchemie

Exkl.: Asymptomatische Hyperurikämie (E79.0)
Hyperglykämie o.n.A. (R73.9)
Hypoglykämie o.n.A. (E16.2)
Hypoglykämie o.n.A. beim Neugeborenen (P70.3-P70.4)
Spezifische Befunde mit Hinweis auf eine Störung des:
• Aminosäurestoffwechsels (E70-E72)
• Fettstoffwechsels (E75.-)
• Kohlenhydratstoffwechsels (E73-E74)
Störung des Wasser- und Elektrolythaushaltes oder des Säure-Basen-Gleichgewichtes (E86-E87)

R79.0   Abnormer Mineral-Blutwert
Abnormer Blutwert:
• Eisen
• Kobalt
• Kupfer
• Magnesium
• Minerale, anderenorts nicht klassifiziert
• Zink

Exkl.: Abnormer Lithiumwert (R78.8)
Alimentärer Mangel an Mineralstoffen (E58-E61)
Hypomagnesiämie beim Neugeborenen (P71.2)
Störungen des Mineralstoffwechsels (E83.-)

R79.8   Sonstige näher bezeichnete abnorme Befunde der Blutchemie
Abnormer Blutgaswert

R79.9   Abnormer Befund der Blutchemie, nicht näher bezeichnet

Abnorme Urinuntersuchungsbefunde ohne Vorliegen einer Diagnose (R80-R82)

Exkl.: Abnorme Befunde bei der Screeninguntersuchung der Mutter zur pränatalen Diagnostik (O28.-)
Abnorme diagnostische Befunde, anderenorts klassifiziert - siehe Alphabetisches Verzeichnis
Spezifische Befunde mit Hinweis auf eine Störung des:
• Aminosäurestoffwechsels (E70-E72)
• Kohlenhydratstoffwechsels (E73-E74)

R80	Isolierte Proteinurie

Albuminurie o.n.A.
Bence-Jones-Proteinurie
Proteinurie o.n.A.

Exkl.: Proteinurie:
• isoliert, mit Angabe morphologischer Veränderungen (N06.-)
• orthostatisch (N39.2)
• persistierend (N39.1)
• Schwangerschafts- (O12.1)

R81	Glukosurie

Exkl.: Renale Glukosurie (E74.8)

R82.-	Sonstige abnorme Urinbefunde

Exkl.: Flankenschmerz-Hämaturie-Syndrom (N39.81)
Hämaturie (R31)

R82.0   Chylurie
Exkl.: Chylurie durch Filarien (B74.-)

R82.1   Myoglobinurie

R82.2	**Bilirubinurie**
R82.3	**Hämoglobinurie** *Exkl.:* Hämoglobinurie: • durch Hämolyse infolge äußerer Ursachen, anderenorts nicht klassifiziert (D59.6) • paroxysmale nächtliche [Marchiafava-Micheli] (D59.5)
R82.4	**Azetonurie** Ketonurie
R82.5	**Erhöhte Urinwerte für Drogen, Arzneimittel und biologisch aktive Substanzen** Erhöhter Urinwert: • Indolessigsäure • Katecholamine • 17-Ketosteroide • Steroide
R82.6	**Abnorme Urinwerte für Substanzen vorwiegend nichtmedizinischer Herkunft** Abnormer Urinwert für Schwermetalle
R82.7	**Abnorme Befunde bei der mikrobiologischen Urinuntersuchung** Positive Kulturen
R82.8	**Abnorme Befunde bei der zytologischen und histologischen Urinuntersuchung**
R82.9	**Sonstige und nicht näher bezeichnete abnorme Urinbefunde** Kristallurie Melanurie Zellen und Zylinder im Urin

Abnorme Befunde ohne Vorliegen einer Diagnose bei der Untersuchung anderer Körperflüssigkeiten, Substanzen und Gewebe (R83-R89)

Exkl.: Abnorme Befunde bei der:
- Screeninguntersuchung der Mutter zur pränatalen Diagnostik (O28.-)
- Untersuchung von:
  - Blut, ohne Vorliegen einer Diagnose (R70-R79)
  - Urin, ohne Vorliegen einer Diagnose (R80-R82)

  Abnorme diagnostische Befunde, anderenorts klassifiziert - siehe Alphabetisches Verzeichnis

Die folgenden vierten Stellen sind bei den Kategorien R83-R89 zu benutzen:

.0 Abnormer Enzymwert

.1 Abnormer Hormonwert

.2 Abnormer Wert für sonstige Drogen, Arzneimittel und biologisch aktive Substanzen

.3 Abnormer Wert für Substanzen vorwiegend nichtmedizinischer Herkunft

.4 Abnorme immunologische Befunde

.5 Abnorme mikrobiologische Befunde
Positive Kulturen

.6 Abnorme zytologische Befunde
Abnormer Papanicolaou-Abstrich

.7 Abnorme histologische Befunde

.8 Sonstige abnorme Befunde
Abnorme Chromosomenbefunde

.9 Nicht näher bezeichneter abnormer Befund

R83.- Abnorme Liquorbefunde
[Hinweise zu den Subkategorien siehe am Anfang dieser Gruppe]

R83.0 Abnormer Enzymwert

R83.1 Abnormer Hormonwert

R83.2 Abnormer Wert für sonstige Drogen, Arzneimittel und biologisch aktive Substanzen

R83.3 Abnormer Wert für Substanzen vorwiegend nichtmedizinischer Herkunft

R83.4 Abnorme immunologische Befunde

R83.5 Abnorme mikrobiologische Befunde

R83.6 Abnorme zytologische Befunde

R83.7 Abnorme histologische Befunde

R83.8 Sonstige abnorme Befunde

R83.9 Nicht näher bezeichneter abnormer Befund

R84.- Abnorme Befunde in Untersuchungsmaterialien aus Atemwegen und Thorax

[Hinweise zu den Subkategorien siehe am Anfang dieser Gruppe]

Abnorme Befunde in:
- Bronchiallavage
- Nasenschleimhautsekret
- Pleuraflüssigkeit
- Rachenabstrich
- Sputum

Exkl.: Blut im Sputum (R04.2)

R84.0 Abnormer Enzymwert

R84.1 Abnormer Hormonwert

R84.2 Abnormer Wert für sonstige Drogen, Arzneimittel und biologisch aktive Substanzen

R84.3 Abnormer Wert für Substanzen vorwiegend nichtmedizinischer Herkunft

R84.4 Abnorme immunologische Befunde

R84.5 Abnorme mikrobiologische Befunde

R84.6 Abnorme zytologische Befunde

R84.7 Abnorme histologische Befunde

R84.8 Sonstige abnorme Befunde

R84.9 Nicht näher bezeichneter abnormer Befund

R85.- Abnorme Befunde in Untersuchungsmaterialien aus Verdauungsorganen und Bauchhöhle

[Hinweise zu den Subkategorien siehe am Anfang dieser Gruppe]

Abnorme Befunde in:
- Peritonealflüssigkeit
- Speichel

Exkl.: Stuhlveränderungen (R19.5)

R85.0 Abnormer Enzymwert

R85.1 Abnormer Hormonwert

R85.2 Abnormer Wert für sonstige Drogen, Arzneimittel und biologisch aktive Substanzen

R85.3 Abnormer Wert für Substanzen vorwiegend nichtmedizinischer Herkunft

R85.4 Abnorme immunologische Befunde

R85.5 Abnorme mikrobiologische Befunde

R85.6 Abnorme zytologische Befunde

R85.7 Abnorme histologische Befunde

R85.8 Sonstige abnorme Befunde

R85.9 Nicht näher bezeichneter abnormer Befund

Symptome und abnorme klinische und Laborbefunde   Version 2.0 Stand November 2000

R86.- Abnorme Befunde in Untersuchungsmaterialien aus den männlichen Genitalorganen
[Hinweise zu den Subkategorien siehe am Anfang dieser Gruppe]

Abnorme Befunde in:
- Prostatasekret
- Sperma

Veränderte Spermien

Exkl.: Azoospermie (N46)
Oligozoospermie (N46)

R86.0 Abnormer Enzymwert

R86.1 Abnormer Hormonwert

R86.2 Abnormer Wert für sonstige Drogen, Arzneimittel und biologisch aktive Substanzen

R86.3 Abnormer Wert für Substanzen vorwiegend nichtmedizinischer Herkunft

R86.4 Abnorme immunologische Befunde

R86.5 Abnorme mikrobiologische Befunde

R86.6 Abnorme zytologische Befunde

R86.7 Abnorme histologische Befunde

R86.8 Sonstige abnorme Befunde

R86.9 Nicht näher bezeichneter abnormer Befund

R87.- Abnorme Befunde in Untersuchungsmaterialien aus den weiblichen Genitalorganen
[Hinweise zu den Subkategorien siehe am Anfang dieser Gruppe]

Abnorme Befunde in Sekreten und Abstrichen aus:
- Cervix uteri
- Vagina
- Vulva

Exkl.: Carcinoma in situ (D05-D07.3)
Dysplasie:
- Cervix uteri (N87.-)
- Vagina (N89.0-N89.3)
- Vulva (N90.0-N90.3)

R87.0 Abnormer Enzymwert

R87.1 Abnormer Hormonwert

R87.2 Abnormer Wert für sonstige Drogen, Arzneimittel und biologisch aktive Substanzen

R87.3 Abnormer Wert für Substanzen vorwiegend nichtmedizinischer Herkunft

R87.4 Abnorme immunologische Befunde

R87.5 Abnorme mikrobiologische Befunde

R87.6 Abnorme zytologische Befunde

R87.7 Abnorme histologische Befunde

R87.8 Sonstige abnorme Befunde

R87.9 Nicht näher bezeichneter abnormer Befund

| R89.- | Abnorme Befunde in Untersuchungsmaterialien aus anderen Körperorganen, -systemen und -geweben |

[Hinweise zu den Subkategorien siehe am Anfang dieser Gruppe]

Abnorme Befunde in:
- Absonderung der Brustwarze
- Synovialflüssigkeit
- Wundsekret

R89.0 Abnormer Enzymwert

R89.1 Abnormer Hormonwert

R89.2 Abnormer Wert für sonstige Drogen, Arzneimittel und biologisch aktive Substanzen

R89.3 Abnormer Wert für Substanzen vorwiegend nichtmedizinischer Herkunft

R89.4 Abnorme immunologische Befunde

R89.5 Abnorme mikrobiologische Befunde

R89.6 Abnorme zytologische Befunde

R89.7 Abnorme histologische Befunde

R89.8 Sonstige abnorme Befunde

R89.9 Nicht näher bezeichneter abnormer Befund

Abnorme Befunde ohne Vorliegen einer Diagnose bei bildgebender Diagnostik und Funktionsprüfungen (R90-R94)

Inkl.: Unspezifische abnorme Befunde bei der bildgebenden Diagnostik:
- Computertomographie [CT]
- Kernspintomographie [MRI] [MRT] [NMR]
- Positronen-Emissions-Tomographie [PET]
- Röntgenuntersuchung
- Thermographie
- Ultraschall [Sonographie]

Exkl.: Abnorme Befunde bei der Screeninguntersuchung der Mutter zur pränatalen Diagnostik (O28.-)
Abnorme diagnostische Befunde, anderenorts klassifiziert - siehe Alphabetisches Verzeichnis

| R90.- | Abnorme Befunde bei der bildgebenden Diagnostik des Zentralnervensystems |

R90.0 Intrakranielle Raumforderung

R90.8 Sonstige abnorme Befunde bei der bildgebenden Diagnostik des Zentralnervensystems
Abnormes Echoenzephalogramm

| R91 | Abnorme Befunde bei der bildgebenden Diagnostik der Lunge |

Lungenraumforderung o.n.A.
Rundherd o.n.A.

| R92 | Abnorme Befunde bei der bildgebenden Diagnostik der Mamma [Brustdrüse] |

| R93.- | Abnorme Befunde bei der bildgebenden Diagnostik sonstiger Körperstrukturen |

R93.0 Abnorme Befunde bei der bildgebenden Diagnostik des Schädels und des Kopfes, anderenorts nicht klassifiziert
Exkl.: Intrakranielle Raumforderung (R90.0)

R93.1	**Abnorme Befunde bei der bildgebenden Diagnostik des Herzens und des Koronarkreislaufes** Abnorm: • Echokardiogramm o.n.A. • Herzschatten
R93.2	**Abnorme Befunde bei der bildgebenden Diagnostik der Leber und der Gallenwege** Nichtdarstellung der Gallenblase
R93.3	**Abnorme Befunde bei der bildgebenden Diagnostik sonstiger Teile des Verdauungstraktes**
R93.4	**Abnorme Befunde bei der bildgebenden Diagnostik der Harnorgane** Füllungsdefekt: • Harnblase • Niere • Ureter *Exkl.:* Hypertrophie der Niere (N28.8)
R93.5	**Abnorme Befunde bei der bildgebenden Diagnostik sonstiger Abdominalregionen, einschließlich des Retroperitoneums**
R93.6	**Abnorme Befunde bei der bildgebenden Diagnostik der Extremitäten** *Exkl.:* Abnorme Befunde der Haut und des Unterhautgewebes (R93.8)
R93.7	**Abnorme Befunde bei der bildgebenden Diagnostik sonstiger Abschnitte des Muskel-Skelett-Systems** *Exkl.:* Abnorme Befunde bei der bildgebenden Diagnostik des Schädels (R93.0)
R93.8	**Abnorme Befunde bei der bildgebenden Diagnostik an sonstigen näher bezeichneten Körperstrukturen** Abnormer radiologischer Befund der Haut und des Unterhautgewebes Mediastinalverlagerung

R94.- Abnorme Ergebnisse von Funktionsprüfungen

Inkl.: Abnorme Ergebnisse von:
• Szintigraphie
• Untersuchung durch Einbringen von Radionukliden [Radioisotopen]

R94.0	**Abnorme Ergebnisse von Funktionsprüfungen des Zentralnervensystems** Abnormes Elektroenzephalogramm [EEG]
R94.1	**Abnorme Ergebnisse von Funktionsprüfungen des peripheren Nervensystems und bestimmter Sinnesorgane** Abnorm: • Elektromyogramm [EMG] • Elektrookulogramm [EOG] • Elektroretinogramm [ERG] • Reaktion auf Nervenstimulation • Visuell evozierte Potentiale [VEP]
R94.2	**Abnorme Ergebnisse von Lungenfunktionsprüfungen** Vermindert: • Ventilation • Vitalkapazität
R94.3	**Abnorme Ergebnisse von kardiovaskulären Funktionsprüfungen** Abnorm: • Elektrokardiogramm [EKG] • intrakardiale elektrophysiologische Untersuchungsergebnisse • Phonokardiogramm • Vektorkardiogramm
R94.4	**Abnorme Ergebnisse von Nierenfunktionsprüfungen** Nierenfunktionstest mit abnormem Befund
R94.5	**Abnorme Ergebnisse von Leberfunktionsprüfungen**

| Version 2.0 Stand November 2000 | Symptome und abnorme klinische und Laborbefunde |

R94.6 Abnorme Ergebnisse von Schilddrüsenfunktionsprüfungen

R94.7 Abnorme Ergebnisse von sonstigen endokrinen Funktionsprüfungen
Exkl.: Abnormer Glukosetoleranztest (R73.0)

R94.8 Abnorme Ergebnisse von Funktionsprüfungen sonstiger Organe und Organsysteme
Abnorm:
- Grundumsatzwert [GU]
- Harnblasenfunktionstest
- Milzfunktionstest

Ungenau bezeichnete und unbekannte Todesursachen (R95-R99)

Exkl.: Fetaltod nicht näher bezeichneter Ursache (P95)
Tod während der Gestationsperiode o.n.A. (O95)

R95 **Plötzlicher Kindstod**
Sudden infant death syndrome [SIDS]

R96.- **Sonstiger plötzlicher Tod unbekannter Ursache**
Exkl.: Plötzlicher:
- Herztod, so bezeichnet (I46.1)
- Kindstod (R95)

R96.0 Plötzlich eingetretener Tod

R96.1 Todeseintritt innerhalb von weniger als 24 Stunden nach Beginn der Symptome, ohne anderweitige Angabe
Tod, der nachweislich weder gewaltsam noch plötzlich eintrat und dessen Ursache nicht festgestellt werden kann
Tod ohne Anhalt für eine Krankheit

R98 **Tod ohne Anwesenheit anderer Personen**
Aufgefundene Leiche
Aufgefundener Toter, dessen Todesursache nicht festgestellt werden konnte

R99 **Sonstige ungenau oder nicht näher bezeichnete Todesursachen**
Tod o.n.A.
Unbekannte Todesursache

Kapitel XIX

Verletzungen, Vergiftungen und bestimmte andere Folgen äußerer Ursachen
(S00-T98)

Exkl.: Geburtstrauma beim Neugeborenen (P10-P15)
Verletzungen der Mutter unter der Geburt (O70-O71)

Dieses Kapitel gliedert sich in folgende Gruppen:

S00-S09	Verletzungen des Kopfes
S10-S19	Verletzungen des Halses
S20-S29	Verletzungen des Thorax
S30-S39	Verletzungen des Abdomens, der Lumbosakralgegend, der Lendenwirbelsäule und des Beckens
S40-S49	Verletzungen der Schulter und des Oberarmes
S50-S59	Verletzungen des Ellenbogens und des Unterarmes
S60-S69	Verletzungen des Handgelenkes und der Hand
S70-S79	Verletzungen der Hüfte und des Oberschenkels
S80-S89	Verletzungen des Knies und des Unterschenkels
S90-S99	Verletzungen der Knöchelregion und des Fußes
T00-T07	Verletzungen mit Beteiligung mehrerer Körperregionen
T08-T14	Verletzungen nicht näher bezeichneter Teile des Rumpfes, der Extremitäten oder anderer Körperregionen
T15-T19	Folgen des Eindringens eines Fremdkörpers durch eine natürliche Körperöffnung
T20-T31	Verbrennungen oder Verätzungen
	T20-T25 Verbrennungen oder Verätzungen der äußeren Körperoberfläche, Lokalisation bezeichnet
	T26-T28 Verbrennungen oder Verätzungen, die auf das Auge und auf innere Organe begrenzt sind
	T29-T31 Verbrennungen oder Verätzungen mehrerer und nicht näher bezeichneter Körperregionen
T33-T35	Erfrierungen
T36-T50	Vergiftungen durch Arzneimittel, Drogen und biologisch aktive Substanzen
T51-T65	Toxische Wirkungen von vorwiegend nicht medizinisch verwendeten Substanzen
T66-T78	Sonstige und nicht näher bezeichnete Schäden durch äußere Ursachen
T79	Bestimmte Frühkomplikationen eines Traumas
T80-T88	Komplikationen bei chirurgischen Eingriffen und medizinischer Behandlung, anderenorts nicht klassifiziert
T89	Sonstige Komplikationen eines Traumas, anderenorts nicht klassifiziert
T90-T98	Folgen von Verletzungen, Vergiftungen und sonstigen Auswirkungen äußerer Ursachen

In diesem Kapitel wird Teil S zur Kodierung unterschiedlicher Verletzungen einzelner Körperregionen benutzt. Teil T dient zur Kodierung von Verletzungen mehrerer oder nicht näher bezeichneter Körperregionen, aber auch zur Verschlüsselung von Vergiftungen sowie von bestimmten anderen Folgen äußerer Ursachen.

In der Überschrift von Kategorien, die Verletzungen mehrerer Lokalisationen aufführen, bedeutet das Wort „mit", daß beide Regionen betroffen sind, während das Wort „und" bedeutet, daß eine der beiden oder beide Regionen betroffen sind.

Das Prinzip der multiplen Verschlüsselung von Verletzungen sollte befolgt werden, wo immer dies möglich ist. Kombinationskategorien für multiple Verletzungen sollen benutzt werden, wenn die einzelnen Zustände unzureichend bezeichnet sind oder wenn zur primären Klassifizierung die Angabe einer einzelnen Schlüsselnummer geeigneter erscheint. Ansonsten sollten die einzelnen Verletzungen getrennt verschlüsselt werden. Die Regeln und Richtlinien zur Verschlüsselung der Morbidität oder Mortalität in Band 2 (Regelwerk) sollten ebenfalls herangezogen werden.

Teil S und die Schlüsselnummern T00-T14 sowie T90-T98 enthalten auf der dreistelligen Ebene die Art der Verletzung, wie nachstehend aufgeführt:

Oberflächliche Verletzung, einschließlich:

Blasenbildung (nichtthermisch)
Insektenbiß oder -stich (ungiftig)
Prellung [Kontusion], einschließlich Quetschwunde und Hämatom
Schürfwunde
Verletzung durch oberflächlichen Fremdkörper (Splitter) ohne größere offene Wunde

Offene Wunde, einschließlich:

Rißwunde
Schnittwunde
Stichwunde:
• mit (penetrierendem) Fremdkörper (außer bei Beteiligung tieferer Strukturen)
• o.n.A.
Tierbiß

Verletzungen, Vergiftungen u. bestimmte andere Folgen äußerer Ursachen   Version 2.0 Stand November 2000

Fraktur, einschließlich:

Dislokationsfraktur
Geschlossene:
- einfache Fraktur
- eingekeilte Fraktur
- Elevationsfraktur
- Fissur
- Grünholzfraktur
- Impressionsfraktur
- Längsfraktur   mit oder ohne verzögerte Heilung
- Marschfraktur
- Spiralfraktur
- Torsionsfraktur
- traumatische Epiphysenlösung
- Trümmerfraktur

Luxationsfraktur
Offene:
- Durchspießungsfraktur
- Fraktur mit Fremdkörper
- infizierte Fraktur   mit oder ohne verzögerte Heilung
- komplizierte Fraktur
- Lochfraktur
- Schußfraktur

Exkl.: Frakturheilung in Fehlstellung (M84.0)
Nichtvereinigung der Frakturenden [Pseudarthrose] (M84.1)
Pathologische Fraktur (M84.4)
Pathologische Fraktur bei Osteoporose (M80.-)
Streßfraktur (M84.3-)

Luxation, Verstauchung und Zerrung, einschließlich:

Abriß
Distorsion
Riß
Traumatisch:
- Hämarthros   Gelenk (-Kapsel)
- Riß   Ligament
- Ruptur
- Subluxation
Verstauchung
Zerrung

Verletzung der Nerven und des Rückenmarkes, einschließlich:

Kontinuitätsverletzung des Rückenmarkes und der Nerven
Rückenmarkläsion, komplett oder inkomplett
Traumatisch:
- Hämatomyelie
- Lähmung (vorübergehend)
- Nervendurchtrennung
- Paraplegie
- Tetraplegie

Verletzung von Blutgefäßen, einschließlich:

Abriß
Riß
Schnittverletzung
Traumatisch: Blutgefäße
- Aneurysma oder Fistel (arteriovenös)
- arterielles Hämatom
- Ruptur

Verletzung von Muskeln und Sehnen, einschließlich:

Abriß
Riß
Schnittverletzung | Sehne oder Muskel
Traumatische Ruptur
Verstauchung
Zerrung

Zerquetschung, einschließlich:

Crush-Verletzung
Zermalmung

Traumatische Amputation

Verletzung innerer Organe, einschließlich:

Explosionstrauma
Kontusion
Prellung
Rißverletzung
Traumatisch:
- Hämatom | innere Organe
- Riß
- Ruptur
- Stichverletzung
Zerquetschung

Sonstige und nicht näher bezeichnete Verletzungen

Verletzungen des Kopfes (S00-S09)

Inkl.: Verletzungen:
- Auge
- behaarte Kopfhaut
- Gaumen
- Gesicht [jeder Teil]
- Kiefer
- Kiefergelenkregion
- Mundhöhle
- Ohr
- Periokularregion
- Zahn
- Zahnfleisch
- Zunge

Exkl.: Auswirkungen eines Fremdkörpers auf das äußere Auge (T15.-)
Auswirkungen eines Fremdkörpers in:
- Kehlkopf (T17.3)
- Mund (T18.0)
- Nase (T17.0-T17.1)
- Ohr (T16)
- Rachen (T17.2)
Erfrierungen (T33-T35)
Insektenbiß oder -stich, giftig (T63.4)
Verbrennungen und Verätzungen (T20-T31)

Verletzungen, Vergiftungen u. bestimmte andere Folgen äußerer Ursachen   Version 2.0 Stand November 2000

S00.- Oberflächliche Verletzung des Kopfes

Exkl.: Hirnkontusion (diffus) (S06.21)
Hirnkontusion, umschrieben (S06.31)
Verletzung des Auges und der Orbita (S05.-)
Die folgenden fünften Stellen sind bei der Kategorie S00 zu benutzen, um die Art der oberflächlichen Verletzung anzugeben:

0   Art der Verletzung nicht näher bezeichnet
1   Schürfwunde
2   Blasenbildung (nichtthermisch)
3   Insektenbiß oder -stich (ungiftig)
4   Oberflächlicher Fremdkörper (Splitter)
5   Prellung
8   Sonstige

S00.0 Oberflächliche Verletzung der behaarten Kopfhaut
[0-5,8]

S00.1 Prellung des Augenlides und der Periokularregion
Augenbraue
Blaues Auge

Exkl.: Prellung des Augapfels und des Orbitagewebes (S05.1)

S00.2 Sonstige oberflächliche Verletzungen des Augenlides und der Periokularregion
[0-4,8]
Orbitaregion

Exkl.: Oberflächliche Verletzung der Konjunktiva und der Kornea (S05.0)

S00.3 Oberflächliche Verletzung der Nase
[0-5,8]

S00.4 Oberflächliche Verletzung des Ohres
[0-5,8]

S00.5 Oberflächliche Verletzung der Lippe und der Mundhöhle
[0-5,8]

S00.7 Multiple oberflächliche Verletzungen des Kopfes

S00.8 Oberflächliche Verletzung sonstiger Teile des Kopfes
[0-5,8]

S00.9 Oberflächliche Verletzung des Kopfes, Teil nicht näher bezeichnet
[0-5,8]

S01.- Offene Wunde des Kopfes

Inkl.: Offene Wunde des Kopfes o.n.A.
Offene Wunde mit Verbindung zu einer Fraktur, einer Luxation oder einer intrakraniellen Verletzung
Benutze zusätzlich T89.0- um das Vorliegen von Komplikationen wie Fremdkörper, Infektion oder verzögerte Heilung und Behandlung anzuzeigen.

Exkl.: Dekapitation (S18)
Traumatische Amputation von Teilen des Kopfes (S08.-)
Verletzung des Auges und der Orbita (S05.-)

S01.0 Offene Wunde der behaarten Kopfhaut
Augenbraue

Exkl.: Skalpierungsverletzung (S08.0)

S01.1 Offene Wunde des Augenlides und der Periokularregion
Offene Wunde des Augenlides und der Periokularregion mit oder ohne Beteiligung der Tränenwege

Version 2.0 Stand November 2000   Verletzungen, Vergiftungen u. bestimmte andere Folgen äußerer Ursachen

S01.2　Offene Wunde der Nase

S01.20	Teil nicht näher bezeichnet
S01.21	Äußere Haut der Nase
S01.22	Nasenlöcher
S01.23	Nasenseptum
S01.29	Sonstige und mehrere Teile der Nase

S01.3　Offene Wunde des Ohres und der Gehörstrukturen

S01.30　Teil nicht näher bezeichnet
　　　　Ohr o.n.A.
S01.31　Ohrmuschel
S01.33　Tragus
S01.34　Äußerer Gehörgang
S01.35　Tuba auditiva
S01.36　Gehörknöchelchen
S01.37　Trommelfell
　　　　Exkl.: Traumatische Trommelfellruptur (S09.2)
S01.38　Innenohr
　　　　Kochlea
S01.39　Sonstige und mehrere Teile des Ohres und der Gehörstrukturen

S01.4　Offene Wunde der Wange und der Temporomandibularregion

S01.41　Wange
S01.42　Oberkieferregion
S01.43　Unterkieferregion
S01.49　Sonstige und mehrere Teile der Wange und der Temporomandibularregion

S01.5　Offene Wunde der Lippe und der Mundhöhle
　　　　Exkl.: Zahnfraktur (S02.5)
　　　　　　　　Zahnluxation (S03.2)

S01.50　Mund, Teil nicht näher bezeichnet
S01.51　Lippe
S01.52　Wangenschleimhaut
S01.53　Zahnfleisch (Processus alveolaris)
S01.54　Zunge und Mundboden
S01.55　Gaumen
S01.59　Sonstige und mehrere Teile der Lippe und der Mundhöhle

S01.7　Multiple offene Wunden des Kopfes

S01.8　Offene Wunde sonstiger Teile des Kopfes

S01.80　Nicht näher bezeichnete offene Wunde sonstiger Teile des Kopfes
　　　　Gesicht o.n.A.
　　　　Kinn
　　　　Schädel
　　　　Stirn o.n.A.
S01.81!　Offene Wunde (jeder Teil des Kopfes) mit Verbindung zu einer Fraktur
　　　　Kodiere zuerst die Fraktur (S02.-)
S01.82!　Offene Wunde (jeder Teil des Kopfes) mit Verbindung zu einer Luxation
　　　　Kodiere zuerst die Luxation (S03.-)
S01.83!　Offene Wunde (jeder Teil des Kopfes) mit Verbindung zu einer intrakraniellen Verletzung
　　　　Kodiere zuerst die intrakranielle Verletzung (S06.-)

S01.9　Offene Wunde des Kopfes, Teil nicht näher bezeichnet

Verletzungen, Vergiftungen u. bestimmte andere Folgen äußerer Ursachen   Version 2.0 Stand November 2000

S02.- Fraktur des Schädels und der Gesichtsschädelknochen

Benutze die zusätzliche Schlüsselnummer S01.81 (Offene Wunde mit Verbindung zu einer Fraktur) zusammen mit S02, um eine offene oder komplizierte Fraktur zu verschlüsseln. Dies gilt nicht, wenn die Fraktur mit einer intrakraniellen Verletzung einhergeht. In diesem Fall ist S01.83 zu verwenden.

Ein Bewußtseinsverlust bei einer Schädelfraktur ist mit einer zusätzlichen Schlüsselnummer aus S06.02-S06.05 zu verschlüsseln.

S02.0 Schädeldachfraktur
Os frontale
Os parietale
Os temporale, Pars squamosa

S02.1 Schädelbasisfraktur
Orbitadach
Os occipitale
Os sphenoidale
Os temporale mit Ausnahme der Pars squamosa
Schädelgrube:
• hintere
• mittlere
• vordere
Sinus:
• ethmoidalis
• frontalis

Exkl.: Orbita o.n.A. (S02.8)
Orbitaboden (S02.3)
Os temporale, Pars squamosa (S02.0)

S02.2 Nasenbeinfraktur

S02.3 Fraktur des Orbitabodens
Blow-out-Fraktur

Exkl.: Orbita o.n.A. (S02.8)
Orbitadach (S02.1)

S02.4 Fraktur des Jochbeins und des Oberkiefers
Maxilla
Oberkiefer (-Knochen)
Os zygomaticum

S02.5 Zahnfraktur
Gebrochener Zahn

Exkl.: Pathologische Zahnfraktur (K08.81)

S02.6 Unterkieferfraktur
Mandibula
Unterkiefer (-Knochen)

S02.60 Teil nicht näher bezeichnet
S02.61 Processus condylaris
S02.62 Subkondylär
S02.63 Processus coronoideus
S02.64 Ramus mandibulae, nicht näher bezeichnet
S02.65 Angulus mandibulae
S02.66 Symphysis mandibulae
S02.67 Pars alveolaris
S02.68 Corpus mandibulae, sonstige und nicht näher bezeichnete Teile
S02.69 Mehrere Teile

S02.7 Multiple Frakturen der Schädel- und Gesichtsschädelknochen

S02.8	**Frakturen sonstiger Schädel- und Gesichtsschädelknochen** Alveolarfortsatz Gaumen Orbita o.n.A. *Exkl.:* Orbitaboden (S02.3) Orbitadach (S02.1)
S02.9	**Fraktur des Schädels und der Gesichtsschädelknochen, Teil nicht näher bezeichnet** Gesicht o.n.A.

S03.- Luxation, Verstauchung und Zerrung von Gelenken und Bändern des Kopfes

S03.0	**Kieferluxation** Kiefer (-Knorpel) (-Diskus) Kiefergelenk Mandibula
S03.1	**Luxation des knorpeligen Nasenseptums**
S03.2	**Zahnluxation**
S03.3	**Luxation sonstiger und nicht näher bezeichneter Teile des Kopfes**
S03.4	**Verstauchung und Zerrung des Kiefers** Kiefer (-Gelenk) (-Band)
S03.5	**Verstauchung und Zerrung von Gelenken und Bändern sonstiger und nicht näher bezeichneter Teile des Kopfes**

S04.- Verletzung von Hirnnerven

S04.0	**Sehnerv- und Sehbahnenverletzung** II. Hirnnerv Chiasma opticum Sehrinde
S04.1	**Verletzung des N. oculomotorius** III. Hirnnerv
S04.2	**Verletzung des N. trochlearis** IV. Hirnnerv
S04.3	**Verletzung des N. trigeminus** V. Hirnnerv
S04.4	**Verletzung des N. abducens** VI. Hirnnerv
S04.5	**Verletzung des N. facialis** VII. Hirnnerv
S04.6	**Verletzung des N. vestibulocochlearis** VIII. Hirnnerv Hörnerv N. acusticus [N. statoacusticus]
S04.7	**Verletzung des N. accessorius** XI. Hirnnerv
S04.8	**Verletzung sonstiger Hirnnerven** N. glossopharyngeus [IX. Hirnnerv] N. hypoglossus [XII. Hirnnerv] N. vagus [X. Hirnnerv] Nn. olfactorii [I. Hirnnerv]

S04.9 Verletzung eines nicht näher bezeichneten Hirnnervs

S05.- Verletzung des Auges und der Orbita
Exkl.: Fraktur von Knochen der Orbita (S02.1, S02.3, S02.8)
Oberflächliche Verletzung des Augenlides (S00.1- bis S00.2-)
Offene Wunde des Augenlides und der Periokularregion (S01.1)
Verletzung:
- N. oculomotorius [III. Hirnnerv] (S04.1)
- Sehnerv [II. Hirnnerv] (S04.0)

S05.0 Verletzung der Konjunktiva und Abrasio corneae ohne Angabe eines Fremdkörpers
Exkl.: Fremdkörper in:
- Konjunktivalsack (T15.1)
- Kornea (T15.0)

S05.1 Prellung des Augapfels und des Orbitagewebes
Hyphäma, traumatisch

Exkl.: Blaues Auge (S00.1)
Prellung des Augenlides und der Periokularregion (S00.1)

S05.2 Rißverletzung und Ruptur des Auges mit Prolaps oder Verlust intraokularen Gewebes

S05.3 Rißverletzung des Auges ohne Prolaps oder Verlust intraokularen Gewebes
Rißverletzung des Auges o.n.A.

S05.4 Penetrierende Wunde der Orbita mit oder ohne Fremdkörper
Exkl.: Verbliebener (alter) Fremdkörper nach perforierender Verletzung der Orbita (H05.5)

S05.5 Penetrierende Wunde des Augapfels mit Fremdkörper
Exkl.: Verbliebener (alter) intraokularer Fremdkörper (H44.6-H44.7)

S05.6 Penetrierende Wunde des Augapfels ohne Fremdkörper
Penetrierende Augenverletzung o.n.A.

S05.7 Abriß des Augapfels
Traumatische Enukleation

S05.8 Sonstige Verletzungen des Auges und der Orbita
Verletzung des Ductus nasolacrimalis

S05.9 Verletzung des Auges und der Orbita, Teil nicht näher bezeichnet
Verletzung des Auges o.n.A.

S06.- Intrakranielle Verletzung
Benutze die zusätzliche Schlüsselnummer S01.83 (Offene Wunde mit Verbindung zu einer intrakraniellen Verletzung) zusammen mit S06, um eine offene intrakranielle Verletzung zu verschlüsseln.
Bei den Subkategorien S06.1-S06.9 ist ein Bewußtseinsverlust mit einer Schlüsselnummer aus S06.02-S06.05 zu verschlüsseln.

S06.0 Gehirnerschütterung
Commotio cerebri

S06.00 Gehirnerschütterung
S06.01 Bewußtlosigkeit, Dauer nicht näher bezeichnet
S06.02 Kurze Bewußtlosigkeit [weniger als 30 Minuten]
S06.03 Mittellange Bewußtlosigkeit [30 Minuten bis 24 Stunden]
S06.04 Lange Bewußtlosigkeit [mehr als 24 Stunden] mit Rückkehr zum vorher bestehenden Bewußtseinsgrad
S06.05 Lange Bewußtlosigkeit [mehr als 24 Stunden] ohne Rückkehr zum vorher bestehenden Bewußtseinsgrad

S06.1 Traumatisches Hirnödem

Version 2.0 Stand November 2000   Verletzungen, Vergiftungen u. bestimmte andere Folgen äußerer Ursachen

S06.2 **Diffuse Hirnverletzung**
Großer Hirngewebebereich betroffen

S06.20 Diffuse Hirn- und Kleinhirnverletzung, nicht näher bezeichnet
S06.21 Diffuse Hirnkontusionen
Bis zu 5 ml Blut

S06.22 Diffuse Kleinhirnkontusionen
Bis zu 5 ml Blut

S06.23 Multiple intrazerebrale and zerebellare Hämatome
Mehr als 5 ml Blut

S06.28 Multiple intrazerebrale Blutungen
Sonstige diffuse Hirn- und Kleinhirnverletzungen
Multiple Rißverletzungen des Groß- und Kleinhirns

S06.3 **Umschriebene Hirnverletzung**
Begrenzter oder umschriebener Hirngewebebereich betroffen

S06.30 Umschriebene Hirn- und Kleinhirnverletzung, nicht näher bezeichnet
S06.31 Umschriebene Hirnkontusion
Bis zu 5 ml Blut

S06.32 Umschriebene Kleinhirnkontusion
Bis zu 5 ml Blut

S06.33 Umschriebenes zerebrales Hämatom
Mehr als 5 ml Blut

Intrazerebrale Blutung
Intrazerebrales Hämatom
S06.34 Umschriebenes zerebellares Hämatom
Mehr als 5 ml Blut

Kleinhirnblutung
Zerebellare Blutung
S06.38 Sonstige umschriebene Hirn- und Kleinhirnverletzungen
Rißverletzung des Groß- und Kleinhirns

S06.4 **Epidurale Blutung**
Epidurales [extradurales] Hämatom
Extradurale Blutung (traumatisch)

S06.5 **Traumatische subdurale Blutung**

S06.6 **Traumatische subarachnoidale Blutung**

S06.8 **Sonstige intrakranielle Verletzungen**
Traumatische Blutung, traumatisches Hämatom, Kontusion:
• intrakraniell o.n.A.
• Kleinhirn

S06.9 **Intrakranielle Verletzung, nicht näher bezeichnet**
Hirnstammverletzung o.n.A.
Hirnverletzung o.n.A.
Intrakranielle Verletzung o.n.A.

Exkl.: Verletzung des Kopfes o.n.A. (S09.9)

S07.- **Zerquetschung des Kopfes**

S07.0 Zerquetschung des Gesichtes

S07.1 Zerquetschung des Schädels

S07.8 Zerquetschung sonstiger Teile des Kopfes

S07.9 Zerquetschung des Kopfes, Teil nicht näher bezeichnet

Verletzungen, Vergiftungen u. bestimmte andere Folgen äußerer Ursachen   Version 2.0 Stand November 2000

S08.- Traumatische Amputation von Teilen des Kopfes

S08.0 Skalpierungsverletzung

S08.1 Traumatische Amputation des Ohres

S08.8 Traumatische Amputation sonstiger Teile des Kopfes

S08.9 Traumatische Amputation eines nicht näher bezeichneten Teiles des Kopfes
Exkl.: Dekapitation (S18)

S09.- Sonstige und nicht näher bezeichnete Verletzungen des Kopfes

S09.0 Verletzung von Blutgefäßen des Kopfes, anderenorts nicht klassifiziert
Exkl.: Verletzung:
- extrakranielle hirnversorgende Gefäße (S15.-)
- intrakranielle Gefäße (S06.-)

S09.1 Verletzung von Muskeln und Sehnen des Kopfes

S09.2 Traumatische Trommelfellruptur

S09.7 Multiple Verletzungen des Kopfes
Verletzungen, die in mehr als einer der Kategorien S00-S09.2 klassifizierbar sind
Bezüglich der Verschlüsselung multipler Verletzungen sind die Kodierrichtlinien zu beachten.

S09.8 Sonstige näher bezeichnete Verletzungen des Kopfes

S09.9 Nicht näher bezeichnete Verletzung des Kopfes
Verletzung:
- Gesicht o.n.A.
- Nase o.n.A.
- Ohr o.n.A.

Verletzungen des Halses (S10-S19)

Inkl.: Verletzungen:
- Nacken
- Rachen
- Supraklavikularregion

Exkl.: Auswirkungen eines Fremdkörpers in:
- Kehlkopf (T17.3)
- Ösophagus (T18.1)
- Rachen (T17.2)
- Trachea (T17.4)
Erfrierungen (T33-T35)
Fraktur der Wirbelsäule o.n.A. (T08)
Insektenbiß oder -stich, giftig (T63.4)
Verbrennungen und Verätzungen (T20-T31)
Verletzung:
- Rückenmark o.n.A. (T09.3)
- Rumpf o.n.A. (T09.-)

S10.- Oberflächliche Verletzung des Halses
Die folgenden fünften Stellen sind bei der Kategorie S10 zu benutzen, um die Art der oberflächlichen Verletzung anzugeben:

0 Art der Verletzung nicht näher bezeichnet
1 Schürfwunde
2 Blasenbildung (nichtthermisch)
3 Insektenbiß oder -stich (ungiftig)

4 Oberflächlicher Fremdkörper (Splitter)
5 Prellung
8 Sonstige

S10.0 Prellung des Rachens
Kehlkopf
Ösophagus, Pars cervicalis
Rachen
Trachea

S10.1 Sonstige und nicht näher bezeichnete oberflächliche Verletzungen des Rachens
[0-4,8]

S10.7 Multiple oberflächliche Verletzungen des Halses

S10.8 Oberflächliche Verletzung sonstiger Teile des Halses
[0-5,8]

S10.9 Oberflächliche Verletzung des Halses, Teil nicht näher bezeichnet
[0-5,8]

S11.- Offene Wunde des Halses
Inkl.: Offene Wunde des Halses o.n.A.
Offene Wunde mit Verbindung zu einer Fraktur oder einer Luxation

Benutze zusätzlich T89.0- um das Vorliegen von Komplikationen wie Fremdkörper, Infektion oder verzögerte Heilung und Behandlung anzuzeigen.

Exkl.: Dekapitation (S18)

S11.0 Offene Wunde mit Beteiligung des Kehlkopfes und der Trachea

S11.01 Kehlkopf
S11.02 Trachea, Pars cervicalis
Trachea o.n.A.
Exkl.: Trachea, Pars thoracica (S27.5)

S11.1 Offene Wunde mit Beteiligung der Schilddrüse

S11.2 Offene Wunde mit Beteiligung des Rachens und des Ösophagus, Pars cervicalis
Exkl.: Ösophagus o.n.A. (S27.83)

S11.21 Rachen
S11.22 Ösophagus, Pars cervicalis

S11.7 Multiple offene Wunden des Halses

S11.8 Offene Wunde sonstiger Teile des Halses

S11.80 Nicht näher bezeichnete offene Wunde sonstiger Teile des Halses
Epiglottis
Rachen
Supraklavikularregion
S11.81! Offene Wunde (jeder Teil des Halses) mit Verbindung zu einer Fraktur
Kodiere zuerst die Fraktur (S12.-)
S11.82! Offene Wunde (jeder Teil des Halses) mit Verbindung zu einer Luxation
Kodiere zuerst die Luxation (S13.-)

S11.9 Offene Wunde des Halses, Teil nicht näher bezeichnet

Verletzungen, Vergiftungen u. bestimmte andere Folgen äußerer Ursachen   Version 2.0 Stand November 2000

S12.- Fraktur im Bereich des Halses

Inkl.: Zervikal:
- Dornfortsatz
- Querfortsatz
- Wirbel
- Wirbelbogen
- Wirbelsäule

Benutze die zusätzliche Schlüsselnummer S11.81 (Offene Wunde mit Verbindung zu einer Fraktur) zusammen mit S12, um eine offene oder komplizierte Fraktur zu verschlüsseln.

Eine Verletzung des zervikalen Rückenmarks ist zusätzlich mit S14.- zu verschlüsseln.

Das Vorliegen einer Luxation bei einer Halswirbelfraktur ist zusätzlich mit S13.- zu verschlüsseln. Ist die Zahl der zusammen mit der Luxation gebrochenen Halswirbel nicht bekannt, so ist die Fraktur auf der höchsten Ebene zu verschlüsseln.

S12.0 Fraktur des 1. Halswirbels
Atlas

S12.1 Fraktur des 2. Halswirbels
Axis

S12.2 Fraktur eines sonstigen näher bezeichneten Halswirbels

S12.21 Fraktur des 3. Halswirbels
S12.22 Fraktur des 4. Halswirbels
S12.23 Fraktur des 5. Halswirbels
S12.24 Fraktur des 6. Halswirbels
S12.25 Fraktur des 7. Halswirbels

S12.7 Multiple Frakturen der Halswirbelsäule
Exkl.: Multiple Frakturen der Halswirbelsäule bei Angabe der Höhe (S12.0, S12.1, S12.2-).
Kodiere jede Fraktur einzeln.

S12.8 Fraktur sonstiger Teile im Bereich des Halses
Kehlkopf
Ringknorpel
Schildknorpel
Trachea
Zungenbein

S12.9 Fraktur im Bereich des Halses, Teil nicht näher bezeichnet
Fraktur:
- Halswirbel o.n.A.
- Halswirbelsäule o.n.A.

S13.- Luxation, Verstauchung und Zerrung von Gelenken und Bändern in Halshöhe

Benutze die zusätzliche Schlüsselnummer S11.82 (Offene Wunde mit Verbindung zu einer Luxation) zusammen mit S13.0-S13.3, um eine offene Luxation zu verschlüsseln.

Eine Verletzung des zervikalen Rückenmarks ist zusätzlich mit S14.- zu verschlüsseln.

Das Vorliegen von Halswirbelfrakturen bei einer Luxation ist zusätzlich mit S12.- zu verschlüsseln. Ist die Zahl der zusammen mit der Luxation gebrochenen Halswirbel nicht bekannt, so ist die Fraktur auf der höchsten Ebene zu verschlüsseln.

Exkl.: Ruptur oder Verlagerung (nichttraumatisch) einer zervikalen Bandscheibe (M50.-)
Verstauchung und Zerrung von Muskeln und Sehnen in Halshöhe (S16)

S13.0 Traumatische Ruptur einer zervikalen Bandscheibe

S13.1	**Luxation eines Halswirbels**
S13.10	Höhe nicht näher bezeichnet
S13.11	C1/C2
S13.12	C2/C3
S13.13	C3/C4
S13.14	C4/C5
S13.15	C5/C6
S13.16	C6/C7
S13.17	C7/T1
S13.18	Sonstige

S13.2   **Luxation sonstiger und nicht näher bezeichneter Teile im Bereich des Halses**

S13.3   **Multiple Luxationen im Bereich des Halses**

S13.4   **Verstauchung und Zerrung der Halswirbelsäule**
Atlantoaxial (-Gelenk)
Atlantookzipital (-Gelenk)
Lig. longitudinale anterius, zervikal
Schleudertrauma der Halswirbelsäule

S13.5   **Verstauchung und Zerrung in der Schilddrüsenregion**
Krikoarytänoidal (-Gelenk) (-Band)
Krikothyreoidal (-Gelenk) (-Band)
Schildknorpel

S13.6   **Verstauchung und Zerrung von Gelenken und Bändern sonstiger und nicht näher bezeichneter Teile des Halses**

S14.- Verletzung der Nerven und des Rückenmarkes in Halshöhe

S14.0   Kontusion und Ödem des zervikalen Rückenmarkes

S14.1   Sonstige und nicht näher bezeichnete Verletzungen des zervikalen Rückenmarkes
Verschlüssele auch die funktionale Höhe einer Verletzung des zervikalen Rückenmarks (S14.7-).

Ist eine Beatmungspflicht angegeben, so ist Z99.1 als zusätzliche Schlüsselnummer zu benutzen.

S14.10   Verletzungen des zervikalen Rückenmarkes, nicht näher bezeichnet
S14.11   Komplette Querschnittverletzung des zervikalen Rückenmarkes
S14.12   Zentrale Halsmarkverletzung (inkomplette Querschnittverletzung)
S14.13   Sonstige inkomplette Querschnittverletzungen des zervikalen Rückenmarkes

S14.2   **Verletzung von Nervenwurzeln der Halswirbelsäule**

S14.3   **Verletzung des Plexus brachialis**

S14.4   **Verletzung peripherer Nerven des Halses**

S14.5   **Verletzung zervikaler sympathischer Nerven**

S14.6   **Verletzung sonstiger und nicht näher bezeichneter Nerven des Halses**

S14.7! Funktionale Höhe einer Verletzung des zervikalen Rückenmarkes
Diese Subkategorie dient zur Verschlüsselung der funktionalen Höhe einer Rückenmarksverletzung. Unter der funktionalen Höhe einer Rückenmarksverletzung wird das unterste intakte Rückenmarkssegment verstanden (so bedeutet z.b. „komplette C4-Läsion des Rückenmarks", daß die Funktionen des 4. und der höheren Zervikalnerven intakt sind und daß unterhalb C4 keine Funktion mehr vorhanden ist).

Kodiere zuerst die Art der zervikalen Rückenmarksverletzung.

S14.70! Höhe nicht näher bezeichnet
Halsmark o.n.A.
S14.71! C1
S14.72! C2
S14.73! C3
S14.74! C4
S14.75! C5
S14.76! C6
S14.77! C7
S14.78! C8

S15.- Verletzung von Blutgefäßen in Halshöhe

S15.0 Verletzung der A. carotis

S15.00 A. carotis, Teil nicht näher bezeichnet
S15.01 A. carotis communis
S15.02 A. carotis externa
S15.03 A. carotis interna

S15.1 Verletzung der A. vertebralis

S15.2 Verletzung der V. jugularis externa

S15.3 Verletzung der V. jugularis interna

S15.7 Verletzung mehrerer Blutgefäße in Höhe des Halses

S15.8 Verletzung sonstiger Blutgefäße in Höhe des Halses

S15.9 Verletzung eines nicht näher bezeichneten Blutgefäßes in Höhe des Halses

S16 Verletzung von Muskeln und Sehnen in Halshöhe

S17.- Zerquetschung des Halses

S17.0 Zerquetschung des Kehlkopfes und der Trachea

S17.8 Zerquetschung sonstiger Teile des Halses

S17.9 Zerquetschung des Halses, Teil nicht näher bezeichnet

S18 Traumatische Amputation in Halshöhe
Dekapitation

S19.- Sonstige und nicht näher bezeichnete Verletzungen des Halses

S19.7 Multiple Verletzungen des Halses
Verletzungen, die in mehr als einer der Kategorien S10-S18 klassifizierbar sind
Bezüglich der Verschlüsselung multipler Verletzungen sind die Kodierrichtlinien zu beachten.

S19.8 Sonstige näher bezeichnete Verletzungen des Halses

S19.9 Nicht näher bezeichnete Verletzung des Halses

Version 2.0 Stand November 2000   Verletzungen, Vergiftungen u. bestimmte andere Folgen äußerer Ursachen

Verletzungen des Thorax (S20-S29)

Inkl.: Verletzungen:
- Interskapularregion
- Mamma
- Thorax (-Wand)

Exkl.: Auswirkungen eines Fremdkörpers in:
- Bronchus (T17.5)
- Lunge (T17.8)
- Ösophagus (T18.1)
- Trachea (T17.4)
Erfrierungen (T33-T35)
Fraktur der Wirbelsäule o.n.A. (T08)
Insektenbiß oder -stich, giftig (T63.4)
Verbrennungen und Verätzungen (T20-T31)
Verletzungen:
- Achselhöhle
- Klavikula   (S40-S49)
- Schulter
- Skapularregion
- Rückenmark o.n.A. (T09.3)
- Rumpf o.n.A. (T09.-)

S20.- Oberflächliche Verletzung des Thorax

Die folgenden fünften Stellen sind bei der Kategorie S20 zu benutzen, um die Art der oberflächlichen Verletzung anzugeben:

0   Art der Verletzung nicht näher bezeichnet
1   Schürfwunde
2   Blasenbildung (nichtthermisch)
3   Insektenbiß oder -stich (ungiftig)
4   Oberflächlicher Fremdkörper (Splitter)
5   Prellung
8   Sonstige

S20.0   Prellung der Mamma [Brustdrüse]

S20.1   Sonstige und nicht näher bezeichnete oberflächliche Verletzungen der Mamma [Brustdrüse]
[0-4,8]

S20.2   Prellung des Thorax

S20.3   Sonstige oberflächliche Verletzungen der vorderen Thoraxwand
[0-4,8]

S20.4   Sonstige oberflächliche Verletzungen der hinteren Thoraxwand
[0-4,8]

S20.7   Multiple oberflächliche Verletzungen des Thorax

S20.8   Oberflächliche Verletzung sonstiger und nicht näher bezeichneter Teile des Thorax
[0-5,8]
Brustwand o.n.A.
Rippenregion
Thoraxwand o.n.A.

S21.- Offene Wunde des Thorax

Inkl.: Offene Wunde des Thorax o.n.A.
Offene Wunde mit Verbindung zu einer Fraktur, einer Luxation oder einer intrathorakalen Verletzung
Benutze zusätzlich T89.0- um das Vorliegen von Komplikationen wie Fremdkörper, Infektion oder verzögerte Heilung und Behandlung anzuzeigen.

Exkl.: Traumatisch:
- Hämatopneumothorax (S27.2)
- Hämatothorax (S27.1)
- Pneumothorax (S27.0)

S21.0 Offene Wunde der Mamma [Brustdrüse]

S21.1 Offene Wunde der vorderen Thoraxwand

S21.2 Offene Wunde der hinteren Thoraxwand

S21.7 Multiple offene Wunden der Thoraxwand

S21.8 Offene Wunde sonstiger Teile des Thorax

S21.80 Nicht näher bezeichnete offene Wunde sonstiger Teile des Thorax
S21.81! Offene Wunde (jeder Teil des Thorax) mit Verbindung zu einer Fraktur
Kodiere zuerst die Fraktur (S22.-)
S21.82! Offene Wunde (jeder Teil des Thorax) mit Verbindung zu einer Luxation
Kodiere zuerst die Luxation (S23.-)
S21.83! Offene Wunde (jeder Teil des Kopfes) mit Verbindung zu einer intrathorakalen Verletzung
Kodiere zuerst die intrathorakale Verletzung (S26-S27)

S21.9 Offene Wunde des Thorax, Teil nicht näher bezeichnet
(Äußere) Brustwand o.n.A.
Thoraxwand o.n.A.

S22.- Fraktur der Rippe(n), des Sternums und der Brustwirbelsäule

Inkl.: Thorakal:
- Dornfortsatz
- Querfortsatz
- Wirbel
- Wirbelbogen

Benutze die zusätzliche Schlüsselnummer S21.81 (Offene Wunde mit Verbindung zu einer Fraktur) zusammen mit S22, um eine offene oder komplizierte Fraktur zu verschlüsseln.

Eine Verletzung des thorakalen Rückenmarks ist zusätzlich mit S24.- zu verschlüsseln.

Das Vorliegen einer Luxation bei einer Brustwirbelfraktur ist zusätzlich mit S23.- zu verschlüsseln. Ist die Zahl der zusammen mit der Luxation gebrochenen Brustwirbel nicht bekannt, so ist die Fraktur auf der höchsten Ebene zu verschlüsseln.

Exkl.: Fraktur:
- Klavikula (S42.0-)
- Skapula (S42.1-)

S22.0 Fraktur eines Brustwirbels

S22.00 Höhe nicht näher bezeichnet
S22.01 T1 und T2
S22.02 T3 und T4
S22.03 T5 und T6
S22.04 T7 und T8
S22.05 T9 und T10
S22.06 T11 und T12

S22.1 Multiple Frakturen der Brustwirbelsäule
Exkl.: Multiple Frakturen der Brustwirbelsäule bei Angabe der Höhe (S22.0-). Kodiere jede Fraktur einzeln.

S22.2 Fraktur des Sternums

Version 2.0 Stand November 2000   Verletzungen, Vergiftungen u. bestimmte andere Folgen äußerer Ursachen

S22.3 Rippenfraktur

S22.31 Fraktur der ersten Rippe
Exkl.: Beteiligung der ersten Rippe bei Rippenserienfraktur (S22.41)
S22.32 Fraktur einer sonstigen Rippe
Rippenfraktur o.n.A.

S22.4 Rippenserienfraktur

S22.40 Nicht näher bezeichnet
S22.41 Mit Beteiligung der ersten Rippe
Jede Fraktur multipler Rippen mit Beteiligung der ersten Rippe
S22.42 Mit Beteiligung von zwei Rippen
Exkl.: Fraktur multipler Rippen mit Beteiligung der ersten Rippe (S22.41)
S22.43 Mit Beteiligung von drei Rippen
Exkl.: Fraktur multipler Rippen mit Beteiligung der ersten Rippe (S22.41)
S22.44 Mit Beteiligung von vier und mehr Rippen
Exkl.: Fraktur multipler Rippen mit Beteiligung der ersten Rippe (S22.41)

S22.5 **Instabiler Thorax**
Kodiere zusätzlich:

- Fraktur der Rippen (S22.4-)
- Fraktur des Sternums (S22.2)

S22.8 **Fraktur sonstiger Teile des knöchernen Thorax**

S22.9 **Fraktur des knöchernen Thorax, Teil nicht näher bezeichnet**

S23.- Luxation, Verstauchung und Zerrung von Gelenken und Bändern im Bereich des Thorax

Benutze die zusätzliche Schlüsselnummer S21.82 (Offene Wunde mit Verbindung zu einer Luxation) zusammen mit S23.0-S23.2, um eine offene Luxation zu verschlüsseln.

Eine Verletzung des thorakalen Rückenmarks ist zusätzlich mit S24.- zu verschlüsseln.

Das Vorliegen von Brustwirbelfrakturen bei einer Luxation ist zusätzlich mit S22.- zu verschlüsseln. Ist die Zahl der zusammen mit der Luxation gebrochenen Brustwirbel nicht bekannt, so ist die Fraktur auf der höchsten Ebene zu verschlüsseln.

Exkl.: Luxation, Verstauchung und Zerrung des Sternoklavikulargelenkes (S43.2, S43.6)
Ruptur oder Verlagerung (nichttraumatisch) einer thorakalen Bandscheibe (M51.-)
Verstauchung und Zerrung von Muskeln und Sehnen in Brusthöhe (S29.0)

S23.0 **Traumatische Ruptur einer thorakalen Bandscheibe**

S23.1 **Luxation eines Brustwirbels**

S23.10 Höhe nicht näher bezeichnet
Brustwirbelsäule o.n.A.
S23.11 T1/T2 und T2/T3
S23.12 T3/T4 und T4/T5
S23.13 T5/T6 und T6/T7
S23.14 T7/T8 und T8/T9
S23.15 T9/T10 und T10/T11
S23.16 T11/T12
S23.17 T12/L1

S23.2 **Luxation sonstiger und nicht näher bezeichneter Teile des Thorax**

S23.3 Verstauchung und Zerrung der Brustwirbelsäule

S23.4 **Verstauchung und Zerrung der Rippen und des Sternums**

S23.5 **Verstauchung und Zerrung sonstiger und nicht näher bezeichneter Teile des Thorax**

Verletzungen, Vergiftungen u. bestimmte andere Folgen äußerer Ursachen Version 2.0 Stand November 2000

S24.- Verletzung der Nerven und des Rückenmarkes in Thoraxhöhe
Exkl.: Verletzung des Plexus brachialis (S14.3)

S24.0 Kontusion und Ödem des thorakalen Rückenmarkes

S24.1 Sonstige und nicht näher bezeichnete Verletzungen des thorakalen Rückenmarkes
Verschlüssele auch die funktionale Höhe einer Verletzung des thorakalen Rückenmarks (S24.7-).
Ist eine Beatmungspflicht angegeben, so ist Z99.1 als zusätzliche Schlüsselnummer zu benutzen.

S24.10 Verletzung des thorakalen Rückenmarkes, nicht näher bezeichnet
S24.11 Komplette Querschnittsverletzung des thorakalen Rückenmarkes
S24.12 Inkomplette Querschnittsverletzung des thorakalen Rückenmarkes
Hinterhornsyndrom
Inkompletter thorakaler Querschnitt o.n.A.
Vorderhornsyndrom
Zentrales Rückenmarksyndrom

S24.2 Verletzung von Nervenwurzeln der Brustwirbelsäule

S24.3 Verletzung peripherer Nerven des Thorax

S24.4 Verletzung thorakaler sympathischer Nerven
Ganglia thoracica
Ganglion cervicothoracicum [Ganglion stellatum]
Plexus cardiacus
Plexus oesophageus
Plexus pulmonalis

S24.5 Verletzung sonstiger Nerven des Thorax

S24.6 Verletzung eines nicht näher bezeichneten Nervs des Thorax

S24.7! Funktionale Höhe einer Verletzung des thorakalen Rückenmarkes
Diese Subkategorie dient zur Verschlüsselung der funktionalen Höhe einer Rückenmarksverletzung. Unter der funktionalen Höhe einer Rückenmarksverletzung wird das unterste intakte Rückenmarkssegment verstanden (so bedeutet z.B. „komplette T4-Läsion des Rückenmarks", daß die Funktionen des 4. und der höheren Thorakalnerven intakt sind und daß unterhalb T4 keine Funktion mehr vorhanden ist).
Kodiere zuerst die Art der thorakalen Rückenmarksverletzung.

S24.70! Höhe nicht näher bezeichnet
Brustmark o.n.A.
S24.71! T1
S24.72! T2/T3
S24.73! T4/T5
S24.74! T6/T7
S24.75! T8/T9
S24.76! T10/T11
S24.77! T12

S25.- Verletzung von Blutgefäßen des Thorax

S25.0 Verletzung der Aorta thoracica
Aorta o.n.A.

S25.1 Verletzung des Truncus brachiocephalicus oder der A. subclavia

S25.2 Verletzung der V. cava superior
V. cava o.n.A.

S25.3 Verletzung der V. brachiocephalica oder der V. subclavia

S25.4 Verletzung von Pulmonalgefäßen

S25.5 Verletzung von Interkostalgefäßen

Version 2.0 Stand November 2000   Verletzungen, Vergiftungen u. bestimmte andere Folgen äußerer Ursachen

S25.7	Verletzung mehrerer Blutgefäße des Thorax
S25.8	Verletzung sonstiger Blutgefäße des Thorax V. azygos A. mammaria oder V. mammaria
S25.9	Verletzung eines nicht näher bezeichneten Blutgefäßes des Thorax

S26.- Verletzung des Herzens
Benutze die zusätzliche Schlüsselnummer S21.83 (Offene Wunde mit Verbindung zu einer intrathorakalen Verletzung) zusammen mit S26, um eine offene intrathorakale Verletzung zu verschlüsseln.

S26.0	Traumatisches Hämoperikard
S26.8	Sonstige Verletzungen des Herzens
S26.81	Prellung des Herzens
S26.82	Rißverletzung des Herzens ohne Eröffnung einer Herzhöhle
S26.83	Rißverletzung des Herzens mit Eröffnung einer Herzhöhle
S26.88	Sonstige Verletzungen des Herzens
S26.9	Verletzung des Herzens, nicht näher bezeichnet

S27.- Verletzung sonstiger und nicht näher bezeichneter intrathorakaler Organe
Benutze die zusätzliche Schlüsselnummer S21.83 (Offene Wunde mit Verbindung zu einer intrathorakalen Verletzung) zusammen mit S27, um eine offene intrathorakale Verletzung zu verschlüsseln.

Exkl.: Verletzung:
- Ösophagus, Pars cervicalis (S10-S19)
- Trachea (Pars cervicalis) (S10-S19)

S27.0	Traumatischer Pneumothorax
S27.1	Traumatischer Hämatothorax
S27.2	Traumatischer Hämatopneumothorax
S27.3	Sonstige Verletzungen der Lunge
S27.31	Prellung und Hämatom der Lunge
S27.32	Rißverletzung der Lunge
S27.38	Sonstige und nicht näher bezeichnete Verletzungen der Lunge
S27.4	Verletzung eines Bronchus
S27.5	Verletzung der Trachea, Pars thoracica
S27.6	Verletzung der Pleura
S27.7	Multiple Verletzungen intrathorakaler Organe
S27.8	Verletzung sonstiger näher bezeichneter intrathorakaler Organe und Strukturen
S27.81	Zwerchfell
S27.82	Ductus thoracicus
S27.83	Ösophagus, Pars thoracica
S27.84	Thymus
S27.88	Sonstige näher bezeichnete intrathorakale Organe und Strukturen
S27.9	Verletzung eines nicht näher bezeichneten intrathorakalen Organes

S28.- Zerquetschung des Thorax und traumatische Amputation von Teilen des Thorax

S28.0 **Brustkorbzerquetschung**
Verschlüssele gegebenenfalls auch Crush-Syndrom (T79.5).

Exkl.: Instabiler Thorax (S22.5)
Wenn die Art der Verletzung bekannt ist (z.b. Prellung, Fraktur, Luxation, innere Verletzung), verschlüssele nur nach der Art der Verletzung

S28.1 **Traumatische Amputation eines Teiles des Thorax**
Exkl.: Querschnittsverletzung in Höhe des Thorax (T05.8)

S29.- Sonstige und nicht näher bezeichnete Verletzungen des Thorax

S29.0 Verletzung von Muskeln und Sehnen in Thoraxhöhe

S29.7 Multiple Verletzungen des Thorax
Verletzungen, die in mehr als einer der Kategorien S20-S29.0 klassifizierbar sind
Bezüglich der Verschlüsselung multipler Verletzungen sind die Kodierrichtlinien zu beachten.

S29.8 Sonstige näher bezeichnete Verletzungen des Thorax

S29.9 Nicht näher bezeichnete Verletzung des Thorax

Verletzungen des Abdomens, der Lumbosakralgegend, der Lendenwirbelsäule und des Beckens (S30-S39)

Inkl.: Äußere Genitalorgane
Anus
Bauchdecke
Flanke
Gesäß
Leiste

Exkl.: Auswirkungen eines Fremdkörpers in:
• Anus und Rektum (T18.5)
• Magen, Dünndarm und Dickdarm (T18.2-T18.4)
• Urogenitaltrakt (T19.-)
Erfrierungen (T33-T35)
Fraktur der Wirbelsäule o.n.A. (T08)
Insektenbiß oder -stich, giftig (T63.4)
Verbrennungen und Verätzungen (T20-T31)
Verletzungen:
• Rücken o.n.A. (T09.-)
• Rückenmark o.n.A. (T09.3)
• Rumpf o.n.A. (T09.-)

S30.- Oberflächliche Verletzung des Abdomens, der Lumbosakralgegend und des Beckens
Exkl.: Oberflächliche Verletzung der Hüfte (S70.-)
Die folgenden fünften Stellen sind bei der Kategorie S30 zu benutzen, um die Art der oberflächlichen Verletzung anzugeben:

0   Art der Verletzung nicht näher bezeichnet
1   Schürfwunde
2   Blasenbildung (nichtthermisch)
3   Insektenbiß oder -stich (ungiftig)
4   Oberflächlicher Fremdkörper (Splitter)
5   Prellung
8   Sonstige

S30.0	**Prellung der Lumbosakralgegend und des Beckens**

Gesäß
Lumbalgegend
Sakralgegend

S30.1	**Prellung der Bauchdecke**

Epigastrium
Flanke
Iliakalregion
Inguinalregion
Leiste

S30.2	**Prellung der äußeren Genitalorgane**

Labium (majus) (minus)
Penis
Perineum
Skrotum
Testis
Vulva
Exkl.: Vagina (S37.88)

S30.7	**Multiple oberflächliche Verletzungen des Abdomens, der Lumbosakralgegend und des Beckens**

S30.8 [0-5,8]	Sonstige oberflächliche Verletzungen des Abdomens, der Lumbosakralgegend und des Beckens

S30.9 [0-5,8]	Oberflächliche Verletzung des Abdomens, der Lumbosakralgegend und des Beckens, Teil nicht näher bezeichnet

S31.- Offene Wunde des Abdomens, der Lumbosakralgegend und des Beckens

Inkl.: Offene Wunde des Abdomens, der Lumbosakralgegend und des Beckens o.n.A.
Offene Wunde mit Verbindung zu einer Fraktur, einer Luxation oder einer intraabdominellen Verletzung
Benutze zusätzlich T89.0- um das Vorliegen von Komplikationen wie Fremdkörper, Infektion oder verzögerte Heilung und Behandlung anzuzeigen.

Exkl.: Offene Wunde der Hüfte (S71.0)
Traumatische Amputation von Teilen des Abdomens, der Lumbosakralgegend und des Beckens (S38.2-S38.3)

S31.0	**Offene Wunde der Lumbosakralgegend und des Beckens**

Beckenboden
Gesäß
Perineum
Sakralgegend

S31.1	**Offene Wunde der Bauchdecke**

Epigastrium
Flanke
Iliakalregion
Inguinalregion
Leiste
Schambeinregion

S31.2	**Offene Wunde des Penis**
S31.3	**Offene Wunde des Skrotums und der Testes**
S31.4	**Offene Wunde der Vagina und der Vulva**

S31.5	Offene Wunde sonstiger und nicht näher bezeichneter äußerer Genitalorgane

Inkl.: Pudendum

Exkl.: Traumatische Amputation der äußeren Genitalorgane (S38.2)

S31.7	**Multiple offene Wunden des Abdomens, der Lumbosakralgegend und des Beckens**

S31.8 Offene Wunde sonstiger und nicht näher bezeichneter Teile des Abdomens

S31.80 Offene Wunde sonstiger und nicht näher bezeichneter Teile des Abdomens
Analsphinkter
Anus
Septum rectovaginale
S31.81! Offene Wunde (jeder Teil des Abdomens, der Lumbosakralgegend und des Beckens) mit Verbindung zu einer Fraktur
Kodiere zuerst die Fraktur (S12.-)
S31.82! Offene Wunde (jeder Teil des Abdomens, der Lumbosakralgegend und des Beckens) mit Verbindung zu einer Luxation
Kodiere zuerst die Luxation (S13.-)
S31.83! Offene Wunde (jeder Teil des Abdomens, der Lumbosakralgegend und des Beckens) mit Verbindung zu einer intraabdominalen Verletzung
Kodiere zuerst die intraabdominale Verletzung (S36-S37)

S32.- Fraktur der Lendenwirbelsäule und des Beckens

Inkl.: Lumbosakral:
- Dornfortsatz
- Querfortsatz
- Wirbel
- Wirbelbogen

Benutze die zusätzliche Schlüsselnummer S31.81 (Offene Wunde mit Verbindung zu einer Fraktur) zusammen mit S32, um eine offene oder komplizierte Fraktur zu verschlüsseln.

Eine Verletzung des lumbalen Rückenmarks ist zusätzlich mit S34.- zu verschlüsseln.

Das Vorliegen einer Luxation bei einer Lendenwirbelfraktur ist zusätzlich mit S33.- zu verschlüsseln. Ist die Zahl der zusammen mit der Luxation gebrochenen Lendenwirbel nicht bekannt, so ist die Fraktur auf der höchsten Ebene zu verschlüsseln.

Exkl.: Fraktur der Hüfte o.n.A. (S72.08)

S32.0 Fraktur eines Lendenwirbels

S32.00 Höhe nicht näher bezeichnet
Lendenwirbelsäule o.n.A.
S32.01 L1
S32.02 L2
S32.03 L3
S32.04 L4
S32.05 L5

S32.1 Fraktur des Os sacrum

S32.2 Fraktur des Os coccygis

S32.3 Fraktur des Os ilium

S32.4 Fraktur des Acetabulums

S32.5 Fraktur des Os pubis

S32.7 Multiple Frakturen der Lendenwirbelsäule und des Beckens

S32.8 Fraktur sonstiger und nicht näher bezeichneter Teile der Lendenwirbelsäule und des Beckens

S32.81 Os ischium
S32.82 Lendenwirbelsäule und Kreuzbein, Teil nicht näher bezeichnet
S32.83 Becken, Teil nicht näher bezeichnet
S32.89 Sonstige und multiple Teile des Beckens
Laterale Kompressionsfraktur
Malgaigne-Fraktur
Schmetterlingsbruch
Sonstige komplexe Beckenfrakturen
Vertikale Abscher-Fraktur [Vertical shear fracture]

Version 2.0 Stand November 2000   Verletzungen, Vergiftungen u. bestimmte andere Folgen äußerer Ursachen

S33.- Luxation, Verstauchung und Zerrung von Gelenken und Bändern der Lendenwirbelsäule und des Beckens

Benutze die zusätzliche Schlüsselnummer S31.82 (Offene Wunde mit Verbindung zu einer Luxation) zusammen mit S33.0-S33.3, um eine offene Luxation zu verschlüsseln.

Eine Verletzung des thorakalen Rückenmarks ist zusätzlich mit S34.- zu verschlüsseln.

Das Vorliegen von Lendenwirbelfrakturen bei einer Luxation ist zusätzlich mit S32.- zu verschlüsseln. Ist die Zahl der zusammen mit der Luxation gebrochenen Lendenwirbel nicht bekannt, so ist die Fraktur auf der höchsten Ebene zu verschlüsseln.

Exkl.: Luxation, Verstauchung und Zerrung des Hüftgelenkes und von Bändern der Hüfte (S73.-)
Ruptur oder Verlagerung (nichttraumatisch) einer lumbalen Bandscheibe (M51.-)
Schädigung von Beckengelenken und -bändern unter der Geburt (O71.6)
Verstauchung und Zerrung von Muskeln und Sehnen des Abdomens, der Lumbosakralgegend und des Beckens (S39.0)

S33.0   Traumatische Ruptur einer lumbalen Bandscheibe

S33.1   Luxation eines Lendenwirbels

S33.10   Höhe nicht näher bezeichnet
Luxation der Lendenwirbelsäule o.n.A.
S33.11   L1/L2
S33.12   L2/L3
S33.13   L3/L4
S33.14   L4/L5
S33.15   L5/S1

S33.2   Luxation des Iliosakral- und des Sakro-Kokzygeal-Gelenkes

S33.3   Luxation sonstiger und nicht näher bezeichneter Teile der Lendenwirbelsäule und des Beckens

S33.4   Traumatische Symphysensprengung

S33.5   Verstauchung und Zerrung der Lendenwirbelsäule

S33.50   Verstauchung und Zerrung der Lendenwirbelsäule, nicht näher bezeichnet
S33.51   Verstauchung und Zerrung der Junctura lumbosacralis und ihrer Bänder

S33.6   Verstauchung und Zerrung des Iliosakralgelenkes

S33.7   Verstauchung und Zerrung sonstiger und nicht näher bezeichneter Teile der Lendenwirbelsäule und des Beckens

S34.- Verletzung der Nerven und des lumbalen Rückenmarkes in Höhe des Abdomens, der Lumbosakralgegend und des Beckens

S34.0   Kontusion und Ödem des lumbalen Rückenmarkes [Conus medullaris]

S34.1   Sonstige Verletzung des lumbalen Rückenmarkes

S34.2   Verletzung von Nervenwurzeln der Lendenwirbelsäule und des Kreuzbeins

S34.3   Verletzung der Cauda equina

S34.4   Verletzung des Plexus lumbosacralis

S34.5   Verletzung sympathischer Nerven der Lendenwirbel-, Kreuzbein- und Beckenregion
Ganglia coeliaca oder Plexus coeliacus
Nn. splanchnici
Plexus hypogastricus
Plexus mesentericus (inferior) (superior)

S34.6   Verletzung eines oder mehrerer peripherer Nerven des Abdomens, der Lumbosakralgegend und des Beckens

Verletzungen, Vergiftungen u. bestimmte andere Folgen äußerer Ursachen   Version 2.0 Stand November 2000

S34.8 Verletzung sonstiger und nicht näher bezeichneter Nerven in Höhe des Abdomens, der Lumbosakralgegend und des Beckens

S34.7! **Funktionale Höhe einer Verletzung des lumbalen Rückenmarkes**
Diese Subkategorie dient zur Verschlüsselung der funktionalen Höhe einer Rückenmarksverletzung. Unter der funktionalen Höhe einer Rückenmarksverletzung wird das unterste intakte Rückenmarkssegment verstanden (so bedeutet z.B. „komplette L4-Läsion des Rückenmarks", daß die Funktionen des 4. und der höheren Lumbalnerven intakt sind und daß unterhalb L4 keine Funktion mehr vorhanden ist).

Kodiere zuerst die Art der lumbalen Rückenmarksverletzung.

S34.70! Höhe nicht näher bezeichnet
Lumbalmark o.n.A.
S34.71! L1
S34.72! L2
S34.73! L3
S34.74! L4
S34.75! L5
S34.76! Sakralhöhe

S35.- Verletzung von Blutgefäßen in Höhe des Abdomens, der Lumbosakralgegend und des Beckens

S35.0 **Verletzung der Aorta abdominalis**
Exkl.: Aorta o.n.A. (S25.0)

S35.1 **Verletzung der V. cava inferior**
Vv. hepaticae

Exkl.: V. cava o.n.A. (S25.2)

S35.2 **Verletzung des Truncus coeliacus oder der A. mesenterica**
Arteria:
• gastrica
• gastroduodenalis
• hepatica
• lienalis
• mesenterica (inferior) (superior)

S35.3 **Verletzung der V. portae oder der V. lienalis**
V. mesenterica (inferior) (superior)

S35.4 **Verletzung von Blutgefäßen der Niere**
A. renalis oder V. renalis

S35.5 **Verletzung von Blutgefäßen der Iliakalregion**
Arteria oder Vena iliaca

S35.7 **Verletzung mehrerer Blutgefäße in Höhe des Abdomens, der Lumbosakralgegend und des Beckens**

S35.8 **Verletzung sonstiger Blutgefäße in Höhe des Abdomens, der Lumbosakralgegend und des Beckens**
Arteria oder Vena:
• hypogastrica
• ovarica
• uterina

S35.9 **Verletzung eines nicht näher bezeichneten Blutgefäßes in Höhe des Abdomens, der Lumbosakralgegend und des Beckens**

S36.- Verletzung von intraabdominalen Organen
Benutze die zusätzliche Schlüsselnummer S31.83 (Offene Wunde mit Verbindung zu einer intraabdominalen Verletzung) zusammen mit S36, um eine offene intraabdominale Verletzung zu verschlüsseln.

Version 2.0 Stand November 2000 Verletzungen, Vergiftungen u. bestimmte andere Folgen äußerer Ursachen

S36.0 Verletzung der Milz

S36.00 Verletzung der Milz, nicht näher bezeichnet
S36.01 Hämatom der Milz
S36.02 Kapselriß der Milz, ohne größeren Einriß des Parenchyms
S36.03 Rißverletzung der Milz mit Beteiligung des Parenchyms
S36.04 Massive Parenchymruptur der Milz
S36.08 Sonstige Verletzungen der Milz

S36.1 Verletzung der Leber oder der Gallenblase

S36.10 Verletzung der Leber, nicht näher bezeichnet
S36.11 Prellung und Hämatom der Leber
S36.12 Rißverletzung der Leber, nicht näher bezeichnet
S36.13 Leichte Rißverletzung der Leber
Rißverletzung, die nur die Kapsel betrifft oder ohne bedeutendere Beteiligung des Leberparenchyms (weniger als 1 cm tief)

S36.14 Mittelschwere Rißverletzung der Leber
Rißverletzung mit Beteiligung des Leberparenchyms, aber ohne größere Zerreißung des Parenchyms (weniger als 10 cm lang und weniger als 3 cm tief)

S36.15 Schwere Rißverletzung der Leber
Rißverletzung mit bedeutender Zerreißung des Leberparenchyms (mindestens 10 cm lang und mindestens 3 cm tief)

Multiple mittelschwere Rißverletzungen, mit oder ohne Hämatom

S36.16 Sonstige Verletzungen der Leber
S36.17 Gallenblase
S36.18 Gallengang

S36.2 Verletzung des Pankreas

S36.20 Teil nicht näher bezeichnet
S36.21 Kopf
S36.22 Körper
S36.23 Schwanz
S36.29 Sonstige und mehrere Teile

S36.3 Verletzung des Magens

S36.4 Verletzung des Dünndarmes

S36.40 Dünndarm, Teil nicht näher bezeichnet
S36.41 Duodenum
S36.49 Sonstiger und mehrere Teile des Dünndarmes

S36.5 Verletzung des Dickdarmes

S36.50 Dickdarm, Teil nicht näher bezeichnet
S36.51 Colon ascendens
S36.52 Colon transversum
S36.53 Colon descendens
S36.54 Colon sigmoideum
S36.59 Sonstige und mehrere Teile des Dickdarmes

S36.6 Verletzung des Rektums

S36.7 Verletzung mehrerer intraabdominaler Organe

S36.8 Verletzung sonstiger intraabdominaler Organe

S36.81 Peritoneum
S36.82 Mesenterium
S36.83 Retroperitoneum
S36.88 Sonstige intraabdominale Organe

Verletzungen, Vergiftungen u. bestimmte andere Folgen äußerer Ursachen   Version 2.0 Stand November 2000

S36.9 Verletzung eines nicht näher bezeichneten intraabdominalen Organes

S37.- Verletzung der Harnorgane und der Beckenorgane
Benutze die zusätzliche Schlüsselnummer S31.83 (Offene Wunde mit Verbindung zu einer intraabdominalen Verletzung) zusammen mit S37, um eine offene intraabdominale Verletzung zu verschlüsseln.

Exkl.: Peritoneum (S36.81)
Retroperitoneum (S36.83)

S37.0 Verletzung der Niere

S37.00 Verletzung der Niere, nicht näher bezeichnet
S37.01 Prellung und Hämatom der Niere
S37.02 Rißverletzung der Niere
Mit Beteiligung von Nierenkapsel und Nierenbecken
Kapselriß
S37.03 Komplette Ruptur des Nierenparenchyms
Nierenruptur

S37.1 Verletzung des Harnleiters

S37.2 Verletzung der Harnblase

S37.20 Verletzung der Harnblase, nicht näher bezeichnet
S37.21 Prellung der Harnblase
S37.22 Ruptur der Harnblase
Extraperitoneal
Intraperitoneal
S37.28 Sonstige Verletzungen der Harnblase

S37.3 Verletzung der Harnröhre

S37.30 Nicht näher bezeichnet
S37.31 Pars membranacea
S37.32 Pars spongiosa
S37.33 Pars prostatica
S37.38 Sonstige Teile

S37.4 Verletzung des Ovars

S37.5 Verletzung der Tuba uterina

S37.6 Verletzung des Uterus

S37.7 Verletzung mehrerer Harnorgane und Beckenorgane

S37.8 Verletzung sonstiger Harnorgane und Beckenorgane

S37.81 Nebenniere
S37.82 Prostata
S37.83 Bläschendrüse [Vesicula seminalis]
S37.84 Samenleiter
S37.88 Sonstige Beckenorgane

S37.9 Verletzung eines nicht näher bezeichneten Harnorganes oder Beckenorganes

S38.- Zerquetschung und traumatische Amputation von Teilen des Abdomens, der Lumbosakralgegend und des Beckens

S38.0 Zerquetschung der äußeren Genitalorgane

S38.1 Zerquetschung sonstiger und nicht näher bezeichneter Teile des Abdomens, der Lumbosakralgegend und des Beckens

Version 2.0 Stand November 2000   Verletzungen, Vergiftungen u. bestimmte andere Folgen äußerer Ursachen

S38.2 Traumatische Amputation der äußeren Genitalorgane
Labium (majus) (minus)
Penis
Skrotum
Testis
Vulva

S38.3 Traumatische Abtrennung sonstiger und nicht näher bezeichneter Teile des Abdomens, der Lumbosakralgegend und des Beckens
Exkl.: Querschnittsverletzung in Höhe des Abdomens (T05.8)

S39.- Sonstige und nicht näher bezeichnete Verletzungen des Abdomens, der Lumbosakralgegend und des Beckens

S39.0 Verletzung von Muskeln und Sehnen des Abdomens, der Lumbosakralgegend und des Beckens

S39.6 Verletzung eines oder mehrerer intraabdominaler Organe mit Beteiligung eines oder mehrerer Beckenorgane

S39.7 Multiple Verletzungen des Abdomens, der Lumbosakralgegend und des Beckens
Verletzungen, die in mehr als einer der Kategorien S30-S39.6 klassifizierbar sind
Bezüglich der Verschlüsselung multipler Verletzungen sind die Kodierrichtlinien zu beachten.
Exkl.: Verletzungen aus S36.- in Kombination mit Verletzungen aus S37.- (S39.6)

S39.8 Sonstige näher bezeichnete Verletzungen des Abdomens, der Lumbosakralgegend und des Beckens

S39.9 Nicht näher bezeichnete Verletzung des Abdomens, der Lumbosakralgegend und des Beckens

Verletzungen der Schulter und des Oberarmes (S40-S49)

Inkl.: Verletzung:
- Achselhöhle
- Oberarm
- Schulter
- Skapularregion

Exkl.: Beidseitige Beteiligung von Schulter und Oberarm (T00-T07)
Erfrierungen (T33-T35)
Insektenbiß oder -stich, giftig (T63.4)
Verbrennungen und Verätzungen (T20-T31)
Verletzungen:
- Arm, Höhe nicht näher bezeichnet (T10-T11)
- Ellenbogen (S50-S59)

S40.- Oberflächliche Verletzung der Schulter und des Oberarmes

S40.0 Prellung der Schulter und des Oberarmes

S40.7 Multiple oberflächliche Verletzungen der Schulter und des Oberarmes

S40.8 Sonstige oberflächliche Verletzungen der Schulter und des Oberarmes

S40.81 Schürfwunde
S40.82 Blasenbildung (nichtthermisch)
S40.83 Insektenbiß oder -stich (ungiftig)
S40.84 Oberflächlicher Fremdkörper (Splitter)
S40.88 Sonstige

S40.9 Oberflächliche Verletzung der Schulter und des Oberarmes, nicht näher bezeichnet

Verletzungen, Vergiftungen u. bestimmte andere Folgen äußerer Ursachen   Version 2.0 Stand November 2000

S41.- Offene Wunde der Schulter und des Oberarmes
Inkl.: Offene Wunde der Schulter und des Oberarmes o.n.A.
Offene Wunde mit Verbindung zu einer Fraktur oder einer Luxation
Benutze zusätzlich T89.0- um das Vorliegen von Komplikationen wie Fremdkörper, Infektion oder verzögerte Heilung und Behandlung anzuzeigen.

Exkl.: Traumatische Amputation an Schulter und Oberarm (S48.-)

S41.0   Offene Wunde der Schulter

S41.1   Offene Wunde des Oberarmes

S41.7   Multiple offene Wunden der Schulter und des Oberarmes

S41.8   Offene Wunde sonstiger und nicht näher bezeichneter Teile des Schultergürtels

S41.80   Nicht näher bezeichnete offene Wunde sonstiger und nicht näher bezeichneter Teile des Schultergürtels
Axilla
Schulterblattregion
S41.81! Offene Wunde (jeder Teil der Schulter und des Oberarmes) mit Verbindung zu einer Fraktur
Kodiere zuerst die Fraktur (S42.-)
S41.82! Offene Wunde (jeder Teil der Schulter und des Oberarmes) mit Verbindung zu einer Luxation
Kodiere zuerst die Luxation (S43.-)

S42.- Fraktur im Bereich der Schulter und des Oberarmes
Benutze die zusätzliche Schlüsselnummer S41.81 (Offene Wunde mit Verbindung zu einer Fraktur) zusammen mit S42, um eine offene oder komplizierte Fraktur zu verschlüsseln.

S42.0   Fraktur der Klavikula

S42.00   Teil nicht näher bezeichnet
Klavikula o.n.A.
Schlüsselbein o.n.A.
S42.01   Sternales Ende
S42.02   Schaft
S42.03   Akromiales Ende
S42.09   Multipel

S42.1   Fraktur der Skapula

S42.10   Teil nicht näher bezeichnet
Schulterblatt o.n.A.
Skapula o.n.A.
S42.11   Korpus
S42.12   Akromion
Spina scapulae
S42.13   Processus coracoideus
S42.14   Cavitas glenoidalis und Collum scapulae
S42.19   Multipel

S42.2   Fraktur des proximalen Endes des Humerus

S42.20   Teil nicht näher bezeichnet
S42.21   Kopf
Proximale Epiphyse
Humeruskopffraktur mit zwei bis vier Fragmenten
S42.22   Collum chirurgicum
S42.23   Collum anatomicum
S42.24   Tuberculum majus
S42.29   Sonstige und multiple Teile
Tuberculum minus

Version 2.0 Stand November 2000   Verletzungen, Vergiftungen u. bestimmte andere Folgen äußerer Ursachen

S42.3	**Fraktur des Humerusschaftes**
	Arm o.n.A.
	Humerus o.n.A.
	Multiple Schaftfrakturen
	Oberarm o.n.A.

S42.4	**Fraktur des distalen Endes des Humerus**
	Exkl.: Fraktur des Ellenbogens o.n.A. (S52.00)

S42.40	Teil nicht näher bezeichnet
	Distales Ende o.n.A.
S42.41	Suprakondylär
S42.42	Epicondylus lateralis
S42.43	Epicondylus medialis
S42.44	Epicondylus, Epicondyli, nicht näher bezeichnet
	Distale Epiphyse
S42.45	Transkondylär (T- oder Y-Form)
S42.49	Sonstige und multiple Teile
	Trochlea

S42.7	**Multiple Frakturen der Klavikula, der Skapula und des Humerus**

S42.8	**Fraktur sonstiger Teile der Schulter und des Oberarmes**

S42.9	**Fraktur des Schultergürtels, Teil nicht näher bezeichnet**
	Fraktur der Schulter o.n.A.

S43.-	**Luxation, Verstauchung und Zerrung von Gelenken und Bändern des Schultergürtels**

S43.0	**Luxation des Schultergelenkes [Glenohumeralgelenk]**
	Proximales Ende des Humerus
	Benutze die zusätzliche Schlüsselnummer S41.82 (Offene Wunde mit Verbindung zu einer Luxation) zusammen mit S43.0-S43.3, um eine offene Luxation zu verschlüsseln.

S43.00	Luxation des Schultergelenkes [Glenohumeralgelenk], nicht näher bezeichnet
S43.01	Luxation des Humerus nach vorne
S43.02	Luxation des Humerus nach hinten
S43.03	Luxation des Humerus nach unten
S43.08	Luxation sonstiger Teile der Schulter

S43.1	**Luxation des Akromioklavikulargelenkes**

S43.2	Luxation des Sternoklavikulargelenkes

S43.3	**Luxation sonstiger und nicht näher bezeichneter Teile des Schultergürtels**
	Luxation der Skapula
	Luxation des Schultergürtels o.n.A.

S43.4	**Verstauchung und Zerrung des Schultergelenkes**
	Lig. coracohumerale
	Rotatorenmanschette (Kapsel)

S43.5	**Verstauchung und Zerrung des Akromioklavikulargelenkes**
	Lig. acromioclaviculare

S43.6	Verstauchung und Zerrung des Sternoklavikulargelenkes

S43.7	**Verstauchung und Zerrung sonstiger und nicht näher bezeichneter Teile des Schultergürtels**
	Verstauchung und Zerrung des Schultergürtels o.n.A.

S44.-	**Verletzung von Nerven in Höhe der Schulter und des Oberarmes**
	Exkl.: Verletzung des Plexus brachialis (S14.3)

S44.0	**Verletzung des N. ulnaris in Höhe des Oberarmes**
	Exkl.: N. ulnaris o.n.A. (S54.0)

S44.1	**Verletzung des N. medianus in Höhe des Oberarmes** *Exkl.:* N. medianus o.n.A. (S54.1)
S44.2	**Verletzung des N. radialis in Höhe des Oberarmes** *Exkl.:* N. radialis o.n.A. (S54.2)
S44.3	**Verletzung des N. axillaris**
S44.4	**Verletzung des N. musculocutaneus**
S44.5	**Verletzung sensibler Hautnerven in Höhe der Schulter und des Oberarmes**
S44.7	**Verletzung mehrerer Nerven in Höhe der Schulter und des Oberarmes**
S44.8	**Verletzung sonstiger Nerven in Höhe der Schulter und des Oberarmes**
S44.9	**Verletzung eines nicht näher bezeichneten Nervs in Höhe der Schulter und des Oberarmes**

S45.- Verletzung von Blutgefäßen in Höhe der Schulter und des Oberarmes

Exkl.: Verletzung:
- A. subclavia (S25.1)
- V. subclavia (S25.3)

S45.0	Verletzung der A. axillaris
S45.1	Verletzung der A. brachialis
S45.2	Verletzung der V. axillaris oder der V. brachialis
S45.3	Verletzung oberflächlicher Venen in Höhe der Schulter und des Oberarmes
S45.7	Verletzung mehrerer Blutgefäße in Höhe der Schulter und des Oberarmes
S45.8	Verletzung sonstiger Blutgefäße in Höhe der Schulter und des Oberarmes
S45.9	Verletzung eines nicht näher bezeichneten Blutgefäßes in Höhe der Schulter und des Oberarmes

S46.- Verletzung von Muskeln und Sehnen in Höhe der Schulter und des Oberarmes

Inkl.: Verstauchung und Zerrung

Exkl.: Verletzung von Muskeln und Sehnen am Ellenbogen oder weiter distal (S56.-)
Verstauchung und Zerrung der Gelenkkapsel (Band) (S43.-)

S46.0	Verletzung einer Sehne der Rotatorenmanschette
S46.1	Verletzung des Muskels und der Sehne des Caput longum des M. biceps brachii
S46.2	Verletzung des Muskels und der Sehne an sonstigen Teilen des M. biceps brachii
S46.3	Verletzung des Muskels und der Sehne des M. triceps brachii
S46.7	Verletzung mehrerer Muskeln und Sehnen in Höhe der Schulter und des Oberarmes
S46.8	Verletzung sonstiger Muskeln und Sehnen in Höhe der Schulter und des Oberarmes
S46.9	Verletzung nicht näher bezeichneter Muskeln und Sehnen in Höhe der Schulter und des Oberarmes

S47 Zerquetschung der Schulter und des Oberarmes

Verschlüssele gegebenenfalls auch Crush-Syndrom (T79.5).

Exkl.: Wenn die Art der Verletzung bekannt ist (z.B. Prellung, Fraktur, Luxation, innere Verletzung), verschlüssele nur nach der Art der Verletzung
Zerquetschung des Ellenbogens (S57.0)

Version 2.0 Stand November 2000 Verletzungen, Vergiftungen u. bestimmte andere Folgen äußerer Ursachen

S48.- Traumatische Amputation an Schulter und Oberarm
Exkl.: Traumatische Amputation:
- obere Extremität, Höhe nicht näher bezeichnet (T11.6)
- in Höhe des Ellenbogens (S58.0)

S48.0 Traumatische Amputation im Schultergelenk

S48.1 Traumatische Amputation zwischen Schulter und Ellenbogen

S48.9 Traumatische Amputation an Schulter und Oberarm, Höhe nicht näher bezeichnet

S49.- Sonstige und nicht näher bezeichnete Verletzungen der Schulter und des Oberarmes

S49.7 Multiple Verletzungen der Schulter und des Oberarmes
Verletzungen, die in mehr als einer der Kategorien S40-S48 klassifizierbar sind
Bezüglich der Verschlüsselung multipler Verletzungen sind die Kodierrichtlinien zu beachten.

S49.8 Sonstige näher bezeichnete Verletzungen der Schulter und des Oberarmes

S49.9 Nicht näher bezeichnete Verletzung der Schulter und des Oberarmes

Verletzungen des Ellenbogens und des Unterarmes (S50-S59)

Exkl.: Beidseitige Beteiligung von Ellenbogen und Unterarm (T00-T07)
Erfrierungen (T33-T35)
Insektenbiß oder -stich, giftig (T63.4)
Verbrennungen und Verätzungen (T20-T31)
Verletzungen:
- Arm, Höhe nicht näher bezeichnet (T10-T11)
- Handgelenk und Hand (S60-S69)

S50.- Oberflächliche Verletzung des Unterarmes
Exkl.: Oberflächliche Verletzung des Handgelenkes und der Hand (S60.-)

S50.0 Prellung des Ellenbogens

S50.1 Prellung sonstiger und nicht näher bezeichneter Teile des Unterarmes

S50.7 Multiple oberflächliche Verletzungen des Unterarmes

S50.8 Sonstige oberflächliche Verletzungen des Unterarmes

S50.81 Schürfwunde
S50.82 Blasenbildung (nichtthermisch)
S50.83 Insektenbiß oder -stich (ungiftig)
S50.84 Oberflächlicher Fremdkörper (Splitter)
S50.88 Sonstige
Sonstige oberflächliche Verletzungen des Ellenbogens

S50.9 Oberflächliche Verletzung des Unterarmes, nicht näher bezeichnet
Oberflächliche Verletzung des Ellenbogens o.n.A.

S51.- Offene Wunde des Unterarmes
Inkl.: Offene Wunde des Unterarmes o.n.A.
Offene Wunde mit Verbindung zu einer Fraktur oder einer Luxation
Benutze zusätzlich T89.0- um das Vorliegen von Komplikationen wie Fremdkörper, Infektion oder verzögerte Heilung und Behandlung anzuzeigen.

Exkl.: Traumatische Amputation am Unterarm (S58.-)
Offene Wunde des Handgelenkes und der Hand (S61.-)

S51.0	**Offene Wunde des Ellenbogens**
S51.7	**Multiple offene Wunden des Unterarmes**
S51.8	**Offene Wunde sonstiger Teile des Unterarmes**

S51.80 Nicht näher bezeichnete offene Wunde sonstiger und nicht näher bezeichneter Teile des Unterarmes
S51.81! Offene Wunde (jeder Teil des Unterarmes) mit Verbindung zu einer Fraktur
Kodiere zuerst die Fraktur (S52.-)
S51.82! Offene Wunde (jeder Teil des Unterarmes) mit Verbindung zu einer Luxation
Kodiere zuerst die Luxation (S53.-)

S51.9 Offene Wunde des Unterarmes, Teil nicht näher bezeichnet

S52.- **Fraktur des Unterarmes**
Benutze die zusätzliche Schlüsselnummer S51.81 (Offene Wunde mit Verbindung zu einer Fraktur) zusammen mit S52, um eine offene oder komplizierte Fraktur zu verschlüsseln.
Exkl.: Fraktur im Bereich des Handgelenkes und der Hand (S62.-)

S52.0 **Fraktur des proximalen Endes der Ulna**

S52.00 Teil nicht näher bezeichnet
Ellenbogen o.n.A.
Proximales Ende der Ulna o.n.A.
S52.01 Olekranon
S52.02 Processus coronideus ulnae
S52.09 Sonstige und multiple Teile

S52.1 **Fraktur des proximalen Endes des Radius**

S52.10 Teil nicht näher bezeichnet
Proximales Ende des Radius o.n.A.
S52.11 Kopf
S52.12 Kollum
S52.19 Sonstige und multiple Teile

S52.2 **Fraktur des Ulnaschaftes**

S52.20 Fraktur des Ulnaschaftes, Teil nicht näher bezeichnet
Ulna o.n.A.
S52.21 Fraktur des proximalen Ulnaschaftes mit Luxation des Radiuskopfes
Monteggia-Fraktur

S52.3 **Fraktur des Radiusschaftes**

S52.30 Fraktur des Radiusschaftes, Teil nicht näher bezeichnet
Radius o.n.A.
S52.31 Fraktur des distalen Radiusschaftes mit Luxation des Ulnakopfes
Galeazzi-Fraktur

S52.4 **Fraktur des Ulna- und Radiusschaftes, kombiniert**

S52.5 **Distale Fraktur des Radius**

S52.50 Nicht näher bezeichnet
Distales Ende o.n.A.
S52.51 Extensionsfraktur
Colles-Fraktur
S52.52 Flexionsfraktur
Barton-Fraktur
Smith-Fraktur
S52.59 Sonstige und multiple Teile
Intraartikuläre Fraktur

Version 2.0 Stand November 2000   Verletzungen, Vergiftungen u. bestimmte andere Folgen äußerer Ursachen

S52.6   Distale Fraktur der Ulna und des Radius, kombiniert

S52.7   Multiple Frakturen des Unterarmes
Exkl.: Fraktur von Ulna und Radius, kombiniert:
- distales Ende (S52.6)
- Schäfte (S52.4)

S52.8   Fraktur sonstiger Teile des Unterarmes
Caput ulnae
Distaler Unterarm o.n.A.
Distales Ende der Ulna
Processus styloideus ulnae
Proximaler Unterarm o.n.A.

S52.9   Fraktur des Unterarmes, Teil nicht näher bezeichnet

S53.-   Luxation, Verstauchung und Zerrung des Ellenbogengelenkes und von Bändern des Ellenbogens
Benutze die zusätzliche Schlüsselnummer S51.82 (Offene Wunde mit Verbindung zu einer Luxation) zusammen mit S53.0-S53.1, um eine offene Luxation zu verschlüsseln.

Exkl.: Verstauchung und Zerrung von Muskeln und Sehnen in Höhe des Unterarms (S56)

S53.0   **Luxation des Radiuskopfes**
Articulatio humeroradialis

Exkl.: Monteggia- (Luxations-) Fraktur (S52.21)

S53.1   **Luxation sonstiger und nicht näher bezeichneter Teile des Ellenbogens**
Articulatio humeroulnaris

Exkl.: Galeazzi- (Luxations-) Fraktur (S52.31)
Luxation des Radiuskopfes, isoliert (S53.0)

S53.10   Nicht näher bezeichnet
S53.11   Nach vorne
S53.12   Nach hinten
S53.13   Nach medial
S53.14   Nach lateral
S53.18   Sonstige

S53.2   Traumatische Ruptur des Lig. collaterale radiale

S53.3   Traumatische Ruptur des Lig. collaterale ulnare

S53.4   Verstauchung und Zerrung des Ellenbogens

S53.40   Teil nicht näher bezeichnet
S53.41   Lig. collaterale radiale
S53.42   Lig. collaterale ulnare
S53.43   Humeroradial (-Gelenk)
S53.44   Humeroulnar (-Gelenk)
S53.48   Sonstige Teile

S54.-   Verletzung von Nerven in Höhe des Unterarmes
Exkl.: Verletzungen von Nerven in Höhe des Handgelenkes und der Hand (S64.-)

S54.0   Verletzung des N. ulnaris in Höhe des Unterarmes
N. ulnaris o.n.A.

S54.1   Verletzung des N. medianus in Höhe des Unterarmes
N. medianus o.n.A.

S54.2   Verletzung des N. radialis in Höhe des Unterarmes
N. radialis o.n.A.

S54.3	Verletzung sensibler Hautnerven in Höhe des Unterarmes
S54.7	Verletzung mehrerer Nerven in Höhe des Unterarmes
S54.8	Verletzung sonstiger Nerven in Höhe des Unterarmes
S54.9	Verletzung eines nicht näher bezeichneten Nervs in Höhe des Unterarmes

S55.- Verletzung von Blutgefäßen in Höhe des Unterarmes

Exkl.: Verletzung:
- A. brachialis oder V. brachialis (S45.1-S45.2)
- Blutgefäße in Höhe des Handgelenkes und der Hand (S65.-)

S55.0	Verletzung der A. ulnaris in Höhe des Unterarmes
S55.1	Verletzung der A. radialis in Höhe des Unterarmes
S55.2	Verletzung von Venen in Höhe des Unterarmes
S55.7	Verletzung mehrerer Blutgefäße in Höhe des Unterarmes
S55.8	Verletzung sonstiger Blutgefäße in Höhe des Unterarmes
S55.9	Verletzung eines nicht näher bezeichneten Blutgefäßes in Höhe des Unterarmes

S56.- Verletzung von Muskeln und Sehnen in Höhe des Unterarmes

Inkl.: Verstauchungen und Zerrungen

Exkl.: Verletzung von Muskeln und Sehnen am Handgelenk oder weiter distal (S66.-)
Verstauchungen und Zerrungen der Gelenkkapsel (Band) (S53.4)

S56.0	Verletzung von Beugemuskeln und -sehnen des Daumens in Höhe des Unterarmes
S56.1	Verletzung von Beugemuskeln und -sehnen eines oder mehrerer sonstiger Finger in Höhe des Unterarmes
S56.2	Verletzung von sonstigen Beugemuskeln und -sehnen in Höhe des Unterarmes
S56.3	Verletzung von Streck- oder Abduktormuskeln und -sehnen des Daumens in Höhe des Unterarmes
S56.4	Verletzung von Streckmuskeln und -sehnen eines oder mehrerer sonstiger Finger in Höhe des Unterarmes
S56.5	Verletzung von sonstigen Streckmuskeln und -sehnen in Höhe des Unterarmes
S56.7	Verletzung mehrerer Muskeln und Sehnen in Höhe des Unterarmes
S56.8	Verletzung sonstiger und nicht näher bezeichneter Sehnen und Muskeln in Höhe des Unterarmes

S57.- Zerquetschung des Unterarmes

Verschlüssele gegebenenfalls auch Crush-Syndrom (T79.5).

Exkl.: Wenn die Art der Verletzung bekannt ist (z.B. Prellung, Fraktur, Luxation, innere Verletzung), verschlüssele nur nach der Art der Verletzung
Zerquetschung des Handgelenkes und der Hand (S67.-)

S57.0	Zerquetschung des Ellenbogens
S57.8	Zerquetschung sonstiger Teile des Unterarmes
S57.9	Zerquetschung des Unterarmes, Teil nicht näher bezeichnet

S58.- Traumatische Amputation am Unterarm

Exkl.: Traumatische Amputation an Handgelenk und Hand (S68.-)

S58.0	Traumatische Amputation im Ellenbogengelenk

Version 2.0 Stand November 2000   Verletzungen, Vergiftungen u. bestimmte andere Folgen äußerer Ursachen

S58.1 Traumatische Amputation zwischen Ellenbogen und Handgelenk

S58.9 Traumatische Amputation am Unterarm, Höhe nicht näher bezeichnet

S59.- Sonstige und nicht näher bezeichnete Verletzungen des Unterarmes
Exkl.: Sonstige und nicht näher bezeichnete Verletzungen des Handgelenkes und der Hand (S69.-)

S59.7 **Multiple Verletzungen des Unterarmes**
Verletzungen, die in mehr als einer der Kategorien S50-S58 klassifizierbar sind
Bezüglich der Verschlüsselung multipler Verletzungen sind die Kodierrichtlinien zu beachten.

S59.8 Sonstige näher bezeichnete Verletzungen des Unterarmes

S59.9 Nicht näher bezeichnete Verletzung des Unterarmes

Verletzungen des Handgelenkes und der Hand (S60-S69)

Exkl.: Beidseitige Beteiligung von Handgelenk und Hand (T00-T07)
Erfrierungen (T33-T35)
Insektenbiß oder -stich, giftig (T63.4)
Verbrennungen und Verätzungen (T20-T31)
Verletzungen des Armes, Höhe nicht näher bezeichnet (T10-T11)

S60.- Oberflächliche Verletzung des Handgelenkes und der Hand

S60.0 **Prellung eines oder mehrerer Finger ohne Schädigung des Nagels**
Prellung eines oder mehrerer Finger o.n.A.
Exkl.: Prellung mit Beteiligung des Nagels oder der Nagelmatrix (S60.1)

S60.1 **Prellung eines oder mehrerer Finger mit Schädigung des Nagels**

S60.2 **Prellung sonstiger Teile des Handgelenkes und der Hand**

S60.7 **Multiple oberflächliche Verletzungen des Handgelenkes und der Hand**

S60.8 **Sonstige oberflächliche Verletzungen des Handgelenkes und der Hand**

S60.81 Schürfwunde
S60.82 Blasenbildung (nichtthermisch)
S60.83 Insektenbiß oder -stich (ungiftig)
S60.84 Oberflächlicher Fremdkörper (Splitter)
S60.88 Sonstige

S60.9 **Oberflächliche Verletzung des Handgelenkes und der Hand, nicht näher bezeichnet**

S61.- Offene Wunde des Handgelenkes und der Hand
Inkl.: Offene Wunde des Handgelenkes und der Hand o.n.A.
Offene Wunde mit Verbindung zu einer Fraktur oder einer Luxation
Benutze zusätzlich T89.0- um das Vorliegen von Komplikationen wie Fremdkörper, Infektion oder verzögerte Heilung und Behandlung anzuzeigen.

Exkl.: Traumatische Amputation an Handgelenk und Hand (S68.-)

S61.0 **Offene Wunde eines oder mehrerer Finger ohne Schädigung des Nagels**
Offene Wunde eines oder mehrerer Finger o.n.A.
Offene Wunde des Daumens

Exkl.: Offene Wunde mit Beteiligung des Nagels oder der Nagelmatrix (S61.1)

S61.1 **Offene Wunde eines oder mehrerer Finger mit Schädigung des Nagels**

S61.7 **Multiple offene Wunden des Handgelenkes und der Hand**

Verletzungen, Vergiftungen u. bestimmte andere Folgen äußerer Ursachen   Version 2.0 Stand November 2000

S61.8   Offene Wunde sonstiger Teile des Handgelenkes und der Hand

S61.80   Nicht näher bezeichnete offene Wunde sonstiger Teile des Handgelenkes und der Hand
         Handfläche
S61.81!   Offene Wunde (jeder Teil des Handgelenkes und der Hand) mit Verbindung zu einer Fraktur
         Kodiere zuerst die Fraktur (S62.-)
S61.82!   Offene Wunde (jeder Teil des Handgelenkes und der Hand) mit Verbindung zu einer Luxation
         Kodiere zuerst die Luxation (S63.-)

S61.9   Offene Wunde des Handgelenkes und der Hand, Teil nicht näher bezeichnet

S62.-   Fraktur im Bereich des Handgelenkes und der Hand
         Benutze die zusätzliche Schlüsselnummer S61.81 (Offene Wunde mit Verbindung zu einer Fraktur)
         zusammen mit S62, um eine offene oder komplizierte Fraktur zu verschlüsseln.

         Exkl.: Distale Fraktur der Ulna und des Radius (S52.-)

S62.0   Fraktur des Os scaphoideum der Hand
         Os naviculare [Kahnbein]

S62.1   Fraktur eines oder mehrerer sonstiger Handwurzelknochen

S62.10   Handwurzelknochen, nicht näher bezeichnet
S62.11   Os lunatum
S62.12   Os triquetrum
S62.13   Os pisiforme
S62.14   Os trapezium
S62.15   Os trapezoideum
S62.16   Os capitatum
S62.17   Os hamatum
S62.19   Fraktur sonstiger oder mehrerer Handwurzelknochen

S62.2   Fraktur des 1. Mittelhandknochens

S62.20   Teil nicht näher bezeichnet
S62.21   Basis
         Bennett-Fraktur
S62.22   Schaft
S62.23   Kollum
S62.24   Kopf

S62.3   Fraktur eines sonstigen Mittelhandknochens

S62.30   Teil nicht näher bezeichnet
S62.31   Basis
S62.32   Schaft
S62.33   Kollum
S62.34   Kopf

S62.4   Multiple Frakturen der Mittelhandknochen

S62.5   Fraktur des Daumens

S62.50   Teil nicht näher bezeichnet
S62.51   Proximale Phalanx
S62.52   Distale Phalanx

S62.6   Fraktur eines sonstigen Fingers

S62.60   Teil nicht näher bezeichnet
S62.61   Proximale Phalanx
S62.62   Mittlere Phalanx
S62.63   Distale Phalanx

S62.7   Multiple Frakturen der Finger

Version 2.0 Stand November 2000   Verletzungen, Vergiftungen u. bestimmte andere Folgen äußerer Ursachen

S62.8   Fraktur sonstiger und nicht näher bezeichneter Teile des Handgelenkes und der Hand

S63.-   **Luxation, Verstauchung und Zerrung von Gelenken und Bändern in Höhe des Handgelenkes und der Hand**
Benutze die zusätzliche Schlüsselnummer S61.82 (Offene Wunde mit Verbindung zu einer Luxation) zusammen mit S63.0-S63.3, um eine offene Luxation zu verschlüsseln.

Exkl.: Verstauchung und Zerrung von Muskeln und Sehnen in Höhe des Handgelenkes und der Hand (S66)

S63.0   **Luxation des Handgelenkes**

S63.00   Teil nicht näher bezeichnet
S63.01   Radioulnar (-Gelenk)
S63.02   Radiokarpal (-Gelenk)
S63.03   Mediokarpal (-Gelenk)
S63.04   Karpometakarpal (-Gelenk)
S63.08   Sonstige

S63.1   **Luxation eines Fingers**

S63.10   Teil nicht näher bezeichnet
S63.11   Metakarpophalangeal (-Gelenk)
S63.12   Interphalangeal (-Gelenk)

S63.2   **Multiple Luxationen der Finger**

S63.3   **Traumatische Ruptur von Bändern des Handgelenkes und der Handwurzel**
Lig. collaterale carpi (radiale) (ulnare)
Lig. radiocarpeum (dorsale) (palmare)
Lig. ulnocarpeum palmare

S63.4   **Traumatische Ruptur von Bändern der Finger im Metakarpophalangeal- und Interphalangealgelenk**
Kollateral
Palmar
Volar

S63.5   **Verstauchung und Zerrung des Handgelenkes**

S63.50   Teil nicht näher bezeichnet
S63.51   Karpal (-Gelenk)
S63.52   Radiokarpal (-Band) (-Gelenk)
S63.53   Karpometakarpal (-Gelenk)
S63.58   Sonstige Teile

S63.6   **Verstauchung und Zerrung eines oder mehrerer Finger**

S63.60   Teil nicht näher bezeichnet
S63.61   Metakarpophalangeal (-Gelenk)
S63.62   Interphalangeal (-Gelenk)
S63.68   Sonstige Teile

S63.7   Verstauchung und Zerrung sonstiger und nicht näher bezeichneter Teile der Hand

S64.-   **Verletzung von Nerven in Höhe des Handgelenkes und der Hand**

S64.0   Verletzung des N. ulnaris in Höhe des Handgelenkes und der Hand

S64.1   Verletzung des N. medianus in Höhe des Handgelenkes und der Hand

S64.2   Verletzung des N. radialis in Höhe des Handgelenkes und der Hand

S64.3   Verletzung der Nn. digitales des Daumens

S64.4   Verletzung der Nn. digitales sonstiger Finger

S64.7	Verletzung mehrerer Nerven in Höhe des Handgelenkes und der Hand
S64.8	Verletzung sonstiger Nerven in Höhe des Handgelenkes und der Hand
S64.9	Verletzung eines nicht näher bezeichneten Nervs in Höhe des Handgelenkes und der Hand

S65.- Verletzung von Blutgefäßen in Höhe des Handgelenkes und der Hand

S65.0	Verletzung der A. ulnaris in Höhe des Handgelenkes und der Hand
S65.1	Verletzung der A. radialis in Höhe des Handgelenkes und der Hand
S65.2	Verletzung von Gefäßen des Arcus palmaris superficialis
S65.3	Verletzung von Gefäßen des Arcus palmaris profundus
S65.4	Verletzung eines oder mehrerer Blutgefäße des Daumens
S65.5	Verletzung eines oder mehrerer Blutgefäße sonstiger Finger
S65.7	Verletzung mehrerer Blutgefäße in Höhe des Handgelenkes und der Hand
S65.8	Verletzung sonstiger Blutgefäße in Höhe des Handgelenkes und der Hand
S65.9	Verletzung eines nicht näher bezeichneten Blutgefäßes im Bereich des Handgelenkes und der Hand

S66.- Verletzung von Muskeln und Sehnen in Höhe des Handgelenkes und der Hand

S66.0	Verletzung der langen Beugemuskeln und -sehnen des Daumens in Höhe des Handgelenkes und der Hand
S66.1	Verletzung der Beugemuskeln und -sehnen sonstiger Finger in Höhe des Handgelenkes und der Hand
S66.2	Verletzung der Streckmuskeln und -sehnen des Daumens in Höhe des Handgelenkes und der Hand
S66.3	Verletzung der Streckmuskeln und -sehnen sonstiger Finger in Höhe des Handgelenkes und der Hand
S66.4	Verletzung der kurzen Muskeln und Sehnen des Daumens in Höhe des Handgelenkes und der Hand
S66.5	Verletzung der kurzen Muskeln und Sehnen sonstiger Finger in Höhe des Handgelenkes und der Hand
S66.6	Verletzung mehrerer Beugemuskeln und -sehnen in Höhe des Handgelenkes und der Hand
S66.7	Verletzung mehrerer Streckmuskeln und -sehnen in Höhe des Handgelenkes und der Hand
S66.8	Verletzung sonstiger Muskeln und Sehnen in Höhe des Handgelenkes und der Hand
S66.9	Verletzung eines nicht näher bezeichneten Muskels oder einer nicht näher bezeichneten Sehne in Höhe des Handgelenkes und der Hand

S67.- Zerquetschung des Handgelenkes und der Hand

S67.0	Zerquetschung des Daumens und eines oder mehrerer sonstiger Finger
S67.8	Zerquetschung sonstiger und nicht näher bezeichneter Teile des Handgelenkes und der Hand

S68.- Traumatische Amputation an Handgelenk und Hand

S68.0	Traumatische Amputation des Daumens (komplett) (partiell)
S68.1	Traumatische Amputation eines sonstigen einzelnen Fingers (komplett) (partiell)
S68.2	Isolierte traumatische Amputation von zwei oder mehr Fingern (komplett) (partiell)

Version 2.0 Stand November 2000   Verletzungen, Vergiftungen u. bestimmte andere Folgen äußerer Ursachen

S68.3	**Kombinierte traumatische Amputation (von Teilen) eines oder mehrerer Finger mit anderen Teilen des Handgelenkes und der Hand**
S68.4	**Traumatische Amputation der Hand in Höhe des Handgelenkes**
S68.8	Traumatische Amputation sonstiger Teile des Handgelenkes und der Hand
S68.9	Traumatische Amputation an Handgelenk und Hand, Höhe nicht näher bezeichnet
S69.-	**Sonstige und nicht näher bezeichnete Verletzungen des Handgelenkes und der Hand**
S69.7	**Multiple Verletzungen des Handgelenkes und der Hand**
	Verletzungen, die in mehr als einer der Kategorien S60-S68 klassifizierbar sind
	Bezüglich der Verschlüsselung multipler Verletzungen sind die Kodierrichtlinien zu beachten.
S69.8	Sonstige näher bezeichnete Verletzungen des Handgelenkes und der Hand
S69.9	Nicht näher bezeichnete Verletzung des Handgelenkes und der Hand

Verletzungen der Hüfte und des Oberschenkels (S70-S79)

Exkl.: Beidseitige Beteiligung von Hüfte und Oberschenkel (T00-T07)
Erfrierungen (T33-T35)
Insektenbiß oder -stich, giftig (T63.4)
Verbrennungen und Verätzungen (T20-T31)
Verletzungen des Beines, Höhe nicht näher bezeichnet (T12-T13)

S70.-	**Oberflächliche Verletzung der Hüfte und des Oberschenkels**
S70.0	Prellung der Hüfte
S70.1	Prellung des Oberschenkels
S70.7	Multiple oberflächliche Verletzungen der Hüfte und des Oberschenkels
S70.8	Sonstige oberflächliche Verletzungen der Hüfte und des Oberschenkels
S70.81	Schürfwunde
S70.82	Blasenbildung (nichtthermisch)
S70.83	Insektenbiß oder -stich (ungiftig)
S70.84	Oberflächlicher Fremdkörper (Splitter)
S70.88	Sonstige
S70.9	Oberflächliche Verletzung der Hüfte und des Oberschenkels, nicht näher bezeichnet
S71.-	**Offene Wunde der Hüfte und des Oberschenkels**
	Inkl.: Offene Wunde der Hüfte und des Oberschenkels o.n.A.
	Offene Wunde mit Verbindung zu einer Fraktur oder einer Luxation
	Benutze zusätzlich T89.0- um das Vorliegen von Komplikationen wie Fremdkörper, Infektion oder verzögerte Heilung und Behandlung anzuzeigen.
	Exkl.: Traumatische Amputation an Hüfte und Oberschenkel (S78.-)
S71.0	**Offene Wunde der Hüfte**
S71.1	**Offene Wunde des Oberschenkels**
S71.7	**Multiple offene Wunden der Hüfte und des Oberschenkels**

Verletzungen, Vergiftungen u. bestimmte andere Folgen äußerer Ursachen   Version 2.0 Stand November 2000

S71.8   **Offene Wunde sonstiger und nicht näher bezeichneter Teile des Beckengürtels**

S71.80   Offene Wunde sonstiger und nicht näher bezeichneter Teile des Beckengürtels
S71.81!   Offene Wunde (jeder Teil der Hüfte und des Oberschenkels) mit Verbindung zu einer Fraktur
            Kodiere zuerst die Fraktur (S72.-)
S71.82!   Offene Wunde (jeder Teil der Hüfte und des Oberschenkels) mit Verbindung zu einer Luxation
            Kodiere zuerst die Luxation (S73.-)

S72.-   Fraktur des Femurs
Benutze die zusätzliche Schlüsselnummer S71.81 (Offene Wunde mit Verbindung zu einer Fraktur) zusammen mit S72, um eine offene oder komplizierte Fraktur zu verschlüsseln.

S72.0   **Schenkelhalsfraktur**

S72.00   Teil nicht näher bezeichnet
S72.01   Intraartikulär [medial]
S72.02   (Proximale) Epiphyse, Epiphysenlösung
S72.03   Subkapital
S72.04   Mediozervikal
            Transzervikal o.n.A.
S72.05   Basis
            Zervikotrochantärer Abschnitt
S72.08   Sonstige Teile
            Femurkopf
            Fraktur der Hüfte o.n.A.

S72.1   **Pertrochantäre Fraktur**

S72.10   Trochantär, nicht näher bezeichnet
            Transtrochantär
            Trochanter major
            Trochanter minor
S72.11   Intertrochantär

S72.2   **Subtrochantäre Fraktur**

S72.3   **Fraktur des Femurschaftes**

S72.4   **Distale Fraktur des Femurs**

S72.40   Teil nicht näher bezeichnet
S72.41   Condylus (lateralis) (medialis)
S72.42   Epiphyse, Epiphysenlösung
S72.43   Suprakondylär
S72.44   Interkondylär

S72.7   **Multiple Frakturen des Femurs**

S72.8   **Frakturen sonstiger Teile des Femurs**

S72.9   **Fraktur des Femurs, Teil nicht näher bezeichnet**

S73.-   Luxation, Verstauchung und Zerrung des Hüftgelenkes und von Bändern der Hüfte
Benutze die zusätzliche Schlüsselnummer S71.82 (Offene Wunde mit Verbindung zu einer Luxation) zusammen mit S73.0-, um eine offene Luxation zu verschlüsseln.

Exkl.:   Verstauchung und Zerrung von Muskeln und Sehnen in Höhe der Hüfte und des Oberschenkels (S76)

S73.0   **Luxation der Hüfte**

S73.00   Nicht näher bezeichnet
S73.01   Nach posterior
S73.02   Nach anterior
S73.08   Sonstige

Version 2.0 Stand November 2000   Verletzungen, Vergiftungen u. bestimmte andere Folgen äußerer Ursachen

S73.1   Verstauchung und Zerrung des Hüftgelenkes

S73.10   Teil nicht näher bezeichnet
S73.11   Iliofemoral (Band)
S73.12   Ischiokapsulär (Band)
S73.18   Sonstige Teile

S74.-   Verletzung von Nerven in Höhe der Hüfte und des Oberschenkels

S74.0   Verletzung des N. ischiadicus in Höhe der Hüfte und des Oberschenkels

S74.1   Verletzung des N. femoralis in Höhe der Hüfte und des Oberschenkels

S74.2   Verletzung sensibler Hautnerven in Höhe der Hüfte und des Oberschenkels

S74.7   Verletzung mehrerer Nerven in Höhe der Hüfte und des Oberschenkels

S74.8   Verletzung sonstiger Nerven in Höhe der Hüfte und des Oberschenkels

S74.9   Verletzung eines nicht näher bezeichneten Nervs in Höhe der Hüfte und des Oberschenkels

S75.-   Verletzung von Blutgefäßen in Höhe der Hüfte und des Oberschenkels
Exkl.: A. poplitea (S85.0)

S75.0   Verletzung der A. femoralis

S75.1   Verletzung der V. femoralis in Höhe der Hüfte und des Oberschenkels

S75.2   Verletzung der V. saphena magna in Höhe der Hüfte und des Oberschenkels
Exkl.: V. saphena magna o.n.A. (S85.3)

S75.7   Verletzung mehrerer Blutgefäße in Höhe der Hüfte und des Oberschenkels

S75.8   Verletzung sonstiger Blutgefäße in Höhe der Hüfte und des Oberschenkels

S75.9   Verletzung eines nicht näher bezeichneten Blutgefäßes in Höhe der Hüfte und des Oberschenkels

S76.-   Verletzung von Muskeln und Sehnen in Höhe der Hüfte und des Oberschenkels

S76.0   Verletzung von Muskeln und Sehnen der Hüfte

S76.1   Verletzung des Muskels und der Sehne des M. quadriceps femoris

S76.2   Verletzung von Muskeln und Sehnen der Adduktorengruppe des Oberschenkels

S76.3   Verletzung von Muskeln und Sehnen der posterioren Muskelgruppe in Höhe des Oberschenkels

S76.4   Verletzung sonstiger und nicht näher bezeichneter Muskeln und Sehnen in Höhe des Oberschenkels

S76.7   Verletzung mehrerer Muskeln und Sehnen in Höhe der Hüfte und des Oberschenkels

S77.-   Zerquetschung der Hüfte und des Oberschenkels

S77.0   Zerquetschung der Hüfte

S77.1   Zerquetschung des Oberschenkels

S77.2   Zerquetschung mit Beteiligung der Hüfte und des Oberschenkels

S78.-   Traumatische Amputation an Hüfte und Oberschenkel
Exkl.: Traumatische Amputation der unteren Extremität, Höhe nicht näher bezeichnet (T13.6)

S78.0   Traumatische Amputation im Hüftgelenk

S78.1   Traumatische Amputation zwischen Hüfte und Knie

S78.9 Traumatische Amputation an Hüfte und Oberschenkel, Höhe nicht näher bezeichnet

S79.- **Sonstige und nicht näher bezeichnete Verletzungen der Hüfte und des Oberschenkels**

S79.7 **Multiple Verletzungen der Hüfte und des Oberschenkels**
Verletzungen, die in mehr als einer der Kategorien S70-S78 klassifizierbar sind
Bezüglich der Verschlüsselung multipler Verletzungen sind die Kodierrichtlinien zu beachten.

S79.8 Sonstige näher bezeichnete Verletzungen der Hüfte und des Oberschenkels

S79.9 Nicht näher bezeichnete Verletzung der Hüfte und des Oberschenkels

Verletzungen des Knies und des Unterschenkels (S80-S89)

Inkl.: Fraktur des oberen Sprunggelenkes und des Knöchels
Knie
Unterschenkel

Exkl.: Beidseitige Beteiligung von Knie und Unterschenkel (T00-T07)
Erfrierungen (T33-T35)
Insektenbiß oder -stich, giftig (T63.4)
Verbrennungen und Verätzungen (T20-T31)
Verletzungen:
• Bein, Höhe nicht näher bezeichnet (T12-T13)
• Knöchel und Fuß, ausgenommen Fraktur des oberen Sprunggelenkes und des Knöchels (S90-S99)

S80.- **Oberflächliche Verletzung des Unterschenkels**
Exkl.: Oberflächliche Verletzung der Knöchelregion und des Fußes (S90.-)

S80.0 **Prellung des Knies**

S80.1 **Prellung sonstiger und nicht näher bezeichneter Teile des Unterschenkels**

S80.7 **Multiple oberflächliche Verletzungen des Unterschenkels**

S80.8 Sonstige oberflächliche Verletzungen des Unterschenkels

S80.81 Schürfwunde
S80.82 Blasenbildung (nichtthermisch)
S80.83 Insektenbiß oder -stich (ungiftig)
S80.84 Oberflächlicher Fremdkörper (Splitter)
S80.88 Sonstige

S80.9 Oberflächliche Verletzung des Unterschenkels, nicht näher bezeichnet

S81.- **Offene Wunde des Unterschenkels**
Inkl.: Offene Wunde des Unterschenkels o.n.A.
Offene Wunde mit Verbindung zu einer Fraktur oder einer Luxation
Benutze zusätzlich T89.0- um das Vorliegen von Komplikationen wie Fremdkörper, Infektion oder verzögerte Heilung und Behandlung anzuzeigen.

Exkl.: Offene Wunde der Knöchelregion und des Fußes (S91.-)
Traumatische Amputation am Unterschenkel (S88.-)

S81.0 **Offene Wunde des Knies**

S81.7 **Multiple offene Wunden des Unterschenkels**

Version 2.0 Stand November 2000   Verletzungen, Vergiftungen u. bestimmte andere Folgen äußerer Ursachen

S81.8 Offene Wunde sonstiger Teile des Unterschenkels

S81.80 Nicht näher bezeichnete offene Wunde sonstiger Teile des Unterschenkels
S81.81! Offene Wunde (jeder Teil des Unterschenkels) mit Verbindung zu einer Fraktur
Kodiere zuerst die Fraktur (S82.-)
S81.82! Offene Wunde (jeder Teil des Unterschenkels) mit Verbindung zu einer Luxation
Kodiere zuerst die Luxation (S83.-)

S81.9 Offene Wunde des Unterschenkels, Teil nicht näher bezeichnet

S82.- Fraktur des Unterschenkels, einschließlich des oberen Sprunggelenkes

Inkl.: Knöchel
Benutze die zusätzliche Schlüsselnummer S81.81 (Offene Wunde mit Verbindung zu einer Fraktur) zusammen mit S82, um eine offene oder komplizierte Fraktur zu verschlüsseln.

Exkl.: Fraktur des Fußes, ausgenommen oberes Sprunggelenk (S92.-)

S82.0 Fraktur der Patella
Kniescheibe

S82.1 Fraktur des proximalen Endes der Tibia
Condylus lateralis tibiae oder Condylus medialis tibiae
Proximales Ende der Tibia
Tibiakopf
Tuberositas tibiae

S82.11 Mit Fraktur der Fibula (jeder Teil)
S82.18 Sonstige
Proximales Ende der Tibia, isoliert
Proximales Ende der Tibia o.n.A.

S82.2 Fraktur des Tibiaschaftes

S82.21 Mit Fraktur der Fibula (jeder Teil)
S82.28 Sonstige
Tibia o.n.A.
Tibiaschaft, isoliert
Tibiaschaft o.n.A.

S82.3 Distale Fraktur der Tibia
Exkl.: Innenknöchel (S82.5)

S82.31 Mit Fraktur der Fibula (jeder Teil)
S82.38 Sonstige
Distale Tibiafraktur, isoliert
Distale Tibiafraktur o.n.A.

S82.4 Fraktur der Fibula, isoliert
Exkl.: Außenknöchel (S82.6)
Distale Fibula (S82.6)
Fraktur der Fibula mit Fraktur der Tibia, jeder Teil (S82.11, S82.21, S82.31)

S82.40 Teil nicht näher bezeichnet
S82.41 Proximales Ende
Kollum
Kopf
S82.42 Schaft
Fibula o.n.A.
S82.49 Multipel

S82.5 Fraktur des Innenknöchels
Tibia, mit Beteiligung des:
• Knöchels
• oberen Sprunggelenkes

Verletzungen, Vergiftungen u. bestimmte andere Folgen äußerer Ursachen   Version 2.0 Stand November 2000

S82.6 **Fraktur des Außenknöchels**
Fibula, mit Beteiligung des:
- Knöchels
- oberen Sprunggelenkes

S82.7 **Multiple Frakturen des Unterschenkels**
Exkl.: Fraktur der Tibia und der Fibula, kombiniert:
- distales Ende (S82.31)
- proximales Ende (S82.11)
- Schäfte (S82.11)

S82.8 **Frakturen sonstiger Teile der Unterschenkels**

S82.81   Bimalleolarfraktur
S82.82   Trimalleolarfraktur
S82.88   Frakturen sonstiger Teile der Unterschenkels
Knöchel o.n.A.
Malleolus o.n.A.

S82.9 **Fraktur des Unterschenkels, Teil nicht näher bezeichnet**

S83.- **Luxation, Verstauchung und Zerrung des Kniegelenkes und von Bändern des Kniegelenkes**
Benutze die zusätzliche Schlüsselnummer S81.82 (Offene Wunde mit Verbindung zu einer Luxation) zusammen mit S83.0-S83.3, um eine offene Luxation zu verschlüsseln.

Exkl.: Binnenschädigung des Kniegelenkes (M23.-)
Luxation des Kniegelenkes:
- alt (M24.3-)
- pathologisch (M24.3-)
- rezidivierend (M24.4-)
Patella-Schäden (M22.0-M22.3)
Verstauchung und Zerrung von Muskeln und Sehen in Höhe des Unterschenkels (S86)

S83.0 **Luxation der Patella**

S83.1 **Luxation des Kniegelenkes**
Articulatio tibiofibularis

S83.10   Nicht näher bezeichnet
S83.11   Luxation der proximalen Tibia nach anterior
Luxation des distalen Femur nach posterior
S83.12   Luxation der proximalen Tibia nach posterior
S83.13   Luxation der proximalen Tibia nach medial
S83.14   Luxation der proximalen Tibia nach lateral
S83.18   Sonstige

S83.2 **Meniskusriß, akut**
Korbhenkelriß:
- Außenmeniskus
- Innenmeniskus
- o.n.A.

Exkl.: Alter Korbhenkelriß (M23.2-)

S83.3 **Riß des Kniegelenkknorpels, akut**

S83.4	**Verstauchung und Zerrung des Kniegelenkes mit Beteiligung des (fibularen) (tibialen) Seitenbandes**
S83.40	Nicht näher bezeichnetes Seitenband Seitenbandriß o.n.A.
S83.41	Distorsion des fibularen Seitenbandes [Außenband]
S83.42	Distorsion des tibialen Seitenbandes [Innenband]
S83.43	Riß des fibularen Seitenbandes [Außenband] Partieller oder kompletter Riß
S83.44	Riß des tibialen Seitenbandes [Innenband] Partieller oder kompletter Riß
S83.5	**Verstauchung und Zerrung des Kniegelenkes mit Beteiligung des (vorderen) (hinteren) Kreuzbandes**
S83.50	Nicht näher bezeichnetes Kreuzband Kreuzbandriß o.n.A.
S83.51	Distorsion des vorderen Kreuzbandes
S83.52	Distorsion des hinteren Kreuzbandes
S83.53	Riß des vorderen Kreuzbandes Partieller oder kompletter Riß
S83.54	Riß des hinteren Kreuzbandes Partieller oder kompletter Riß
S83.6	**Verstauchung und Zerrung sonstiger und nicht näher bezeichneter Teile des Knies** Lig. patellae Tibiofibular (-Gelenk) (-Band), proximal
S83.7	**Verletzung mehrerer Strukturen des Knies** Verletzung des (Außen-) (Innen-) Meniskus in Kombination mit (Seiten-) (Kreuz-) Bändern
S84.-	**Verletzung von Nerven in Höhe des Unterschenkels** *Exkl.:* Verletzung von Nerven in Höhe des Knöchels und des Fußes (S94.-)
S84.0	**Verletzung des N. tibialis in Höhe des Unterschenkels**
S84.1	**Verletzung des N. peronaeus in Höhe des Unterschenkels**
S84.2	**Verletzung sensibler Hautnerven in Höhe des Unterschenkels**
S84.7	**Verletzung mehrerer Nerven in Höhe des Unterschenkels**
S84.8	**Verletzung sonstiger Nerven in Höhe des Unterschenkels**
S84.9	**Verletzung eines nicht näher bezeichneten Nervs in Höhe des Unterschenkels**
S85.-	**Verletzung von Blutgefäßen in Höhe des Unterschenkels** *Exkl.:* Verletzung von Blutgefäßen in Höhe des Knöchels und des Fußes (S95.-)
S85.0	**Verletzung der A. poplitea**
S85.1	**Verletzung der A. tibialis (anterior) (posterior)**
S85.2	**Verletzung der A. peronaea**
S85.3	**Verletzung der V. saphena magna in Höhe des Unterschenkels** V. saphena magna o.n.A.
S85.4	**Verletzung der V. saphena parva in Höhe des Unterschenkels**
S85.5	**Verletzung der V. poplitea**
S85.7	**Verletzung mehrerer Blutgefäße in Höhe des Unterschenkels**
S85.8	**Verletzung sonstiger Blutgefäße in Höhe des Unterschenkels**
S85.9	**Verletzung eines nicht näher bezeichneten Blutgefäßes in Höhe des Unterschenkels**

S86.-	**Verletzung von Muskeln und Sehnen in Höhe des Unterschenkels**	

Inkl.: Verstauchungen und Zerrungen

Exkl.: Verletzung von Muskeln und Sehnen in Höhe des Knöchels oder weiter distal (S96.-)
Verstauchungen und Zerrungen der Gelenkkapsel (Band) (S83.-)

S86.0	**Verletzung der Achillessehne**
S86.1	**Verletzung sonstiger Muskeln und Sehnen der posterioren Muskelgruppe in Höhe des Unterschenkels**
S86.2	Verletzung von Muskeln und Sehnen der anterioren Muskelgruppe in Höhe des Unterschenkels
S86.3	Verletzung von Muskeln und Sehnen der peronäalen Muskelgruppe in Höhe des Unterschenkels
S86.7	Verletzung mehrerer Muskeln und Sehnen in Höhe des Unterschenkels
S86.8	Verletzung sonstiger Muskeln und Sehnen in Höhe des Unterschenkels
S86.9	Verletzung eines nicht näher bezeichneten Muskels oder einer nicht näher bezeichneten Sehne in Höhe des Unterschenkels

S87.-	**Zerquetschung des Unterschenkels**	

Verschlüssele gegebenenfalls auch Crush-Syndrom (T79.5).

Exkl.: Wenn die Art der Verletzung bekannt ist (z.B. Prellung, Fraktur, Luxation, innere Verletzung), verschlüssele nur nach der Art der Verletzung
Zerquetschung des oberen Sprunggelenkes und des Fußes (S97.-)

S87.0	Zerquetschung des Knies
S87.8	Zerquetschung sonstiger und nicht näher bezeichneter Teile des Unterschenkels

S88.-	**Traumatische Amputation am Unterschenkel**	

Exkl.: Traumatische Amputation:
- untere Extremität, Höhe nicht näher bezeichnet (T13.6)
- oberes Sprunggelenk und Fuß (S98.-)

S88.0	Traumatische Amputation im Kniegelenk
S88.1	Traumatische Amputation zwischen Knie und oberem Sprunggelenk
S88.9	Traumatische Amputation am Unterschenkel, Höhe nicht näher bezeichnet

S89.-	**Sonstige und nicht näher bezeichnete Verletzungen des Unterschenkels**	

Exkl.: Sonstige und nicht näher bezeichnete Verletzungen der Knöchelregion und des Fußes (S99.-)

S89.7	**Multiple Verletzungen des Unterschenkels**

Verletzungen, die in mehr als einer der Kategorien S80-S88 klassifizierbar sind
Bezüglich der Verschlüsselung multipler Verletzungen sind die Kodierrichtlinien zu beachten.

S89.8	Sonstige näher bezeichnete Verletzungen des Unterschenkels
S89.9	Nicht näher bezeichnete Verletzung des Unterschenkels

Verletzungen der Knöchelregion und des Fußes (S90-S99)

Exkl.: Beidseitige Beteiligung von Knöchelregion und Fuß (T00-T07)
Erfrierungen (T33-T35)
Fraktur des oberen Sprunggelenkes und des Knöchels (S82.-)
Insektenbiß oder -stich, giftig (T63.4)
Verbrennungen und Verätzungen (T20-T31)
Verletzungen des Beines, Höhe nicht näher bezeichnet (T12-T13)

Version 2.0 Stand November 2000   Verletzungen, Vergiftungen u. bestimmte andere Folgen äußerer Ursachen

S90.- Oberflächliche Verletzung der Knöchelregion und des Fußes

S90.0 Prellung der Knöchelregion

S90.1 Prellung einer oder mehrerer Zehen ohne Schädigung des Nagels
Prellung einer oder mehrerer Zehen o.n.A.

S90.2 Prellung einer oder mehrerer Zehen mit Schädigung des Nagels

S90.3 Prellung sonstiger und nicht näher bezeichneter Teile des Fußes

S90.7 Multiple oberflächliche Verletzungen der Knöchelregion und des Fußes

S90.8 Sonstige oberflächliche Verletzungen der Knöchelregion und des Fußes

S90.81 Schürfwunde
S90.82 Blasenbildung (nichtthermisch)
S90.83 Insektenbiß oder -stich (ungiftig)
S90.84 Oberflächlicher Fremdkörper (Splitter)
S90.88 Sonstige

S90.9 Oberflächliche Verletzung der Knöchelregion und des Fußes, nicht näher bezeichnet

S91.- Offene Wunde der Knöchelregion und des Fußes

Inkl.: Offene Wunde der Knöchelregion und des Fußes o.n.A.
Offene Wunde mit Verbindung zu einer Fraktur oder einer Luxation
Benutze zusätzlich T89.0- um das Vorliegen von Komplikationen wie Fremdkörper, Infektion oder verzögerte Heilung und Behandlung anzuzeigen.

Exkl.: Traumatische Amputation am oberen Sprunggelenk und Fuß (S98.-)

S91.0 Offene Wunde der Knöchelregion

S91.1 Offene Wunde einer oder mehrerer Zehen ohne Schädigung des Nagels
Offene Wunde einer oder mehrerer Zehen o.n.A.

S91.2 Offene Wunde einer oder mehrerer Zehen mit Schädigung des Nagels

S91.3 Offene Wunde sonstiger Teile des Fußes
Ferse
Offene Wunde des Fußes o.n.A.

S91.7 Multiple offene Wunden der Knöchelregion und des Fußes

S91.8 Offene Wunde sonstiger Teile der Knöchelregion und des Fußes

S91.81! Offene Wunde (jeder Teil der Knöchelregion und des Fußes) mit Verbindung zu einer Fraktur
Kodiere zuerst die Fraktur (S92.-)
S91.82! Offene Wunde (jeder Teil der Knöchelregion und des Fußes) mit Verbindung zu einer Luxation
Kodiere zuerst die Luxation (S93.-)

S92.- Fraktur des Fußes [ausgenommen oberes Sprunggelenk]

Benutze die zusätzliche Schlüsselnummer S91.81 (Offene Wunde mit Verbindung zu einer Fraktur) zusammen mit S92, um eine offene oder komplizierte Fraktur zu verschlüsseln.

Exkl.: Knöchel (S82.-)
Oberes Sprunggelenk (S82.-)

S92.0 Fraktur des Kalkaneus
Fersenbein

S92.1 Fraktur des Talus
Sprungbein

S92.2	**Fraktur eines oder mehrerer sonstiger Fußwurzelknochen**

S92.20 Ein oder mehrere sonstige Fußwurzelknochen, nicht näher bezeichnet
S92.21 Os naviculare pedis
S92.22 Os cuboideum
S92.23 Os cuneiforme (intermedium) (laterale) (mediale)
S92.28 Sonstige Fußwurzelknochen

S92.3	**Fraktur der Mittelfußknochen**
S92.4	**Fraktur der Großzehe**
S92.5	**Fraktur einer sonstigen Zehe**
S92.7	**Multiple Frakturen des Fußes**
S92.9	Fraktur des Fußes, nicht näher bezeichnet

S93.-	**Luxation, Verstauchung und Zerrung der Gelenke und Bänder in Höhe des oberen Sprunggelenkes und des Fußes**

Benutze die zusätzliche Schlüsselnummer S91.82 (Offene Wunde mit Verbindung zu einer Luxation) zusammen mit S93.0-S93.3, um eine offene Luxation zu verschlüsseln.

Exkl.: Verstauchung und Zerrung von Muskeln und Sehnen in Höhe des Knöchels und des Fußes (S96.-)

S93.0	**Luxation des oberen Sprunggelenkes**

Fibula, distales Ende
Talus
Tibia, distales Ende

S93.1	**Luxation einer oder mehrerer Zehen**

S93.10 Nicht näher bezeichnet
S93.11 Metatarsophalangeal (-Gelenk)
S93.12 Interphalangeal (-Gelenk)

S93.2	**Traumatische Ruptur von Bändern in Höhe des oberen Sprunggelenkes und des Fußes**
S93.3	**Luxation sonstiger und nicht näher bezeichneter Teile des Fußes**

S93.30 Teil nicht näher bezeichnet
S93.31 Fußwurzel (-Knochen), Gelenk nicht näher bezeichnet
S93.32 Mediotarsal (-Gelenk)
S93.33 Tarsometatarsal (-Gelenk)
S93.34 Metatarsal (-Knochen), Gelenk nicht näher bezeichnet
S93.38 Sonstige

S93.4	**Verstauchung und Zerrung des oberen Sprunggelenkes**

Exkl.: Verletzung der Achillessehne (S86.0)

S93.40 Teil nicht näher bezeichnet
S93.41 Lig. deltoideum
S93.42 Lig. calcaneofibulare
S93.43 Lig. tibiofibulare (anterius) (posterius), distal
S93.48 Sonstige Teile

S93.5	**Verstauchung und Zerrung einer oder mehrerer Zehen**

Interphalangeal (-Gelenk(e))
Metatarsophalangeal (-Gelenk(e))

S93.6	**Verstauchung und Zerrung sonstiger und nicht näher bezeichneter Teile des Fußes**

Tarsal (-Band)
Tarsometatarsal (-Band)

S94.- Verletzung von Nerven in Höhe des Knöchels und des Fußes

S94.0	Verletzung des N. plantaris lateralis
S94.1	Verletzung des N. plantaris medialis
S94.2	Verletzung des N. peronaeus profundus in Höhe des Knöchels und des Fußes Lateraler Endast des N. peronaeus profundus
S94.3	Verletzung sensibler Hautnerven in Höhe des Knöchels und des Fußes
S94.7	Verletzung mehrerer Nerven in Höhe des Knöchels und des Fußes
S94.8	Verletzung sonstiger Nerven in Höhe des Knöchels und des Fußes
S94.9	Verletzung eines nicht näher bezeichneten Nervs in Höhe des Knöchels und des Fußes

S95.- Verletzung von Blutgefäßen in Höhe des Knöchels und des Fußes

Exkl.: Verletzung der A. tibialis posterior oder der V. tibialis posterior (S85.-)

S95.0	Verletzung der A. dorsalis pedis
S95.1	Verletzung der A. plantaris pedis
S95.2	Verletzung von Venen des Fußrückens
S95.7	Verletzung mehrerer Blutgefäße in Höhe des Knöchels und des Fußes
S95.8	Verletzung sonstiger Blutgefäße in Höhe des Knöchels und des Fußes
S95.9	Verletzung eines nicht näher bezeichneten Blutgefäßes in Höhe des Knöchels und des Fußes

S96.- Verletzung von Muskeln und Sehnen in Höhe des Knöchels und des Fußes

Inkl.: Verstauchungen und Zerrungen

Exkl.: Verletzung der Achillessehne (S86.0)
Verstauchungen und Zerrungen der Gelenkkapsel (Band) (S93.-)

S96.0	Verletzung von Muskeln und Sehnen der langen Beugemuskeln der Zehen in Höhe des Knöchels und des Fußes
S96.1	Verletzung von Muskeln und Sehnen der langen Streckmuskeln der Zehen in Höhe des Knöchels und des Fußes
S96.2	Verletzung von kurzen Muskeln und Sehnen in Höhe des Knöchels und des Fußes
S96.7	Verletzung mehrerer Muskeln und Sehnen in Höhe des Knöchels und des Fußes
S96.8	Verletzung sonstiger Muskeln und Sehnen in Höhe des Knöchels und des Fußes
S96.9	Verletzung eines nicht näher bezeichneten Muskels oder einer nicht näher bezeichneten Sehne in Höhe des Knöchels und des Fußes

S97.- Zerquetschung des oberen Sprunggelenkes und des Fußes

S97.0	Zerquetschung des oberen Sprunggelenkes
S97.1	Zerquetschung einer oder mehrerer Zehen
S97.8	Zerquetschung sonstiger Teile des oberen Sprunggelenkes und des Fußes Zerquetschung des Fußes o.n.A.

S98.- Traumatische Amputation am oberen Sprunggelenk und Fuß

S98.0	Traumatische Amputation des Fußes in Höhe des oberen Sprunggelenkes

Verletzungen, Vergiftungen u. bestimmte andere Folgen äußerer Ursachen   Version 2.0 Stand November 2000

S98.1	Traumatische Amputation einer einzelnen Zehe
S98.2	Traumatische Amputation von zwei oder mehr Zehen
S98.3	Traumatische Amputation sonstiger Teile des Fußes Kombinierte traumatische Amputation einer oder mehrerer Zehen mit anderen Teilen des Fußes
S98.4	Traumatische Amputation am Fuß, Höhe nicht näher bezeichnet

S99.- Sonstige und nicht näher bezeichnete Verletzungen der Knöchelregion und des Fußes

S99.7	Multiple Verletzungen der Knöchelregion und des Fußes Verletzungen, die in mehr als einer der Kategorien S90-S98 klassifizierbar sind Bezüglich der Verschlüsselung multipler Verletzungen sind die Kodierrichtlinien zu beachten.
S99.8	Sonstige näher bezeichnete Verletzungen der Knöchelregion und des Fußes
S99.9	Nicht näher bezeichnete Verletzung der Knöchelregion und des Fußes

Verletzungen mit Beteiligung mehrerer Körperregionen (T00-T07)

Inkl.: Beidseitige Beteiligung von Extremitäten derselben Körperregion
Verletzungen der unter S00-S99 klassifizierbaren Arten an zwei oder mehr Körperregionen

Exkl.: Erfrierungen (T33-T35)
Insektenbiß oder -stich, giftig (T63.4)
Multiple Verletzungen an nur einer Körperregion - siehe Teil S dieses Kapitels
Sonnenbrand (L55.-)
Verbrennungen und Verätzungen (T20-T31)

T00.- Oberflächliche Verletzungen mit Beteiligung mehrerer Körperregionen

T00.0 **Oberflächliche Verletzungen mit Beteiligung von Kopf und Hals**
Oberflächliche Verletzungen an Lokalisationen, die unter S00.- und S10.- klassifizierbar sind

Exkl.: Mit Beteiligung sonstiger Körperregion(en) (T00.8)

T00.1 **Oberflächliche Verletzungen mit Beteiligung von Thorax und Abdomen, von Thorax und Lumbosakralgegend oder von Thorax und Becken**
Oberflächliche Verletzungen an Lokalisationen, die unter S20.-, S30.- und T09.0- klassifizierbar sind

Exkl.: Mit Beteiligung sonstiger Körperregion(en) (T00.8)

T00.2 **Oberflächliche Verletzungen mit Beteiligung mehrerer Regionen der oberen Extremität(en)**
Oberflächliche Verletzungen an Lokalisationen, die unter S40.-, S50.-, S60.- und T11.0- klassifizierbar sind

Exkl.: Mit Beteiligung der unteren Extremität(en) (T00.6)
Mit Beteiligung des Thorax, des Abdomens, der Lumbosakralgegend oder des Beckens (T00.8)

T00.3 **Oberflächliche Verletzungen mit Beteiligung mehrerer Regionen der unteren Extremität(en)**
Oberflächliche Verletzungen an Lokalisationen, die unter S70.-, S80.-, S90.- und T13.0 klassifizierbar sind

Exkl.: Mit Beteiligung der oberen Extremität(en) (T00.6)
Mit Beteiligung des Thorax, des Abdomens, der Lumbosakralgegend oder des Beckens (T00.8)

T00.6 **Oberflächliche Verletzungen mit Beteiligung mehrerer Regionen der oberen Extremität(en) und mehrerer Regionen der unteren Extremität(en)**
Oberflächliche Verletzungen an Lokalisationen, die unter T00.2 und T00.3 klassifizierbar sind

Exkl.: Mit Beteiligung des Thorax, des Abdomens, der Lumbosakralgegend oder des Beckens (T00.8)

T00.8 **Oberflächliche Verletzungen mit Beteiligung sonstiger Kombinationen von Körperregionen**

Version 2.0 Stand November 2000   Verletzungen, Vergiftungen u. bestimmte andere Folgen äußerer Ursachen

T00.9 **Multiple oberflächliche Verletzungen, nicht näher bezeichnet**
Multiple:
- Blasenbildungen (nichtthermisch)
- Hämatome
- Insektenbisse oder -stiche (ungiftig)
- Prellungen [Kontusionen]
- Quetschwunden
- Schürfwunden

o.n.A.

T01.- Offene Wunden mit Beteiligung mehrerer Körperregionen

Benutze zusätzlich T89.0- um das Vorliegen von Komplikationen wie Fremdkörper, Infektion oder verzögerte Heilung und Behandlung anzuzeigen.

Exkl.: Traumatische Amputationen mit Beteiligung mehrerer Körperregionen (T05.-)

T01.0 **Offene Wunden mit Beteiligung von Kopf und Hals**
Offene Wunden an Lokalisationen, die unter S01.- und S11.- klassifizierbar sind

Exkl.: Mit Beteiligung sonstiger Körperregion(en) (T01.8)

T01.1 **Offene Wunden mit Beteiligung von Thorax und Abdomen, von Thorax und Lumbosakralgegend oder von Thorax und Becken**
Offene Wunden an Lokalisationen, die unter S21.-, S31.- und T09.1 klassifizierbar sind

Exkl.: Mit Beteiligung sonstiger Körperregion(en) (T01.8)

T01.2 **Offene Wunden mit Beteiligung mehrerer Regionen der oberen Extremität(en)**
Offene Wunden an Lokalisationen, die unter S41.-, S51.-, S61.- und T11.1 klassifizierbar sind

Exkl.: Mit Beteiligung der unteren Extremität(en) (T01.6)
Mit Beteiligung des Thorax, des Abdomens, der Lumbosakralgegend oder des Beckens (T01.8)

T01.3 **Offene Wunden mit Beteiligung mehrerer Regionen der unteren Extremität(en)**
Offene Wunden an Lokalisationen, die unter S71.-, S81.-, S91.- und T13.1 klassifizierbar sind

Exkl.: Mit Beteiligung der oberen Extremität(en) (T01.6)
Mit Beteiligung des Thorax, des Abdomens, der Lumbosakralgegend oder des Beckens (T01.8)

T01.6 **Offene Wunden mit Beteiligung mehrerer Regionen der oberen Extremität(en) und mehrerer Regionen der unteren Extremität(en)**
Offene Wunden an Lokalisationen, die unter T01.2 und T01.3 klassifizierbar sind

Exkl.: Mit Beteiligung des Thorax, des Abdomens, der Lumbosakralgegend oder des Beckens (T01.8)

T01.8 Offene Wunden an sonstigen Kombinationen von Körperregionen

T01.9 **Multiple offene Wunden, nicht näher bezeichnet**
Multiple:
- Rißwunden
- Schnittwunden
- Stichwunden
- Tierbisse

o.n.A.

T02.- Frakturen mit Beteiligung mehrerer Körperregionen

Die folgende Subklassifikation kann wahlweise zusätzlich benutzt werden, wenn die multiple Verschlüsselung von Frakturen mit offenen Wunden nicht möglich oder nicht erwünscht ist. Eine Fraktur, die nicht als geschlossen oder offen gekennzeichnet ist, sollte als geschlossene Fraktur klassifiziert werden.

0 geschlossen
1 offen

T02.0 **Frakturen mit Beteiligung von Kopf und Hals**
[0,1]

Frakturen an Lokalisationen, die unter S02.- und S12.- klassifizierbar sind

Exkl.: Mit Beteiligung sonstiger Körperregion(en) (T02.8)

Verletzungen, Vergiftungen u. bestimmte andere Folgen äußerer Ursachen   Version 2.0 Stand November 2000

T02.1
[0,1]
Frakturen mit Beteiligung von Thorax und Lumbosakralgegend oder von Thorax und Becken

Frakturen an Lokalisationen, die unter S22.-, S32.- und T08 klassifizierbar sind

Exkl.: In Kombination mit Frakturen:
- der Extremität(en) (T02.7)
- sonstiger Körperregionen (T02.8)

T02.2
[0,1]
Frakturen mit Beteiligung mehrerer Regionen einer oberen Extremität

Frakturen an Lokalisationen einer oberen Extremität, die unter S42.-, S52.-, S62.- und T10 klassifizierbar sind

Exkl.: In Kombination mit Frakturen:
- der anderen oberen Extremität (T02.4)
- der unteren Extremität(en) (T02.6)
- des Thorax, der Lumbosakralgegend und des Beckens (T02.7)

T02.3
[0,1]
Frakturen mit Beteiligung mehrerer Regionen einer unteren Extremität

Frakturen an Lokalisationen einer unteren Extremität, die unter S72.-, S82.-, S92.- und T12 klassifizierbar sind

Exkl.: In Kombination mit Frakturen:
- der anderen unteren Extremität (T02.5)
- der oberen Extremität(en) (T02.6)
- des Thorax, der Lumbosakralgegend und des Beckens (T02.7)

T02.4
[0,1]
Frakturen mit Beteiligung mehrerer Regionen beider oberer Extremitäten

Frakturen an Lokalisationen, die unter S42.-, S52.-, S62.- und T10 klassifizierbar und als beidseitig bezeichnet sind

Exkl.: In Kombination mit Frakturen:
- der unteren Extremität(en) (T02.6)
- des Thorax, der Lumbosakralgegend und des Beckens (T02.7)

T02.5
[0,1]
Frakturen mit Beteiligung mehrerer Regionen beider unterer Extremitäten

Frakturen an Lokalisationen, die unter S72.-, S82.-, S92.- und T12 klassifizierbar und als beidseitig bezeichnet sind

Exkl.: In Kombination mit Frakturen:
- der oberen Extremität(en) (T02.6)
- des Thorax, der Lumbosakralgegend und des Beckens (T02.7)

T02.6
[0,1]
Frakturen mit Beteiligung mehrerer Regionen der oberen Extremität(en) und mehrerer Regionen der unteren Extremität(en)

Exkl.: In Kombination mit Frakturen des Thorax, der Lumbosakralgegend und des Beckens (T02.7)

T02.7
[0,1]
Frakturen mit Beteiligung von Thorax, Lumbosakralgegend und Extremität(en) oder von Thorax, Becken und Extremität(en)

T02.8
[0,1]
Frakturen mit Beteiligung sonstiger Kombinationen von Körperregionen

T02.9
[0,1]
Multiple Frakturen, nicht näher bezeichnet

T03.- Luxationen, Verstauchungen und Zerrungen mit Beteiligung mehrerer Körperregionen

T03.0 **Luxationen, Verstauchungen und Zerrungen mit Beteiligung von Kopf und Hals**
Luxationen, Verstauchungen und Zerrungen an Lokalisationen, die unter S03.- und S13.- klassifizierbar sind

Exkl.: In Kombination mit Luxationen, Verstauchungen und Zerrungen sonstiger Körperregion(en) (T03.8)

T03.1	**Luxationen, Verstauchungen und Zerrungen mit Beteiligung von Thorax und Lumbosakralgegend oder von Thorax und Becken**

Luxationen, Verstauchungen und Zerrungen an Lokalisationen, die unter S23.-, S33.- und T09.2 klassifizierbar sind

Exkl.: In Kombination mit Luxationen, Verstauchungen und Zerrungen sonstiger Körperregion(en) (T03.8)

T03.2	**Luxationen, Verstauchungen und Zerrungen mit Beteiligung mehrerer Regionen der oberen Extremität(en)**

Luxationen, Verstauchungen und Zerrungen an Lokalisationen, die unter S43.-, S53.-, S63.- und T11.2 klassifizierbar sind

Exkl.: In Kombination mit Luxationen, Verstauchungen und Zerrungen:
- der unteren Extremität(en) (T03.4)
- des Thorax, der Lumbosakralgegend und des Beckens (T03.8)

T03.3	**Luxationen, Verstauchungen und Zerrungen mit Beteiligung mehrerer Regionen der unteren Extremität(en)**

Luxationen, Verstauchungen und Zerrungen an Lokalisationen, die unter S73.-, S83.-, S93.- und T13.2 klassifizierbar sind

Exkl.: In Kombination mit Luxationen, Verstauchungen und Zerrungen:
- der oberen Extremität(en) (T03.4)
- des Thorax, der Lumbosakralgegend und des Beckens (T03.8)

T03.4	**Luxationen, Verstauchungen und Zerrungen mit Beteiligung mehrerer Regionen der oberen Extremität(en) und mehrerer Regionen der unteren Extremität(en)**

Exkl.: In Kombination mit Luxationen, Verstauchungen und Zerrungen des Thorax, der Lumbosakralgegend und des Beckens (T03.8)

T03.8	Luxationen, Verstauchungen und Zerrungen mit Beteiligung sonstiger Kombinationen von Körperregionen
T03.9	Multiple Luxationen, Verstauchungen und Zerrungen, nicht näher bezeichnet

T04.-	**Zerquetschungen mit Beteiligung mehrerer Körperregionen**
T04.0	**Zerquetschungen mit Beteiligung von Kopf und Hals**

Zerquetschungen an Lokalisationen, die unter S07.- und S17.- klassifizierbar sind

Exkl.: Mit Beteiligung sonstiger Körperregion(en) (T04.8)

T04.1	**Zerquetschungen mit Beteiligung von Thorax und Abdomen, von Thorax und Lumbosakralgegend oder von Thorax und Becken**

Zerquetschungen:
- Lokalisationen, die unter S28.- und S38.- klassifizierbar sind
- Rumpf o.n.A.

Exkl.: Mit Beteiligung:
- der Extremitäten (T04.7)
- sonstiger Körperregionen (T04.8)

T04.2	**Zerquetschungen mit Beteiligung mehrerer Regionen der oberen Extremität(en)**

Zerquetschungen:
- Lokalisationen, die unter S47,-, S57,- und S67.- klassifizierbar sind
- obere Extremität o.n.A.

Exkl.: Mit Beteiligung:
- der unteren Extremität(en) (T04.4)
- des Thorax, des Abdomens, der Lumbosakralgegend und des Beckens (T04.7)

T04.3	**Zerquetschungen mit Beteiligung mehrerer Regionen der unteren Extremität(en)**

Zerquetschungen:
- Lokalisationen, die unter S77.-, S87,- und S97.- klassifizierbar sind
- untere Extremität o.n.A.

Exkl.: Mit Beteiligung:
- der oberen Extremität(en) (T04.4)
- des Thorax, des Abdomens, der Lumbosakralgegend und des Beckens (T04.7)

T04.4	Zerquetschungen mit Beteiligung mehrerer Regionen der oberen Extremität(en) und mehrerer Regionen der unteren Extremität(en) *Exkl.:* Mit Beteiligung des Thorax, des Abdomens, der Lumbosakralgegend und des Beckens (T04.7)
T04.7	Zerquetschungen mit Beteiligung von Thorax, Abdomen und Extremität(en), von Thorax, Lumbosakralgegend und Extremität(en) oder von Thorax, Becken und Extremität(en)
T04.8	Zerquetschungen mit Beteiligung sonstiger Kombinationen von Körperregionen
T04.9	Multiple Zerquetschungen, nicht näher bezeichnet

T05.- Traumatische Amputationen mit Beteiligung mehrerer Körperregionen

Inkl.: Abriß an mehreren Körperregionen

Exkl.: Dekapitation (S18)
Traumatische Amputation:
• obere Extremität o.n.A. (T11.6)
• Rumpf o.n.A. (T09.6)
• untere Extremität o.n.A. (T13.6)
Offene Wunden an mehreren Körperregionen (T01.-)

T05.0	Traumatische Amputation beider Hände
T05.1	Traumatische Amputation einer Hand und des anderen Armes [jede Höhe, ausgenommen Hand]
T05.2	Traumatische Amputation beider Arme [jede Höhe]
T05.3	Traumatische Amputation beider Füße
T05.4	Traumatische Amputation eines Fußes und des anderen Beines [jede Höhe, ausgenommen Fuß]
T05.5	Traumatische Amputation beider Beine [jede Höhe]
T05.6	Traumatische Amputation der Arme und Beine, in jeder Kombination [jede Höhe]
T05.8	Traumatische Amputationen mit Beteiligung sonstiger Kombinationen von Körperregionen Querschnittsverletzung in Höhe von: • Abdomen • Thorax
T05.9	Multiple traumatische Amputationen, nicht näher bezeichnet

T06.- Sonstige Verletzungen mit Beteiligung mehrerer Körperregionen, anderenorts nicht klassifiziert

T06.0	Verletzungen des Gehirns und der Hirnnerven kombiniert mit Verletzungen von Nerven und Rückenmark in Halshöhe Verletzungen, die unter S04.- und S06.- klassifizierbar sind, gemeinsam mit Verletzungen, die unter S14.- klassifizierbar sind
T06.1	Verletzungen der Nerven und des Rückenmarkes mit Beteiligung mehrerer sonstiger Körperregionen
T06.2	Verletzungen von Nerven mit Beteiligung mehrerer Körperregionen Multiple Verletzungen von Nerven o.n.A. *Exkl.:* Mit Beteiligung des Rückenmarkes (T06.0-T06.1)
T06.3	Verletzungen von Blutgefäßen mit Beteiligung mehrerer Körperregionen
T06.4	Verletzungen von Muskeln und Sehnen mit Beteiligung mehrerer Körperregionen
T06.5	Verletzungen mit Beteiligung von intrathorakalen Organen und intraabdominalen Organen oder intrathorakalen Organen und Beckenorganen
T06.8	Sonstige näher bezeichnete Verletzungen mit Beteiligung mehrerer Körperregionen

T07 Nicht näher bezeichnete multiple Verletzungen
Exkl.: Verletzung o.n.A. (T14.9)

Verletzungen nicht näher bezeichneter Teile des Rumpfes, der Extremitäten oder anderer Körperregionen (T08-T14)

Exkl.: Erfrierungen (T33-T35)
Insektenbiß oder -stich, giftig (T63.4)
Verbrennungen und Verätzungen (T20-T31)
Verletzungen mit Beteiligung mehrerer Körperregionen (T00-T07)

T08.- Fraktur der Wirbelsäule, Höhe nicht näher bezeichnet
[0,1]
Exkl.: Multiple Frakturen der Wirbelsäule, Höhe nicht näher bezeichnet (T02.1)

T08.0 Geschlossen oder o.n.A.
[0,1]

T08.1 Offen
[0,1]

T09.- Sonstige Verletzungen der Wirbelsäule und des Rumpfes, Höhe nicht näher bezeichnet
Exkl.: Multiple Verletzungen des Rumpfes (T00-T06)
Querschnittsverletzung des Rumpfes (T05.8)
Zerquetschung des Rumpfes o.n.A. (T04.1)

T09.0 Oberflächliche Verletzung des Rumpfes, Höhe nicht näher bezeichnet

T09.00 Art der Verletzung nicht näher bezeichnet
T09.01 Schürfwunde
T09.02 Blasenbildung (nichtthermisch)
T09.03 Insektenbiß oder -stich (ungiftig)
T09.04 Oberflächlicher Fremdkörper (Splitter)
T09.05 Prellung
T09.08 Sonstige

T09.1 Offene Wunde des Rumpfes, Höhe nicht näher bezeichnet
Benutze zusätzlich T89.0- um das Vorliegen von Komplikationen wie Fremdkörper, Infektion oder verzögerte Heilung und Behandlung anzuzeigen.

T09.2 Luxation, Verstauchung und Zerrung nicht näher bezeichneter Gelenke und Bänder des Rumpfes

T09.3 Verletzung des Rückenmarkes, Höhe nicht näher bezeichnet

T09.4 Verletzung nicht näher bezeichneter Nerven, Nervenwurzeln und Plexus im Bereich des Rumpfes

T09.5 Verletzung nicht näher bezeichneter Muskeln und Sehnen des Rumpfes

T09.6 Traumatische Amputation des Rumpfes, Höhe nicht näher bezeichnet

T09.8 Sonstige näher bezeichnete Verletzungen des Rumpfes, Höhe nicht näher bezeichnet

T09.9 Nicht näher bezeichnete Verletzung des Rumpfes, Höhe nicht näher bezeichnet

T10.- Fraktur der oberen Extremität, Höhe nicht näher bezeichnet
[0,1]
Gebrochener Arm o.n.A.
Fraktur des Armes o.n.A.

Exkl.: Multiple Frakturen der oberen Extremität, Höhe nicht näher bezeichnet (T02.-)

T10.0	Geschlossen oder o.n.A.
[0,1]	

T10.1	Offen
[0,1]	

T11.- Sonstige Verletzungen der oberen Extremität, Höhe nicht näher bezeichnet

Exkl.: Fraktur der oberen Extremität, Höhe nicht näher bezeichnet (T10)
Verletzungen mit Beteiligung mehrerer Körperregionen (T00-T06)
Zerquetschung der oberen Extremität o.n.A. (T04.2)

T11.0 Oberflächliche Verletzung der oberen Extremität, Höhe nicht näher bezeichnet

T11.00 Art der Verletzung nicht näher bezeichnet
T11.01 Schürfwunde
T11.02 Blasenbildung (nichtthermisch)
T11.03 Insektenbiß oder -stich (ungiftig)
T11.04 Oberflächlicher Fremdkörper (Splitter)
T11.05 Prellung
T11.08 Sonstige

T11.1 Offene Wunde der oberen Extremität, Höhe nicht näher bezeichnet

T11.2 Luxation, Verstauchung und Zerrung von nicht näher bezeichnetem Gelenk und Band der oberen Extremität, Höhe nicht näher bezeichnet

T11.3 Verletzung eines nicht näher bezeichneten Nervs der oberen Extremität, Höhe nicht näher bezeichnet

T11.4 Verletzung eines nicht näher bezeichneten Blutgefäßes der oberen Extremität, Höhe nicht näher bezeichnet

T11.5 Verletzung von nicht näher bezeichnete(m)(r) Muskel und Sehne der oberen Extremität, Höhe nicht näher bezeichnet

T11.6 Traumatische Amputation der oberen Extremität, Höhe nicht näher bezeichnet
Traumatische Amputation des Armes o.n.A.

T11.8 Sonstige näher bezeichnete Verletzungen der oberen Extremität, Höhe nicht näher bezeichnet

T11.9 Nicht näher bezeichnete Verletzung der oberen Extremität, Höhe nicht näher bezeichnet
Verletzung des Armes o.n.A.

T12.- Fraktur der unteren Extremität, Höhe nicht näher bezeichnet
[0,1]

Gebrochenes Bein o.n.A.
Fraktur des Beines o.n.A.

Exkl.: Multiple Frakturen der unteren Extremität, Höhe nicht näher bezeichnet (T02.-)

T12.0	Geschlossen oder o.n.A.
[0,1]	

T12.1	Offen
[0,1]	

T13.- Sonstige Verletzungen der unteren Extremität, Höhe nicht näher bezeichnet

Exkl.: Fraktur der unteren Extremität, Höhe nicht näher bezeichnet (T12)
Verletzungen mit Beteiligung mehrerer Körperregionen (T00-T06)
Zerquetschung der unteren Extremität o.n.A. (T04.3)

Version 2.0 Stand November 2000   Verletzungen, Vergiftungen u. bestimmte andere Folgen äußerer Ursachen

T13.0 Oberflächliche Verletzung der unteren Extremität, Höhe nicht näher bezeichnet

T13.00 Art der Verletzung nicht näher bezeichnet
T13.01 Schürfwunde
T13.02 Blasenbildung (nichtthermisch)
T13.03 Insektenbiß oder -stich (ungiftig)
T13.04 Oberflächlicher Fremdkörper (Splitter)
T13.05 Prellung
T13.08 Sonstige

T13.1 Offene Wunde der unteren Extremität, Höhe nicht näher bezeichnet
Benutze zusätzlich T89.0- um das Vorliegen von Komplikationen wie Fremdkörper, Infektion oder verzögerte Heilung und Behandlung anzuzeigen.

T13.2 Luxation, Verstauchung und Zerrung von nicht näher bezeichnetem Gelenk und Band der unteren Extremität, Höhe nicht näher bezeichnet

T13.3 Verletzung eines nicht näher bezeichneten Nervs der unteren Extremität, Höhe nicht näher bezeichnet

T13.4 Verletzung eines nicht näher bezeichneten Blutgefäßes der unteren Extremität, Höhe nicht näher bezeichnet

T13.5 Verletzung von nicht näher bezeichnete(m)(r) Muskel und Sehne der unteren Extremität, Höhe nicht näher bezeichnet

T13.6 Traumatische Amputation der unteren Extremität, Höhe nicht näher bezeichnet
Traumatische Amputation des Beines o.n.A.

T13.8 Sonstige näher bezeichnete Verletzungen der unteren Extremität, Höhe nicht näher bezeichnet

T13.9 Nicht näher bezeichnete Verletzung der unteren Extremität, Höhe nicht näher bezeichnet
Verletzung des Beines o.n.A.

T14.- Verletzung an einer nicht näher bezeichneten Körperregion
Exkl.: Verletzungen mit Beteiligung mehrerer Körperregionen (T00-T07)

T14.0 Oberflächliche Verletzung an einer nicht näher bezeichneten Körperregion
Exkl.: Multiple oberflächliche Verletzungen o.n.A. (T00.9)

T14.00 Art der Verletzung nicht näher bezeichnet
T14.01 Schürfwunde
T14.02 Blasenbildung (nichtthermisch)
T14.03 Insektenbiß oder -stich (ungiftig)
T14.04 Oberflächlicher Fremdkörper (Splitter)
T14.05 Prellung
T14.08 Sonstige

T14.1 Offene Wunde an einer nicht näher bezeichneten Körperregion
Offene Wunde
Rißwunde
Schnittwunde   o.n.A.
Stichwunde mit (penetrierendem) Fremdkörper
Tierbiß
Benutze zusätzlich T89.0- um das Vorliegen von Komplikationen wie Fremdkörper, Infektion oder verzögerte Heilung und Behandlung anzuzeigen.

Exkl.: Multiple:
- offene Wunden o.n.A. (T01.9)
- traumatische Amputationen o.n.A. (T05.9)
Traumatische Amputation o.n.A. (T14.7)

Verletzungen, Vergiftungen u. bestimmte andere Folgen äußerer Ursachen   Version 2.0 Stand November 2000

T14.2 **Fraktur an einer nicht näher bezeichneten Körperregion**
[0,1]

Die folgende Subklassifikation kann wahlweise zusätzlich benutzt werden, wenn die multiple Verschlüsselung von Frakturen mit offenen Wunden nicht möglich oder nicht erwünscht ist. Eine Fraktur, die nicht als geschlossen oder offen gekennzeichnet ist, sollte als geschlossene Fraktur klassifiziert werden.

0 geschlossen
1 offen

Fraktur:
- disloziert o.n.A.
- geschlossen o.n.A.
- offen o.n.A.
- verschoben o.n.A.
- o.n.A.

Exkl.: Multiple Frakturen o.n.A. (T02.9)

T14.3 **Luxation, Verstauchung und Zerrung an einer nicht näher bezeichneten Körperregion**
Abriß
Traumatisch:
- Hämarthros
- Subluxation
- Riß   Gelenk (-Kapsel) o.n.A.
- Ruptur   Ligament o.n.A.
Verstauchung
Zerreißung
Zerrung

Exkl.: Multiple Luxationen, Verstauchungen und Zerrungen o.n.A. (T03.9)
Verstauchungen und Zerrungen von Muskeln und Sehnen in Höhe der Schulter und des Oberarmes (T14.6)

T14.4 **Verletzung eines oder mehrerer Nerven an einer nicht näher bezeichneten Körperregion**
Nervenverletzung
Traumatisch:
- Hämatomyelie   o.n.A.
- Lähmung (vorübergehend)
- Nervendurchtrennung

Exkl.: Multiple Verletzungen von Nerven o.n.A. (T06.2)

T14.5 **Verletzung eines oder mehrerer Blutgefäße an einer nicht näher bezeichneten Körperregion**
Abriß
Rißverletzung
Schnittverletzung
Traumatisch: Blutgefäß(e) o.n.A.
- Aneurysma oder Fistel (arteriovenös)
- arterielles Hämatom
- Ruptur
Verletzung

Exkl.: Multiple Verletzungen von Blutgefäßen o.n.A. (T06.3)

T14.6 **Verletzung von Muskeln und Sehnen an einer nicht näher bezeichneten Körperregion**
Abriß
Riß
Schnittverletzung   Muskel(n) o.n.A.
Traumatische Ruptur   Sehne(n) o.n.A.
Verletzung
Verstauchungen und Zerrungen

Exkl.: Multiple Verletzungen von Muskeln und Sehnen o.n.A. (T06.4)

Version 2.0 Stand November 2000   Verletzungen, Vergiftungen u. bestimmte andere Folgen äußerer Ursachen

T14.7 **Zerquetschung und traumatische Amputation einer nicht näher bezeichneten Körperregion**
Traumatische Amputation o.n.A.
Zerquetschung o.n.A.
Exkl.: Multiple:
- Traumatische Amputationen o.n.A. (T05.9)
- Zerquetschungen o.n.A. (T04.9)
Wenn die Art der Verletzung bekannt ist (z.b. Prellung, Fraktur, Luxation, innere Verletzung), verschlüssele nur nach der Art der Verletzung

T14.8 **Sonstige Verletzungen einer nicht näher bezeichneten Körperregion**

T14.9 **Verletzung, nicht näher bezeichnet**
Exkl.: Multiple Verletzungen o.n.A. (T07)

Folgen des Eindringens eines Fremdkörpers durch eine natürliche Körperöffnung (T15-T19)

Exkl.: Fremdkörper:
- in Stichwunde - siehe offene Wunde nach Körperregion
- verblieben, im Weichteilgewebe (M79.5)
- versehentlich in einer Operationswunde zurückgeblieben (T81.5)
Splitter ohne größere offene Wunde - siehe oberflächliche Verletzung nach Körperregion

T15.- **Fremdkörper im äußeren Auge**
Exkl.: Fremdkörper in perforierender Verletzung:
- Orbita und Augapfel (S05.4-S05.5)
- Orbita und Augapfel, verblieben (alt) (H05.5, H44.6-H44.7)
Verbliebener Fremdkörper im Augenlid (H02.8)

T15.0 **Fremdkörper in der Kornea**

T15.1 **Fremdkörper im Konjunktivalsack**

T15.8 **Fremdkörper an sonstigen und mehreren Lokalisationen des äußeren Auges**
Fremdkörper im Punctum lacrimale

T15.9 **Fremdkörper im äußeren Auge, Teil nicht näher bezeichnet**

T16 **Fremdkörper im Ohr**
Gehörgang

T17.- **Fremdkörper in den Atemwegen**
Inkl.: Asphyxie durch Fremdkörper
Aspiration von Flüssigkeit oder Erbrochenem o.n.A.
Ersticken durch:
- Nahrung (regurgitiert)
- Schleim

T17.0 **Fremdkörper in einer Nasennebenhöhle**

T17.1 **Fremdkörper im Nasenloch**
Nase o.n.A.

T17.2 **Fremdkörper im Rachen**
Nasopharynx
Rachen o.n.A.

T17.3 **Fremdkörper im Kehlkopf**

T17.4 **Fremdkörper in der Trachea**

Verletzungen, Vergiftungen u. bestimmte andere Folgen äußerer Ursachen   Version 2.0   Stand November 2000

T17.5	Fremdkörper im Bronchus
T17.8	Fremdkörper an sonstigen und mehreren Lokalisationen der Atemwege Bronchiolen Lunge
T17.9	Fremdkörper in den Atemwegen, Teil nicht näher bezeichnet

T18.- Fremdkörper im Verdauungstrakt
Exkl.: Fremdkörper im Rachen (T17.2)

T18.0	Fremdkörper im Mund
T18.1	Fremdkörper im Ösophagus
T18.2	Fremdkörper im Magen
T18.3	Fremdkörper im Dünndarm
T18.4	Fremdkörper im Dickdarm
T18.5	Fremdkörper in Anus und Rektum Rektosigmoid (Übergang)
T18.8	Fremdkörper an sonstigen und mehreren Lokalisationen des Verdauungstraktes
T18.9	Fremdkörper im Verdauungstrakt, Teil nicht näher bezeichnet Verdauungssystem o.n.A. Verschluckter Fremdkörper o.n.A.

T19.- Fremdkörper im Urogenitaltrakt
Exkl.: Mechanische Komplikation durch mechanische Kontrazeptiva (intrauterin) (vaginal) (T83.3)
Vorhandensein eines Pessars (intrauterin) (vaginal) zur Kontrazeption (Z97.8)

T19.0	Fremdkörper in der Harnröhre
T19.1	Fremdkörper in der Harnblase
T19.2	Fremdkörper in der Vulva und in der Vagina
T19.3	Fremdkörper im Uterus [jeder Teil]
T19.8	Fremdkörper an sonstigen und mehreren Lokalisationen des Urogenitaltraktes
T19.9	Fremdkörper im Urogenitaltrakt, Teil nicht näher bezeichnet

Version 2.0 Stand November 2000   Verletzungen, Vergiftungen u. bestimmte andere Folgen äußerer Ursachen

Verbrennungen oder Verätzungen (T20-T31)

Inkl.: Chemische Verätzungen (äußere) (innere)
Verbrennungen (thermisch) durch:
- Blitzschlag
- elektrisches Heizgerät
- Elektrizität
- Flamme
- heiße Gegenstände
- Heißluft oder heiße Gase
- Reibungswärme
- Strahleneinwirkung
Verbrühungen

Exkl.: Erythema [Dermatitis] ab igne (L59.0)
Krankheiten der Haut und der Unterhaut durch Strahleneinwirkung (L55-L59)
Sonnenbrand (L55.-)

Verbrennungen oder Verätzungen der äußeren Körperoberfläche, Lokalisation bezeichnet (T20-T25)

Inkl.: Verbrennungen oder Verätzungen:
- 1. Grad [Erythem]
- 2. Grad [Blasenbildung] [Nekrosen der Oberhaut]
- 3. Grad [Nekrose des unter der Haut liegenden Gewebes] [Nekrose aller Hautschichten]

T20.- Verbrennung oder Verätzung des Kopfes und des Halses

Inkl.: Auge mit Beteiligung anderer Teile des Gesichtes, des Kopfes und des Halses
behaarte Kopfhaut [jeder Teil]
Lippe
Nase (Septum)
Ohr [jeder Teil]
Schläfenregion

Exkl.: Verbrennung oder Verätzung:
- begrenzt auf das Auge und seine Anhangsgebilde (T26.-)
- Mund und Rachen (T28.0)

T20.0   Verbrennung oder Verätzung nicht näher bezeichneten Grades des Kopfes und des Halses

T20.1   Verbrennung oder Verätzung 1. Grades des Kopfes und des Halses

T20.2   Verbrennung oder Verätzung 2. Grades des Kopfes und des Halses

T20.3   Verbrennung oder Verätzung 3. Grades des Kopfes und des Halses

T21.- Verbrennung oder Verätzung des Rumpfes

Inkl.: Anus
Bauchdecke
Brustdrüse [Mamma]
Flanke
Gesäß
Interskapularregion
Labium (majus) (minus)
Leiste
Penis
Perineum
Rücken [jeder Teil]
Skrotum
Testis
Thoraxwand
Vulva

Exkl.: Verbrennung oder Verätzung:
- Achselhöhle (T22.-)
- Skapularregion (T22.-)

Die folgenden fünften Stellen sind bei der Kategorie T21 zu benutzen:

0 Rumpf, Teil nicht näher bezeichnet
1 Brustdrüse [Mamma]
2 Thoraxwand mit Ausnahme von Brustdrüse und -warze

3 Bauchdecke
   Flanke
   Leiste

4 Rücken [jeder Teil]
   Gesäß
   Interskapularregion

5 (Äußeres) Genitale
   Hoden
   Labium (majus) (minus)
   Penis
   Perineum
   Skrotum
   Vulva
9 Sonstige Teile

T21.0 Verbrennung oder Verätzung nicht näher bezeichneten Grades des Rumpfes

T21.00 Teil nicht näher bezeichnet
T21.01 Brustdrüse [Mamma]
T21.02 Thoraxwand mit Ausnahme von Brustdrüse und -warze
T21.03 Bauchdecke
T21.04 Rücken [jeder Teil]
T21.05 (Äußeres) Genitale
T21.09 Sonstige Teile

T21.1 Verbrennung oder Verätzung 1. Grades des Rumpfes

T21.10 Teil nicht näher bezeichnet
T21.11 Brustdrüse [Mamma]
T21.12 Thoraxwand mit Ausnahme von Brustdrüse und -warze
T21.13 Bauchdecke
T21.14 Rücken [jeder Teil]
T21.15 (Äußeres) Genitale
T21.19 Sonstige Teile

Version 2.0 Stand November 2000 Verletzungen, Vergiftungen u. bestimmte andere Folgen äußerer Ursachen

T21.2	**Verbrennung oder Verätzung 2. Grades des Rumpfes**
T21.20	Teil nicht näher bezeichnet
T21.21	Brustdrüse [Mamma]
T21.22	Thoraxwand mit Ausnahme von Brustdrüse und -warze
T21.23	Bauchdecke
T21.24	Rücken [jeder Teil]
T21.25	(Äußeres) Genitale
T21.29	Sonstige Teile

T21.3	**Verbrennung oder Verätzung 3. Grades des Rumpfes**
T21.30	Teil nicht näher bezeichnet
T21.31	Brustdrüse [Mamma]
T21.32	Thoraxwand mit Ausnahme von Brustdrüse und -warze
T21.33	Bauchdecke
T21.34	Rücken [jeder Teil]
T21.35	(Äußeres) Genitale
T21.39	Sonstige Teile

T22.- Verbrennung oder Verätzung der Schulter und des Armes, ausgenommen Handgelenk und Hand

Inkl.: Achselhöhle
Arm [jeder Teil, ausgenommen Handgelenk und Hand, isoliert]
Skapularregion

Exkl.: Verbrennung oder Verätzung:
- Handgelenk und Hand, isoliert (T23.-)
- Interskapularregion (T21.-)

Die folgenden fünften Stellen sind bei der Kategorie T22 zu benutzen, um die Lokalisation anzugeben:

0   Teil nicht näher bezeichnet
1   Unterarm und Ellenbogen

2   (Ober-) Arm und Schulterregion
    Achselhöhle
    Schulter
    Skapularregion

T22.0	Verbrennung oder Verätzung nicht näher bezeichneten Grades der Schulter und des Armes, ausgenommen Handgelenk und Hand
T22.00	Teil nicht näher bezeichnet
T22.01	Unterarm und Ellenbogen
T22.02	(Ober-) Arm und Schulterregion

T22.1	**Verbrennung oder Verätzung 1. Grades der Schulter und des Armes, ausgenommen Handgelenk und Hand**
T22.10	Teil nicht näher bezeichnet
T22.11	Unterarm und Ellenbogen
T22.12	(Ober-) Arm und Schulterregion

T22.2	**Verbrennung oder Verätzung 2. Grades der Schulter und des Armes, ausgenommen Handgelenk und Hand**
T22.20	Teil nicht näher bezeichnet
T22.21	Unterarm und Ellenbogen
T22.22	(Ober-) Arm und Schulterregion

T22.3 **Verbrennung oder Verätzung 3. Grades der Schulter und des Armes, ausgenommen Handgelenk und Hand**

T22.30 Teil nicht näher bezeichnet
T22.31 Unterarm und Ellenbogen
T22.32 (Ober-) Arm und Schulterregion

T23.- Verbrennung oder Verätzung des Handgelenkes und der Hand

Inkl.: Daumen (-Nagel)
Finger (-Nagel)
Handfläche

T23.0 Verbrennung oder Verätzung nicht näher bezeichneten Grades des Handgelenkes und der Hand

T23.1 **Verbrennung oder Verätzung 1. Grades des Handgelenkes und der Hand**

T23.2 **Verbrennung oder Verätzung 2. Grades des Handgelenkes und der Hand**

T23.3 **Verbrennung oder Verätzung 3. Grades des Handgelenkes und der Hand**

T24.- Verbrennung oder Verätzung der Hüfte und des Beines, ausgenommen Knöchelregion und Fuß

Inkl.: Bein [jeder Teil, ausgenommen Knöchelregion und Fuß, isoliert]

Exkl.: Verbrennung oder Verätzung der Knöchelregion und des Fußes, isoliert (T25.-)

T24.0 Verbrennung oder Verätzung nicht näher bezeichneten Grades der Hüfte und des Beines, ausgenommen Knöchelregion und Fuß

T24.1 **Verbrennung oder Verätzung 1. Grades der Hüfte und des Beines, ausgenommen Knöchelregion und Fuß**

T24.2 **Verbrennung oder Verätzung 2. Grades der Hüfte und des Beines, ausgenommen Knöchelregion und Fuß**

T24.3 **Verbrennung oder Verätzung 3. Grades der Hüfte und des Beines, ausgenommen Knöchelregion und Fuß**

T25.- Verbrennung oder Verätzung der Knöchelregion und des Fußes

Inkl.: Zehe(n)

T25.0 Verbrennung oder Verätzung nicht näher bezeichneten Grades der Knöchelregion und des Fußes

T25.1 **Verbrennung oder Verätzung 1. Grades der Knöchelregion und des Fußes**

T25.2 **Verbrennung oder Verätzung 2. Grades der Knöchelregion und des Fußes**

T25.3 **Verbrennung oder Verätzung 3. Grades der Knöchelregion und des Fußes**

Verbrennungen oder Verätzungen, die auf das Auge und auf innere Organe begrenzt sind
(T26-T28)

T26.- Verbrennung oder Verätzung, begrenzt auf das Auge und seine Anhangsgebilde

T26.0 Verbrennung oder Verätzung des Augenlides und der Periokularregion

T26.1 Verbrennung oder Verätzung der Kornea und des Konjunktivalsackes

T26.2 Verbrennung oder Verätzung mit nachfolgender Ruptur und Destruktion des Augapfels

T26.3 Verbrennung oder Verätzung sonstiger Teile des Auges und seiner Anhangsgebilde

Version 2.0 Stand November 2000 Verletzungen, Vergiftungen u. bestimmte andere Folgen äußerer Ursachen

T26.4 Verbrennung oder Verätzung des Auges und seiner Anhangsgebilde, Teil nicht näher bezeichnet

T27.- Verbrennung oder Verätzung der Atemwege

T27.0 Verbrennung oder Verätzung des Kehlkopfes und der Trachea

T27.1 Verbrennung oder Verätzung des Kehlkopfes und der Trachea mit Beteiligung der Lunge
Exkl.: Explosionstrauma (T70.8)

T27.2 Verbrennung oder Verätzung sonstiger Teile der Atemwege
Thoraxhöhle

T27.3 Verbrennung oder Verätzung der Atemwege, Teil nicht näher bezeichnet

T28.- Verbrennung oder Verätzung sonstiger innerer Organe

T28.0 Verbrennung oder Verätzung des Mundes und des Rachens

T28.1 Verbrennung oder Verätzung des Ösophagus

T28.2 Verbrennung oder Verätzung sonstiger Teile des Verdauungstraktes

T28.3 Verbrennung oder Verätzung innerer Organe des Urogenitaltraktes

T28.4 Verbrennung oder Verätzung sonstiger und nicht näher bezeichneter innerer Organe

Verbrennungen oder Verätzungen mehrerer und nicht näher bezeichneter Körperregionen (T29-T31)

T29.- Verbrennungen oder Verätzungen mehrerer Körperregionen
Inkl.: Verbrennungen oder Verätzungen, die unter mehr als einer Kategorie von T20-T28 klassifizierbar sind

T29.0 Verbrennungen oder Verätzungen mehrerer Körperregionen nicht näher bezeichneten Grades
Multiple Verbrennungen o.n.A.

T29.1 Verbrennungen oder Verätzungen mehrerer Körperregionen, wobei höchstens Verbrennungen oder Verätzungen 1. Grades angegeben sind

T29.2 Verbrennungen oder Verätzungen mehrerer Körperregionen, wobei höchstens Verbrennungen oder Verätzungen 2. Grades angegeben sind

T29.3 Verbrennungen oder Verätzungen mehrerer Körperregionen, wobei mindestens eine Verbrennung oder Verätzung 3. Grades angegeben ist

T30.- Verbrennung oder Verätzung, Körperregion nicht näher bezeichnet
Exkl.: Verbrennung oder Verätzung mit Angabe des Ausmaßes der betroffenen Körperoberfläche (T31)

T30.0 Verbrennung oder Verätzung nicht näher bezeichneten Grades, Körperregion nicht näher bezeichnet
Verbrennung o.n.A.

T30.1 Verbrennung oder Verätzung 1. Grades, Körperregion nicht näher bezeichnet
Verbrennung 1. Grades o.n.A.

T30.2 Verbrennung oder Verätzung 2. Grades, Körperregion nicht näher bezeichnet
Verbrennung 2. Grades o.n.A.

T30.3 Verbrennung oder Verätzung 3. Grades, Körperregion nicht näher bezeichnet
Verbrennung 3. Grades o.n.A.

Verletzungen, Vergiftungen u. bestimmte andere Folgen äußerer Ursachen   Version 2.0 Stand November 2000

T31.-! Verbrennungen oder Verätzungen, klassifiziert nach dem Ausmaß der betroffenen Körperoberfläche

Hinw.: Diese Kategorie ist zur ergänzenden Verschlüsselung bei den Kategorien T20-T25, T29 zu benutzen.

Die folgenden fünften Stellen sind bei der Kategorie T31 zu benutzen, um den Anteil der Körperoberfläche anzugeben, der von Verbrennungen oder Verätzungen dritten Grades betroffen ist:

0   Weniger als 10 % oder nicht näher bezeichneter Anteil von Verbrennungen oder Verätzungen 3. Grades
1   10-19 % Verbrennungen oder Verätzungen 3. Grades
2   20-29 % Verbrennungen oder Verätzungen 3. Grades
3   30-39 %t Verbrennungen oder Verätzungen 3. Grades
4   40-49 % Verbrennungen oder Verätzungen 3. Grades
5   50-59 % Verbrennungen oder Verätzungen 3. Grades
6   60-69 % Verbrennungen oder Verätzungen 3. Grades
7   70-79 % Verbrennungen oder Verätzungen 3. Grades
8   80-89 % Verbrennungen oder Verätzungen 3. Grades
9   90 % oder mehr Verbrennungen oder Verätzungen 3. Grades

T31.0! Verbrennungen oder Verätzungen von weniger als 10 Prozent der Körperoberfläche

T31.00!   Weniger als 10 % oder nicht näher bezeichneter Anteil von Verbrennungen oder Verätzungen 3. Grades

T31.1! Verbrennungen oder Verätzungen von 10-19 Prozent der Körperoberfläche

T31.10!   Weniger als 10 % oder nicht näher bezeichneter Anteil von Verbrennungen oder Verätzungen 3. Grades
T31.11!   10-19 % Verbrennungen oder Verätzungen 3. Grades

T31.2! Verbrennungen oder Verätzungen von 20-29 Prozent der Körperoberfläche

T31.20!   Weniger als 10 % oder nicht näher bezeichneter Anteil von Verbrennungen oder Verätzungen 3. Grades
T31.21!   10-19 % Verbrennungen oder Verätzungen 3. Grades
T31.22!   20-29 % Verbrennungen oder Verätzungen 3. Grades

T31.3! Verbrennungen oder Verätzungen von 30-39 Prozent der Körperoberfläche

T31.30!   Weniger als 10 % oder nicht näher bezeichneter Anteil von Verbrennungen oder Verätzungen 3. Grades
T31.31!   10-19 % Verbrennungen oder Verätzungen 3. Grades
T31.32!   20-29 % Verbrennungen oder Verätzungen 3. Grades
T31.33!   30-39 % Verbrennungen oder Verätzungen 3. Grades

T31.4! Verbrennungen oder Verätzungen von 40-49 Prozent der Körperoberfläche

T31.40!   Weniger als 10 % oder nicht näher bezeichneter Anteil von Verbrennungen oder Verätzungen 3. Grades
T31.41!   10-19 % Verbrennungen oder Verätzungen 3. Grades
T31.42!   20-29 % Verbrennungen oder Verätzungen 3. Grades
T31.43!   30-39 % Verbrennungen oder Verätzungen 3. Grades
T31.44!   40-49 % Verbrennungen oder Verätzungen 3. Grades

T31.5! Verbrennungen oder Verätzungen von 50-59 Prozent der Körperoberfläche

T31.50!   Weniger als 10 % oder nicht näher bezeichneter Anteil von Verbrennungen oder Verätzungen 3. Grades
T31.51!   10-19 % Verbrennungen oder Verätzungen 3. Grades
T31.52!   20-29 % Verbrennungen oder Verätzungen 3. Grades
T31.53!   30-39 % Verbrennungen oder Verätzungen 3. Grades
T31.54!   40-49 % Verbrennungen oder Verätzungen 3. Grades
T31.55!   50-59 % Verbrennungen oder Verätzungen 3. Grades

T31.6! Verbrennungen oder Verätzungen von 60-69 Prozent der Körperoberfläche

T31.60!   Weniger als 10 % oder nicht näher bezeichneter Anteil von Verbrennungen oder Verätzungen 3. Grades
T31.61!   10-19 % Verbrennungen oder Verätzungen 3. Grades
T31.62!   20-29 % Verbrennungen oder Verätzungen 3. Grades
T31.63!   30-39 % Verbrennungen oder Verätzungen 3. Grades
T31.64!   40-49 % Verbrennungen oder Verätzungen 3. Grades
T31.65!   50-59 % Verbrennungen oder Verätzungen 3. Grades
T31.66!   60-69 % Verbrennungen oder Verätzungen 3. Grades

T31.7!	**Verbrennungen oder Verätzungen von 70-79 Prozent der Körperoberfläche**
T31.70!	Weniger als 10 % oder nicht näher bezeichneter Anteil von Verbrennungen oder Verätzungen 3. Grades
T31.71!	10-19 % Verbrennungen oder Verätzungen 3. Grades
T31.72!	20-29 % Verbrennungen oder Verätzungen 3. Grades
T31.73!	30-39 % Verbrennungen oder Verätzungen 3. Grades
T31.74!	40-49 % Verbrennungen oder Verätzungen 3. Grades
T31.75!	50-59 % Verbrennungen oder Verätzungen 3. Grades
T31.76!	60-69 % Verbrennungen oder Verätzungen 3. Grades
T31.77!	70-79 % Verbrennungen oder Verätzungen 3. Grades
T31.8!	**Verbrennungen oder Verätzungen von 80-89 Prozent der Körperoberfläche**
T31.80!	Weniger als 10 % oder nicht näher bezeichneter Anteil von Verbrennungen oder Verätzungen 3. Grades
T31.81!	10-19 % Verbrennungen oder Verätzungen 3. Grades
T31.82!	20-29 % Verbrennungen oder Verätzungen 3. Grades
T31.83!	30-39 % Verbrennungen oder Verätzungen 3. Grades
T31.84!	40-49 % Verbrennungen oder Verätzungen 3. Grades
T31.85!	50-59 % Verbrennungen oder Verätzungen 3. Grades
T31.86!	60-69 % Verbrennungen oder Verätzungen 3. Grades
T31.87!	70-79 % Verbrennungen oder Verätzungen 3. Grades
T31.88!	80-89 % Verbrennungen oder Verätzungen 3. Grades
T31.9!	**Verbrennungen oder Verätzungen von 90 oder mehr Prozent der Körperoberfläche**
T31.90!	Weniger als 10 % oder nicht näher bezeichneter Anteil von Verbrennungen oder Verätzungen 3. Grades
T31.91!	10-19 % Verbrennungen oder Verätzungen 3. Grades
T31.92!	20-29 % Verbrennungen oder Verätzungen 3. Grades
T31.93!	30-39 % Verbrennungen oder Verätzungen 3. Grades
T31.94!	40-49 % Verbrennungen oder Verätzungen 3. Grades
T31.95!	50-59 % Verbrennungen oder Verätzungen 3. Grades
T31.96!	60-69 % Verbrennungen oder Verätzungen 3. Grades
T31.97!	70-79 % Verbrennungen oder Verätzungen 3. Grades
T31.98!	80-89 % Verbrennungen oder Verätzungen 3. Grades
T31.99!	90 % oder mehr Verbrennungen oder Verätzungen 3. Grades

Erfrierungen (T33-T35)

Exkl.: Hypothermie und sonstige Schäden durch niedrige Umgebungstemperatur (T68-T69)

T33.- Oberflächliche Erfrierung

Inkl.: Erfrierung mit Nekrosen der Oberhaut

Exkl.: Oberflächliche Erfrierung mit Beteiligung mehrerer Körperregionen (T35.0)

T33.0	Oberflächliche Erfrierung des Kopfes
T33.1	Oberflächliche Erfrierung des Halses
T33.2	Oberflächliche Erfrierung des Thorax
T33.3	Oberflächliche Erfrierung der Bauchdecke, der Lumbosakralgegend und des Beckens
T33.4	Oberflächliche Erfrierung des Armes *Exkl.:* Oberflächliche Erfrierung des Handgelenkes und der Hand, isoliert (T33.5)
T33.5	Oberflächliche Erfrierung des Handgelenkes und der Hand
T33.6	Oberflächliche Erfrierung der Hüfte und des Oberschenkels
T33.7	Oberflächliche Erfrierung des Knies und des Unterschenkels *Exkl.:* Oberflächliche Erfrierung der Knöchelregion und des Fußes, isoliert (T33.8)

T33.8	**Oberflächliche Erfrierung der Knöchelregion und des Fußes**
T33.9	Oberflächliche Erfrierung an sonstigen und nicht näher bezeichneten Lokalisationen Oberflächliche Erfrierung: • Bein o.n.A. • Rumpf o.n.A. • o.n.A.

T34.- Erfrierung mit Gewebsnekrose

Exkl.: Erfrierung mit Gewebsnekrose mit Beteiligung mehrerer Körperregionen (T35.1)

T34.0	**Erfrierung mit Gewebsnekrose des Kopfes**
T34.1	Erfrierung mit Gewebsnekrose des Halses
T34.2	Erfrierung mit Gewebsnekrose des Thorax
T34.3	Erfrierung mit Gewebsnekrose der Bauchdecke, der Lumbosakralgegend und des Beckens
T34.4	Erfrierung mit Gewebsnekrose des Armes *Exkl.:* Erfrierung mit Gewebsnekrose des Handgelenkes und der Hand, isoliert (T34.5)
T34.5	**Erfrierung mit Gewebsnekrose des Handgelenkes und der Hand**
T34.6	Erfrierung mit Gewebsnekrose der Hüfte und des Oberschenkels
T34.7	Erfrierung mit Gewebsnekrose des Knies und des Unterschenkels *Exkl.:* Erfrierung mit Gewebsnekrose der Knöchelregion und des Fußes, isoliert (T34.8)
T34.8	**Erfrierung mit Gewebsnekrose der Knöchelregion und des Fußes**
T34.9	Erfrierung mit Gewebsnekrose an sonstigen und nicht näher bezeichneten Lokalisationen Erfrierung mit Gewebsnekrose: • Bein o.n.A. • Rumpf o.n.A. • o.n.A.

T35.- Erfrierung mit Beteiligung mehrerer Körperregionen und nicht näher bezeichnete Erfrierung

T35.0	**Oberflächliche Erfrierung mit Beteiligung mehrerer Körperregionen** Multiple oberflächliche Erfrierungen o.n.A.
T35.1	**Erfrierung mit Gewebsnekrose mit Beteiligung mehrerer Körperregionen** Multiple Erfrierungen mit Gewebsnekrose o.n.A.
T35.2	Nicht näher bezeichnete Erfrierung des Kopfes und des Halses
T35.3	Nicht näher bezeichnete Erfrierung des Thorax, des Abdomens, der Lumbosakralgegend und des Beckens Erfrierung des Rumpfes o.n.A.
T35.4	Nicht näher bezeichnete Erfrierung der oberen Extremität
T35.5	Nicht näher bezeichnete Erfrierung der unteren Extremität
T35.6	Nicht näher bezeichnete Erfrierung mit Beteiligung mehrerer Körperregionen Multiple Erfrierungen o.n.A.
T35.7	Nicht näher bezeichnete Erfrierung an nicht näher bezeichneten Lokalisationen Erfrierung o.n.A.

Version 2.0 Stand November 2000   Verletzungen, Vergiftungen u. bestimmte andere Folgen äußerer Ursachen

Vergiftungen durch Arzneimittel, Drogen und biologisch aktive Substanzen (T36-T50)

Inkl.: Irrtümliche Verabreichung oder Einnahme falscher Substanzen
Überdosierung dieser Substanzen

Exkl.: Arzneimittel- oder Drogenabhängigkeit und verwandte psychische und Verhaltensstörungen durch psychotrope Substanzen (F10-F19)
Arzneimittelreaktion und -vergiftung beim Feten und Neugeborenen (P00-P96)
Schädlicher Gebrauch von nichtabhängigkeitserzeugenden Substanzen (F55)
Pathologischer Rausch (F10-F19)
Unerwünschte Nebenwirkungen [Überempfindlichkeit, Reaktion usw.] indikationsgerechter Arzneimittel bei ordnungsgemäßer Verabreichung. Diese sind nach der Art der unerwünschten Nebenwirkung zu klassifizieren, wie z.B.:
- Blutkrankheiten (D50-D76)
- Dermatitis:
  - durch oral, enteral oder parenteral aufgenommene Substanzen (L27.-)
  - Kontakt- (L23-L25)
- Gastritis, verursacht durch Azetylsalizylsäure [Aspirin] (K29.-)
- Nephropathie (N14.0-N14.2)
- nicht näher bezeichnete unerwünschte Nebenwirkung eines Arzneimittels oder einer Droge (T88.7)

T36.- Vergiftung durch systemisch wirkende Antibiotika
Exkl.: Antibiotika:
- antineoplastisch (T45.1)
- bei lokaler Anwendung, anderenorts nicht klassifiziert (T49.0)
- bei topischer Anwendung:
  - Auge (T49.5)
  - Ohr, Nase und Rachen (T49.6)

T36.0   **Penizilline**

T36.1   **Cephalosporine und andere â-Laktam-Antibiotika**

T36.2   **Chloramphenicol-Gruppe**

T36.3   **Makrolide**

T36.4   **Tetrazykline**

T36.5   **Aminoglykoside**
Streptomycin

T36.6   **Rifamycine**

T36.7   **Antimykotika bei systemischer Anwendung**

T36.8   **Sonstige systemisch wirkende Antibiotika**

T36.9   **Systemisch wirkendes Antibiotikum, nicht näher bezeichnet**

T37.- Vergiftung durch sonstige systemisch wirkende Antiinfektiva und Antiparasitika
Exkl.: Antiinfektiva:
- bei lokaler Anwendung, anderenorts nicht klassifiziert (T49.0)
- bei topischer Anwendung:
  - Auge (T49.5)
  - Ohr, Nase und Rachen (T49.6)

T37.0   **Sulfonamide**

T37.1   **Antimykobakterielle Arzneimittel**
Exkl.: Rifamycine (T36.6)
Streptomycin (T36.5)

T37.2	**Antimalariamittel und Arzneimittel gegen andere Blutprotozoen** *Exkl.:* Hydroxychinolin-Derivate (T37.8)
T37.3	**Sonstige Antiprotozoika**
T37.4	**Anthelminthika**
T37.5	**Virostatika** *Exkl.:* Amantadin (T42.8) Cytarabin (T45.1)
T37.8	**Sonstige näher bezeichnete systemisch wirkende Antiinfektiva und Antiparasitika** Hydroxychinolin-Derivate *Exkl.:* Antimalariamittel (T37.2)
T37.9	**Systemisch wirkendes Antiinfektivum und Antiparasitikum, nicht näher bezeichnet**

T38.- Vergiftung durch Hormone und deren synthetische Ersatzstoffe und Antagonisten, anderenorts nicht klassifiziert

Exkl.: Mineralokortikoide und deren Antagonisten (T50.0)
Oxytozin (T48.0)
Nebenschilddrüsenhormone und deren Derivate (T50.9)

T38.0	**Glukokortikoide und synthetische Analoga** *Exkl.:* Glukokortikoide bei topischer Anwendung (T49.-)
T38.1	**Schilddrüsenhormone und Ersatzstoffe**
T38.2	**Thyreostatika**
T38.3	**Insulin und orale blutzuckersenkende Arzneimittel [Antidiabetika]**
T38.4	**Orale Kontrazeptiva** Mono- und Kombinationspräparate
T38.5	**Sonstige Östrogene und Gestagene** Mixturen und Ersatzstoffe
T38.6	**Antigonadotropine, Antiöstrogene und Antiandrogene, anderenorts nicht klassifiziert** Tamoxifen
T38.7	**Androgene und verwandte Anabolika**
T38.8	**Sonstige und nicht näher bezeichnete Hormone und synthetische Ersatzstoffe** Hypophysenvorderlappenhormone [Adenohypophysenhormone]
T38.9	**Sonstige und nicht näher bezeichnete Hormon-Antagonisten**

T39.- Vergiftung durch nichtopioidhaltige Analgetika, Antipyretika und Antirheumatika

T39.0	**Salizylate**
T39.1	**4-Aminophenol-Derivate**
T39.2	**Pyrazolon-Derivate**
T39.3	**Sonstige nichtsteroidale Antiphlogistika [NSAID]**
T39.4	**Antirheumatika, anderenorts nicht klassifiziert** *Exkl.:* Glukokortikoide (T38.0) Salizylate (T39.0)
T39.8	**Sonstige nichtopioidhaltige Analgetika und Antipyretika, anderenorts nicht klassifiziert**
T39.9	**Nichtopioidhaltige Analgetika, Antipyretika und Antirheumatika, nicht näher bezeichnet**

Version 2.0 Stand November 2000   Verletzungen, Vergiftungen u. bestimmte andere Folgen äußerer Ursachen

T40.- Vergiftung durch Betäubungsmittel und Psychodysleptika [Halluzinogene]
Exkl.: Arzneimittel- oder Drogenabhängigkeit und verwandte psychische und Verhaltensstörungen durch psychotrope Substanzen (F10-F19)

T40.0 **Opium**

T40.1 **Heroin**

T40.2 **Sonstige Opioide**
Kodein
Morphin

T40.3 **Methadon**

T40.4 **Sonstige synthetische Betäubungsmittel**
Pethidin

T40.5 **Kokain**

T40.6 **Sonstige und nicht näher bezeichnete Betäubungsmittel**

T40.7 **Cannabis (-Derivate)**

T40.8 **Lysergid [LSD]**

T40.9 **Sonstige und nicht näher bezeichnete Psychodysleptika [Halluzinogene]**
Mescalin
Psilocin
Psilocybin

T41.- Vergiftung durch Anästhetika und therapeutische Gase
Exkl.: Benzodiazepine (T42.4)
Kokain (T40.5)
Opioide (T40.0-T40.2)

T41.0 **Inhalationsanästhetika**
Exkl.: Sauerstoff (T41.5)

T41.1 **Intravenöse Anästhetika**
Thiobarbiturate

T41.2 **Sonstige und nicht näher bezeichnete Allgemeinanästhetika**

T41.3 **Lokalanästhetika**

T41.4 **Anästhetikum, nicht näher bezeichnet**

T41.5 **Therapeutische Gase**
Kohlendioxid
Sauerstoff

T42.- Vergiftung durch Antiepileptika, Sedativa, Hypnotika und Antiparkinsonmittel
Exkl.: Arzneimittel- oder Drogenabhängigkeit und verwandte psychische und Verhaltensstörungen durch psychotrope Substanzen (F10-F19)

T42.0 **Hydantoin-Derivate**

T42.1 **Iminostilbene**
Carbamazepin

T42.2 **Succinimide und Oxazolidine**

T42.3 **Barbiturate**
Exkl.: Thiobarbiturate (T41.1)

T42.4	**Benzodiazepine**

T42.5 Gemischte Antiepileptika, anderenorts nicht klassifiziert

T42.6 Sonstige Antiepileptika, Sedativa und Hypnotika
Methaqualon
Valproinsäure
Exkl.: Carbamazepin (T42.1)

T42.7 Antiepileptika, Sedativa und Hypnotika, nicht näher bezeichnet
Schlafmittel
Schlaftabletten | o.n.A.
Schlaftrunk

T42.8 Antiparkinsonmittel und andere zentral wirkende Muskelrelaxanzien
Amantadin

T43.- Vergiftung durch psychotrope Substanzen, anderenorts nicht klassifiziert
Exkl.: Appetitzügler (T50.5)
Arzneimittel- oder Drogenabhängigkeit und verwandte psychische und Verhaltensstörungen durch psychotrope Substanzen (F10-F19)
Barbiturate (T42.3)
Benzodiazepine (T42.4)
Methaqualon (T42.6)
Psychodysleptika [Halluzinogene] (T40.7-T40.9)

T43.0 Tri- und tetrazyklische Antidepressiva

T43.1 Monoaminooxidase-hemmende Antidepressiva

T43.2 Sonstige und nicht näher bezeichnete Antidepressiva

T43.3 Antipsychotika und Neuroleptika auf Phenothiazin-Basis

T43.4 Neuroleptika auf Butyrophenon- und Thioxanthen-Basis

T43.5 Sonstige und nicht näher bezeichnete Antipsychotika und Neuroleptika
Exkl.: Rauwolfiaalkaloide (T46.5)

T43.6 Psychostimulanzien mit Mißbrauchspotential
Exkl.: Kokain (T40.5)

T43.8 Sonstige psychotrope Substanzen, anderenorts nicht klassifiziert

T43.9 Psychotrope Substanz, nicht näher bezeichnet

T44.- Vergiftung durch primär auf das autonome Nervensystem wirkende Arzneimittel

T44.0 Cholinesterase-Hemmer

T44.1 Sonstige Parasympathomimetika [Cholinergika]

T44.2 Ganglienblocker, anderenorts nicht klassifiziert

T44.3 Sonstige Parasympatholytika [Anticholinergika und Antimuskarinika] und Spasmolytika, anderenorts nicht klassifiziert
Papaverin

T44.4 Vorwiegend á-Rezeptoren-Stimulanzien, anderenorts nicht klassifiziert
Metaraminol

T44.5 Vorwiegend â-Rezeptoren-Stimulanzien, anderenorts nicht klassifiziert
Exkl.: Salbutamol (T48.6)

T44.6	á-Rezeptorenblocker, anderenorts nicht klassifiziert
Exkl.: Mutterkorn-Alkaloide (T48.0)
T44.7	â-Rezeptorenblocker, anderenorts nicht klassifiziert
T44.8	Zentral wirkende und adrenerge Neuronenblocker, anderenorts nicht klassifiziert
Exkl.: Clonidin (T46.5)
Guanethidin (T46.5)
T44.9	Sonstige und nicht näher bezeichnete, primär auf das autonome Nervensystem wirkende Arzneimittel
Kombinierte a- und ß-Rezeptoren-Stimulanzien

T45.- Vergiftung durch primär systemisch und auf das Blut wirkende Mittel, anderenorts nicht klassifiziert

T45.0	Antiallergika und Antiemetika
Exkl.: Neuroleptika auf Phenothiazin-Basis (T43.3)
T45.1	Antineoplastika und Immunsuppressiva
Antineoplastische Antibiotika
Cytarabin
Exkl.: Tamoxifen (T38.6)
T45.2	Vitamine, anderenorts nicht klassifiziert
Exkl.: Nikotinsäure (-Derivate) (T46.7)
Vitamin K (T45.7)
T45.3	Enzyme, anderenorts nicht klassifiziert
T45.4	Eisen und dessen Verbindungen
T45.5	Antikoagulanzien
T45.6	Fibrinolytika und Fibrinolyse-Hemmer
T45.7	Antikoagulanzien-Antagonisten, Vitamin K und sonstige Koagulanzien
T45.8	Sonstige primär systemisch und auf das Blut wirkende Mittel, anderenorts nicht klassifiziert
Blut und Blutprodukte
Leberextrakte und sonstige Antianämika
Plasmaersatzmittel
Exkl.: Eisen (T45.4)
Immunglobulin (T50.9)
T45.9	Primär systemisch und auf das Blut wirkendes Mittel, nicht näher bezeichnet

T46.- Vergiftung durch primär auf das Herz-Kreislaufsystem wirkende Mittel
Exkl.: Metaraminol (T44.4)

T46.0	Herzglykoside und Arzneimittel mit ähnlicher Wirkung
T46.1	Kalziumantagonisten
T46.2	Sonstige Antiarrhythmika, anderenorts nicht klassifiziert
Exkl.: ß-Rezeptorenblocker (T44.7)
T46.3	Koronardilatatoren, anderenorts nicht klassifiziert
Dipyridamol
Exkl.: ß-Rezeptorenblocker (T44.7)
Kalziumantagonisten (T46.1)
T46.4	Angiotensin-Konversionsenzym-Hemmer [ACE-Hemmer]

T46.5	Sonstige Antihypertensiva, anderenorts nicht klassifiziert
	Clonidin
	Guanethidin
	Rauwolfiaalkaloide
	Exkl.: ß-Rezeptorenblocker (T44.7)
	Diuretika (T50.0-T50.2)
	Kalziumantagonisten (T46.1)

T46.6 Antihyperlipidämika und Arzneimittel gegen Arteriosklerose

T46.7 Periphere Vasodilatatoren
Nikotinsäure (-Derivate)

Exkl.: Papaverin (T44.3)

T46.8 Antivarikosa, einschließlich Verödungsmitteln

T46.9 Sonstige und nicht näher bezeichnete, primär auf das Herz-Kreislaufsystem wirkende Mittel

T47.- Vergiftung durch primär auf den Magen-Darmtrakt wirkende Mittel

T47.0 Histamin-H_2-Rezeptorenblocker

T47.1 Sonstige Antazida und Magensekretionshemmer

T47.2 Stimulierende Laxanzien

T47.3 Salinische und osmotische Laxanzien

T47.4 Sonstige Laxanzien
Arzneimittel gegen Darmatonie

T47.5 Digestiva

T47.6 Antidiarrhoika
Exkl.: Systemisch wirkende Antibiotika und sonstige Antiinfektiva (T36-T37)

T47.7 Emetika

T47.8 Sonstige primär auf den Magen-Darmtrakt wirkende Mittel

T47.9 Primär auf den Magen-Darmtrakt wirkendes Arzneimittel, nicht näher bezeichnet

T48.- Vergiftung durch primär auf die glatte Muskulatur, die Skelettmuskulatur und das Atmungssystem wirkende Mittel

T48.0 Oxytozin [Ocytocin] und ähnlich wirkende Wehenmittel
Exkl.: Östrogene, Gestagene und deren Antagonisten (T38.4-T38.6)

T48.1 Muskelrelaxanzien [neuromuskuläre Blocker]

T48.2 Sonstige und nicht näher bezeichnete, primär auf die Muskulatur wirkende Mittel

T48.3 Antitussiva

T48.4 Expektoranzien

T48.5 Arzneimittel gegen Erkältungskrankheiten

T48.6 Antiasthmatika, anderenorts nicht klassifiziert
Salbutamol

Exkl.: ß-Rezeptoren-Stimulanzien (T44.5)
Hypophysenvorderlappenhormone [Adenohypophysenhormone] (T38.8)

T48.7 Sonstige und nicht näher bezeichnete, primär auf das Atmungssystem wirkende Mittel

Version 2.0 Stand November 2000   Verletzungen, Vergiftungen u. bestimmte andere Folgen äußerer Ursachen

T49.- **Vergiftung durch primär auf Haut und Schleimhäute wirkende und in der Augen-, der Hals-Nasen-Ohren- und der Zahnheilkunde angewendete Mittel zur topischen Anwendung**
Inkl.: Glukokortikoide bei topischer Anwendung

T49.0 Antimykotika, Antiinfektiva und Antiphlogistika zur lokalen Anwendung, anderenorts nicht klassifiziert

T49.1 Antipruriginosa

T49.2 Adstringenzien und Detergenzien zur lokalen Anwendung

T49.3 Hauterweichende [Emollienzien], hautpflegende [Demulzenzien] und hautschützende Mittel

T49.4 Keratolytika, Keratoplastika und sonstige Arzneimittel und Präparate zur Haarbehandlung

T49.5 Ophthalmika
Antiinfektiva zur Anwendung am Auge

T49.6 In der Hals-Nasen-Ohrenheilkunde angewendete Arzneimittel und Präparate
Antiinfektiva zur Anwendung an Ohr, Nase und Rachen

T49.7 Dentalpharmaka bei topischer Anwendung

T49.8 Sonstige Mittel zur topischen Anwendung
Spermizide

T49.9 Mittel zur topischen Anwendung, nicht näher bezeichnet

T50.- **Vergiftung durch Diuretika und sonstige und nicht näher bezeichnete Arzneimittel, Drogen und biologisch aktive Substanzen**

T50.0 Mineralokortikoide und deren Antagonisten

T50.1 Schleifendiuretika [High-ceiling-Diuretika]

T50.2 Carboanhydrase-Hemmer, Benzothiadiazin-Derivate und andere Diuretika
Azetazolamid

T50.3 Auf den Elektrolyt-, Kalorien- und Wasserhaushalt wirkende Mittel
Salze zur oralen Rehydratation

T50.4 Auf den Harnsäurestoffwechsel wirkende Arzneimittel
Urikostatika
Urikosurika

T50.5 Appetitzügler

T50.6 Antidote und Chelatbildner, anderenorts nicht klassifiziert
Alkoholentwöhnungsmittel

T50.7 Analeptika und Opioid-Rezeptor-Antagonisten

T50.8 Diagnostika

T50.9 Sonstige und nicht näher bezeichnete Arzneimittel, Drogen und biologisch aktive Substanzen
Alkalisierende Arzneimittel
Ansäuernde Arzneimittel
Immunglobuline
Immunologisch wirksame Substanzen
Lipotrope Arzneimittel
Nebenschilddrüsenhormone und deren Derivate

Verletzungen, Vergiftungen u. bestimmte andere Folgen äußerer Ursachen   Version 2.0 Stand November 2000

Toxische Wirkungen von vorwiegend nicht medizinisch verwendeten Substanzen
(T51-T65)

Exkl.: Krankheitszustände der Atemwege durch exogene Substanzen (J60-J70)
Umschriebene toxische Wirkungen, die anderenorts klassifiziert sind (A00-R99)
Verätzungen (T20-T32)

T51.- Toxische Wirkung von Alkohol

T51.0 **Äthanol**
Äthylalkohol

Exkl.: Akuter Alkoholrausch oder Alkoholnachwirkungen, „Kater" (F10.0)
Pathologischer Rausch (F10.0)
Trunkenheit (F10.0)

T51.1 **Methanol**
Methylalkohol

T51.2 **2-Propanol**
Isopropylalkohol

T51.3 **Fuselöl**
Alkohol:
• Amyl-
• Butyl- [1-Butanol]
• Propyl- [1-Propanol]

T51.8 **Sonstige Alkohole**

T51.9 **Alkohol, nicht näher bezeichnet**

T52.- Toxische Wirkung von organischen Lösungsmitteln
Exkl.: Halogenierte aliphatische und aromatische Kohlenwasserstoffe (T53.-)

T52.0 **Erdölprodukte**
Benzin
Kerosin [Paraffinöl]
Paraffin
Petroläther

T52.1 **Benzol**
Exkl.: Benzol-Homologe (T52.2)
Nitro- und Aminoderivate von Benzol und dessen Homologen (T65.3)

T52.2 **Benzol-Homologe**
Toluol [Methylbenzol]
Xylol [Dimethylbenzol]

T52.3 **Glykole**

T52.4 **Ketone**

T52.8 **Sonstige organische Lösungsmittel**

T52.9 **Organisches Lösungsmittel, nicht näher bezeichnet**

T53.- Toxische Wirkung von halogenierten aliphatischen und aromatischen Kohlenwasserstoffen

T53.0 **Tetrachlorkohlenstoff**
Tetrachlormethan

T53.1	**Chloroform** Trichlormethan
T53.2	**Trichloräthylen** Trichloräthen
T53.3	**Tetrachloräthylen** Perchloräthylen Tetrachloräthen
T53.4	**Dichlormethan** Methylenchlorid
T53.5	**Fluorchlorkohlenwasserstoffe [FCKW]**
T53.6	**Sonstige halogenierte aliphatische Kohlenwasserstoffe**
T53.7	**Sonstige halogenierte aromatische Kohlenwasserstoffe**
T53.9	**Halogenierte aliphatische und aromatische Kohlenwasserstoffe, nicht näher bezeichnet**

T54.- Toxische Wirkung von ätzenden Substanzen

T54.0	**Phenol und dessen Homologe**
T54.1	**Sonstige ätzende organische Verbindungen**
T54.2	**Ätzende Säuren und säureähnliche Substanzen** Salzsäure Schwefelsäure
T54.3	**Ätzalkalien und alkaliähnliche Substanzen** Kaliumhydroxid Natriumhydroxid
T54.9	**Ätzende Substanz, nicht näher bezeichnet**

T55 Toxische Wirkung von Seifen und Detergenzien

T56.- Toxische Wirkung von Metallen

Inkl.: Metalle jeder Herkunft, ausgenommen medizinische Substanzen
Metallrauch und -dämpfe

Exkl.: Arsen und dessen Verbindungen (T57.0)
Mangan und dessen Verbindungen (T57.2)
Thallium (T60.4)

T56.0	**Blei und dessen Verbindungen**
T56.1	**Quecksilber und dessen Verbindungen**
T56.2	**Chrom und dessen Verbindungen**
T56.3	**Kadmium und dessen Verbindungen**
T56.4	**Kupfer und dessen Verbindungen**
T56.5	**Zink und dessen Verbindungen**
T56.6	**Zinn und dessen Verbindungen**
T56.7	**Beryllium und dessen Verbindungen**
T56.8	**Sonstige Metalle**
T56.9	**Metall, nicht näher bezeichnet**

T57.- Toxische Wirkung von sonstigen anorganischen Substanzen

T57.0 Arsen und dessen Verbindungen

T57.1 Phosphor und dessen Verbindungen
Exkl.: Organophosphat-Insektizide (T60.0)

T57.2 Mangan und dessen Verbindungen

T57.3 Blausäure

T57.8 Sonstige näher bezeichnete anorganische Substanzen

T57.9 Anorganische Substanz, nicht näher bezeichnet

T58 Toxische Wirkung von Kohlenmonoxid
Jede Herkunft

T59.- Toxische Wirkung sonstiger Gase, Dämpfe oder sonstigen Rauches
Inkl.: Aerosol-Treibgase

Exkl.: Fluorchlorkohlenwasserstoffe (T53.5)

T59.0 Stickstoffoxide

T59.1 Schwefeldioxid

T59.2 Formaldehyd

T59.3 Tränengas

T59.4 Chlorgas

T59.5 Fluorgas und Fluorwasserstoff

T59.6 Schwefelwasserstoff

T59.7 Kohlendioxid

T59.8 Sonstige näher bezeichnete Gase, Dämpfe oder sonstiger näher bezeichneter Rauch

T59.9 Gase, Dämpfe oder Rauch, nicht näher bezeichnet

T60.- Toxische Wirkung von Schädlingsbekämpfungsmitteln [Pestiziden]
Inkl.: Holzschutzmittel

T60.0 Organophosphat- und Carbamat-Insektizide

T60.1 Halogenierte Insektizide
Exkl.: Chlorierte Kohlenwasserstoffe (T53.-)

T60.2 Sonstige Insektizide

T60.3 Herbizide und Fungizide

T60.4 Rodentizide
Thallium

Exkl.: Strychnin und dessen Salze (T65.1)

T60.8 Sonstige Schädlingsbekämpfungsmittel

T60.9 Schädlingsbekämpfungsmittel, nicht näher bezeichnet

Version 2.0 Stand November 2000 Verletzungen, Vergiftungen u. bestimmte andere Folgen äußerer Ursachen

T61.- Toxische Wirkung schädlicher Substanzen, die mit eßbaren Meerestieren aufgenommen wurden

Exkl.: Allergische Reaktion auf Lebensmittel, wie z.B.:
- anaphylaktischer Schock durch Nahrungsmittelunverträglichkeit (T78.0)
- Dermatitis (L23.6, L25.4, L27.2)
- Gastroenteritis (nichtinfektiös) (K52.-)

Bakteriell bedingte Lebensmittelvergiftungen (A05.-)
Toxische Wirkung infolge Lebensmittel-Kontamination, wie z.B.:
- Aflatoxin und sonstige Mykotoxine (T64)
- Blausäure (T57.3)
- Quecksilber (T56.1)
- Zyanide (T65.0)

T61.0 Ciguatera-Fischvergiftung

T61.1 Scombroid-Fischvergiftung
Histamin-ähnliches Syndrom

T61.2 Sonstige Vergiftung durch Fische und Schalentiere

T61.8 Toxische Wirkung sonstiger eßbarer Meerestiere

T61.9 Toxische Wirkung eines nicht näher bezeichneten eßbaren Meerestieres

T62.- Toxische Wirkung sonstiger schädlicher Substanzen, die mit der Nahrung aufgenommen wurden

Exkl.: Allergische Reaktion auf Lebensmittel, wie z.B.:
- anaphylaktischer Schock durch Nahrungsmittelunverträglichkeit (T78.0)
- Dermatitis (L23.6, L25.4, L27.2)
- Gastroenteritis (nichtinfektiös) (K52.-)

Bakteriell bedingte Lebensmittelvergiftungen (A05.-)
Toxische Wirkung infolge Lebensmittel-Kontamination, wie z.B.:
- Aflatoxin und sonstige Mykotoxine (T64)
- Blausäure (T57.3)
- Quecksilber (T56.1)
- Zyanide (T65.0)

T62.0 Verzehrte Pilze

T62.1 Verzehrte Beeren

T62.2 Sonstige verzehrte Pflanze(n) oder Teil(e) davon

T62.8 Sonstige näher bezeichnete schädliche Substanzen, die mit der Nahrung aufgenommen wurden

T62.9 Schädliche Substanz, die mit der Nahrung aufgenommen wurde, nicht näher bezeichnet

T63.- Toxische Wirkung durch Kontakt mit giftigen Tieren

T63.0 Schlangengift
Gift von Seeschlangen

T63.1 Gift anderer Reptilien
Gift von Echsen

T63.2 Skorpiongift

T63.3 Spinnengift

T63.4 Gift sonstiger Arthropoden
Insektenbiß oder -stich, giftig

T63.5 Toxische Wirkung durch Kontakt mit Fischen
Exkl.: Vergiftung durch verzehrte Fische (T61.0-T61.2)

T63.6	**Toxische Wirkung durch Kontakt mit sonstigen Meerestieren** Qualle Schalentiere Seeanemone Seestern *Exkl.:* Gift von Seeschlangen (T63.0) Vergiftung durch verzehrte Schalentiere (T61.2)
T63.8	**Toxische Wirkung durch Kontakt mit sonstigen giftigen Tieren** Amphibiengift
T63.9	**Toxische Wirkung durch Kontakt mit einem nicht näher bezeichneten giftigen Tier**

T64 Toxische Wirkung von Aflatoxin und sonstigem Mykotoxin in kontaminierten Lebensmitteln

T65.- Toxische Wirkung sonstiger und nicht näher bezeichneter Substanzen

T65.0	**Zyanide** *Exkl.:* Blausäure (T57.3)
T65.1	**Strychnin und dessen Salze**
T65.2	**Tabak und Nikotin**
T65.3	**Nitro- und Aminoderivate von Benzol und dessen Homologen** Anilin [Aminobenzol] Nitrobenzol Trinitrotoluol
T65.4	**Schwefelkohlenstoff**
T65.5	**Glyzeroltrinitrat, Sauerstoffsäuren des Stickstoffs und deren Ester** 1,2,3-Propantriol, Trinitrat
T65.6	**Farben und Farbstoffe, anderenorts nicht klassifiziert**
T65.8	**Toxische Wirkung sonstiger näher bezeichneter Substanzen**
T65.9	**Toxische Wirkung einer nicht näher bezeichneten Substanz** Vergiftung o.n.A.

Sonstige und nicht näher bezeichnete Schäden durch äußere Ursachen (T66-T78)

T66 Nicht näher bezeichnete Schäden durch Strahlung
Strahlenkrankheit

Exkl.: Näher bezeichnete Schäden durch Strahlung, wie z.B.:
- durch Strahleneinwirkung hervorgerufene:
  - Gastroenteritis und Kolitis (K52.0)
  - Krankheiten der Haut und der Unterhaut (L55-L59)
  - Pneumonitis (J70.0)
- Leukämie (C91-C95)
- Sonnenbrand (L55.-)
- Verbrennungen (T20-T31)

T67.- Schäden durch Hitze und Sonnenlicht
Exkl.: Erythema [Dermatitis] ab igne (L59.0)
Krankheiten der Schweißdrüsen durch Hitze (L74-L75)
Maligne Hyperthermie durch Anästhesie (T88.3)
Sonnenbrand (L55.-)
Strahlenbedingte Störungen der Haut und der Unterhaut (L55-L59)
Verbrennungen (T20-T31)

T67.0 **Hitzschlag und Sonnenstich**
Insolation
Thermoplegie

T67.1 **Hitzesynkope**
Hitzekollaps

T67.2 **Hitzekrampf**

T67.3 **Hitzeerschöpfung durch Wasserverlust**
Exkl.: Hitzeerschöpfung durch Salzverlust (T67.4)

T67.4 **Hitzeerschöpfung durch Salzverlust**
Hitzeerschöpfung durch Salz- (und Wasser-) Verlust

T67.5 **Hitzeerschöpfung, nicht näher bezeichnet**
Hitzeerschöpfung o.n.A.

T67.6 **Passagere Hitzeermüdung**

T67.7 **Hitzeödem**

T67.8 **Sonstige Schäden durch Hitze und Sonnenlicht**

T67.9 **Schaden durch Hitze und Sonnenlicht, nicht näher bezeichnet**

T68 Hypothermie
Hypothermie durch Unfall
Exkl.: Erfrierungen (T33-T35)
Hypothermie:
• beim Neugeborenen (P80.-)
• nach Anästhesie (T88.5)
• nicht in Verbindung mit niedriger Umgebungstemperatur (R68.0)

T69.- Sonstige Schäden durch niedrige Temperatur
Exkl.: Erfrierungen (T33-T35)

T69.0 **Kälte-Nässe-Schaden der Hände oder Füße**
Schützengrabenfuß [Trench foot]

T69.1 **Frostbeulen**

T69.8 **Sonstige näher bezeichnete Schäden durch niedrige Temperatur**

T69.9 **Schaden durch niedrige Temperatur, nicht näher bezeichnet**

T70.- Schäden durch Luft- und Wasserdruck

T70.0 **Barotrauma des Ohres**
Aerootitis media
Ohrschäden durch Wechsel des Luft- oder Wasserdruckes

T70.1 **Barotrauma der Nasennebenhöhlen**
Aerosinusitis
Nasennebenhöhlen-Schäden durch Wechsel des Luftdruckes

Verletzungen, Vergiftungen u. bestimmte andere Folgen äußerer Ursachen Version 2.0 Stand November 2000

T70.2 Sonstige und nicht näher bezeichnete Schäden durch große Höhe
Barotrauma o.n.A.
Bergkrankheit
Höhenkrankheit
Sauerstoffmangel in großer Höhe

Exkl.: Polyglobulie durch Aufenthalt in großer Höhe (D75.1)

T70.3 Caissonkrankheit [Dekompressionskrankheit]
Druckluftkrankheit
Taucherkrankheit

T70.4 Schäden durch Hochdruckflüssigkeiten
Sprühinjektion
Hochdruck-Spritzverletzung (industriell)

T70.8 Sonstige Schäden durch Luft- und Wasserdruck
Explosionstrauma

T70.9 Schaden durch Luft- und Wasserdruck, nicht näher bezeichnet

T71 Erstickung

Ersticken (durch Strangulation)
Systemischer Sauerstoffmangel durch:
- mechanische Behinderung der Atmung
- niedrigen Sauerstoffgehalt der Umgebungsluft

Exkl.: Asphyxie durch:
- Aspiration von Nahrungsmittel oder Fremdkörper (T17.-)
- Kohlenmonoxid (T58)
- sonstige Gase, Dämpfe oder sonstiger Rauch (T59.-)
Atemnot (-Syndrom):
- des Erwachsenen (J80)
- des Neugeborenen (P22.-)
Sauerstoffmangel in großer Höhe (T70.2)

T73.- Schäden durch sonstigen Mangel

T73.0 Schäden durch Hunger
Hungertod
Nahrungsmittelmangel

T73.1 Schäden durch Durst
Wassermangel

T73.2 Erschöpfung durch Ausgesetztsein (gegenüber Witterungsunbilden)

T73.3 Erschöpfung durch übermäßige Anstrengung
Überanstrengung

T73.8 Sonstige Schäden durch Mangel

T73.9 Schaden durch Mangel, nicht näher bezeichnet

T74.- Mißbrauch von Personen

Kodiere zunächst die akute Verletzung, falls möglich.

T74.0 Vernachlässigen oder Imstichlassen

T74.1 Körperlicher Mißbrauch
Ehegattenmißhandlung o.n.A.
Kindesmißhandlung o.n.A.

T74.2 Sexueller Mißbrauch

Version 2.0 Stand November 2000   Verletzungen, Vergiftungen u. bestimmte andere Folgen äußerer Ursachen

T74.3   **Psychischer Mißbrauch**

T74.8   **Sonstige Formen des Mißbrauchs von Personen**
Mischformen

T74.9   **Mißbrauch von Personen, nicht näher bezeichnet**
Schäden durch Mißbrauch:
- eines Erwachsenen o.n.A.
- eines Kindes o.n.A.

T75.-   Schäden durch sonstige äußere Ursachen
Exkl.: Unerwünschte Nebenwirkungen, anderenorts nicht klassifiziert (T78.-)
Verbrennungen (elektrisch) (T20-T31)

T75.0   **Schäden durch Blitzschlag**
Schock durch Blitzschlag

T75.1   **Ertrinken und nichttödliches Untertauchen**
Schwimmkrampf
Untertauchen

T75.2   **Schäden durch Vibration**
Preßlufthammer-Syndrom
Schwindel durch Infraschall
Traumatisches Vasospasmus-Syndrom

T75.3   **Kinetose**
Luftkrankheit
Reisekrankheit
Seekrankheit

T75.4   **Schäden durch elektrischen Strom**
Schock durch elektrischen Strom
Stromtod

T75.8   **Sonstige näher bezeichnete Schäden durch äußere Ursachen**
Auswirkungen von:
- anomalen Gravitationskräften
- Schwerelosigkeit

T78.-   Unerwünschte Nebenwirkungen, anderenorts nicht klassifiziert
Hinw.: Diese Kategorie ist zur primären Verschlüsselung zu benutzen, um anderenorts nicht klassifizierbare Schäden durch unbekannte, nicht feststellbare oder ungenau bezeichnete Ursachen zu kennzeichnen. Bei der multiplen Verschlüsselung kann sie zusätzlich benutzt werden, um Auswirkungen von anderenorts klassifizierten Zuständen zu kennzeichnen.

Exkl.: Komplikationen chirurgischer und medizinischer Behandlung, anderenorts nicht klassifiziert (T80-T88)

T78.0   **Anaphylaktischer Schock durch Nahrungsmittelunverträglichkeit**

T78.1   **Sonstige Nahrungsmittelunverträglichkeit, anderenorts nicht klassifiziert**
Exkl.: Bakteriell bedingte Lebensmittelvergiftungen (A05.-)
Dermatitis durch aufgenommene Nahrungsmittel (L27.2)
Dermatitis durch Nahrungsmittel bei Hautkontakt (L23.6, L24.6, L25.4)

T78.2   **Anaphylaktischer Schock, nicht näher bezeichnet**
Allergischer Schock
Anaphylaktische Reaktion | o.n.A.
Anaphylaxie

Exkl.: Anaphylaktischer Schock durch:
- Nahrungsmittelunverträglichkeit (T78.0)
- Serum (T80.5)
- unerwünschte Nebenwirkung eines indikationsgerechten Arzneimittels bei ordnungsgemäßer Verabreichung (T88.6)

T78.3	**Angioneurotisches Ödem**
	Quincke-Ödem
	Urticaria gigantea
	Exkl.: Urtikaria (L50.-)
	Serumurtikaria (T80.6)

T78.4	**Allergie, nicht näher bezeichnet**
	Allergische Reaktion o.n.A.
	Idiosynkrasie o.n.A.
	Überempfindlichkeit o.n.A.
	Exkl.: Allergische Reaktion o.n.A. auf indikationsgerechtes Arzneimittel bei ordnungsgemäßer Verabreichung (T88.7)
	Näher bezeichnete Formen einer allergischen Reaktion, wie z.B.:
	• allergische Gastroenteritis und Kolitis (K52.2)
	• Dermatitis (L23-L25, L27.-)
	• Heuschnupfen (J30.1)

T78.8	Sonstige unerwünschte Nebenwirkungen, anderenorts nicht klassifiziert

T78.9	Unerwünschte Nebenwirkung, nicht näher bezeichnet
	Exkl.: Unerwünschte Nebenwirkung einer chirurgischen und medizinischen Behandlung o.n.A. (T88.9)

Bestimmte Frühkomplikationen eines Traumas (T79)

T79.-	**Bestimmte Frühkomplikationen eines Traumas, anderenorts nicht klassifiziert**
	Exkl.: Atemnotsyndrom:
	• des Erwachsenen (J80)
	• des Neugeborenen (P22.0)
	Komplikationen bei chirurgischen Eingriffen und medizinischer Behandlung, anderenorts nicht klassifiziert (T80-T88)
	Während oder nach medizinischen Maßnahmen (T80-T88)

T79.0	**Luftembolie (traumatisch)**
	Exkl.: Luftembolie als Komplikation bei:
	• Abort, Extrauteringravidität oder Molenschwangerschaft (O00-O07, O08.2)
	• Schwangerschaft, Geburt oder Wochenbett (O88.0)

T79.1	**Fettembolie (traumatisch)**
	Exkl.: Fettembolie als Komplikation bei:
	• Abort, Extrauteringravidität oder Molenschwangerschaft (O00-O07, O08.2)
	• Schwangerschaft, Geburt oder Wochenbett (O88.8)

T79.2	**Traumatisch bedingte sekundäre oder rezidivierende Blutung**

T79.3	**Posttraumatische Wundinfektion, anderenorts nicht klassifiziert**
	Soll der Infektionserreger angegeben werden, ist eine zusätzliche Schlüsselnummer (B95-B97) zu benutzen. Im Krankenhaus sollte diese Information immer verschlüsselt werden, wenn sie vorliegt.

Version 2.0 Stand November 2000   Verletzungen, Vergiftungen u. bestimmte andere Folgen äußerer Ursachen

T79.4   **Traumatischer Schock**
Schock (unmittelbar) (protrahiert) nach Verletzung

Exkl.: Schock (durch):
- als Komplikation bei Abort, Extrauteringravidität oder Molenschwangerschaft (O00-O07, O08.3)
- Anästhesie (T88.2)
- anaphylaktisch (durch):
  - indikationsgerechtes Arzneimittel bei ordnungsgemäßer Verabreichung (T88.6)
  - Nahrungsmittelunverträglichkeit (T78.0)
  - Serum (T80.5)
  - o.n.A. (T78.2)
- Blitzschlag (T75.0)
- elektrischen Strom (T75.4)
- Geburts- (O75.1)
- nichttraumatisch, anderenorts nicht klassifiziert (R57.-)
- postoperativ (T81.1)

T79.5   **Traumatische Anurie**
Crush-Syndrom
Nierenversagen nach Zerquetschung

T79.6   **Traumatische Muskelischämie**
Kompartmentsyndrom
Volkmann-Kontraktur [ischämische Muskelkontraktur]

T79.7   **Traumatisches subkutanes Emphysem**
Exkl.: Emphysem (subkutan) als Folge eines Eingriffes (T81.8)

T79.8   **Sonstige Frühkomplikationen eines Traumas**

T79.9   **Nicht näher bezeichnete Frühkomplikation eines Traumas**

Komplikationen bei chirurgischen Eingriffen und medizinischer Behandlung, anderenorts nicht klassifiziert (T80-T88)

Sollen die eingesetzten Hilfsmittel oder die näheren Umstände angegeben werden, sind zusätzliche Schlüsselnummern (Kapitel XX) zu benutzen.

Soll der Infektionserreger angegeben werden, ist eine zusätzliche Schlüsselnummer (B95-B97) zu benutzen. Im Krankenhaus sollte diese Information immer verschlüsselt werden, wenn sie vorliegt.

Exkl.: Jede Inanspruchnahme medizinischer Betreuung wegen postoperativer Zustände, bei denen keine Komplikationen bestehen, wie z.B.:
- Anpassen und Einstellen von Ektoprothesen (Z44.-)
- Verschluß eines äußeren Stomas (Z43.-)
- Vorhandensein einer künstlichen Körperöffnung (Z93.-)
Komplikationen bei chirurgischen Eingriffen während der Schwangerschaft, der Geburt oder des Wochenbettes (O00-O99)
Näher bezeichnete Komplikationen, die anderenorts klassifiziert sind, wie z.B.:
- Austritt von Liquor cerebrospinalis nach Lumbalpunktion (G97.0)
- Funktionsstörung nach Kolostomie (K91.4)
- Funktionsstörungen nach kardiochirurgischem Eingriff (I97.0-I97.1)
- Lymphödem nach Mastektomie (I97.2)
- Postlaminektomie-Syndrom, anderenorts nicht klassifiziert (M96.1)
- Störungen des Wasser- und Elektrolythaushaltes (E86-E87)
- Syndrom der blinden Schlinge nach chirurgischem Eingriff (K91.2)
- Syndrome des operierten Magens (K91.1)
Unerwünschte Nebenwirkungen von Arzneimitteln und Drogen (A00-R99, T78.-)
Verbrennungen oder Verätzungen durch lokale Applikationen und Bestrahlung (T20-T31)
Vergiftung durch und toxische Wirkungen von Arzneimitteln, Drogen und chemischen Substanzen (T36-T65)

T80.- Komplikationen nach Infusion, Transfusion oder Injektion zu therapeutischen Zwecken

Inkl.: Perfusion

Exkl.: Abstoßung eines Knochenmarktransplantates (T86.0)

T80.0 Luftembolie nach Infusion, Transfusion oder Injektion zu therapeutischen Zwecken

T80.1 Gefäßkomplikationen nach Infusion, Transfusion oder Injektion zu therapeutischen Zwecken
Phlebitis
Thrombembolie ⎫ nach Infusion, Transfusion oder Injektion zu therapeutischen Zwecken
Thrombophlebitis ⎭

Exkl.: Aufgeführte Zustände mit der Angabe:
- durch Prothesen, Implantate und Transplantate (T82.8, T83.8, T84.8, T85.8)
- nach medizinischen Maßnahmen (T81.7)

T80.2 Infektionen nach Infusion, Transfusion oder Injektion zu therapeutischen Zwecken
Infektion
Sepsis
Septikämie ⎫ nach Infusion, Transfusion oder Injektion zu therapeutischen Zwecken
Septischer Schock ⎭

Exkl.: Aufgeführte Zustände mit der Angabe:
- durch Prothesen, Implantate und Transplantate (T82.6-T82.7, T83.5-T83.6, T84.5-T84.7, T85.7)
- nach medizinischen Maßnahmen (T81.4)

T80.3 AB0-Unverträglichkeitsreaktion
Inkompatible Bluttransfusion
Reaktion durch Blutgruppenunverträglichkeit bei Infusion oder Transfusion

T80.4 Rh-Unverträglichkeitsreaktion
Reaktionen durch Rh-Faktor bei Infusion oder Transfusion

T80.5 Anaphylaktischer Schock durch Serum
Exkl.: Schock:
- allergisch o.n.A. (T78.2)
- anaphylaktisch:
  - durch unerwünschte Nebenwirkung eines indikationsgerechten Arzneimittels bei ordnungsgemäßer Verabreichung (T88.6)
  - o.n.A. (T78.2)

T80.6 Sonstige Serumreaktionen
Serumdermatitis
Serumintoxikation
Serumkrankheit
Serumurtikaria

Exkl.: Serumhepatitis (B16.-)

T80.8 Sonstige Komplikationen nach Infusion, Transfusion oder Injektion zu therapeutischen Zwecken

T80.9 Nicht näher bezeichnete Komplikation nach Infusion, Transfusion oder Injektion zu therapeutischen Zwecken
Transfusionsreaktion o.n.A.

T81.- Komplikationen bei Eingriffen, anderenorts nicht klassifiziert

Exkl.: Komplikation nach:
- Impfung [Immunisierung] (T88.0-T88.1)
- Infusion, Transfusion oder Injektion zu therapeutischen Zwecken (T80.-)
Näher bezeichnete, anderenorts klassifizierte Komplikationen, wie z.B.:
- Dermatitis durch Arzneimittel und Drogen (L23.3, L24.4, L25.1, L27.0-L27.1)
- Komplikation durch Prothesen, Implantate und Transplantate (T82-T85)
- Vergiftung durch und toxische Wirkung von Arzneimitteln, Drogen und chemischen Substanzen (T36-T65)
Unerwünschte Nebenwirkung von Arzneimitteln oder Drogen o.n.A. (T88.7)

Version 2.0 Stand November 2000   Verletzungen, Vergiftungen u. bestimmte andere Folgen äußerer Ursachen

T81.0   Blutung und Hämatom als Komplikation eines Eingriffes, anderenorts nicht klassifiziert
Blutung an jeder Lokalisation als Folge eines Eingriffes

Exkl.: Hämatom einer geburtshilflichen Wunde (O90.2)
Blutung durch Prothesen, Implantate und Transplantate (T82.8, T83.8, T84.8, T85.8)

T81.1   Schock während oder als Folge eines Eingriffes, anderenorts nicht klassifiziert

Kollaps o.n.A.	
Schock (endotoxisch) (hypovolämisch) (septisch)	während oder als Folge eines Eingriffes
Postoperativer Schock o.n.A.	

Exkl.: Schock (durch):
- als Folge von Abort, Extrauteringravidität oder Molenschwangerschaft (O00-O07, O08.3)
- Anästhesie (T88.2)
- anaphylaktisch (durch):
  - indikationsgerechtes Arzneimittel bei ordnungsgemäßer Verabreichung (T88.6)
  - Serum (T80.5)
  - o.n.A. (T78.2)
- elektrischen Strom (T75.4)
- Geburts- (O75.1)
- traumatisch (T79.4)

T81.2   Versehentliche Stich- oder Rißwunde während eines Eingriffes, anderenorts nicht klassifiziert
Versehentliche Perforation:

• Blutgefäß		Endoskop	
• Nerv	durch	Instrument / Katheter	während eines Eingriffes
• Organ		Sonde	

Exkl.: Instrumentelle Verletzung unter der Geburt (O70-O71)
Näher bezeichnete, anderenorts klassifizierte Komplikationen, wie z.B. Masters-Allen-Syndrom (N83.8)
Perforation, Stich- oder Rißwunde, verursacht durch absichtlich im Operationsgebiet belassenes Gerät oder Implantat (T82-T85)

T81.3   Aufreißen einer Operationswunde, anderenorts nicht klassifiziert

Dehiszenz	
Ruptur	einer Operationswunde

Exkl.: Dehiszenz einer:
- geburtshilflichen Dammwunde (O90.1)
- Kaiserschnittwunde (O90.0)

T81.4   Infektion nach einem Eingriff, anderenorts nicht klassifiziert
Abszeß:

• intraabdominal	
• Naht-	nach medizinischen Maßnahmen
• subphrenisch	
• Wund-	

Sepsis

Exkl.: Infektion (durch):
- Infusion, Transfusion oder Injektion zu therapeutischen Zwecken (T80.2)
- Prothesen, Implantate und Transplantate (T82.6-T82.7, T83.5-T83.6, T84.5-T84.7, T85.7)
Infektion der Wunde nach operativen geburtshilflichem Eingriff (O86.0)

T81.5   Fremdkörper, der versehentlich nach einem Eingriff in einer Körperhöhle oder Operationswunde zurückgeblieben ist

Adhäsionen	
Obstruktion	durch einen Fremdkörper, der versehentlich in einer Körperhöhle oder
Perforation	Operationswunde zurückgeblieben ist

Exkl.: Obstruktion oder Perforation, verursacht durch absichtlich im Körper belassene Prothesen und Implantate (T82.0-T82.5, T83.0-T83.4, T84.0-T84.4, T85.0-T85.6)

T81.6 **Akute Reaktion auf eine während eines Eingriffes versehentlich zurückgebliebene Fremdsubstanz**
Peritonitis:
• aseptisch
• durch chemische Substanzen

T81.7 **Gefäßkomplikationen nach einem Eingriff, anderenorts nicht klassifiziert**
Luftembolie nach einem Eingriff, anderenorts nicht klassifiziert

Exkl.: Embolie:
• als Komplikation bei:
• Abort, Extrauteringravidität oder Molenschwangerschaft (O00-O07, O08.2)
• Schwangerschaft, Geburt oder Wochenbett (O88.-)
• durch Prothesen, Implantate und Transplantate (T82.8, T83.8, T84.8, T85.8)
• nach Infusion, Transfusion und Injektion zu therapeutischen Zwecken (T80.0)
• traumatisch (T79.0)

T81.8 **Sonstige Komplikationen bei Eingriffen, anderenorts nicht klassifiziert**
Emphysem (subkutan) als Folge eines Eingriffes
Komplikation bei Inhalationstherapie
Persistierende postoperative Fistel

Exkl.: Maligne Hyperthermie durch Anästhesie (T88.3)
Hypothermie nach Anästhesie (T88.5)

T81.9 **Nicht näher bezeichnete Komplikation eines Eingriffes**

T82.- Komplikationen durch Prothesen, Implantate oder Transplantate im Herzen und in den Gefäßen

Exkl.: Versagen und Abstoßung von transplantierten Organen und Geweben (T86.-)

T82.0 **Mechanische Komplikation durch eine Herzklappenprothese**
Fehllage
Leckage
Obstruktion, mechanisch
Perforation   durch Herzklappenprothese
Protrusion
Verlagerung
Versagen (mechanisch)

T82.1 **Mechanische Komplikation durch ein kardiales elektronisches Gerät**
Unter T82.0 aufgeführte Zustände durch:
• Elektroden
• Impulsgenerator (Batterie)

T82.2 **Mechanische Komplikation durch Koronararterien-Bypass und Klappentransplantate**
Unter T82.0 aufgeführte Zustände durch Koronararterien-Bypass und Klappentransplantate

T82.3 **Mechanische Komplikation durch sonstige Gefäßtransplantate**
Unter T82.0 aufgeführte Zustände durch:
• Aorten- (Bifurkations-) Transplantat (Austausch)
• Arterientransplantat (Bypass) (A. carotis) (A. femoralis)

T82.4 **Mechanische Komplikation durch Gefäßkatheter bei Dialyse**
Unter T82.0 aufgeführte Zustände durch Gefäßkatheter bei Dialyse

Exkl.: Mechanische Komplikation durch Katheter zur Peritonealdialyse (T85.6)

Version 2.0 Stand November 2000   Verletzungen, Vergiftungen u. bestimmte andere Folgen äußerer Ursachen

T82.5 Mechanische Komplikation durch sonstige Geräte und Implantate im Herzen und in den Gefäßen
Unter T82.0 aufgeführte Zustände durch:
- arteriovenöse Fistel ⎤
- arteriovenösen Shunt ⎦ operativ angelegt
- Ballon- (Gegenpulsations-) Gerät
- Infusionskatheter
- künstliches Herz
- Vena-cava-Schirm

Exkl.: Mechanische Komplikation durch epiduralen oder subduralen Infusionskatheter (T85.6)

T82.6 Infektion und entzündliche Reaktion durch eine Herzklappenprothese

T82.7 Infektion und entzündliche Reaktion durch sonstige Geräte, Implantate oder Transplantate im Herzen und in den Gefäßen

T82.8 Sonstige Komplikationen durch Prothesen, Implantate oder Transplantate im Herzen und in den Gefäßen
Blutung ⎤
Embolie ⎟
Fibrose ⎟
Komplikation ⎟ durch Prothesen, Implantate oder Transplantate im Herzen und in den Gefäßen
Schmerzen ⎟
Stenose ⎟
Thrombose ⎦

T82.9 Nicht näher bezeichnete Komplikation durch Prothese, Implantat oder Transplantat im Herzen und in den Gefäßen

T83.- Komplikationen durch Prothesen, Implantate oder Transplantate im Urogenitaltrakt
Exkl.: Versagen und Abstoßung von transplantierten Organen und Geweben (T86.-)

T83.0 Mechanische Komplikation durch einen Harnwegskatheter (Verweilkatheter)
Unter T82.0 aufgeführte Zustände durch:
- Transurethraler Verweilkatheter
- Zystostomiekatheter

T83.1 Mechanische Komplikation durch sonstige Geräte oder Implantate im Harntrakt
Unter T82.0 aufgeführte Zustände durch:
- elektronischen Stimulator ⎤
- Sphinkterimplantat ⎟ im Harntrakt
- Stent ⎦

T83.2 Mechanische Komplikation durch ein Harnorgantransplantat
Unter T82.0 aufgeführte Zustände durch ein Harnorgantransplantat

T83.3 Mechanische Komplikation durch ein Intrauterinpessar
Unter T82.0 aufgeführte Zustände durch ein Intrauterinpessar

T83.4 Mechanische Komplikation durch sonstige Prothesen, Implantate oder Transplantate im Genitaltrakt
Unter T82.0 aufgeführte Zustände durch (implantierte) Penisprothese

T83.5 Infektion und entzündliche Reaktion durch Prothese, Implantat oder Transplantat im Harntrakt

T83.6 Infektion und entzündliche Reaktion durch Prothese, Implantat oder Transplantat im Genitaltrakt

T83.8 Sonstige Komplikationen durch Prothesen, Implantate oder Transplantate im Urogenitaltrakt
Unter T82.0 aufgeführte Zustände durch Prothesen, Implantate oder Transplantate im Urogenitaltrakt

T83.9 Nicht näher bezeichnete Komplikation durch Prothese, Implantat oder Transplantat im Urogenitaltrakt

Verletzungen, Vergiftungen u. bestimmte andere Folgen äußerer Ursachen   Version 2.0 Stand November 2000

T84.- Komplikationen durch orthopädische Endoprothesen, Implantate oder Transplantate
Exkl.: Knochenfraktur nach Einsetzen eines orthopädischen Implantates, einer Gelenkprothese oder einer Knochenplatte (M96.6)
Versagen und Abstoßung von transplantierten Organen und Geweben (T86.-)

T84.0 **Mechanische Komplikation durch eine Gelenkendoprothese**
Unter T82.0 aufgeführte Zustände durch eine Gelenkprothese

T84.1 **Mechanische Komplikation durch eine interne Osteosynthesevorrichtung an Extremitätenknochen**
Unter T82.0 aufgeführte Zustände durch eine interne Osteosynthesevorrichtung an Extremitätenknochen

T84.2 Mechanische Komplikation durch eine interne Osteosynthesevorrichtung an sonstigen Knochen
Unter T82.0 aufgeführte Zustände durch eine interne Osteosynthesevorrichtung an sonstigen Knochen

T84.3 Mechanische Komplikation durch sonstige Knochengeräte, -implantate oder -transplantate
Unter T82.0 aufgeführte Zustände durch:
- elektronischen Knochenstimulator
- Knochentransplantat

T84.4 Mechanische Komplikation durch sonstige intern verwendete orthopädische Geräte, Implantate und Transplantate
Unter T82.0 aufgeführte Zustände durch Muskel- oder Sehnentransplantat

T84.5 **Infektion und entzündliche Reaktion durch eine Gelenkendoprothese**

T84.6 **Infektion und entzündliche Reaktion durch eine interne Osteosynthesevorrichtung [jede Lokalisation]**

T84.7 Infektion und entzündliche Reaktion durch sonstige orthopädische Endoprothesen, Implantate oder Transplantate

T84.8 Sonstige Komplikationen durch orthopädische Endoprothesen, Implantate oder Transplantate
Unter T82.8 aufgeführte Zustände durch orthopädische Endoprothesen, Implantate oder Transplantate

T84.9 Nicht näher bezeichnete Komplikation durch orthopädische Endoprothese, Implantat oder Transplantat

T85.- Komplikationen durch sonstige interne Prothesen, Implantate oder Transplantate
Exkl.: Versagen und Abstoßung von transplantierten Organen und Geweben (T86.-)

T85.0 **Mechanische Komplikation durch einen ventrikulären, intrakraniellen Shunt**
Unter T82.0 aufgeführte Zustände durch einen ventrikulären, intrakraniellen Shunt

T85.1 Mechanische Komplikation durch einen implantierten elektronischen Stimulator des Nervensystems
Unter T82.0 aufgeführte Zustände durch elektronischen Nervenstimulator (Elektrode):
- Gehirn
- periphere Nerven
- Rückenmark

T85.2 Mechanische Komplikation durch eine intraokulare Linse
Unter T82.0 aufgeführte Komplikationen durch eine intraokulare Linse

T85.3 Mechanische Komplikation durch sonstige Augenprothesen, -implantate oder -transplantate
Unter T82.0 aufgeführte Zustände durch:
- Hornhauttransplantat
- Orbitaprothese

T85.4 Mechanische Komplikation durch Mammaprothese oder -implantat
Unter T82.0 aufgeführte Zustände durch Mammaprothese oder -implantat

T85.5 Mechanische Komplikation durch gastrointestinale Prothesen, Implantate oder Transplantate
Unter T82.0 aufgeführte Zustände durch:
- Gallengangprothese
- ösophageale Anti-Reflux-Vorrichtung

Version 2.0 Stand November 2000   Verletzungen, Vergiftungen u. bestimmte andere Folgen äußerer Ursachen

T85.6   Mechanische Komplikation durch sonstige näher bezeichnete interne Prothesen, Implantate oder Transplantate
Unter T82.0 aufgeführte Zustände durch:
- Dauernähte
- epiduralen und subduralen Infusionskatheter
- Katheter zur Peritonealdialyse
- nichtresorbierbares Operationsmaterial o.n.A.

Exkl.: Mechanische Komplikation durch Dauernähte (Draht) zur Fixierung von Knochen (T84.1-T84.2)

T85.7   Infektion und entzündliche Reaktion durch sonstige interne Prothesen, Implantate oder Transplantate

T85.71   Infektion und entzündliche Reaktion durch Katheter zur Peritonealdialyse
T85.78   Infektion und entzündliche Reaktion durch sonstige interne Prothesen, Implantate oder Transplantate

T85.8   Sonstige Komplikationen durch interne Prothesen, Implantate oder Transplantate, anderenorts nicht klassifiziert
Unter T82.8 aufgeführte Zustände durch interne Prothesen, Implantate oder Transplantate, anderenorts nicht klassifiziert

T85.81   Sonstige Komplikationen durch interne Prothesen, Implantate oder Transplantate im Nervensystem
T85.88   Sonstige Komplikationen durch interne Prothesen, Implantate oder Transplantate, anderenorts nicht klassifiziert

T85.9   Nicht näher bezeichnete Komplikation durch interne Prothese, Implantat oder Transplantat
Komplikation durch interne Prothese, Implantat oder Transplantat o.n.A.

T86.-   Versagen und Abstoßung von transplantierten Organen und Geweben

T86.0   Abstoßung eines Knochenmarktransplantates
Graft-versus-host-Reaktion oder -Krankheit

T86.1   Versagen und Abstoßung eines Nierentransplantates

T86.2   Versagen und Abstoßung eines Herztransplantates
Exkl.: Komplikation durch:
- Herz-Lungen-Transplantat (T86.3)
- Künstliches Herzgerät (T82.-)

T86.3   Versagen und Abstoßung eines Herz-Lungen-Transplantates

T86.4   Versagen und Abstoßung eines Lebertransplantates

T86.8   Versagen und Abstoßung sonstiger transplantierter Organe und Gewebe

T86.81   Lungentransplantat
T86.82   Pankreastransplantat
T86.88   Sonstige transplantierte Organe und Gewebe

T86.9   Versagen und Abstoßung eines nicht näher bezeichneten transplantierten Organes und Gewebes

T87.-   Komplikationen, die für Replantation und Amputation bezeichnend sind

T87.0   Komplikationen durch replantierte (Teile der) obere(n) Extremität

T87.1   Komplikationen durch replantierte (Teile der) untere(n) Extremität

T87.2   Komplikationen durch sonstigen replantierten Körperteil

T87.3   Neurom des Amputationsstumpfes

T87.4   Infektion des Amputationsstumpfes

T87.5   Nekrose des Amputationsstumpfes

T87.6 Sonstige und nicht näher bezeichnete Komplikationen am Amputationsstumpf
Amputationsstumpf:
- (Flexions-) Kontraktur (des benachbarten proximalen Gelenkes)
- Hämatom
- Ödem

Exkl.: Phantomglied (G54.6-G54.7)

T88.- Sonstige Komplikationen bei chirurgischen Eingriffen und medizinischer Behandlung, anderenorts nicht klassifiziert
Exkl.: Komplikationen nach:
- Eingriffen, anderenorts nicht klassifiziert (T81.-)
- Infusion, Transfusion oder Injektion zu therapeutischen Zwecken (T80.-)
Näher bezeichnete, anderenorts klassifizierte Komplikationen, wie z.B.:
- Dermatitis durch Arzneimittel und Drogen (L23.3, L24.4, L25.1, L27.0-L27.1)
- Komplikation bei:
  - geburtshilfliche Operationen und Maßnahmen (O75.4)
  - Geräte, Implantate und Transplantate (T82-T85)
- Komplikationen bei Anästhesie:
  - im Wochenbett (O89.-)
  - in der Schwangerschaft (O29.-)
  - während der Wehentätigkeit und bei der Entbindung (O74.-)
- Vergiftung durch und toxische Wirkung von Arzneimitteln, Drogen und chemischen Substanzen (T36-T65)
Versehentliche Stich- oder Rißwunde während eines Eingriffes (T81.2)

T88.0 Infektion nach Impfung [Immunisierung]
Sepsis
Septikämie | nach Impfung [Immunisierung]

T88.1 Sonstige Komplikationen nach Impfung [Immunisierung], anderenorts nicht klassifiziert
Hautausschlag nach Impfung

Exkl.: Anaphylaktischer Schock durch Serum (T80.5)
Arthritis nach Impfung [Immunisierung] (M02.2-)
Enzephalitis nach Impfung [Immunisierung] (G04.0)
Sonstige Serumreaktionen (T80.6)

T88.2 Schock durch Anästhesie
Schock durch Anästhesie bei ordnungsgemäßer Verabreichung eines indikationsgerechten Arzneimittels

Exkl.: Komplikationen bei Anästhesie:
- durch Überdosis oder Verabreichung einer falschen Substanz (T36-T50)
- im Wochenbett (O89.-)
- in der Schwangerschaft (O29.-)
- während der Wehentätigkeit und bei der Entbindung (O74.-)
Postoperativer Schock o.n.A. (T81.1)

T88.3 Maligne Hyperthermie durch Anästhesie

T88.4 Mißlungene oder schwierige Intubation

T88.5 Sonstige Komplikationen infolge Anästhesie
Hypothermie nach Anästhesie

T88.6 Anaphylaktischer Schock als unerwünschte Nebenwirkung eines indikationsgerechten Arzneimittels oder einer indikationsgerechten Droge bei ordnungsgemäßer Verabreichung
Exkl.: Anaphylaktischer Schock durch Serum (T80.5)

T88.7	Nicht näher bezeichnete unerwünschte Nebenwirkung eines Arzneimittels oder einer Droge

Allergische Reaktion
Idiosynkrasie
Überempfindlichkeit
Unerwünschte Nebenwirkung
Arzneimittel-:
• Reaktion o.n.A.
• Überempfindlichkeit o.n.A.

durch indikationsgerechtes Arzneimittel oder indikationsgerechte Droge bei ordnungsgemäßer Verabreichung

Exkl.: Näher bezeichnete unerwünschte Nebenwirkungen von Arzneimitteln und Drogen (A00-R99, T80-T88.6, T88.8)

T88.8 Sonstige näher bezeichnete Komplikationen bei chirurgischen Eingriffen und medizinischer Behandlung, anderenorts nicht klassifiziert

T88.9 Komplikation bei chirurgischen Eingriffen und medizinischer Behandlung, nicht näher bezeichnet
Exkl.: Unerwünschte Nebenwirkung o.n.A. (T78.9)

Sonstige Komplikationen eines Traumas, anderenorts nicht klassifiziert (T89)

T89.- Sonstige näher bezeichnete Komplikationen eines Traumas

T89.0 Komplikationen einer offenen Wunde
Soll der Infektionserreger angegeben werden, ist eine zusätzliche Schlüsselnummer (B95-B97) zu benutzen. Im Krankenhaus sollte diese Information immer verschlüsselt werden, wenn sie vorliegt.

T89.00 Nicht näher bezeichnet
T89.01 Fremdkörper (mit oder ohne Infektion)
T89.02 Infektion
T89.03 Sonstige
Verzögerte Behandlung
Verzögerte Wundheilung

Folgen von Verletzungen, Vergiftungen und sonstigen Auswirkungen äußerer Ursachen (T90-T98)

Hinw.: Diese Kategorien sind zu benutzen, um bei Zuständen aus S00-S99 und T00-T88 anzuzeigen, daß sie anderenorts klassifizierte Spätfolgen verursacht haben. Zu den „Folgen" zählen Zustände, die als Folgen oder Spätfolgen bezeichnet sind oder die ein Jahr oder länger nach der akuten Verletzung bestehen.

T90.- Folgen von Verletzungen des Kopfes

T90.0 Folgen einer oberflächlichen Verletzung des Kopfes
Folgen einer Verletzung, die unter S00.- klassifizierbar ist

T90.1 Folgen einer offenen Wunde des Kopfes
Folgen einer Verletzung, die unter S01.- klassifizierbar ist

T90.2 Folgen einer Fraktur des Schädels und der Gesichtsschädelknochen
Folgen einer Verletzung, die unter S02.- klassifizierbar ist

T90.3 Folgen einer Verletzung der Hirnnerven
Folgen einer Verletzung, die unter S04.- klassifizierbar ist

T90.4 Folgen einer Verletzung des Auges und der Orbita
Folgen einer Verletzung, die unter S05.- klassifizierbar ist

Verletzungen, Vergiftungen u. bestimmte andere Folgen äußerer Ursachen   Version 2.0 Stand November 2000

T90.5 **Folgen einer intrakraniellen Verletzung**
Folgen einer Verletzung, die unter S06.- klassifizierbar ist

T90.8 **Folgen sonstiger näher bezeichneter Verletzungen des Kopfes**
Folgen einer Verletzung, die unter S03, S07-S08 und S09.0-S09.8 klassifizierbar ist

T90.9 **Folgen einer nicht näher bezeichneten Verletzung des Kopfes**
Folgen einer Verletzung, die unter S09.9 klassifizierbar ist

T91.- Folgen von Verletzungen des Halses und des Rumpfes

T91.0 **Folgen einer oberflächlichen Verletzung und einer offenen Wunde des Halses und des Rumpfes**
Folgen einer Verletzung, die unter S10-S11, S20-S21, S30-S31 und T09.0—T09.1 klassifizierbar ist

T91.1 **Folgen einer Fraktur der Wirbelsäule**
Folgen einer Verletzung, die unter S12.-, S22.0-, S22.1., S32.0-, S32.7 und T08 klassifizierbar ist

T91.2 **Folgen einer sonstigen Fraktur des Thorax und des Beckens**
Folgen einer Verletzung, die unter S22.2-S22.9, S32.1-S32.5 und S32.8- klassifizierbar ist

T91.3 **Folgen einer Verletzung des Rückenmarkes**
Folgen einer Verletzung, die unter S14.0-S14.1-, S24.0-S24.1-, S34.0-S34.1 und T09.3 klassifizierbar ist

T91.4 **Folgen einer Verletzung der intrathorakalen Organe**
Folgen einer Verletzung, die unter S26-S27 klassifizierbar ist

T91.5 **Folgen einer Verletzung der intraabdominalen Organe und der Beckenorgane**
Folgen einer Verletzung, die unter S36-S37 klassifizierbar ist

T91.8 **Folgen sonstiger näher bezeichneter Verletzungen des Halses und des Rumpfes**
Folgen einer Verletzung, die unter S13.-, S14.2-S14.6, S15-S18, S19.7-S19.8, S23.-, S24.2-S24.6, S25.-, S28.-, S29.0-S29.8, S33.-, S34.2-S34.8, S35.-, S38.-, S39.0-S39.8, T09.2 und T09.4-T09.8 klassifizierbar ist

T91.9 **Folgen einer nicht näher bezeichneten Verletzung des Halses und des Rumpfes**
Folgen einer Verletzung, die unter S19.9, S29.9, S39.9 und T09.9 klassifizierbar ist

T92.- Folgen von Verletzungen der oberen Extremität

T92.0 **Folgen einer offenen Wunde der oberen Extremität**
Folgen einer Verletzung, die unter S41.-, S51.-, S61.- und T11.1 klassifizierbar ist

T92.1 **Folgen einer Fraktur des Armes**
Folgen einer Verletzung, die unter S42.-, S52.- und T10 klassifizierbar ist

T92.2 **Folgen einer Fraktur in Höhe des Handgelenkes und der Hand**
Folgen einer Verletzung, die unter S62.- klassifizierbar ist

T92.3 **Folgen einer Luxation, Verstauchung oder Zerrung der oberen Extremität**
Folgen einer Verletzung, die unter S43.-, S53.-, S63.- und T11.2 klassifizierbar ist

T92.4 **Folgen einer Verletzung von Nerven der oberen Extremität**
Folgen einer Verletzung, die unter S44.-, S54.-, S64.- und T11.3 klassifizierbar ist

T92.5 **Folgen einer Verletzung von Muskeln und Sehnen der oberen Extremität**
Folgen einer Verletzung, die unter S46.-, S56.-, S66.- und T11.5 klassifizierbar ist

T92.6 **Folgen einer Zerquetschung oder einer traumatischen Amputation der oberen Extremität**
Folgen einer Verletzung, die unter S47-S48, S57-S58, S67-S68 und T11.6 klassifizierbar ist

T92.8 **Folgen sonstiger näher bezeichneter Verletzungen der oberen Extremität**
Folgen einer Verletzung, die unter S40.-, S45.-, S49.7-S49.8, S50.-, S55.-, S59.7-S59.8, S60.-, S65.-, S69.7-S69.8, T11.0-, T11.4 und T11.8 klassifizierbar ist

Version 2.0 Stand November 2000 Verletzungen, Vergiftungen u. bestimmte andere Folgen äußerer Ursachen

T92.9 **Folgen einer nicht näher bezeichneten Verletzung der oberen Extremität**
Folgen einer Verletzung, die unter S49.9, S59.9, S69.9 und T11.9 klassifizierbar ist

T93.- Folgen von Verletzungen der unteren Extremität

T93.0 **Folgen einer offenen Wunde der unteren Extremität**
Folgen einer Verletzung, die unter S71.-, S81.-, S91.- und T13.1 klassifizierbar ist

T93.1 **Folgen einer Fraktur des Femurs**
Folgen einer Verletzung, die unter S72.- klassifizierbar ist

T93.2 **Folgen sonstiger Frakturen der unteren Extremität**
Folgen einer Verletzung, die unter S82.-, S92.- und T12 klassifizierbar ist

T93.3 **Folgen einer Luxation, Verstauchung oder Zerrung der unteren Extremität**
Folgen einer Verletzung, die unter S73.-, S83.-, S93.- und T13.2 klassifizierbar ist

T93.4 **Folgen einer Verletzung von Nerven der unteren Extremität**
Folgen einer Verletzung, die unter S74.-, S84.-, S94.- und T13.3 klassifizierbar ist

T93.5 **Folgen einer Verletzung von Muskeln und Sehnen der unteren Extremität**
Folgen einer Verletzung, die unter S76.-, S86.-, S96.- und T13.5 klassifizierbar ist

T93.6 **Folgen einer Zerquetschung oder einer traumatischen Amputation der unteren Extremität**
Folgen einer Verletzung, die unter S77-S78, S87-S88, S97-S98 und T13.6 klassifizierbar ist

T93.8 **Folgen sonstiger näher bezeichneter Verletzungen der unteren Extremität**
Folgen einer Verletzung, die unter S70.-, S75.-, S79.7-S79.8, S80.-, S85.-, S89.7-S89.8, S90.-, S95.-, S99.7-S99.8, T13.0-, T13.4, und T13.8 klassifizierbar ist

T93.9 **Folgen einer nicht näher bezeichneten Verletzung der unteren Extremität**
Folgen einer Verletzung, die unter S79.9, S89.9, S99.9 und T13.9 klassifizierbar ist

T94.- Folgen von Verletzungen mehrerer oder nicht näher bezeichneter Körperregionen

T94.0 **Folgen von Verletzungen mehrerer Körperregionen**
Folgen einer Verletzung, die unter T00-T07 klassifizierbar ist

T94.1 **Folgen von Verletzungen nicht näher bezeichneter Körperregionen**
Folgen einer Verletzung, die unter T14.- klassifizierbar ist

T95.- Folgen von Verbrennungen, Verätzungen oder Erfrierungen

T95.0 **Folgen einer Verbrennung, Verätzung oder Erfrierung des Kopfes oder des Halses**
Folgen einer Verletzung, die unter T20.-, T33.0-T33.1, T34.0-T34.1 und T35.2 klassifizierbar ist

T95.1 **Folgen einer Verbrennung, Verätzung oder Erfrierung des Rumpfes**
Folgen einer Verletzung, die unter T21.-, T33.2-T33.3, T34.2-T34.3 und T35.3 klassifizierbar ist

T95.2 **Folgen einer Verbrennung, Verätzung oder Erfrierung der oberen Extremität**
Folgen einer Verletzung, die unter T22-T23, T33.4-T33.5, T34.4-T34.5 und T35.4 klassifizierbar ist

T95.3 **Folgen einer Verbrennung, Verätzung oder Erfrierung der unteren Extremität**
Folgen einer Verletzung, die unter T24-T25, T33.6-T33.8, T34.6-T34.8 und T35.5 klassifizierbar ist

T95.4 **Folgen einer Verbrennung oder Verätzung, die nur nach der Größe der betroffenen Körperoberfläche klassifizierbar ist**
Folgen einer Verletzung, die unter T31-T32 klassifizierbar ist

T95.8 **Folgen einer sonstigen näher bezeichneten Verbrennung, Verätzung oder Erfrierung**
Folgen einer Verletzung, die unter T26-T29, T35.0-T35.1 und T35.6 klassifizierbar ist

T95.9 **Folgen einer nicht näher bezeichneten Verbrennung, Verätzung oder Erfrierung**
Folgen einer Verletzung, die unter T30.-, T33.9, T34.9 und T35.7 klassifizierbar ist

T96 **Folgen einer Vergiftung durch Arzneimittel, Drogen und biologisch aktive Substanzen**
Folgen einer Vergiftung, die unter T36-T50 klassifizierbar ist

T97 **Folgen toxischer Wirkungen von vorwiegend nicht medizinisch verwendeten Substanzen**
Folgen toxischer Wirkungen, die unter T51-T65 klassifizierbar sind

T98.- **Folgen sonstiger und nicht näher bezeichneter Wirkungen äußerer Ursachen**

T98.0 Folgen der Auswirkungen von Fremdkörpern in natürlichen Körperöffnungen
Folgen von Auswirkungen, die unter T15-T19 klassifizierbar sind

T98.1 Folgen sonstiger und nicht näher bezeichneter Schäden durch äußere Ursachen
Folgen von Schäden, die unter T66-T78 klassifizierbar sind

T98.2 Folgen bestimmter Frühkomplikationen eines Traumas
Folgen von Komplikationen, die unter T79.- klassifizierbar sind

T98.3 Folgen von Komplikationen bei chirurgischen Eingriffen und medizinischer Behandlung, anderenorts nicht klassifiziert
Folgen von Komplikationen, die unter T80-T88 klassifizierbar sind

Kapitel XX

Äußere Ursachen von Morbidität und Mortalität (V01-Y98)

Dieses Kapitel, das in den vorangegangenen Revisionen der ICD als ergänzende Klassifikation bestand, ermöglicht die Klassifizierung von Umweltereignissen und Umständen als Ursache von Verletzungen, Vergiftungen und anderen schädlichen Wirkungen. In Fällen, in denen eine Schlüsselnummer aus diesem Kapitel anwendbar ist, soll diese zusätzlich zu einer die Art des Zustandes bezeichnenden Schlüsselnummer aus einem anderen Kapitel der Klassifikation benutzt werden. Meistens wird der Zustand mit einer Schlüsselnummer aus dem Kapitel XIX „Verletzungen, Vergiftungen und bestimmte andere Folgen äußerer Ursachen (S00-T98)" zu klassifizieren sein.

Dieses Kapitel gliedert sich in folgende Gruppen:

V01-X59	Unfälle
X60-X84	Vorsätzliche Selbstbeschädigung
X85-Y09	Tätlicher Angriff
Y10-Y34	Ereignis, dessen nähere Umstände unbestimmt sind
Y35-Y36	Gesetzliche Maßnahmen und Kriegshandlungen
Y40-Y84	Komplikationen bei der medizinischen und chirurgischen Behandlung

Unfälle (V01-X59)

Transportmittelunfall

Inkl.: Busunfall
Eisenbahnunfall
Fahrradunfall
Fußgängerunfall
Lieferwagenunfall
LKW-Unfall
Luftverkehrsunfall
Motorradunfall
PKW-Unfall
Reitunfall oder Unfall eines tierbespannten Fahrzeuges
Straßenbahnunfall
Unfall mit einem Spezialfahrzeug
Wasserfahrzeugunfall

Exkl.: Ereignis, dessen Umstände unbestimmt sind (Y34.9)
Ertrinken und Untergehen durch freiwilligen Sprung von einem Boot, das nicht an einem Unfall beteiligt ist (X59.9)
Exposition gegenüber Luftdruckwechsel beim Aufsteigen oder Landen (W94.9)
Spezialfahrzeug bei Benutzung im Stand oder bei Instandhaltung (W49.9)
Tätlicher Angriff durch vorsätzlich verursachten Kraftfahrzeugunfall (Y09.9)
Vorsätzliche Selbstbeschädigung (X84.9)
Zusammenstoß eines Fußgängers (oder eines von ihm benutzten Beförderungsmittels) mit anderem Fußgänger (oder von diesem benutzten Beförderungsmittel) (X59.9)

Äußere Ursachen von Morbidität und Mortalität   Version 2.0 Stand November 2000

W49.9! **Unfall durch Exposition gegenüber mechanischen Kräften unbelebter Objekte**
Inkl.: Exposition gegenüber:
- Lärm
- Vibration

Unfall durch:
- Eindringen eines Fremdkörpers durch die Haut
- (fallende) (geworfene) Gegenstände
- Feuerwaffen
- Feuerwerkskörper
- Kesselexplosion
- Maschinen
- Messerstich
- Werkzeuge

Exkl.: Ätzende Flüssigkeit (X49.9)
Aspiration oder Verschlucken eines Fremdkörpers mit Verschluß der Atemwege (X59.9)
Einsturz eines brennenden Gebäudes (X59.9)
Exposition gegenüber elektrischem Strom (W87.9)
Fallender Gegenstand bei Naturkatastrophe (X59.9)
Kontakt oder Zusammenstoß mit Tieren oder Personen (W64.9)
Sturz im Zusammenhang mit Glas (X59.9)
Tätlicher Angriff (Y09.9)
Vorsätzliche Selbstbeschädigung (X84.9)

W64.9! **Unfall durch Exposition gegenüber mechanischen Kräften belebter Objekte**
Inkl.: Gequetscht- oder Gestoßenwerden bei Menschenansammlung oder von in Panik geratener Menschenmenge
Insektenstich, nichtgiftig
Tierbiß (nichtgiftig)
Verletzung an Pflanzen (nichtgiftig)

Exkl.: Bisse, giftig (X29.9)
Getroffenwerden von Gegenständen (W49.9)
Stiche (giftig) (X29.9)
Sturz durch Zusammenstoß eines Fußgängers (oder eines von ihm benutzten Beförderungsmittels) mit anderem Fußgänger (oder von diesem benutzten Beförderungsmittel) (X59.9)
Tätlicher Angriff (Y09.9)

W87.9! **Unfall durch elektrischen Strom**
Inkl.: Elektrischer Schlag
Verbrennung durch elektrischen Strom

W91.9! **Strahlenunfall**
Inkl.: Exposition gegenüber:
- ionisierende Strahlung
- Isotopenstrahlung
- künstliches sichtbares Licht
- künstliches ultraviolettes Licht
- Röntgenstrahlung

W92.9! **Unfall durch künstliche Hitze**
Exposition gegenüber übermäßiger, künstlich erzeugter Hitze

W93.9! **Unfall durch künstliche Kälte**
Exposition gegenüber übermäßiger, künstlich erzeugter Kälte

W94.9! **Unfall durch Luftdruckwechsel**
Exposition gegenüber (nicht wetterbedingtem) hohem oder niedrigem Luftdruck

X19.9!	**Verbrennung oder Verbrühung durch Hitze oder heiße Substanzen** Verbrennung oder Verbrühung durch heiße: • Dämpfe • Flüssigkeiten • Gase • Gegenstände • Nahrungsmittel • sonstige Materialien *Exkl.:* Exposition gegenüber: • Feuer und Flammen (X59.9) • übermäßige natürliche Hitze (X59.9) Gegenstände, die üblicherweise nicht heiß sind, z.B. ein Gegenstand, der durch einen Hausbrand erhitzt wurde (X59.9)
X29.9!	**Unfall durch Kontakt mit giftigen Pflanzen oder Tieren** *Inkl.:* Giftiger Tierbiß oder Insektenstich Verletzung an giftigen Pflanzen *Exkl.:* Verzehr von giftigen Tieren oder Pflanzen (X49.9) Echse (nichtgiftig) (W64.9) Schlange, nichtgiftig (W64.9) Meerestiere, nichtgiftig (W64.9) Stichwunde o.n.A. durch Pflanzendornen oder -stacheln (W64.9)
X49.9!	**Akzidentelle Vergiftung** *Inkl.:* Akzidentelle Überdosierung eines Arzneimittels oder einer Droge Irrtümliche Verabreichung oder Einnahme eines falschen Arzneimittels Vergiftung (akzidentell) durch und Exposition gegenüber: • Alkohol • Arzneimittel, Drogen und sonstige biologisch aktive Substanzen • ätzende Flüssigkeit • halogenierte Kohlenwasserstoffe • organische Lösungsmittel • Schädlingsbekämpfungsmittel Verzehr von giftigen Tieren und Pflanzen *Exkl.:* Anwendung in suizidaler Absicht oder zum Zwecke der Tötung oder Schädigung oder bei sonstigen, unter X84.9, Y09.9, Y34.9 klassifizierbaren Sachverhalten Kontakt mit giftigen Tieren und Pflanzen (X29.9) Unerwünschte Nebenwirkung durch indikationsgerecht angewendete und in therapeutischer oder prophylaktischer Dosierung korrekt verabreichte Arzneimittel (Y57.9, Y59.9)

Äußere Ursachen von Morbidität und Mortalität   Version 2.0 Stand November 2000

X59.9! **Sonstiger und nicht näher bezeichneter Unfall**
  Inkl.: (Akzidentelle) Exposition gegenüber sonstigen Faktoren
  Aspiration
  Einsturz eines brennenden Gebäudes
  Ersticken im Bett
  Ertrinken und Untergehen
  Exposition gegenüber:
  • Feuer und Flammen
  • Rauch
  • Sonnenlicht
  • übermäßige natürliche Hitze und Kälte
  Fallende Gegenstände bei Naturkatastrophen
  Opfer von :
  • Blitzschlag
  • Erdbeben
  • Lawine
  • Sturmkatastrophe
  • Überschwemmung
  Strangulierung
  Unfall durch Sturz (ins Wasser)
  Verletzung oder Krankheit durch Überanstrengung sowie durch anstrengende oder wiederholte Bewegungen, auch beim Sport

  Exkl.: Berührung mit oder Inhalation von:
  • Flüssiggas (W93.9)
  • Trockeneis (W93.9)
  Brandstiftung (Y09.9)
  Durch Explosion entstandener Brand (W49.9)
  Ertrinken und Untergehen durch:
  • Transportmittelunfälle (V99)
  • Wasserfahrzeugunfall (V99)
  Gequetscht- oder Gestoßenwerden bei Menschenansammlung oder von in Panik geratener Menschenmenge (W64.9)
  Künstlich erzeugte Kälte (W93.9)
  Obstruktion des Ösophagus durch Nahrungsmittel, Fremdkörper oder Erbrochenes, ohne Angabe von Asphyxie oder Obstruktion der Atemwege (W49.9)
  Sturz (aus) (in) (von):
  • im Zusammenhang mit Geräten und Anlagen für Freizeitgestaltung (W49.9)
  • Maschinen (in Betrieb) (W49.9)
  • Transportfahrzeug (V99)
  Tätlicher Angriff (Y09.9)
  Transportmittelunfälle (V99)
  Übermäßige, künstlich erzeugte Hitze (W92.9)
  Verletzung, ausgenommen Asphyxie oder Obstruktion der Atemwege, durch Nahrungsmittel, Fremdkörper oder Erbrochenes (W49.9)
  Verletzung durch Umstürzen von Bäumen oder sonstigen Objekten durch Blitzschlag (W49.9)
  Vernachlässigung oder Verlassen (Y09.9)
  Verschüttetwerden ohne Asphyxie oder Ersticken (W49.9)

Vorsätzliche Selbstbeschädigung (X60-X84)

X84.9! **Vorsätzliche Selbstbeschädigung**
  Inkl.: Selbsttötung (Versuch)
    Vorsätzlich selbstzugefügte Vergiftung oder Verletzung

Äußere Ursachen von Morbidität und Mortalität

Tätlicher Angriff
(X85-Y09)

Y09.9! **Tätlicher Angriff**
Inkl.: Mißhandlung
Notzucht
Tätlicher Angriff mit:
• Arzneimittel
• Chemikalien
• Waffen
Tötung
Verletzungen durch eine andere Person in Verletzungs- oder Tötungsabsicht auf jede Art und Weise
Vernachlässigung
Vorsätzlich verursachter Kraftfahrzeugunfall

Exkl.: Verletzungen durch:
• gesetzliche Maßnahme (Y35.7)
• Kriegshandlungen (Y36.9)

Ereignis, dessen nähere Umstände unbestimmt sind
(Y10-Y34)

Y34.9! **Nicht näher bezeichnetes Ereignis, Umstände unbestimmt**
Inkl.: Selbstzugefügte Verletzung, Exposition und jegliche Gewalteinwirkung, bei der wegen unzureichender Informationen keine Unterscheidung zwischen Unfall, Selbstbeschädigung oder tätlichem Angriff möglich ist

Exkl.: Selbstzugefügte Vergiftung, bei der nicht angegeben ist, ob sie durch Unfall oder in Schädigungsabsicht zustande gekommen ist (X49.9)

Gesetzliche Maßnahmen und Kriegshandlungen
(Y35-Y36)

Y35.7! **Verletzung bei gesetzlichen Maßnahmen**
Inkl.: Verletzung bei gesetzlichen Maßnahmen durch Tränengas, Knüppelschlag oder Feuerwaffe

Y36.9! **Verletzungen durch Kriegshandlungen**
Inkl.: Verletzung bei Unruhen

Komplikationen bei der medizinischen und chirurgischen Behandlung
(Y40-Y84)

Inkl.: Chirurgische und medizinische Maßnahmen als Ursache einer abnormen Reaktion eines Patienten oder einer späteren Komplikation, ohne Angabe eines Zwischenfalls zum Zeitpunkt der Durchführung der Maßnahme
Indikationsgerecht angewendetes und in therapeutischer oder prophylaktischer Dosierung korrekt verabreichtes Arzneimittel als Ursache einer unerwünschten Nebenwirkung
Komplikationen durch medizintechnische Geräte und Produkte
Zwischenfälle bei der medizinischen und chirurgischen Behandlung

Exkl.: Akzidentelle Überdosierung eines Arzneimittels oder einer Droge, irrtümliche Verabreichung oder Einnahme eines falschen Arzneimittels (X49.9)

Y57.9! **Komplikationen durch Arzneimittel oder Drogen**
Inkl.: Unerwünschte Nebenwirkung von Arzneimitteln und Drogen bei indikationsgerechter Anwendung und in korrekter therapeutischer oder prophylaktischer Dosierung

Exkl.: Unfälle bei der Verabreichungsmethode von Arzneimitteln, Drogen oder biologisch aktiven Substanzen bei medizinischen und chirurgischen Maßnahmen (Y69)

Y59.9! **Komplikationen durch Impfstoffe oder biologisch aktive Substanzen**
Inkl.: Unerwünschte Nebenwirkung von Impfstoffen und sonstigen biologisch aktiven Substanzen bei indikationsgerechter Anwendung und in korrekter therapeutischer oder prophylaktischer Dosierung

Exkl.: Unfälle bei der Verabreichungsmethode von Arzneimitteln, Drogen oder biologisch aktiven Substanzen bei medizinischen und chirurgischen Maßnahmen (Y69)

Y69! **Zwischenfälle bei chirurgischem Eingriff und medizinischer Behandlung**
Inkl.: Dosierungsfehler
Kontaminierte Substanzen
Unzulängliche aseptische Kautelen
Versehentlich im Körper zurückgelassener Fremdkörper
Versehentliche(r) Schnitt, Punktion, Perforation oder Blutung
Vorzeitiger Behandlungsabbruch

Exkl.: Chirurgische und medizinische Maßnahmen als Ursache einer abnormen Reaktion eines Patienten oder einer späteren Komplikation, ohne Angabe eines Zwischenfalls zum Zeitpunkt der Durchführung der Maßnahme (Y84.9)
Medizintechnische Geräte und Produkte im Zusammenhang mit Zwischenfällen bei diagnostischer und therapeutischer Anwendung (Y82.8)

Y82.8! **Zwischenfälle durch medizintechnische Geräte und Produkte**
Inkl.: (Medizintechnische) Geräte und Produkte im Zusammenhang mit Zwischenfällen bei diagnostischer und therapeutischer Anwendung

Y84.9! **Zwischenfälle durch medizinische Maßnahmen, nicht näher bezeichnet**
Inkl.: Chirurgische und sonstige medizinische Maßnahmen als Ursache einer abnormen Reaktion eines Patienten oder einer späteren Komplikation, ohne Angabe eines Zwischenfalls zum Zeitpunkt der Durchführung der Maßnahme

Kapitel XXI

Faktoren, die den Gesundheitszustand beeinflussen und zur Inanspruchnahme des Gesundheitswesens führen
(Z00-Z99)

Hinw.: Dieses Kapitel sollte nicht für internationale Vergleiche oder für die unikausale Mortalitätsverschlüsselung benutzt werden.

Die Kategorien Z00-Z99 sind für Fälle vorgesehen, in denen Sachverhalte als „Diagnosen" oder „Probleme" angegeben sind, die nicht als Krankheit, Verletzung oder äußere Ursache unter den Kategorien A00-Y89 klassifizierbar sind. Dies kann hauptsächlich auf zweierlei Art vorkommen:

a) Wenn eine Person, wegen einer Krankheit oder ohne krank zu sein, das Gesundheitswesen zu einem speziellen Zweck in Anspruch nimmt, z.B. um eine begrenzte Betreuung oder Grundleistung wegen eines bestehenden Zustandes zu erhalten, um ein Organ oder Gewebe zu spenden, sich prophylaktisch impfen zu lassen oder Rat zu einem Problem einzuholen, das an sich keine Krankheit oder Schädigung ist.

b) Wenn irgendwelche Umstände oder Probleme vorliegen, die den Gesundheitszustand einer Person beeinflussen, an sich aber keine bestehende Krankheit oder Schädigung sind. Solche Faktoren können bei Reihenuntersuchungen der Bevölkerung festgestellt werden, wobei eine Person krank sein kann oder nicht, oder sie werden als ein Zusatzfaktor dokumentiert, der dann berücksichtigt werden muß, wenn die Person wegen irgendeiner Krankheit oder Schädigung behandelt wird.

Dieses Kapitel gliedert sich in folgende Gruppen

Z00-Z13 Personen, die das Gesundheitswesen zur Untersuchung und Abklärung in Anspruch nehmen
Z20-Z29 Personen mit potentiellen Gesundheitsrisiken hinsichtlich übertragbarer Krankheiten
Z30-Z39 Personen, die das Gesundheitswesen im Zusammenhang mit Problemen der Reproduktion in Anspruch nehmen
Z40-Z54 Personen, die das Gesundheitswesen zum Zwecke spezifischer Maßnahmen und zur medizinischen Betreuung in Anspruch nehmen
Z55-Z65 Personen mit potentiellen Gesundheitsrisiken aufgrund sozioökonomischer oder psychosozialer Umstände
Z70-Z76 Personen, die das Gesundheitswesen aus sonstigen Gründen in Anspruch nehmen
Z80-Z99 Personen mit potentiellen Gesundheitsrisiken aufgrund der Familien- oder Eigenanamnese und bestimmte Zustände, die den Gesundheitszustand beeinflussen

Personen, die das Gesundheitswesen zur Untersuchung und Abklärung in Anspruch nehmen
(Z00-Z13)

Hinw.: Unspezifische abnorme Befunde, die bei diesen Untersuchungen erhoben werden, sind unter den Kategorien R70-R94 zu klassifizieren.

Exkl.: Untersuchungen im Zusammenhang mit Schwangerschaft und Reproduktion (Z30-Z36, Z39.-)

Z00.- Allgemeinuntersuchung und Abklärung bei Personen ohne Beschwerden oder angegebene Diagnose
Exkl.: Spezielle Screeninguntersuchungen (Z11-Z13)
Untersuchung aus administrativen Gründen (Z02.-)

Z00.5 Untersuchung eines potentiellen Organ- oder Gewebespenders

Z00.8 Sonstige Allgemeinuntersuchungen
Ärztliche Allgemeinuntersuchung
Allgemeine psychiatrische Untersuchung, anderenorts nicht klassifiziert
Gesundheitsvorsorgeuntersuchung eines Kindes
Untersuchung aufgrund eines Wachstumsschubes in der Kindheit
Untersuchung aufgrund des Entwicklungsstandes während der Adoleszenz
Untersuchung des Gesundheitszustandes bei Bevölkerungsstichproben
Untersuchung von Personen zu Vergleichs- und Kontrollzwecken im Rahmen klinischer Forschungsprogramme
Exkl.: Allgemeine Reihenuntersuchung bestimmter Bevölkerungsgruppen (Z10.-)
Gesundheitsüberwachung eines Findelkindes oder anderen gesunden Säuglings oder Kindes (Z76.6)
Psychiatrische Untersuchung aus rechtsmedizinischen Gründen (Z04.8)

Faktoren zur Inanspruchnahme des Gesundheitswesens Version 2.0 Stand November 2000

Z01.- Sonstige spezielle Untersuchungen und Abklärungen bei Personen ohne Beschwerden oder angegebene Diagnose

Inkl.: Routineuntersuchung eines bestimmten Körpersystems

Exkl.: Spezielle Screeninguntersuchungen (Z11-Z13)
Untersuchung:
- aus administrativen Gründen (Z02.-)
- bei Verdacht auf Krankheitszustände, der sich nicht bestätigt (Z03.-)

Z01.0 Visusprüfung und Untersuchung der Augen
Exkl.: Untersuchung zur Erlangung des Führerscheines (Z02.-)

Z01.1 Hörprüfung und Untersuchung der Ohren

Z01.2 Untersuchung der Zähne

Z01.3 Messung des Blutdrucks

Z01.4 Gynäkologische Untersuchung (allgemein) (routinemäßig)
Gynäkologische Untersuchung (jährlich) (periodisch)
Papanicolaou-Zellabstrich aus der Cervix uteri

Exkl.: Kontrolluntersuchung bei Weiterführung kontrazeptiver Maßnahmen (Z30.4-Z30.5)
Untersuchung und Test zur Feststellung einer Schwangerschaft (Z32.-)

Z01.5 Diagnostische Haut- und Sensibilisierungstestung
Allergentestung
Hauttests auf:
- bakterielle Krankheit
- Hypersensitivität

Z01.6 Röntgenuntersuchung, anderenorts nicht klassifiziert
Routinemäßig:
- Mammogramm
- Röntgenuntersuchung des Thorax

Z01.7 Laboruntersuchung

Z01.8 Sonstige näher bezeichnete spezielle Untersuchungen

Z01.9 Spezielle Untersuchung, nicht näher bezeichnet

Z02.- Untersuchung und Konsultation aus administrativen Gründen

Z03.- Ärztliche Beobachtung und Beurteilung von Verdachtsfällen

Inkl.: Personen mit vorhandenen, untersuchungsbedürftigen Symptomen oder Anzeichen für einen abnormen Zustand, die jedoch nach Untersuchung und Beobachtung nicht behandlungsbedürftig sind

Exkl.: Person mit Furcht vor Krankheit, bei der keine Diagnose gestellt wird (Z71.1)

Z03.0 Beobachtung bei Verdacht auf Tuberkulose

Z03.1 Beobachtung bei Verdacht auf bösartige Neubildung

Z03.2 Beobachtung bei Verdacht auf psychische Krankheiten oder Verhaltensstörungen
Beobachtung wegen:
- Bandenaktivität
- Brandstiftung
- dissozialem Verhalten
- Ladendiebstahl

ohne manifeste psychische Störung

Z03.3 Beobachtung bei Verdacht auf neurologische Krankheit

Z03.4 Beobachtung bei Verdacht auf Herzinfarkt

Z03.5 Beobachtung bei Verdacht auf sonstige kardiovaskuläre Krankheiten

Z03.6	**Beobachtung bei Verdacht auf toxische Wirkung von aufgenommenen Substanzen** Beobachtung bei Verdacht auf: • unerwünschte Nebenwirkung von Arzneimitteln • Vergiftung
Z03.8	Beobachtung bei sonstigen Verdachtsfällen
Z03.9	Beobachtung bei Verdachtsfall, nicht näher bezeichnet
Z04.-	**Untersuchung und Beobachtung aus sonstigen Gründen** *Inkl.:* Untersuchung aus rechtsmedizinischen Gründen
Z04.1	**Untersuchung und Beobachtung nach Transportmittelunfall** *Exkl.:* Nach Arbeitsunfall (Z04.2)
Z04.2	**Untersuchung und Beobachtung nach Arbeitsunfall**
Z04.3	**Untersuchung und Beobachtung nach anderem Unfall**
Z04.5	Untersuchung und Beobachtung nach durch eine Person zugefügter Verletzung Untersuchung von Opfer oder Beschuldigtem nach angegebener Vergewaltigung oder sexuellem Mißbrauch Untersuchung von Opfer oder Beschuldigtem nach sonstiger durch eine Person zugefügter Verletzung
Z04.8	Untersuchung und Beobachtung aus sonstigen näher bezeichneten Gründen Alkohol- oder Drogenbestimmung im Blut Allgemeine psychiatrische Untersuchung auf behördliche Anforderung Anforderung eines Expertengutachtens *Exkl.:* Vorhandensein von: • Alkohol im Blut (R78.0) • Drogen im Blut (R78.-)
Z04.9	Untersuchung und Beobachtung aus nicht näher bezeichnetem Grund Beobachtung o.n.A.
Z08.-	**Nachuntersuchung nach Behandlung wegen bösartiger Neubildung** *Inkl.:* Medizinische Überwachung im Anschluß an die Behandlung *Exkl.:* Medizinische Nachbetreuung und Rekonvaleszenz (Z42-Z51, Z54.-)
Z08.0	Nachuntersuchung nach chirurgischem Eingriff wegen bösartiger Neubildung
Z08.1	Nachuntersuchung nach Strahlentherapie wegen bösartiger Neubildung *Exkl.:* Strahlentherapie-Sitzung (Z51.0)
Z08.2	Nachuntersuchung nach Chemotherapie wegen bösartiger Neubildung *Exkl.:* Chemotherapie-Sitzung (Z51.1)
Z08.7	Nachuntersuchung nach Kombinationstherapie wegen bösartiger Neubildung
Z08.8	Nachuntersuchung nach sonstiger Behandlung wegen bösartiger Neubildung
Z08.9	Nachuntersuchung nach nicht näher bezeichneter Behandlung wegen bösartiger Neubildung
Z09.-	**Nachuntersuchung nach Behandlung wegen anderer Krankheitszustände außer bösartigen Neubildungen** *Inkl.:* Medizinische Überwachung nach Behandlung *Exkl.:* Medizinische Nachbetreuung und Rekonvaleszenz (Z42-Z51, Z54.-) Medizinische Überwachung nach Behandlung wegen bösartiger Neubildung (Z08.-) Überwachung bei: • Kontrazeption (Z30.0-.1) • Prothesen und sonstigen medizinischen Geräten oder Hilfsmitteln (Z44-Z46)
Z09.0	Nachuntersuchung nach chirurgischem Eingriff wegen anderer Krankheitszustände

Z09.1	Nachuntersuchung nach Strahlentherapie wegen anderer Krankheitszustände *Exkl.:* Strahlentherapie-Sitzung (Z51.0)
Z09.2	Nachuntersuchung nach Chemotherapie wegen anderer Krankheitszustände *Exkl.:* Erhaltungschemotherapie (Z51.1-Z51.2)
Z09.3	Nachuntersuchung nach Psychotherapie
Z09.4	Nachuntersuchung nach Frakturbehandlung
Z09.7	Nachuntersuchung nach Kombinationsbehandlung wegen anderer Krankheitszustände
Z09.8	Nachuntersuchung nach sonstiger Behandlung wegen anderer Krankheitszustände
Z09.9	Nachuntersuchung nach nicht näher bezeichneter Behandlung wegen anderer Krankheitszustände

Z10.- Allgemeine Reihenuntersuchung bestimmter Bevölkerungsgruppen
Exkl.: Ärztliche Untersuchung aus administrativen Gründen (Z02.-)

Z11.- Spezielles Screening auf infektiöse und parasitäre Krankheiten
Inkl.: Spezielles Screening auf:
- infektiöse Darmkrankheiten
- Lungentuberkulose und andere bakterielle Krankheiten
- Infektionen, die vorwiegend durch Geschlechtsverkehr übertragen werden
- HIV [Humanes Immundefizienz-Virus] und andere Viruskrankheiten
- Protozoenkrankheiten und Helminthosen

Z12.- Spezielles Screening auf Neubildungen
Exkl.: Routinemäßiger Test oder Teil einer allgemeinen gynäkologischen Untersuchung (Z01.4)
Routinemäßiges Mammogramm (Z01.6)

Z13.- Spezielles Screening auf sonstige Krankheiten oder Störungen
Exkl.: Routinemäßige Prüfung des Entwicklungsstandes eines Säuglings oder Kindes (Z00.8)

Personen mit potentiellen Gesundheitsrisiken hinsichtlich übertragbarer Krankheiten
(Z20-Z29)

Z20.- Kontakt mit und Exposition gegenüber übertragbaren Krankheiten

Z20.0	Kontakt mit und Exposition gegenüber infektiösen Darmkrankheiten
Z20.1	Kontakt mit und Exposition gegenüber Tuberkulose
Z20.2	Kontakt mit und Exposition gegenüber Infektionen, die vorwiegend durch Geschlechtsverkehr übertragen werden
Z20.3	Kontakt mit und Exposition gegenüber Tollwut
Z20.4	Kontakt mit und Exposition gegenüber Röteln
Z20.5	Kontakt mit und Exposition gegenüber Virushepatitis
Z20.6	Kontakt mit und Exposition gegenüber HIV [Humanes Immundefizienz-Virus] *Exkl.:* Asymptomatische HIV-Infektion (Z21)
Z20.7	Kontakt mit und Exposition gegenüber Pedikulose [Läusebefall], Akarinose [Milbenbefall] oder anderem Parasitenbefall
Z20.8	Kontakt mit und Exposition gegenüber sonstigen übertragbaren Krankheiten

Z20.9 Kontakt mit und Exposition gegenüber nicht näher bezeichneter übertragbarer Krankheit

Z21 Asymptomatische HIV-Infektion [Humane Immundefizienz-Virusinfektion]
HIV-positiv o.n.A.

Exkl.: HIV-Krankheit (B20-B24)
Kontakt mit und Exposition gegenüber HIV (Z20.6)
Laborhinweis auf HIV (R75)

Z22.- Keimträger von Infektionskrankheiten
Inkl.: Verdachtsfälle

Z22.0 **Keimträger von Typhus abdominalis**

Z22.1 **Keimträger anderer infektiöser Darmkrankheiten**

Z22.2 Keimträger der Diphtherie

Z22.3 Keimträger anderer näher bezeichneter bakterieller Krankheiten
Keimträger bakterieller Krankheit durch:
- Meningokokken
- Staphylokokken
- Streptokokken

Z22.4 Keimträger von Infektionskrankheiten, die vorwiegend durch Geschlechtsverkehr übertragen werden
Keimträger von:
- Gonorrhoe
- Syphilis

Z22.5 **Keimträger der Virushepatitis**
Keimträger von Hepatitis-B-Oberflächen-Antigen [HBsAg]

Z22.6 Keimträger von humaner T-Zell-lymphotroper-Viruskrankheit, Typ I [HTLV-1]

Z22.8 Keimträger sonstiger Infektionskrankheiten

Z22.9 Keimträger von Infektionskrankheit, nicht näher bezeichnet

Z23.- Notwendigkeit der Impfung [Immunisierung] gegen einzelne bakterielle Krankheiten
Exkl.: Impfung:
- gegen Krankheitskombinationen (Z27.-)
- nicht durchgeführt (Z28.-)

Z23.0 Notwendigkeit der Impfung gegen Cholera, nicht kombiniert

Z23.1 Notwendigkeit der Impfung gegen Typhus-Paratyphus [TAB], nicht kombiniert

Z23.2 Notwendigkeit der Impfung gegen Tuberkulose [BCG]

Z23.3 Notwendigkeit der Impfung gegen Pest

Z23.4 Notwendigkeit der Impfung gegen Tularämie

Z23.5 **Notwendigkeit der Impfung gegen Tetanus, nicht kombiniert**

Z23.6 Notwendigkeit der Impfung gegen Diphtherie, nicht kombiniert

Z23.7 Notwendigkeit der Impfung gegen Keuchhusten [Pertussis], nicht kombiniert

Z23.8 Notwendigkeit der Impfung gegen sonstige einzelne bakterielle Krankheiten

Z24.- Notwendigkeit der Impfung [Immunisierung] gegen bestimmte einzelne Viruskrankheiten

Exkl.: Impfung:
- gegen Krankheitskombinationen (Z27.-)
- nicht durchgeführt (Z28.-)

Z24.0 Notwendigkeit der Impfung gegen Poliomyelitis

Z24.1 Notwendigkeit der Impfung gegen Virusenzephalitis, durch Arthropoden übertragen

Z24.2 Notwendigkeit der Impfung gegen Tollwut

Z24.3 Notwendigkeit der Impfung gegen Gelbfieber

Z24.4 Notwendigkeit der Impfung gegen Masern, nicht kombiniert

Z24.5 Notwendigkeit der Impfung gegen Röteln, nicht kombiniert

Z24.6 Notwendigkeit der Impfung gegen Virushepatitis

Z25.- Notwendigkeit der Impfung [Immunisierung] gegen andere einzelne Viruskrankheiten

Exkl.: Impfung:
- gegen Krankheitskombinationen (Z27.-)
- nicht durchgeführt (Z28.-)

Z25.0 Notwendigkeit der Impfung gegen Mumps, nicht kombiniert

Z25.1 Notwendigkeit der Impfung gegen Grippe [Influenza]

Z25.8 Notwendigkeit der Impfung gegen sonstige näher bezeichnete einzelne Viruskrankheiten

Z26.- Notwendigkeit der Impfung [Immunisierung] gegen andere einzelne Infektionskrankheiten

Exkl.: Impfung:
- gegen Krankheitskombinationen (Z27.-)
- nicht durchgeführt (Z28.-)

Z26.0 Notwendigkeit der Impfung gegen Leishmaniose

Z26.8 Notwendigkeit der Impfung gegen sonstige näher bezeichnete einzelne Infektionskrankheiten

Z26.9 Notwendigkeit der Impfung gegen nicht näher bezeichnete Infektionskrankheit
Notwendigkeit der Impfung o.n.A.

Z27.- Notwendigkeit der Impfung [Immunisierung] gegen Kombinationen von Infektionskrankheiten

Exkl.: Impfung nicht durchgeführt (Z28.-)

Z27.0 Notwendigkeit der Impfung gegen Cholera mit Typhus-Paratyphus [Cholera+TAB]

Z27.1 Notwendigkeit der Impfung gegen Diphtherie-Pertussis-Tetanus [DPT]

Z27.2 Notwendigkeit der Impfung gegen Diphtherie-Pertussis-Tetanus mit Typhus-Paratyphus [DPT+TAB]

Z27.3 Notwendigkeit der Impfung gegen Diphtherie-Pertussis-Tetanus mit Poliomyelitis [DPT+Polio]

Z27.4 Notwendigkeit der Impfung gegen Masern-Mumps-Röteln [MMR]

Z27.8 Notwendigkeit der Impfung gegen sonstige Kombinationen von Infektionskrankheiten

Z27.9 Notwendigkeit der Impfung gegen nicht näher bezeichnete Kombinationen von Infektionskrankheiten

Z28.- Nicht durchgeführte Impfung [Immunisierung]

Z29.- Notwendigkeit von anderen prophylaktischen Maßnahmen
Exkl.: Desensibilisierung gegenüber Allergenen (Z51.6)
Prophylaktische Operation (Z40.-)

Z29.0 **Isolierung als prophylaktische Maßnahme**
Stationäre Aufnahme zur Abschirmung einer Person vor ihrer Umgebung oder zur Isolierung einer Person nach Kontakt mit Infektionskrankheiten

Z29.1 **Immunprophylaxe**
Verabreichung von Immunglobulin

Z29.2 **Sonstige prophylaktische Chemotherapie**
Chemoprophylaxe
Prophylaktische Antibiotikaverabreichung

Z29.8 **Sonstige näher bezeichnete prophylaktische Maßnahmen**

Z29.9 **Prophylaktische Maßnahme, nicht näher bezeichnet**

Personen, die das Gesundheitswesen im Zusammenhang mit Problemen der Reproduktion in Anspruch nehmen (Z30-Z39)

Z30.- Kontrazeptive Maßnahmen

Z30.0 **Allgemeine Beratung zu Fragen der Kontrazeption**
Beratung zu Fragen der Familienplanung o.n.A.
Erstverordnung von Kontrazeptiva
Kontrolluntersuchung bei Weiterführung kontrazeptiver Maßnahmen
Wiederverordnung oraler oder sonstiger kontrazeptiver Arzneimittel

Z30.1 **Bestimmte Maßnahmen zur Kontrazeption**
Auslösung der Menstruation
Einsetzen eines Pessars (intrauterin) zur Kontrazeption
Interzeption
Kontrolle, Wiedereinsetzen oder Entfernen eines Pessars (intrauterin)
Regulierung der Menstruation

Z30.2 **Sterilisierung**
Stationäre Aufnahme zur Tubensterilisation oder Vasektomie

Z30.8 **Sonstige kontrazeptive Maßnahmen**
Spermienzählung nach Vasektomie

Z30.9 **Kontrazeptive Maßnahme, nicht näher bezeichnet**

Z31.- Fertilisationsfördernde Maßnahmen
Exkl.: Komplikationen im Zusammenhang mit künstlicher Befruchtung (N98.-)

Z31.0 **Tuben- oder Vasoplastik nach früherer Sterilisierung**

Z31.1 **Künstliche Insemination**

Z31.2 **In-vitro-Fertilisation**
Stationäre Aufnahme zur Eizell-Entnahme oder -Implantation

Z31.3 **Andere Methoden, die die Fertilisation unterstützen**
Pertubation
Spermatogramm
Untersuchung und Test im Zusammenhang mit Fertilisation

Exkl.: Spermienzählung nach Vasektomie (Z30.8)

Z31.6	**Beratung im Zusammenhang mit Fertilisation**
	Genetische Beratung
Z31.8	**Sonstige fertilisationsfördernde Maßnahmen**
Z31.9	**Fertilisationsfördernde Maßnahme, nicht näher bezeichnet**

Z32.- Untersuchung und Test zur Feststellung einer Schwangerschaft

Z34.- Überwachung einer normalen Schwangerschaft

Z35.- Überwachung einer Risikoschwangerschaft

Exkl.: Multiparität ohne bestehende Schwangerschaft (Z64.1)
Neigung zu habituellem Abort:
- Betreuung während der Schwangerschaft (O26.2)
- ohne bestehende Schwangerschaft (N96)

Z36.- Pränatales Screening

Inkl.: Pränatales Screening (auf) (mittels):
- Amniozentese
- Chromosomenanomalien
- erhöhter Alpha-Fetoproteinspiegel
- Fehlbildungen mittels Ultraschall oder anderer physikalischer Verfahren
- fetale Wachstumsretardierung mittels Ultraschall oder anderer physikalischer Verfahren
- Isoimmunisierung
- Plazentagewebeprobe (vaginal entnommen)

Exkl.: Abnorme Befunde bei der Screeninguntersuchung der Mutter zur pränatalen Diagnostik (O28.-)
Schwangerschaftsüberwachung (Z34-Z35)

Z37.-! Resultat der Entbindung

Hinw.: Diese Kategorie dient der zusätzlichen Verschlüsselung des Entbindungsresultates in der medizinischen Dokumentation der Mutter.

Z37.0!	**Lebendgeborener Einling**
Z37.1!	**Totgeborener Einling**
Z37.2!	**Zwillinge, beide lebendgeboren**
Z37.3!	**Zwillinge, ein Zwilling lebend-, der andere totgeboren**
Z37.4!	**Zwillinge, beide totgeboren**
Z37.5!	**Andere Mehrlinge, alle lebendgeboren**
Z37.6!	**Andere Mehrlinge, einige lebendgeboren**
Z37.7!	**Andere Mehrlinge, alle totgeboren**
Z37.9!	**Resultat der Entbindung, nicht näher bezeichnet**
	Einling o.n.A.
	Mehrling o.n.A.

Z38.- Lebendgeborene nach dem Geburtsort

Z38.0	**Einling, Geburt im Krankenhaus**
Z38.1	**Einling, Geburt außerhalb des Krankenhauses**
Z38.2	**Einling, Geburtsort nicht näher bezeichnet**
	Gesundes Neugeborenes o.n.A.
	Lebendgeborenes o.n.A.

Version 2.0 Stand November 2000　　　Faktoren zur Inanspruchnahme des Gesundheitswesens

Z38.3	Zwilling, Geburt im Krankenhaus
Z38.4	**Zwilling, Geburt außerhalb des Krankenhauses**
Z38.5	Zwilling, Geburtsort nicht näher bezeichnet
Z38.6	Anderer Mehrling, Geburt im Krankenhaus
Z38.7	Anderer Mehrling, Geburt außerhalb des Krankenhauses
Z38.8	Anderer Mehrling, Geburtsort nicht näher bezeichnet

Z39.-　Postpartale Betreuung und Untersuchung der Mutter

Z39.0　Betreuung und Untersuchung der Mutter unmittelbar nach einer Entbindung
　　　　Betreuung und Beobachtung bei komplikationslosem Verlauf

　　　　Exkl.: Betreuung bei postpartalen Komplikationen - siehe Alphabetisches Verzeichnis

Z39.1　Betreuung und Untersuchung der stillenden Mutter
　　　　Überwachung der Laktation

　　　　Exkl.: Laktationsstörungen (O92.-)

Z39.2　Routinemäßige postpartale Nachuntersuchung der Mutter

Personen, die das Gesundheitswesen zum Zwecke spezifischer Maßnahmen und zur medizinischen Betreuung in Anspruch nehmen (Z40-Z54)

Hinw.: Die Kategorien Z40-Z54 dienen der Angabe eines Betreuungsgrundes. Sie können bei Patienten benutzt werden, die bereits wegen einer Krankheit oder Verletzung behandelt wurden, aber nachsorgende oder prophylaktische Betreuung, Betreuung während der Rekonvaleszenz oder zur Konsolidierung des Behandlungsergebnisses, zur Behandlung von Restzuständen, zur Absicherung, daß kein Rezidiv aufgetreten ist oder zur Verhütung eines Rezidivs erhalten.

Exkl.: Nachuntersuchung zur medizinischen Überwachung nach einer Behandlung (Z08-Z09)

Z40.-　Prophylaktische Operation

Z40.0　**Prophylaktische Operation wegen Risikofaktoren in Verbindung mit bösartigen Neubildungen**
　　　　Aufnahme wegen prophylaktischer Organentfernung

Z40.00　Brustdrüse [Mamma]
Z40.01　Ovar
Z40.08　Sonstige

Z40.8　Sonstige prophylaktische Operation

Z40.9　Prophylaktische Operation, nicht näher bezeichnet

Z41.-　Maßnahmen aus anderen Gründen als der Wiederherstellung des Gesundheitszustandes

Z41.1　**Plastische Chirurgie aus kosmetischen Gründen**
　　　　Mammaimplantat

　　　　Exkl.: Plastische und rekonstruktive Chirurgie nach abgeheilter Verletzung oder Operation (Z42.-)

Z41.2　Zirkumzision als Routinemaßnahme oder aus rituellen Gründen

Z41.8　Sonstige Maßnahmen aus anderen Gründen als der Wiederherstellung des Gesundheitszustandes
　　　　Haartransplantation
　　　　Ohrlochstechen

Faktoren zur Inanspruchnahme des Gesundheitswesens   Version 2.0 Stand November 2000

Z41.9   Maßnahme aus anderen Gründen als der Wiederherstellung des Gesundheitszustandes, nicht näher bezeichnet

Z42.- Nachbehandlung unter Anwendung plastischer Chirurgie

Inkl.: Narbengewebeplastik
Plastische und rekonstruktive Chirurgie nach abgeheilter Verletzung oder Operation

Exkl.: Plastische Chirurgie:
- aus kosmetischen Gründen (Z41.1)
- Behandlung einer frischen Verletzung - Verschlüsselung der Verletzung - siehe Alphabetisches Verzeichnis

Z42.0   Nachbehandlung unter Anwendung plastischer Chirurgie des Kopfes oder des Halses

Z42.1   Nachbehandlung unter Anwendung plastischer Chirurgie der Mamma [Brustdrüse]

Z42.2   Nachbehandlung unter Anwendung plastischer Chirurgie an anderen Teilen des Rumpfes

Z42.3   Nachbehandlung unter Anwendung plastischer Chirurgie der oberen Extremität

Z42.4   Nachbehandlung unter Anwendung plastischer Chirurgie der unteren Extremität

Z42.8   Nachbehandlung unter Anwendung plastischer Chirurgie an sonstigen Körperteilen

Z42.9   Nachbehandlung unter Anwendung plastischer Chirurgie, nicht näher bezeichnet

Z43.- Versorgung künstlicher Körperöffnungen

Inkl.: Einführung von Sonden oder Bougies
Katheterentfernung
Toilette oder Reinigung
Umbildung
Verschluß

Exkl.: Komplikationen an äußerem Stoma (J95.0, K91.4, N99.5)
Künstliche Körperöffnungen ohne Versorgungsnotwendigkeit (Z93.-)
Versorgen mit und Anpassen von Prothesen und sonstigen Geräten oder Hilfsmitteln (Z44-Z46)

Z43.0   Versorgung eines Tracheostomas

Z43.1   Versorgung eines Gastrostomas

Z43.2   Versorgung eines Ileostomas

Z43.3   Versorgung eines Kolostomas

Z43.4   Versorgung anderer künstlicher Körperöffnungen des Verdauungstraktes

Z43.5   Versorgung eines Zystostomas

Z43.6   Versorgung sonstiger künstlicher Körperöffnungen des Harntraktes
Nephrostoma
Ureterostoma
Urethrostoma

Z43.7   Versorgung einer künstlichen Vagina

Z43.8   Versorgung sonstiger künstlicher Körperöffnungen

Z43.9   Versorgung einer nicht näher bezeichneten künstlichen Körperöffnung

Z44.- Versorgen mit und Anpassen einer Ektoprothese

Exkl.: Vorhandensein einer Prothese (Z97.-)

Z44.0   Versorgen mit und Anpassen eines künstlichen Armes (komplett) (partiell)

Z44.1   Versorgen mit und Anpassen eines künstlichen Beins (komplett) (partiell)

Z44.2	**Versorgen mit und Anpassen einer Augenprothese** *Exkl.:* Mechanische Komplikation durch Augenprothese (T85.3)
Z44.3	**Versorgen mit und Anpassen einer extrakorporalen Mammaprothese**
Z44.8	**Versorgen mit und Anpassen von sonstigen Ektoprothesen**
Z44.9	**Versorgen mit und Anpassen einer nicht näher bezeichneten Ektoprothese**
Z45.-	**Anpassung und Handhabung eines implantierten medizinischen Gerätes** *Exkl.:* Funktionsstörung oder andere Komplikationen eines medizinischen Gerätes oder Hilfsmittels - siehe Alphabetisches Verzeichnis Vorhandensein von Prothesen und anderen medizinischen Geräten oder Hilfsmitteln (Z95-Z97)
Z45.0	**Anpassung und Handhabung eines künstlichen Herzschrittmachers** Kontrolle und Prüfung des Impulsgenerators [Batterie]
Z45.1	**Anpassung und Handhabung einer Infusionspumpe**
Z45.2	**Anpassung und Handhabung eines vaskulären Zugangs**
Z45.3	**Anpassung und Handhabung eines implantierten Hörgerätes** Gerät für das Innenohr Gerät für Knochenleitung
Z45.8	**Anpassung und Handhabung von sonstigen implantierten medizinischen Geräten**
Z45.9	**Anpassung und Handhabung eines implantierten medizinischen Gerätes, nicht näher bezeichnet**
Z46.-	**Versorgen mit und Anpassen von anderen medizinischen Geräten oder Hilfsmitteln** *Exkl.:* Funktionsstörung oder andere Komplikationen eines medizinischen Gerätes oder Hilfsmittels - siehe Alphabetisches Verzeichnis Lediglich Ausstellung wiederholter Verordnung (Z76.6) Vorhandensein von Prothesen und anderen medizinischen Geräten oder Hilfsmitteln (Z95-Z97)
Z46.0	**Versorgen mit und Anpassen von Brillen oder Kontaktlinsen**
Z46.1	**Versorgen mit und Anpassen eines Hörgerätes**
Z46.2	**Versorgen mit und Anpassen von anderen medizinischen Geräten oder Hilfsmitteln für das Nervensystem oder für spezielle Sinnesorgane**
Z46.3	**Versorgen mit und Anpassen einer Zahnprothese**
Z46.4	**Versorgen mit und Anpassen von kieferorthopädischen Geräten**
Z46.5	**Versorgen mit und Anpassen eines Ileostomas oder von sonstigen Vorrichtungen im Darmtrakt**
Z46.6	**Versorgen mit und Anpassen eines Gerätes im Harntrakt**
Z46.7	**Versorgen mit und Anpassen eines orthopädischen Hilfsmittels** Orthopädisch: • Gipsverband • Korsett • Schuhe • Stützapparat
Z46.8	**Versorgen mit und Anpassen von sonstigen näher bezeichneten medizinischen Geräten oder Hilfsmitteln** Rollstuhl
Z46.9	**Versorgen mit und Anpassen eines nicht näher bezeichneten medizinischen Gerätes oder Hilfsmittels**

Z47.- Andere orthopädische Nachbehandlung

Exkl.: Komplikation durch orthopädische Endoprothesen, Implantate oder Transplantate (T84.-)
Nachuntersuchung nach Frakturbehandlung (Z09.4)
Rehabilitationsmaßnahmen (Z50.-)

Z47.0 **Entfernung einer Metallplatte oder einer anderen inneren Fixationsvorrichtung**
Entfernung:
- Drähte
- Nägel
- Platten
- Schrauben
- Stäbe

Exkl.: Entfernung einer äußeren Fixationsvorrichtung (Z47.8)

Z47.8 **Sonstige näher bezeichnete orthopädische Nachbehandlung**
Wechsel, Kontrolle oder Entfernung:
- äußere Fixations- oder Extensionsvorrichtung
- Gipsverband

Z47.9 **Orthopädische Nachbehandlung, nicht näher bezeichnet**

Z48.- Andere Nachbehandlung nach chirurgischem Eingriff

Exkl.: Nachuntersuchung nach:
- chirurgischem Eingriff (Z09.0)
- Frakturbehandlung (Z09.4)
Orthopädische Nachbehandlung (Z47.-)
Versorgung künstlicher Körperöffnungen (Z43.-)
Versorgen mit und Anpassen von Prothesen und sonstigen medizinischen Geräten oder Hilfsmitteln (Z44-Z46)

Z48.0 **Kontrolle von Verbänden und Nähten**
Entfernung von Nahtmaterial
Verbandwechsel

Z48.8 **Sonstige näher bezeichnete Nachbehandlung nach chirurgischem Eingriff**

Z48.9 **Nachbehandlung nach chirurgischem Eingriff, nicht näher bezeichnet**

Z49.- Dialysebehandlung

Inkl.: Vorbereitung und Durchführung der Dialyse

Exkl.: Langzeitdialyse bei Niereninsuffizienz (Z99.2)

Z49.0 **Vorbereitung auf die Dialyse**

Z49.1 **Extrakorporale Dialyse**
Dialyse bei Niereninsuffizienz o.n.A.

Z49.2 **Sonstige Dialyse**
Peritonealdialyse

Z50.- Rehabilitationsmaßnahmen

Exkl.: Beratung (Z71.-)

Z50.6 **Orthoptische Übungen [Sehschule]**

Z50.8 Sonstige Rehabilitationsmaßnahmen
Arbeitstherapie und berufliche Rehabilitationsmaßnahmen, anderenorts nicht klassifiziert
Logopädische Behandlung [Therapie von Stimm-, Sprech- und Sprachstörungen]
Physiotherapie
Psychotherapie, anderenorts nicht klassifiziert
Rehabilitationsmaßnahmen bei:
- Tabakmißbrauch
- Herzkrankheit
- Alkoholismus
- Arzneimittel- oder Drogenabhängigkeit

Training der Fertigkeiten des täglichen Lebens [ADL], anderenorts nicht klassifiziert

Z50.9 Rehabilitationsmaßnahme, nicht näher bezeichnet
Rehabilitation o.n.A.

Z51.- Sonstige medizinische Behandlung
Exkl.: Nachuntersuchung nach Behandlung (Z08-Z09)

Z51.0 Strahlentherapie-Sitzung

Z51.1 Chemotherapie-Sitzung wegen bösartiger Neubildung

Z51.2 Andere Chemotherapie
Erhaltungschemotherapie o.n.A.

Exkl.: Chemoprophylaxe hinsichtlich übertragbarer Krankheiten (Z23-Z27, Z29.-)

Z51.3 Bluttransfusion ohne angegebene Diagnose

Z51.4 Vorbereitung auf eine nachfolgende Behandlung, anderenorts nicht klassifiziert
Exkl.: Vorbereitung auf die Dialyse (Z49.0)

Z51.5 Palliativbehandlung

Z51.6 Desensibilisierung gegenüber Allergenen

Z51.8 Sonstige näher bezeichnete medizinische Behandlung
Exkl.: Betreuung einer pflegebedürftigen Person während des Urlaubs der Angehörigen (Z76.6)

Z51.81 Apherese
Z51.88 Sonstige näher bezeichnete medizinische Behandlung

Z51.9 Medizinische Behandlung, nicht näher bezeichnet

Z52.- Spender von Organen oder Geweben
Exkl.: Untersuchung eines potentiellen Spenders (Z00.5)

Z52.0 Blutspender

Z52.1 Hautspender

Z52.2 Knochenspender

Z52.3 Knochenmarkspender

Z52.4 Nierenspender

Z52.5 Korneaspender

Z52.6 Leberspender

Z52.7 Herzspender

Z52.8 Spender sonstiger Organe oder Gewebe

Faktoren zur Inanspruchnahme des Gesundheitswesens   Version 2.0 Stand November 2000

Z52.9 Spender eines nicht näher bezeichneten Organs oder Gewebes
Spender o.n.A.

Z53.- Personen, die Einrichtungen des Gesundheitswesens wegen spezifischer Maßnahmen aufgesucht haben, die aber nicht durchgeführt wurden
Exkl.: Nicht durchgeführte Impfung (Z28.-)

Z54.- Rekonvaleszenz
Inkl.: Rekonvaleszenz nach:
• Chemotherapie
• chirurgischer Eingriff
• Frakturbehandlung
• Psychotherapie
• Strahlentherapie
Rekonvaleszenz nach Kombination der aufgeführten Behandlungen

Personen mit potentiellen Gesundheitsrisiken aufgrund sozioökonomischer oder psychosozialer Umstände (Z55-Z65)

Z64.- Probleme mit Bezug auf bestimmte psychosoziale Umstände

Z64.0 Probleme mit Bezug auf eine unerwünschte Schwangerschaft
Exkl.: Überwachung einer durch soziale Probleme bedingten Risikoschwangerschaft (Z35.-)

Z64.1 Probleme mit Bezug auf Multiparität
Exkl.: Überwachung einer Schwangerschaft bei ausgeprägter Multiparität (Z35.-)

Z65.- Probleme mit Bezug auf andere psychosoziale Umstände
Probleme mit Bezug auf negative Kindheitserlebnisse und andere Probleme mit Bezug auf die Erziehung
Probleme mit Bezug auf:
• Ausbildung und Lese-Schreib-Vermögen
• Berufliche Exposition gegenüber Risikofaktoren
• Berufstätigkeit oder Arbeitslosigkeit
• Engerer Familienkreis, einschließlich familiärer Umstände
• Physikalische Umwelt
• Soziale Umgebung
• Wohnbedingungen oder wirtschaftliche Verhältnisse

Exkl.: Aktuelle Schädigung - siehe Alphabetisches Verzeichnis

Personen, die das Gesundheitswesen aus sonstigen Gründen in Anspruch nehmen (Z70-Z76)

Z71.- Personen, die das Gesundheitswesen zum Zwecke der Beratung oder ärztlichen Konsultation in Anspruch nehmen, anderenorts nicht klassifiziert
Medizinische Beratung o.n.A.

Exkl.: Beratung zur Kontrazeption oder Fertilisation (Z30-Z31)

Z72.- Probleme mit Bezug auf die Lebensführung
Exkl.: Probleme mit Bezug auf:
• Schwierigkeiten bei der Lebensbewältigung (Z76.6)
• sozioökonomische oder psychosoziale Umstände (Z64-Z65)

Z72.0 Konsum von Alkohol, Tabak, Arzneimitteln oder Drogen
Exkl.: Alkoholabhängigkeit (F10.2)
Arzneimittel- oder Drogenabhängigkeit (F11-F16, F19 mit vierter Stelle .2)
Mißbrauch von nichtabhängigkeiterzeugenden Substanzen (F55)
Nikotinabhängigkeit (F17.2)

Z72.8 Sonstige Probleme mit Bezug auf die Lebensführung
Beteiligung an Glücksspielen oder Wetten
Mangel an körperlicher Bewegung
Riskantes Sexualverhalten
Selbstschädigendes Verhalten
Ungeeignete Ernährungs- oder Eßgewohnheiten
Exkl.: Eßstörungen (F50.-)
Fütterstörungen im Säuglings- und Kleinkindalter (F98.2-F98.3)
Mangel an adäquater Nahrung (Z65.-)
Mangelernährung oder sonstige alimentäre Mangelzustände (E40-E64)
Zwanghaftes und pathologisches Spielen (F63.0)

Z72.9 Problem mit Bezug auf die Lebensführung, nicht näher bezeichnet

Z76.- Personen, die das Gesundheitswesen aus sonstigen Gründen in Anspruch nehmen

Z76.3 Gesunde Begleitperson einer kranken Person

Z76.6 Personen, die das Gesundheitswesen aus bestimmten näher bezeichneten Gründen in Anspruch nehmen
Ausstellung wiederholter Verordnung
Betreuung einer pflegebedürftigen Person während des Urlaubs der Angehörigen
Gesundheitsüberwachung und Betreuung eines Findelkindes oder eines anderen gesunden Säuglings und Kindes
Hauspflege nicht verfügbar
Nichtverfügbarkeit oder Nichtzugänglichkeit von Gesundheitseinrichtungen
Person, die auf Aufnahme in eine angemessene Betreuungseinrichtung wartet
Probleme mit Bezug auf Pflegebedürftigkeit, wie z.B.
• Eingeschränkte Mobilität
• Notwendigkeit der Hilfestellung bei der Körperpflege
• Notwendigkeit der Hilfeleistung im Haushalt, wenn kein anderer Haushaltsangehöriger die Betreuung übernehmen kann
• Notwendigkeit der ständigen Beaufsichtigung
Probleme mit Bezug auf Schwierigkeiten bei der Lebensbewältigung, wie z.B.
• Akzentuierung von Persönlichkeitszügen
• Ausgebranntsein
• Einschränkung von Aktivitäten durch Behinderung
• Sozialer Rollenkonflikt, anderenorts nicht klassifiziert
• Streß, anderenorts nicht klassifiziert
• Unzulängliche soziale Fähigkeiten, anderenorts nicht klassifiziert
Wartezeit auf eine Untersuchung oder Behandlung
Simulant [bewußte Simulation]

Exkl.: Ausstellung einer ärztlichen Bescheinigung (Z02.-)
Probleme mit Bezug auf Berufstätigkeit oder Arbeitslosigkeit (Z65.-)
Wiederverordnung von Kontrazeptiva (Z30.0)

Z76.8 Personen, die das Gesundheitswesen aus sonstigen näher bezeichneten Gründen in Anspruch nehmen

Z76.9 Person, die das Gesundheitswesen aus nicht näher bezeichneten Gründen in Anspruch nimmt

Personen mit potentiellen Gesundheitsrisiken aufgrund der Familien- oder Eigenanamnese und bestimmte Zustände, die den Gesundheitszustand beeinflussen
(Z80-Z99)

Exkl.: Beobachtung oder Eingriff während der Schwangerschaft aufgrund vermuteter Schädigung des Feten (O35.-)
Medizinische Nachbetreuung und Rekonvaleszenz (Z42-Z51, Z54.-)
Nachuntersuchung (Z08-Z09)
Spezielles Screening oder andere Untersuchung und Abklärung aufgrund der Familien- oder Eigenanamnese (Z00-Z13)

Z80.- Bösartige Neubildung in der Familienanamnese

Z80.0 Bösartige Neubildung der Verdauungsorgane in der Familienanamnese
Zustände, klassifizierbar unter C15-C26

Z80.1 Bösartige Neubildung der Trachea, der Bronchien oder der Lunge in der Familienanamnese
Zustände, klassifizierbar unter C33-C34

Z80.2 Bösartige Neubildung anderer Atmungs- und intrathorakaler Organe in der Familienanamnese
Zustände, klassifizierbar unter C30-C32, C37-C39

Z80.3 Bösartige Neubildung der Brustdrüse [Mamma] in der Familienanamnese
Zustände, klassifizierbar unter C50.-

Z80.4 Bösartige Neubildung der Genitalorgane in der Familienanamnese
Zustände, klassifizierbar unter C51-C63

Z80.5 Bösartige Neubildung der Harnorgane in der Familienanamnese
Zustände, klassifizierbar unter C64-C68

Z80.6 Leukämie in der Familienanamnese
Zustände, klassifizierbar unter C91-C95

Z80.7 Andere bösartige Neubildungen des lymphatischen, blutbildenden oder verwandten Gewebes in der Familienanamnese
Zustände, klassifizierbar unter C81-C90, C96.-

Z80.8 Bösartige Neubildung sonstiger Organe und Systeme in der Familienanamnese
Zustände, klassifizierbar unter C00-C14, C40-C49, C69-C79, C97

Z80.9 Bösartige Neubildung in der Familienanamnese, nicht näher bezeichnet
Zustände, klassifizierbar unter C80

Z83.- Andere spezifische Krankheiten in der Familienanamnese

Exkl.: Kontakt mit und Exposition gegenüber übertragbarer Krankheit in der Familie (Z20.-)

Z83.3 Diabetes mellitus in der Familienanamnese
Zustände, klassifizierbar unter E10-E14

Z83.4 Andere endokrine, Ernährungs- oder Stoffwechselkrankheiten in der Familienanamnese
Zustände, klassifizierbar unter E00-E07, E15-E90

Z83.7 Krankheiten des Verdauungssystems in der Familienanamnese
Zustände, klassifizierbar unter K00-K93

Z84.- Andere Krankheiten oder Zustände in der Familienanamnese

Z84.1 Krankheiten der Niere oder des Ureters in der Familienanamnese
Zustände, klassifizierbar unter N00-N29

Z84.2 Andere Krankheiten des Urogenitalsystems in der Familienanamnese
Zustände, klassifizierbar unter N30-N99

Z84.8 Sonstige näher bezeichnete Krankheiten oder Zustände in der Familienanamnese
Konsanguinität in der Familienanamnese
Infektiöse oder parasitäre Krankheiten in der Familienanamnese (Zustände, klassifizierbar unter A00-B99)
Krankheiten des Blutes und der blutbildenden Organe sowie bestimmte Störungen mit Beteiligung des Immunsystems in der Familienanamnese (Zustände, klassifizierbar unter D50-D89)
Psychische Krankheiten oder Verhaltensstörungen in der Familienanamnese (Zustände, klassifizierbar unter F00-F99)
Krankheiten des Nervensystems in der Familienanamnese (Zustände, klassifizierbar unter G00-G99)
Augen- oder Ohrenkrankheiten in der Familienanamnese (Zustände, klassifizierbar unter H00-H95)
Krankheiten des Kreislaufsystems in der Familienanamnese (Zustände, klassifizierbar unter I00-I99)
Krankheiten der Atemwege in der Familienanamnese (Zustände, klassifizierbar unter J00-J99)
Krankheiten der Haut und der Unterhaut in der Familienanamnese (Zustände, klassifizierbar unter L00-L99)
Krankheiten des Muskel-Skelett-Systems und des Bindegewebes in der Familienanamnese (Zustände, klassifizierbar unter M00-M99)
Angeborene Fehlbildungen, Deformitäten oder Chromosomenanomalien in der Familienanamnese (Zustände, klassifizierbar unter Q00-Q99)

Z85.- Bösartige Neubildung in der Eigenanamnese
Exkl.: Medizinische Nachbetreuung und Rekonvaleszenz (Z42-Z51, Z54.-)
Nachuntersuchung nach Behandlung wegen bösartiger Neubildung (Z08.-)

Z85.0 Bösartige Neubildung der Verdauungsorgane in der Eigenanamnese
Zustände, klassifizierbar unter C15-C26

Z85.1 Bösartige Neubildung der Trachea, der Bronchien oder der Lunge in der Eigenanamnese
Zustände, klassifizierbar unter C33-C34

Z85.2 Bösartige Neubildung anderer Atmungs- und intrathorakaler Organe in der Eigenanamnese
Zustände, klassifizierbar unter C30-C32, C37-C39

Z85.3 Bösartige Neubildung der Brustdrüse [Mamma] in der Eigenanamnese
Zustände, klassifizierbar unter C50.-

Z85.4 Bösartige Neubildung der Genitalorgane in der Eigenanamnese
Zustände, klassifizierbar unter C51-C63

Z85.5 Bösartige Neubildung der Harnorgane in der Eigenanamnese
Zustände, klassifizierbar unter C64-C68

Z85.6 Leukämie in der Eigenanamnese
Zustände, klassifizierbar unter C91-C95

Z85.7 Andere bösartige Neubildungen des lymphatischen, blutbildenden oder verwandten Gewebes in der Eigenanamnese
Zustände, klassifizierbar unter C81-C90, C96.-

Z85.8 Bösartige Neubildungen sonstiger Organe oder Systeme in der Eigenanamnese
Zustände, klassifizierbar unter C00-C14, C40-C49, C69-C79, C97

Z85.9 Bösartige Neubildung in der Eigenanamnese, nicht näher bezeichnet
Zustände, klassifizierbar unter C80

Z86.- Bestimmte andere Krankheiten in der Eigenanamnese
Exkl.: Medizinische Nachbetreuung und Rekonvaleszenz (Z42-Z51, Z54.-)

Z86.0 Andere Neubildungen in der Eigenanamnese
Zustände, klassifizierbar unter D00-D48

Exkl.: Bösartige Neubildungen (Z85.-)

Z86.1 Infektiöse oder parasitäre Krankheiten in der Eigenanamnese
Zustände, klassifizierbar unter A00-B89, B99

Exkl.: Folgezustände von infektiösen oder parasitären Krankheiten (B90-B94)

Faktoren zur Inanspruchnahme des Gesundheitswesens   Version 2.0 Stand November 2000

Z86.2   Krankheiten des Blutes und der blutbildenden Organe sowie bestimmte Störungen mit Beteiligung des Immunsystems in der Eigenanamnese
Zustände, klassifizierbar unter D50-D89

Z86.3   Endokrine, Ernährungs- oder Stoffwechselkrankheiten in der Eigenanamnese
Zustände, klassifizierbar unter E00-E90

Z86.4   Mißbrauch einer psychotropen Substanz in der Eigenanamnese
Zustände, klassifizierbar unter F10-F19

Exkl.: Gegenwärtig bestehende Abhängigkeit (F10-F19 mit vierter Stelle .2)
Probleme im Zusammenhang mit dem Konsum von:
- Alkohol (Z72.0)
- Arzneimittel oder Drogen (Z72.0)
- Tabak (Z72.0)

Z86.5   Andere psychische Krankheiten oder Verhaltensstörungen in der Eigenanamnese
Zustände, klassifizierbar unter F00-F09, F20-F99

Z86.6   Krankheiten des Nervensystems oder der Sinnesorgane in der Eigenanamnese
Zustände, klassifizierbar unter G00-G99, H00-H95

Z86.7   Krankheiten des Kreislaufsystems in der Eigenanamnese
Zustände, klassifizierbar unter I00-I99

Exkl.: Alter Myokardinfarkt (I25.2)
Folgezustände einer zerebrovaskulären Krankheit (I69.-)
Postmyokardinfarkt-Syndrom (I24.1)

Z87.-   Andere Krankheiten oder Zustände in der Eigenanamnese
Exkl.: Medizinische Nachbetreuung und Rekonvaleszenz (Z42-Z51, Z54.-)

Z87.0   Krankheiten des Atmungssystems in der Eigenanamnese
Zustände, klassifizierbar unter J00-J99

Z87.1   Krankheiten des Verdauungssystems in der Eigenanamnese
Zustände, klassifizierbar unter K00-K93

Z87.2   Krankheiten der Haut und der Unterhaut in der Eigenanamnese
Zustände, klassifizierbar unter L00-L99

Z87.3   Krankheiten des Muskel-Skelett-Systems und des Bindegewebes in der Eigenanamnese
Zustände, klassifizierbar unter M00-M99

Z87.4   Krankheiten des Urogenitalsystems in der Eigenanamnese
Zustände, klassifizierbar unter N00-N99

Z87.5   Komplikationen der Schwangerschaft, der Geburt und des Wochenbettes in der Eigenanamnese
Eigenanamnese mit Hinweisen auf Trophoblasten-Krankheit
Zustände, klassifizierbar unter O00-O99

Exkl.: Neigung zu habituellem Abort (N96)
Überwachung einer Schwangeren mit ungünstiger geburtshilflicher Anamnese (Z35.-)

Z87.6   Bestimmte in der Perinatalperiode entstandene Zustände in der Eigenanamnese
Zustände, klassifizierbar unter P00-P96

Z87.7   Angeborene Fehlbildungen, Deformitäten oder Chromosomenanomalien in der Eigenanamnese
Zustände, klassifizierbar unter Q00-Q99

Z87.8   Sonstige näher bezeichnete Krankheiten oder Zustände in der Eigenanamnese
Zustände, klassifizierbar unter S00-T98

Z88.- Allergie gegenüber Arzneimitteln, Drogen oder biologisch aktiven Substanzen in der Eigenanamnese

Z88.0 Allergie gegenüber Penizillin in der Eigenanamnese

Z88.1 Allergie gegenüber anderen Antibiotika in der Eigenanamnese

Z88.2 Allergie gegenüber Sulfonamiden in der Eigenanamnese

Z88.3 Allergie gegenüber anderen Antiinfektiva in der Eigenanamnese

Z88.4 Allergie gegenüber Anästhetikum in der Eigenanamnese

Z88.5 Allergie gegenüber Betäubungsmittel in der Eigenanamnese

Z88.6 Allergie gegenüber Analgetikum in der Eigenanamnese

Z88.7 Allergie gegenüber Serum oder Impfstoff in der Eigenanamnese

Z88.8 Allergie gegenüber sonstigen Arzneimitteln, Drogen oder biologisch aktiven Substanzen in der Eigenanamnese

Z88.9 Allergie gegenüber nicht näher bezeichneten Arzneimitteln, Drogen oder biologisch aktiven Substanzen in der Eigenanamnese

Z89.- Extremitätenverlust

Inkl.: Extremitätenverlust:
- postoperativ
- posttraumatisch

Exkl.: Angeborenes Fehlen von Extremitäten (Q71-Q73)
Erworbene Deformitäten der Extremitäten (M20-M21)

Z89.0 Verlust eines oder mehrerer Finger [einschließlich Daumen], einseitig

Z89.1 Verlust der Hand und des Handgelenkes

Z89.2 Verlust der oberen Extremität oberhalb des Handgelenkes
Arm o.n.A.

Z89.3 Verlust beider Arme [jede Höhe]
Verlust eines oder mehrerer Finger, beidseitig

Z89.4 Verlust des Fußes und des Knöchels
Zehe(n)

Z89.5 Verlust des Beines unterhalb oder bis zum Knie

Z89.6 Verlust des Beines oberhalb des Knies
Bein o.n.A.

Z89.7 Verlust beider Beine [jede Höhe, ausgenommen Zehen isoliert]

Z89.8 Verlust von oberen und unteren Extremitäten [jede Höhe]

Z89.9 Extremitätenverlust, nicht näher bezeichnet

Z90.- Verlust von Organen, anderenorts nicht klassifiziert

Inkl.: Postoperativer oder posttraumatischer Verlust eines Körperteils, anderenorts nicht klassifiziert

Exkl.: Angeborenes Fehlen von Organen - siehe Alphabetisches Verzeichnis
Postoperatives Fehlen:
- endokrine Drüsen (E89.-)
- Milz (D73.0)

Z90.0	Verlust von Teilen des Kopfes oder des Halses
	Auge
	Larynx
	Nase
	Exkl.: Zähne (K08.1)

Z90.1	Verlust der Mamma(e) [Brustdrüse]
Z90.2	Verlust der Lunge [Teile der Lunge]
Z90.3	Verlust von Teilen des Magens
Z90.4	Verlust anderer Teile des Verdauungstraktes
Z90.5	Verlust der Niere(n)
Z90.6	Verlust anderer Teile des Harntraktes
Z90.7	Verlust eines oder mehrerer Genitalorgane
Z90.8	Verlust sonstiger Organe

Z92.- Medizinische Behandlung in der Eigenanamnese

Z92.1	Dauertherapie (gegenwärtig) mit Antikoagulanzien in der Eigenanamnese
Z92.2	Dauertherapie (gegenwärtig) mit anderen Arzneimitteln in der Eigenanamnese
	Azetylsalizylsäure
Z92.3	Bestrahlung in der Eigenanamnese
	Therapeutische Bestrahlung
	Exkl.: Berufliche Exposition gegenüber Strahlung (Z65.-)
	Exposition gegenüber Strahlung in der kommunalen Umwelt (Z65.-)
Z92.4	Größerer operativer Eingriff in der Eigenanamnese, anderenorts nicht klassifiziert
	Exkl.: Vorhandensein einer künstlichen Körperöffnung (Z93.-)
	Vorhandensein von funktionellen Implantaten oder Transplantaten (Z95-Z96)
	Zustände nach chirurgischem Eingriff (Z98.-)
	Zustand nach Organ- oder Gewebetransplantation (Z94.-)
Z92.8	Sonstige medizinische Behandlung in der Eigenanamnese
	Kontrazeption in der Eigenanamnese
	Rehabilitationsmaßnahmen in der Eigenanamnese
	Exkl.: Beratung oder Behandlung mit Bezug auf laufende kontrazeptive Maßnahmen (Z30.-)
	Vorhandensein eines Pessars (intrauterin) zur Kontrazeption (Z97.8)
Z92.9	Medizinische Behandlung, nicht näher bezeichnet, in der Eigenanamnese

Z93.- Vorhandensein einer künstlichen Körperöffnung

Exkl.: Künstliche Körperöffnungen, die der Beobachtung oder Versorgung bedürfen (Z43.-)

Z93.0	Vorhandensein eines Tracheostomas
Z93.1	Vorhandensein eines Gastrostomas
Z93.2	Vorhandensein eines Ileostomas
Z93.3	Vorhandensein eines Kolostomas
Z93.4	Vorhandensein anderer künstlicher Körperöffnungen des Magen-Darmtraktes
Z93.5	Vorhandensein eines Zystostomas

Version 2.0 Stand November 2000   Faktoren zur Inanspruchnahme des Gesundheitswesens

Z93.6 Vorhandensein anderer künstlicher Körperöffnungen der Harnwege
Nephrostoma
Ureterostoma
Urethrostoma

Z93.8 Vorhandensein von sonstigen künstlichen Körperöffnungen

Z93.9 Vorhandensein einer künstlichen Körperöffnung, nicht näher bezeichnet

Z94.- Zustand nach Organ- oder Gewebetransplantation
Inkl.: Organ- oder Gewebeersatz durch heterogenes oder homogenes Transplantat

Exkl.: Komplikationen bei transplantiertem Organ oder Gewebe - siehe Alphabetisches Verzeichnis
Vorhandensein:
- vaskuläres Implantat (Z95.-)
- xenogene Herzklappe (Z95.3)

Z94.0 Zustand nach Nierentransplantation

Z94.1 Zustand nach Herztransplantation
Exkl.: Zustand nach Herzklappenersatz (Z95.2-Z95.4)

Z94.2 Zustand nach Lungentransplantation

Z94.3 Zustand nach Herz-Lungen-Transplantation

Z94.4 Zustand nach Lebertransplantation

Z94.5 Zustand nach Hauttransplantation
Zustand nach autogener Hauttransplantation

Z94.6 Zustand nach Knochentransplantation

Z94.7 Zustand nach Keratoplastik

Z94.8 Zustand nach sonstiger Organ- oder Gewebetransplantation
Darm
Knochenmark
Pankreas

Z94.9 Zustand nach Organ- oder Gewebetransplantation, nicht näher bezeichnet

Z95.- Vorhandensein von kardialen oder vaskulären Implantaten oder Transplantaten
Exkl.: Komplikationen durch Prothesen, Implantate oder Transplantate im Herzen und in den Gefäßen (T82.-)

Z95.0 Vorhandensein eines künstlichen Herzschrittmachers
Exkl.: Anpassung und Handhabung eines künstlichen Herzschrittmachers (Z45.0)

Z95.1 Vorhandensein eines aortokoronaren Bypasses

Z95.2 Vorhandensein einer künstlichen Herzklappe

Z95.3 Vorhandensein einer xenogenen Herzklappe

Z95.4 Vorhandensein eines anderen Herzklappenersatzes

Z95.5 Vorhandensein eines Implantates oder Transplantates nach koronarer Gefäßplastik
Vorhandensein einer koronaren Gefäßprothese
Zustand nach koronarer Gefäßplastik o.n.A.

Z95.8 Vorhandensein von sonstigen kardialen oder vaskulären Implantaten oder Transplantaten
Vorhandensein einer Gefäßprothese, anderenorts nicht klassifiziert
Zustand nach peripherer Gefäßplastik o.n.A.

Z95.9 Vorhandensein von kardialem oder vaskulärem Implantat oder Transplantat, nicht näher bezeichnet

Faktoren zur Inanspruchnahme des Gesundheitswesens					Version 2.0 Stand November 2000

Z96.- Vorhandensein von anderen funktionellen Implantaten
Exkl.: Versorgen mit und Anpassen von Prothesen und anderen medizinischen Geräten oder Hilfsmitteln (Z44-Z46)
Komplikationen durch interne Prothesen, Implantate oder Transplantate (T82-T85)

Z96.0 Vorhandensein von urogenitalen Implantaten

Z96.1 Vorhandensein eines intraokularen Linsenimplantates
Pseudophakie

Z96.2 Vorhandensein von Implantaten im Gehörorgan
Hörgerät für Knochenleitung
Kochlearimplantat
Parazentese-Röhrchen
Stapesersatz
Tuba-Eustachii-Plastik

Z96.3 Vorhandensein eines künstlichen Larynx

Z96.4 Vorhandensein von endokrinen Implantaten
Insulinpumpe

Z96.5 Vorhandensein von Zahnwurzel- oder Unterkieferimplantaten

Z96.6 Vorhandensein von orthopädischen Gelenkimplantaten
Fingergelenkersatz
Hüftgelenkersatz (partiell) (total)

Z96.7 Vorhandensein von anderen Knochen- und Sehnenimplantaten
Schädelplatte

Z96.8 Vorhandensein von sonstigen näher bezeichneten funktionellen Implantaten

Z96.9 Vorhandensein eines funktionellen Implantates, nicht näher bezeichnet

Z97.- Vorhandensein anderer medizinischer Geräte oder Hilfsmittel
Exkl.: Versorgen mit und Anpassen von Prothesen und anderen medizinischen Geräten oder Hilfsmitteln (Z44-Z46)
Komplikationen durch interne Prothesen, Implantate oder Transplantate (T82-T85)
Vorhandensein einer Drainage des Liquor cerebrospinalis (Z98.2)

Z97.1 Vorhandensein einer künstlichen Extremität (komplett) (partiell)

Z97.8 Vorhandensein sonstiger und nicht näher bezeichneter medizinischer Geräte oder Hilfsmittel
Äußeres Hörgerät
Brille
Kontaktlinsen
Künstliche Extremität (komplett) (partiell)
Künstliches Auge
Pessar (intrauterin) zur Kontrazeption
Zahnprothese (komplett) (partiell)
Exkl.: Einsetzen eines Pessars (intrauterin) zur Kontrazeption (Z30.1)
Kontrolle, Wiedereinsetzen oder Entfernen eines Pessars (intrauterin) zur Kontrazeption (Z30.5)

Z98.- Sonstige Zustände nach chirurgischem Eingriff
Exkl.: Medizinische Nachbetreuung und Rekonvaleszenz (Z42-Z51, Z54.-)
Postoperative Komplikation oder Komplikation nach anderen Behandlungsmethoden - siehe Alphabetisches Verzeichnis

Z98.0 Zustand nach intestinalem Bypass oder intestinaler Anastomose

Z98.1 Zustand nach Arthrodese

Z98.2 Vorhandensein einer Drainage des Liquor cerebrospinalis
Liquor-cerebrospinalis-Shunt

Z98.8	Sonstige näher bezeichnete Zustände nach chirurgischen Eingriffen
Z99.-	**Abhängigkeit von unterstützenden Apparaten, medizinischen Geräten oder Hilfsmitteln, anderenorts nicht klassifiziert**
Z99.0	Abhängigkeit vom Aspirator
Z99.1	Abhängigkeit vom Respirator
Z99.2	Abhängigkeit von Dialyse bei Niereninsuffizienz

Langzeitdialyse bei Niereninsuffizienz
Vorhandensein eines arteriovenösen Shunts für die Dialyse

Exkl.: Vorbereitung und Durchführung einer Dialyse (Z49.-)

Z99.3	Abhängigkeit vom Rollstuhl
Z99.8	Abhängigkeit von sonstigen unterstützenden Apparaten, medizinischen Geräten oder Hilfsmitteln
Z99.9	Abhängigkeit von einem nicht näher bezeichneten unterstützenden Apparat, medizinischen Gerät oder Hilfsmittel

Morphologie der Neubildungen

Die zweite Ausgabe der International Classification of Diseases for Oncology (ICD-O) wurde 1990 veröffentlicht. Sie enthält eine verschlüsselte Nomenklatur der Morphologie der Neubildungen, die hier für alle diejenigen wiedergegeben ist, die sie zusammen mit Kapitel II anwenden möchten.

Die Morphologie-Schlüsselnummern sind fünfstellig: die ersten vier Stellen kennzeichnen den histologischen Typ der Neubildung, die fünfte Stelle - nach einem Schrägstrich (/) - bezeichnet den Malignitätsgrad (Verhalten, Charakter, Dignität). Der einstellige Schlüssel für den Malignitätsgrad lautet wie folgt:

/0 **Gutartig [benigne]**

/1 **Unsicher, ob gutartig oder bösartig**
Borderline-Malignität
geringes Malignitätspotential

[Fußnote: Ausgenommen sind Zystadenome des Ovars in M844-M849, die als bösartig angesehen werden.]

/2 **Carcinoma in situ**
intraepithelial
nichtinfiltrierend
nichtinvasiv

/3 **Bösartig [maligne], Primärsitz**

/6 **Bösartig [maligne], Metastase**
bösartig [maligne], Sekundärsitz

/9 **Bösartig [maligne], unsicher, ob Primärsitz oder Metastase**

Die aufgeführte Nomenklatur enthält bei den Morphologie- Schlüsselnummern entsprechend dem histologischen Typ auch die Schlüsselnummern für den Malignitätsgrad der Neubildung. Es kann vorkommen, daß die Schlüsselnummer für den Malignitätsgrad aufgrund zusätzlicher Informationen geändert werden muß. Z.B.: Bei der Angabe „Chordom" wird unterstellt, daß es sich um eine Neubildung handelt, daher erhält es die Schlüsselnummer M9370/3; lautet die Angabe jedoch „gutartiges [benignes] Chordom", so sollte mit M9379/0 verschlüsselt werden. Ebenso sollte oberflächliches Adenokarzinom" (M8143/3) mit M8143/2 verschlüsselt werden, wenn es als „nichtinvasiv" bezeichnet ist, und „Melanom" (M8720/3) mit M8720/6, wenn es als „Metastase [sekundär]" bezeichnet ist.

Die folgende Tabelle zeigt eine Gegenüberstellung des Schlüssels für den Malignitätsgrad und der entsprechenden Krankheitsgruppen des Kapitels II:

Schlüssel für den Malignitätsgrad		Kategorien des Kapitels II
/0	gutartige Neubildungen	D10-D36
/1	Neubildungen mit unsicherem oder unbekanntem Charakter	D37-D48
/2	in-situ-Neubildungen	D00-D09
/3	bösartige Neubildungen, als primär festgestellt oder vermutet	C00-C76, C80-C97
/6	bösartige Neubildungen, als sekundär festgestellt oder vermutet	C77-C79

Die Schlüsselnummer /9 für den Malignitätsgrad ist im Zusammenhang mit der ICD nicht anwendbar, da angenommen wird, daß bei allen bösartigen Neubildungen aufgrund zusätzlicher Informationen im Krankenbericht zu ersehen ist, ob sie primär (/3) oder metastatisch (/6) sind.

In der nachfolgenden Liste wird hinter jeder Schlüsselnummer nur der jeweils erste Begriff der vollständigen ICD-O Morphologie- Nomenklatur aufgeführt. Das Alphabetische Verzeichnis (Band 3) enthält jedoch alle Synonyme der ICD-O sowie eine Reihe weiterer morphologischer Bezeichnungen, die immer noch in Krankenberichten anzutreffen sind, die aber in der ICD-O weggelassen wurden, da sie veraltet oder aus anderen Gründen nicht erwünscht sind.

Einige Neubildungen sind spezifisch für bestimmte Lokalisationen oder Gewebetypen. Z.B.: Das Nephroblastom (M8960/3) entsteht nach seiner Definition stets in der Niere; das hepatozelluläre Karzinom (M8170/3) hat seinen Primärsitz stets in der Leber; das Basaliom (M8090/3) entsteht gewöhnlich in der Haut. Bei solchen Krankheitsbegriffen ist die entsprechende Schlüsselnummer aus Kapitel II jeweils in Klammern der Nomenklatur hinzugefügt. So folgt auf das Nephroblastom die Schlüsselnummer für bösartige Neubildung der Niere (C64). Beim Basaliom ist

Morphologie der Neubildungen   Version 2.0 Stand November 2000

die Schlüsselnummer für bösartige Neubildung der Haut (C44.-) angegeben, wobei die vierte Stelle offen gelassen ist. Hier sollte jene vierte Stelle eingesetzt werden, die für die angegebene Lokalisation zutrifft. Die den morphologischen Begriffen zugeordneten Schlüsselnummern des Kapitels II sollten benutzt werden, wenn die Lokalisation der Neubildungen in der Diagnose nicht angegeben ist. Die Schlüsselnummern des Kapitels II konnten nicht durchgängig den morphologischen Begriffen zugeordnet werden, weil gewisse histologische Typen in mehr als einem Organ oder Gewebetyp auftreten können. So ist z.B. „Adenokarzinom ohne nähere Angabe" (M8140/3) keine Schlüsselnummer aus Kapitel II zugeordnet, weil es seinen Primärsitz in vielen verschiedenen Organen haben kann.

Gelegentlich entsteht ein Problem, wenn eine in der Diagnose aufgeführte Lokalisation abweicht von jener, die bei der Morphologie-Schlüsselnummer angegeben ist. In solchen Fällen sollte die angegebene Schlüsselnummer aus Kapitel II ignoriert werden, und die zutreffende Schlüsselnummer für jene Lokalisation, die in der Diagnose angegeben ist, sollte verwendet werden. Z.B.: C50.- (Brustdrüse) ist dem morphologischen Begriff „Invasives Gangkarzinom" (M8500/3) hinzugefügt, weil dieser Karzinomtyp normalerweise in der Brustdrüse entsteht. Wird die Bezeichnung „Invasives Gangkarzinom" jedoch für ein primär im Pankreas entstandenes Karzinom benutzt, so wäre die korrekte Schlüsselnummer C25.9(„Pankreas, nicht näher bezeichnet").

Bei den „Neubildungen des lymphatischen, blutbildenden und verwandten Gewebes" (M959-M998) sind die relevanten Schlüsselnummern aus C81-C96 und D45-D47 aufgeführt. Diese Schlüsselnummern des Kapitels II sollten ohne Rücksicht aufdie angegebene Lokalisation der Neubildung benutzt werden.

Eine Schwierigkeit bei der Verschlüsselung entsteht manchmal, wenn eine morphologische Diagnose zwei qualifizierende Adjektive enthält, die ihrerseits verschiedene Schlüsselnummern haben. Ein Beispiel ist das „Übergangszell-Epidermoidkarzinom". Die Schlüsselnummer für „Übergangszell-Karzinom ohne nähere Angabe" ist M8120/3, die für „Epidermoidkarzinom ohne nähere Angabe" ist M8070/3. In solchen Fällen sollte die höhere Schlüsselnummer (in diesem Beispiel M8120/3) genommen werden, da sie gewöhnlich spezifischer ist. Bezüglich weiterer Informationen über die Verschlüsselung der Morphologie siehe Band 2 (Regelwerk).

Nomenklatur mit Schlüsselnummern für die Morphologie der Neubildungen

M800   Neubildungen o.n.A.

M8000/0   Neubildung, gutartig
M8000/1   Neubildung, unsicher ob gut- oder bösartig
M8000/3   Neubildung, bösartig
M8000/6   Neubildung, metastatisch
M8001/0   Tumorzellen, gutartig
M8001/1   Tumorzellen, unsicher ob gut- oder bösartig
M8001/3   Tumorzellen, bösartig
M8002/3   Bösartiger Tumor, kleinzelliger Typ
M8003/3   Bösartiger Tumor, riesenzelliger Typ
M8004/3   Bösartiger Tumor, spindelzelliger Typ

M801-M804 Epitheliale Neubildungen o.n.A.

M8010/0   Epithelialer Tumor, gutartig
M8010/2   Carcinoma in situ o.n.A.
M8010/3   Karzinom o.n.A.
M8010/6   Karzinom, metastatisch o.n.A.
M8011/0   Epitheliom, gutartig
M8011/3   Epitheliom, bösartig
M8012/3   Großzelliges Karzinom o.n.A.
M8020/3   Karzinom, undifferenziert o.n.A.
M8021/3   Karzinom, anaplastisch o.n.A.
M8022/3   Polymorphes Karzinom
M8030/3   Riesenzell- und Spindelzellkarzinom
M8031/3   Riesenzellkarzinom
M8032/3   Spindelzellkarzinom
M8033/3   Pseudosarkomatöses Karzinom
M8034/3   Polygonalzelliges Karzinom
M8040/1   Tumorlet [Lungenmikrotumor, epithelial, kleinzellig]
M8041/3   Kleinzelliges Karzinom o.n.A.
M8042/3   Kleinzelliges Bronchialkarzinom [Oat-Cell-Karzinom] (C34.-)
M8043/3   Kleinzelliges Karzinom, spindelzellig (C34.-)
M8044/3   Kleinzelliges Karzinom, Intermediärtyp (C34.-)
M8045/3   Kleinzellig-großzelliges Karzinom (C34.-)

M805-M808 Plattenepithel-Neubildungen

M8050/0   Papillom o.n.A. ausgenommen Harnblasenpapillom M8120/1

M8050/2 Papilläres Carcinoma in situ
M8050/3 Papilläres Karzinom o.n.A.
M8051/0 Verruköses Papillom
M8051/3 Verruköses Karzinom o.n.A.
M8052/0 Plattenepithelpapillom
M8052/3 Papilläres Plattenepithelkarzinom
M8053/0 Invertiertes Papillom
M8060/0 Papillomatosis o.n.A.
M8070/2 Carcinoma in situ des Plattenepithels o.n.A.
M8070/3 Plattenepithelkarzinom o.n.A.
M8070/6 Plattenepithelkarzinom, metastatisch o.n.A.
M8071/3 Plattenepithelkarzinom, verhornend o.n.A.
M8072/3 Plattenepithelkarzinom, großzellig, nicht verhornend
M8073/3 Plattenepithelkarzinom, kleinzellig, nicht verhornend
M8074/3 Plattenepithelkarzinom, spindelzellig
M8075/3 Adenoides Plattenepithelkarzinom
M8076/2 Carcinoma in situ des Plattenepithels mit fraglicher Stromainvasion (D06.-)
M8076/3 Plattenepithelkarzinom, mikroinvasiv (C53.-)
M8077/2 Intraepitheliale Neoplasie III. Grades der Zervix, Vulva und Vagina
M8080/2 Erythroplasie Queyrat (D07.4)
M8081/2 Bowen-Krankheit
M8082/3 Lymphoepitheliales Karzinom

M809-M811 Basalzell-Neubildungen

M8090/1 Basalzelltumor (D48.5)
M8090/3 Basaliom o.n.A. (C44.-)
M8091/3 Multizentrisches Basaliom (C44.-)
M8092/3 Basalioma sclerodermiforme (C44.-)
M8093/3 Basaliom, fibroepithelial (C44.-)
M8094/3 Basaliom mit epidermoider Differenzierung (C44.-)
M8095/3 Metatypisches Karzinom (C44.-)
M8096/0 Intraepitheliales Epitheliom Typ Borst-Jadassohn (D23.-)
M8100/0 Trichoepitheliom (D23.-)
M8101/0 Trichofollikulom (D23.-)
M8102/0 Tricholemmom (D23.-)
M8110/0 Pilomatrixom o.n.A. (D23.-)
M8110/3 Pilomatrix-Karzinom (C44.-)

M812-M813 Übergangszell-Papillome und -Karzinome

M8120/0 Übergangszell- Papillom o.n.A.
M8120/1 Urotheliales Papillom
M8120/2 Übergangszell-Carcinoma in situ
M8120/3 Übergangszell-Karzinom o.n.A.
M8121/0 Schneider-Papillom
M8121/1 Übergangszell-Papillom, invertiert
M8121/3 Schneider-Karzinom
M8122/3 Übergangszell-Karzinom, spindelzellig
M8123/3 Basaloides Karzinom (C21.1)
M8124/3 Kloakogenes Karzinom (C21.2)
M8130/3 Papilläres Übergangszell-Karzinom

M814-M838 Adenome und Adenokarzinome

M8140/0 Adenom o.n.A.
M8140/1 Bronchialadenom o.n.A. (D38.1)
M8140/2 Adenocarcinoma in situ o.n.A.
M8140/3 Adenokarzinom o.n.A.
M8140/6 Adenokarzinom, metastatisch o.n.A.
M8141/3 Szirrhöses Adenokarzinom
M8142/3 Magenszirrhus [Linitis plastica] (C16.-)
M8143/3 Oberflächlich spreitendes Adenokarzinom
M8144/3 Adenokarzinom, intestinaler Typ (C16.-)
M8145/3 Adenokarzinom, diffuser Typ (C16.-)
M8146/0 Monomorphes Adenom
M8147/0 Basalzelladenom (D11.-)
M8147/3 Basalzell-Adenokarzinom (C07.-,C08.-)

Morphologie der Neubildungen

M8150/0	Inselzelladenom (D13.7)
M8150/3	Inselzellkarzinom (C25.4)
M8151/0	Insulinom o.n.A. (D13.7)
M8151/3	Insulinom, bösartig (C25.4)
M8152/0	Glukagonom o.n.A. (D13.7)
M8152/3	Glukagonom, bösartig (C25.4)
M8153/1	Gastrinom o.n.A.
M8153/3	Gastrinom, bösartig
M8154/3	Gemischtes Inselzell- und exokrines Adenokarzinom (C25.-)
M8155/3	Vipom
M8160/0	Gallengangsadenom (D13.4, D13.5)
M8160/3	Gallengangskarzinom (C22.1)
M8161/0	Gallengangs-Zystadenom
M8161/3	Gallengangs-Zystadenokarzinom
M8162/3	Klatskin-Tumor (C22.1)
M8170/0	Leberzelladenom (D13.4)
M8170/3	Leberzellkarzinom o.n.A. (C22.0)
M8171/3	Leberzellkarzinom, fibrolamellär (C22.0)
M8180/3	Kombiniertes Leberzell- und Gallengangskarzinom (C22.0)
M8190/0	Trabekuläres Adenom
M8190/3	Trabekuläres Adenokarzinom
M8191/0	Embryonales Adenom
M8200/0	Ekkrines Hautzylindrom (D23.-)
M8200/3	Adenoidzystisches Karzinom
M8201/3	Kribriformes Karzinom
M8202/0	Mikrozystisches Adenom (D13.7)
M8210/0	Adenomatöser Polyp o.n.A.
M8210/2	Adenocarcinoma in situ in adenomatösem Polyp
M8210/3	Adenokarzinom in adenomatösem Polyp
M8211/0	Tubuläres Adenom o.n.A.
M8211/3	Tubuläres Adenokarzinom
M8220/0	Adenomatöse Polyposis coli (D12.-)
M8220/3	Adenokarzinom in adenomatöser Polyposis coli (C18.-)
M8221/0	Multiple adenomatöse Polypen
M8221/3	Adenokarzinom in multiplen adenomatösen Polypen
M8230/3	Carcinoma solidum o.n.A.
M8231/3	Carcinoma simplex
M8240/1	Karzinoid o.n.A., des Appendix (D37.3)
M8240/3	Karzinoid o.n.A. ausgenommen des Appendix M8240/1
M8241/1	Karzinoid, argentaffin o.n.A.
M8241/3	Karzinoid, argentaffin, bösartig
M8243/3	Schleimbildendes bösartiges Karzinoid [Becherzellkarzinoid] (C18.1)
M8244/3	Mischzelliges Karzinoid
M8245/3	Adenokarzinoid
M8246/3	Neuroendokrines Karzinom
M8247/3	Merkel-Zellkarzinom (C44.-)
M8248/1	Apudom
M8250/1	Lungenadenomatose (D38.1)
M8250/3	Bronchiolo-alveoläres Adenokarzinom (C34.-)
M8251/0	Alveoläres Adenom (D14.3)
M8251/3	Alveoläres Adenokarzinom (C34.-)
M8260/0	Papilläres Adenom o.n.A.
M8260/3	Papilläres Adenokarzinom o.n.A.
M8261/1	Villöses Adenom o.n.A.
M8261/2	Adenocarcinoma in situ in villösem Adenom
M8261/3	Adenokarzinom in villösem Adenom
M8262/3	Villöses Adenokarzinom
M8263/0	Tubulovillöses Adenom o.n.A.
M8263/2	Adenocarcinoma in situ in tubulovillösem Adenom
M8263/3	Adenokarzinom in tubulovillösem Adenom
M8270/0	Chromophobes Adenom (D35.2)
M8270/3	Chromophobes Karzinom (C75.1)
M8271/0	Prolaktinom (D35.2)
M8280/0	Eosinophiles Adenom (D35.2)
M8280/3	Eosinophiles Karzinom (C75.1)
M8281/0	Baso-eosinophiles Adenom (D35.2)
M8281/3	Baso-eosinophiles Karzinom (C75.1)

M8290/0	Oxyphiles Adenom
M8290/3	Oxyphiles Adenokarzinom
M8300/0	Basophiles Adenom (D35.2)
M8300/3	Basophiles Karzinom (C75.1)
M8310/0	Klarzelladenom
M8310/3	Klarzelliges Adenokarzinom o.n.A.
M8311/1	Hypernephroider Tumor
M8312/3	Nierenzellkarzinom (C64)
M8313/0	Klarzelliges Adenofibrom
M8314/3	Lipidreiches Karzinom (C50.-)
M8315/3	Glukogenreiches Karzinom (C50.-)
M8320/3	Granularzellkarzinom
M8321/0	Hauptzelladenom (D35.1)
M8322/0	Wasserhellzelliges Adenom (D35.1)
M8322/3	Wasserhellzelliges Adenokarzinom (C75.0)
M8323/0	Mischzelladenom
M8323/3	Mischzelladenokarzinom
M8324/0	Lipoadenom
M8330/0	Follikuläres Adenom (D34)
M8330/3	Follikuläres Adenokarzinom o.n.A. (C73)
M8331/3	Follikuläres Adenokarzinom, gut differenziert (C73)
M8332/3	Follikuläres Adenokarzinom, trabekulär (C73)
M8333/0	Mikrofollikuläres Adenom (D34)
M8334/0	Makrofollikuläres Adenom (D34)
M8340/3	Papilläres Karzinom, follikuläre Variante (C73)
M8350/3	Nichtabgekapseltes sklerosierendes Karzinom (C73)
M8360/1	Multiple endokrine Adenome
M8361/1	Juxtaglomerulärer Tumor (D41.0)
M8370/0	Nebennierenrindenadenom o.n.A. (D35.0)
M8370/3	Nebennierenrindenkarzinom (C74.0)
M8371/0	Nebennierenrindenadenom, kompaktzellig (D35.0)
M8372/0	Nebennierenrindenadenom, stark pigmentierte Variante (D35.0)
M8373/0	Nebennierenrindenadenom, klarzellig (D35.0)
M8374/0	Nebennierenrindenadenom, Glomerulosazelltyp (D35.0)
M8375/0	Nebennierenrindenadenom, Mischzelltyp (D35.0)
M8380/0	Adenom, endometrioides o.n.A. (D27)
M8380/1	Adenom, endometrioides, Borderline-Malignität (D39.1)
M8380/3	Endometrioides Karzinom (C56)
M8381/0	Endometrioides Adenofibrom o.n.A. (D27)
M8381/1	Endometrioides Adenofibrom, Borderline-Malignität (D39.1)
M8381/3	Endometrioides Adenofibrom, bösartig (C56)

M839-M842 Neubildungen der Hautanhangsgebilde

M8390/0	Adenom der Hautanhangsgebilde (D23.-)
M8390/3	Karzinom der Hautanhangsgebilde (C44.-)
M8400/0	Schweißdrüsenadenom (D23.-)
M8400/1	Schweißdrüsentumor o.n.A. (D48.5)
M8400/3	Schweißdüsenadenokarzinom (C44.-)
M8401/0	Apokrines Adenom
M8401/3	Apokrines Adenokarzinom
M8402/0	Ekkrines Akrospirom (D23.-)
M8403/0	Ekkrines Spiradenom (D23.-)
M8404/0	Hidrozystom (D23.-)
M8405/0	Papilläres Hidradenom (D23.-)
M8406/0	Papilläres Syringadenom (D23.-)
M8407/0	Syringom o.n.A. (D23.-)
M8408/0	Ekkrines papilläres Adenom (D23.-)
M8410/0	Talgdrüsenadenom (D23.-)
M8410/3	Talgdrüsenadenokarzinom (C44.-)
M8420/0	Zeruminöses Adenom (D23.2)
M8420/3	Zeruminöses Adenokarzinom (C44.2)

M843   Mukoepidermoide Neubildungen

M8430/1   Mukoepidermoidtumor
M8430/3   Mukoepidermoides Karzinom

M844-M849 Zystische, muköse und seröse Neubildungen

M8440/0	Zystadenom o.n.A.
M8440/3	Zystadenokarzinom o.n.A.
M8441/0	Seröses Zystadenom o.n.A. (D27)
M8441/3	Seröses Zystadenokarzinom o.n.A. (C56)
M8442/3	Seröses Zystadenom, Borderline-Malignität (C56)
M8450/0	Papilläres Zystadenom o.n.A. (D27)
M8450/3	Pailläres Zystadenokarzinom o.n.A. (C56)
M8451/3	Papilläres Zystadenom, Borderline-Malignität (C56)
M8452/1	Papillärer zystischer Tumor (D37.7)
M8460/0	Papilläres seröses Zystadenom o.n.A. (D27)
M8460/3	Papilläres seröses Zystadenokarzinom (C56)
M8461/0	Seröses Oberflächenpapillom o.n.A. (D27)
M8461/3	Papilläres seröses Oberflächenkarzinom (C56)
M8462/3	Papilläres seröses Zystadenom, Borderline-Malignität (C56)
M8470/0	Muzinöses Zystadenom o.n.A. (D27)
M8470/3	Muzinöses Zystadenokarzinom o.n.A. (C56)
M8471/0	Papilläres muzinöses Zystadenom o.n.A. (D27)
M8471/3	Papilläres muzinöses Zystadenokarzinom (C56)
M8472/3	Muzinöses Zystadenom, Borderline-Malignität (C56)
M8473/3	Papilläres muzinöses Zystadenom, Borderline-Malignität (C56)
M8480/0	Muzinöses Adenom
M8480/3	Muzinöses Adenokarzinom
M8480/6	Pseudomyxoma peritonei (C78.6)
M8481/3	Schleimbildendes Adenokarzinom
M8490/3	Siegelringzellkarzinom
M8490/6	Metastatisches Siegelringzellkarzinom

M850-M854 Duktale, lobuläre und medulläre Neubildungen

M8500/2	Intraduktales Karzinom, nichtinvasiv o.n.A.
M8500/3	Invasives duktales Karzinom (C50.-)
M8501/2	Komedokarzinom, nichtinvasiv (D05.-)
M8501/3	Komedokarzinom o.n.A. (C50.-)
M8502/3	Juveniles Mammakarzinom (C50.-)
M8503/0	Intraduktales Papillom
M8503/2	Nichtinvasives intraduktales papilläres Adenokarzinom (D05.-)
M8503/3	Intraduktales papilläres Adenokarzinom mit Invasion (C50.-)
M8504/0	Intrazystisches papilläres Adenom
M8504/2	Nichtinvasives intrazystisches Karzinom
M8504/3	Intrazystisches Karzinom o.n.A.
M8505/0	Intraduktale Papillomatose o.n.A.
M8506/0	Brustwarzenadenom (D24)
M8510/3	Medulläres Karzinom o.n.A.
M8511/3	Medulläres Karzinom mit amyloidem Stroma (C73)
M8512/3	Medulläres Karzinom mit lymphoidem Stroma (C50.-)
M8520/2	Lobuläres Carcinoma in situ (D05.0)
M8520/3	Lobuläres Karzinom o.n.A. (C50.-)
M8521/3	Invasives, duktuläres Karzinom (C50.-)
M8522/2	Intraduktales Karzinom und lobuläres Carcinoma in situ (D05.7)
M8522/3	Invasives, duktales und lobuläres Karzinom (C50.-)
M8530/3	Inflammatorisches Karzinom (C50.-)
M8540/3	Paget-Karzinom der Brustdrüse (C50.-)
M8541/3	Paget-Karzinom und invasives duktales Karzinom der Brustdrüse (C50.-)
M8542/3	Paget-Karzinom, extramammär ausgenommen Paget-Krankheit der Knochen
M8543/3	Paget-Karzinom und intraduktales Karzinom der Brustdrüse

M855 Azinuszell-Neubildungen

M8550/0 Azinuszelladenom
M8550/1 Azinuszelltumor
M8550/3 Azinuszellkarzinom

M856-M858 Komplexe epitheliale Neubildungen

M8560/3 Kombiniertes Adeno-Plattenepithelkarzinom
M8561/0 Adenolymphom (D11.-)
M8562/3 Epithelial-myoepitheliales Karzinom
M8570/3 Adenokarzinom mit Plattenepithelmetaplasie
M8571/3 Adenokarzinom mit kartilaginärer und ossärer Metaplasie
M8572/3 Adenokarzinom mit Spindelzellmetaplasie
M8573/3 Adenokarzinom mit apokriner Metaplasie
M8580/0 Thymom, gutartig (D15.0)
M8580/3 Thymom, bösartig (C37)

M859-M867 Spezielle Neubildungen der Gonaden

M8590/1 Keimstrang-Stromatumor
M8600/0 Thekazelltumor o.n.A. (D27)
M8600/3 Thekazelltumor, bösartig (C56)
M8601/0 Thekazelltumor, luteinisiert (D27)
M8602/0 Sklerosierender Stromatumor (D27)
M8610/0 Luteom o.n.A. (D27)
M8620/1 Granulosazelltumor o.n.A. (D39.1)
M8620/3 Granulosazelltumor, bösartig (C56)
M8621/1 Granulosazell-Thekazelltumor (D39.1)
M8622/1 Juveniler Granulosazelltumor (D39.1)
M8623/1 Keimstrangtumor mit anulären Tubuli (D39.1)
M8630/0 Androblastom, gutartig
M8630/1 Androblastom o.n.A.
M8630/3 Androblastom, bösartig
M8631/0 Sertoli-Leydig-Zelltumor
M8632/1 Gynandroblastom (D39.1)
M8640/0 Sertolizelltumor o.n.A.
M8640/3 Sertolizellkarzinom (C62.-)
M8641/0 Sertolizelltumor mit Lipoidspeicherung (D27)
M8650/0 Leydigzelltumor, gutartig (D29.2)
M8650/1 Leydigzelltumor o.n.A. (D40.1)
M8650/3 Leydigzelltumor, bösartig (C62.-)
M8660/0 Hiluszelltumor (D27)
M8670/0 Fettgewebstumor des Ovar (D27)
M8671/0 Versprengter Nebennierentumor

M868-M871 Paragangliome und Glomustumoren

M8680/1 Paragangliom o.n.A.
M8680/3 Paragangliom, bösartig
M8681/1 Symphatisches Paragangliom
M8682/1 Parasymphatisches Paragangliom
M8683/0 Gangliozystisches Paragangliom (D13.2)
M8690/1 Glomus-jugulare-Tumor (D44.7)
M8691/1 Glomus-aorticum-Tumor (D44.7)
M8692/1 Glomus-caroticum-Tumor (D44.6)
M8693/1 Extraadrenales Paragangliom o.n.A.
M8693/3 Extraadrenales Paragangliom, bösartig
M8700/0 Phäochromozytom o.n.A. (D35.0)
M8700/3 Phäochromozytom, bösartig (C74.1)
M8710/3 Glomangiosarkom
M8711/0 Glomustumor

Morphologie der Neubildungen Version 2.0 Stand November 2000

M8712/0 Glomangiom
M8713/0 Glomangiomyom

M872-M879 Nävi und Melanome

M8720/0 Nävuszellnävus o.n.A. (D22.-)
M8720/2 Melanoma in situ (D03.-)
M8720/3 Bösartiges Melanom o.n.A.
M8721/3 Noduläres Melanom (C44.-)
M8722/0 Blasenzellnävus (D22.-)
M8722/3 Blasenzellmelanom (C43.-)
M8723/0 Halo-Naevus (D22.-)
M8723/3 Bösartiges Melanom, regressiv (C43.-)
M8724/0 Fibröse Papel der Nase (D22.3)
M8725/0 Neuronävus (D22.-)
M8726/0 Großzelliger Nävus (D31.4)
M8727/0 Dysplastischer Nävus (D22.-)
M8730/0 Nicht pigmentierender Nävus (D22.-)
M8730/3 Amelanotisches Melanom (C43.-)
M8740/0 Junktionaler Nävus o.n.A. (D22.-)
M8740/3 Bösartiges Melanom in junktionalem Nävus (C44.-)
M8741/2 Präkanzeröse Melanose o.n.A. (D03.-)
M8741/3 Bösartiges Melanom in präkanzeröser Melanose (C43.-)
M8742/2 Lentigo maligna [Dubreuilh-Hutchinson] o.n.A. (D03.-)
M8742/3 Bösartiges Melanom in Lentigo maligna (C43.-)
M8743/3 Oberflächlich spreitendes Melanom (C43.-)
M8744/3 Akrales lentiginöses Melanom, bösartig (C43.-)
M8745/3 Desmoplastisches Melanom, bösartig (C43.-)
M8750/0 Intradermaler Nävus (D22.-)
M8760/0 Compound-Naevus (D22.-)
M8761/1 Pigmentierter Riesennävus o.n.A. (D48.5)
M8761/3 Bösartiges Melanom in pigmentiertem Riesennävus (C43.-)
M8770/0 Epitheloid- und Spindelzellnävus (D22.-)
M8770/3 Gemischtes Epitheloid- und Spindelzellmelanom
M8771/0 Epitheloidzellnävus (D22.-)
M8771/3 Epitheloidzellmelanom
M8772/0 Spindelzellnävus (D22.-)
M8772/3 Spindelzellmelanom o.n.A.
M8773/3 Spindelzellmelanom, Typ A (C69.4)
M8774/3 Spindelzellmelanom, Typ B (C69.4)
M8780/0 Blauer Nävus o.n.A. (D22.-)
M8780/3 Blauer Nävus, bösartig (C43.-)
M8790/0 Zellulärer blauer Nävus (D22.-)

M880 Weichteiltumoren und Sarkome o.n.A.

M8800/0 Weichteiltumor, gutartig
M8800/3 Sarkom o.n.A.
M8800/6 Sarkomatose o.n.A.
M8801/3 Spindelzellsarkom
M8802/3 Riesenzellsarkom ausgenommen der Knochen M9250/3
M8803/3 Kleinzelliges Sarkom
M8804/3 Epitheloidzellsarkom

M881-M883 Fibromatöse Neubildungen

M8810/0 Fibrom o.n.A.
M8810/3 Fibrosarkom o.n.A.
M8811/0 Fibromyxom
M8811/3 Fibromyxosarkom
M8812/0 Periostales Fibrom (D16.-)
M8812/3 Periostales Fibrosarkom (C40.-, C41.-)

M8813/0	Fasziales Fibrom
M8813/3	Fasziales Fibrosarkom
M8814/3	Infantiles Fibrosarkom
M8820/0	Elastofibrom
M8821/1	Extraabdominale Fibromatose
M8822/1	Abdominale Fibromatose
M8823/1	Desmoplastisches Fibrom
M8824/1	Myofibromatosis
M8830/0	Fibröses Histiozytom o.n.A.
M8830/1	Atypisches fibröses Histiozytom
M8830/3	Fibröses Histiozytom, bösartig
M8832/0	Dermatofibrom o.n.A. (D23.-)
M8832/3	Dermatofibrosarkom o.n.A. (C44.-)
M8833/3	Pigmentiertes Dermatofibrosarcoma protuberans

M884 Myxomatöse Tumoren

M8840/0	Myxom o.n.A.
M8840/3	Myxosarkom
M8841/1	Angiomyxom

M885-M888 Lipomatöse Neubildungen

M8850/0	Lipom o.n.A. (D17.-)
M8850/3	Liposarkom o.n.A.
M8851/0	Fibrolipom (D17.-)
M8851/3	Liposarkom, gut differenziert
M8852/0	Fibromyxolipom (D17.-)
M8852/3	Myxoliposarkom
M8853/3	Rundzellen-Liposarkom
M8854/0	Pleomorphes Lipom (D17.-)
M8854/3	Pleomorphes Liposarkom
M8855/3	Liposarkom, Mischform
M8856/0	Intramuskuläres Lipom (D17.-)
M8857/0	Spindelzell-Lipom (D17.-)
M8858/3	Liposarkom, entdifferenziert
M8860/0	Angiomyolipom (D17.-)
M8861/0	Angiolipom o.n.A. (D17.-)
M8870/0	Myelolipom (D17.-)
M8880/0	Hibernom (D17)
M8881/0	Lipoblastomatose (D17.-)

M889-M892 Myomatöse Neubildungen

M8890/0	Leiomyom o.n.A.
M8890/1	Leiomyomatose o.n.A.
M8890/3	Leiomyosarkom o.n.A.
M8891/0	Epitheloides Leiomyom
M8891/3	Epitheloides Leiomyosarkom
M8892/0	Zelluläres Leiomyom
M8893/0	Bizarres Leiomyom
M8894/0	Angiomyom
M8894/3	Angiomyosarkom
M8895/0	Myom
M8895/3	Myosarkom
M8896/3	Myxoides Leiomyosarkom
M8897/1	Tumor der glatten Muskulatur o.n.A.
M8900/0	Rhabdomyom o.n.A.
M8900/3	Rhabdomyosarkom o.n.A.
M8901/3	Pleomorphes Rhabdomyosarkom
M8902/3	Rhabdomyosarkom, Mischtyp
M8903/0	Fetales Rhabdomyom

M8904/0 Adultes Rhabdomyom
M8910/3 Embryonales Rhabdomyosarkom
M8920/3 Alveoläres Rhabdomyosarkom

M893-M899 Komplexe gemischte und stromale Neubildungen

M8930/0 Endometriales Stromaknötchen (D26.1)
M8930/3 Endometriales Stromasarkom (C54.-)
M8931/1 Endolymphatische Stromamyose (D39.0)
M8932/0 Adenomyom
M8933/3 Adenosarkom
M8940/0 Pleomorphes Adenom
M8940/3 Mischtumor, bösartig o.n.A.
M8941/3 Karzinom in pleomorphem Adenom (C07, C08.-)
M8950/3 Müller-Mischtumor (C54.-)
M8951/3 Mesodermaler Mischtumor
M8960/1 Mesoblastisches Nephrom
M8960/3 Nephroblastom o.n.A. (C64)
M8963/3 Rhabdoides Sarkom
M8964/3 Sarkom der Niere, klarzellig (C64)
M8970/3 Hepatoblastom (C22.0)
M8971/3 Pankreatoblastom (C25.-)
M8972/3 Pulmonales Blastom (C34.-)
M8980/3 Karzinosarkom o.n.A.
M8981/3 Karzinosarkom, embryonal
M8982/0 Myoepitheliom
M8990/0 Mesenchymom, gutartig
M8990/1 Mesenchymom o.n.A.
M8990/3 Mesenchymom, bösartig
M8991/3 Embryonales Sarkom

M900-M903 Fibroepitheliale Neubildungen

M9000/0 Brenner-Tumor o.n.A. (D27)
M9000/1 Brenner-Tumor, Borderline-Malignität (D39.1)
M9000/3 Brenner-Tumor, bösartig (C56)
M9010/0 Fibroadenom o.n.A. (D24)
M9011/0 Intrakanalikuläres Fibroadenom (D24)
M9012/0 Perikanalikuläres Fibroadenom (D24)
M9013/0 Zystadenofibrom o.n.A. (D27)
M9014/0 Seröses Zystadenofibrom (D27)
M9015/0 Muzinöses Zystadenofibrom (D27)
M9016/0 Riesenfibroadenom (D24)
M9020/0 Tumor phylloides, gutartig (D24)
M9020/1 Tumor phylloides o.n.A. (D48.6)
M9020/3 Tumor phylloides, bösartig (C50.-)
M9030/0 Juveniles Fibroadenom (D24)

M904 Synoviale Neubildungen

M9040/0 Synovialom, gutartig
M9040/3 Synovialsarkom o.n.A.
M9041/3 Synovialsarkom, spindelzellig
M9042/3 Synovialsarkom, epitheloidzellig
M9043/3 Synovialsarkom, biphasisch
M9044/3 Klarzellsarkom ausgenommen der Niere M8964/3

M905 Mesotheliale Neubildungen

M9050/0 Mesotheliom, gutartig (D19.-)
M9050/3 Mesotheliom, bösartig (C45.-)
M9051/0 Fibröses Mesotheliom, gutartig (D19.-)
M9051/3 Fibröses Mesotheliom, bösartig (C45.-)

M9052/0	Epitheloidzelliges Mesotheliom, gutartig (D19.-)
M9052/3	Epitheloidzelliges Mesotheliom, bösartig (C45.-)
M9053/0	Mesotheliom, biphasisch, gutartig (D19.-)
M9053/3	Mesotheliom, biphasisch, bösartig (C45.-)
M9054/0	Adenomatoidtumor o.n.A. (D19.-)
M9055/1	Zystisches Mesotheliom

M906-M909 Keimzellneubildungen

M9060/3	Dysgerminom
M9061/3	Seminom o.n.A. (C62.-)
M9062/3	Seminom, anaplastisch (C62.-)
M9063/3	Spermatozytäres Seminom (C62.-)
M9064/3	Germinom
M9070/3	Embryonales Karzinom o.n.A.
M9071/3	Endodermaler Sinustumor
M9072/3	Polyembryom
M9073/1	Gonadoblastom
M9080/0	Teratom, gutartig
M9080/1	Teratom o.n.A.
M9080/3	Teratom, bösartig o.n.A.
M9081/3	Teratokarzinom
M9082/3	Bösartiges Teratom, undifferenziert
M9083/3	Bösartiges Teratom, intermediärer Typ
M9084/0	Dermoidzyste o.n.A.
M9084/3	Teratom mit maligner Transformation
M9085/3	Mischkeimzelltumor
M9090/0	Struma ovarii o.n.A. (D27)
M9090/3	Struma ovarii maligna (C56)
M9091/1	Struma ovarii und Karzinoid (D39.1)

M910 Trophoblastische Neubildungen

M9100/0	Blasenmole o.n.A. (O01.9)
M9100/1	Invasive Blasenmole (D39.2)
M9100/3	Chorionkarzinom o.n.A.
M9101/3	Chorionkarzinom in Kombination mit sonstigen Keimzellelementen
M9102/3	Bösartiges Teratom, trophoblastisch (C62.-)
M9103/0	Partielle Blasenmole (O01.1)
M9104/1	Trophoblastischer Tumor, plazentarer Sitz (D39.2)

M911 Mesonephrome

M9110/0	Mesonephrom, gutartig
M9110/1	Mesonephrischer Tumor
M9110/3	Mesonephrom, bösartig

M912-M916 Blutgefäßtumoren

M9120/0	Hämangiom o.n.A. (D18.0)
M9120/3	Hämangiosarkom
M9121/0	Kavernöses Hämangiom (D18.0)
M9122/0	Venöses Hämangiom (D18.0)
M9123/0	Haemangioma racemosum (D18.0)
M9124/3	Kupffer-Sternzellsarkom (C22.3)
M9125/0	Epitheloides Hämangiom (D18.0)
M9126/0	Histiozytoides Hämangiom (D18.0)
M9130/0	Hämangioendotheliom, gutartig (D18.0)
M9130/1	Hämangioendotheliom o.n.A.
M9130/3	Hämangioendotheliom, bösartig
M9131/0	Kapilläres Hämangiom (D18.0)
M9132/0	Intramuskuläres Hämangiom (D18.0)
M9133/1	Epitheloides Hämangioendotheliom o.n.A.
M9133/3	Epitheloides Hämangioendotheliom, bösartig

M9134/1	Intravaskulärer bronchoalveolärer Tumor (D38.1)
M9140/3	Kaposi-Sarkom (C46.-)
M9141/0	Angiokeratom
M9142/0	Verruköses keratotisches Hämangiom (D18.0)
M9150/0	Hämangioperizytom, gutartig
M9150/1	Hämangioperizytom o.n.A.
M9150/3	Hämangioperizytom, bösartig
M9160/0	Angiofibrom o.n.A.
M9161/1	Hämangioblastom

M917 Lymphgefäßtumoren

M9170/0	Lymphangiom o.n.A. (D18.1)
M9170/3	Lymphangiosarkom
M9171/0	Kapilläres Lymphangiom (D18.1)
M9172/0	Kavernöses Lymphangiom (D18.1)
M9173/0	Zystisches Lymphangiom (D18.1)
M9174/0	Lymphangiomyom (D18.1)
M9174/1	Lymphangiomyomatose
M9175/0	Hämolymphangiom (D18.1)

M918-M924 Ossäre und chondromatöse Neubildungen

M9180/0	Osteom o.n.A. (D16.-)
M9180/3	Osteosarkom o.n.A. (C40.-, C41.-)
M9181/3	Chondroplastisches Osteosarkom (C40.-, C41.-)
M9182/3	Fibroplastisches Osteosarkom (C40.-,C41.-)
M9183/3	Teleangiektatisches Osteosarkom (C40.-, C41.-)
M9184/3	Osteosarkom bei Paget-Krankheit des Knochens (C40.-, C41.-)
M9185/3	Kleinzelliges Osteosarkom (C40.-,C41.-)
M9190/3	Juxtakortikales Osteosarkom (C40.-, C41.-)
M9191/0	Osteoidosteom o.n.A. (D16.-)
M9200/0	Osteoblastom o.n.A. (D16.-)
M9200/1	Aggressives Osteoblastom (D48.0)
M9210/0	Osteochondrom (D16.-)
M9210/1	Osteochondromatose o.n.A. (D48.0)
M9220/0	Chondrom o.n.A. (D16.-)
M9220/1	Chondromatose o.n.A.
M9220/3	Chondrosarkom o.n.A. (C40.-, C41.-)
M9221/0	Juxtakortikales Chondrom (D16.-)
M9221/3	Juxtakortikales Chondrosarkom (C40.-, C41.-)
M9230/0	Chondroblastom o.n.A. (D16.-)
M9230/3	Chondroblastom, bösartig (C40.-, C41.-)
M9231/3	Myxoides Chondrosarkom
M9240/3	Mesenchymales Chondrosarkom
M9241/0	Chondromyxoides Fibrom (D16.-)

M925 Riesenzelltumoren

M9250/1	Riesenzelltumor des Knochens o.n.A. (D48.0)
M9250/3	Riesenzelltumor des Knochens, bösartig (C40.-, C41.-)
M9251/1	Riesenzelltumor der Weichteile o.n.A.
M9251/3	Bösartiger Riesenzelltumor der Weichteile

M926 Sonstige Knochentumoren

M9260/3	Ewing-Sarkom (C40.-, C41.-)
M9261/3	Adamantinom der Röhrenknochen (C40.-)
M9262/0	Ossifizierendes Fibrom (D16.-)

M927-M934 Odontogene Tumoren

M9270/0	Odontogener Tumor, gutartig (D16.4, D16.5)
M9270/1	Odontogener Tumor o.n.A. (D48.0)

M9270/3	Odontogener Tumor, bösartig (C41.0, C41.1)
M9271/0	Dentinom (D16.4, D16.5)
M9272/0	Zementom o.n.A. (D16.4, D16.5)
M9273/0	Zementoblastom, gutartig (D16.4, D16.5)
M9274/0	Fibrom, zementbildendes (D16.4, D16.5)
M9275/0	Gigantiformes Zementom (D16.4, D16.5)
M9280/0	Odontom o.n.A. (D16.4, D16.5)
M9281/0	Zusammengesetztes [Compound-] Odontom (D16.4, D16.5)
M9282/0	Komplexes Odontom (D16.4, D16.5)
M9290/0	Ameloblastisches Fibro-Odontom (D16.4, D16.5)
M9290/3	Ameloblastisches Odontosarkom (C41.0, C41.1)
M9300/0	Adenomatoider odontogener Tumor (D16.4, D16.5)
M9301/0	Verkalkende odontogene Zyste (D16.4, D16.5)
M9302/0	Odontogener Schattenzelltumor (D16.4, D16.5)
M9310/0	Ameloblastom o.n.A. (D16.4, D16.5)
M9310/3	Ameloblastom, bösartig (C41.0, C41.1)
M9311/0	Odontoameloblastom (D16.4, D16.5)
M9312/0	Odontogener Plattenepitheltumor (D16.4, D16.5)
M9320/0	Odontogenes Myxom (D16.4, D16.5)
M9321/0	Zentrales odontogenes Fibrom (D16.4, D16.5)
M9322/0	Peripheres odontogenes Fibrom (D16.4, D16.5)
M9330/0	Ameloblastisches Fibrom (D16.4, D16.5)
M9330/3	Ameloblastisches Fibrosarkom (C41.0, C41.1)
M9340/0	Verkalkender epithelialer odontogener Tumor (D16.4, D16.5)

M935-M937 Verschiedene Tumoren

M9350/1	Kraniopharyngeom (D44.3, D44.4)
M9360/1	Pinealom (D44.5)
M9361/1	Pinealzytom (D44.5)
M9362/3	Pineoblastom (C75.3)
M9363/0	Melanotischer Neuroektodermaltumor
M9364/3	Peripherer Neuroektodermaltumor
M9370/3	Chordom

M938-M948 Gliome

M9380/3	Gliom, bösartig (C71.-)
M9381/3	Gliomatosis cerebri (C71.-)
M9382/3	Gliom, Mischform (C71.-)
M9383/1	Subependymales Gliom (D43.-)
M9384/1	Subependymales Riesenzellastrozytom (D43.-)
M9390/0	Papillom des Plexus chorioideus o.n.A. (D33.0)
M9390/3	Papillom des Plexus chorioideus, bösartig (C71.5)
M9391/3	Ependymom o.n.A. (C71.-)
M9392/3	Ependymom, anaplastisch (C71.-)
M9393/1	Papilläres Ependymom (D43.-)
M9394/1	Myxopapilläres Ependymom (D43.-)
M9400/3	Astrozytom o.n.A. (C71.-)
M9401/3	Astrozytom, anaplastisch (C71.-)
M9410/3	Protoplasmatisches Astrozytom (C71.-)
M9411/3	Gemistozytisches Astrozytom (C71.-)
M9420/3	Fibrilläres Astrozytom (C71.-)
M9421/3	Pilozytisches (piloides) Astrozytom (C71.-)
M9422/3	Spongioblastom o.n.A. (C71.-)
M9423/3	Polares Spongioblastom (C71.-)
M9424/3	Pleomorphes Xanthoastrozytom (C71.-)
M9430/3	Astroblastom (C71.-)
M9440/3	Glioblastom o.n.A. (C71.-)
M9441/3	Riesenzelliges Glioblastom (C71.-)
M9442/3	Gliosarkom (C71.-)
M9443/3	Primitives, polares Spongioblastom (C71.-)
M9450/3	Oligodendrogliom o.n.A. (C71.-)
M9451/3	Oligodendrogliom, anaplastisch (C71.-)

M9460/3	Oligodendroblastom (C71.-)
M9470/3	Medulloblastom o.n.A. (C71.6)
M9471/3	Desmoplastisches Medulloblastom (C71.6)
M9472/3	Medullomyoblastom (C71.6)
M9473/3	Primitiver neuroektodermaler Tumor (C71.-)
M9480/3	Kleinhirnsarkom o.n.A. (C71.6)
M9481/3	Monstrozelluläres Sarkom (C71.-)

M949-M952 Neuroepitheliomatöse Neubildungen

M9490/0	Ganglioneurom
M9490/3	Ganglioneuroblastom
M9491/0	Ganglioneuromatose
M9500/3	Neuroblastom o.n.A.
M9501/3	Medulloepitheliom o.n.A.
M9502/3	Teratoides Medulloepitheliom
M9503/3	Neuroepitheliom o.n.A.
M9504/3	Spongioneuroblastom
M9505/1	Gangliogliom
M9506/0	Neurozytom
M9507/0	Tumor der Vater-Pacini-Lamellenkörperchen
M9510/3	Retinoblastom o.n.A. (C69.2)
M9511/3	Retinoblastom, differenziert (C69.2)
M9512/3	Retinoblastom, undifferenziert (C69.2)
M9520/3	Neurogener Olfaktoriustumor
M9521/3	Ästhesioneurozytom (C30.0)
M9522/3	Ästhesioneuroblastom (C30.0)
M9523/3	Ästhesioneuroepitheliom (C30.0)

M953 Meningeome

M9530/0	Meningeom o.n.A. (D32.-)
M9530/1	Meningeomatose o.n.A. (D42.-)
M9530/3	Meningeom, bösartig (C70.-)
M9531/0	Meningotheliomatöses Meningeom (D32.-)
M9532/0	Fibromatöses Meningeom (D32.-)
M9533/0	Psammöses Meningeom (D32.-)
M9534/0	Angiomatöses Meningeom (D32.-)
M9535/0	Hämangioblastisches Meningeom (D32.-)
M9536/0	Hämangioperizytisches Meningeom (D32.-)
M9537/0	Meningeom, Übergangstyp (D32.-)
M9538/1	Papilläres Meningeom (D42.-)
M9539/3	Meningeale Sarkomatose (C70.-)

M954-M957 Nervenscheidentumoren

M9540/0	Neurofibrom o.n.A.
M9540/1	Neurofibromatose o.n.A. (Q85.0)
M9540/3	Neurofibrosarkom
M9541/0	Melanotisches Neurofibrom
M9550/0	Plexiformes Neurofibrom
M9560/0	Neurilemmom o.n.A.
M9560/1	Neurinomatose
M9560/3	Neurilemmom, bösartig
M9561/3	Tritontumor, bösartig [Malignes Schwannom]
M9562/0	Neurothekom
M9570/0	Neurom o.n.A.

M958 Granularzelltumoren und alveoläres Weichteilsarkom

M9580/0	Granularzelltumor o.n.A.
M9580/3	Granularzelltumor, bösartig
M9581/3	Alveoläres Weichteilsarkom

M959-M971 Hodgkin- und Non-Hodgkin-Lymphome

M959   *Bösartige Lymphome, o.n.A. oder diffuse*
M9590/3   Bösartiges Lymphom o.n.A. (C84.5, C85.9)
M9591/3   Bösartiges Lymphom, Non-Hodgkin-Typ o.n.A. (C85.9)
M9592/3   Lymphosarkom o.n.A. (C85.0)
M9593/3   Retikulosarkom o.n.A. (C83.3, C83.9)
M9594/3   Mikrogliom o.n.A. (C85.7)
M9595/3   Bösartiges Lymphom, diffus o.n.A. (C83.9)

M965-M966 *Hodgkin-Krankheit [Lymphogranulomatose]*
M9650/3   Hodgkin-Krankheit o.n.A. (C81.9)
M9652/3   Hodgkin-Krankheit, gemischtzellige Form (C81.2)
M9653/3   Hodgkin-Krankheit, lymphozytenarme Form o.n.A. (C81.3)
M9654/3   Hodgkin-Krankheit, lymphozytenarme Form, diffuse Fibrose (C81.3)
M9655/3   Hodgkin-Krankheit, lymphozytenarme retikuläre Form (C81.3)
M9657/3   Hodgkin-Krankheit, lymphozytenreiche Form, o.n.A. (C81.0)
M9658/3   Hodgkin-Krankheit, lymphozytenreiche Form, diffus (C81.0)
M9659/3   Hodgkin-Krankheit, lymphozytenreiche Form, nodulär (C81.0)
M9660/3   Hodgkin-Krankheit, Paragranulom o.n.A. (C81.7)
M9661/3   Hodgkin-Granulom (C81.7)
M9662/3   Hodgkin-Sarkom (C81.7)
M9663/3   Hodgkin-Krankheit, nodulär-sklerosierende Form o.n.A. (C81.1)
M9664/3   Hodgkin-Krankheit, nodulär-sklerosierende Form, zelluläre Phase (C81.0)
M9665/3   Hodgkin-Krankheit, nodulär-sklerosierende Form, lymphozytenreich (C81.1)
M9666/3   Hodgkin-Krankheit, nodulär-sklerosierende Form, gemischtzellig (C81.1)
M9667/3   Hodgkin-Krankheit, nodulär-sklerosierende Form, lymphozytenarm (C81.1)

M967-M968 *Bösartiges Lymphom, diffus oder o.n.A., näher bezeichneter Typ*
M9670/3   Bösartiges Lymphom, lymphozytär, kleinzellig, o.n.A. (C83.0)
M9671/3   Bösartiges Lymphom, lymphoplasmazytoid (C83.8)
M9672/3   Bösartiges Lymphom, kleinzellig, gekerbt, diffus (C83.1)
M9673/3   Bösartiges Lymphom, lymphozytär, mäßig differenziert, diffus (C83.8)
M9674/3   Bösartiges Lymphom, zentrozytisch (C83.8)
M9675/3   Bösartiges Lymphom, gemischt klein- und großzellig, diffus (C83.2)
M9676/3   Bösartiges Lymphom, zentroblastisch-zentrozytisch, diffus (C83.8)
M9677/3   Bösartige lymphomatöse Polyposis (C83.8)
M9680/3   Bösartiges Lymphom, großzellig, diffus o.n.A. (C83.3)
M9681/3   Bösartiges Lymphom, großzellig, gekerbt, diffus (C83.3)
M9682/3   Bösartiges Lymphom, großzellig, ungekerbt, diffus (C83.3)
M9683/3   Bösartiges Lymphom, zentroblastisch, diffus (C83.8.)
M9684/3   Bösartiges Lymphom, immunoblastisch o.n.A. (C83.4)
M9685/3   Bösartiges Lymphom, lymphoblastisch (C83.5.)
M9686/3   Bösartiges Lymphom, kleinzellig, ungekerbt, diffus (C83.0, C83.6)
M9687/3   Burkitt-Lymphom o.n.A. (C83.7)

M969   *Bösartiges Lymphom, follikulär oder nodulär, mit oder ohne diffuse Ausbreitung*
M9690/3   Bösartiges Lymphom, follikulär o.n.A. (C82.9)
M9691/3   Bösartiges Lymphom, gemischt, klein- und großzellig, gekerbt, follikulär (C82.1)
M9692/3   Bösartiges Lymphom, zentroblastisch-zentrozytisch, follikulär (C82.7)
M9693/3   Bösartiges Lymphom, lymphozytisch, gut differenziert, nodulär (C82.7)
M9694/3   Bösartiges Lymphom, lymphozytisch, mäßig differenziert, nodulär (C82.7)
M9695/3   Bösartiges Lymphom, kleinzellig, gekerbt, follikulär (C82.0)
M9696/3   Bösartiges Lymphom, lymphozytisch, wenig differenziert, nodulär (C82.7)
M9697/3   Bösartiges Lymphom, zentroblastisch, follikulär (C82.7)
M9698/3   Bösartiges Lymphom, großzellig, follikulär o.n.A. (C82.2)

M970   *Näher bezeichnete kutane und periphere T-Zell-Lymphome*
M9700/3   Mycosis fungoides (C84.0)
M9701/3   Sézary-Syndrom (C84.1)
M9702/3   Peripheres T-Zell-Lymphom o.n.A. (C84.4)
M9703/3   T-Zonen-Lymphom (C84.2)

Morphologie der Neubildungen					Version 2.0 Stand November 2000

M9704/3	Lymphoepitheloides Lymphom (C84.3.)
M9705/3	Peripheres T-Zell-Lymphom, AILD (angioimmunoblastische Lymphadenopathie mit Dysproteinämie) (C84.4)
M9706/3	Peripheres T-Zell-Lymphom, pleomorph, kleinzellig (C84.4)
M9707/3	Peripheres T-Zell-Lymphom, pleomorph, mittel- und großzellig (C84.4)
M9709/3	Kutanes Lymphom (C84.5)

M971	*Sonstige näher bezeichnete Non-Hodgkin-Lymphome*
M9711/3	Monozytoides B-Zell-Lymphom (C85.7)
M9712/3	Angioendotheliomatosis (C85.7)
M9713/3	T-Zell-Lymphom, angiozentrisch (C85.7)
M9714/3	Lymphom, großzellig (Ki-1+) (C85.7)

M972	**Sonstige lymphoretikuläre Neubildungen**

M9720/3	Histiozytose, bösartige (C96.1)
M9722/3	Abt-Letterer-Siwe-Krankheit (C96.0)
M9723/3	Echtes, histiozytäres Lymphom (C96.3)

M973	**Plasmazelltumoren**

M9731/3	Solitäres Myelom (C90.2)
M9732/3	Multiples Myelom [Plasmozytom] (C90.0)

M974	**Mastzelltumoren**

M9740/1	Mastozytom o.n.A. (D47.0)
M9740/3	Mastzellsarkom (C96.2)
M9741/3	Bösartige Mastozytose (C96.2)

M976	**Immunproliferative Krankheiten**

M9760/3	Immunproliferative Krankheit o.n.A. (C88.9)
M9761/3	Makroglobulinämie Waldenström (C88.0)
M9762/3	Alpha-Schwerkettenkrankheit (C88.1)
M9763/3	Gamma-Schwerkettenkrankheit (C88.2)
M9764/3	Immunproliferative Dünndarmkrankheit (C88.3)
M9765/1	Monoklonale Gammopathie (D47.2)
M9766/1	Angiozentrische, immunproliferative Läsion (D47.7)
M9767/1	Angioimmunoblastische Lymphadenopathie (D47.7)
M9768/1	T-Gamma-lymphoproliferative Krankheit (D47.7)

M980-M994 Leukämien

M980	*Leukämien o.n.A.*
M9800/3	Leukämie o.n.A. (C95.9)
M9801/3	Akute Leukämie o.n.A. (C95.0)
M9802/3	Subakute Leukämie o.n.A. (C95.2)
M9803/3	Chronische Leukämie o.n.A. (C95.1)
M9804/3	Aleukämische Leukämie o.n.A. (C95.7)

M982	*Lymphatische Leukämien*
M9820/3	Lymphatische Leukämie o.n.A. (C91.9)
M9821/3	Akute lymphoblastische Leukämie o.n.A. (C91.0)
M9822/3	Subakute lymphatische Leukämie (C91.2)
M9823/3	Chronische lymphatische Leukämie (C91.1)
M9824/3	Aleukämische lymphatische Leukämie (C91.7)
M9825/3	Prolymphozytäre Leukämie (C91.3)
M9826/3	Burkitt-Zellen-Leukämie (C91.7)
M9827/3	Adulte T-Zell-Leukämie/Lymphom (C91.5)

M983	*Plasmazellenleukämien*
M9830/3	Plasmazellenleukämie (C90.1)

M984	Erythrozytäre Leukämien
M9840/3	Erythroleukämie (C94.0)
M9841/3	Akute Erythrämie (C94.0)
M9842/3	Chronische Erythrämie (C94.1)

M985	Lymphosarkomzellen-Leukämie
M9850/3	Lymphosarkomzellen-Leukämie (C94.7)

M986	Myeloische (granulozytäre) Leukämien
M9860/3	Myeloische Leukämie o.n.A. (C92.9)
M9861/3	Akute myeloische Leukämie (C92.0)
M9862/3	Subakute myeloische Leukämie (C92.2)
M9863/3	Chronische myeloische Leukämie (C92.1)
M9864/3	Aleukämische myeloische Leukämie (C92.7)
M9866/3	Akute promyelozytäre Leukämie (C92.4)
M9867/3	Akute myelomonozytäre Leukämie (C92.5)
M9868/3	Chronische myelomonozytäre Leukämie (C92.7)

M987	Basophile Leukämien
M9870/3	Leukämie, basophile (C92.-)

M988	Eosinophile Leukämien
M9880/3	Eosinophile Leukämie (C92.-)

M989	Monozytenleukämien
M9890/3	Monozytenleukämie o.n.A. (C93.9)
M9891/3	Akute Monozytenleukämie (C93.0)
M9892/3	Subakute Monozytenleukämie (C93.2)
M9893/3	Chronische Monozytenleukämie (C93.1)
M9894/3	Aleukämische Monozytenleukämie (C93.7)

M990-M994	Sonstige Leukämien
M9900/3	Mastzelleukämie (C94.3)
M9910/3	Akute Megakaryoblastenleukämie (C94.2)
M9930/3	Myelosarkom (C92.3)
M9931/3	Akute Panmyelose (C94.4)
M9932/3	Akute Myelofibrose (C94.5)
M9940/3	Haarzellenleukämie (C91.4)
M9941/3	Leukämische Retikuloendotheliose (C91.4)

M995-M997 Verschiedene myeloproliferative und lymphoproliferative Störungen

M9950/1	Polycythaemia vera (D45)
M9960/1	Chronische myeloproliferative Krankheit (D47.1)
M9961/1	Myelosklerose mit myeloider Metaplasie (D47.1)
M9962/1	Idiopathische Thrombozythämie (D47.3)
M9970/1	Lymphoproliferative Krankheit o.n.A. (D47.9)

M998	**Myelodysplatisches Syndrom**
M9980/1	Refraktäre Anämie o.n.A. (D46.4)
M9981/1	Refraktäre Anämie ohne Ringsideroblasten (D46.0)
M9982/1	Refraktäre Anämie mit Ringsideroblasten (D46.1)
M9983/1	Refraktäre Anämie mit Blastenüberschuß (D46.2)
M9984/1	Refraktäre Anämie mit Blastenüberschuß in Transformation (D46.3)
M9989/1	Myelodysplastisches Syndrom o.n.A. (D46.9)

Auszug aus unserem Programm:

Alle Bücher sofort lieferbar!

Bücher - Bücher - Bücher - Bücher - Bücher

	Bestell-Nr.	Preise	
ICD-10-SGB-V Band I - Systematisches Verzeichnis • Version 2.0 Internationale Klassifikation der Prozeduren in der Medizin (incl. MwSt. zzgl. Porto und Verpackung)	14	DM	46,90
ICPM Operationenschlüssel nach § 301 SGB-V • Version 2.0 Internationale Klassifikation der Prozeduren in der Medizin (incl. MwSt. zzgl. Porto und Verpackung)	12	DM	38,00
Krankenhausbehandlung - so zahlen die Kostenträger (incl. MwSt. zzgl. Porto und Verpackung)	25	DM	80,00
Aktualisierte Beilage zum Fachbuch Krankenhausbehandlung - so zahlen die Kostenträger (incl. MwSt. zzgl. Porto und Verpackung)	20	DM	15,00
Krankenhaus-Management Aufgabe Nr. 1 (incl. MWSt. zzgl. Porto und Verpackung)	26	DM	48,00
Interne Budgetierung auf der Grundlage der Pflegeversicherung (incl. 7% MwSt. zzgl. Porto und Verpackung)	10	DM	39,80
Einheitlicher Bewertungsmaßstab (EBM), (Loseblattsammlung) zur Fortsetzung (incl. MwSt. Porto und Verpackung)	04	DM	181,55
Gebührenordnung für Ärzte (GOÄ 1982) mit Ambulanztarif für Krankenhäuser 13. Auflage, Stand 1. Januar 2000 (Loseblattsammlung) zur Fortsetzung (incl. MwSt. Porto und Verpackung)	01	DM	198,70
Abgrenzungen und Zuordnungen nach dem KH-Recht, (Loseblattsammlung) zur Fortsetzung (incl. MwSt. Porto und Verpackung)	07	DM	164,00

Formulare - Formulare - Formulare - Formulare

Quittungs- und Abrechnungsbelege für die Abrechnung
(Zuzahlung) zwischen Patient und Krankenhaus nach §§ 39,
40 bzw. 41 SGB-V. (mit und ohne Krankenhauseindruck)

AVB - Allgemeine Vertragsbedingungen und Anlagen
(Aufnahmevertrag, Behandlungsverträge,
Pflegekostentarif, Wahlleistungsvereinbarung)

Diagnose-/Operations- Verschlüsselung ab 1. Januar 2001
z.Z. in Vorbereitung

Pflegeüberleitungsbogen gemäß § 3 Landespflegegesetz NW
zwischen den Pflegekassen und den Verbänden ambulanter
und stationärer Pflegedienste

Ärztliches Zeugnis (Psych KG NW)

Pflegedokumentationssysteme „dokumed"

Desweiteren bieten wir Formulare, Broschüren und andere Drucksachen, ob Buch-,
Endlos- oder Offsetdruck, nach Ihren Wünschen an -
Design, Satz und Druck - alles aus einer Hand.

Für Sie entwerfen wir auch gern ein individuelles Logo
(Corporate Identity) für Ihr Haus.

Fordern Sie unverbindlich Muster und Preise an!

Sie fragen - wir antworten!

Rufen Sie uns an
Telefon 0 23 25 - 92 76-0
Telefax 0 23 25 - 92 76 76